MANUAL BÁSICO DE

Signos y Síntomas

5.ª edición

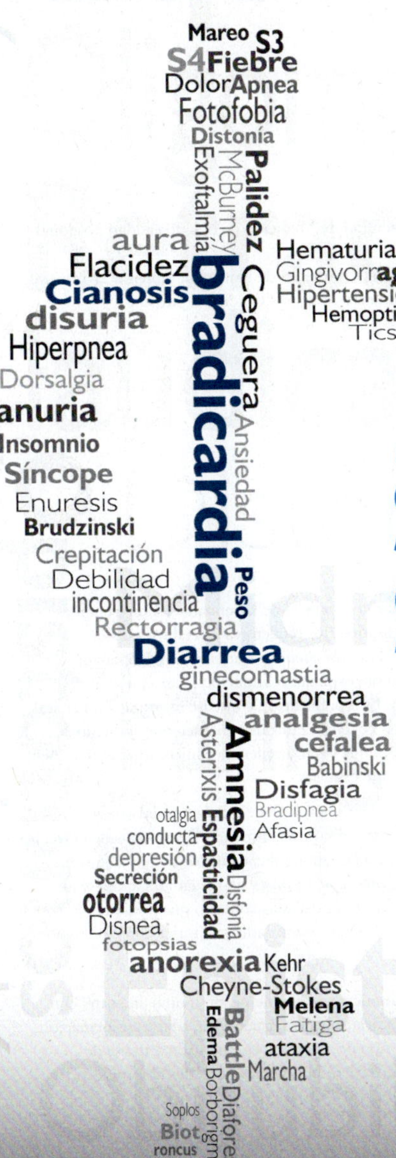

MANUAL BÁSICO DE

Signos y Síntomas

5.ª edición

Editor clínico

Andrea Ann Borchers

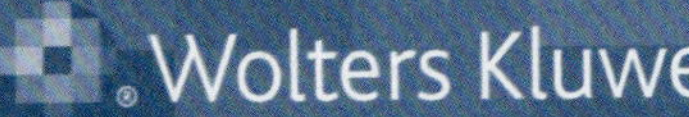

Wolters Kluwer

Av. Carrilet, 3, 9.ª planta, Edificio D - Ciutat de la Justícia
08902 L'Hospitalet de Llobregat
Barcelona (España)
Tel.: 93 344 47 18
Fax: 93 344 47 16
Correo electrónico: consultas@wolterskluwer.com

Revisión científica
Dr. Víctor Hugo Rosales Salyano
Médico Internista.
Profesor de Propedéutica Médica y Fisiopatología, Facultad de Medicina de la Universidad Nacional Autónoma de México.
Profesor de Cátedra, Escuela de Ciencias de la Vida, Departamento de Nutrición y Bienestar Integral, Instituto Tecnológico y de Estudios Superiores de Monterrey, campus Ciudad de México

Traducción
Biólogo Juan Roberto Palacios Martínez

Dirección editorial: Carlos Mendoza
Editor de desarrollo: Cristina Segura Flores
Gerente de mercadotecnia: Juan Carlos García
Cuidado de la edición: Yanai González Nuñez
Maquetación: Carácter Tipográfico/Eric Aguirre • Aarón León
Diseño de portada: By Color Soluciones Gráficas
Impresión: c&c offset China
Impreso en China

ISBN de la edición en español: 978-84-16353-70-5
Depósito legal: M-5148-2016
Edición en español de la obra original en lengua inglesa *Handbook of Signs & Symptoms, 5th ed.*, de Lippincott Williams & Wilkins publicada por Wolters Kluwer

Two Commerce Square
2001 Market Street
Philadelphia, PA 19103

ISBN de la edición original: 978-1-4511-9425-8

CCS0816

Este libro está dedicado a
Sam, Kim, Tim, Emily, Ellen y Kelly.
Ustedes son y siempre serán la luz de mi vida.

COLABORADORES

Samuel A. Borchers, OD
Optometrist
Comprehensive Family Eye Care
Centerville, Ohio
Veterans Administration Medical Center
Dayton, Ohio
Clinical Faculty
Primary Care Optometry and Ocular Disease Management
The Ohio State University
Columbus, Ohio

Allison J. Terry, PhD, MSN, RN
Associate Professor of Nursing
Auburn University Montgomery
Montgomery, Alabama

Laura M. Willis, MSN, APRN, FNP-C
Assistant Professor
Kettering College
President, Connect: RN2ED
Family Nurse Practitioner

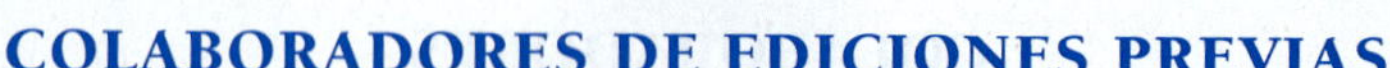

COLABORADORES DE EDICIONES PREVIAS

Diane Dixon Abercrombie, PA-C, MA, MMSc

Marsha L. Conroy, RN, BA, BSN, MSN, APN

Ken Ehlers, PA-C, MPAS

Timothy L. Hudson, MS, MEd, CCRN, FACHE

Julia Anne Isen, BSN, MS, FNP-C

Anna L. Jarrett, PhD, ACNP/ CNS-BC

Manuel D. Leal, PA-C, MPAS, LCDR

William Pawlyshyn, RN, BSN, MS, MN, APRN, BC

Sundaram V. Ramanan, MD, MS, FRCP, FACP

Richard R. Roach, MD, FACP

Allison J. Terry, RN, PhD, MSN

Pamela Yee, MD

Philip Zazove, MD

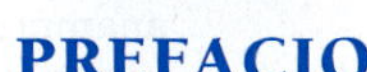

PREFACIO

"La TC es normal", explica el médico del servicio de urgencias al residente. "Estoy pensando en enviar a casa a la paciente, pero apenas hice una exploración superficial". Diez minutos más tarde, el residente vuelve. "La paciente tuvo un evento vascular cerebral. Fueron positivos el signo de Homans y el reflejo de Babinski. Asígnale una habitación."

Dado que este tipo de dramas ocurren cada día en hospitales y clínicas, realizar una anamnesis exhaustiva y realizar una exploración detallada siguen siendo las piedras angulares de la práctica clínica. Pese a los notables avances en la tecnología, la valoración del paciente se basa tanto en sutiles indicios obtenidos en la anamnesis como en una exploración atenta. Esta combinación sigue generando los mejores resultados diagnósticos, por no mencionar la relación costo-beneficio y la empatía que permite establecer con el paciente. La información que se obtiene de este modo siempre debe dirigir el uso de la tecnología, no al revés.

El *Manual básico de signos y síntomas*, 5.ª edición, es un tesoro de indicadores y recordatorios para el clínico. Presenta descripciones detalladas de quejas de los pacientes que van de comunes a raras, junto con pruebas diagnósticas de rutina y específicas. Describe en detalle los datos de la exploración física y aclara la mecánica de la realización incluso de pruebas raramente usadas.

Los signos y síntomas están dispuestos en orden alfabético para referencia rápida, y la anamnesis se relaciona con los aspectos esenciales de la exploración. Se alerta al lector sobre situaciones de urgencia en la sección *Intervenciones en caso de urgencia*. Los diagnósticos diferenciales se enumeran en *Causas médicas*, después que se ha recabado la información sobre síntomas y los datos de la exploración física. Bajo el encabezado *Otras causas*, se alerta al clínico sobre fármacos o remedios herbales que se asocian con la molestia del paciente. En *Consideraciones especiales* se abordan aspectos pediátricos, específicos de sexo y geriátricos.

Esta nueva edición del manual se ha actualizado para incluir signos y síntomas importantes relacionados con enfermedades que en fechas recientes han cobrado notoriedad en medicina clínica, como influenza aviar, virus sincicial respiratorio, enfermedad de Kawasaki y síndrome metabólico, una enfermedad epidémica cuyo diagnóstico y tratamiento resulta esencial conocer.

A lo largo del libro hay ilustraciones que mejoran la comprensión del lector sobre pruebas específicas, y cuadros que señalan las diferencias a menudo sutiles en signos y síntomas, para ayudar a distinguir entre las manifestaciones más comunes. Estos gráficos son también excelentes herramientas de aprendizaje. El índice es invaluable para el lector que busca un resultado de un examen dado o un diagnóstico diferencial en que se use ese resultado. La adición de un nuevo apéndice que se concentra en la realización de la anamnesis responde a la necesidad de documentación exhaustiva, confiable y consistente que resulta imprescindible para manejar registros médicos electrónicos.

El *Manual básico de signos y síntomas*, 5.ª edición, incrementa la capacidad del clínico principiante de escuchar al paciente con el oído afinado para analizar de manera crítica la anamnesis, y ofrece al clínico experimentado la oportunidad de afinar sus habilidades de exploración. Es una herramienta insuperable para maximizar la evaluación de un paciente con un cuadro clínico desafiante. Este manual está estructurado para dar al clínico un mayor grado de seguridad de que ha realizado la anamnesis más cuidadosa y la exploración más juiciosa.

Richard R. Roach, MD, FACP
Assistant Professor
International Medicine Department
Kalamazoo Center for Medical Studies
Michigan State University
East Lansing, Michigan

CONTENIDO

D

E

F

SIGNOS Y SÍNTOMAS MENOS COMUNES

A

B

C

D

K

L

M

N

O

P

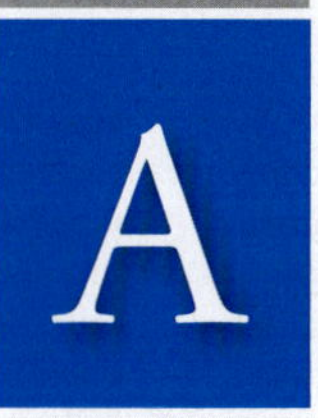

Acolia

La acolia, o heces color arcilla, suele deberse a trastornos hepáticos, vesiculares o pancreáticos. Normalmente, los pigmentos biliares dan a las heces su color pardo característico. Sin embargo, la degeneración hepatocelular u obstrucción biliar pueden interferir en la formación o liberación de estos pigmentos en el intestino, dando como resultado heces de color arcilla. Este signo suele relacionarse con ictericia y coluria.

Anamnesis y exploración física

Después de documentar cuándo notó el paciente la acolia por primera vez, se exploran signos y síntomas asociados, como dolor abdominal, náusea, vómito, fatiga, anorexia, pérdida de peso y coluria. ¿El paciente tiene dificultad para digerir alimentos grasosos o comidas pesadas? ¿Tiene propensión a las equimosis?

A continuación se revisan los antecedentes médicos del paciente en cuanto a trastornos vesiculares, hepáticos o pancreáticos. ¿Se ha sometido a cirugía biliar? ¿Le practicaron en fecha reciente estudios con bario? (El bario aclara el color de las heces por varios días.) Asimismo se pregunta sobre uso de antiácidos, porque en grandes cantidades pueden aclarar las heces. Se toma nota de antecedentes de alcoholismo o exposición a otras sustancias hepatotóxicas.

Después de valorar el aspecto general del paciente, se toman los signos vitales y se revisan la piel y los ojos en busca de ictericia. Después se examina el abdomen: se inspecciona en busca de distensión y ascitis, y se ausculta para determinar la presencia de borborigmos hipoactivos. Se percute y palpa en busca de masas y sensibilidad de rebote. Por último, se obtienen muestras de orina y heces para análisis de laboratorio.

Causas médicas

■ ***Cáncer de conductos biliares.*** Suele ser signo de presencia de cáncer de conductos biliares, la acolia puede acompañarse de ictericia, prurito, anorexia y pérdida de peso, dolor de parte alta del abdomen, tendencias hemorrágicas y una masa palpable.

■ ***Cirrosis biliar.*** La acolia suele seguir a prurito inexplicable que empeora al acostarse, debilidad, fatiga, pérdida de peso y dolor abdominal vago; estas manifestaciones pueden estar presentes por años. Son datos asociados ictericia, hiperpigmentación y signos de absorción deficiente, como diarrea nocturna, esteatorrea, púrpura y dolor óseo y de espalda por osteomalacia. También puede haber hepatomegalia firme no sensible; hematemesis; ascitis; edema; y xantomas en palmas, plantas y codos.

■ ***Colangitis (esclerosante).*** Caracterizada por fibrosis de conductos biliares, la colangitis, un trastorno inflamatorio crónico, puede causar acolia, ictericia crónica o intermitente, prurito, dolor en el cuadrante superior derecho, escalofríos y fiebre.

■ ***Colelitiasis.*** Los cálculos en vías biliares pueden causar acolia cuando obstruyen el conducto colédoco (coledocolitiasis). Sin embargo, si la obstrucción es intermitente, las heces pueden alternar entre un color normal y color arcilla. Son síntomas asociados dispepsia y —en caso de obstrucción grave repentina— un cólico biliar característico. Este dolor en el cuadrante superior derecho se intensifica en el transcurso de algunas horas, puede radiar a epigastrio u omóplatos, y no hay alivio con antiácidos. El dolor se acompaña de taquicardia, inquietud, náusea, intolerancia a determinados alimentos, vómito, sensibilidad de la parte alta del abdomen, fiebre, escalofríos e ictericia.

- ***Cáncer hepático.*** Antes de que se presente la acolia, el paciente suele experimentar pérdida de peso, debilidad y anorexia. Más tarde son posibles hepatomegalia nodular firme, ictericia, dolor en el cuadrante superior derecho, ascitis, edema postural y fiebre. Tal vez se ausculte un frémito, soplo o roce si el cáncer afecta una porción grande del hígado.
- ***Hepatitis.*** En la hepatitis viral, la acolia indica el inicio de la fase ictérica y suele ir seguida por ictericia en 1 a 5 días. Son signos asociados pérdida de peso leve y coluria así como continuación de algunos datos preictéricos, como anorexia y hepatomegalia con sensibilidad. Durante la fase ictérica, el paciente puede tornarse irritable y sufrir dolor del cuadrante superior derecho, esplenomegalia, crecimiento de nódulos linfáticos cervicales y prurito intenso. Después de que la ictericia desaparece, el paciente continúa experimentando fatiga, flatulencia, dolor o sensibilidad abdominal, y dispepsia, aunque el apetito suele volver y la hepatomegalia cede. La fase posictérica por lo general dura de 2 a 6 semanas, con recuperación completa en 6 meses.

  En la hepatitis no viral colestática, la acolia ocurre con otros signos de hepatitis viral.
- ***Cáncer pancreático.*** La obstrucción del conducto colédoco asociada con cáncer pancreático puede causar acolia. Son manifestaciones asociadas clásicas dolor abdominal o de espalda, ictericia, prurito, náusea, vómito, anorexia, pérdida de peso, fatiga, debilidad y fiebre. Otros posibles efectos son diarrea, lesiones cutáneas (en especial en las piernas), labilidad emocional, esplenomegalia y signos de sangrado gastrointestinal (GI). La auscultación puede revelar un frémito en la zona periumbilical y el cuadrante superior izquierdo.
- ***Pancreatitis (aguda).*** La pancreatitis es un trastorno inflamatorio que puede causar acolia, coluria e ictericia. De manera característica, también provoca dolor epigástrico intenso que radia a la espalda y se agrava al acostarse. Son datos asociados náusea, vómito, fiebre, rigidez y sensibilidad abdominales, borborigmos hipoactivos y crepitaciones en las bases pulmonares. En caso de pancreatitis grave, entre los datos se incluyen inquietud intensa, taquicardia, piel moteada, y sudoración y frialdad de extremidades.

Otras causas

- ***Cirugía biliar.*** La cirugía biliar puede causar estenosis de conductos biliares, con el resultado de acolia.

Consideraciones especiales

Se prepara al paciente para pruebas diagnósticas, como las de enzimas hepáticas y bilirrubina sérica, hepatitis, ecografías, tomografía computarizada, endoscopia, colangiopancreatografía retrógrada y análisis coprológico.

Orientación al paciente

Se explican las modificaciones dietéticas, la importancia de evitar el alcohol, la necesidad de reposo, y maneras de reducir el dolor abdominal.

CONSIDERACIONES PEDIÁTRICAS

Puede ocurrir acolia en lactantes con atresia biliar.

CONSIDERACIONES GERIÁTRICAS

Dado que los adultos mayores con colelitiasis tienen mayor riesgo de complicaciones si no se tratan, debe considerarse la cirugía temprana para tratar síntomas persistentes.

Bibliografía

Berkowitz, C. D. (2012). *Berkowitz's pediatrics: A primary care approach* (4th ed.). USA: American Academy of Pediatrics.

Buttaro, T. M., Tybulski, J., Bailey, P. P., & Sandberg-Cook, J. (2008). *Primary care: A collaborative practice* (pp. 444–447). St. Louis, MO: Mosby Elsevier.

McCance, K. L., Huether, S. E., Brashers, V. L., & Rote, N. S. (2010). *Pathophysiology: The biologic basis for disease in adults and children*. Maryland Heights, MO: Mosby Elsevier.

Sommers, M. S., & Brunner, L. S. (2012). *Pocket diseases*. Philadelphia, PA: F.A. Davis.

ACÚFENOS
[Zumbido de oídos]

Acúfeno significa literalmente zumbido de oídos, aunque el término incluye muchos otros ruidos anómalos. Por ejemplo, el acúfeno puede describirse como el sonido de escape de aire, agua que corre, el interior de una caracola marina o un ruido de siseo, timbre o rumor. En ocasiones, se describe como un estruendo o un sonido musical. Este síntoma común puede ser unilateral o bilateral y constante o intermitente. Aunque el cerebro puede ajustarse a un acúfeno constante o suprimirlo, el acúfeno puede ser tan perturbador que algunos pacientes contemplan el suicidio como la única fuente de alivio.

Los acúfenos puede clasificarse de varias maneras. El acúfeno subjetivo sólo es escuchado por el paciente; el acúfeno objetivo también es percibido por el observador que coloca un estetoscopio cerca del oído afectado del paciente. Los acúfenos en los oidos (*tinnitus aurium*) son ruidos que el paciente percibe en los oídos; los acúfenos cerebrales (*tinnitus cerebri*), son ruidos que percibe en la cabeza.

Los acúfenos suelen relacionarse con lesión neural dentro de la vía auditiva, que da por resultado descarga espontánea anómala de neuronas sensitivas auditivas. El acúfenos suele deberse a un trastorno del oído, pero también puede originarse de un problema cardiovascular o sistémico o de los efectos de fármacos. Son causas no patológicas de acúfenos ansiedad aguda y presbiacusia. (Véase *Causas comunes de acúfenos*.)

Causas comunes de acúfenos

Los acúfenos suelen deberse a un trastorno que afecta el oído externo, medio o interno. Se ilustran algunas de sus causas más comunes y sus ubicaciones.

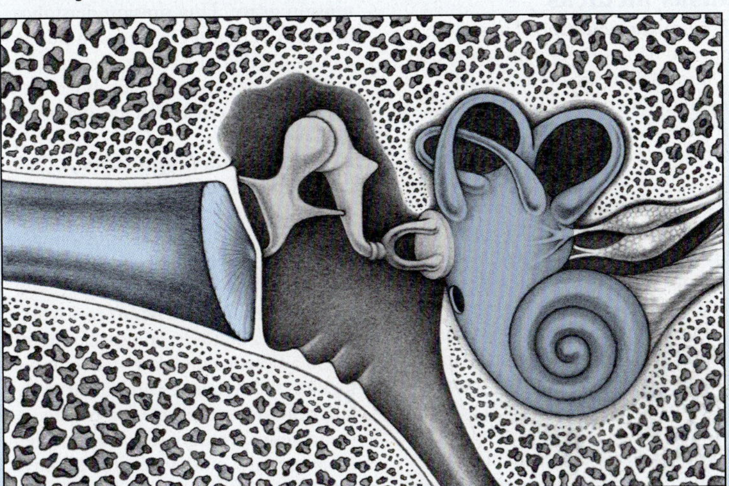

OÍDO EXTERNO
- Obstrucción del conducto auditivo por cerumen o un cuerpo extraño
- Otitis externa
- Perforación de la membrana timpánica

OÍDO MEDIO
- Luxación de huecesillo
- Otitis media
- Otosclerosis

OÍDO INTERNO
- Neuroma acústico
- Ateroesclerosis de la arteria carótida
- Laberintitis
- Enfermedad de Ménière

Anamnesis y exploración física

Se pide al paciente que describa el sonido que oye, incluyendo su inicio, patrón, tono, ubicación e intensidad. Se pregunta si se acompaña de otros síntomas, como vértigo, cefalea o sordera. A continuación se recaban los antecedentes de salud, incluidos los antecedentes medicamentosos completos.

Con un otoscopio se inspeccionan los oídos del paciente y se examina la membrana timpánica. Para determinar pérdida auditiva, se realizan las pruebas de Weber y de Rinne con un diapasón. (Véase *Diferenciación de la sordera conductiva y la neurosensitiva* en la entrada *Sordera,* en la pág. 677.)

También se ausculta en busca de equimosis en el cuello. Enseguida se comprime la arteria yugular o la carótida para ver si esto afecta el acúfeno. Por último, se examina la nasofaringe en busca de masas que pudieran causar disfunción de la trompa de Eustaquio y acúfenos.

Causas médicas

■ ***Neuroma acústico.*** Un síntoma temprano de neuroma acústico —que es un tumor del nervio craneal VIII—, el acúfeno unilateral precede a sordera neurosensitiva y vértigo unilaterales. También son posibles parálisis facial, cefalea, náusea, vómito y papiledema.

■ ***Ateroesclerosis de la arteria carótida.*** En la ateroesclerosis de la arteria carótida, el paciente tiene acúfenos constantes que pueden detenerse aplicando presión sobre la arteria carótida. Puede detectarse un soplo mediante auscultación sobre la parte superior del cuello, en la oreja o cerca del oído en el lado afectado. La palpación puede revelar un pulso carotídeo débil.

■ ***Espondilosis cervical.*** En la espondilosis cervical degenerativa, crecimientos osteofíticos pueden comprimir las arterias vertebrales, con el resultado de acúfenos. Por lo común, éstos se acompañan de rigidez de cuello y dolor agravados por la actividad. Otras manifestaciones son vértigo breve, nistagmo, pérdida auditiva, parestesia, debilidad y dolor que radia por los brazos.

■ ***Permeabilidad de la trompa de Eustaquio.*** Normalmente, la trompa de Eustaquio permanece cerrada, excepto durante la deglución. Sin embargo, su permeabilidad persistente puede causar acúfenos, ruidos respiratorios audibles, sonidos vocales de volumen alto y distorsionados, y sensación de llenura en el oído. La exploración con un otoscopio neumático revela movimiento de la membrana timpánica con las respiraciones. A veces, los ruidos respiratorios pueden oírse con un estetoscopio colocado sobre la oreja.

■ ***Glomo yugular (tumor timpánico).*** Un ruido pulsátil suele ser el primer síntoma de este tumor. Otras manifestaciones tempranas son una masa azul rojiza atrás de la membrana timpánica y pérdida auditiva de conducción progresiva. Más tarde, la sordera total unilateral se acompaña de dolor ótico y mareo. También puede ocurrir otorragia si el tumor se abre paso a través de la membrana timpánica.

■ ***Hipertensión.*** Puede ocurrir acúfeno de tono alto bilateral en la hipertensión grave. Una presión diastólica mayor a 120 mm Hg también puede causar cefalea pulsátil intensa, inquietud, náusea, vómito, visión borrosa, convulsiones y disminución del nivel de conciencia.

■ ***Laberintitis (supurativa).*** En la laberintitis, el acúfeno puede acompañar a accesos intensos repentinos de vértigo, pérdida auditiva neurosensitiva unilateral o bilateral, nistagmo, mareo, náusea y vómito.

■ ***Enfermedad de Ménière.*** Más común en adultos —en especial hombres de 30 a 60 años de edad—, la enfermedad de Ménière es un trastorno del laberinto que se caracteriza por accesos de acúfenos, vértigo, sensación de llenura o bloqueo del oído, y pérdida auditiva neurosensitiva fluctuante. Estos accesos duran de 10 minutos a varias horas; ocurren por pocos días o semanas y son seguidos por una remisión. También son posibles náusea intensa, vómito, diaforesis y nistagmo durante los ataques.

■ ***Luxación de huesecillos.*** Un traumatismo acústico, como una bofetada en el oído, puede luxar los huesecillos, con el resultado de acúfenos y pérdida auditiva neurosensitiva. También puede ocurrir sangrado del oído medio.

■ ***Otitis externa (aguda).*** Aunque no es una molestia mayor en la otitis externa, puede ocurrir acúfenos si desechos procedentes del conducto auditivo externo inciden en la membrana timpánica. Son datos más típicos prurito, secreción purulenta maloliente, y otalgia intensa que se agrava al manipular el trago o la oreja, apretar los dientes, abrir la boca y masticar. El conducto auditivo externo suele estar rojo y edematoso y puede estar ocluido por desechos, con el resultado de pérdida auditiva parcial.

■ ***Otitis media.*** La otitis media puede causar acúfenos y pérdida auditiva de conducción. Sin embargo, sus manifestaciones más típicas son otalgia, enrojecimiento e inflamación de la membrana timpánica, fiebre alta, escalofríos y mareo.

■ ***Otoesclerosis.*** En la otoesclerosis, el paciente a veces describe un acúfeno de timbre, estruendo o silbido o una combinación de esos sonidos. También puede informar pérdida auditiva progresiva, que puede ocasionar sordera bilateral y vértigo.

■ ***Presbiacusia.*** La presbiacusia es un efecto otológico del envejecimiento que causa acúfenos y pérdida auditiva neurosensorial bilateral simétrica progresiva, por lo común de tonos de alta frecuencia.

■ ***Perforación de membrana timpánica.*** En la perforación de membrana timpánica, acúfenos y pérdida auditiva van de la mano. El acúfeno suele ser la principal molestia en una perforación pequeña; la pérdida auditiva suele serlo en una perforación grande. Estos síntomas suelen presentarse de manera repentina y a veces se acompañan de dolor, vértigo y sensación de llenura en el oído.

Otras causas

■ ***Fármacos y alcohol.*** Una sobredosis de salicilatos es causa frecuente de acúfenos reversibles. Quinina, alcohol e indometacina también pueden causar acúfenos reversibles. Algunos fármacos comunes que pueden causar acúfenos irreversibles son los antibióticos aminoglucósidos (en especial kanamicina, estreptomicina y gentamicina) y vancomicina.

■ ***Ruido.*** La exposición crónica a ruido, en especial de tono alto, puede dañar las células ciliadas del oído, causando acúfenos y pérdida auditiva bilateral. Estos síntomas pueden ser temporales o permanentes.

Consideraciones especiales

El acúfeno suele ser difícil de tratar. Después de descartar cualquier causa reversible, es importante educar al paciente sobre estrategias para adaptarse al acúfeno, como biorrealimentación y dispositivos atenuadores.

Además, es posible que se prescriba un auxiliar auditivo para amplificar los sonidos ambientales, y de este modo oscurecer el acúfeno. En algunos pacientes puede usarse un dispositivo que combina características de atenuador y auxiliar auditivo para bloquear el acúfeno.

Orientación al paciente

Se explica la importancia de evitar ruido excesivo, agentes ototóxicos y otros factores que pueden causar daño coclear. Se educa al paciente sobre estrategias para adaptarse al acúfeno, como biorrealimentación y dispositivos atenuadores.

CONSIDERACIONES PEDIÁTRICAS

Una mujer que use fármacos ototóxicos durante el tercer trimestre del embarazo puede causar daño del laberinto en el feto, con el resultado de acúfeno. Muchos de los trastornos descritos antes también pueden causar acúfenos en niños.

Bibliografía

Buttaro, T. M., Tybulski, J., Bailey, P. P., & Sandberg-Cook, J. (2008). *Primary care: A collaborative practice* (pp. 444–447). St. Louis, MO: Mosby Elsevier.

Lehne, R. A. (2010). *Pharmacology for nursing care* (7th ed.). St. Louis, MO: Saunders Elsevier.

Sommers, M. S., & Brunner, L. S. (2012). *Pocket diseases*. Philadelphia, PA: F.A. Davis.

Afasia
[Disfasia]

La afasia, un trastorno de la expresión o comprensión del lenguaje escrito o hablado, refleja enfermedad o lesión de los centros cerebrales del lenguaje. (Véase *Dónde se origina el lenguaje*.) Según su gravedad, la afasia puede dificultar ligeramente la comunicación o hacerla del todo imposible. Puede clasificarse como afasia de Broca, de Wernicke, anómica o global. La afasia anómica con el tiempo se resuelve en más de 50% de los pacientes, pero la afasia global suele ser irreversible. (Véase *Identificación de los tipos de afasia*, en la pág. 7.)

INTERVENCIONES EN CASO DE URGENCIA *Rápidamente se buscan signos y síntomas de aumento de la presión intracraneal (PIC), como cambios pupilares, disminución del nivel de conciencia (NDC), vómito, convulsiones, bradicardia, aumento de la presión diferencial y respiraciones irregulares. Si se detectan signos de aumento de la PIC, se administra manitol IV para reducir el edema cerebral. Además, se asegura que esté a la mano el equipo de reanimación de urgencia para apoyar el funcionamiento respiratorio y cardiaco, de ser necesario. Tal vez se tenga que preparar al paciente para cirugía de urgencia.*

Dónde se origina el lenguaje

La afasia refleja daño de uno o más de los centros primarios del lenguaje del cerebro, que en la mayoría de las personas se localizan en el hemisferio izquierdo. El área de *Broca* se sitúa junto a la región de la corteza motora que controla los músculos necesarios para el habla. El área de *Wernicke* es el centro de la comprensión auditiva, visual y del lenguaje. Yace entre la *circunvolución de Heschl*, el receptor primario de los estímulos auditivos y la *circunvolución angular*, una "estación de paso" entre las regiones auditiva y visual del encéfalo. Las áreas de Wernicke y de Broca están conectadas por un gran fascículo nervioso, el *fascículo longitudinal superior*, que hace posible la repetición del habla.

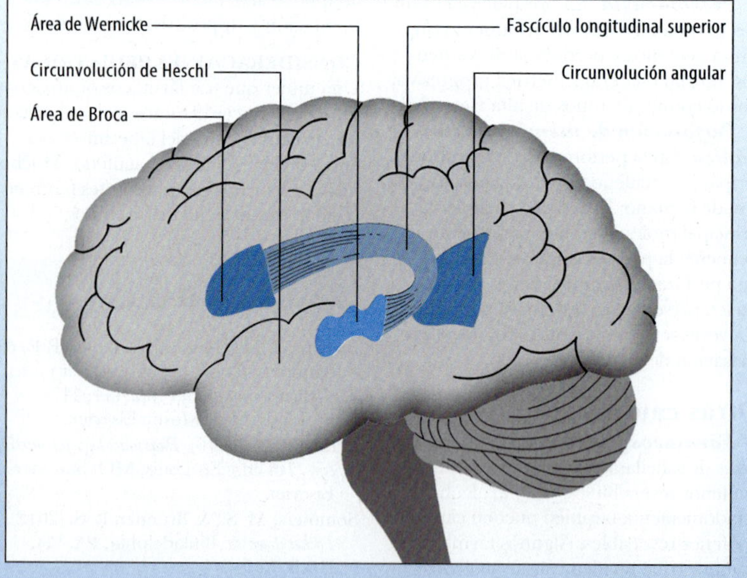

Anamnesis y exploración física

Si el paciente no presenta signos de aumento de la PIC o si su afasia se ha desarrollado de modo gradual, se realiza un examen neurológico exhaustivo, comenzando con la anamnesis del paciente.

Tal vez se necesitará realizar esta anamnesis con la familia del paciente o su acompañante, debido al deterioro del paciente. Se indaga sobre el antecedente de cefaleas, hipertensión, trastornos convulsivos o uso de drogas. También se pregunta sobre la capacidad del paciente de comunicarse y realizar actividades rutinarias antes de que comenzara la afasia.

Se revisa en busca de signos evidentes de déficit neurológico, como ptosis o escurrimiento de líquido por nariz y oídos. Se toman los signos vitales y se valora el NDC. Sin embargo, la valoración del NDC suele ser difícil, porque las respuestas verbales del paciente suelen ser poco confiables. Además debe reconocerse que la afasia puede acompañarse de disartria (deterioro de la articulación debido a debilidad o parálisis de los músculos necesarios para el habla) o apraxia del habla (incapacidad de ejercer control voluntario de los músculos del habla); por lo tanto, se habla con lentitud y claridad al paciente, y se le da tiempo amplio para responder. Se valora la reacción pupilar del paciente, sus movimientos oculares y su funcionamiento motor, en especial el movimiento de boca y lengua, capacidad de deglutir, y movimientos y gestos espontáneos. Para valorar mejor el funcionamiento motor, primero se demuestran los movimientos y después se pide al paciente que los imite.

Identificación de los tipos de afasia

TIPO	SITIO DE LA LESIÓN	SIGNOS Y SÍNTOMAS
Afasia anómica	Área temporoparietal; puede extenderse a la circunvolución angular, pero a veces mal localizada	La comprensión del lenguaje escrito y hablado está relativamente intacta. El habla, aunque fluida, carece de contenido significativo. Son características la dificultad para encontrar la palabra y el circunloquio. Raras veces, el paciente también presenta parafasias.
Afasia de Broca (afasia expresiva)	Área de Broca; por lo común en la tercera circunvolución frontal del hemisferio izquierdo	La comprensión del lenguaje escrito y hablado está relativamente intacta, pero el habla no es fluida, con dificultad para encontrar la palabra, uso de jerga, parafasias, vocabulario limitado, y construcción de oraciones simples. El paciente no puede repetir palabras y frases. Si el área de Wernicke está intacta, la persona reconoce errores del habla y muestra frustración. Suele haber hemiparesia.
Afasia global	Áreas de Broca y de Wernicke	Profundo deterioro de la capacidad receptiva y expresiva. Imposibilidad de repetir palabras y de seguir instrucciones. El habla, ocasional, está marcada por parafasias o jerga.
Afasia de Wernicke (afasia receptiva)	Área de Wernicke; por lo común en el lóbulo temporal posterior o superior	El paciente tiene dificultad para comprender el lenguaje escrito y el hablado. No puede repetir palabras o frases ni seguir instrucciones. El habla es fluida, pero puede ser rápida y vaga, con parafasias. Hay dificultad para nombrar objetos (anomia), y la persona no advierte los errores del habla.

Causas médicas

■ ***Enfermedad de Alzheimer.*** En la enfermedad de Alzheimer, un trastorno degenerativo, la afasia anómica puede empezar de manera insidiosa y después avanzar a afasia global grave. Entre los signos y síntomas asociados se encuentran cambios conductuales, pérdida de la memoria, juicio deficiente, inquietud, mioclono y rigidez muscular. La incontinencia suele ser un signo tardío.

■ ***Absceso cerebral.*** Cualquier tipo de afasia puede ocurrir con absceso cerebral. Por lo común, la afasia se desarrolla de manera insidiosa y puede acompañarse de hemiparesia, ataxia, debilidad facial y signos de aumento de la PIC.

■ ***Tumor cerebral.*** Un tumor cerebral puede causar cualquier tipo de afasia. A medida que el tumor crece, otras afasias pueden ocurrir junto con cambios conductuales, pérdida de la memoria, debilidad motora, convulsiones, alucinaciones auditivas, déficit de campos visuales y aumento de la PIC.

■ ***Enfermedad de Creutzfeldt-Jakob.*** La enfermedad de Creutzfeldt-Jakob es una demencia rápidamente progresiva acompañada de signos y síntomas neurológicos, como espasmos mioclónicos, ataxia, afasia, alteraciones visuales y parálisis. Por lo general afecta a adultos de 40 a 65 años de edad.

■ ***Encefalitis.*** La encefalitis suele producir afasia transitoria. Entre sus signos y síntomas tempranos se incluyen fiebre, cefalea y vómito. La afasia puede acompañarse de convulsiones, confusión, estupor o coma, hemiparesia, reflejos tendinosos asimétricos, reflejo de Babinski positivo, ataxia, mioclono, nistagmo, parálisis oculares y debilidad facial.

■ ***Traumatismo craneoencefálico.*** Puede ocurrir cualquier tipo de afasia en el traumatismo craneoencefálico grave; suele presentarse de manera súbita y puede ser transitorio o permanente, según la magnitud del daño cerebral. Son signos y síntomas asociados visión borrosa o doble (diplopía), cefalea, palidez, diaforesis, entumecimiento y paresia, otorrea o rinorrea de líquido cerebroespinal, respiraciones anómalas, taquicardia, desorientación, cambios conductuales y signos de aumento de la PIC.

■ ***Convulsiones.*** Las convulsiones y el estado poscrítico pueden causar afasia transitoria si las convulsiones afectan los centros del lenguaje.

■ ***Evento vascular cerebral.*** El evento vascular cerebral es la causa más común de afasia, que puede ser de Wernicke, de Broca o global. Son posibles datos asociados, disminución del NDC, hemiparesia del lado derecho, hemianopsia equilateral, parestesia y pérdida de sensibilidad. (Estos signos y síntomas pueden aparecer en el lado izquierdo si los centros del lenguaje están en el hemisferio derecho.)

■ ***Accidente isquémico transitorio.*** Los accidentes isquémicos transitorios pueden producir cualquier tipo de afasia, que ocurre de manera repentina y se resuelve en las 24 horas que siguen al accidente. Entre los signos y síntomas asociados están hemiparesia transitoria, hemianopsia y parestesia (todos casi siempre del lado derecho), mareo y confusión.

Consideraciones especiales

Inmediatamente después de que se produce la afasia, el paciente puede estar confundido o desorientado. Se le ayuda a recuperar un sentido de la realidad diciéndole con frecuencia lo que ocurrió, dónde está y por qué, y qué día es. Se le explican despacio las pruebas diagnósticas, como radiografía de cráneo, tomografía computarizada o resonancia magnética, angiografía y EEG. Más tarde deben esperarse periodos de depresión cuando el paciente reconozca su discapacidad. Se le ayuda a comunicarse proporcionándole un ambiente relajado y de aceptación con un mínimo de estímulos distractores.

Debe estarse alerta a estallidos repentinos de blasfemias del paciente. Esta conducta común suele reflejar intensa frustración a causa del deterioro. Tales estallidos se abordan de la manera más gentil posible para minimizar la vergüenza.

Cuando se hable al paciente, no debe suponerse que comprende. Es posible que simplemente interprete indicios sutiles sobre el significado, como contexto social, expresiones faciales y gestos. Para ayudar a evitar malos entendidos, se usan técnicas no verbales, se le habla con frases simples y se recurre a la demostración para hacer claras las indicaciones verbales.

Debe recordarse que la afasia es un trastorno del lenguaje, no emocional ni auditivo, por lo que debe hablarse al paciente con voz y tono normales. Es necesario asegurarse de que cuente con los auxiliares necesarios, como anteojos y dentaduras para facilitar la comunicación. Las tarjetas impresas pueden ayudarlo a comunicar sus necesidades básicas. Se remite al paciente pronto a un patólogo del habla para que le ayude a enfrentar su afasia.

Orientación al paciente

Se discuten medios de comunicación alternos y maneras de reducir factores de riesgo de evento vascular cerebral.

CONSIDERACIONES PEDIÁTRICAS

Debe reconocerse que a veces el término *afasia infantil* se aplica erróneamente a niños que no desarrollan habilidades del lenguaje normales pero que no se considera que tengan retraso mental o del desarrollo. La *afasia* se refiere sólo a la pérdida de habilidades de comunicación previamente adquiridas.

El daño cerebral asociado con afasia en niños más a menudo se debe a anoxia, el resultado de semiahogamiento u obstrucción de vías respiratorias.

Bibliografía

Balasa, M., Gelpi, E., Antonell, A., Rey, M. J., Sanchez-Valle, R., Molinuevo, J. L., & Llado, A. (2011). Clinical features and *APOE* genotype of pathologically proven early-onset Alzheimer's disease. *Neurology, 76*(20), 1720–1725.

Koedam, E. L., Lauffer, V., van der Vlies, A. E., van der Flier, W. M., Scheltens, P., & Pijnenburg, Y. A. (2010). Early-versus late-onset Alzheimer's disease: More than age alone. *Journal of Alzheimers Disease, 19*(4), 1401–1408.

Agitación

(Véase también Ansiedad)

El término agitación se refiere a un estado de hipervigilancia, aumento de la tensión e irritabilidad que puede ocasionar confusión, hiperactividad y hostilidad franca. La agitación puede deberse a una causa tóxica, metabólica o infecciosa; lesión encefálica; o un trastorno psiquiátrico. También puede ser resultado de dolor, fiebre, ansiedad, uso y supresión de fármacos, reacciones de hipersensibilidad y diversos trastornos. Puede presentarse de manera gradual o repentina y durar minutos a meses. Sea leve o intensa, la agitación empeora al aumentar fiebre, dolor, estrés o estímulos externos.

La agitación aislada simplemente indica un cambio en el estado del paciente. Sin embargo, es un indicador útil de un trastorno en desarrollo. Es crítico realizar una buena anamnesis para determinar la causa subyacente de la agitación.

Anamnesis y exploración física

Se determina la intensidad de la agitación del paciente examinando el número y la calidad de las conductas inducidas por la agitación, como labilidad emocional, confusión, pérdida de memoria, hiperactividad y hostilidad. Se obtiene una anamnesis del paciente o un familiar, que incluya alimentación, alergias conocidas y uso de remedios herbales.

Se pregunta si el paciente se está tratando para alguna enfermedad. ¿En fecha reciente ha sufrido infecciones, traumatismos, estrés o cambios en los patrones de sueño? Se interroga al paciente acerca de uso de fármacos prescritos o de venta libre, incluidos suplementos y remedios herbales. Se buscan signos de consumo de drogas, como marcas de agujas y pupilas dilatadas. Se interroga sobre consumo de alcohol. Se toman los signos vitales y el estado neurológico de referencia del paciente para futura comparación.

Causas médicas

- ***Síndrome de supresión de alcohol.*** Ocurre agitación leve a intensa en el síndrome de supresión de alcohol, junto con hiperactividad, temblor y ansiedad. En el *delirium tremens*, la etapa potencialmente letal de la supresión de alcohol, la agitación intensa se acompaña de alucinaciones, insomnio, diaforesis y estado de ánimo deprimido. El pulso y la temperatura aumentan al avanzar la supresión; son posibles estado epiléptico, agotamiento cardiaco y choque.
- ***Ansiedad.*** La ansiedad produce grados variables de agitación. Es posible que el paciente no advierta su ansiedad o que se queje de ella sin saber su causa. Otros datos son náusea, vómito, diarrea, humedad fría de la piel, cefalea frontal, dorsalgia, insomnio, depresión y temblores.
- ***Demencia.*** Es posible una agitación leve a intensa en muchos síndromes comunes, como las enfermedades de Alzheimer y de Huntington. El paciente puede presentar disminución de la memoria, el lapso de atención, la capacidad de resolución de problemas y el estado de alerta. También son posibles hipoactividad, vagabundeo, alucinaciones, afasia e insomnio.
- ***Síndrome de supresión de drogas.*** Ocurre agitación leve a intensa en el síndrome de supresión de drogas. Los datos relacionados varían con la droga, pero entre ellos se incluyen ansiedad, cólicos abdominales, diaforesis y anorexia. En la supresión de opioides o barbitúricos, también puede ocurrir disminución del nivel de conciencia (NDC), convulsiones y aumento de presión arterial, frecuencia cardiaca y frecuencia respiratoria.
- ***Encefalopatía hepática.*** Sólo en la encefalopatía fulminante ocurre agitación. Otros datos son somnolencia, estupor, hedor hepático, asterixis e hiperreflexia.
- ***Reacción de hipersensibilidad.*** Ocurre agitación moderada a intensa, tal vez como el primer signo de una reacción. Según la intensidad de la reacción, la agitación puede acompañarse de urticaria, prurito y edema facial y postural.

  En el choque anafiláctico, una reacción potencialmente letal, la agitación ocurre con rapidez junto con aprensión, urticaria o eritema difuso, humedad tibia de la piel, parestesia, prurito, edema, disnea, sibilancia, estridor, hipotensión y taquicardia. También son posibles cólicos abdominales, vómito y diarrea.
- ***Hipoxemia.*** La agitación comienza como inquietud y empeora con rapidez. Es posible que el paciente esté confundido y tenga problemas de juicio y coordinación motora. También puede tener cefaleas, taquicardia, taquipnea, disnea y cianosis.
- ***Hipertensión intracraneal (HIC).*** La agitación suele preceder a otros signos y síntomas tempranos, como cefalea, náusea y vómito. La HIC produce cambios respiratorios, como respiración de Cheyne-Stokes, en accesos, atáxica o apneústica; pupilas lentas, arreactivas o desiguales; aumento de la presión diferencial; taquicardia; disminución del NDC; convulsiones; y cambios motores como postura de descerebración o decorticación.
- ***Síndrome postraumático craneoencefálico.*** Poco tiempo después, o incluso años después de la lesión, se produce agitación leve a intensa, caracterizada por desorientación, pérdida de la capacidad de concentración, brotes de ira y labilidad emocional. Otros datos son fatiga, vagabundeo y juicio deficiente.
- ***Deficiencia de vitamina*** B_6. La agitación puede variar de leve a intensa. Otros efectos son convulsiones, parestesia periférica y dermatitis. También son posibles crisis oculógiras.

Otras causas

- ***Fármacos.*** Ocurre agitación leve a moderada, por lo común relacionada con la dosis, como reacción adversa a estimulantes del sistema nervioso central, en particular anorexígenos como anfetaminas y fármacos tipo anfetamina, y simpatomiméticos como efedrina, cafeína y teofilina.

■ ***Medio de contraste radiográfico.*** La reacción al medio de contraste inyectado en diversas pruebas diagnósticas produce agitación moderada a intensa junto con otros signos de hipersensibilidad.

Consideraciones especiales

Dado que la agitación puede ser un signo temprano de muchos trastornos distintos, se continúa vigilando los signos vitales del paciente y su estado neurológico mientras se determina la causa. Se eliminan factores de estrés, que pueden incrementar la agitación. Se proporciona iluminación adecuada, se mantiene un ambiente tranquilo, y se da al paciente mucho tiempo para dormir. Se asegura una alimentación balanceada y se administran complementos vitamínicos e hidratación.

Se mantiene la calma y se evitan juicios y discusiones. Se usan lo menos posible los medios de restricción, porque tienden a incrementar la agitación. Si es apropiado, se prepara al paciente para pruebas diagnósticas como tomografía computarizada, radiografías craneales, resonancia magnética y estudios de sangre.

Orientación al paciente

Se tranquiliza al paciente y se le orienta sobre los procedimientos y rutinas de la unidad. Se le proporciona apoyo emocional y un ambiente tranquilo. Se explican las medidas de reducción del estrés.

CONSIDERACIONES PEDIÁTRICAS

La agitación, un signo común en niños, acompaña a las enfermedades infantiles esperadas así como a trastornos más graves que pueden causar daño encefálico: hiperbilirrubinemia, fenilcetonuria, deficiencia de vitamina A, hepatitis, síndrome del lóbulo frontal, aumento de la PIC e intoxicación por plomo. En neonatos, la agitación puede deberse a supresión de alcohol o drogas si la madre usaba estas sustancias.

Cuando se evalúa a un niño agitado, debe recordarse usar palabras que éste comprenda y buscar indicios no verbales. Por ejemplo, si se sospecha que la causa de la agitación es dolor, se le pregunta dónde le duele, pero es necesario asegurarse de buscar otros indicadores, como retraimiento, llanto o alejamiento.

CONSIDERACIONES GERIÁTRICAS

Cualquier desviación respecto a sus actividades habituales o rituales puede causar ansiedad o agitación en una persona mayor. Cualquier cambio ambiental, como la transferencia a un asilo para adultos mayores o la visita de un extraño en la casa del paciente, puede hacer necesario el tratamiento.

BIBLIOGRAFÍA

Altshuler, J., & Spoelhof, B. (2013). Pain, agitation, delirium, and neuromuscular blockade: A review of basic pharmacology, assessment, and monitoring. *Critical Care Nursing Quarterly*, *36*(4), 356–369.

Baker, S., & Weant, K. (2012). Management of acute agitation in the emergency department, *Advanced Emergency Nursing Journal*, *34*(4), 306–318.

ALETEO NASAL

El aleteo nasal es la dilatación anómala de las narinas. Suele ocurrir durante la inspiración, pero en ocasiones se presenta en la espiración o en todo el ciclo respiratorio. Indica disfunción respiratoria que va de dificultad leve a potencialmente letal.

INTERVENCIONES EN CASO DE URGENCIA

Si se observa aleteo nasal, se evalúa con rapidez el estado respiratorio. Ausencia de ruidos respiratorios, cianosis, diaforesis y taquicardia apuntan a obstrucción completa de vías respiratorias. Según se requiera, se administran golpes en la espalda o compresión abdominal (maniobra de Heimlich) para aliviar la obstrucción. Si esto no despeja las vías respiratorias, tal vez se requieran intubación de urgencia o traqueostomía y ventilación mecánica.

Si las vías respiratorias no están obstruidas pero el paciente muestra dificultad para respirar, se le administra oxígeno por cánula nasal o mascarilla facial y se toman los signos vitales de referencia. Tal vez se requieran intubación y ventilación mecánica. Se inserta una línea IV para administración de líquidos y fármacos. Se inicia la monitorización cardiaca. Se toma una radiografía torácica y muestras para análisis de gases en sangre arterial (GSA) y estudios de electrolitos.

Anamnesis y exploración física

Cuando el estado del paciente se estabiliza, se realiza la anamnesis pertinente. Se pregunta sobre trastornos cardiacos y pulmonares como asma. ¿Tiene alergias el paciente? ¿Ha tenido enfermedades recientes, como infección o traumatismo de vías respiratorias? ¿Fuma o fumó? Se obtienen los antecedentes medicamentosos.

Causas médicas

■ ***Síndrome de insuficiencia respiratoria aguda (SIRA).*** El SIRA causa aumento de la dificultad respiratoria e hipoxemia, con aleteo nasal, disnea, taquipnea, diaforesis, cianosis, crepitaciones dispersas y roncus. También produce taquicardia, ansiedad y disminución del nivel de conciencia (NDC).

■ ***Obstrucción de vías respiratorias.*** La obstrucción completa arriba de la bifurcación traqueal causa aleteo nasal súbito, ausencia de ruidos respiratorios a pesar de las retracciones intercostales y el uso ostensible de músculos accesorios, taquicardia, diaforesis, cianosis, disminución del NDC y, con el tiempo, paro respiratorio.

La obstrucción parcial causa aleteo nasal con estridor inspiratorio, sensación de ahogamiento, sibilancia, tos violenta, uso ostensible de músculos accesorios, agitación, cianosis y disfonía.

■ ***Anafilaxia.*** Las reacciones intensas pueden causar dificultad respiratoria con aleteo nasal, estridor, sibilancia, uso de músculos accesorios, tiros intercostales y disnea. Son signos y síntomas asociados congestión nasal, estornudos, prurito, urticaria, eritema, diaforesis, angiedema, debilidad, disfonía, disfagia y, raras veces, vómito, náusea, diarrea urgencia urinaria e incontinencia. Más tarde son posibles arritmias cardiacas y signos de choque.

■ ***Asma (aguda).*** Una crisis de asma puede causar aleteo nasal, disnea, taquipnea, sibilancia espiratoria prolongada, uso de músculos accesorios, cianosis y tos seca o productiva. La auscultación puede revelar roncus, crepitaciones y disminución o ausencia de ruidos respiratorios. Otros datos son ansiedad, taquicardia y aumento de la presión arterial.

■ ***Lesión pulmonar por explosión.*** Puede ocurrir aleteo nasal como una reacción inmediata al rápido desplazamiento de metales o agentes químicos o biológicos lanzados a la víctima. También puede haber síntomas respiratorios: disnea, hemoptisis, tos, taquipnea, hipoxia, sibilancia, apnea, cianosis, disminución de los ruidos respiratorios e inestabilidad hemodinámica. Son herramientas diagnósticas comunes radiografía torácica, mediciones de GSA, tomografía computarizada y tecnología Doppler. El tratamiento se basa en la naturaleza de la explosión, el ambiente en que ocurrió y cualesquiera agentes químicos o biológicos implicados. Los actos globales de terrorismo han aumentado la incidencia de este trastorno.

■ ***Enfermedad pulmonar obstructiva crónica (EPOC).*** La EPOC puede ocasionar insuficiencia respiratoria aguda secundaria a infección o edema pulmonares. El aleteo nasal se acompaña de espiración con los labios apretados prolongada; uso de músculos accesorios; tos productiva estertorosa suelta; cianosis; decremento de la expansión torácica; crepitaciones; roncus; sibilancia; y disnea.

■ ***Neumotórax.*** El neumotórax es un trastorno agudo que puede ocasionar dificultad respiratoria con aleteo nasal, disnea, taquipnea, respiraciones superficiales, hiperresonancia o timpanismo a la percusión, agitación, ingurgitación yugular, desviación traqueal y cianosis.

Otros datos comunes son dolor torácico penetrante, taquicardia, hipotensión, humedad fría de la piel, diaforesis, crepitación subcutánea y ansiedad. Los ruidos respiratorios pueden estar disminuidos o ausentes en el lado afectado; de modo similar, el movimiento de la pared torácica puede estar disminuido en el lado afectado.

Puede haber datos semejantes en caso de *hidrotórax*, *quilotórax* o *hemotórax*, según la cantidad de líquido acumulado.

- ***Bronquiolitis obliterante.*** Ocurre aleteo nasal como un signo tardío en el avance de esta enfermedad. Los síntomas iniciales, como tos, sibilancia y disnea de esfuerzo, suelen ocurrir gradualmente y empeorar con el tiempo. El *National Institute for Occupational Safety and Health* (NIOSH) investigó los primeros casos informados de esta enfermedad en el año 2000 cuando ocho extrabajadores de una planta en que se añadía sabor artificial a palomitas de maíz para horno de microondas recibieron el diagnóstico de bronquiolitis obliterante en su forma más grave. Entre las pruebas diagnósticas se incluyen espirometría, radiografías torácicas, tomografía computarizada, biopsia pulmonar y pruebas del funcionamiento pulmonar.
- ***Edema pulmonar.*** El edema pulmonar suele causar aleteo nasal, disnea intensa, sibilancia y tos productiva de esputo rosado espumoso. Puede ocurrir aumento del uso de músculos accesorios con taquicardia, cianosis, hipotensión, crepitaciones, ingurgitación yugular, edema periférico y disminución del NDC.
- ***Embolia pulmonar.*** Entre los signos de embolia pulmonar, un trastorno potencialmente letal, se incluyen aleteo nasal, disnea, taquipnea, sibilancia, cianosis, roce pleural y tos productiva (quizá hemoptisis). Otros efectos son opresión torácica o dolor pleurítico súbitos, taquicardia, arritmias atriales, hipotensión, febrícula, síncope, ansiedad intensa e inquietud.
- ***Virus sincicial respiratorio (VSR).*** Suele ocurrir aleteo nasal en pacientes con bronquiolitis o neumonía por VSR y con infecciones de vías respiratorias inferiores, que por lo común se observan en niños menores de 1 año de edad. Otros síntomas son apnea, tos, respiración rápida, sibilancia, fiebre y tiros torácicos.

En adultos y niños de 3 años o más sanos, el VSR suele causar signos y síntomas de influenza leves; los pacientes suelen recuperarse en 8 a 15 días sin secuelas. Sin embargo, los lactantes prematuros y los que tienen problemas respiratorios, cardiacos, neuromusculares e inmunitarios subyacentes requieren especial consideración.

Otras causas

- ***Pruebas diagnósticas.*** Las pruebas del funcionamiento pulmonar, como las de capacidad vital, pueden causar aleteo nasal con la inspiración o espiración máximas.
- ***Tratamientos.*** Determinados tratamientos respiratorios, como la inhalación profunda, pueden causar aleteo nasal.

Consideraciones especiales

Para ayudar a facilitar la respiración, se coloca al paciente en la posición de Fowler alta. Si se encuentra en riesgo de aspirar secreciones, se le coloca en una posición de Trendelenburg modificada o de costado. Si es necesario, se aspira con frecuencia para eliminar secreciones bucofaríngeas. Se administra oxígeno humectado para adelgazar las secreciones y reducir sequedad e irritación de vías respiratorias. Se proporciona hidratación adecuada para licuar las secreciones. Se cambia de posición al paciente cada hora, y se alientan la tos y las respiraciones profundas. Se evita administrar sedantes u opiáceos, que pueden deprimir el reflejo de la tos o las respiraciones. Se valora de manera continua el estado respiratorio, y se revisan los signos vitales y la saturación de oxígeno cada 30 minutos, o según sea necesario.

Se prepara al paciente para pruebas diagnósticas, como radiografías torácicas, gammagrafía pulmonar, arteriografía pulmonar, cultivo de esputo, biometría hemática completa, análisis de GSA y electrocardiograma de 12 derivaciones.

Orientación al paciente

Se explican todos los tratamientos y demás intervenciones al paciente o sus padres, si se trata de un niño, y se revisa el modo de tratar el trastorno subyacente. Se discute la importancia en todo momento de no fumar. Se demuestra la manera correcta de usar un inhalador, si se le prescribe.

CONSIDERACIONES PEDIÁTRICAS

El aleteo nasal es un signo importante de dificultad respiratoria en lactantes y niños muy pequeños que no pueden verbalizar su malestar. Son causas comunes obstrucción de vías respiratorias, enfermedad de membranas hialinas, laringotraqueobronquitis viral y epiglotitis aguda. El uso de una tienda para laringotraqueobronquitis puede mejorar la oxigenación y la humectación de esos pacientes.

Bibliografía

Berkowitz, C. D. (2012). *Berkowitz's pediatrics: A primary care approach* (4th ed.). USA: American Academy of Pediatrics.

Colyar, M. R.(2003). *Well-child assessment for primary care providers*. Philadelphia, PA: F.A. Davis.

Gott, K., & Froh, D. K. (2010). Alterations of pulmonary function in children. In K. L. McCance, S. E. Huether, V. L. Brashers, & N. S. Rote (Eds.), *Pathophysiology: The biologic basis for disease in adults and children* (pp. 1310–1343). Maryland Heights, MO: Mosby Elsevier.

Murphy, D. P. (2008). Dyspnea. In *Primary care: A collaborative practice* (pp. 444–447). St. Louis, MO: Mosby Elsevier.

Aliento cetónico

El aliento cetónico (con olor afrutado) se debe a la eliminación respiratoria de un exceso de acetona. Este signo es característico de la cetoacidosis —un trastorno potencialmente letal que requiere tratamiento inmediato a fin de prevenir deshidratación grave, coma irreversible y la muerte.

La cetoacidosis resulta del catabolismo excesivo de grasas para generar energía celular en ausencia de carbohidratos utilizables. Este proceso comienza cuando los valores de insulina son insuficientes para transportar glucosa al interior de las células, como en la diabetes mellitus, o cuando no se dispone de glucosa y las reservas hepáticas de glucógeno se agotan, como en las dietas bajas en carbohidratos y la desnutrición. Al carecer de glucosa, las células consumen grasa más rápido de lo que las enzimas pueden manejar las cetonas, los productos finales ácidos. Como resultado, las cetonas o cuerpos cetónicos (acetona, ácido β-hidroxibutírico y ácido acetoacético) se acumulan en la sangre y la orina. Para compensar el aumento de la acidez, las respiraciones de Kussmaul expulsan dióxido de carbono con suficiente acetona para impregnar su aroma al aliento. Con el tiempo este mecanismo compensatorio falla, dando como resultado cetoacidosis.

INTERVENCIONES EN CASO DE URGENCIA

Cuando se detecta aliento cetónico, se observa en busca de respiraciones de Kussmaul y se examina el nivel de conciencia (NDC) del paciente. Se toman los signos vitales y se revisa la turgencia cutánea. Se está alerta al aliento cetónico que acompaña a respiraciones profundas rápidas, estupor y escasa turgencia cutánea. Se trata de obtener una anamnesis breve, tomando nota en especial de diabetes mellitus, problemas nutricionales como anorexia nerviosa, y dietas de moda con pocos carbohidratos o nada de ellos. Se obtienen muestras de sangre venosa y arterial para biometría hemática completa y cuantificación de glucosa, electrolitos, acetona y gases en sangre arterial (GSA). Además, se obtiene una muestra de orina para pruebas de glucosa y acetona. Se administran líquidos y electrolitos IV a fin de mantener la hidratación y el equilibrio electrolítico y, en el paciente con cetoacidosis diabética, se administra insulina regular para reducir la glucemia.

Si el paciente está obnubilado, será necesario insertar sondas endotraqueal y nasogástrica (NG). Se aspira según se requiera. Se inserta una sonda urinaria a permanencia, y se vigilan ingreso y egreso. Se colocan líneas arterial y para presión venosa central a fin de vigilar el estado hídrico y la presión arterial. Se conecta al paciente a un monitor cardiaco, se vigilan sus signos vitales y su estado neurológico, y se le extrae sangre cada hora para verificar los valores de glucosa, electrolitos, acetona y GSA.

Anamnesis y exploración física

Si el paciente no tiene malestar intenso, se obtiene una anamnesis completa. Se interroga sobre inicio y duración del aliento cetónico y sobre cambios en el patrón respiratorio, aumento de la sed, micción frecuente, pérdida de peso, fatiga y dolor abdominal. A la paciente mujer se le pregunta si ha tenido vaginitis por *Candida* o secreciones vaginales con prurito. Si hay el antecedente de diabetes mellitus, se indaga acerca de estrés, infecciones y falta de apego al tratamiento, las causas más comunes de cetoacidosis en diabéticos diagnosticados. Si se sospecha anorexia nerviosa, se hace una anamnesis alimentaria y de peso.

Causas médicas

- ***Anorexia nerviosa.*** La pérdida de peso considerable en la anorexia nerviosa puede causar aliento cetónico, por lo común con náusea, estreñimiento e intolerancia al frío, así como erosión del esmalte dental y cicatrices y callos en el dorso de la mano, esto relacionado con la inducción del vómito.
- ***Cetoacidosis.*** El aliento cetónico acompaña a la cetoacidosis alcohólica, que suele verse en alcohólicos desnutridos con vómito, dolor abdominal y consumo mínimo de alimento en varios días. Las respiraciones de Kussmaul comienzan de manera abrupta y acompañan a deshidratación y dolor, distensión y silencio abdominales. La glucemia es normal o ligeramente baja.

En la cetoacidosis diabética, el aliento cetónico suele ocurrir a los 1 a 2 días de cetoacidosis. Otros datos son polidipsia, poliuria, nicturia, pulso débil y rápido, hambre, pérdida de peso, debilidad, fatiga, náusea, vómito y dolor abdominal. Con el tiempo ocurren respiraciones de Kussmaul, hipotensión ortostática, deshidratación, taquicardia, confusión y estupor. Los signos y síntomas pueden desembocar en coma.

La cetoacidosis por inanición es un trastorno potencialmente letal con inicio gradual. Además del aliento cetónico, son datos típicos signos de caquexia y deshidratación, disminución del NDC, bradicardia y antecedente de consumo alimentario muy limitado (anorexia nerviosa).

Otras causas

- ***Fármacos.*** Cualquier medicamento con el efecto conocido de causar acidosis metabólica, como nitroprusiato y salicilatos, puede provocar aliento cetónico.
- ***Dietas bajas en carbohidratos.*** Estas dietas que alientan el consumo bajo o nulo de carbohidratos pueden causar cetoacidosis y el aliento cetónico resultante.

Consideraciones especiales

Se da apoyo emocional al paciente y su familia. Se explican con claridad pruebas y tratamientos. Cuando el paciente está más alerta y su estado se estabiliza, se retira la sonda NG y se le prescribe una dieta apropiada. Se le cambia la insulina de la vía IV a la subcutánea.

Orientación al paciente

Se explican los signos y síntomas de la hiperglucemia. Se hace hincapié en la importancia de portar una identificación médica. Se remite al paciente a un grupo psicológico o de apoyo, según se requiera.

CONSIDERACIONES PEDIÁTRICAS

El aliento cetónico en un lactante o niño suele deberse a diabetes mellitus no controlada. La cetoacidosis se desarrolla con rapidez en este grupo de edad a causa de reservas de glucógeno bajas. En consecuencia, se requiere la administración expedita de insulina y la corrección del desequilibrio hidroelectrolítico para prevenir choque y muerte.

CONSIDERACIONES GERIÁTRICAS
El paciente adulto mayor puede tener higiene bucal deficiente, más caries dental, menor producción de saliva y por tanto sequedad, y bajo consumo de alimentos. Además, es posible que use múltiples fármacos. Deben considerarse todos estos factores al evaluar a un adulto mayor con mal aliento.

Bibliografía

Kitabchi, A. E., Umpierrez, G. E., Miles, J. M., & Fisher, J. N. (2009). Hyperglycemic crises in adult patients with diabetes. *Diabetes Care*, *32*, 1335–1343.

Wolfsdorf, J., Craig, M. E., Daneman, D., Dunger, D., Edge, J., Lee, W., … Hanas, R. (2009). Diabetic ketoacidosis in children and adolescents with diabetes. *Pediatric Diabetes*, *10*, 118–133.

Aliento urémico

El aliento urémico (olor a amoniaco del aliento) —descrito como un olor a orina o a pescado— suele presentarse en la insuficiencia renal crónica terminal. Este signo mejora un poco después de hemodiálisis y persiste durante todo el avance del trastorno, pero no es muy alarmante.

El aliento urémico refleja los trastornos metabólicos a largo plazo y los defectos bioquímicos asociados con la uremia y la insuficiencia renal crónica terminal. Es causado por productos finales del metabolismo exhalados por los pulmones y la degradación de urea (a amoniaco) en la saliva. Sin embargo, no se ha identificado una toxina urémica específica. En animales, el análisis del olor del aliento ha revelado metabolitos tóxicos, como dimetilamina y trimetilamina, que contribuyen al olor a pescado. La fuente de estas aminas, si bien sigue siendo incierta, pueden ser bacterias intestinales que actúan en el cloro de los alimentos.

Anamnesis y exploración física

Cuando se detecta aliento urémico, probablemente será adecuado el diagnóstico de insuficiencia renal crónica. Se buscan síntomas GI asociados para individualizar la atención paliativa y el apoyo.

Se inspecciona la cavidad oral del paciente en busca de sangrado, inflamación de encías o lengua y ulceración con drenaje. Se pregunta al paciente si ha advertido sabor metálico, pérdida del olfato, aumento de la sed, agruras, dificultad para deglutir, pérdida del apetito al ver los alimentos, o vómito temprano en la mañana. Dado que el sangrado GI es común en pacientes con insuficiencia renal crónica, se interroga sobre hábitos de la excreción, tomando nota en especial de melena o estreñimiento.

Se toman los signos vitales. Se buscan indicaciones de hipertensión (el paciente con insuficiencia renal crónica terminal suele ser un tanto hipertenso) o hipotensión. Se está alerta a otros signos de choque (como taquicardia, taquipnea y humedad fría de la piel) y estado mental alterado. Cambios significativos pueden indicar complicaciones, como sangrado GI masivo o pericarditis con taponamiento.

Causas médicas

- ***Insuficiencia renal crónica terminal.*** El aliento urémico es un dato tardío. Entre los signos y síntomas acompañantes están anuria, cambios en la pigmentación de la piel y excoriación, arcos de color pardo bajo los márgenes ungueales, emaciación tisular, respiraciones de Kussmaul, neuropatía, letargo, somnolencia, confusión, desorientación, cambios conductuales con irritabilidad y labilidad emocional. Otros signos neurológicos posteriores que pueden indicar coma urémico inminente son espasmos musculares y fasciculación, asterixis, parestesia y pie péndulo. Entre los datos cardiovasculares están hipertensión, infarto de miocardio, signos de insuficiencia cardiaca, pericarditis, e incluso muerte súbita y evento vascular cerebral. Son datos GI anorexia, náusea, agruras, vómito, estreñimiento, hipo y sabor metálico, con signos y síntomas bucales, como estomatitis, ulceración y sangrado de encías, y lengua saburral. El paciente está en mayor riesgo de úlcera péptica y pancreatitis aguda. Es común la pérdida de peso; también aparecen escarcha urémica, prurito y signos de cambios hormonales, como impotencia o amenorrea.

Consideraciones especiales

El aliento urémico es ofensivo para otros, pero el paciente puede acostumbrarse a él. Por ello, debe recordársele realizar la limpieza bucal frecuente. Si no es capaz de efectuarla, se le realiza y se enseña a los familiares cómo ayudarlo.

Se maximiza el ingreso ofreciendo al paciente comidas pequeñas frecuentes de sus alimentos favoritos, dentro de las limitaciones de la dieta.

Orientación al paciente

Se instruye al paciente para el cuidado bucal regular, en especial antes de las comidas, porque reducir el mal sabor y olor de la boca puede estimular su apetito. Se le indica usar gárgaras de peróxido de hidrógeno de potencia intermedia y jugo de limón para ayudar a neutralizar el amoniaco. Se recomienda el uso de trociscos comerciales o aerosoles para el aliento, o chupar caramelos duros a fin de refrescar su aliento. Se le recomienda usar un cepillo dental suave o esponja para prevenir traumatismos. Se enseña al paciente sobre la causa del aliento urémico una vez que se establece el diagnóstico.

CONSIDERACIONES PEDIÁTRICAS

El aliento urémico también ocurre en niños con insuficiencia renal crónica terminal. Se le proporcionan caramelos duros para aliviar el mal sabor y olor de boca. Si el niño puede hacer gárgaras, se intenta una mezcla de peróxido de hidrógeno y enjuague bucal con sabor.

BIBLIOGRAFÍA

Kreuzer, P., Langguth, B., Popp, R., Raster, R., Busch, V., Frank, E., … Landgrebe, M. (2011). Reduced intra-cortical inhibition after sleep deprivation: A transcranial magnetic stimulation study. *Neuroscience Letter*, *493*(3), 63–66.

Lo, J. C., Groeger, J. A., Santhi, N., Arbon, E. L., Lazar, A. S., Hasan, S., … Dijk, D. J. Effects of partial and acute total sleep deprivation on performance across cognitive domains, individuals and circadian phase. *PLoS One*, *7*(9), e45987.

ALIENTO, HEDOR FECAL

El olor fecal del aliento es típico del vómito fecal por obstrucción intestinal prolongada o fístula gastroyeyunocólica. Representa un importante indicio diagnóstico tardío de un trastorno GI potencialmente letal, porque la obstrucción completa de cualquier parte del intestino, si no se trata, puede causar la muerte en horas por colapso vascular y choque.

Cuando el intestino obstruido o adinámico intenta la autodescompresión regurgitando su contenido, impulsa vigorosas ondas peristálticas de regreso hacia el estómago. Cuando el estómago se llena de líquido intestinal, el peristaltismo inverso adicional da por resultado el vómito. El olor del vómito con olor fecal permanece en la boca.

El aliento con hedor fecal también ocurre en pacientes con sonda nasogástrica (NG) o intestinal. El olor sólo se detecta mientras el trastorno subyacente persiste y cede poco después de su resolución.

INTERVENCIONES EN CASO DE URGENCIA

Dado que el aliento fecal indica una obstrucción intestinal potencialmente letal, será necesario evaluar con rapidez el estado del paciente. Se vigilan sus signos vitales y se está alerta a signos de choque, como hipotensión, taquicardia, descenso de la presión diferencial y humedad fría de la piel. Se pregunta al paciente si está experimentando náusea o ha vomitado. Se determina la frecuencia del vómito así como su color, olor, cantidad y consistencia. Se tiene a la mano un recipiente apropiado para colectar y medir de manera precisa el vómito.

Se prevé una posible cirugía para aliviar una obstrucción o reparar una fístula, y se suspende todo alimento y líquido. Se está preparado para insertar una sonda NG o intestinal para descompresión del tubo digestivo. Se inserta una línea IV periférica para acceso vascular, o se ayuda con la inserción de una línea central para acceso de gran calibre y vigilancia de la presión venosa central. Se obtiene una muestra de sangre y se envía al laboratorio para biometría hemática completa y análisis de electrolitos, porque los grandes desplazamientos y pérdidas de líquido pueden causar desequilibrios electrolíticos. Se mantiene una hidratación adecuada, y se apoya el estado circulatorio con líquidos adicionales. Se administra una solución fisiológica —como solución de Ringer lactato o solución salina normal o fracción proteínica plasmática humana al 5%— para prevenir acidosis metabólica por pérdidas gástricas y alcalosis metabólica por pérdidas de líquido intestinal.

Anamnesis y exploración física

Si el estado del paciente lo permite, se pregunta sobre cirugía abdominal previa, porque las adhesiones pueden causar una obstrucción. También se interroga sobre pérdida del apetito. ¿El paciente presenta dolor abdominal? En caso afirmativo, se le pide que describa su inicio, duración y sitio. Se pregunta si el dolor es intenso, persistente o espasmódico. Se pide al paciente que describa sus hábitos de excreción normales, con especial atención a estreñimiento, diarrea o encopresis. Se pregunta cuándo defecó el paciente por última vez, y se le pide que describa el color de las heces y su consistencia.

Se ausculta en busca de borborigmos; los ruidos hiperactivos de tono alto pueden indicar obstrucción intestinal *inminente*, mientras que los hipoactivos o ausentes ocurren *tardíamente* en obstrucción e íleo. Se inspecciona el abdomen, tomando nota de su contorno y cualesquiera cicatrices quirúrgicas. Se mide la cintura abdominal para establecer datos de referencia con fines de valorar después la distensión. Se palpa en busca de sensibilidad, distensión y rigidez. Se percute en busca de timpanismo, indicativo de un intestino lleno de gas y de matidez, indicativa de líquido.

Deben realizarse exploraciones rectal y pélvica. Todos los pacientes en que se sospeche obstrucción intestinal deben someterse a radiografía abdominal en decúbito supino y de pie; algunos requerirán además radiografía de tórax, sigmoidoscopia y enema de bario.

Causas médicas

- ***Obstrucción distal del intestino delgado.*** En la obstrucción tardía, hay náusea aunque el vómito puede ocurrir más tarde. Al principio el vómito es de contenido gástrico, después cambia a bilioso, y más tarde a fecaloide con aliento fecaloide resultante. Entre los síntomas acompañantes están dolor, malestar general, somnolencia y polidipsia. Los cambios intestinales (que van de diarrea a estreñimiento) se acompañan de distensión abdominal, dolor colicoso epigástrico o periumbilical persistente y borborigmos hiperactivos. A medida que la obstrucción se hace completa, los borborigmos se hacen hipoactivos o ausentes. Fiebre, hipotensión, taquicardia y sensibilidad de rebote pueden indicar estrangulación o perforación.
- ***Fístula gastroyeyunocólica.*** En caso de fístula gastroyeyunocólica, los síntomas pueden ser variables e intermitentes por taponamiento temporal de la fístula. Es posible el vómito fecal con aliento fecaloide resultante, pero la manifestación principal más común es diarrea, acompañada de dolor abdominal. Son datos GI relacionados anorexia, pérdida de peso, distensión abdominal y, tal vez, notable absorción deficiente.
- ***Obstrucción colónica.*** No suele haber vómito al principio, pero ocurre vómito fecal con aliento fecaloide resultante como un signo tardío. Por lo común los síntomas se desarrollan más lentamente que en la obstrucción

de intestino delgado. Se produce dolor abdominal colicoso de manera repentina, seguido de dolor hipogástrico continuo. Hay notables distensión y sensibilidad abdominales, y tal vez sean visibles asas de intestino grueso a través de la pared abdominal. Aunque ocurre estreñimiento, la defecación puede continuar hasta por 3 días tras la obstrucción completa debido a las heces que quedan en el intestino más allá de la obstrucción. Es común el escape de heces en la obstrucción parcial.

Consideraciones especiales

Una vez que se inserta una sonda NG o intestinal, se mantiene la cabecera de la cama al menos a 30° y se vuelve al paciente para facilitar el paso de la sonda intestinal por el tubo digestivo. La sonda no debe fijarse con cinta a la cara del paciente. La permeabilidad de la sonda se asegura vigilando el drenaje y observando que los dispositivos de aspiración funcionen correctamente. Se irriga según se requiera. Se vigila el drenaje GI, y se envían muestras de suero al laboratorio para análisis de electrolitos al menos una vez al día. Se prepara al paciente para pruebas diagnósticas como radiografía abdominal, enema de bario y proctoscopia.

Orientación al paciente

Se explican al paciente los procedimientos y tratamientos que necesita. Se le enseñan las técnicas de higiene bucal y se le instruye sobre las restricciones necesarias de alimentos y líquidos.

CONSIDERACIONES PEDIÁTRICAS

Se vigila de cerca el estado hidroelectrolítico del niño, porque es posible la deshidratación rápida por vómito persistente. La ausencia de lágrimas y la sequedad de membranas mucosas son signos clínicos importantes de deshidratación.

CONSIDERACIONES GERIÁTRICAS

En adultos mayores, puede requerirse intervención quirúrgica temprana de una obstrucción intestinal que no reacciona a la descompresión, debido al alto riesgo de infarto intestinal.

BIBLIOGRAFÍA

Packey, C. D., & Sartor, R. B. (2009). Commensal bacteria, traditional and opportunistic pathogens, dysbiosis and bacterial killing in inflammatory bowel diseases. *Current Opinion in Infectious Disease*, *22*, 292–301.

Reiff, C., & Kelly, D. (2010). Inflammatory bowel disease, gut bacteria and probiotic therapy. *International Journal of Medical Microbiology*, *300*, 25–33.

AMENORREA

La amenorrea, o ausencia de flujo menstrual, puede clasificarse como primaria o secundaria. En la amenorrea primaria, la menstruación no se inicia antes de los 16 años de edad. En la amenorrea secundaria, comienza a una edad apropiada, pero más tarde cesa por 3 meses o más en ausencia de causas fisiológicas normales, como embarazo, lactación o menopausia.

La amenorrea patológica resulta de anovulación u obstrucción física del flujo de salida menstrual, por ejemplo por himen imperforado, estenosis del cuello uterino o adhesiones intrauterinas. La anovulación puede deberse a desequilibrio hormonal, enfermedad debilitante, estrés o alteraciones emocionales, ejercicio extenuante, desnutrición, obesidad o defectos anatómicos como ausencia congénita de ovarios o útero. La amenorrea también puede deberse a fármacos o tratamientos hormonales. (Véase *Alteraciones en la menstruación*, en la pág. 20.)

Anamnesis y exploración física

Se comienza por determinar si la amenorrea es primaria o secundaria. Si es primaria, se pregunta a la paciente a qué edad comenzó a menstruar su madre, porque la edad de la menarca es muy constante en las familias. Se obtiene una impresión general del desarrollo físico, mental y emocional de la paciente, porque estos factores así como herencia y clima pueden retrasar la menarca hasta después de los 16 años de edad.

Si la menstruación comenzó a una edad apropiada pero cesó después, se determina frecuencia y duración de las menstruaciones previas de la paciente.

Alteraciones en la menstruación

Una alteración en cualquier punto del ciclo menstrual puede causar amenorrea, como lo ilustra el diagrama de flujo siguiente.

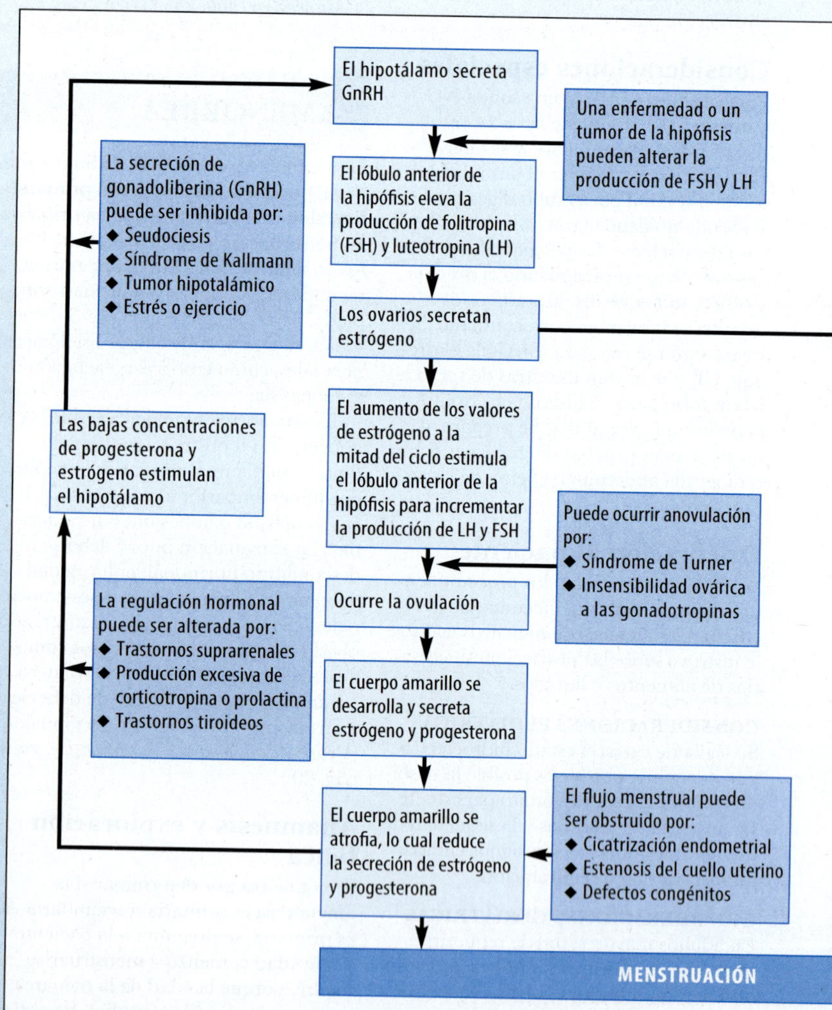

Se le pregunta sobre inicio y naturaleza de algún cambio en su patrón menstrual normal, y se determina la fecha de su último periodo. Se establece si ha notado algún signo relacionado, como tumefacción mamaria o cambios de peso.

Se determina cuándo fue la última exploración física de la paciente. Se revisan sus antecedentes de salud, tomando nota en especial de cualquier enfermedad prolongada, como anemia, o uso de anticonceptivos hormonales. Se interroga sobre hábitos de ejercicio, en especial de pista, y si experimenta estrés en el trabajo o en casa. Se investiga sobre los hábitos alimentarios de la paciente, incluidos número y tamaño de las comidas diarias y bocadillos, y sobre aumentos recientes de peso.

Se observa el aspecto en cuanto a características sexuales secundarias o signos de virilización. Si debe realizarse una exploración pélvica, se investigan defectos anatómicos del estrecho inferior de la pelvis, como adhesiones del cuello uterino, fibroides o himen imperforado.

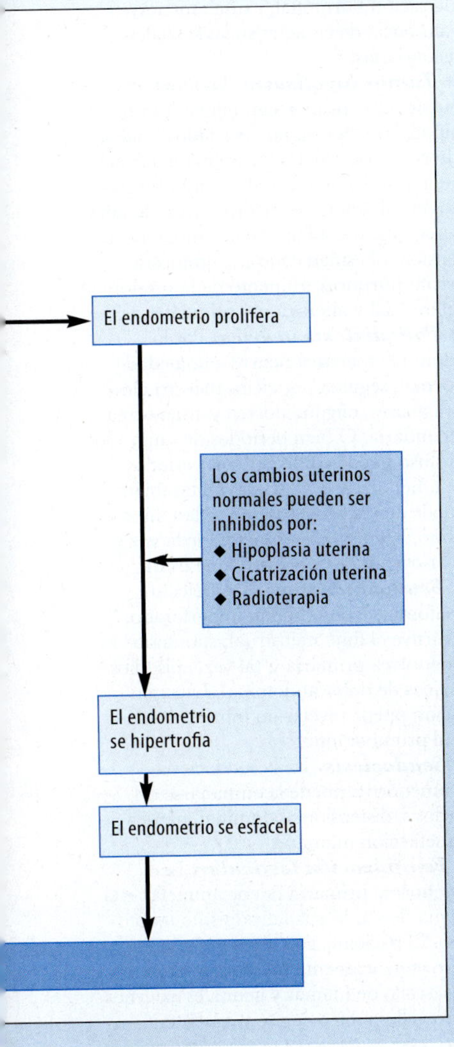

El endometrio prolifera

Los cambios uterinos normales pueden ser inhibidos por:
- Hipoplasia uterina
- Cicatrización uterina
- Radioterapia

El endometrio se hipertrofia

El endometrio se esfacela

Causas médicas

- ***Tumor suprarrenal.*** La amenorrea puede acompañarse de acné, adelgazamiento de los cabellos, hirsutismo, hipertensión arterial, obesidad central y cambios psicóticos. El crecimiento ovárico asimétrico junto con inicio rápido de signos de virilización suele ser indicativo de un tumor suprarrenal.
- ***Hiperplasia adrenocortical.*** La amenorrea precede a signos cushingoides característicos como obesidad central, facies de luna llena, giba de búfalo, equimosis, estrías púrpuras, hipertensión, cálculos renales, alteraciones psiquiátricas y aumento de la presión diferencial. Suelen ocurrir acné, adelgazamiento de los cabellos e hirsutismo.
- ***Disfunción adrenocortical.*** Además de amenorrea, la disfunción adrenocortical puede causar fatiga, irritabilidad, pérdida de peso, aumento de la pigmentación (incluida una tonalidad negra azulada de las areolas y las membranas mucosas de labios, boca, recto y vagina), vitiligo, náusea, vómito e hipotensión ortostática.
- ***Trastornos de amenorrea y lactación.*** Los trastornos de amenorrea y lactación, como el síndrome de

Forbes-Albright y el de Chiari-Frommel, producen amenorrea secundaria acompañada de lactación en ausencia de lactancia. Entre las características asociadas se incluyen bochornos, dispareunia, atrofia vaginal y crecimiento y plenitud mamarias.

- ***Anorexia nerviosa.*** La anorexia nerviosa es un trastorno psicológico que puede causar amenorrea primaria o secundaria. Son datos relacionados pérdida de peso significativa, aspecto delgado o emaciado, patrones de comportamiento compulsivo, tez manchada o amarillenta, estreñimiento, baja libido, disminución del placer en actividades que antes se disfrutaban, sequedad cutánea, pérdida del cabello, lanugo en cara y brazos, atrofia de músculo esquelético y trastornos del sueño.
- ***Ausencia congénita de los ovarios.*** La ausencia congénita de los ovarios causa amenorrea primaria y ausencia de características sexuales secundarias.
- ***Ausencia congénita de útero.*** Ocurre amenorrea primaria en la ausencia congénita del útero. Es posible que la paciente desarrolle mamas.
- ***Quistes de cuerpo amarillo.*** Los quistes de cuerpo amarillo pueden causar amenorrea súbita así como dolor abdominal agudo y tumefacción mamaria. La exploración puede revelar una masa sensible en los anexos e hiperemia vaginal y cervical.
- ***Tumor hipotalámico.*** Además de amenorrea, un tumor hipotalámico puede causar defectos endocrinos y visuales, subdesarrollo o disfunción gonadales y baja estatura.
- ***Hipotiroidismo.*** Las bajas concentraciones de hormonas tiroideas pueden causar amenorrea primaria o secundaria. Entre los datos tempranos, por lo común vagos, se incluyen fatiga, olvido, intolerancia al frío, aumento de peso inexplicable y estreñimiento. Son signos ulteriores bradicardia; disminución de la agudeza mental; piel seca, escamosa e inelástica; inflamación de cara, manos y pies; ronquera; edema periorbitario; ptosis; cabello seco y ralo; y uñas gruesas y quebradizas. Otros datos comunes son anorexia, distensión abdominal, disminución de la libido, ataxia, temblor de intención, nistagmo y aumento del tiempo de relajación en los reflejos, en especial en el tendón de Aquiles.
- ***Mosaicismo.*** El mosaicismo causa amenorrea primaria y ausencia de características sexuales secundarias.
- ***Insensibilidad ovárica a las gonadotropinas.*** La insensibilidad ovárica a las gonadotropinas, una alteración hormonal, causa amenorrea y ausencia de características sexuales secundarias.
- ***Tumor hipofisario.*** La amenorrea puede ser el primer signo de un tumor hipofisario. Son signos asociados cefalea; alteraciones visuales, como hemianopsia bitemporal y acromegalia. Entre los signos cushingoides se incluyen cara de luna llena, giba de búfalo, hirsutismo, hipertensión, obesidad central, equimosis, estrías púrpuras, aumento de la presión diferencial y alteraciones psiquiátricas.
- ***Poliquistosis ovárica.*** Por lo común la menarca ocurre a una edad normal, seguida por ciclos menstruales irregulares, oligomenorrea y amenorrea secundaria. O bien periodos de sangrado profuso pueden alternar con periodos de amenorrea. Este trastorno también puede acompañarse de obesidad, hirsutismo, ligera profundización de la voz y ovarios grandes y en forma de ostra.
- ***Seudoamenorrea.*** Un defecto anatómico, como himen imperforado, obstruye el flujo menstrual, causando amenorrea primaria y, tal vez, episodios cíclicos de dolor abdominal. La exploración puede revelar un himen rosado o azul protuberante.
- ***Seudociesis.*** En la seudociesis, la amenorrea puede acompañarse de lordosis, distensión abdominal, náusea y tumefacción mamaria.
- ***Feminización testicular.*** La amenorrea primaria puede anunciar esta forma de seudohermafroditismo masculino. El paciente, con aspecto femenino pero genéticamente masculino, presenta desarrollo de mamas y genitales externos pero vello púbico escaso o ausente.

■ ***Tirotoxicosis.*** La producción excesiva de hormonas tiroideas puede causar amenorrea. Entre los signos y síntomas clásicos se incluyen crecimiento de la tiroides (bocio), nerviosismo, intolerancia al calor, diaforesis, temblores, palpitaciones, taquicardia, disnea, debilidad y pérdida de peso no obstante el aumento del apetito.

■ ***Síndrome de Turner.*** Amenorrea primaria y falta de desarrollo de características sexuales secundarias pueden indicar este síndrome de disgenesia ovárica genética. Entre las manifestaciones comunes se incluyen baja estatura, membranas cervicales, línea del cabello baja en la nuca, tórax amplio con pezones ampliamente espaciados y escaso desarrollo mamario, subdesarrollo de genitales y edema de pies y piernas.

■ ***Hipoplasia uterina.*** Ocurre amenorrea primaria por subdesarrollo del útero, detectable en la exploración física.

Otras causas

■ ***Fármacos.*** Busulfán, clorambucilo, anticonceptivos inyectables o implantados, ciclofosfamida y fenotiazinas pueden causar amenorrea. Los anticonceptivos hormonales son posibles causas de anovulación y amenorrea después de suspenderlos.

■ ***Radioterapia.*** La irradiación del abdomen puede destruir el endometrio o los ovarios y causar amenorrea.

■ ***Cirugía.*** La extirpación quirúrgica de ambos ovarios o el útero produce amenorrea.

Consideraciones especiales

En pacientes con amenorrea secundaria, las exploraciones física y pélvica deben descartar embarazo antes de iniciar las pruebas diagnósticas. Entre las pruebas típicas están las de supresión de gestágeno, estudios de funcionamiento de hormonas séricas y tiroideas y biopsia endometrial.

Orientación al paciente

Se explican el tratamiento y los resultados esperados, se alienta a la paciente a exponer sus temores y se le remite para apoyo psicológico en caso necesario.

CONSIDERACIONES PEDIÁTRICAS

Las adolescentes son especialmente propensas a la amenorrea causada por perturbación emocional, que suele deberse a problemas escolares, sociales o familiares.

CONSIDERACIONES GERIÁTRICAS

En mujeres mayores de 50 años de edad, la amenorrea suele representar el inicio de la menopausia.

Bibliografía

Kelly-Weeder, S. (2012). Helping patients through the pain of infertility. *The Nurse Practitioner: The American Journal of Primary Health Care*, *37*(2), 47–52.

McCormack, A. (2010). Individuals with eating disorders and the use of online support groups as a form of social support. *CIN: Computers, Informatics, Nursing*, *28*(1), 12–19.

Amnesia

La amnesia —alteración o pérdida de la memoria— puede clasificarse como parcial o completa, y como anterógrada o retrógrada. La amnesia anterógrada denota pérdida de la memoria de sucesos que ocurrieron después del inicio del trauma o la enfermedad causales, y la amnesia retrógrada, pérdida de la memoria de sucesos que ocurrieron antes del inicio. Según la causa, la amnesia puede surgir de improviso o con lentitud, y ser temporal o permanente.

La amnesia orgánica (o verdadera) se debe a disfunción del lóbulo temporal, y de manera característica deja indemnes parches de memoria. Esta amnesia es un síntoma en pacientes con convulsiones o traumatismo craneoencefálico, y también puede ser un indicador temprano de la enfermedad de Alzheimer. La amnesia histérica tiene origen psicógeno y de manera característica causa pérdida completa de la memoria. La amnesia inducida por tratamiento suele ser transitoria.

Anamnesis y exploración física

Dado que el paciente no suele estar consciente de su amnesia, por lo común se necesitará ayuda para reunir información de sus familiares o amigos. Durante toda la valoración, se toma nota de aspecto general del paciente, comportamiento, estado de ánimo y tren de pensamientos. Se pregunta cuándo apareció la amnesia y cuáles tipos de cosas es incapaz de recordar el paciente. ¿Entiende nueva información? ¿Por cuánto tiempo la recuerda? ¿Abarca la amnesia un periodo reciente o remoto?

Se prueba la memoria reciente del paciente pidiéndole que identifique y repita tres objetos. La prueba se repite en 3 minutos. Se examina la memoria a mediano plazo preguntando "¿Quién fue el presidente anterior al actual?" y "¿Cuál fue el último auto que compró?" La memoria remota se examina con preguntas como "¿Cuántos años tiene?"y "¿Dónde nació?"

Se toman los signos vitales del paciente y se valora su nivel de conciencia (NDC). Se observan sus pupilas: Deben tener el mismo tamaño y constreñirse con rapidez cuando se exponen a luz directa. Asimismo, se valoran sus movimientos extraoculares. Se examina el funcionamiento motor haciendo que el paciente desplace brazos y piernas en su arco de movimiento. Se evalúa el funcionamiento sensitivo con pinchazos ligeros en la piel del paciente. (Véase *Amnesia: causas comunes y datos relacionados,* en la pág. 25.)

Causas médicas

■ ***Enfermedad de Alzheimer.*** La enfermedad de Alzheimer suele comenzar con amnesia retrógrada, que avanza con lentitud durante muchos meses o años hasta incluir amnesia anterógrada, con pérdida grave y permanente de la memoria. Son datos relacionados agitación, incapacidad de concentrarse, descuido de la higiene personal, confusión, irritabilidad y labilidad emocional. Son signos posteriores afasia, demencia, incontinencia y rigidez muscular.

■ ***Hipoxia cerebral.*** Tras recuperarse de la hipoxia (causada por problemas tales como intoxicación por monóxido de carbono o insuficiencia respiratoria aguda), el paciente puede experimentar amnesia total del suceso, junto con alteraciones sensitivas, como entumecimiento y hormigueo.

■ ***Traumatismo craneoencefálico.*** Según la gravedad del traumatismo, la amnesia puede durar minutos, horas o más. Por lo común el paciente presenta amnesia retrógrada breve y anterógrada más prolongada así como amnesia persistente del suceso traumático. El traumatismo craneoencefálico grave puede causar amnesia permanente o dificultad para retener recuerdos recientes. Puede haber también alteración de las respiraciones y el NDC; cefalea; mareo; confusión; alteraciones visuales, como visión borrosa o doble (diplopía); y alteraciones motoras y sensitivas, como hemiparesia y parestesia, en el lado del cuerpo opuesto a la lesión.

■ ***Encefalitis por herpes simple.*** Al recuperarse de encefalitis por herpes simple, el paciente suele quedar con amnesia notable y posiblemente permanente. Son datos relacionados signos y síntomas de irritación meníngea, como cefalea, fiebre y alteración del NDC, junto con convulsiones y diversas alteraciones motoras y sensitivas (como parestesia, entumecimiento y hormigueo).

■ ***Histeria.*** La amnesia histérica, una pérdida completa y prolongada de la memoria, comienza y termina abruptamente y suele acompañarse de confusión.

■ ***Convulsiones.*** En las convulsiones del lóbulo temporal, la amnesia ocurre de manera repentina y dura de segundos a minutos. El paciente puede recordar un aura o no. Un foco irritable en el lado izquierdo del cerebro causa principalmente amnesia de recuerdos verbales, mientras que un foco irritable en el lado derecho del cerebro causa amnesia gráfica y no verbal. Entre los signos y síntomas relacionados pueden estar disminución del NDC durante la

Amnesia: causas comunes y datos relacionados

SIGNOS Y SÍNTOMAS

CAUSAS COMUNES	Agitación	Ataxia	Confusión	Disminución del nivel de conciencia	Diplopía	Mareo	Labilidad emocional	Cefalea	Náusea	Parestesia	Vértigo	Visión borrosa	Vómito
	PRINCIPALES SIGNOS Y SÍNTOMAS RELACIONADOS												
Enfermedad de Alzheimer	♦		♦				♦						
Hipoxia cerebral	♦		♦	♦			♦	♦		♦			
Traumatismo craneoencefálico	♦		♦	♦	♦	♦	♦	♦	♦	♦	♦	♦	♦
Encefalitis por herpes simple	♦		♦	♦			♦	♦		♦			
Histeria			♦				♦						
Convulsiones			♦	♦								♦	
Síndrome de Wernicke-Korsakoff		♦	♦	♦	♦			♦		♦			

convulsión, confusión, movimientos anómalos de la boca y alucinaciones visuales, olfativas y auditivas.

■ ***Síndrome de Wernicke-Korsakoff.*** En este síndrome, la amnesia retrógrada y anterógrada puede hacerse permanente si no se trata. Son signos y síntomas acompañantes apatía, incapacidad de concentrarse o de colocar los sucesos en una secuencia y confabulación para llenar huecos en la memoria. El síndrome también puede causar diplopía, disminución del NDC, cefalea, ataxia y síntomas de neuropatía periférica, como entumecimiento y hormigueo.

Otras causas

■ ***Fármacos.*** La amnesia anterógrada puede ser precipitada por anestésicos generales, en especial fentanilo, halotano e isoflurano; barbitúricos, más a menudo pentobarbital y tiopental; y determinadas benzodiazepinas, en particular triazolam.

■ ***Terapia electroconvulsiva.*** En la terapia electroconvulsiva ocurre inicio súbito de amnesia retrógrada o anterógrada. La amnesia suele durar de minutos a horas, pero ocurre amnesia grave prolongada si el tratamiento se aplica de manera frecuente por un periodo prolongado.

■ ***Cirugía del lóbulo temporal.*** Esta cirugía, que suele realizarse en un solo lóbulo, causa amnesia ligera y breve. La extirpación de ambos lóbulos da por resultado amnesia permanente.

Consideraciones especiales

Se prepara al paciente para pruebas diagnósticas, como tomografía computarizada, resonancia magnética, EEG o angiografía cerebral.

Al paciente con amnesia retrógrada se le orienta en la realidad, y se alienta a la familia a ayudar proporcionando fotos, objetos cargados de recuerdo y música.

En el paciente con amnesia anterógrada las técnicas de enseñanza deben ajustarse, porque no es capaz de adquirir nueva información. Se incluye a la familia en las sesiones de enseñanza. Además, todas las instrucciones se dan también por escrito —en particular las relativas a dosis y horarios de medicación—, de modo que el paciente no debe depender de su memoria.

Si el paciente tiene amnesia profunda, se consideran las necesidades básicas, como seguridad, excreción y nutrición. Si es necesario, se hacen los arreglos para instalarlo en un centro con cuidados extendidos.

Orientación al paciente

En caso de amnesia anterógrada, las técnicas de orientación al paciente deben ajustarse, porque éste no puede adquirir nueva información. Se le proporcionan recuerdos familiares, como música y fotos, para ayudarlo a orientarse. Se escriben los horarios y dosis de medicamentos del paciente para que no dependa de su memoria.

CONSIDERACIONES PEDIÁTRICAS

La amnesia durante convulsiones en un niño puede confundirse con "discapacidad para el aprendizaje". Para prevenir esta confusión, se hace hincapié en la importancia de apegarse al horario de medicación prescrito y discutir maneras en que el niño, sus padres y sus maestros pueden enfrentar la amnesia.

Bibliografía

Liang, J. F., Shen, A. L., & Lin S. K. (2009). Bilateral hippocampal abnormalities on diffusion-weighted MRI in transient global amnesia: Report of a case. *Acta Neurologica Taiwan*, *18*(2),127–129.

Yang, Y., Kim, J. S., Kim, S., Kim, Y. K., Kwak, Y. T., & Han, I. W. (2009). Cerebellar hypoperfusion during transient global amnesia: An MRI and oculographic study. *Journal of Clinical Neurology*, *5*(2),74–80.

Analgesia

La analgesia, o ausencia de sensibilidad al dolor, es un signo importante de enfermedad del sistema nervioso central, que por lo común indica un tipo y un sitio específicos de lesión de la médula espinal. Siempre ocurre con pérdida de la percepción de temperatura (termoanestesia) porque estos impulsos nerviosos sensitivos viajan juntos en la médula espinal. También puede ocurrir con otros déficit sensitivos —como parestesia, pérdida de cinestesia y sentido de la vibración y anestesia táctil— en diversos trastornos que afectan nervios periféricos, médula espinal y encéfalo. Sin embargo, cuando sólo se acompaña de termoanestesia, la analgesia señala a una lesión incompleta de la médula espinal.

La analgesia puede clasificarse como parcial o total por debajo del nivel de la lesión y como unilateral o bilateral, según la causa y el nivel de la lesión. Su inicio puede ser lento y progresivo en el caso de un tumor o abrupto en el de un traumatismo. En muchos casos transitoria, la analgesia puede resolverse de manera espontánea.

INTERVENCIONES EN CASO DE URGENCIA

Se sospecha lesión de la médula espinal si el paciente refiere analgesia unilateral o bilateral en una extensa superficie corporal, acompañada de parálisis. Se inmoviliza la columna en alineación correcta, usando un collarín cervical y un tablero espinal de ser posible. Si no se dispone de ellos, se coloca al paciente en decúbito supino sobre una superficie plana con bolsas de arena alrededor de cabeza, cuello y tórax. Se utiliza técnica correcta y precaución extrema al moverlo, para no exacerbar la lesión espinal. Se vigilan continuamente frecuencia y ritmo respiratorios, y se observa en busca de uso de músculos accesorios debido a que una lesión completa por encima del nivel T6 puede causar parálisis de los músculos diafragmáticos e intercostales. Se tiene a la mano una vía aérea artificial y una bolsa de reanimación manual, y se está preparado para iniciar medidas de reanimación de urgencia en caso de insuficiencia respiratoria.

Anamnesis y exploración física

Una vez que se está satisfecho con la estabilización de la columna vertebral y el estado respiratorio del paciente, o si la analgesia no es profunda y no se acompaña de signos de lesión de la médula espinal, se realizan exploración y evaluación neurológica de referencia. Primero se toman los signos vitales del paciente y se valora su nivel de conciencia. Enseguida se prueban los reflejos pupilares, corneales, de tos y faríngeo, para descartar afectación de tallo encefálico y nervios craneales. Si la persona está consciente, se evalúan habla, reflejo faríngeo y capacidad de deglutir.

Si es posible, se observan la marcha y la postura del paciente y se valoran equilibrio y coordinación. Se evalúan tono y fuerza musculares en todas las extremidades. Se realizan pruebas en busca de otros déficit sensitivos sobre todos los dermatomas (segmentos de piel individuales inervados por un nervio espinal específico) aplicando estimulación táctil ligera con un abatelenguas o un aplicador con punta de algodón. Si es necesario, se realiza una exploración más exhaustiva de la sensibilidad al dolor con un alfiler. (Véase *Prueba para analgesia,* en la pág. 28). También se prueba la percepción de temperatura en todos los dermatomas usando dos tubos de ensayo, uno lleno de agua caliente y otro con agua fría. En cada extremidad se examinan percepción de vibraciones (con un diapasón), cinestesia y reflejos superficiales y profundos. Se busca aumento del tono muscular extendiendo y flexionando los codos y rodillas del paciente mientras éste intenta relajarlos.

La anamnesis se concentra en el inicio de la analgesia (súbita o gradual) y cualquier traumatismo reciente: caídas, lesiones deportivas, accidentes automovilísticos. Se obtiene una historia clínica completa, tomando nota en especial de cualquier incidencia de cáncer en el paciente o su familia.

Causas médicas

- ***Síndrome anterior de la médula espinal.*** En el síndrome anterior de la médula espinal, ocurren analgesia y termoanestesia bilateralmente por debajo del nivel de la lesión, junto con parálisis flácida e hipoactividad de reflejos profundos.
- ***Síndrome central de la médula espinal.*** De manera característica, ocurren analgesia y termoanestesia bilaterales en varios dermatomas, que en muchos casos se extienden a manera de capa sobre brazos, espalda y hombros. Una debilidad inicial en las manos avanza a debilidad y espasmos musculares en brazos y cintura escapular. Son posibles hiperactividad de reflejos profundos y debilidad espástica de las piernas. Sin embargo, si la lesión afecta la columna lumbar, la hipoactividad de reflejos profundos y la debilidad flácida pueden persistir en las piernas.

  Si es afectado el tallo encefálico, otros datos pueden ser analgesia y termoanestesia faciales, vértigo, nistagmo, atrofia de la lengua y disartria. También puede haber disfagia, anuria, anhidrosis, hipomotilidad intestinal e hiperqueratosis.
- ***Sección medular completa.*** Ocurren analgesia y termoanestesia contralaterales por debajo del nivel de la lesión. Además, en el mismo lado se producen pérdida de la cinestesia, parálisis espástica e hiperactividad de reflejos profundos. También puede haber retención urinaria con incontinencia por desbordamiento.

Otras causas

- ***Fármacos.*** Puede ocurrir analgesia con el uso de un anestésico tópico o local, aunque son más comunes entumecimiento y hormigueo.

Consideraciones especiales

Se prepara al paciente para radiografía de columna vertebral y se mantiene

(Continúa en la pág. 30.)

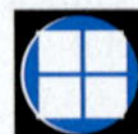

PARA FACILITAR LA EXPLORACIÓN

Prueba para analgesia

Examinando de manera cuidadosa y sistemática la sensibilidad del paciente al dolor, es posible determinar si el daño del nervio tiene distribución segmentaria o periférica y ayudar a localizar la lesión causal.

Se indica al paciente que se relaje y se le explica que se le tocarán suavemente algunas zonas de la piel con un alfiler. Se le pide que cierre los ojos. Se aplica el alfiler con firmeza suficiente para producir dolor sin dañar la piel. (El examinador debe practicar consigo mismo para aprender primero a aplicar la presión correcta.)

DIAGRAMA DE DERMATOMAS

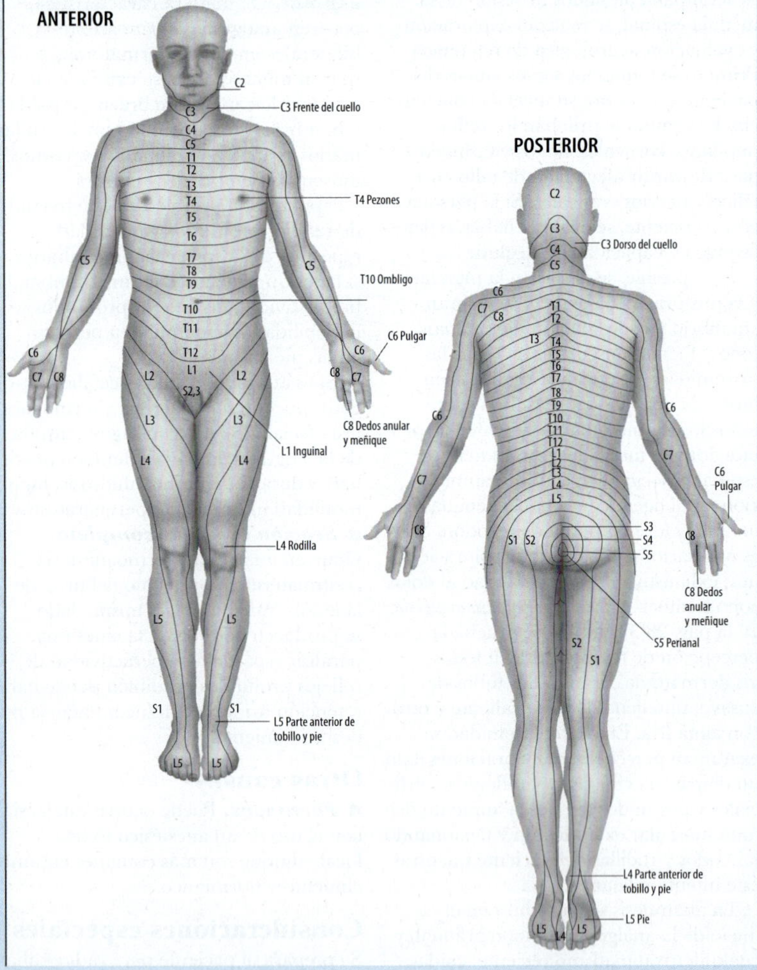

ANTERIOR

C2
C3 Frente del cuello
C4
C5
T1
T2
T3
T4 Pezones
T5
T6
T7
T8
T9
T10 Ombligo
T11
T12
L1
S2,3
C5
C6 Pulgar
C6
C7
C8
C8 Dedos anular y meñique
L1 Inguinal
L2
L3
L4
L4 Rodilla
L5
S1
L5 Parte anterior de tobillo y pie

POSTERIOR

C2
C3
C3 Dorso del cuello
C4
C5
C6
C7
C8
T1
T2
T3
T4
T5
T6
T7
T8
T9
T10
T11
T12
L1
L2
L3
L4
L5
C6 Pulgar
C8
C8 Dedos anular y meñique
S1
S2
S3
S4
S5
S5 Perianal
L4 Parte anterior de tobillo y pie
L5 Pie

Comenzando con cabeza y cara del paciente, se avanza hacia abajo por el cuerpo, pinchando la piel en lados alternados. Se pide al paciente que informe cuando sienta dolor. En ocasiones se usa la cabeza del alfiler, y se varía el patrón de prueba para calibrar la exactitud de la respuesta.

Se documentan las observaciones de manera meticulosa, marcando claramente las zonas de pérdida de la sensación de dolor ya sea en un diagrama de dermatomas (a la izquierda) o en diagramas apropiados de nervios periféricos (abajo).

NERVIOS PERIFÉRICOS

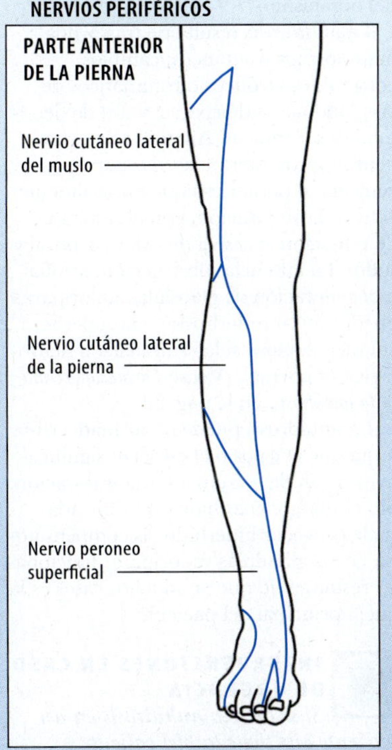

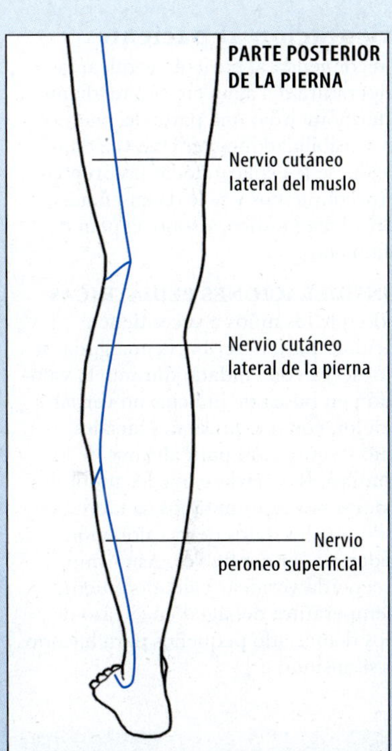

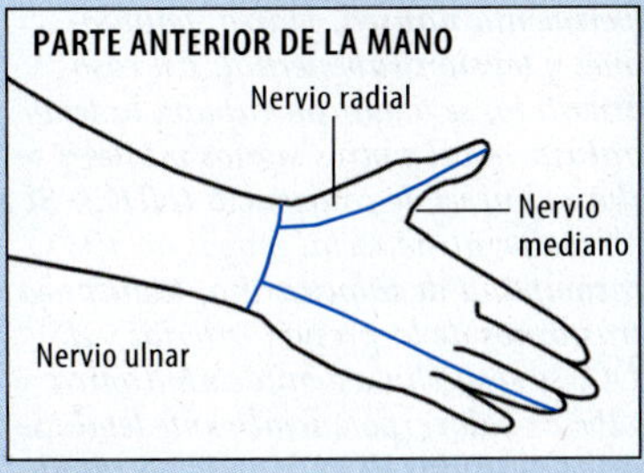

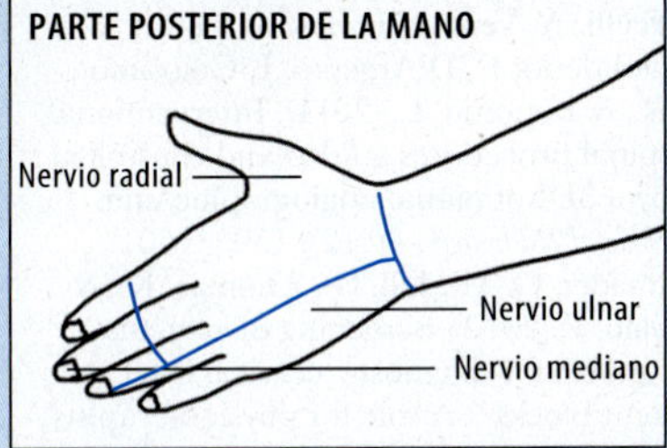

la alineación y la estabilidad de ésta durante el transporte a radiología.

Se concentran los cuidados en prevenir daño ulterior, porque la analgesia puede enmascarar lesión o complicaciones en desarrollo. Se previene la formación de úlceras por presión mediante cuidado meticuloso de la piel, masaje, uso de almohadillas de lana de cordero y cambio de posición frecuente, en especial cuando déficit motores significativos afectan la movilidad del paciente.

Orientación al paciente

Se recomienda al paciente verificar la temperatura del agua en casa mediante un termómetro o una parte del cuerpo con sensibilidad intacta. Una vez establecido, se le explican todas las pruebas y procedimientos y se le da enseñanza sobre el diagnóstico, y sobre el plan de tratamiento.

CONSIDERACIONES PEDIÁTRICAS

Dado que los niños a veces tienen dificultad para describir la analgesia, se les observa con cuidado durante la valoración en busca de indicios no verbales de dolor, como expresiones faciales, llanto y retracción para alejarse de los estímulos. Recuérdese que los umbrales de dolor son altos para los lactantes, de modo que los datos de la valoración pueden no ser confiables. Asimismo, se recuerda verificar cuidadosamente la temperatura del agua en el caso de niños demasiado pequeños para hacerlo por sí mismos.

Bibliografía

Pedicelli, A, Verdolotti, T., Pompucci, A., Desiderio, F., D'Argento, F. Colosimo, C., & Bonomo, L. (2011). Interventional spinal procedures guided and controlled by a 3D rotational angiographic unit. *Skeletal Radiology*, *40*(12), 1595–1601.

Schneider, G. M., Jull, G., Thomas, K., & Salo, P. (2012). Screening of patients suitable for diagnostic cervical facet joint blocks—A role for physiotherapists. *Manual Therapy*, *17*(2), 180–183.

Anhidrosis

La anhidrosis, o sudoración escasa anómala, puede clasificarse como generalizada (completa) o localizada (parcial). La anhidrosis generalizada puede causar deterioro potencialmente letal de la termorregulación. La anhidrosis localizada rara vez interfiere en la termorregulación porque sólo afecta un pequeño porcentaje de las glándulas ecrinas (sudoríparas) del organismo.

La anhidrosis resulta de trastornos neurológicos y cutáneos; cambios congénitos, atróficos o traumáticos de las glándulas sudoríparas; y uso de determinados fármacos. Algunos trastornos neurológicos alteran las vías nerviosas centrales o periféricas que normalmente activan la sudoración, con el resultado de retención excesiva de calor corporal y sudor. La ausencia, obstrucción, atrofia o degeneración de glándulas sudoríparas puede causar anhidrosis en la superficie cutánea, incluso si la estimulación neurológica es normal. (Véase *Disfunción ecrina en la anhidrosis,* en la pág. 32.)

La anhidrosis puede pasar inadvertida hasta que el calor o el esfuerzo significativos dejan de incrementar la sudoración. Sin embargo, la anhidrosis localizada suele provocar hiperhidrosis compensatoria en las glándulas sudoríparas funcionales restantes, lo que en muchos casos es la queja principal del paciente.

INTERVENCIONES EN CASO DE URGENCIA

Si se detecta anhidrosis en un paciente que tiene la piel caliente y enrojecida, se le pregunta si también experimenta náusea, mareo, palpitaciones y tensión subesternal. En caso afirmativo, se toma con rapidez la temperatura rectal y otros signos vitales y se valora el nivel de conciencia (NDC). Si una temperature rectal mayor de 39 °C se acompaña de taquicardia, taquipnea y trastornos de la presión arterial y el NDC, se sospecha astenia anhidrótica (golpe de calor), potencialmente letal. Se inician medidas de enfriamiento rápido, como inmersión en agua con hielo o muy fría y administración de líquidos IV. Se continúan estas medidas y se verifican los signos vitales y el estado neurológico con frecuencia, hasta que la temperatura descienda por debajo de 38.9 °C. Después se coloca al paciente en una habitación con aire acondicionado.

Anamnesis y exploración física

Si la anhidrosis es localizada o si el paciente informa hiperhidrosis local o fiebre sin causa evidente, se recaba una anamnesis breve. Se pide al paciente que caracterice su sudoración durante las horas de calor o la actividad extenuante. ¿Suele sudar poco o mucho? Se pregunta sobre exposición prolongada o extrema reciente a calor, y sobre el inicio de anhidrosis o hiperhidrosis. Se obtienen antecedentes médicos completos, concentrándose en trastornos neurológicos; trastornos cutáneos, como psoriasis; trastornos autoinmunitarios, como esclerodermia; enfermedades sistémicas que pueden causar neuropatías periféricas, como diabetes mellitus; y uso de drogas.

Se inspecciona color, textura y turgencia de la piel. Si se detectan lesiones cutáneas, se documenta su localización, tamaño, color, textura y patrón.

Causas médicas

- ***Astenia anhidrótica (golpe de calor).*** La astenia anhidrótica, potencialmente letal, causa anhidrosis generalizada aguda. En las etapas incipientes puede haber sudoración, y el paciente suele permanecer lúcido, pero su temperatura rectal quizá exceda ya de 39 °C. Entre los signos y síntomas asociados se incluyen cefalea y calambres musculares intensos, que más tarde desaparecen, fatiga, náusea, vómito, mareo, palpitaciones, tiro subesternal e hipertensión seguida de hipotensión. En minutos, se produce anhidrosis con calor y rubor de la piel, acompañados de taquicardia, taquipnea y confusión que avanza a convulsiones o pérdida de la conciencia.
- ***Quemaduras.*** Según su gravedad, las quemaduras pueden causar anhidrosis permanente en zonas afectadas así como ampollas, edema y aumento del dolor o pérdida de la sensibilidad.
- ***Miliaria cristalina.*** Esta forma usualmente inocua de miliaria causa anhidrosis y diminutas ampollas claras frágiles, por lo común bajo los brazos y las mamas.
- ***Miliaria profunda.*** Si es intensa y extensa, la miliaria profunda puede avanzar a astenia anhidrótica potencialmente letal. Por lo común produce anhidrosis localizada con hiperhidrosis facial compensatoria. Aparecen pápulas blanquecinas principalmente en el tronco, pero también en las extremidades. Son signos y síntomas asociados linfadenopatía inguinal y axilar, debilidad, disnea, palpitaciones y fiebre.
- ***Miliaria roja.*** La miliaria roja suele producir anhidrosis localizada y también puede avanzar a astenia anhidrótica potencialmente letal si se hace grave y extensa; sin embargo, esto ocurre rara vez. Se forman pequeñas pápulas eritematosas con ampollas centrales en tronco y cuello y raras veces en cara, palmas o plantas. También pueden aparecer pústulas en la miliaria crónica extensa. Son síntomas relacionados prurito paroxístico y parestesia.
- ***Neuropatía periférica.*** La anhidrosis en las piernas suele presentarse con hiperhidrosis compensatoria en cabeza y cuello. Los datos asociados afectan principalmente las extremidades y entre ellos se incluyen aspecto rojo vidrioso de la piel; parestesia, hiperestesia o anestesia en manos y pies; disminución o ausencia de reflejos profundos; parálisis flácida y emaciación muscular; pie péndulo; y dolor quemante.
- ***Síndrome de Shy-Drager.*** El síndrome de Shy-Drager, una afección neurológica degenerativa, causa anhidrosis ascendente en las piernas. Otros signos y síntomas son hipotensión ortostática grave, pérdida del vello de las piernas, impotencia, estreñimiento, retención urinaria o tenesmo, disminución de la salivación y la producción de lágrimas, midriasis y deterioro de la acomodación visual. Con el tiempo pueden presentarse

Disfunción ecrina en la anhidrosis

Las glándulas ecrinas, localizadas en la mayor parte de la piel, ayudan a regular la temperatura corporal secretando sudor. Cualquier cambio o disfunción en estas glándulas puede dar por resultado anhidrosis de gravedad variable. Se ilustran una glándula ecrina normal y algunas anomalías comunes.

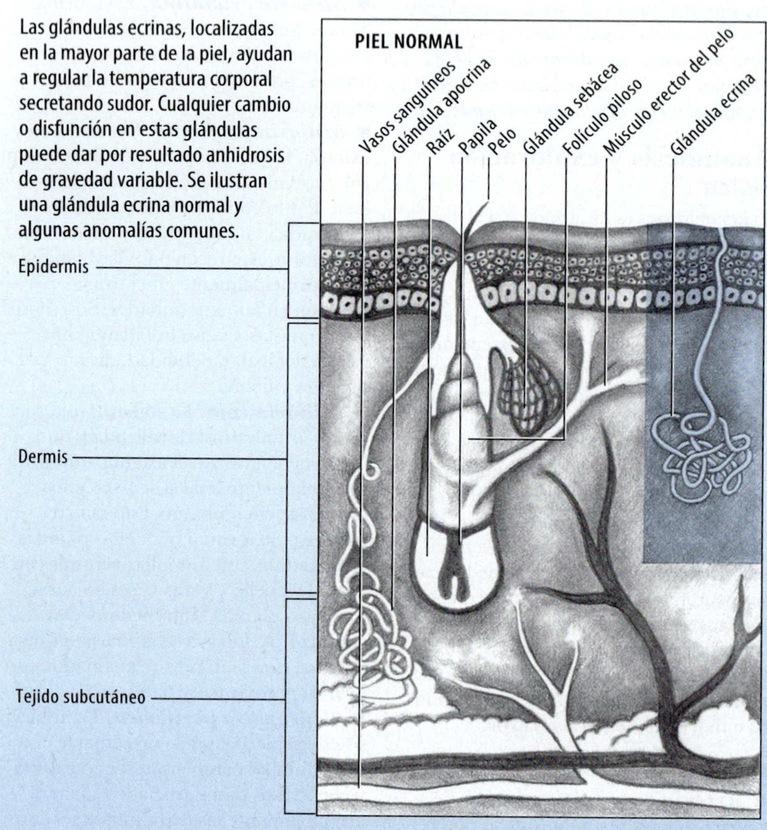

signos neurológicos focales como temblor de las piernas, falta de coordinación y emaciación y fasciculación musculares.

- ***Lesiones de la médula espinal.*** Puede ocurrir anhidrosis simétrica por debajo del nivel de la lesión, con hiperhidrosis compensatoria en zonas adyacentes. Otros datos dependen del sitio y la magnitud de la lesión, pero pueden incluir pérdida parcial o total del funcionamiento motor y sensitivo por debajo de la lesión así como deterioro del funcionamiento cardiovascular y respiratorio.

Otras causas

- ***Fármacos.*** Los anticolinérgicos, como atropina y escopolamina, pueden causar anhidrosis generalizada.

Consideraciones especiales

Dado que incluso una evaluación cuidadosa puede no ser concluyente, tal vez sean necesarias pruebas específicas para evaluar la anhidrosis. Entre ellas se incluyen envolver al paciente en una frazada eléctrica o colocarlo en una caja de calor para observar la piel en busca de los patrones de sudoración, aplicar un agente

GLÁNDULA ECRINA OBSTRUIDA
(ocurre en la miliaria)

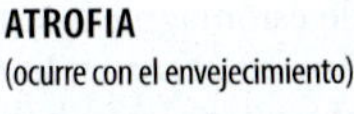

DESTRUCCIÓN
(ocurre con quemaduras)

AUSENCIA CONGÉNITA
(ocurre en displasia ectodérmica anhidrótica)

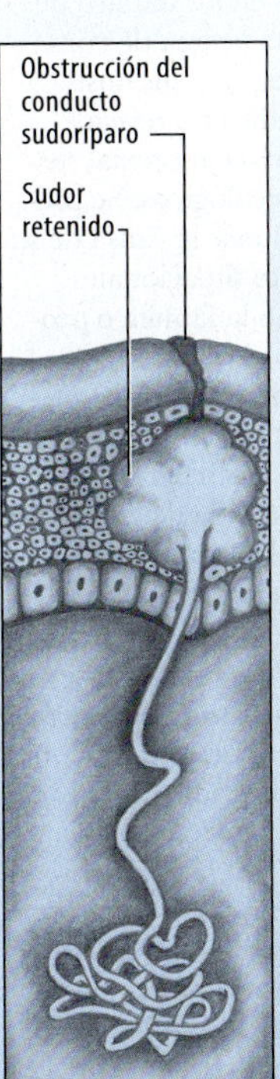

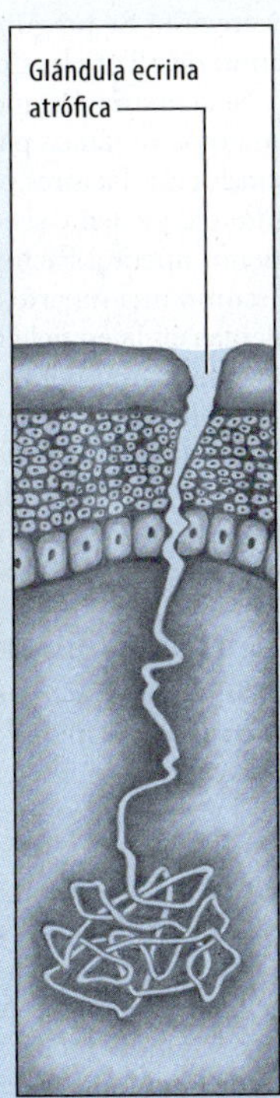

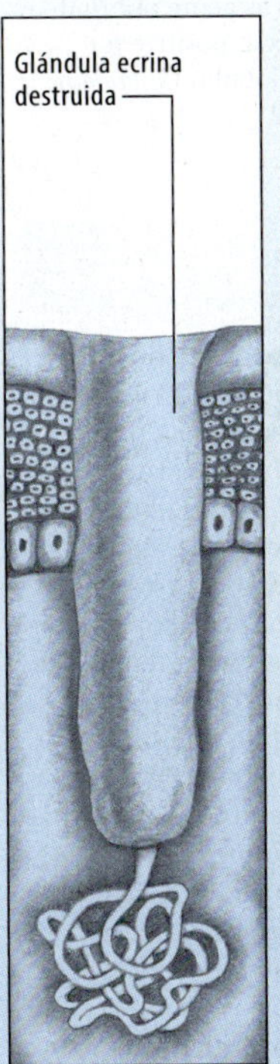

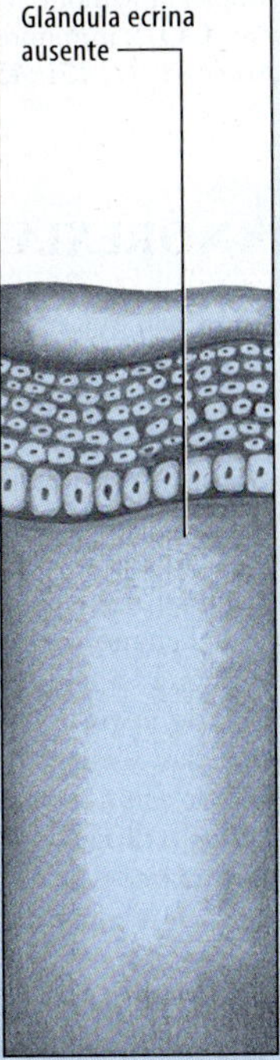

tópico para detectar sudor en la piel, y administrar un colinérgico sistémico para estimular la sudoración.

Orientación al paciente

Se indican maneras de mantenerse fresco, como regular la temperatura ambiental, moverse lentamente en tiempo cálido y evitar la actividad extenuante y los alimentos calientes. Se analizan con el paciente los efectos anhidróticos de los fármacos que recibe.

CONSIDERACIONES PEDIÁTRICAS

En lactantes y niños las causas más comunes de anhidrosis son, miliaria roja y trastornos cutáneos congénitos como ictiosis y displasia ectodérmica anhidrótica.

Dado que el retraso del desarrollo del centro termorregulatorio hace a un lactante —en especial uno prematuro— anhidrótico por varias semanas después de nacer, se indica a los padres no arroparlo en exceso.

Bibliografía

Barclay, L. (2009). Autonomic testing may help differentiate multiple system atrophy from Parkinson disease. *Medscape*, July 17, 2009.

Jindal, G., Parmar V. R., & Gupta V. K. (2009). Isolated ptosis as acute ophthalmoplegia without ataxia, positive for anti-GQ1b immunoglobulin G. *Pediatric Neurology*, *41*, 451–452.

Anorexia

La anorexia, que es la ausencia de hambre en presencia de la necesidad fisiológica de alimento, es un síntoma común en trastornos digestivos y endocrinos y es característica de determinadas alteraciones psicológicas graves como la anorexia nerviosa. También puede deberse a factores como ansiedad, dolor crónico, higiene bucal deficiente, aumento de la temperatura sanguínea por clima cálido o fiebre y cambios en gusto u olfato que suelen acompañar al envejecimiento. La anorexia puede asimismo resultar del uso de fármacos o drogas. La anorexia a corto plazo rara vez pone en peligro la salud, pero la anorexia crónica puede ocasionar desnutrición, potencialmente letal.

Anamnesis y exploración física

Se toman los signos vitales y el peso del paciente. Se investiga el peso mínimo y máximo previo. Se interroga sobre pérdida involuntaria de peso mayor de 4.5 kg en el último mes. Se exploran los hábitos alimentarios, como las horas de las comidas y lo que se ingiere. Se pregunta sobre los alimentos que le gustan y le desagradan, y por qué. Es posible que el paciente identifique sabores y olores que le molestan y le hacen perder el apetito. Se interroga sobre problemas dentales que interfieran en la masticación, incluidas dentaduras postizas con ajuste deficiente. Se le pregunta si tiene dificultad o dolor al deglutir, y si vomita o presenta diarrea después de las comidas. Se indaga sobre la frecuencia e intensidad con que el paciente hace ejercicio.

Se buscan antecedentes de trastornos de estómago e intestinos, los cuales pueden interferir en la capacidad de digerir, absorber o metabolizar nutrimentos. Se indaga sobre cambios en los hábitos de excreción. Se pregunta acerca de consumo de alcohol y drogas, y sus dosis.

Si la anamnesis médica no revela una base orgánica para la anorexia, se consideran factores psicológicos. Se pregunta al paciente si conoce la causa de su menor apetito. Factores situacionales —como una muerte en la familia o problemas en la escuela o el trabajo— pueden causar depresión y pérdida ulterior del apetito. Se debe estar alerta a signos de desnutrición, rechazo persistente del alimento y pérdida de 7 a 10% del peso corporal en el mes previo. (Véase *¿Tiene desnutrición el paciente?*, en la pág. 35.)

Causas médicas

- ***Síndrome de inmunodeficiencia adquirida.*** Una infección o un sarcoma de Kaposi que afecten el tubo digestivo o las vías respiratorias pueden ocasionar anorexia. Otros datos son fatiga, fiebre vespertina, sudoración nocturna, diarrea, tos, linfadenopatía, sangrado, candidosis bucal, gingivitis y trastornos cutáneos, incluidos herpes zóster persistente y herpes simple recurrente, herpes labial, o herpes genital.
- ***Hipoactividad adrenocortical.*** En la hipoactividad adrenocortical, la anorexia puede comenzar de manera lenta y sutil, y causar pérdida de peso gradual. Otros signos y síntomas comunes son náusea y vómito, dolor abdominal, diarrea, debilidad, fatiga, malestar general, vitiligo, color bronce de la piel y estrías púrpuras en mamas, abdomen, hombros y caderas.
- ***Alcoholismo.*** Es común la anorexia crónica en el alcoholismo, en el que con el tiempo causa desnutrición. Otros datos son signos de daño hepático (ictericia, hemangiomas aracneiformes, ascitis, edema), parestesia, temblores, hipertensión, equimosis, sangrado GI y dolor abdominal.

PARA FACILITAR LA EXPLORACIÓN

¿Tiene desnutrición el paciente?

Cabello. Opaco, seco, escaso, delgado, lacio y fácil de arrancar; zonas de tono más claro u oscuro y alopecia.

Cara. Inflamación generalizada, zonas oscuras en mejillas y párpados inferiores, piel endurecida o con bolsas alrededor de nariz y boca, glándulas parótidas crecidas.

Ojos. Aspecto apagado; secos y con membranas pálidas o enrojecidas; manchas triangulares color gris brillante en las conjuntivas; ángulos palpebrales rojos y con fisuras; anillo sanguinolento alrededor de la córnea.

Labios. Rojos e inflamados, en especial en las comisuras.

Lengua. Inflamada, púrpura y con aspecto de carne viva, con llagas o papilas anómalas.

Dientes. Faltantes o con erupción anómala; caries visibles como zonas oscuras; encías sangrantes y esponjosas.

Cuello. Tiroides crecida.

Piel. Seca, escamosa, inflamada y oscura, con zonas más claras u oscuras, algunas con aspecto de equimosis; tensa, con escasa turgencia.

Uñas. En forma de cuchara, quebradizas y con protuberancias.

Aparato musculoesquelético. Emaciación muscular, rodilla valga o vara, protuberancias en las costillas, tumefacción articular, hemorragias musculoesqueléticas.

Aparato cardiovascular. Frecuencia cardiaca mayor de 100 latidos/minuto, arritmias, hipertensión arterial.

Abdomen. Hígado y bazo crecidos.

Aparato reproductor. Disminución de la libido, amenorrea.

Sistema nervioso. Irritabilidad, confusión, parestesia en manos y pies, pérdida de la cinestesia, decremento de los reflejos aquíleo y rotuliano.

Cuando se valora a un paciente con anorexia, es necesario asegurarse de buscar estos signos comunes de desnutrición.

■ ***Anorexia nerviosa.*** La anorexia crónica comienza de manera insidiosa y con el tiempo lleva a una desnutrición potencialmente letal, como lo evidencian atrofia musculoesquelética, pérdida de tejido adiposo, estreñimiento, amenorrea, piel seca y manchada o amarillenta, alopecia, alteraciones del sueño, autoimagen distorsionada, anhedonia y disminución de la libido. De manera paradójica, el paciente suele exhibir inquietud y vigor extremos y puede realizar ejercicio intenso. También es posible que tenga complicados rituales para preparar y comer los alimentos.

■ ***Apendicitis.*** La anorexia sigue de cerca al inicio abrupto de dolor epigástrico generalizado o localizado, náusea y vómito. Puede continuar a medida que el dolor se localiza en el cuadrante inferior derecho (punto de McBurney) y aparecen otros signos y síntomas: rigidez abdominal, sensibilidad de rebote, estreñimiento (o diarrea), febrícula y taquicardia.

■ ***Cáncer.*** Ocurre anorexia crónica junto con posible pérdida de peso, debilidad, apatía y caquexia.

■ ***Insuficiencia renal crónica.*** La anorexia crónica es común e insidiosa. Se acompaña de cambios en todos los aparatos y sistemas, como náusea, vómito, úlceras bucales, aliento urémico, sabor metálico, sangrado GI, estreñimiento o diarrea, somnolencia, confusión, temblor, palidez, piel seca y escamosa, prurito, alopecia, lesiones purpúricas y edema.

■ ***Cirrosis.*** Ocurre anorexia al principio en la cirrosis y puede acompañarse de debilidad, náusea, vómito, estreñimiento o diarrea, y dolor abdominal sordo. Continúa después de que estos signos y síntomas tempranos ceden y se acompaña de letargo, habla farfullante, tendencias hemorrágicas, ascitis, prurito intenso, sequedad cutánea, escasa turgencia de la piel, hepatomegalia, hedor hepático, ictericia, edema de extremidad inferior, ginecomastia y dolor en el cuadrante superior derecho.

■ ***Enfermedad de Crohn.*** La anorexia crónica causa notable pérdida de peso. Los signos asociados varían con el sitio y la magnitud de la lesión, pero entre ellos pueden incluirse diarrea, dolor abdominal, fiebre, una masa abdominal, debilidad, fístulas perianal o vaginal y, raras veces, hipocratismo digital. Los signos y síntomas inflamatorios agudos —dolor en el cuadrante inferior derecho, cólicos, sensibilidad, flatulencia, fiebre, náusea, diarrea (incluida nocturna) y heces sanguinolentas— imitan los de apendicitis.

■ ***Gastritis.*** En la gastritis aguda, el inicio de la anorexia puede ser repentino. El paciente puede experimentar malestar epigástrico posprandial (después de una comida), acompañado de náusea, vómito (por lo común con hematemesis), fiebre, eructos, hipo y malestar general.

■ ***Hepatitis.*** En la hepatitis viral (hepatitis A, B, C o D), la anorexia comienza en la fase preictérica, acompañada de fatiga, malestar general, cefalea, artralgia, mialgia, fotofobia, náusea y vómito, febrícula, hepatomegalia y linfadenopatía. Puede continuar durante toda la fase ictérica, junto con ligera pérdida de peso, orina oscura, acolia, ictericia, dolor en el cuadrante superior derecho y, quizá, irritabilidad y prurito intenso.

Los signos y síntomas de hepatitis no viral suelen semejar los de la hepatitis viral pero pueden variar según la causa y la magnitud del daño hepático.

■ ***Hipotiroidismo.*** La anorexia es común y suele ser insidiosa en los pacientes con deficiencia de hormona tiroidea. Entre los datos tempranos vagos suelen incluirse fatiga, problemas de memoria, intolerancia al frío, aumento de peso inexplicable y estreñimiento. Entre los datos ulteriores se incluyen disminución de la estabilidad mental; piel seca, escamosa e inelástica; edema de cara, manos y pies; ptosis; disfonia; uñas gruesas y quebradizas; cabello áspero y maltratado; y signos de disminución del gasto cardiaco como bradicardia. Otros datos comunes son distensión abdominal, irregularidades menstruales, disminución de la libido, ataxia, temblor de intención, nistagmo, expresión facial apagada y largo tiempo de relajación de reflejos.

■ ***Cetoacidosis.*** La anorexia suele presentarse de manera gradual y se acompaña de piel seca y enrojecida; aliento cetónico (afrutado); polidipsia; poliuria y nicturia; hipotensión; pulso débil y rápido; sequedad bucal; dolor abdominal; y vómito.

■ ***Anemia perniciosa.*** En la anemia perniciosa, la anorexia insidiosa puede causar considerable pérdida de peso. Entre los signos relacionados se incluye la tríada clásica de ardor lingual, debilidad general y entumecimiento y hormigueo de las extremidades; estreñimiento y diarrea alternantes; dolor abdominal; náusea y vómito; gingivorragia; ataxia; signos de Babinski y de Romberg positivos; diplopía y visión borrosa; irritabilidad; cefalea; malestar general; y fatiga.

Otras causas

■ ***Fármacos.*** La anorexia resulta del uso de anfetaminas; quimioterapia; simpatomiméticos, como efedrina; y algunos antibióticos. También indica intoxicación por digoxina.

■ ***Radioterapia.*** La radiación puede causar anorexia, quizá como resultado de alteraciones metabólicas.

■ ***Nutrición parenteral total (NPT).*** El mantenimiento de la glucemia por terapia IV puede causar anorexia.

Consideraciones especiales

Dado que las causas de anorexia son diversas, entre las intervenciones diagnósticas pueden incluirse estudios del funcionamiento tiroideo, endoscopia, tránsito esofagogastroduodenal, tránsito biliar, enema de bario, pruebas de funcionameinto hepático y renal, ensayos para hormonas, tomografía computarizada, ecografía y estudios de sangre para valorar el estado nutricional del paciente.

Se promueve el ingreso proteínico y calórico proporcionando bocadillos ricos en calorías o comidas pequeñas frecuentes. Se debe alentar a la familia del paciente a ofrecerle sus alimentos favoritos para ayudar a estimular su apetito. Se lleva un diario dietético de las 24 horas. Es probable que el paciente exagere de manera invariable la ingesta de alimentos (lo cual es común en caso de anorexia nerviosa), de modo que se necesitará mantener un conteo estricto de calorías y nutrimentos en las comidas. En la desnutrición grave, se da apoyo nutricional complementario, como NPT o complementos nutricionales orales.

Dado que la anorexia y la nutrición deficiente elevan la susceptibilidad del paciente a la infección, se vigilan sus signos vitales y valores de leucocitos y se observa de cerca cualquier herida.

Orientación al paciente

Se explica el trastorno y se enseñan al paciente técnicas útiles para ayudar a manejarlo, incluidos el establecimiento de un peso objetivo, el registro del peso diario y el mantenimiento de un registro de su avance llevando una bitácora de peso. Se hace hincapié en la importancia de una nutrición adecuada, y se alienta al paciente a buscar orientación psicológica y nutricional.

CONSIDERACIONES PEDIÁTRICAS

En niños, la anorexia es común en muchas enfermedades, pero suele resolverse pronto. Sin embargo, si el paciente es una preadolescente o adolescente, se debe estar alerta a signos sutiles de anorexia nerviosa.

Bibliografía

Ferraro, C., Grant, M., Koczywas, M., & Dorr-Uyemura, L. (2012). Management of anorexia-cachexia in late-stage lung cancer patients, *Journal of Hospice and Palliative Nursing*, *14*(6), 397–402.

Ramian, L. & Gill, B. (2012). Original research: An inpatient program for adolescents with anorexia experienced as a metaphoric prison. *American Journal of Nursing*, *111*(8), 24–33.

Ansiedad

La ansiedad es el síntoma psiquiátrico más común y puede provocar deterioro significativo. Es una reacción subjetiva a una amenaza real o imaginaria, una sensación inespecífica de desasosiego o temor. Puede ser leve, moderada o intensa. La ansiedad leve puede causar ligero malestar físico o psicológico. La ansiedad intensa puede ser discapacitante o incluso potencialmente letal.

Todo el mundo experimenta ansiedad de vez en cuando; es una respuesta normal a un peligro real, que induce al organismo (a través de estimulación de los sistemas nerviosos simpático y parasimpático) a realizar acciones deliberadas. También es una respuesta normal al estrés físico y emocional, que puede ser causado por virtualmente cualquier enfermedad. Además, la ansiedad puede ser precipitada o exacerbada por muchos factores no patológicos, como falta de sueño, alimentación deficiente o consumo excesivo de cafeína u otros estimulantes. Sin embargo, la ansiedad excesiva sin una causa razonable puede indicar un problema psicológico subyacente.

Anamnesis y exploración física

Si el paciente exhibe ansiedad aguda intensa, se toman los signos vitales con rapidez y se determina la molestia principal; esto servirá como guía para proceder. Por ejemplo, si la ansiedad del paciente se acompaña de dolor torácico y disnea, podría sospecharse infarto de miocardio y tomarse las medidas pertinentes. Mientras se examina al paciente, se trata de mantenerlo calmado. Se sugieren técnicas de relajación y se le habla con voz tranquilizadora. La ansiedad descontrolada puede alterar los signos vitales y exacerbar el trastorno causal.

Si el paciente muestra ansiedad leve o moderada, se le pregunta sobre su duración. ¿Es la ansiedad constante o esporádica? ¿Notó factores precipitantes? Se determina si la ansiedad es exacerbada por estrés, falta de sueño o consumo de cafeína y si es aliviada por reposo, tranquilizantes o ejercicio.

Se obtiene una anamnesis médica completa, tomando nota en especial sobre uso de fármacos. Después se realiza una exploración física, concentrándose en cualquier molestia que pueda inducir ansiedad o ser agravada.

Si la ansiedad no se acompaña de signos físicos significativos, se sospecha una base psicológica. Se determina el nivel de conciencia (NDC) del paciente y se observa su comportamiento. Si es apropiado, se le refiere para evaluación psiquiátrica.

Causas médicas

- ***Síndrome de insuficiencia respiratoria aguda.*** Ocurre ansiedad aguda junto con taquicardia, lentitud mental y, en casos graves, hipotensión. Otros signos y síntomas respiratorios son disnea, taquipnea, retracciones intercostales y supraesternales, estertores y roncus.
- ***Choque anafiláctico.*** La ansiedad aguda suele indicar el inicio de choque anafiláctico. Se acompaña de urticaria, angiedema, prurito y disnea. Pronto aparecen otros signos y síntomas: desmayo, hipotensión, taquicardia, congestion nasal, estornudos, sibilancia, tos perruna, cólicos abdominales, vómito, diarrea, tenesmo e incontinencia urinaria.
- ***Angina de pecho.*** La ansiedad aguda puede preceder o seguir a un ataque de angina de pecho. Éste produce dolor torácico subesternal o anterior penetrante y aplastante que puede radiar a espalda, cuello, brazos o mandíbula y aliviarse con nitroglicerina o reposo, lo cual aminora la ansiedad.
- ***Asma.*** En las crisis de asma alérgica, ocurre ansiedad aguda con disnea, sibilancia, tos productiva, uso de músculos accesorios, campos pulmonares hiperresonantes, disminución de los ruidos respiratorios, estertores gruesos, cianosis, taquicardia y diaforesis.
- ***Hiperreflexia neurovegetativa.*** Los primeros signos de hiperreflexia neurovegetativa pueden ser ansiedad aguda acompañada de cefalea intensa e hipertensión grave. Ocurren palidez y déficit motores y sensitivos por debajo del nivel de la lesión; hay rubor por arriba.
- ***Choque cardiógeno.*** La ansiedad aguda se acompaña de palidez y humedad fría de la piel; taquicardia; pulso filiforme débil; taquipnea; galope ventricular; estertores; ingurgitación yugular; disminución de la diuresis; hipotensión; presión diferencial disminuida; y edema periférico.
- ***Enfermedad pulmonar obstructiva crónica (EPOC).*** Se caracteriza por la ansiedad aguda, disnea de esfuerzo, tos, sibilancia, estridor, campos pulmonares hiperresonantes, taquipnea y uso de músculos accesorios.
- ***Insuficiencia cardiaca.*** En la insuficiencia cardiaca, ansiedad aguda es a menudo el primer síntoma de oxigenación inadecuada. Entre los datos asociados se incluyen inquietud, disnea, taquipnea, disminución del NDC, edema, estertores, galope ventricular, hipotensión, diaforesis y cianosis.
- ***Hipertiroidismo.*** La ansiedad aguda puede ser un signo temprano de hipertiroidismo. Entre los signos y síntomas clásicos se incluyen intolerancia al calor, pérdida de peso a pesar del aumento del apetito, nerviosismo, temblor, palpitaciones, sudoración, aumento de tamaño de la tiroides y diarrea. Puede ocurrir exoftalmos.
- ***Prolapso de la válvula mitral.*** Puede ocurrir pánico en pacientes con prolapso de válvula mitral, lo que se denomina *síndrome de chasquido*. El trastorno también puede causar palpitaciones paroxísticas acompañadas de dolor torácico penetrante, punzante o insidioso. Su sello característico es un chasquido mesosistólico, seguido de un soplo sistólico apical.
- ***Trastorno del estado de ánimo.*** La ansiedad puede ser la principal molestia del paciente en la forma depresiva o maniaca del trastorno del estado de ánimo. En la forma

depresiva, ocurre ansiedad crónica con intensidad variable. Entre los datos asociados están disforia; ira; insomnio o hipersomnio; disminución de la libido, el interés, la energía y la concentración; trastorno del apetito; múltiples molestias somáticas; y pensamientos suicidas. En la forma maniaca, la principal molestia del paciente puede ser menor necesidad de sueño, hiperactividad, aumento de la energía, habla rápida o apresurada y, en casos graves, ideas paranoides y otros síntomas psicóticos.

■ ***Infarto de miocardio (IM).*** En el IM, un trastorno potencialmente letal, comúnmente ocurre ansiedad aguda con dolor subesternal aplastante persistente que puede radiar a brazo izquierdo, mandíbula, cuello u omóplatos. Puede acompañarse de disnea, náusea, vómito, diaforesis y palidez y frialdad de la piel.

■ ***Trastorno obsesivo-compulsivo.*** En el trastorno obsesivo-compulsivo ocurre ansiedad crónica junto con pensamientos o impulsos persistentes y recurrentes de realizar actos ritualistas. El paciente reconoce que estos actos son irracionales, pero es incapaz de controlarlos. Su ansiedad aumenta si no puede realizar esos actos y disminuye después de ejecutarlos.

■ ***Feocromocitoma.*** El signo cardinal del feocromocitoma, hipertensión persistente o paroxística, se acompaña de ansiedad aguda intensa. Entre los signos y síntomas asociados comunes se incluyen taquicardia, diaforesis, hipotensión ortostática, taquipnea, rubor, cefalea intensa, palpitaciones, náusea, vómito, dolor epigástrico y parestesia.

■ ***Fobias.*** En las fobias ocurre ansiedad crónica junto con temor persistente a un objeto, actividad o situación, de lo que resulta el deseo compulsivo de evitarlo. El paciente reconoce que el temor es irracional, pero no puede suprimirlo.

■ ***Neumonía.*** Puede ocurrir ansiedad aguda en la neumonía a causa de la hipoxemia. Otros datos son tos productiva, dolor torácico, pleurítico, fiebre, escalofríos, estertores, disminución de los ruidos respiratorios y campos pulmonares hiperresonantes.

■ ***Neumotórax.*** Ocurre ansiedad aguda en el neumotórax moderado a grave asociado con dificultad respiratoria grave. Se acompaña de dolor pleurítico penetrante, tos, disnea, cianosis, expansión torácica asimétrica, palidez, ingurgitación yugular y pulso rápido y débil.

■ ***Síndrome conmocional.*** El síndrome conmocional puede causar ansiedad crónica o crisis periódicas de ansiedad aguda. Entre los signos y síntomas asociados se incluyen irritabilidad, insomnio, mareo y cefalea leve. La ansiedad suele ser más pronunciada en situaciones que demandan atención, juicio o comprensión.

■ ***Trastorno de estrés postraumático.*** El trastorno de estrés postraumático ocurre en el paciente que ha experimentado un suceso traumático extremo. Produce ansiedad crónica de gravedad variable y se acompaña de recuerdos y pensamientos vívidos intrusivos del suceso traumático. El paciente también revive el suceso en sueños y pesadillas. Son comunes insomnio, depresión y sensaciones de embotamiento y desapego.

■ ***Edema pulmonar.*** En el edema pulmonar ocurre ansiedad aguda con disnea, ortopnea, tos con esputo espumoso, taquicardia, taquipnea, estertores, galope ventricular, hipotensión y pulso filiforme. La piel del paciente puede estar húmeda, fría y cianótica.

■ ***Embolia pulmonar.*** En la embolia pulmonar, la ansiedad aguda suele acompañarse de disnea, taquipnea, dolor torácico, taquicardia, esputo sanguinolento y febrícula.

■ ***Rabia.*** La ansiedad señala el inicio de la fase aguda de la rabia, un trastorno raro que suele acompañarse de espasmos laríngeos dolorosos asociados con dificultad para deglutir y, como resultado, hidrofobia.

■ ***Trastorno somatomorfo.*** El trastorno somatomorfo, que suele comenzar en la edad adulta joven, se caracteriza por ansiedad y múltiples molestias somáticas que no pueden ser explicadas fisiológicamente. Los síntomas no se producen de manera intencional, pero son lo suficientemente graves para afectar en grado significativo el funcionamiento. Trastorno del dolor, trastorno de conversión e hipocondriasis son ejemplos de trastornos somatomorfos.

Otras causas

- ***Fármacos.*** Muchos medicamentos causan ansiedad, en especial simpatomiméticos y estimulantes del sistema nervioso central. Además, muchos antidepresivos pueden provocar ansiedad paradójica.

Consideraciones especiales

Los cuidados de sostén suelen ayudar a aliviar la ansiedad. Se proporciona una atmósfera tranquila y silenciosa y se pone cómodo al paciente. Se le alienta a expresar sus sentimientos y preocupaciones con libertad. Si es de ayuda, se camina un poco con él mientras se conversa. O bien se intentan medidas para reducir la ansiedad, como distracción, técnicas de relajación o biorrealimentación.

Orientación al paciente

Se instruye al paciente sobre técnicas de relajación y se le ayuda a identificar factores de estrés y a comprender más sobre los mecanismos de afrontamiento. Se alienta al paciente a que verbalice su ansiedad.

CONSIDERACIONES PEDIÁTRICAS

En niños, la ansiedad suele ser resultado de enfermedad física dolorosa u oxigenación inadecuada. Sus signos neurovegetativos tienden a ser más comunes e intensos que en adultos.

CONSIDERACIONES GERIÁTRICAS

En adultos mayores, la interferencia en las actividades ritualistas puede provocar ansiedad o agitación.

BIBLIOGRAFÍA

Ferrari, A. J., Charlson, F. J., Norma, R. E., Patten, S. B., Freedman, G., Murray, C. L., …Whiteford, H. A. (2013). Burden of depressive disorders by country, sex, age, and year: Findings from the global burden of disease study 2010. *PLOS Medicine*, *10*(11), e1001547.

Gulliver, A., Griffiths, K., & Christensen, H. (2010). Perceived barriers and facilitators to mental health help seeking in young people: A systematic review,. *BMC Psychiatry*, *10*(1), 113.

ANURIA

La anuria se define en términos clínicos como una diuresis de menos de 100 mL en 24 horas, indica obstrucción de vías urinarias o insuficiencia renal aguda por diversos mecanismos. (Véase *Principales causas de insuficiencia renal aguda*, en la pág. 41.) Por fortuna, la anuria es rara; incluso con insuficiencia renal, los riñones suelen producir al menos 75 mL de orina al día.

Dado que la diuresis es fácil de medir, la anuria rara vez pasa inadvertida. Sin embargo, sin tratamiento inmediato puede causar uremia y otras complicaciones de retención urinaria con rapidez.

INTERVENCIONES EN CASO DE URGENCIA

Después de que se detecta anuria, las prioridades son determinar si ocurre la formación de orina e intervenir de manera apropiada. Se hacen los preparativos para sondear al paciente a fin de liberar cualquier obstrucción en las vías urinarias inferiores y revisar en busca de orina residual. Tal vez se descubra que una obstrucción impide insertar la sonda y que el retorno urinario es turbio y maloliente. Si se colectan más de 75 mL de orina, se sospecha obstrucción de vías urinarias inferiores; si se colectan menos de 75 mL, se sospecha disfunción renal u obstrucción más alta en las vías urinarias.

Anamnesis y exploración física

Se toman los signos vitales del paciente y se obtiene una anamnesis completa. Primero se pregunta acerca de cambios en el patrón de micción. Se determina la cantidad de líquido que ingiere normalmente al día, la que ingirió en las últimas 24 a 48 horas y la hora y la cantidad de su última micción. Se revisan sus antecedentes médicos, tomando nota en especial de enfermedad renal previa, obstrucción o infección de vías urinarias, crecimiento prostático, cálculos renales, vejiga neurógena o defectos congénitos. Se pregunta sobre uso de drogas y cirugía abdominal, renal o de vías urinarias.

Se inspecciona y palpa el abdomen en busca de asimetría, distensión o protuberancia. Se inspecciona la zona del flanco en busca de edema o eritema y se percute y palpa la vejiga. Se palpan los riñones desde los aspectos anterior y posterior, y se les percute en el ángulo costovertebral. Se ausculta sobre las arterias renales y se escucha en busca de soplos.

Causas médicas

■ ***Necrosis tubular aguda.*** En la necrosis tubular aguda es común observar oliguria (y en ocasiones anuria). Precede al inicio de la diuresis, que es anunciada por poliuria. Los datos asociados reflejan la causa subyacente, y entre ellos pueden estar signos y síntomas de hiperpotasemia (debilidad muscular, arritmias cardiacas), uremia (anorexia, náusea, vómito, confusión, letargo, fasciculaciones, convulsiones, prurito, espuma urémica y respiraciones de Kussmaul), e insuficiencia cardiaca (edema, ingurgitación yugular, estertores y disnea).

■ ***Necrosis cortical (bilateral).*** La necrosis cortical se caracteriza por un cambio súbito de oliguria a anuria, junto con hematuria macroscópica, dolor de flanco y fiebre.

■ ***Glomerulonefritis (aguda).*** La glomerulonefritis aguda produce anuria u oliguria. Son efectos relacionados febrícula, malestar general, dolor de flanco, hematuria macroscópica, edema facial y generalizado, hipertensión arterial, cefalea, náusea, vómito, dolor abdominal y signos y síntomas de congestión pulmonar (estertores, disnea).

■ ***Síndrome hemolítico-urémico.*** Suele ocurrir anuria en las etapas iniciales del síndrome hemolítico-urémico y puede durar de 1 a 10 días. El paciente puede experimentar vómito, diarrea, dolor abdominal, hematemesis, melena, púrpura, fiebre, hipertensión arterial, hepatomegalia, equimosis, edema, hematuria y palidez. Son posibles también signos de infección de vías respiratorias superiores.

■ ***Oclusión de arteria renal (bilateral).*** La oclusión de arteria renal produce anuria u oliguria grave, por lo común acompañadas de dolor continuo en la parte superior del abdomen y de flanco; náusea y vómito; disminución de los borborigmos; fiebre hasta de 38.9 °C; e hipertensión diastólica.

Principales causas de insuficiencia renal aguda

CAUSAS PRERRENALES
Disminución del gasto cardiaco
Hipovolemia
Vasodilatación periférica
Obstrucción nefrovascular
Vasoconstricción intesa

CAUSAS INTRARRENALES
Necrosis tubular aguda
Necrosis cortical
Glomerulonefritis
Necrosis papilar
Oclusión vascular renal
Vasculitis

CAUSAS POSRENALES
Obstrucción vesical
Obstrucción ureteral
Obstrucción uretral

■ ***Oclusión de vena renal (bilateral).*** La oclusión de vena renal en ocasiones causa anuria; entre los signos y síntomas más comunes están dorsalgia baja aguda, fiebre, sensibilidad del flanco y hematuria. El desarrollo de émbolos pulmonares —una complicación común— produce de manera súbita disnea, dolor pleurítico, taquipnea, taquicardia, estertores, roce pleurítico y, quizá, hemoptisis.

■ ***Obstrucción de vías urinarias.*** La obstrucción grave de vías urinarias puede producir anuria aguda y a veces total que alterna con (o es precedida por) ardor y dolor al orinar, incontinencia por rebosamiento o goteo, aumento de la frecuencia urinaria y nicturia, micción de pequeñas cantidades, o alteración del chorro de orina.

Entre los datos asociados se incluyen distensión vesical, dolor y sensación de plenitud en la parte baja del abdomen y la ingle, dolor de la parte superior del abdomen y el flanco, náusea y vómito, y signos de infección secundaria, como fiebre, escalofríos, malestar general y orina turbia y maloliente.

■ ***Vasculitis.*** En ocasiones la vasculitis produce anuria. Son datos más típicos malestar general, mialgia, poliartralgia, fiebre, hipertensión arterial, hematuria, proteinuria, arritmia, palidez y, quizá, lesiones cutáneas, urticaria y púrpura.

Otras causas

■ ***Pruebas diagnósticas.*** Los medios de contraste usados en estudios radiográficos pueden ser nefrotóxicos y producir oliguria y, raras veces, anuria.

■ ***Fármacos.*** Muchas clases de fármacos pueden causar anuria o, más a menudo, oliguria, a través de sus efectos nefrotóxicos. Los antibióticos, en especial los aminoglucósidos, son las nefrotoxinas más comunes. Anestésicos, metales pesados, alcohol etílico y solventes orgánicos también pueden ser nefrotóxicos. Los medicamentos adrenérgicos y anticolinérgicos pueden causar anuria al afectar los nervios y músculos de la micción y provocar retención urinaria.

Consideraciones especiales

Si el sondeo no logra iniciar el flujo de orina, se prepara al paciente para estudios diagnósticos —como ecografía, cistoscopia, pielografía retrógrada y gammagrafía renal— a fin de detectar cualquier obstrucción situada más arriba en las vías urinarias. Si estas pruebas revelan una obstrucción, se le prepara para cirugía inmediata encaminada a retirar la obstrucción y se inserta una sonda de nefrostomía o ureterostomía con objeto de drenar la orina. Si estas pruebas no revelan una obstrucción, se prepara al paciente para estudios adicionales del funcionamiento renal.

Se vigilan de cerca los signos vitales del paciente así como su ingreso y egreso, y al principio se conserva cualquier orina para su inspección. Se restringe el consumo diario de líquido a 600 mL más que la diuresis total del día previo. Se restringen alimentos y jugos ricos en potasio y sodio, y se asegura que el paciente mantenga una dieta balanceada con valores de proteína controlados. Se dan dulces bajos en sodio para ayudar a reducir la sed. Se registra el ingreso y egreso de líquido, y se pesa al paciente a diario.

Orientación al paciente

Se discuten los líquidos y sólidos que el paciente debe evitar. En caso necesario se le instruye sobre el cuidado de la sonda de nefrostomía o ureterostomía.

CONSIDERACIONES PEDIÁTRICAS

En neonatos, la anuria se define como la ausencia de diuresis por 24 horas. Puede clasificarse como primaria o secundaria. La anuria primaria resulta de agenesia renal bilateral, aplasia o displasia multiquística. La anuria secundaria asociada con edema o deshidratación resulta de isquemia renal, trombosis de vena renal, o defectos congénitos de las vías genitourinarias. En niños la anuria a menudo resulta de pérdida del funcionamiento renal.

CONSIDERACIONES GERIÁTRICAS

En adultos mayores, la anuria es un signo gradual de patología subyacente. Los adultos mayores, hospitalizados o postrados pueden ser incapaces de generar la presión necesaria para orinar si permanecen en decúbito supino.

Bibliografía

Briggs, S., Goettler, C. E., Schenarts, P. J., Newell, M. A., Sagraves, S. G., Bard, M. R., … Rotondo, M. F. (2009). High-frequency oscillatory ventilation as a rescue therapy for adult trauma patients, *American Journal of Critical Care*, *18*, 144–148.

Ferguson, N. D., Cook, D. J., Guyatt, G. H., Mehta, S., Hand, L., Austin, P., … Meade, M. O. (2013). High-frequency oscillation in early acute respiratory distress syndrome. *New England Journal of Medicine*, *368*(9), 795–805.

Apnea

La apnea, el cese de la respiración espontánea, en ocasiones es temporal y autolimitada, como ocurre en las respiraciones de Cheyne-Stokes y de Biot. Sin embargo, más a menudo es una urgencia potencialmente letal que requiere intervención inmediata para impedir la muerte.

La apnea suele ser resultado de uno a más de seis mecanismos fisiopatológicos, cada uno con numerosas causas. Las más comunes son traumatismo, paro cardiaco, enfermedad neurológica, aspiración de cuerpos extraños, broncoespasmo y sobredosis de drogas. (Véase *Causas de apnea*, en la pág. 44.)

INTERVENCIONES EN CASO DE URGENCIA

Si se detecta apnea, primero se establece y mantiene una vía aérea permeable. Se coloca al paciente en decúbito supino y se le abre la vía respiratoria con técnica de cabeza inclinada y mentón levantado. (Precaución: si el paciente tiene una lesión cefálica o cervical o se sospecha que podría tenerla, se usa la técnica de tracción mandibular para no hiperextender el cuello.) Inmediatamente, se mira, escucha y siente en busca de respiración espontánea; en ausencia de ésta, se comienza la ventilación artificial hasta que ocurre o hasta que pueda iniciarse la ventilación mecánica.

Dado que la apnea puede deberse a paro cardiaco (o causarlo), se valora el pulso carotídeo del paciente inmediatamente después de que se ha establecido una vía aérea permeable. O, si el paciente es un lactante o niño pequeño, se valora en cambio el pulso braquial. Si no se palpa un pulso, se comienza la compresión cardiaca.

Anamnesis y exploración física

Cuando el estado respiratorio y cardiaco se estabiliza, se investiga la causa subyacente de la apnea. Se pregunta al paciente (o, si no puede responder, a quien haya presenciado el episodio) acerca del inicio de la apnea y los sucesos inmediatamente anteriores. La causa puede hacerse clara, como en el caso de traumatismo.

Se recaba la anamnesis del paciente, tomando nota en especial de informes de cefalea, dolor torácico, debilidad muscular, faringodinia o disnea. Se pregunta sobre antecedentes de enfermedad respiratoria, cardiaca o neurológica y sobre alergias y uso de fármacos.

Se ausculta sobre todos los lóbulos pulmonares en busca de ruidos respiratorios adventicios, en particular estertores y roncus, y se percuten los campos pulmonares en busca de aumento de la matidez o hiperresonancia. Se avanza al corazón, y se ausculta en busca de soplos, roce pericárdico y arritmia. Se investiga cianosis, palidez, ingurgitación yugular y edema. Si es apropiado, se realiza una valoración neurológica. Se evalúa el nivel de conciencia (NDC) del paciente, así como su orientación y estado mental; se examina el funcionamiento de nervios craneales y la actividad motora, sensitiva y de los reflejos en todas las extremidades.

Causas de apnea

OBSTRUCCIÓN DE VÍAS RESPIRATORIAS
- Apnea hípnica obstructiva
- Asma
- Aspiración de cuerpo extraño
- Broncoespasmo
- Bronquitis crónica
- Enfermedad pulmonar obstructiva crónica
- Hemotórax o neumotórax
- Obstrucción por lengua o tumor
- Retención de secreciones
- Ruptura traqueal o bronquial
- Tapón de moco
- Virus sincicial respiratorio (VSR)

DISFUNCIÓN DEL TALLO ENCEFÁLICO
- Absceso cerebral
- Apnea hípnica central
- Depresores del sistema nervioso central
- Encefalitis
- Hemorragia cerebral
- Hemorragia o infarto medular
- Hernia transtentorial
- Hipertensión intracraneal
- Infarto cerebral
- Lesión del tallo encefálico
- Meningitis
- Traumatismo craneoencefálico
- Tumor cerebral

INSUFICIENCIA NEUROMUSCULAR
- Botulismo
- Difteria
- Esclerosis lateral amiotrófica
- Lesión de médula espinal
- Miastenia grave
- Parálisis del nervio frénico
- Ruptura del diafragma
- Síndrome de Guillain-Barré

ENFERMEDAD PARENQUIMATOSA
- Edema pulmonar
- Enfisema
- Fibrosis pulmonar
- Neumonía difusa
- Retención de secreciones
- Semiahogamiento
- Síndrome de insuficiencia respiratoria aguda

TRASTORNO DEL GRADIENTE DE PRESIÓN PLEURAL
- Heridas torácicas abiertas
- Tórax inestable

DISMINUCIÓN DE LA PERFUSIÓN CAPILAR PULMONAR
- Arritmias
- Choque
- Embolia pulmonar
- Hipertensión pulmonar
- Infarto de miocardio
- Paro cardiaco

Causas médicas

- ***Obstrucción de vías respiratorias.*** La oclusión o compresión de tráquea o de vías respiratorias centrales o más pequeñas puede causar apnea repentina al bloquear el flujo de aire y producir insuficiencia respiratoria aguda.
- ***Disfunción del tallo encefálico.*** La disfunción primaria o secundaria del tallo encefálico puede causar apnea al impedir que éste inicie las respiraciones. La apnea puede ocurrir de manera repentina (como en caso de traumatismo, hemorragia o infarto) o gradual (como en enfermedad degenerativa o tumor). Puede ir precedida por disminución del NDC y por diversos déficit motores y sensitivos.
- ***Insuficiencia neuromuscular.*** Traumatismo o enfermedad pueden alterar la mecánica de la respiración, y causar apnea súbita o gradual. Entre los datos asociados están parálisis de músculos diafragmáticos o intercostales por lesión y debilidad o parálisis respiratorias por enfermedad aguda o degenerativa.
- ***Enfermedad del parénquima pulmonar.*** La acumulación de líquido en los alveolos produce apnea al interferir en el intercambio gaseoso pulmonar

y causar insuficiencia respiratoria aguda. La apnea puede ocurrir de manera repentina, como en el semiahogamiento y el edema pulmonar agudo, o gradual, como en el enfisema. La apnea también puede ir precedida por estertores y respiración laboriosa con uso de músculos accesorios.

■ ***Trastorno del gradiente de presión pleural.*** La conversión de presión aérea pleural negativa normal a presión positiva por lesiones de la pared torácica (como en el tórax inestable) causa colapso pulmonar, con el resultado de dificultad respiratoria y, si no se trata, apnea. Entre los signos asociados se incluyen asimetría de la pared torácica y respiraciones asimétricas o paradójicas.

■ ***Disminución de la perfusión capilar pulmonar.*** La apnea puede surgir por obstrucción de la circulación pulmonar, más a menudo a causa de insuficiencia cardiaca o bloqueo circulatorio. Ocurre de manera repentina en paro cardiaco, embolia pulmonar masiva y la mayoría de los casos de choque grave. En contraste, se produce de modo progresivo en choque septicémico e hipertensión pulmonar. Son datos relacionados hipotensión, taquicardia y edema.

■ ***Virus sincicial respiratorio (VSR).*** Son posibles apnea, tos, respiración rápida, sibilancia, aleteo nasal, fiebre, retracciones torácicas y síntomas respiratorios superiores en la bronquiolitis por VSR, una infección de las vías respiratorias inferiores común en niños menores de 1 año de edad. La infección por VSR causa edema, el cual estrecha la vía respiratoria y reduce la oxigenación. Algunos niños pierden el interés en comer y beber, y quizá deban ser rehidratados. La mayoría de los niños se recuperan de la infección por el VSR en 8 a 15 días, sin secuelas. Los lactantes prematuros y los que tienen problemas respiratorios, cardiacos, neuromusculares e inmunitarios subyacentes requieren consideración especial.

Otras causas

■ ***Fármacos.*** Los depresores del sistema nervioso central (SNC) pueden causar hipoventilación y apnea. Las benzodiacepinas a veces provocan depresión respiratoria y apnea cuando se dan por vía IV junto con otro depresor del SNC a adultos mayores o pacientes con enfermedad aguda.

Los bloqueadores neuromusculares —como curariformes y anticolinesterasas— pueden producir apnea súbita por parálisis de músculos respiratorios.

■ ***Apneas relacionadas con el sueño.*** Estas apneas repetitivas ocurren durante el sueño por obstrucción del flujo aéreo o disfunción del tallo encefálico.

Consideraciones especiales

Se vigila de cerca el estado cardiaco y respiratorio para prevenir episodios ulteriores de apnea.

Orientación al paciente

Se explican la causa subyacente y el plan terapéutico y se enseñan medidas de seguridad para reducir el riesgo de aspiración, así como maneras de evitar los episodios de apnea, con base en su causa. Se alienta a la familia del paciente a aprender reanimación cardiopulmonar (RCP).

CONSIDERACIONES PEDIÁTRICAS

Los neonatos prematuros son especialmente susceptibles a episodios periódicos de apnea debido a la inmadurez del SNC. Otras causas comunes son septicemia, hemorragia intraventricular y subaracnoidea, convulsiones, bronquiolitis, VSR y síndrome de muerte súbita infantil.

En niños de 3 años y mayores, la principal causa de apnea es obstrucción aguda de vías respiratorias por aspiración de objetos extraños. Otras causas son epiglotitis aguda, laringitis diftérica, asma y trastornos sistémicos, como distrofia muscular y fibrosis quística.

CONSIDERACIONES GERIÁTRICAS

En adultos mayores, el aumento de la sensibilidad a analgésicos, sedantes-hipnóticos o alguna combinación de esos fármacos puede producir apnea, incluso con intervalos de dosificación normales.

Bibliografía

Leger, D., Bayon, V., Laaban, J. P., & Philip, P. (2012). Impact of sleep apnea on economics. *Sleep Medicine Review*, *16*, 455–462.

Philip, P., Sagaspe, P., Lagarde, E., Leger, D., Ohayon, M. M., Bioulac, B., … Taillard, J. (2010). Sleep disorders and accidental risk in a large group of regular registered highway drivers. *Sleep Medicine*, *11*, 973–979.

Asterixis

La asterixis, un movimiento grueso bilateral, se caracteriza por relajación repentina de grupos musculares, que mantienen una postura fija. Este signo inducido se observa más a menudo en muñeca y dedos, pero también puede ocurrir durante cualquier acción voluntaria sostenida. Por lo común indica enfermedad hepática, renal o pulmonar.

Para inducir asterixis se le pide al paciente que extienda los brazos, coloque en dorsiflexión la muñeca y extienda los dedos (o el observador lo hace por él, en caso necesario). Se observa brevemente en busca de asterixis. Como alternativa, si el paciente tiene disminuido el nivel de conciencia (NDC) pero puede seguir instrucciones verbales, se le pide que oprima dos de los dedos del examinador. Si el paciente oprime y suelta con rapidez los dedos ello se considera indicación de asterixis. O se levanta de la cama la pierna del paciente y se coloca el pie en dorsiflexión. Se observa brevemente en busca de asterixis en el tobillo. Si el paciente puede cerrar con fuerza ojos y boca, se observa en busca de movimientos trémulos irregulares de los párpados y las comisuras de la boca. Si puede sacar la lengua, se observa si ocurre temblor continuo. (Véase *Detección de asterixis*.)

Detección de asterixis

En la asterixis, se observa que las muñecas y los dedos del paciente "aletean" porque ocurre relajación rápida breve de la dorsiflexión de la muñeca.

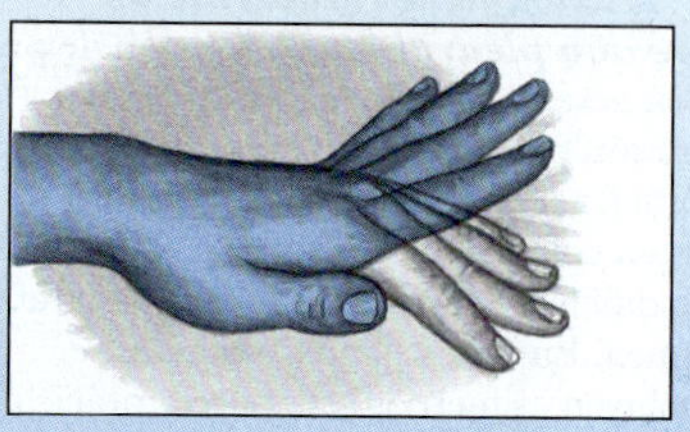

INTERVENCIONES EN CASO DE URGENCIA

Dado que la asterixis puede indicar deterioro metabólico grave, se evalúan con rapidez el estado neurológico del paciente y sus signos vitales. Se comparan estos datos con los de mediciones de referencia y se observa con cuidado en busca de cambios agudos. Se continúa vigilando de cerca el estado neurológico, signos vitales y diuresis.

Se observa de cerca en busca de signos de insuficiencia respiratoria, y se está preparado para realizar intubación endotraqueal y apoyo ventilatorio. Asimismo se está alerta por complicaciones de enfermedad hepática, renal o pulmonar en fase terminal.

Anamnesis y exploración física

Si el paciente tiene enfermedad hepática, se le valora en busca de indicaciones tempranas de hemorragia, como inquietud, taquipnea y humedad fría y palidez de la piel. (Si el paciente tiene ictericia, se busca palidez de conjuntivas y mucosas bucales.)

Es importante reconocer que hipotensión, oliguria, hematemesis y melena son signos tardíos de hemorragia. Se hacen los preparativos para insertar una línea IV de gran calibre a fin de reponer líquidos y sangre. Se coloca al paciente en decúbito dorsal con las piernas elevadas a 20°. Se comienza o continúa la administración de oxígeno.

Si el paciente tiene enfermedad renal, se revisa con rapidez el tratamiento que ha recibido. Si está en diálisis, se indaga sobre la frecuencia de los tratamientos para darse una idea de la gravedad de la nefropatía. Se pregunta a un familiar si el NDC del paciente está significativamente disminuido.

Enseguida se valora al paciente en cuanto a hiperpotasemia y acidosis metabólica. Se buscan taquicardia, náusea, diarrea, cólicos abdominales, debilidad muscular, hiperreflexia y respiraciones de Kussmaul. Se hacen los preparativos para administrar bicarbonato de sodio, gluconato de calcio, glucosa, insulina o sulfonato sódico de poliestireno.

Si el paciente tiene enfermedad pulmonar, se buscan respiraciones laboriosas, taquipnea, uso de músculos accesorios, y cianosis, que son signos críticos. Se hacen los preparativos para dar apoyo ventilatorio vía cánula nasal, mascarilla o intubación y ventilación mecánica.

Causas médicas

- ***Encefalopatía hepática.*** La encefalopatía hepática, un trastorno potencialmente letal, inicialmente causa cambios de personalidad leves y un ligero temblor. Éste avanza a asterixis —un signo distintivo de encefalopatía hepática— y se acompaña de letargo, comportamiento aberrante y apraxia. Con el tiempo, el paciente presenta estupor e hiperventilación. Cuando entra en coma, son signos caracterísitcos reflejos hiperactivos, signo de Babinski positivo y hedor hepático. El paciente también puede experimentar bradicardia, disminución de las respiraciones y convulsiones.
- ***Insuficiencia respiratoria grave.*** La insuficiencia respiratoria grave se caracteriza por acidosis respiratoria potencialmente letal, y al principio produce cefalea, inquietud, confusión, aprensión y disminución de los reflejos. Con el tiempo, el paciente se torna somnoliento y puede presentar asterixis antes de caer en coma. Entre los signos y síntomas asociados de insuficiencia respiratoria están dificultad para respirar y respiraciones superficiales rápidas. Puede haber hipertensión al principio de la enfermedad pero hipotensión más tarde.
- ***Síndrome urémico.*** Este trastorno potencialmente letal al principio causa letargo, somnolencia, confusión, desorientación, cambios conductuales e irritabilidad. Con el tiempo aparecen signos y síntomas en diversos aparatos y sistemas. La asterixis se acompaña de estupor, parestesia, fasciculaciones musculares y pie péndulo. Otros signos y síntomas son poliuria y nicturia seguidas de oliguria y después anuria; hipertensión arterial; signos de insuficiencia cardiaca y pericarditis; respiraciones jadeantes profundas (de Kussmaul); anorexia; náusea; vómito; diarrea; sangrado GI; pérdida de peso; aliento urémico; y sabor metálico en la boca (disgeusia).

Otras causas

- ***Fármacos.*** Determinados medicamentos, como el anticonvulsivo fenitoína, pueden causar asterixis.

Consideraciones especiales

Se proporcionan medidas de confort sencillas, como permitir periodos de reposo frecuentes para minimizar la fatiga, y elevar la cabecera de la cama para aliviar disnea y ortopnea. Se administran baños de aceite y se evita el jabón, para aliviar el prurito debido a la ictericia y la uremia. Se da apoyo emocional al paciente y su familia.

Si el paciente está intubado o tiene disminuido el NDC, se le da nutrición enteral o parenteral. Se vigila de cerca la glucosa sérica y urinaria para evaluar la hiperalimentación. Dado que es probable que el paciente se encuentre en reposo en cama, se le cambia de posición al menos cada 2 horas para prevenir daños de la piel. También debe reconocerse que su estado debilitado lo hace propenso a la infección. Se observan lavado de manos estricto y técnicas asépticas cuando se cambien apósitos y se manipulen las líneas intracorporales.

Orientación al paciente

Se explican el trastorno subyacente, el plan de tratamiento y maneras de aliviar el prurito. Se enseña al paciente la importancia de planear periodos de reposo. Se discuten medidas para reducir el riesgo de infección con el paciente y la familia.

CONSIDERACIONES PEDIÁTRICAS

Las enfermedades hepática, renal y pulmonar en fase terminal también pueden causar asterixis en niños.

Bibliografía

Crawford, A. & Harris, H. (2013). Cirrhosis: A complex cascade of care. *Nursing 2014 Critical Care*, *8*(4), 26–30.

Dijk, J. M., & Tijssen, M. A. (2010). Management of patients with myoclonus: Available therapies and the need for an evidence-based approach. *Lancet Neurology*, *9*, 1028–1036.

Ataxia

La ataxia, que se clasifica como cerebelosa o sensitiva, es la falta de coordinación e irregularidad de los movimientos deliberados voluntarios. La ataxia cerebelosa resulta de enfermedad del cerebelo y sus vías hacia y desde corteza cerebral, tallo encefálico y médula espinal. Causa trastornos de marcha, tronco, extremidades y posiblemente habla. La ataxia sensitiva resulta de deterioro del sentido de la posición (cinestesia) por interrupción de fibras aferentes en nervios periféricos, raíces posteriores, columnas posteriores de la médula espinal o lemniscos mediales o, en ocasiones, por una lesión en ambos lóbulos parietales. Provoca trastornos de la marcha. (Véase *Identificación de ataxia*, en la pág. 49.)

La ataxia ocurre en formas aguda y crónica. La aguda puede deberse a evento vascular cerebral, hemorragia o un tumor grande en la fosa posterior. En este trastorno potencialmente letal, el cerebelo puede herniarse hacia abajo a través del agujero mayor atrás de la médula espinal cervical o hacia arriba a través de la tienda en los hemisferios cerebrales. La hernia también puede comprimir el tallo cerebral. La ataxia aguda puede deberse asimismo a intoxicación por fármacos o envenenamiento. La ataxia crónica puede ser progresiva y, a veces, resulta de enfermedad aguda. También puede ocurrir en enfermedad neurológica degenerativa metabólica y crónica.

INTERVENCIONES EN CASO DE URGENCIA

Si los movimientos atáxicos comienzan de manera repentina, se examina al paciente en busca de signos de hipertensión intracraneal y hernia inminente. Se determina su nivel de conciencia (NDC), y se está alerta a cambios pupilares, debilidad motora o parálisis, rigidez o dolor de cuello y vómito. Se revisan sus signos vitales, en especial las respiraciones; los patrones respiratorios anómalos pueden causar paro respiratorio con rapidez. Se eleva la cabecera de la cama. Se tiene a la mano equipo de reanimación de urgencia. Se prepara al paciente para tomografía computarizada o cirugía.

Anamnesis y exploración física

Si el paciente no tiene molestias, se revisa la anamnesis. Se interroga sobre esclerosis múltiple, diabetes, infección del sistema nervioso central, neoplasia, evento vascular cerebral previo y antecedente familiar de ataxia. También se pregunta sobre alcoholismo crónico o exposición prolongada a toxinas industriales como mercurio. Se determina si la ataxia se produjo de manera repentina o gradual.

Si es necesario, se realiza la prueba de Romberg para ayudar a distinguir entre ataxia cerebelosa y sensitiva. Se indica al paciente que se pare con los pies juntos y los brazos a los costados. Se observan postura y equilibrio, primero con los

Identificación de ataxia

ATAXIA CEREBELOSA
En la ataxia cerebelosa, el paciente puede trastabillar o caminar en zigzag, girar con extrema dificultad y perder el equilibrio cuando tiene los pies juntos.

ATAXIA DE LA MARCHA
En ésta, la marcha del paciente es de base amplia, inestable e irregular.

ATAXIA DE LAS EXTREMIDADES
En esta variante, el paciente pierde la capacidad de estimar distancia, rapidez y fuerza del movimiento, de lo que resultan movimientos voluntarios mal controlados, variables e imprecisos. Es posible que se mueva demasiado rápido o despacio, o que los movimientos se descompongan en sus partes componentes, lo que da a la persona el aspecto de un cachorro o un robot. Otros efectos son temblor irregular burdo en el movimiento deliberado (pero no en reposo) y disminución del tono muscular.

ATAXIA DEL HABLA
La ataxia del habla es una forma de disartria en la cual el paciente suele hablar con lentitud y hace énfasis en palabras y sílabas en que no suele hacerse. El contenido del habla no es afectado.

ATAXIA DEL TRONCO
Ésta es una alteración del equilibrio en la cual el paciente no puede estar sentado o de pie sin caer. Además, la cabeza y el tronco suelen balancearse (titubeo). Si puede caminar, la marcha es vacilante.

La ataxia puede observarse en el habla del paciente, en los movimientos de su tronco y extremidades o en su marcha.

ATAXIA SENSITIVA
En la ataxia sensitiva, el paciente se mueve de manera abrupta y golpea o golpetea el suelo con los pies. Esto se debe a que impulsa los pies al frente y hacia fuera y después los baja, primero los talones y después las puntas. El paciente también fija los ojos en el suelo, observando sus pasos. Si no puede mirarlos, el trastabilleo empeora. Cuando se para con los pies juntos, se balancea o pierde el equilibrio.

ojos abiertos y después cerrados. Los resultados de la prueba pueden indicar postura y equilibrio normales (balanceo mínimo), ataxia cerebelosa (balanceo e incapacidad de mantener el equilibrio con los ojos abiertos o cerrados), o ataxia sensitiva (aumento del balanceo e incapacidad de mantener el equilibrio con los ojos cerrados). Se permanece cerca del paciente durante esta prueba para impedir que caiga.

Si se realizan pruebas para ataxia de la marcha y de extremidades, debe tenerse presente que la debilidad motora puede imitar los movimientos atáxicos, por lo que se examina también la fuerza motora. La ataxia de la marcha puede ser grave incluso si la ataxia de las extremidades es mínima. En caso de ataxia de las extremidades, se pregunta al paciente si tiende a caer de un lado, o si las caídas son más frecuentes de noche. En la ataxia del tronco, recuérdese que la incapacidad del paciente de caminar o estar de pie, combinada con la ausencia de otros signos cuando está acostado, puede dar la impresión de histeria o intoxicación por drogas o alcohol.

Causas médicas

- ***Absceso cerebeloso.*** El absceso cerebeloso por lo común causa ataxia de extremidades en el mismo lado de la lesión así como ataxia de la marcha y del tronco. De manera típica, el síntoma inicial es una cefalea localizada atrás de la oreja o en la región occipital, seguida de parálisis oculomotora, fiebre, vómito, alterción del NDC y coma.
- ***Hemorragia cerebelosa.*** En la hemorragia cerebelosa, un trastorno potencialmente letal, la ataxia suele

ser aguda pero transitoria. La ataxia unilateral o bilateral afecta el tronco, la marcha o las extremidades. El paciente experimenta al principio vómito frecuente, cefalea occipital, vértigo, parálisis oculomotora, disfagia y disartria. Signos posteriores como descenso del NDC o coma indican hernia inminente.

■ ***Enfermedad de Creutzfeldt-Jakob.*** La enfermedad de Creutzfeldt-Jakob es una demencia rápidamente progresiva acompañada de signos y síntomas neurológicos, como sacudidas mioclónicas, ataxia, afasia, alteraciones visuales y parálisis. Por lo general afecta a adultos de 40 a 65 años de edad.

■ ***Neuropatía diabética.*** El daño de nervios periféricos por diabetes mellitus puede causar ataxia sensitiva, dolor de extremidad, ligera debilidad de la pierna, cambios cutáneos y disfunción intestinal y vesical.

■ ***Difteria.*** En las 4 a 8 semanas que siguen al inicio de los síntomas, una neuropatía potencialmente letal puede producir ataxia sensitiva. La difteria puede acompañarse de fiebre, parestesia y parálisis de extremidades y, a veces, músculos respiratorios.

■ ***Encefalomielitis.*** La encefalomielitis es una complicación de sarampión, viruela, varicela o rubéola, y de daño de la materia blanca cerebroespinal por la vacuna contra rabia o viruela. Raras veces, se acompaña de ataxia cerebelosa. Otros signos y síntomas son cefalea, fiebre, vómito, alteración del NDC, parálisis, convulsiones, parálisis oculomotora y cambios pupilares.

■ ***Ataxia de Friedreich.*** La ataxia de Friedreich, un trastorno familiar progresivo, afecta la médula espinal y el cerebelo. Causa ataxia de la marcha, seguida de ataxia troncal, de extremidades y del habla. Otros signos y síntomas son pie cavo, cifoescoliosis, parálisis de nervios craneales y déficit motor y sensitivo. Es posible un reflejo de Babinski positivo.

■ ***Síndrome de Guillain-Barré.*** Suele ocurrir afección de nervios periféricos después de una infección viral leve, que raras veces causa ataxia sensitiva. El síndrome de Guillain-Barré también provoca parálisis ascendente y quizá dificultad respiratoria.

■ ***Degeneración hepatocerebral.*** Los pacientes que sobreviven al coma hepático en ocasiones quedan con defectos neurológicos residuales, incluida ataxia cerebelosa leve con marcha inestable de base ancha. La ataxia puede acompañarse de alteración del NDC, disartria, temblores rítmicos de brazo, y coreoatetosis de cara, cuello y hombros.

■ ***Esclerosis múltiple (EM).*** En la EM son comunes nistagmo y ataxia cerebelosa, pero no siempre se acompañan de debilidad de extremidades y espasticidad. Puede ocurrir ataxia del habla (en especial habla entrecortada) así como ataxia sensitiva a causa de afección de la médula espinal. Durante las remisiones, la ataxia puede aminorar o incluso desaparecer. Durante las exacerbaciones, puede reaparecer, empeorar, o incluso hacerse permanente. La EM también causa neuritis óptica, atrofia óptica, entumecimiento y debilidad, diplopía, mareo y disfunción vesical.

■ ***Atrofia olivopontocerebelosa.*** La atrofia olivopontocerebelosa produce ataxia de la marcha y, más tarde, de las extremidades y del habla. Raras veces provoca temblor de intención. Se acompaña de movimientos coreiformes, disfagia y pérdida del tono esfinteriano.

■ ***Intoxicación.*** La intoxicación crónica por arsénico puede causar ataxia sensitiva, junto con cefalea, convulsiones, alteración del NDC, déficit motores y dolor muscular. La intoxicación crónica por mercurio causa ataxia de la marcha y de las extremidades, principalmente los brazos. También provoca temblor de extremidades, lengua y labios, confusión mental, cambios de estado de ánimo y disartria.

■ ***Polineuropatía.*** Puede ocurrir polineuropatía carcinomatosa y mielomatosa antes de la detección del tumor primario en cáncer, mieloma múltiple o enfermedad de Hodgkin. Entre los signos y síntomas se incluyen ataxia, debilidad motora grave, atrofia muscular y pérdida sensitiva en las extremidades. También son posibles dolor y cambios en la piel.

■ ***Porfiria.*** La porfiria afecta los nervios sensitivos y, más a menudo, los motores, con el posible resultado de ataxia. También causa dolor abdominal, alteraciones mentales, vómito, cefalea, defectos neurológicos focales, alteración del NDC, convulsiones generalizadas y lesiones cutáneas.

■ ***Tumor de la fosa posterior.*** La ataxia de la marcha, troncal o de extremidades es un signo temprano y puede empeorar conforme crece el tumor. Se acompaña de vómito, cefalea, papiledema, vértigo, parálisis oculomotora, disminución del NDC y deterioro de nervios motores y sensitivos en el mismo lado de la lesión.

■ ***Ataxia espinocerebelosa.*** En la ataxia espinocerebelosa, al principio el paciente puede experimentar fatiga, seguida por ataxia de la marcha con rigidez de piernas. Con el tiempo ocurren ataxia de extremidades, disartria, temblor estático, nistagmo, calambres, parestesia y déficit sensitivos.

■ ***Evento vascular cerebral (EVC).*** En el evento vascular cerebral, las oclusiones en las arterias vertebrobasilares detienen el flujo sanguíneo y causan infarto de médula, protuberancia pontina o cerebelo, con el posible resultado de ataxia. Puede ocurrir ataxia en el inicio del EVC y permanecer como un déficit residual. El empeoramiento de la ataxia durante la fase aguda puede indicar extensión del EVC o tumefacción intensa. La ataxia puede acompañarse de debilidad motora unilateral o bilateral, posible alteración del NDC, pérdida sensitiva, vértigo, náusea, vómito, parálisis oculomotora y disfagia.

■ ***Enfermedad de Wernicke.*** La enfermedad de Wernicke resulta de la deficiencia de tiamina. Provoca ataxia de la marcha y, raras veces, temblor de intención o ataxia del habla. En la ataxia grave, el paciente puede ser incapaz de estar de pie o caminar. La ataxia disminuye si se administra tiamina. Entre los signos y síntomas asociados se incluyen nistagmo, diplopía, parálisis oculares, confusión, taquicardia, disnea de esfuerzo e hipotensión ortostática.

Otras causas

■ ***Fármacos.*** Las concentraciones tóxicas de anticonvulsivos, en especial fenitoína, pueden causar ataxia de la marcha. Los valores tóxicos de anticolinérgicos y antidepresivos tricíclicos también pueden provocar ataxia.
La aminoglutetimida produce ataxia en alrededor de 10% de los pacientes; sin embargo, este efecto suele desaparecer 4 a 6 semanas después de suspender el tratamiento.

Consideraciones especiales

Se prepara al paciente para estudios de laboratorio, como análisis de sangre en busca de concentraciones tóxicas de fármacos y para exámenes radiológicos. Después, la atención se centra en ayudarlo a adaptarse a su condición. Se promueven metas de rehabilitación, y se ayuda a asegurar la seguridad del paciente. Por ejemplo, al paciente con ataxia sensitiva se le instruye para que se mueva con lentitud, en especial al cambiar de dirección o levantarse de una silla. Se proporciona un bastón o andador para apoyo adicional. Se pide a la familia del paciente que revise su casa en cuanto a riesgos, como pisos desnivelados o ausencia de barandales en las escaleras. Si es apropiado, se remite a orientación al paciente con enfermedad progresiva.

Orientación al paciente

Se ayuda al paciente a identificar objetivos de rehabilitación, se hace hincapié en medidas de seguridad y se discute el uso de dispositivos auxiliares. Se remite al paciente a que reciba orientación según se requiera.

CONSIDERACIONES PEDIÁTRICAS

En niños, la ataxia ocurre en las formas aguda y crónica y se debe a enfermedad congénita o adquirida. La ataxia aguda puede ocurrir por infección febril, tumores encefálicos, paperas y otros trastornos. La ataxia crónica puede deberse a enfermedad de Gaucher, enfermedad de Refsum y otros errores congénitos del metabolismo.

Cuando se valora a un niño por ataxia, se considera su nivel de habilidades motoras y su estado emocional. La exploración puede limitarse a observar al niño en su actividad espontánea e interrogar en detalle a los padres acerca de cambios en actividad motora, como aumento de la inquietud o las caídas. Si se sospecha ataxia, se remite al niño para evaluación neurológica a fin de descartar un tumor cerebral.

Bibliografía

Williams, G., Schache, A., & McCulloch, K. (2010). Evaluation of a conceptual framework for retraining high-level mobility following traumatic brain injury: Two case reports. *Journal of Head Trauma Rehabilitation*, *25*(3), 164–172.

Zahr, N. M., Kaufman, K. L., & Harper, C. G. (2011). Clinical and pathological features of alcohol-related brain damage. *National Review of Neurology*, *7*, 284–294.

Atrofia muscular
[Emaciación muscular]

La atrofia muscular resulta de denervación o desuso prolongado del músculo. Cuando se privan de ejercicio regular, las fibras musculares pierden volumen y longitud, con pérdida visible de tamaño y contorno musculares y evidentes emaciación o deformidad en la zona afectada. Incluso una ligera atrofia suele causar alguna pérdida de movimiento o potencia.

La atrofia suele ser resultado de enfermedad o lesión neuromusculares. Sin embargo, también puede deberse a determinados trastornos metabólicos y endocrinos e inmovilidad prolongada. Asimismo ocurre alguna atrofia muscular con el envejecimiento.

Anamnesis y exploración física

Se pregunta al paciente cuándo y dónde comenzó a notar la emaciación muscular y cómo ha avanzado. Se interroga acerca de signos y síntomas asociados, como debilidad, dolor, pérdida de sensibilidad y pérdida de peso reciente. Se revisan los antecedentes médicos del paciente en busca de enfermedad crónica; trastornos musculoesqueléticos o neurológicos, incluido traumatismo; y trastornos endocrinos y metabólicos. Se interroga sobre uso de alcohol y fármacos, en particular esteroides.

Se comienza la exploración física determinando el sitio y la magnitud de la atrofia. Se evalúan visualmente los músculos pequeños y grandes. Se revisan todos los principales grupos musculares en cuanto a tamaño, tonicidad y fuerza. (Véase *Prueba de fuerza muscular*, en las págs. 120 y 121.) Se mide la circunferencia de todas las extremidades, comparando ambos lados. (Véase *Medición de la circunferencia de las extremidades*, en la pág. 53.) Se buscan contracturas musculares en todas las extremidades extendiendo completamente las articulaciones y observando en busca de dolor o resistencia. Se completa la exploración palpando los pulsos periféricos para determinar calidad y frecuencia, valorando el funcionamiento sensitivo en la zona atrofiada y a su alrededor y examinando los reflejos tendinosos profundos (RTP).

Causas médicas

■ ***Esclerosis lateral amiotrófica (ELA).*** Entre los síntomas iniciales de ELA se incluyen debilidad y atrofia musculares que suelen comenzar en una mano, propagarse al brazo, y enseguida aparecen en la mano y el brazo contralaterales. Con el tiempo, la debilidad y atrofia se propagan a tronco, cuello, lengua, laringe, faringe y piernas; la debilidad progresiva de los músculos respiratorios conduce a insuficiencia respiratoria. Otros datos son flacidez muscular, fasciculaciones, RTP hiperactivos, leve espasticidad de músculos de la extremidad inferior, disfagia, problemas del habla, sialorrea excesiva y depresión.

■ ***Quemaduras.*** Formación de tejido cicatrizal fibroso, dolor y pérdida de proteínas séricas por quemaduras graves pueden limitar el movimiento muscular, con el resultado de atrofia.

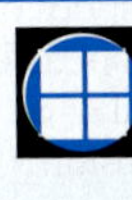

PARA FACILITAR LA EXPLORACIÓN

Medición de la circunferencia de las extremidades

A fin de asegurar mediciones exactas y consistentes de la circunferencia de las extremidades, se marca y usa siempre un punto de referencia consistente, y se mide con la extremidad en extensión completa. Se ilustran los puntos de referencia correctos para las mediciones de brazos y piernas.

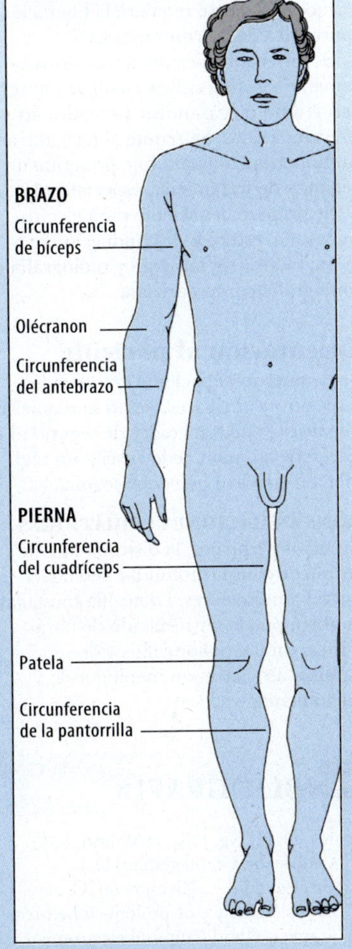

- ***Hipotiroidismo.*** En el hipotiroidismo pueden ocurrir debilidad y atrofia de músculos proximales de la extremidad reversibles. Entre los datos asociados suelen incluirse calambres y rigidez musculares; intolerancia al frío; aumento de peso no obstante la anorexia; embotamiento mental; piel seca, pálida, fría y con consistencia de masa; inflamación de cara, manos y pies; y bradicardia.
- ***Desgarro de meniscos.*** La atrofia del músculo cuadríceps, por inmovilidad prolongada de la rodilla y debilidad muscular, es un signo clásico de desgarro de meniscos, un trastorno traumático.
- ***Esclerosis múltiple.*** La esclerosis múltiple es una enfermedad degenerativa que puede causar atrofia de brazos y piernas como resultado de debilidad progresiva crónica; también son posibles espasticidad y contracturas. Los signos y síntomas asociados suelen ir y venir e incluyen diplopía y visión borrosa, nistagmo, RTP hiperactivos, pérdida sensitiva o parestesia, disartria, disfagia, falta de coordinación, marcha atáxica, temblores de intención, labilidad emocional, disfunción eréctil y disfunción urinaria.
- ***Artrosis.*** La artrosis es un trastorno crónico que con el tiempo causa atrofia proximal a las articulaciones implicadas como resultado de debilidad y desuso progresivos. Otros signos y síntomas tardíos son deformidades de articulaciones óseas, como nódulos de Heberden en las articulaciones interfalángicas distales, nódulos de Bouchard en las articulaciones interfalángicas proximales, crepitación y acumulación de líquido y contracturas.
- ***Enfermedad de Parkinson.*** En la enfermedad de Parkinson, rigidez muscular, debilidad y desuso pueden provocar atrofia muscular. El paciente puede exhibir temblores en reposo insidiosos que suelen comenzar en los dedos (temblor de píldoras), empeorar con el estrés y ceder con movimiento deliberado y sueño. También puede tener bradicinesia; una marcha propulsiva característica; voz monótona de tono alto; facies en máscara; sialorrea; disfagia; disartria; y, en ocasiones, crisis oculógiras o blefaroespasmo.

■ ***Neuropatía periférica.*** En la neuropatía periférica, la debilidad muscular avanza lentamente a parálisis flácida y con el tiempo atrofia. Los músculos distales de las extremidades suelen ser los primeros afectados. Son datos asociados pérdida del sentido de vibración; parestesia, hiperestesia o anestesia en manos y pies; dolor leve a ardoroso penetrante; anhidrosis; piel roja de aspecto vidrioso; y RTP disminuidos o ausentes.

■ ***Deficiencia proteínica.*** Si es crónica, la deficiencia proteínica puede ocasionar debilidad muscular y atrofia. Otros datos son fatiga crónica, apatía, anorexia, sequedad cutánea, edema periférico y pelo seco, ralo y opaco.

■ ***Artritis reumatoide.*** Ocurre atrofia muscular en las etapas tardías de la artritis reumatoide a medida que el dolor y la rigidez articulares reducen el arco de movimiento (ADM) y desalientan el uso de los músculos.

■ ***Lesión de médula espinal.*** El traumatismo de la médula espinal puede causar debilidad muscular intensa y parálisis flácida y después espástica que con el tiempo lleva a atrofia. Otros signos y síntomas dependen del nivel de la lesión pero pueden incluir insuficiencia o parálisis respiratorias, pérdidas sensitivas, disfunción intestinal o vesical, RTP hiperactivos, reflejo de Babinski positivo, disfunción sexual, priapismo, hipotensión y anhidrosis (por lo común unilateral).

Otras causas

■ ***Fármacos.*** El tratamiento prolongado con esteroides interfiere en el metabolismo muscular y ocasiona atrofia, más prominente en las extremidades.

■ ***Inmovilidad.*** La inmovilización prolongada por reposo en cama, enyesado, férulas o tracción puede causar debilidad y atrofia musculares.

Consideraciones especiales

Dado que pueden ocurrir contracturas cuando las fibras musculares atrofiadas se acortan, se ayuda al paciente a mantener la longitud de los músculos alentándolo a realizar ejercicios de ADM activos con frecuencia. Si no puede mover activamente una articulación, se le administran ejercicios activos asistidos o pasivos, y se aplican aparatos ortopédicos para mantener la longitud muscular. Si se encuentra resistencia a la extensión completa durante el ejercicio, se usan calor, analgésicos o técnicas de relajación para relajar el músculo. Después se estira lentamente hasta su extensión completa. (*Precaución:* no se tira del músculo; podrían desgarrarse fibras musculares y ocurrir mayor contractura.) Si estas técnicas no corrigen la contractura, se usa calor húmedo, tina de hidromasaje, ejercicios con resistencia o terapia con ultrasonido. Si estas técnicas no son eficaces, tal vez se requiera la liberación quirúrgica de las contracturas.

Se enseña al paciente a usar correctamente los dispositivos auxiliares necesarios a fin de garantizar su seguridad y prevenir caídas. Se remite al paciente a un fisioterapeuta para que prescriba un régimen de tratamiento especializado.

Se prepara al paciente para electromiografía, estudios de conducción nerviosa, biopsia de músculo y radiografía o tomografía computarizada.

Orientación al paciente

Se demuestra al paciente el uso de los dispositivos auxiliares, según se requiera, y se insiste en las medidas de seguridad que debe adoptar. Se le enseña un régimen de ejercicio que debe seguir.

CONSIDERACIONES PEDIÁTRICAS

En niños pequeños, la distrofia muscular puede causar profundas debilidad y atrofia musculares. La atrofia muscular también puede ser resultado de parálisis cerebral y poliomielitis y de parálisis asociada con meningocele y mielomeningocele.

BIBLIOGRAFÍA

Belavý, D. L., Ng, J. K., & Wilson, S. J., Armbrecht, G., Stegeman, D. F., Rittweger, J., …, Richardson, C. A. (2009). Influence of prolonged bed-rest on spectral and temporal electromyographic motor control characteristics of the superficial lumbo-pelvic musculature. *Journal of Electromyography and Kinesiology*, *20*, 170–179.

Claus, A. P., Hides, J. A., & Moseley, G. L., Hodges, P. W. (2009). Different ways to balance the spine: Subtle changes in sagittal spinal curves affect regional muscle activity. *Spine*, *34*, 208–214.

AURA

El aura es un fenómeno sensitivo o motor, una idea o una emoción que marca la etapa inicial de una convulsión o la inminencia de una migraña clásica. Las auras pueden clasificarse como cognitivas, afectivas, psicosensitivas o psicomotoras. (Véase *Identificación de los tipos de auras*, en la pág. 56.)

Cuando se asocia con una convulsión, un aura surge de un foco irritable en el encéfalo que se propaga por la corteza. Aunque alguna vez se consideró que un aura era signo de convulsión inminente, ahora se considera que es la primera etapa de una convulsión. Suele ocurrir segundos a minutos antes de la fase crítica. Su intensidad, duración y tipo dependen del origen del foco irritable. Por ejemplo, un aura de sabor amargo suele acompañar a una lesión del lóbulo frontal. Desafortunadamente, es difícil describir un aura porque la fase poscrítica de una convulsión altera temporalmente el NDC del paciente, lo que afecta su recuerdo del suceso.

El aura asociada a una migraña clásica resulta de vasoconstricción craneal. Reviste importancia diagnóstica, pues ayuda a distinguir una migraña clásica de otros tipos de cefaleas.

Por lo común, un aura se desarrolla en 10 a 30 minutos y varía en intensidad y duración. Si el paciente reconoce el aura como un signo de advertencia, tal vez pueda prevenir la cefalea tomando los medicamentos apropiados.

INTERVENCIONES EN CASO DE URGENCIA

Cuando un aura avanza con rapidez a la fase crítica de una convulsión se evalúa enseguida y se está alerta a complicaciones potencialmente letales, como apnea. Cuando un aura precede a una migraña clásica, se coloca al paciente lo más confortable posible. Se le coloca en una habitación silenciosa y a oscuras y se le administran fármacos para prevenir la cefalea, en caso necesario.

Anamnesis y exploración física

Se hace una anamnesis detallada de las cefaleas o las convulsiones del paciente, y se le pide que describa cualesquiera fenómenos sensitivos o motores que precedan a cada cefalea o convulsión. Se determina cuánto suele durar cada cefalea o convulsión. ¿Algo las empeora, como luces intensas, ruido o cafeína? ¿Algo las aminora? Se pregunta al paciente sobre fármacos que usa para aliviar el dolor.

Causas médicas

■ ***Migraña clásica.*** Una migraña es precedida por una premonición vaga y después, por lo común, un aura visual con destellos de luz. El aura dura 10 a 30 minutos y puede intensificarse hasta oscurecer por completo la visión del paciente. Una migraña clásica puede causar entumecimiento u hormigueo de labios, cara o manos, ligera confusión, y mareo antes de que aparezca la cefalea palpitante unilateral característica. Se intensifica con lentitud; en su punto máximo puede causar fotofobia, náusea y vómito.

■ ***Convulsiones tonicoclónicas generalizadas.*** Una convulsión tonicoclónica generalizada puede comenzar con o sin un aura. El paciente pierde la consciencia y cae al suelo. Su cuerpo se torna rígido (fase tónica), y enseguida experimenta espasmos musculares sincrónicos rápidos e hiperventilación (fase clónica). La convulsión suele durar 2 a 5 minutos.

Consideraciones especiales

Se recomienda al paciente que lleve un registro de factores que precipitan cada cefalea así como de síntomas asociados, para ayudar a evaluar la eficacia del tratamiento farmacológico y recomen-

Identificación de los tipos de auras

Suele requerirse observación aguda para determinar si un aura marca los procesos mentales del paciente, sus emociones, o su funcionamiento sensitivo o motor. Suele ser difícil describir un aura, y de ella sólo queda un tenue recuerdo cuando se relaciona con actividad convulsiva. Enseguida se presentan los tipos de auras que el paciente puede experimentar.

AURAS AFECTIVAS

- Temor
- Paranoia
- Otras emociones

AURAS COGNITIVAS

- *Déjà vu* (familiaridad con sucesos o ambientes no familiares)
- Reviviscencia de sucesos pasados
- *Jamais vu* (extrañeza de un suceso familiar)
- Suspensión del tiempo

AURAS PSICOMOTORAS

- Automatismos (movimientos inapropiados o repetitivos): chasquido de labios, masticación, deglución, gestos, manipulación de la ropa, ascenso de escaleras

AURAS PSICOSENSITIVAS

- Auditivas: zumbido o timbre en los oídos
- Gustativas: sabores ácido, metálico o amargo
- Olfativas: olores desagradables
- Táctiles: entumecimiento u hormigueo
- Vértigo
- Visuales: destellos de luz (escintilaciones)

dar cambios en el estilo de vida. En este punto suelen ser importantes las medidas de reducción del estrés.

Orientación al paciente

Se enseñan al paciente medidas de reducción del estrés. Si el paciente reconoce el aura como un signo de advertencia, se le indica que prevenga la cefalea tomando los medicamentos apropiados. Se le explica el trastorno subyacente y cualesquiera pruebas diagnósticas o intervenciones. Si el paciente tiene un trastorno convulsivo, se hace hincapié en la importancia de tomar los anticonvulsivos como se le prescriba y de cumplir con las citas para estudios sanguíneos.

CONSIDERACIONES PEDIÁTRICAS

Se observa en busca de indicios no verbales posiblemente asociados con aura, como frotarse los ojos, toser y escupir. Cuando se recaban los antecedentes convulsivos, debe tenerse presente que los niños, como los adultos, tienden a olvidar el aura. Se hacen preguntas simples y directas, como "¿Ves algo raro antes de la convulsión?" y "¿Tienes un mal sabor de boca?" Se da al niño todo el tiempo necesario para responder, porque puede tener dificultad para describir el aura.

Bibliografía

Hellier, S. (2013). Hormonal contraception and headaches: What are the prescriber's options? *The Nurse Practitioner: The American Journal of Primary Health Care*, *38*(12), 32–37.

Pestka, E. & Nash, V. (2012). Decoding genetics: Genetic aspects of migraine headaches. *Nursing 2014 Critical Care*, *7*(2), 16–18.

Ausencia típica

[Crisis de ausencia]

La ausencia típica consiste en convulsiones generalizadas benignas que se piensa se originan subcorticalmente. Estos breves episodios de inconsciencia suelen durar 3 a 20 segundos y pueden ocurrir 100 o más veces al día, causando periodos de inatención. La ausencia típica suele comenzar entre las edades de 4 y 12 años. A menudo su primer signo es deterioro del desempeño escolar y la conducta. Se desconoce la causa de estas convulsiones.

La ausencia típica ocurre sin aviso. Toda actividad deliberada cesa de manera repentina y el paciente tiene la mirada perdida, como si soñara despierto. La ausencia típica puede producir automatismos, como chasquido de labios repetitivo o ligeros movimientos clónicos o mioclónicos, incluidas sacudidas leves de los párpados. Es posible que el paciente deje caer un objeto que sostiene, y la relajación muscular puede hacer que la cabeza o los brazos caigan o el paciente se desplome. Después del ataque, el paciente reanuda la actividad, por lo común sin advertir el episodio.

El *estado de ausencia*, una forma rara de crisis de ausencia, ocurre como una ausencia prolongada o como episodios repetidos de estas convulsiones. Por lo común no amenaza la vida, y es más frecuente en pacientes que han experimentado antes la ausencia típica.

Anamnesis y exploración física

Si se sospecha que un paciente tiene una crisis de ausencia, se evalúa su ocurrencia y duración recitando una serie de números y pidiéndole que los repita después de que la crisis termina. Si el paciente ha tenido una crisis de ausencia, no podrá hacerlo. Como alternativa, si las convulsiones están ocurriendo a intervalos de algunos minutos, se pide al paciente que cuente durante alrededor de 5 minutos. Dejará de contar durante una convulsión y reanudará el conteo cuando ésta haya pasado. Se buscan automatismos acompañantes. Se indaga si la familia ha notado un cambio de comportamiento o deterioro del desempeño escolar.

Causas médicas

- ***Epilepsia idiopática.*** Algunas formas de crisis de ausencia se acompañan de discapacidades del aprendizaje.

Consideraciones especiales

Se prepara al paciente para pruebas diagnósticas, como tomografía computarizada, resonancia magnética y EEG. Se administra un anticonvulsivo, según se ordene. Se da apoyo emocional al paciente y su familia. Se garantiza un ambiente seguro para el paciente.

Orientación al paciente

Se explica cuáles signos y síntomas requieren atención inmediata, y se subraya la importancia de la atención de seguimiento. Si es posible, se incluye al maestro y la enfermera escolar del paciente en el proceso de enseñanza. Se discute la necesidad de portar una identificación médica.

Bibliografía

Berkowitz, C. D. (2012). *Berkowitz's pediatrics: A primary care approach* (4th ed.). USA: American Academy of Pediatrics.

Buttaro, T. M., Tybulski, J., Bailey, P. P., & Sandberg-Cook, J. (2008). *Primary care: A collaborative practice* (pp. 444–447). St. Louis, MO: Mosby Elsevier.

Sommers, M. S., & Brunner, L. S. (2012). *Pocket diseases*. Philadelphia, PA: F.A. Davis.

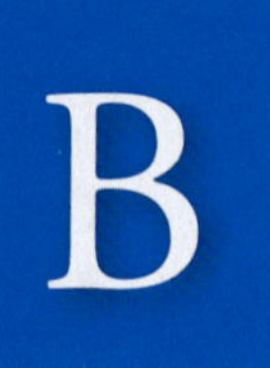

Babinski, reflejo

El reflejo de Babinski —dorsiflexión del dedo gordo del pie con extensión en abanico de los otros dedos— es un reflejo anómalo inducido por frotamiento firme del aspecto lateral de la planta del pie con un objeto moderadamente afilado. (Véase *Cómo inducir el reflejo de Babinski,* en la pág. 59.) En algunos pacientes, este reflejo puede ser inducido por estímulos nocivos, como dolor, ruido o incluso golpear la cama. Es un indicador de daño corticoespinal y puede ser unilateral o bilateral y temporal o permanente. Un reflejo de Babinski temporal es común durante la fase poscrítica de una convulsión, mientras que uno permanente ocurre en caso de daño corticoespinal. Un reflejo de Babinski positivo es normal en neonatos y en lactantes de hasta 24 meses de edad.

Anamnesis y exploración física

Después de inducir un reflejo de Babinski positivo, se evalúa al paciente en busca de otros signos neurológicos. Se evalúa la fuerza muscular en cada extremidad haciendo que el paciente empuje o tire contra la resistencia del examinador. Se flexiona y extiende pasivamente la extremidad para valorar el tono muscular. La resistencia intermitente a flexión y extensión indica espasticidad, y la falta de resistencia indica flacidez.

Después se buscan indicios de falta de coordinación pidiendo al paciente que realice una actividad repetitiva. Se prueban los reflejos tendinosos (RT) en codo, zona antecubital, muñeca, rodilla y tobillo golpeando el tendón con un martillo de reflejos. Una reacción muscular exagerada indica RT hiperactivos; una reacción muscular escasa o nula indica hipoactividad.

Acto seguido se evalúan sensación de dolor y cinestesia en los pies. Mientras el examinador mueve los dedos de los pies del paciente arriba y abajo, le pide que identifique el sentido en que los dedos se han movido sin mirarse los pies.

Causas médicas

- ***Esclerosis lateral amiotrófica (ELA.*** En esta enfermedad progresiva de las motoneuronas, puede presentarse un reflejo de Babinski bilateral con RT hiperactivos y espasticidad. La ELA suele producir fasciculaciones acompañadas de atrofia y debilidad musculares. La falta de coordinación dificulta realizar las actividades cotidianas. Entre los signos y síntomas asociados se incluyen deterioro del habla; dificultad para masticar, deglutir y respirar; polaquiuria y tenesmo vesical; y, en ocasiones, atragantamiento y sialorrea. Aunque el estado mental permanece intacto, el mal pronóstico del paciente puede causar depresión periódica. La parálisis bulbar progresiva afecta el tallo encefálico y puede causar episodios de llanto o risa inapropiada.
- ***Tumor encefálico.*** Un tumor encefálico que afecte el fascículo corticoespinal puede producir el reflejo de Babinski. El reflejo puede acompañarse de RT hiperactivos (unilaterales o bilaterales), espasticidad, convulsiones, disfunción de nervios craneales, hemiparesia o hemiplejia, disminución de la percepción de dolor, marcha inestable, falta de coordinación, cefalea, labilidad emocional y disminución del nivel de conciencia (NDC).

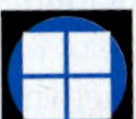

PARA FACILITAR LA EXPLORACIÓN

Cómo inducir el reflejo de Babinski

Para inducir el reflejo de Babinski, se frota el aspecto lateral de la planta del pie del paciente con la uña del pulgar u otro objeto moderadamente afilado. Normalmente, esto causa la flexión de todos los dedos (un reflejo de Babinski negativo), como se muestra a la izquierda. En el reflejo de Babinski positivo, el dedo gordo experimenta dorsiflexión y los otros dedos se extienden en abanico, como se muestra a la derecha.

FLEXIÓN NORMAL DE LOS DEDOS

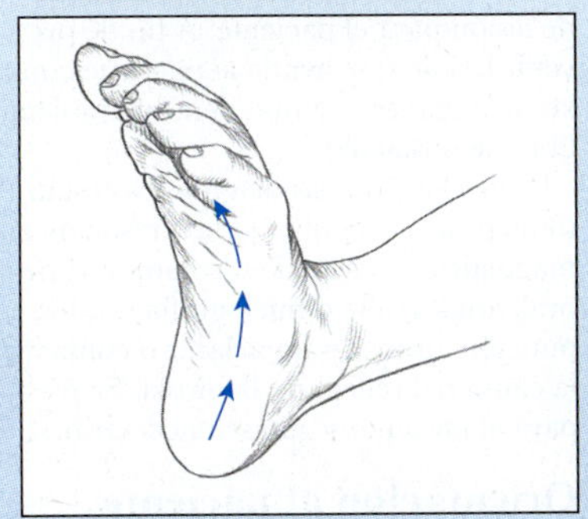

REFLEJO DE BABINSKI POSITIVO

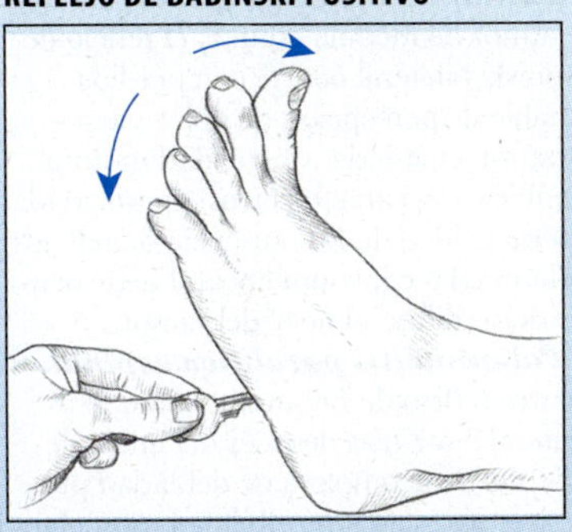

■ ***Traumatismo craneoencefálico.*** Es posible un reflejo de Babinski unilateral o bilateral por daño corticoespinal primario o lesión secundaria a aumento de la presión intracraneal. Con el reflejo de Babinski es común encontrar hiperactividad de RT y espasticidad. El paciente también puede tener debilidad y falta de coordinación. Otros signos y síntomas varían con el tipo de traumatismo craneoencefálico, y entre ellos se incluyen cefalea, vómito, cambios conductuales, alteración de signos vitales, y disminución del NDC con anomalías en tamaño pupilar y reacción a la luz.

■ ***Encefalopatía hepática.*** El reflejo de Babinski es un dato tardío en la encefalopatía hepática, cuando el paciente entra en coma. Se acompaña de hiperactividad de RT y hedor hepático.

■ ***Meningitis.*** En la meningitis, el reflejo de Babinski bilateral suele seguir a fiebre, escalofríos y malestar general, y se acompaña de náusea y vómito. Conforme la meningitis avanza, también causa disminución del NDC, rigidez de nuca, signos de Brudzinski y de Kernig positivos, hiperactividad de RT y opistótonos. Son signos y síntomas asociados irritabilidad, fotofobia, diplopía, delirio y estupor profundo que puede avanzar a coma.

■ ***Rabia.*** Se presenta el reflejo de Babinski bilateral —tal vez inducido por un estímulo doloroso inespecífico solamente— en la fase de excitación de la rabia. Esta fase ocurre 2 a 10 días después del inicio de los signos y síntomas prodrómicos, como fiebre, malestar general e irritabilidad (que ocurren 30 a 40 días después de la mordedura de un animal infectado). La rabia se caracteriza por intensa inquietud y espasmos extremadamente dolorosos de los músculos faríngeos. La dificultad para deglutir causa sialorrea e hidrofobia en alrededor de 50% de los pacientes afectados. También son posibles convulsiones e hiperactividad de RT.

■ ***Lesión de médula espinal.*** En la lesión aguda, el choque medular anula temporalmente todos los reflejos. Cuando el choque se resuelve, ocurre el reflejo de Babinski —unilateralmente cuando la lesión afecta un solo lado de la médula espinal (síndrome de Brown-Séquard) y bilateralmente cuando afecta ambos lados. Más que indicar la recuperación del funcionamiento neurológico, este reflejo confirma daño corticoespinal. Se acompaña de hiperactividad de RT, espasticidad y pérdida variable o total de percepción de dolor y temperatura, cinestesia y actividad motora. En caso de lesión de la parte baja de la médula espinal cervical puede ocurrir el síndrome de Horner, caracterizado por ptosis unilateral, constricción pupilar y anhidrosis facial.

- ***Tumor de médula espinal.*** En caso de tumor de médula espinal, el reflejo de Babinski bilateral ocurre con pérdida variable de percepción de dolor y temperatura, cinestesia, y actividad motora. También son característicos espasticidad, hiperactividad de RT, ausencia de reflejos abdominales e incontinencia. Puede ocurrir dolor difuso al nivel del tumor.
- ***Poliomielitis paralítica espinal.*** Ocurre reflejo de Babinski unilateral o bilateral 5 a 7 días después del inicio de la fiebre. Se acompaña de debilidad progresiva, parestesia, sensibilidad muscular, espasticidad, irritabilidad y, más tarde, atrofia. Es característica la resistencia a la flexión del cuello, así como los signos de Hoyne, Kernig y Brudzinski.
- ***Tuberculosis raquídea.*** La tuberculosis raquídea puede causar reflejo de Babinski bilateral acompañado de pérdida variable de percepción de dolor y temperatura, cinestesia, y actividad motora. También provoca espasticidad, hiperactividad de RT, incontinencia vesical y ausencia de reflejos abdominales.
- ***Evento vascular cerebral (EVC).*** El reflejo de Babinski varía con el sitio del evento vascular cerebral. Si éste afecta el cerebro, produce reflejo de Babinski unilateral acompañado de hemiplejia o hemiparesia, hiperactividad unilateral de RT, hemianopsia y afasia. Si afecta el tallo encefálico, produce reflejo de Babinski bilateral acompañado de debilidad o parálisis bilaterales, hiperactividad bilateral de RT, disfunción de nervios craneales, falta de coordinación y marcha inestable. Son signos y síntomas generalizados de EVC cefalea, vómito, fiebre, desorientación, rigidez de nuca, convulsiones y coma.
- ***Siringomielia.*** En la siringomielia ocurre el reflejo de Babinski bilateral con atrofia muscular y debilidad que puede avanzar a parálisis. Se acompaña de espasticidad, ataxia y, en ocasiones, dolor profundo. Los RT pueden ser hipoactivos o hiperactivos. Es común que en una fase avanzada del trastorno ocurra disfunción de nervios craneales, como disfagia y disartria.

Consideraciones especiales

El reflejo de Babinski suele ocurrir con falta de coordinación, debilidad y espasticidad, todo lo cual aumenta el riesgo de lesión para el paciente. A fin de prevenir lesiones, se ayuda al paciente con las actividades y se mantiene el ambiente libre de obstáculos.

Entre las pruebas diagnósticas están tomografía computarizada o resonancia magnética de encéfalo o columna vertebral, angiografía o mielografía y, tal vez, punción lumbar para aclarar o confirmar la causa del reflejo de Babinski. Se prepara al paciente según sea necesario.

Orientación al paciente

Se indica al paciente que deberá pedir ayuda para levantarse de la cama, y se discuten maneras de mantener un ambiente seguro. Se le instruye en el uso de dispositivos auxiliares.

CONSIDERACIONES PEDIÁTRICAS

El reflejo de Babinski es normal en lactantes de 18 a 24 meses, en quienes refleja inmadurez del fascículo corticoespinal. Después de los 2 años de edad, el reflejo de Babinski es patológico y puede deberse a hidrocefalia o cualquiera de las causas más comunes en adultos.

Bibliografía

Caranci, F., Briganti, F., Cirillo, L., Leonardi, M., & Muto, M. (2013). Epidemiology and genetics of intracranial aneurysms. *European Journal of Radiology*, *82*, 1598–1605.

Hetts, S. W., English, J. D., Dowd, C. F., Higashida, R. T., Scanlon, J. T., & Halbach, V. V. (2011). Pediatric intracranial aneurysms: New and enlarging aneurysms after index aneurysm treatment or observation. *American Journal of Neuroradiology*, *32*, 2017–2022.

BAJO PESO AL NACER

Dos grupos de neonatos nacen con menos del peso mínimo normal al nacer de 2500 g: los prematuros (antes de las 37 semanas de gestación) y los pequeños para la edad de gestación (PEG). Los neonatos prematuros tienen un peso apropiado para su edad de gestación y tal vez habrían madurado normalmente de haber llegado a término. A la inversa, los neonatos PEG pesan menos de lo normal para su edad; sin embargo, sus órganos son maduros. Distinguir entre los dos grupos ayuda a dirigir la búsqueda de una causa.

En el neonato prematuro, el bajo peso al nacer suele deberse a un trastorno que impide que el útero retenga al feto, interfiere en el curso normal de la gestación, causa la separación prematura de la placenta o estimula las contracciones uterinas antes del término. En el neonato PEG, el crecimiento intrauterino puede verse retrasado por un trastorno que interfiere en la circulación placentaria, el desarrollo fetal o la salud materna. (Véase *Causas maternas de bajo peso al nacer.*)

Cualquiera que sea la causa, el bajo peso al nacer se relaciona con mayores morbilidad y mortalidad neonatales; de hecho, estos neonatos tienen 20 veces mayor probabilidad de morir en el primer mes de vida. El bajo peso al nacer también puede indicar una urgencia potencialmente letal.

Los neonatos PEG que experimentarán crecimiento compensatorio lo hacen hacia los 8 a 12 meses. Algunos neonatos PEG permanecerán por abajo del percentil 10. El peso del neonato prematuro debe corregirse para considerar la edad de gestación hacia alrededor de los 24 meses.

Se vigila la temperatura axilar del neonato. Las bajas reservas de grasa pueden impedirle conservar una temperatura corporal normal, y un descenso por debajo de 36.5 °C exacerba la dificultad respiratoria al elevar el consumo de oxígeno. A fin de mantener la temperatura corporal normal, se usa una cuna con calentador superior o una incubadora con control de temperatura, humedad y oxígeno. (Si no se dispone de estos dispositivos, se recurre a una botella llena de agua caliente con envoltura de caucho, pero se tiene cuidado de evitar la hiper-

Causas maternas de bajo peso al nacer

Si el neonato es pequeño para la edad de gestación, se consideran las siguientes causas maternas posibles:

- Abuso de alcohol u opioides
- Desnutrición
- Enfermedad materna crónica
- Hipertensión
- Hipoxemia
- Síndrome de inmunodeficiencia adquirida
- Tabaquismo
- Toxemia

Si el neonato es prematuro, se consideran las siguientes causas maternas comunes:

- Amnionitis
- Cuello uterino incompetente
- Desprendimiento de placenta
- Enfermedad materna grave
- Placenta previa
- Polihidramnios
- Pre-eclampsia
- Ruptura prematura de membranas
- Uso de cocaína o crack

INTERVENCIONES EN CASO DE URGENCIA

Dado que el bajo peso al nacer puede relacionarse con desarrollo insuficiente de aparatos y sistemas, en particular el aparato respiratorio, la prioridad es vigilar el estado respiratorio del neonato. Se está alerta a signos de sufrimiento, como apnea, gruñido respiratorio, tiros intercostales o xifoideos, o frecuencia respiratoria mayor a 60 respiraciones/minuto después de la primera hora de vida. Si se detecta cualquiera de estos signos, se hacen los preparativos para dar apoyo respiratorio. Tal vez se requiera intubación endotraqueal u oxígeno complementario con campana.

B

Escala de Ballard para calcular la edad de gestación

MADUREZ NEUROMUSCULAR

SIGNO DE MADUREZ NEUROMUSCULAR	PUNTAJE −1	0	1	2	3	4	5	REGISTRAR EL PUNTAJE AQUÍ
POSTURA 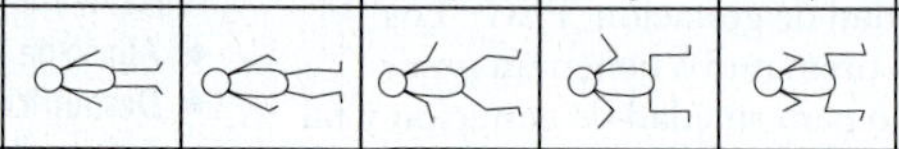	–						–	
VENTANA CUADRADA (muñeca) 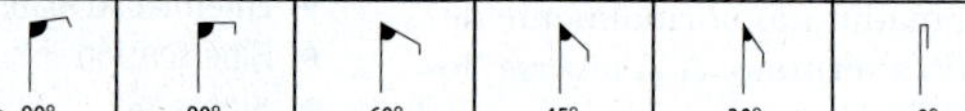	> 90°	90°	60°	45°	30°	0°	–	
REBOTE DEL BRAZO 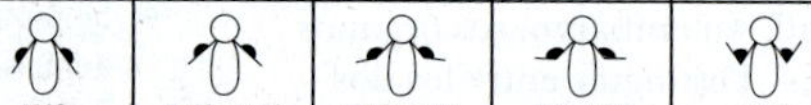	–	180°	140° a 180°	110° a 140°	90° a 100°	< 90°	–	
ÁNGULO POPLÍTEO 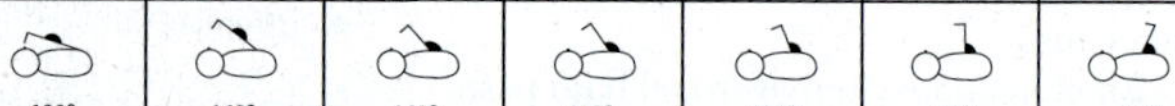	180°	160°	140°	120°	100°	90°	< 90°	
SIGNO DE LA BUFANDA 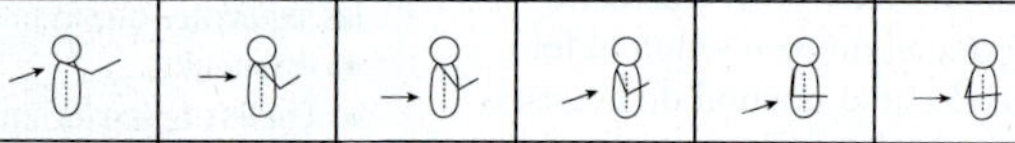							–	
TALÓN A OREJA 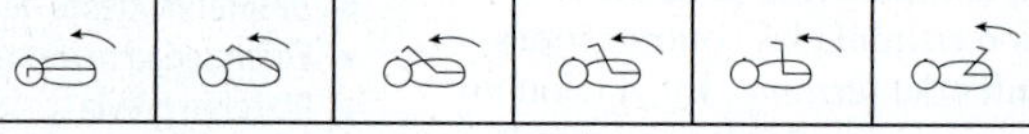							–	
							PUNTAJE DE MADUREZ NEUROMUSCULAR TOTAL	

SIGNO DE MADUREZ FÍSICA

SIGNO DE MADUREZ FÍSICA	PUNTAJE −1	0	1	2	3	4	5	REGISTRAR EL PUNTAJE AQUÍ
PIEL	Pegajosa, friable, transparente	Gelatinosa, roja, translúcida	Lisa, rosada; vasos visibles	Descamación superficial o exantema; pocos vasos visibles	Agrietada; zonas pálidas; vasos visibles raros	Apergaminada; surcos profundos; sin vasos visibles	Coriácea, agrietada, arrugada	
LANUGO	No	Escaso	Abundante	Adelgazamiento	Zonas lampiñas	Mayormente lampiña	–	
SUPERFICIE PLANTAR	Talón a dedo 40 a 50 mm: −1; < 40 mm: −2	> 50 mm; sin surco	Marcas rojas tenues	Sólo el surco transverso anterior	Surcos sobre los dos tercios anteriores	Surcos en toda la planta	–	
MAMA	Imperceptible	Apenas perceptible	Aréola plana, sin botón	Aréola punteada; botón de 1 a 2 mm	Aréola elevada; botón de 3 a 4 mm	Areola llena; botón de 5 a 10 mm	–	
OJO Y OÍDO	Párpados fusionados, ligeramente: −1; fuertemente: −2	Párpados abiertos; pabellón de la oreja plano, permanece doblado	Oreja ligeramente curva; rebote suave, lento	Oreja bien redondeada; blanda pero con buen rebote	Oreja formada y firme; rebote instantáneo	Cartílago grueso, oreja rígida	–	
GENITALES (masculinos)	Escroto plano, liso	Escroto vacío, arrugas tenues	Testículos en el conducto superior; arrugas raras	Testículos en descenso; pocas arrugas	Testículos descendidos; arrugas adecuadas	Testículos suspendidos; arrugas profundas	–	
GENITALES (femeninos)	Clítoris prominente; labios vaginales planos	Clítoris prominente; labios menores pequeños	Clítoris prominente; labios menores en crecimiento	Labios mayores y menores igualmente notables	Labios mayores grandes; menores pequeños	Los labios mayores cubren los menores y el clítoris	–	
							PUNTAJE DE MADUREZ FÍSICA TOTAL	

B

PUNTAJE

Neuromuscular ______

Físico ______

Total ______

CALIFICACIÓN DE MADUREZ

CALIFICACIÓN DE MADUREZ TOTAL	EDAD DE GESTACIÓN (SEMANAS)
−10	20
−5	22
0	24
5	26
10	28
15	30
20	32
25	34
30	36
35	38
40	40
45	42
50	44

EDAD DE GESTACIÓN (SEMANAS)

Por fechas ______

Por ultrasonido ______

Por puntaje ______

Adaptado con permiso de Ballard, J. L. (1991). New Ballard Score expanded to include extremely premature infants. *Journal of Pediatrics*, 119(3), 417–423.

termia.) Se cubre la cabeza del neonato para prevenir la pérdida de calor.

Anamnesis y exploración física

Lo más pronto posible, se evalúa la madurez neuromuscular y física del neonato para determinar su edad de gestación. (Véase *Escala de Ballard para calcular la edad de gestación*.) Después se realiza la exploración neonatal de rutina.

Causas médicas

Se enumeran algunas causas fetales y placentarias de bajo peso al nacer así como los signos y síntomas asociados presentes en el neonato al nacer.

- ***Aberraciones cromosómicas.*** Las anomalías en número, tamaño o configuración de los cromosomas pueden causar bajo peso al nacer y quizá múltiples defectos congénitos en un lactante prematuro o neonato PEG. Por ejemplo, un neonato con trisomía 21 (síndrome de Down) puede ser PEG y tener pliegues epicánticos prominentes, puente nasal plano, protrusión lingual, pliegue palmar simiesco, hipotonía muscular y hernia umbilical.
- ***Infección por citomegalovirus.*** Aunque el bajo peso al nacer en la infección por citomegalovirus suele relacionarse con parto prematuro, el neonato puede ser PEG. La valoración al nacer puede revelar los siguientes signos clásicos: petequias y equimosis, ictericia y hepatoesplenomegalia, que aumenta por varios días. También puede haber fiebre alta, linfadenopatía, taquipnea y disnea, junto con sangrado prolongado en los sitios de punción.
- ***Disfunción placentaria.*** En el neonato PEG ocurren bajo peso al nacer y aspecto emaciado. Puede tener estatura baja simétrica o parecer relativamente largo para su bajo peso. Otros datos reflejan la causa subyacente. Por ejemplo, si el hiperparatiroidismo materno causó disfunción placentaria, el neonato puede exhibir espasmos y fasciculaciones musculares, espasmo carpopedal, clono de tobillo, vómito, taquicardia y taquipnea.

■ ***Rubéola (congénita).*** Por lo común, el neonato con bajo peso al nacer que tiene rubéola congénita nace a término pero es PEG. Un exantema característico (que los autores sajones llaman "en panecillo de arándanos") acompaña a cataratas, lesiones purpúricas, hepatoesplenomegalia y fontanela anterior grande. Si hay ruidos cardiacos anómalos, varían con el tipo de defecto cardiaco congénito asociado.

■ ***Varicela (congénita).*** El bajo peso al nacer se acompaña de cataratas y vesículas cutáneas.

Consideraciones especiales

Para reponer las mermadas reservas de grasa y glucógeno en el neonato con bajo peso al nacer, se inicia la alimentación lo antes posible y se continúa alimentándolo cada 2 a 3 horas. Se proporciona alimentación por sonda o IV al neonato enfermo o muy prematuro. Se mide a diario la circunferencia abdominal, o con mayor frecuencia si está indicado, y se inspeccionan las heces en busca de sangre, porque aumento de la circunferencia y heces sanguinolentas podrían indicar enterocolitis necrosante. Tal vez se requieran pruebas de laboratorio para septicemia si hay signos de infección relacionados con bajo peso al nacer.

Se revisan los signos vitales del neonato cada 15 minutos la primera hora y al menos cada hora después, hasta que el estado se estabilice. Se está alerta a cambios en temperatura o conducta, problemas de alimentación, dificultad respiratoria o periodos de apnea, que son posibles indicaciones de infección. Asimismo, se vigila la glucemia y se buscan signos y síntomas de hipoglucemia, como irritabilidad, agitación, temblor, convulsiones, respiraciones irregulares, letargo y llanto de tono alto o débil. Si el neonato recibe oxígeno complementario, se vigilan de cerca los gases en sangre arterial y la concentración de oxígeno del aire inspirado para prevenir la retinopatía.

Se vigila la diuresis del neonato pesando los pañales antes y después de que los moje. Se revisa el color de la orina, se mide su densidad relativa, y se le somete a pruebas para determinar la presencia de glucosa, sangre o proteína. También se buscan cambios en el color de la piel del neonato, porque el aumento de la ictericia puede indicar hiperbilirrubinemia.

Se da tiempo suficiente para las preguntas que los padres pudieran tener.

Orientación al paciente

Se explican el trastorno, las intervenciones y los tratamientos a los padres. Se les alienta a participar en la atención de su hijo a fin de fortalecer el vínculo.

Bibliografía

Gogia, S., & Sachdev, H. S. (2009). Neonatal vitamin A supplementation for prevention of mortality and morbidity in infancy: Systematic review of randomised controlled trials. *British Medical Journal*, *338*, 919.

Wang, Y. Z., Ren, W. H., Liao, W. Q., & Zhang, G. Y. (2009). Concentrations of antioxidant vitamins in maternal and cord serum and their effect on birth outcomes. *Journal of Nutrition Science and Vitaminology*, *55*(1), 1–8.

Battle, signo

El signo de Battle —equimosis en el proceso mastoides del hueso temporal— a menudo es el único signo externo de fractura de la base del cráneo. De hecho, este tipo de fractura puede pasar inadvertida por las radiografías. Si no se trata, puede ser letal a causa de lesión asociada de nervios craneales cercanos y tallo encefálico, así como de vasos sanguíneos y meninges.

Se manifiesta atrás de uno o ambos oídos y se pasa por alto con facilidad o es ocultado por el cabello del paciente. Durante los cuidados de urgencia de una víctima de traumatismo, tal vez no reciba atención debido a lesiones que conllevan peligro de muerte inminente o que son más conspicuas.

Una fuerza lo suficientemente grande para fracturar la base del cráneo provoca el signo de Battle al dañar tejidos de soporte de la zona mastoidea y causar escurrimiento de sangre desde el sitio de la fractura hacia el proceso mastoides. El signo de Battle suele producirse 24 a 36 horas después de la fractura y puede persistir por varios días a semanas.

Anamnesis y exploración física

Se realiza un examen neurológico completo. Se comienza por la anamnesis. Se pregunta al paciente sobre traumatismo craneoencefálico reciente. ¿Sufrió un golpe fuerte en la cabeza? ¿Se vio implicado en un accidente de tránsito? Se toma nota del nivel de conciencia del paciente al responder. ¿Responde de manera rápida o lenta? ¿Son sus respuestas apropiadas o luce confundido?

Se toman los signos vitales; se está alerta a aumento de la presión diferencial y bradicardia, y signos de aumento de la presión intracraneal. Se valora el funcionamiento de los nervios craneales II, III, IV, VI, VII y VIII. Se evalúan tamaño pupilar y reacción a la luz así como respuestas motora y verbal. Se relacionan estos datos con la escala de coma de Glasgow. Asimismo, se busca escape de líquido cerebroespinal (LCE) por nariz u oídos. Se pregunta sobre goteo posnasal, que puede indicar drenaje de LCE hacia la garganta. Se busca el signo de halo —una mancha de sangre rodeada por un anillo amarillento— en ropa de cama o apósitos. Para confirmar que el drenaje es de LCE, se aplica una tira reactiva para glucosa; el LCE da positiva esta prueba, no así el moco. Al examen neurológico sigue una exploración física completa para detectar otras lesiones relacionadas con fractura de la base del cráneo.

Causas médicas

- ***Fractura de la base del cráneo.*** El signo de Battle puede ser el único signo externo de esta fractura o acompañarse de equimosis periorbitaria ("ojos de mapache"), hemorragia conjuntival, nistagmo, desviación ocular, epistaxis, anosmia, protuberancia de la membrana timpánica (por acumulación de LCE o sangre), líneas de fractura visibles en el conducto auditivo externo, acúfenos, dificultad auditiva, parálisis facial o vértigo.

Consideraciones especiales

Se espera que un paciente con fractura de la base del cráneo esté en cama por varios días a semanas. Se le mantiene en decúbito supino para reducir la presión contra desgarros durales y para minimizar el escape de LCE. Se vigila de cerca el estado neurológico. Se evitan la intubación nasogástrica y la aspiración nasofaríngea, que pueden causar infección cerebral. También se indica al paciente que no se suene la nariz, lo que puede empeorar un desgarro dural.

Tal vez se requieran radiografías y una tomografía computarizada para ayudar a confirmar la fractura basilar y evaluar la gravedad de la lesión. Estas fracturas y los desgarros durales asociados suelen sanar de manera espontánea en días a semanas. Sin embargo, si el paciente tiene un desgarro dural grande, tal vez se requiera una craneotomía para repararlo con un injerto o parche.

Orientación al paciente

Se explica al paciente cuáles pruebas diagnósticas podría requerir y cuáles actividades debe evitar; se insiste en la importancia del reposo en cama. Se explica al paciente (o los cuidadores) cuáles signos y síntomas vigilar e informar, como cambios en el estado mental, pérdida del nivel de conciencia (NDC), o respiración. Se indica al paciente que tome paracetamol para las cefaleas, se discute con él la perspectiva de cirugía y se abordan sus preguntas y preocupaciones.

CONSIDERACIONES PEDIÁTRICAS

Los niños víctimas de abuso a menudo presentan fracturas de la base del cráneo por golpes fuertes en la cabeza. Como en los adultos, el signo de Battle puede ser el único indicio externo de fractura y, quizá, la única pista del abuso infantil. Si se sospecha éste, se sigue el protocolo de la institución para informarlo a las autoridades.

B

Bibliografía

Fugate, J. E., Wijdicks, E. F., Mandrekar, J., Claassen, D. O., Manno, E. M., White, R. D., …, Rabinstein, A. A. (2010). Predictors of neurologic outcome in hypothermia after cardiac arrest. *Annals of Neurology*, *68*(6), 907–914.

Perry, J. J., Stiell, I. G., Sivilotti, M. L., Bullard, M. J., Emond, M., Symington, C., …, Wells, G. A. (2011). Sensitivity of computed tomography performed within six hours of onset of headache for diagnosis of subarachnoid haemorrhage: Prospective cohort study. *British Medical Journal*, *343*, d4277.

Bocio

El bocio, o aumento de tamaño de la tiroides, puede deberse a inflamación, cambios fisiológicos, deficiencia de yodo, tumores tiroideos y fármacos. Según la causa médica, puede ocurrir hiperfuncionamiento o hipofuncionamiento, con el resultado de exceso o deficiencia, respectivamente, de la hormona tiroxina. Si no hay infección, el crecimiento suele ser lento y progresivo. En la mayoría de los casos, el bocio causa tumefacción visible en la parte frontal del cuello.

Anamnesis y exploración física

La anamnesis suele revelar la causa del bocio. Son datos importantes un antecedente familiar de enfermedad tiroidea, inicio de tumefacción frontal cervical, cualquier radiación previa de tiroides o cuello, infecciones recientes y uso de fármacos de remplazo de hormonas tiroideas.

Se comienza la exploración física inspeccionando la tráquea en busca de desviación respecto de la línea media. Aunque suele ser posible ver la glándula crecida, siempre se le debe palpar. Para palpar la tiroides será necesario colocarse de pie atrás del paciente. Se le da un vaso de agua y se le pide que extienda un poco el cuello. Se colocan los dedos de ambas manos en el cuello del paciente, apenas abajo del cartílago cricoides y lateralmente a la tráquea. Se indica al paciente que beba un sorbo de agua y degluta. La tiroides debe elevarse con la deglución. Se usan los dedos para palpar lateralmente y hacia abajo a fin de sentir la totalidad de la glándula. Se palpa sobre la línea media para sentir el istmo de la tiroides.

Durante la palpación, es necesario asegurarse de notar tamaño, forma y consistencia de la glándula, y la presencia o ausencia de nódulos. Usando la campana del estetoscopio, se escucha sobre los lóbulos laterales en busca de un soplo. A menudo el soplo es continuo.

Causas médicas

■ ***Hipotiroidismo.*** El hipotiroidismo es más prevalente en mujeres y suele ser resultado de disfunción de la tiroides, que puede deberse a cirugía, radioterapia, tiroiditis autoinmunitaria crónica (enfermedad de Hashimoto) o trastornos inflamatorios, como amiloidosis y sarcoidosis. Además de bocio, entre los signos y síntomas se incluyen aumento de peso no obstante que hay anorexia; fatiga; intolerancia al frío; estreñimiento; menorragia; actividad intelectual y motora lenta; sequedad, palidez y frialdad de la piel; cabello seco y ralo; y uñas gruesas quebradizas. Con el tiempo, el rostro asume una expresión apagada con edema periorbitario.

■ ***Deficiencia de yodo.*** El bocio puede deberse a falta de yodo en los alimentos. Si es causado por deficiencia de yodo en los alimentos o el agua de una zona dada, se le llama *bocio endémico*. Son signos y síntomas asociados de este último disfagia, disnea y desviación traqueal. Este trastorno es raro en países desarrollados en que la sal se yoda.

■ ***Tiroiditis.*** La tiroiditis, una inflamación de la tiroides, puede clasificarse como aguda o subaguda. Puede deberse a infecciones bacterianas o virales, en cuyo caso son manifestaciones asociadas fiebre y sensibilidad tiroidea. Sin embargo, la causa más común de hipotiroidismo espontáneo es una reacción autoinmunitaria, como ocurre en la tiroiditis de Hashimoto. La tiroiditis autoinmunitaria no suele causar síntomas aparte del bocio.

- ***Tirotoxicosis.*** La producción excesiva de hormona tiroidea causa tirotoxicosis. La forma más común es la enfermedad de Graves, que puede deberse a factores genéticos o inmunitarios. Entre los signos y síntomas asociados se incluyen nerviosismo; intolerancia al calor; fatiga; pérdida de peso a pesar de aumento del apetito; diarrea; sudoración; palpitaciones; temblor; piel lisa, caliente y enrojecida; cabello fino y suave; exoftalmía; náusea y vómito por aumento de la motilidad GI y el peristaltismo; y, en mujeres, oligomenorrea o amenorrea.
- ***Tumores.*** El bocio puede deberse a un tumor maligno o no maligno (como un adenoma). Un tumor maligno suele aparecer como un nódulo individual en el cuello; un tumor no maligno puede aparecer como múltiples nódulos en el cuello. Son signos y síntomas asociados disfonía, pérdida de la voz, y disfagia.

El tejido tiroideo de los tumores dermoides ováricos puede funcionar de manera independiente o en combinación con tirotoxicosis. Los tumores hipofisarios que secretan tirotropina (TSH), un tipo raro, son la única causa de valores normales o altos de TSH en asociación con tirotoxicosis. Por último, las concentraciones elevadas de coriogonadotropina, como se observa en caso de tumores trofoblásticos y embarazadas pueden causar tirotoxicosis.

Otras causas

- ***Bociógenos.*** Los bociógenos son fármacos —como litio, sulfonamidas y ácido para-aminosalicílico— y sustancias presentes en los alimentos que reducen la producción de tiroxina. Entre los alimentos que contienen bociógenos están cacahuates, col, soya, fresas, espinacas, rutabaga y rábano.

Consideraciones especiales

Se prepara al paciente con bocio para las pruebas programadas, entre las que podrían estar aspiración con aguja, ecografía y gammagrafía tiroidea. También se le prepara para cirugía o radioterapia, de ser necesario. Si el paciente tiene bocio, se le apoya para que exprese sus sentimientos acerca de su aspecto.

El paciente hipotiroideo necesitará una habitación cálida y loción humectante para la piel. Un laxante suave y un ablandador de heces pueden ayudar con el estreñimiento. Se proporciona alimentación rica en fibra y baja en contenido calórico, y se alienta la actividad para promover la pérdida de peso. Se indica al paciente que debe informar cualquier infección de inmediato; si presenta fiebre, se vigila la temperatura hasta que se estabilice. Una vez que comienza la reposición de hormona tiroidea, se observa en busca de signos y síntomas de hipertiroidismo, como inquietud, sudoración y pérdida excesiva de peso. Se evita la administración de sedantes, de ser posible, o se reduce la dosis, porque el hipotiroidismo retrasa el metabolismo de muchos fármacos. Se revisan las concentraciones de gases en sangre arterial en busca de indicaciones de hipoxia y acidosis respiratoria, a fin de determinar si el paciente necesita ayuda ventilatoria.

En el caso de pacientes con tiroiditis, se administra un antibiótico y se buscan elevaciones de la temperatura, que podrían indicar el desarrollo de resistencia al antibiótico. Se revisan los signos vitales, y se examina el cuello del paciente en busca de tumefacción o enrojecimiento inusuales. Se prescribe dieta líquida si el paciente tiene dificultad para deglutir. Se buscan signos de hipertiroidismo, como nerviosismo, temblor y debilidad, que son comunes en la tiroiditis subaguda. El paciente con hipertiroidismo grave (tormenta tiroidea) requerirá vigilancia estrecha de temperatura, volemia, frecuencia cardiaca y presión arterial.

Después de tiroidectomía, se revisan los signos vitales cada 15 a 30 minutos hasta que el estado del paciente se estabilice. Se está alerta a signos de tetania secundaria a lesión de paratiroides durante la cirugía. Se vigilan las concentraciones posoperatorias séricas de calcio,

B

se observa al paciente en busca de signos de Chvostek y Trousseau positivos, y se tiene a la mano gluconato de calcio al 10% para uso IV según se requiera. Se evalúan los apósitos con frecuencia para detectar sangrado excesivo, y se observa en busca de signos de obstrucción de vías respiratorias, como dificultad para hablar o deglutir, o estridor. Se tiene a la mano equipo de traqueotomía.

Orientación al paciente

Se explica cuáles signos y síntomas de hipotiroidismo e hipertiroidismo deben informarse. También se explica el tratamiento de reposición de hormona tiroidea y los signos de sobredosis de hormona tiroidea. Se discuten las precauciones postratamiento y la necesidad de terapia con yodo radiactivo.

CONSIDERACIONES PEDIÁTRICAS

El bocio congénito, un síndrome de mixedema infantil o cretinismo, se caracteriza por retraso mental, falla en el crecimiento y otros signos y síntomas de hipotiroidismo. El tratamiento temprano puede prevenir el retraso mental. Es importante la orientación genética, ya que los hijos de embarazos ulteriores están en riesgo.

Bibliografía

Berkowitz, C. D. (2012). *Berkowitz's pediatrics: A primary care approach* (4th ed.). USA: American Academy of Pediatrics.

Buttaro, T. M., Tybulski, J., Bailey, P. P., & Sandberg-Cook, J. (2008). *Primary care: A collaborative practice* (pp. 444–447). St. Louis, MO: Mosby Elsevier.

Sommers, M. S., & Brunner, L. S. (2012). *Pocket diseases*. Philadelphia, PA: F.A. Davis.

Borborigmos hiperactivos

A veces audibles sin necesidad de estetoscopio, los borborigmos hiperactivos reflejan aumento de la motilidad intestinal (peristaltismo). Por lo común se caracterizan como ondas de sonido gorgoteantes y rápidas. (Véase *Características de los borborigmos*, en la pág. 69.) Pueden deberse a obstrucción o hemorragia intestinales potencialmente letales o a infección GI, enteropatía inflamatoria (que suele seguir un curso crónico), alergias alimentarias o estrés.

INTERVENCIONES EN CASO DE URGENCIA

Después de detectar borborigmos hiperactivos, se revisan con rapidez los signos vitales y se pregunta al paciente sobre síntomas asociados, como dolor abdominal, vómito y diarrea. Si informa dolor abdominal colicoso o vómito, se continúa con la auscultación en busca de borborigmos. Si éstos cesan de manera abrupta, se sospecha obstrucción intestinal completa. Se hacen los preparativos para ayudar a la aspiración GI y la descompresión y para administrar líquidos y electrolitos IV y se prepara al paciente para cirugía.

En caso de diarrea, se registra su frecuencia, cantidad, color y consistencia. Si se detecta diarrea acuosa excesiva o sanguinolenta, se hacen los preparativos para administrar un antidiarreico, líquidos y electrolitos IV y, quizá, transfusiones sanguíneas.

Anamnesis y exploración física

Si se han descartado afecciones potencialmente letales, se obtienen antecedentes médicos y quirúrgicos detallados. Se pregunta al paciente si se ha sometido a cirugía de hernia o abdominal, porque ésta puede causar obstrucción intestinal mecánica. ¿Tiene antecedentes de enteropatía inflamatoria? También se interroga sobre brotes recientes de gastroenteritis entre familiares, amigos o compañeros de trabajo. Si el paciente ha viajado en fechas recientes, aun dentro del propio país, ¿supo de alguna enfermedad endémica?

Además, se determina si el estrés pudo haber contribuido al problema del paciente. Se pregunta acerca de alergias alimentarias e ingestión reciente de alimentos o líquidos inusuales. Se busca fiebre, que sugiere infección. Una vez hecha la auscultación, se inspecciona, percute y palpa con gentileza el abdomen.

Características de los borborigmos

Los ruidos producidos por el aire y los líquidos deglutidos al moverse por el tubo digestivo se conocen como *borborigmos*. Estos ruidos suelen ocurrir cada 5 a 15 segundos, pero por lo común su frecuencia es irregular. Por ejemplo, los borborigmos normalmente son más activos inmediatamente antes y después de una comida. Duran de menos de 1 segundo hasta varios segundos.

Los *borborigmos normales* pueden caracterizarse como ruidos rumorosos, gorgoteantes o metálicos. Los *borborigmos hiperactivos* pueden caracterizarse como intensos, gorgoteantes, de oleaje y rápidos; son de tono más alto y más frecuentes que los normales. Los *borborigmos hipoactivos* pueden caracterizarse como más tenues o de tono más bajo y menos frecuentes que los normales.

CONSIDERACIONES SEGÚN EL SEXO *Los hombres homosexuales que informan diarrea aguda y con resultados negativos en los cultivos fecales para huevecillos y parásitos pueden sufrir proctitis por clamidia no relacionada con linfogranuloma venéreo. Dado que probablemente los cultivos rectales serán negativos, es apropiado el tratamiento con tetraciclina.*

Causas médicas

- ***Enfermedad de Crohn.*** Los borborigmos hiperactivos suelen iniciarse de manera insidiosa. Entre los signos y síntomas asociados se incluyen diarrea, dolor abdominal colicoso que puede aliviarse al defecar, anorexia, febrícula, distensión y sensibilidad abdominales y, en muchos casos, una masa fija en el cuadrante inferior derecho. Son comunes las lesiones perianales y vaginales. Son posibles emaciación muscular, pérdida de peso y signos de deshidratación a medida que la enfermedad de Crohn avanza.
- ***Hipersensibilidad alimentaria.*** La absorción deficiente —más a menudo intolerancia a la lactosa— puede causar borborigmos hiperactivos. Son signos y síntomas asociados diarrea y, posiblemente, náusea, vómito, angiedema y urticaria.
- ***Gastroenteritis.*** Borborigmos hiperactivos siguen a náusea y vómito repentinos y acompañan a diarrea "explosiva". Son comunes cólicos o dolor abdominales, por lo común después de una onda peristáltica. Puede haber fiebre, según el microorganismo causal.
- ***Hemorragia GI.*** Los borborigmos hiperactivos son la indicación más inmediata de sangrado GI superior persistente. Otros datos son hematemesis, vómito en posos de café, distensión abdominal, diarrea sanguinolenta, expulsión rectal de coágulos de color rojo brillante y material gelatinoso o melena, y dolor durante el sangrado. Éste se acompaña de disminución de la diuresis, taquicardia e hipotensión.
- ***Obstrucción intestinal mecánica.*** Ocurren borborigmos hiperactivos al mismo tiempo que dolor abdominal colicoso cada pocos minutos en pacientes con obstrucción intestinal mecánica, un trastorno potencialmente letal; los borborigmos pueden hacerse más tarde hipoactivos hasta desaparecer. En caso de obstrucción del intestino delgado, náusea y vómito ocurren en fase más temprana y con mayor gravedad que en la obstrucción del intestino grueso. En la obstrucción intestinal completa, los borborigmos hiperactivos también se acompañan de distensión abdominal y estreñimiento, aunque la parte del intestino distal a la obstrucción puede continuar vaciándose hasta por 3 días.
- ***Colitis ulcerosa (aguda).*** Los borborigmos hiperactivos se inician de manera abrupta en pacientes con colitis

B

ulcerosa y se acompañan de diarrea sanguinolenta, anorexia, dolor abdominal, náusea, vómito, fiebre y tenesmo. Son posibles pérdida de peso, artralgias y artritis.

Consideraciones especiales

Se prepara al paciente para pruebas diagnósticas. Entre ellas pueden estar endoscopia para visualizar una posible lesión, radiografías con bario o análisis de heces. Un aumento de leucocitos puede indicar infección.

Orientación al paciente

Se explica cuáles cambios alimentarios son necesarios o benéficos y cuáles actividades físicas debe evitar el paciente. Se discuten técnicas de reducción del estrés.

CONSIDERACIONES PEDIÁTRICAS

Los borborigmos hiperactivos en niños suelen deberse a gastroenteritis, hábitos alimentarios erráticos, ingestión excesiva de determinados alimentos (como fruta verde) o alergia alimentaria.

Bibliografía

Irani, S. R., & Vincent, A. (2011). Autoimmune encephalitis—New awareness, challenging questions. *Discovery Medicine*, *11*, 449–458.

Rizos, D. V., Peritogiannis, V., & Gkogkos, C. (2011). Catatonia in the intensive care unit. *General Hospital Psychiatry*, *33*, e1–e2.

Borborigmos hipoactivos

(Véase también Silencio abdominal)

Los borborigmos hipoactivos, que se detectan por auscultación, tienen menores regularidad, tono y volumen que los normales. Por sí solos, los borborigmos hipoactivos no indican una urgencia; de hecho, se les considera normales durante el sueño. Sin embargo, pueden presagiar silencio abdominal, que tal vez indique un trastorno potencialmente letal.

Los borborigmos hipoactivos resultan de disminución del peristaltismo, que a su vez puede deberse a obstrucción intestinal en desarrollo. La obstrucción puede ser mecánica (como la debida a hernia, tumor o torcimiento), vascular (como la debida a embolia o trombosis), o neurógena (como la debida a deterioro mecánico, isquémico o tóxico de la inervación intestinal). Los borborigmos hipoactivos también pueden ser provocados por determinados fármacos, cirugía abdominal y radioterapia.

Anamnesis y exploración física

Después de detectar borborigmos hipoactivos, se buscan síntomas relacionados. Se pregunta al paciente sobre sitio, inicio, duración, frecuencia e intensidad de cualquier dolor. El dolor abdominal colicoso suele indicar obstrucción intestinal mecánica, mientras que el dolor abdominal difuso por lo común indica distensión intestinal relacionada con íleo.

Se pregunta al paciente sobre cualquier vómito reciente. ¿Cuándo comenzó? ¿Con qué frecuencia ocurre? ¿Es sanguinolento? También se pregunta sobre cambios en los hábitos de excreción. ¿Tiene antecedentes de estreñimiento? ¿Cuándo fue la última vez que defecó o expulsó gas?

Se obtienen antecedentes médicos y quirúrgicos detallados sobre afecciones que pueden causar obstrucción intestinal mecánica, como tumor o hernia abdominales. Se pregunta si hay antecedentes de dolor intenso; traumatismo; afecciones capaces de producir íleo, como pancreatitis; inflamación intestinal o infección ginecológica, que pueden causar peritonitis; o trastornos tóxicos como uremia. ¿Se ha sometido recientemente a radioterapia o cirugía abdominal o ha tomado medicamentos como los opiáceos, que pueden reducir el peristaltismo y causar borborigmos hipoactivos?

Una vez que se completa la anamnesis, se realiza una exploración física cuidadosa. Se inspecciona el abdomen en busca de distensión, y se toma nota de incisiones quirúrgicas y masas evidentes. Se percute y palpa de manera gentil el abdomen en busca de masas, gas, líquido, sensibilidad y rigidez. Se mide la circunferencia abdominal para detectar cualquier aumento subsecuente en la distensión. Asimismo se revisa en busca de escasa turgencia cutánea, hipotensión, disminución de la presión diferencial y otros signos de deshidratación y desequilibrio electrolítico, que pueden ser causados por íleo.

Causas médicas

■ ***Obstrucción intestinal mecánica.*** Los borborigmos pueden hacerse hipoactivos después de un periodo de hiperactividad. El paciente puede también tener dolor abdominal colicoso agudo en el cuadrante de la obstrucción, que tal vez se radie al flanco o la región lumbar; náusea y vómito (a más alta la obstrucción, más temprano e intenso el vómito); estreñimiento; y distensión abdominal y meteorismo. Si la obstrucción se hace completa, son posibles signos de choque.

■ ***Oclusión de arteria mesentérica.*** Después de un breve periodo de hiperactividad, los borborigmos se hacen hipoactivos y después desaparecen con rapidez, lo cual indica una crisis potencialmente letal. Son signos y síntomas asociados fiebre; antecedente de dolor abdominal colicoso que se convierte en dolor mesoepigástrico o periumbilical intenso y súbito, seguido de distensión abdominal y posiblemente soplos; vómito; estreñimiento; y signos de choque. Más tarde puede haber rigidez abdominal.

■ ***Íleo (adinámico).*** Los borborigmos son hipoactivos y pueden desaparecer. Entre los signos y síntomas asociados se incluyen distensión abdominal, malestar general y estreñimiento o expulsión de heces líquidas escasas y flatos. Si el trastorno sigue a infección abdominal aguda, son posibles fiebre y dolor abdominal.

Otras causas

■ ***Fármacos.*** Determinadas clases de fármacos reducen la motilidad intestinal y por tanto causan borborigmos hipoactivos. Entre ellos se incluyen opiáceos, como codeína; anticolinérgicos, como bromuro de propantelina; fenotiazinas, como clorpromazina; y vincristina. Los anestésicos generales o espinales producen hipoactividad transitoria de los borborigmos.

■ ***Radioterapia.*** Pueden ocurrir hipoactividad de los borborigmos y sensibilidad abdominal después de irradiación del abdomen.

■ ***Cirugía.*** Son posibles borborigmos hipoactivos después de manipulación del intestino. La motilidad y los borborigmos en el intestino delgado suelen reanudarse en un plazo de 24 horas, y los borborigmos colónicos, en 3 a 5 días.

Consideraciones especiales

Debe evaluarse con frecuencia al paciente con borborigmos hipoactivos en busca de indicaciones de choque (sed; ansiedad; inquietud; taquicardia; humedad fría de la piel; pulso filiforme débil), que pueden presentarse si el peristaltismo sigue disminuyendo y si se pierde líquido de la circulación.

Se está alerta a la ausencia súbita de borborigmos, en especial en el paciente posoperado o con hipopotasemia, porque hay mayor riesgo de íleo. Se toman los signos vitales y se auscultan los borborigmos cada 2 a 4 horas.

Dolor intenso, rigidez abdominal, defensa muscular y fiebre, acompañados de borborigmos hipoactivos, pueden indicar íleo por peritonitis. Si estos signos y síntomas ocurren, se hacen preparativos para intervenciones de urgencia. (Véase *Silencio abdominal*, en la pág. 661.)

El paciente con borborigmos hipoactivos puede requerir aspiración y descompresión GI, por medio de sonda nasogástrica o intestinal. En tal caso, se restringe el ingreso oral. Enseguida se eleva la cabecera de la cama al menos 30°, y se vuelve al paciente para facilitar el paso de la sonda por el tubo digestivo.

B

Debe recordarse no fijar con cinta una sonda intestinal a la cara del paciente. Se asegura la permeabilidad de la sonda observando en busca de drenaje y el funcionamiento correcto de los dispositivos de aspiración. Se irriga la sonda, y se vigila de cerca el drenaje.

Se continúa con la administración de líquidos y electrolitos IV, y se envía a laboratorio una muestra de suero para análisis de electrolitos al menos una vez al día. Se tiene presente que tal vez se requieran radiografías, intervenciones endoscópicas y análisis de sangre adicionales para determinar la causa de la hipoactividad de los borborigmos.

Se proporcionan medidas de confort según se requiera. La posición semi-Fowler ofrece el mayor alivio al paciente con íleo. A veces, la ambulación reactiva el intestino lento. Sin embargo, si el paciente no tolera la ambulación, los ejercicios de arco de movimiento o rodar al paciente de un lado a otro pueden estimular el peristaltismo. Asimismo, volver al paciente de un lado a otro ayuda a desplazar el gas por los intestinos.

Orientación al paciente

Se indica al cuidador la importancia de la ambulación y el cambio frecuente de lado, y que mantenga las restricciones de alimentos y líquidos. Se enseña al paciente o su cuidador sobre la necesidad de pruebas diagnósticas e intervenciones.

Consideraciones pediátricas

Los borborigmos hipoactivos en un niño pueden deberse simplemente a distensión intestinal por deglución excesiva de aire mientras el niño comía o lloraba. Sin embargo, es necesario asegurarse de observar al niño en busca de otros signos de enfermedad. Como en el adulto, los borborigmos lentos en un niño pueden indicar el inicio de íleo o peritonitis.

Bibliografía

Lau, J. Y., Sung, J., Hill, C., Henderson, C., Howden, C. W., & Metz, D. C. (2011). Systematic review of the epidemiology of complicated peptic ulcer disease: Incidence, recurrence, risk factors and mortality. *Digestion*, *84*: 102–113.

Malfertheiner, P., Chan, F. L., & McColl, K. L. (2009). Peptic ulcer disease. *Lancet*, *374*, 1449–1461.

Bradicardia

El término bradicardia se refiere a una frecuencia cardiaca menor de 60 latidos/minuto. Es normal en adultos jóvenes, atletas y adultos mayores, así como durante el sueño. También es una respuesta normal a la estimulación vagal causada por tos, vómito o esfuerzo al defecar. Cuando la bradicardia resulta de estas causas, la frecuencia cardiaca rara vez desciende por abajo de los 40 latidos/minuto. Sin embargo, cuando resulta de causas patológicas (como trastornos cardiovasculares), la frecuencia cardiaca puede ser menor.

Por sí misma, la bradicardia es un signo inespecífico. Pero junto con síntomas como dolor torácico, mareo, síncope y disnea puede indicar un trastorno potencialmente letal.

Anamnesis y exploración física

Después de detectar bradicardia, se buscan signos relacionados de trastornos potencialmente letales. (Véase *Manejo de la bradicardia intensa*, en la pág. 73.) Si la bradicardia no se acompaña de signos ominosos, se pregunta al paciente si él o algún familiar tienen el antecedente de pulso lento, porque éste puede heredarse. También se determina si tiene un trastorno metabólico subyacente, como hipotiroidismo, que puede precipitar bradicardia. Se le pregunta cuáles medicamentos toma y si se apega al horario y la dosificación prescritos. Se vigilan signos vitales, temperatura, pulso, respiraciones, presión arterial y saturación de oxígeno.

Causas médicas

■ ***Arritmia cardiaca.*** Según el tipo de arritmia y la tolerancia del paciente a ella, la bradicardia puede ser transitoria o sostenida, benigna o potencialmente letal. Son signos relacionados hipotensión, palpitaciones, mareo, debilidad, síncope y fatiga.

- ***Cardiomiopatía.*** La cardiomiopatía es un trastorno potencialmente letal que puede causar bradicardia transitoria o sostenida. Otros datos son mareo, síncope, edema, fatiga, ingurgitación yugular, ortopnea, disnea y cianosis periférica.
- ***Hipotermia.*** Suele ocurrir bradicardia cuando la temperatura central cae por abajo de los 32 °C. Se acompaña de escalofríos, cianosis periférica, rigidez muscular, bradipnea y confusión que desemboca en estupor.
- ***Hipotiroidismo.*** El hipotiroidismo causa bradicardia intensa además de fatiga, estreñimiento, aumento de peso inexplicable y sensibilidad al frío. Son signos relacionados piel gruesa, seca y fría; cabello seco y ralo; tumefacción facial; edema periorbitario; uñas quebradizas y gruesas; y confusión que desemboca en estupor.
- ***Infarto de miocardio (IM).*** La bradicardia sinusal es la arritmia más común relacionada con IM agudo. Entre los signos y síntomas acompañantes de un IM están dolor torácico insidioso, quemante o aplastante que puede radiar a mandíbula, hombro, brazo, espalda o zona epigástrica; náusea y vómito; humedad fría y palidez o cianosis de la piel; ansiedad; y disnea. La presión arterial puede estar elevada o deprimida. La auscultación puede revelar ruidos cardiacos anómalos.

Otras causas

- ***Pruebas diagnósticas.*** Cateterismo cardiaco y estudios electrofisiológicos pueden inducir bradicardia temporal.
- ***Fármacos.*** Bloqueadores adrenérgicos β y algunos bloqueadores de los canales de calcio, glucósidos cardiacos, mióticos tópicos (como pilocarpina), protamina, quinidina y otros antiarrítmicos, así como simpatolíticos, pueden causar bradicardia transitoria. No tomar los remplazos tiroideos puede causar bradicardia.

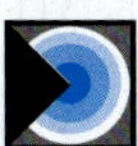

INTERVENCIONES EN CASO DE URGENCIA

Manejo de la bradicardia intensa

La bradicardia puede indicar un trastorno potencialmente letal cuando se acompaña de dolor, disnea, mareo, síncope u otros síntomas, exposición prolongada al frío o traumatismo de cuello. En tales pacientes, se toman los signos vitales con rapidez. Se conecta al paciente a un monitor cardiaco y se inserta una línea IV. Según la causa de la bradicardia, será necesario administrar líquidos, atropina o fármacos tiroideos. Si está indicado, se inserta una sonda urinaria a permanencia. Tal vez se requieran intubación, ventilación mecánica o colocación de un marcapasos si la frecuencia respiratoria desciende.

De ser apropiado, se realiza una evaluación enfocada para ayudar a localizar la causa de la bradicardia. Por ejemplo, se interroga sobre dolor. La presión asfixiante o el dolor torácico aplastante o quemante que se radia a brazos, espalda o mandíbula pueden indicar infarto de miocardio (IM) agudo; una cefalea intensa tal vez señale a aumento de la presión intracraneal. Asimismo se pregunta acerca de náusea, vómito o disnea, signos y síntomas asociados con IM agudo y cardiomiopatía. Se observa al paciente en busca de cianosis periférica, edema o ingurgitación yugular, que pueden indicar cardiomiopatía. Se busca una cicatriz de tiroidectomía, porque la bradicardia intensa puede deberse a hipotiroidismo causado por no tomar las hormonas tiroideas de remplazo.

Si la causa de la bradicardia es evidente, se dan cuidados de sostén. Por ejemplo, se mantiene tibio al paciente hipotérmico por medio de frazadas, y se vigila la temperatura central hasta que alcanza los 37.2 °C; se estabilizan cabeza y cuello del paciente traumatizado mientras se descarta lesión de la médula espinal cervical.

B

■ ***Tratamientos intracorporales.*** La aspiración puede inducir hipoxia y estimulación vagal, que provoca bradicardia. La cirugía cardiaca puede producir edema o daño de tejidos de conducción, con el resultado de bradicardia.

Consideraciones especiales

Se continúa tomando los signos vitales con frecuencia. Se está especialmente alerta a cambios en ritmo cardiaco, frecuencia respiratoria y nivel de conciencia.

Se prepara al paciente para pruebas de laboratorio, entre las que pueden incluirse biometría hemática completa; concentraciones de enzimas cardiacas, electrolitos séricos, glucosa sanguínea, nitrógeno ureico sanguíneo, gases en sangre arterial y fármacos en sangre; pruebas de funcionamiento tiroideo; y electrocardiograma de 12 derivaciones. Si es apropiado, se prepara al paciente para monitorización Holter de 24 horas.

Orientación al paciente

Se instruye al paciente sobre signos y síntomas que debe informar. Se le dan instrucciones para la medición del pulso, y se le explican los parámetros que deben hacerlo llamar al médico y buscar cuidados de urgencia. Si se ha colocado un marcapasos, se explica su uso.

CONSIDERACIONES PEDIÁTRICAS

Las frecuencias cardiacas normales son más altas en niños que en adultos. Puede ocurrir bradicardia fetal —una frecuencia cardiaca de menos de 120 latidos/minuto— durante el trabajo de parto prolongado o complicado, por ejemplo por compresión del cordón umbilical, desprendimiento parcial de la placenta y placenta previa. Es común la bradicardia intermitente, a veces acompañada de apnea, en lactantes prematuros. La bradicardia rara vez ocurre en lactantes a término o niños. Sin embargo, puede resultar de defectos cardiacos congénitos, glomerulonefritis aguda y bloqueo cardiaco transitorio o completo relacionado con cateterismo o cirugía cardiacos.

CONSIDERACIONES GERIÁTRICAS

La disfunción del nodo sinusal es la bradiarritmia más común en adultos mayores. Los pacientes con este trastorno pueden tener como molestias principales fatiga, intolerancia al esfuerzo, mareo o síncope. Si el paciente es asintomático, no se requiere intervención. Sin embargo, los pacientes sintomáticos requieren escrutinio cuidadoso de su tratamiento farmacológico. Betabloqueadores adrenérgicos, verapamilo, diazepam, simpatolíticos, antihipertensivos y algunos antiarrítmicos se han implicado como causas de complicaciones; los síntomas a veces desaparecen cuando se suspenden estos fármacos. Suele estar indicada la estimulación eléctrica en pacientes con bradicardia sintomática sin una causa susceptible de corrección.

BIBLIOGRAFÍA

Guly, H. R., Bouamra, O., Little, R., Dark, P., Coats, T., Driscoll, P., & Lecky, F. E. (2010). Testing the validity of the ATLS classification of hypovolemic shock. *Resuscitation*, *81*, 1142–1147.

Mutschler, M., Nienaber, U., Brockamp, T., Wafaisade, A., Wyen, H., Peiniger, S., … Maegele, M. (2012). A critical reappraisal of the ATLS classification of hypovolaemic shock: Does it really reflect clinical reality? *Resuscitation*, *84*: 309–313. doi:10.1016/j.resuscitation.2012.07.012.

BRADIPNEA

La bradipnea, que suele preceder a apnea o paro respiratorio potencialmente letales, es un patrón de respiraciones regulares con frecuencia de menos de 10 respiraciones/minuto. Este signo resulta de trastornos neurológicos y metabólicos y sobredosis de fármacos, que deprimen los centros de control respiratorio del encéfalo. (Véase *Cómo controla la respiración el sistema nervioso,* en la pág. 75.)

B

INTERVENCIONES EN CASO DE URGENCIA

Según el grado de depresión del sistema nervioso central (SNC), el paciente con bradipnea intensa puede requerir estimulación constante para respirar. Si el paciente parece excesivamente somnoliento, se trata de despertarlo sacudiéndolo e indicándole que respire. Se toman sus signos vitales con rapidez. Se valora su estado neurológico verificando el tamaño y las reacciones pupilares y evaluando su nivel de conciencia (NDC) y su capacidad de mover las extremidades.

Se conecta al paciente a un monitor de apnea y un oxímetro de pulso, se mantiene a la mano equipo respiratorio

Cómo controla la respiración el sistema nervioso

La estimulación por fuentes externas y por centros encefálicos superiores actúa en los centros respiratorios del de la protuberancia pontina y la médula. A su vez, estos centros envían impulsos a las diversas partes del aparato respiratorio para modificar los patrones de respiración.

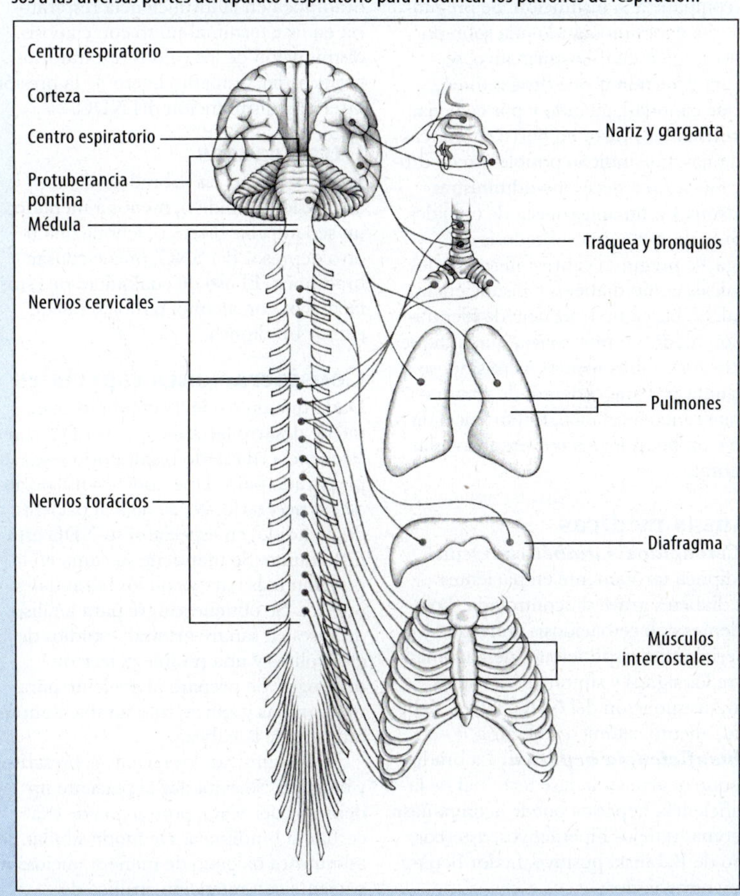

de urgencia y se está preparado para ayudar a la intubación y la ventilación mecánica si las respiraciones espontáneas cesan. Para prevenir la aspiración, se coloca al paciente de costado o se mantiene su cabeza elevada 30° respecto al resto del cuerpo, y se despejan sus vías respiratorias con aspiración o los dedos, si es necesario. Se administran antagonistas de opioides según se ordene.

Anamnesis y exploración física

Se obtiene una breve anamnesis del paciente, de ser posible. Como alternativa, se recaba esta información de quien lo acompañe a la institución. Se pregunta si está experimentando una sobredosis de droga y, en caso afirmativo, se intenta determinar qué drogas tomó, en qué cantidad, cuándo y por cuál vía. Se revisan los brazos en busca de marcas de agujas, que indican posible uso de drogas. Tal vez sea necesario administrar naloxona IV, un antagonista de opioides.

Si se descarta una sobredosis de droga, se pregunta sobre enfermedades crónicas, como diabetes e insuficiencia renal. Se busca un brazalete de identificación médica o una tarjeta que indique un trastorno subyacente. Asimismo, se pregunta por antecedentes de traumatismo craneoencefálico, tumor encefálico, infección neurológica o evento vascular cerebral.

Causas médicas

- ***Cetoacidosis diabética.*** Ocurre bradipnea tardíamente en pacientes con diabetes grave descontrolada. Los pacientes con cetoacidosis grave pueden experimentar respiraciones de Kussmaul. Entre los signos y síntomas asociados están disminución del NDC, fatiga, debilidad, aliento cetónico y oliguria.
- ***Insuficiencia hepática.*** La bradipnea que ocurre en la fase terminal de la insuficiencia hepática puede acompañase de coma, reflejos hiperactivos, asterixis, signo de Babinski positivo, hedor hepático y otros signos.
- ***Aumento de la presión intracraneal (PIC).*** La bradipnea es un signo tardío del aumento de la PIC, un trastorno potencialmente letal. En éste la bradipnea es precedida por disminución del NDC, deterioro del funcionamiento motor y pupilas dilatadas fijas. La tríada de bradipnea, bradicardia e hipertensión es un signo clásico de estrangulación tardía de la médula.
- ***Insuficiencia renal.*** La bradipnea que ocurre en la etapa terminal de la insuficiencia renal puede acompañarse de convulsiones, disminución del NDC, sangrado GI, hipotensión o hipertensión, escarcha urémica y otros signos diversos.
- ***Insuficiencia respiratoria.*** Ocurre bradipnea en la insuficiencia respiratoria en fase terminal junto con cianosis, disminución de los ruidos respiratorios, taquicardia, aumento ligero de la presión arterial y disminución del NDC.

Otras causas

- ***Fármacos.*** La sobredosis de un analgésico opioide o, menos a menudo, un sedante, barbitúrico, fenotiazina u otro depresor del SNC, puede causar bradipnea. El uso de cualquiera de estos fármacos con alcohol también puede causar bradipnea.

Consideraciones especiales

Dado que un paciente con bradipnea puede desarrollar apnea, se verifica con frecuencia su estado respiratorio y se está preparado para darle apoyo ventilatorio de ser necesario. No se deja al paciente desatendido, en especial si su NDC está disminuido. Se mantiene su cama en la posición más baja y con los barandales puestos. Se obtiene sangre para análisis de gases en sangre arterial, estudios de electrolitos y una posible detección de drogas. Se prepara al paciente para radiografías y, quizá, tomografía computarizada de la cabeza.

Se administran los fármacos prescritos y oxígeno. Se evita dar al paciente un depresor del SNC, porque puede exacerbar la bradipnea. De modo similar, se administra oxígeno de manera juiciosa al paciente con retención crónica de

Frecuencias respiratorias en niños

La gráfica muestra frecuencias respiratorias normales en niños, las cuales son mayores que las normales en adultos. En consecuencia, la bradipnea en niños se define según la edad.

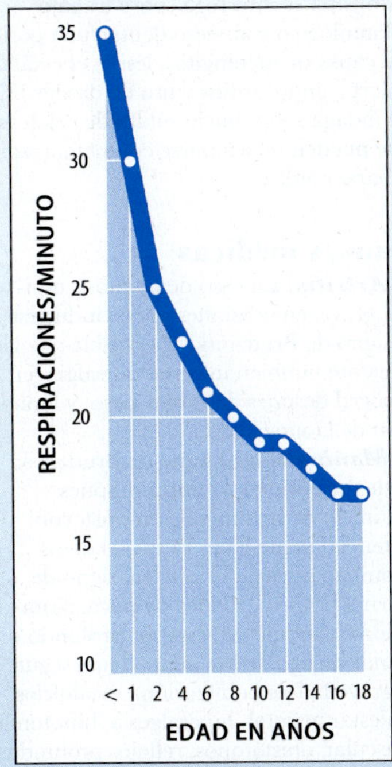

dióxido de carbono, la cual puede ocurrir en la enfermedad pulmonar obstructiva crónica, porque la oxigenoterapia excesiva puede reducir el impulso respiratorio.

Cuando se enfrenta la respiración lenta en pacientes hospitalizados, siempre se revisan todos los fármacos y las dosis que se administraron en las últimas 24 horas.

Orientación al paciente

Se explican las complicaciones del tratamiento con opioides, como la bradipnea, y se discuten los signos y síntomas de la intoxicación por opioides. Se enseñan al paciente las causas de la bradipnea. También se le enseña el plan de tratamiento después de que se establece un diagnóstico.

CONSIDERACIONES PEDIÁTRICAS
Dado que las frecuencias respiratorias son mayores en niños que en adultos, la bradipnea en niños se define según la edad. (Véase *Frecuencias respiratorias en niños.*)

CONSIDERACIONES GERIÁTRICAS
Cuando se prescriben medicamentos a pacientes adultos mayores, debe tenerse presente que tienen mayor riesgo de presentar bradipnea secundaria a intoxicación por fármacos. Ello se debe a que muchos de estos pacientes toman varios medicamentos que pueden potenciar este efecto y a que suelen tener otras afecciones que los predisponen a él. Se advierte a los pacientes mayores acerca de esta complicación potencialmente letal.

Bibliografía

Chung, F., Abrishami, A., & Khajehdehi, A. (2010). A systematic review of screening questionnaires for obstructive sleep apnea. *Canadian Journal of Anaesthesia*, *57*(5), 423–438.

Dahan, A., Aarts, L., & Smith, T. W. (2010). Incidence, reversal, and prevention of opioid-induced respiratory depression. *Anesthesiology*, *112*(1), 226–238.

Brudzinski, signo

Un signo de Brudzinski positivo (flexión de caderas y rodillas en respuesta a la flexión pasiva del cuello) indica irritación meníngea. La flexión pasiva del cuello estira las raíces nerviosas, causando dolor y flexión involuntaria de rodillas y caderas.

El signo de Brudzinski es un indicador temprano común e importante de meningitis y hemorragia subaracnoidea potencialmente letales. Puede inducirse en niños así como en adultos, aunque para lactantes existen indicadores más confiables de irritación meníngea.

La inducción del signo de Brudzinski no es parte del examen sistemático, a menos que se sospeche irritación meníngea (Véase *Inducción del signo de Brudzinski,* en la pág. 79.)

INTERVENCIONES EN CASO DE URGENCIA

Si el paciente está alerta, se le pregunta sobre cefalea, dolor de cuello, náusea y alteraciones de la visión (visión borrosa o doble y fotofobia), todos indicadores de aumento de la presión intracraneal (PIC). Después, se observa al paciente en busca de signos y síntomas de aumento de la PIC, como alteración del nivel de conciencia (NDC) (inquietud, irritabilidad, confusión, letargo, cambios de personalidad y coma), cambios pupilares, bradicardia, aumento de la presión del pulso, patrones respiratorios irregulares (respiración de Cheyne-Stokes o de Kussmaul), vómito, y fiebre moderada.

Se tiene a la mano una vía aérea, equipo de intubación, respirador manual y equipo de aspiración, porque el estado del paciente puede deteriorarse de improviso. Se eleva la cabecera de la cama 30 a 60° para promover el drenaje venoso. Se administra un diurético osmótico, como manitol, a fin de reducir el edema cerebral.

Se vigila la PIC y se está alerta a una PIC que continúa aumentando. Tal vez se deba suministrar ventilación mecánica y administrar un barbitúrico y dosis adicionales de un diurético. Asimismo, quizá se deba drenar líquido cerebroespinal (LCE).

Anamnesis y exploración física

Se continúa la exploración neurológica evaluando el funcionamiento de los nervios craneales y tomando nota de déficit motores o sensitivos. Es necesario asegurarse de buscar el signo de Kernig (resistencia a la extensión de la rodilla después de flexión de la cadera), que es una indicación adicional de irritación meníngea. También se buscan signos de infección del sistema nervioso central, como fiebre y rigidez de nuca.

De ser necesario, se pregunta al paciente o su familia sobre antecedentes de hipertensión, estenosis espinal o traumatismo craneoencefálico reciente. Asimismo se interroga sobre trabajo odontológico y absceso dental (una posible causa de meningitis), lesión encefálica abierta, endocarditis y uso de drogas IV. Se indaga sobre inicio súbito de cefaleas, que pueden relacionarse con hemorragia subaracnoidea.

Causas médicas

- ***Artritis.*** En caso de estenosis espinal grave, en ocasiones puede inducirse el signo de Brudzinski. Es posible que el paciente también informe dorsalgia (en especial después de cargar peso) y limitación de la movilidad.
- ***Meningitis.*** El signo de Brudzinski suele ser positivo 24 horas después del inicio de meningitis, un trastorno potencialmente letal. Entre los datos acompañantes están cefalea, signo de Kernig positivo, rigidez de nuca, irritabilidad o inquietud, estupor profundo o coma, vértigo, fiebre (alta o baja, según la gravedad de la infección), escalofríos, malestar general, hiperalgesia, hipotonía muscular, opistótonos, reflejos profundos simétricos, papiledema, parálisis ocular y facial, náusea, vómito, fotofobia, diplopía y pupilas lentas desiguales. A medida que aumenta la PIC, pueden ocurrir hipertensión arterial, bradicardia, aumento de la presión diferencial, respiraciones de Cheyne-Stokes o de Kussmaul y coma.
- ***Hemorragia subaracnoidea.*** El signo de Brudzinski puede inducirse en los minutos que siguen a un sangrado inicial en una hemorragia subaracnoidea, que es un trastorno potencialmente letal. Son signos y síntomas acompañantes inicio súbito de cefalea intensa, rigidez de nuca, NDC alterado, mareo, fotofobia, parálisis de nervios craneales

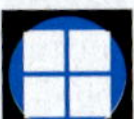

PARA FACILITAR LA EXPLORACIÓN

Inducción del signo de Brudzinski

He aquí cómo buscar el signo de Brudzinski cuando se sospecha irritación meníngea:

Con el paciente en decúbito supino, el examinador coloca sus manos atrás del cuello y eleva la cabeza hacia el pecho.

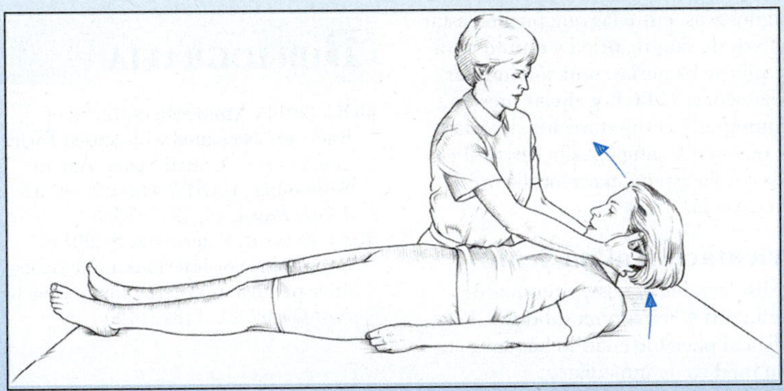

Si el paciente tiene irritación meníngea, flexionará caderas y rodillas en respuesta a la flexión pasiva del cuello.

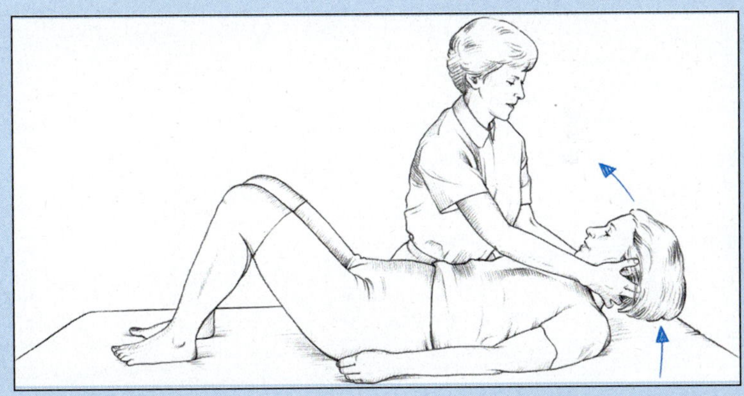

(evidenciada por ptosis, dilatación pupilar y movimiento limitado de músculos extraoculares), náusea, vómito, fiebre y signo de Kernig positivo. También son posibles signos focales —como hemiparesia, alteraciones de la visión o afasia. A medida que la PIC aumenta, pueden presentarse hipertensión, bradicardia, aumento de la presión diferencial, respiraciones de Cheyne-Stokes o de Kussmaul y coma.

Consideraciones especiales

Muchos pacientes con signo de Brudzinski positivos están en estado crítico. Requieren vigilancia constante de la PIC y revisiones neurológicas frecuentes además de valoración intensiva y monitorización de signos vitales, ingreso y egreso, y estado cardiorrespiratorio. Para promover el confort del paciente, se mantienen luces tenues, se minimiza el ruido y se eleva la cabecera de la cama. No suelen administrarse analgésicos opioides, porque pueden enmascarar los signos de aumento de la PIC.

Se prepara al paciente para pruebas diagnósticas, entre las que pueden estar cultivos de sangre, orina y esputo para identificar bacterias, punción lumbar para valorar el LCE y aliviar presión, y tomografía computarizada, resonancia magnética, angiografía cerebral y radiografía espinal para localizar una hemorragia.

Orientación al paciente

Se discuten los signos y síntomas de meningitis y hematoma subdural. Se indica al paciente cuándo buscar atención médica de inmediato.

CONSIDERACIONES PEDIÁTRICAS

El signo de Brudzinski no suele ser un indicador útil de irritación meníngea en lactantes porque otros signos más confiables (como protuberancia de fontanelas, llanto débil, irritabilidad, vómito y alimentación deficiente) aparecen en fase temprana.

Bibliografía

CDC. (2011). Multistate outbreak of listeriosis associated with Jensen Farms cantaloupe—United States, August–September. *MMWR Morbidity and Mortal Weekly Report*, *60*, 1357–1358.

Todd, E. C., & Notermans, S. (2011). Surveillance of listeriosis and its causative pathogen, Listeria monocytogenes. *Food Control*, *22*, 1484–1490.

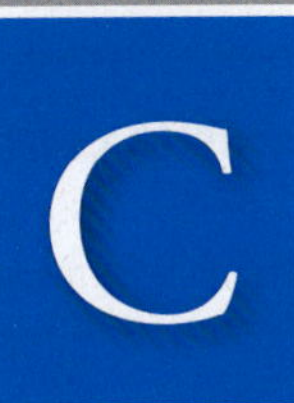

Cefalea

La cefalea, el síntoma neurológico más común, puede ser localizada o generalizada, y causar dolor leve a intenso. Alrededor de 90% de todas las cefaleas son benignas y pueden describirse como vasculares, por contracción pulmonar, o una combinación de ambas. (Véase *Manifestaciones clínicas de la cefalea,* en la pág. 82.) Sin embargo, ocasionalmente las cefaleas indican un trastorno neurológico grave asociado con inflamación intracraneal, aumento de la presión intracraneal (PIC), o irritación meníngea. También pueden ser resultado de un trastorno ocular o sinusal, pruebas, fármacos, u otros tratamientos.

Otras causas de cefalea son fiebre, fatiga ocular, deshidratación y enfermedad febril sistémica. Pueden ocurrir cefaleas en determinadas alteraciones metabólicas —como hipoxemia, hipercapnia, hiperglucemia e hipoglucemia—, pero no son un signo prominente o con valor diagnóstico. Algunos individuos presentan cefaleas después de convulsiones o por toser, estornudar, levantar objetos pesados o agacharse.

Anamnesis y exploración física

Si el paciente informa cefalea, se le pide que describa sus características y localización. ¿Con qué frecuencia presenta cefalea? ¿Cuánto dura una cefalea típica? Se intenta identificar factores precipitantes, como determinados alimentos o exposición a luces intensas. Se pregunta qué ayuda a aliviar la cefalea. ¿Está el paciente bajo estrés? ¿Ha tenido dificultad para dormir?

Se recaban los antecedentes de uso de drogas y alcohol, y se interroga sobre traumatismo craneoencefálico en las últimas 4 semanas. ¿Ha tenido recientemente náusea, vómito, fotofobia o cambios visuales? ¿Se siente somnoliento, confundido o mareado? ¿Ha tenido convulsiones recientemente o alguna vez?

Se comienza la exploración física evaluando el nivel de conciencia (NDC). Enseguida se revisan los signos vitales. Se está alerta a signos de aumento de la PIC: aumento de la presión diferencial, bradicardia, alteración del patrón respiratorio e hipertensión. Se revisa el tamaño de las pupilas y la reacción a la luz, y se toma nota de cualquier rigidez de cuello.

Causas médicas

- ***Carbunco (cutáneo).*** Junto con una lesión maculopapular que se convierte en una vesícula y finalmente una úlcera indolora, pueden ocurrir cefalea, linfadenopatía, fiebre y malestar general.
- ***Malformaciones arteriovenosas.*** Menos comunes que los aneurismas cerebrales, las malformaciones vasculares suelen deberse a defectos del desarrollo de venas y arterias cerebrales. Aunque hay muchas desde el nacimiento, se manifiestan en la edad adulta con una tríada de síntomas: cefalea, hemorragia y convulsiones.
- ***Absceso encefálico.*** En caso de absceso encefálico, la cefalea se localiza en el sitio del absceso. Por lo común se intensifica en unos pocos días y se agrava al pujar. Además puede haber náusea, vómito y convulsiones focales o generalizadas. El NDC va de somnolencia a estupor profundo.

  Según el sitio del absceso, son posibles signos y síntomas asociados afasia,

Manifestaciones clínicas de la cefalea

C

La International Headache Society ha desarrollado criterios para el diagnóstico de varios tipos distintos de cefalea. Aquí se mencionan las características diferenciales de algunas de las cefaleas comunes.

MIGRAÑAS SIN AURA

Las migrañas sin aura, antes llamadas *migrañas comunes* o *hemicrania simple*, se diagnostican cuando el paciente tiene cinco episodios que incluyen los siguientes síntomas:

- Cefalea no tratada o tratada sin éxito que dura 4 a 72 horas
- Dos de los siguientes: dolor unilateral, pulsátil, moderado o intenso o agravado por la actividad física
- Náusea, vómito, fotofobia o fonofobia

MIGRAÑAS CON AURA

Antes llamadas *migrañas clásicas, oftálmicas, hemipléjicas* o *afásicas*, estas cefaleas se diagnostican cuando el paciente tiene al menos dos episodios con tres de estas características:

- Uno o más síntomas de aura reversibles (que indican disfunción focal de la corteza cerebral o del tallo encefálico)
- Uno o más síntomas de aura que duran más de 4 minutos o dos o más síntomas que ocurren en sucesión
- Un síntoma de aura que dura menos de 60 minutos (por síntoma)
- Una cefalea que comienza antes de un aura, ocurre con ella o la sigue, con un intervalo libre de menos de 60 minutos

Las migrañas con aura también deben tener una de las siguientes características para que su aura pueda clasificarse como típica:

- Alteración visual equilateral
- Parestesia o entumecimiento unilaterales, o ambos
- Debilidad unilateral
- Afasia u otra dificultad del habla

Las migrañas también tienen una de las siguientes características:

- Anamnesis y exploraciones física y neurológica negativas para algún trastorno
- Los exámenes sugieren un trastorno que se descarta mediante la investigación apropiada
- Existe un trastorno, pero las migrañas no ocurren por primera vez en relación con él

CEFALEAS TENSIONALES

En contraste con las migrañas, las cefaleas tensionales episódicas se diagnostican cuando la cefalea ocurre en menos de 180 días al año o el paciente tiene menos de 15 cefaleas al mes y presenta las siguientes características:

- Una cefalea dura de 30 minutos a 7 días
- Dolor opresivo o apretado, leve a moderado, bilateral y no agravado por la actividad
- Fotofobia o fonofobia ocasionales, pero no suelen ocurrir náusea o vómito

CEFALEAS EN BROTES

Las cefaleas en brotes o histamínicas son un tipo tratable de síndrome de cefalea vascular. Algunas de sus características son:

- Tipo episódico (más común): 1 a 3 episodios breves de dolor periorbitario al día en un lapso de 4 a 8 semanas, seguidos de un intervalo libre de dolor con duración promedio de 1 año
- Tipo crónico: ocurre después de que se establece un patrón episódico
- Dolor unilateral que ocurre sin advertencia, alcanza un crescendo en 5 minutos, y se describe como insufrible y profundo
- Episodios que duran de 30 minutos a 2 horas
- Síntomas asociados: son posibles lagrimeo, enrojecimiento ocular, congestión nasal, ptosis y náusea

deterioro de la agudeza visual, hemiparesia, ataxia, temblor y cambios de personalidad. Los signos de infección, como fiebre y palidez, suelen presentarse tardíamente; sin embargo, si el absceso permanece encapsulado, es posible que no se presenten estos signos.

■ ***Tumor encefálico.*** Al principio ocurre cefalea localizada cerca del sitio del tumor; a medida que éste crece, la cefalea se hace generalizada. El dolor suele ser intermitente, de ubicación profunda, sordo y más intenso por la mañana. Es agravado por tos, postura agachada, maniobra de Valsalva y cambios en la posición de la cabeza, y aliviado por postura sedente y reposo. Entre los signos y síntomas asociados se incluyen cambios de personalidad, alteración del NDC, disfunción motora y sensitiva y, con el tiempo, signos de aumento de la PIC, como vómito, hipertensión sistólica y aumento de la presión diferencial.

■ ***Aneurisma cerebral (ruptura).*** La ruptura de aneurisma cerebral es un problema potencialmente letal caracterizado por cefalea insufrible súbita, que puede ser unilateral y alcanza su máximo en los minutos que siguen a la ruptura. Puede haber pérdida inmediata de la conciencia o alteración variable del NDC. Según la gravedad y el sitio del sangrado, son posibles también náusea y vómito; signos y síntomas de irritación meníngea, como rigidez de nuca y visión borrosa; hemiparesia; y otras manifestaciones.

■ ***Virus de Ébola.*** La cefalea suele ser abrupta al inicio, que más a menudo ocurre en el quinto día de la enfermedad. Además, el paciente informa malestar general, mialgia, fiebre elevada, diarrea, dolor abdominal, deshidratación y letargo. Entre los días 5 y 7 de la enfermedad se produce un exantema maculopapular. Otros datos posibles son dolor torácico pleurítico; tos seca superficial; faringitis pronunciada; hematemesis; melena; y sangrado nasal, gingival y vaginal. Suele ocurrir la muerte en la segunda semana de la enfermedad, precedida por pérdida grave de sangre y choque.

■ ***Encefalitis.*** Una cefalea intensa generalizada es característica de la encefalitis. El NDC suele deteriorarse en un lapso de 48 horas, quizá de letargo a coma. Son signos y síntomas asociados fiebre, rigidez de nuca, irritabilidad, convulsiones, náusea y vómito, fotofobia, parálisis de nervios craneales como ptosis, y déficit neurológicos focales, como hemiparesia y hemiplejia.

■ ***Hemorragia epidural (aguda).*** Traumatismo craneoencefálico y pérdida breve y repentina de la conciencia suelen preceder a una hemorragia epidural aguda, que causa cefalea que empeora de manera progresiva y se acompaña de náusea, vómito, distensión vesical, confusión, y despúes disminución rápida del NDC. Otros signos y síntomas son convulsiones unilaterales, hemiparesia, hemiplejia, fiebre alta, disminución de la frecuencia del pulso y pulso saltón, aumento de la presión diferencial, hipertensión, reflejo de Babinski positivo y postura de descerebración.

Si el paciente entra en coma, las respiraciones se hacen más profundas y estertorosas, después superficiales e irregulares, y finalmente cesan. Puede haber dilatación pupilar en el mismo lado de la hemorragia.

■ ***Glaucoma (agudo de ángulo cerrado).*** El glaucoma es una urgencia oftalmológica que puede causar cefalea insufrible así como dolor ocular agudo, visión borrosa, halo visual, náusea y vómito. Las valoraciones revelan inyección conjuntival, turbidez corneal y dilatación moderada de pupila fija.

■ ***Síndrome pulmonar por hantavirus.*** El edema pulmonar no cardiógeno distingue el síndrome pulmonar por hantavirus, una enfermedad viral informada por primera vez en Estados Unidos en 1993. Algunos motivos comunes que inducen a buscar tratamiento son signos y síntomas de influenza —cefalea, mialgia, fiebre, náusea, vómito y tos— seguidos de dificultad respiratoria. Fiebre, hipoxia y (en algunos pacientes) hipotensión grave tipifican la evolución hospitalaria. Otros signos y síntomas son frecuencia respiratoria creciente (28 respiraciones/minuto o más) y aumento de la frecuencia cardiaca (120 latidos/minuto o más).

■ ***Hipertensión.*** La hipertensión puede causar cefalea occipital ligeramente palpitante al despertar, que disminuye en gravedad durante el día. Sin embargo, si la presión arterial diastólica excede de 120 mm Hg, la cefalea permanece constante. Son signos y síntomas asociados galope auricular, inquietud, confusión, náusea, vómito, visión borrosa, convulsiones y alteración del NDC.

■ ***Influenza.*** Una cefalea generalizada o frontal intensa suele comenzar de manera repentina con la influenza. Los signos y síntomas acompañantes pueden durar 3 a 5 días, y entre ellos se incluyen dolor retroorbitario punzante, debilidad, mialgia difusa, fiebre, escalofríos, tos, rinorrea y, en ocasiones, disfonía.

■ ***Listeriosis.*** Son signos y síntomas de listeriosis fiebre, mialgia, dolor abdominal, náusea, vómito y diarrea. Si la infección se propaga al sistema nervioso, puede ocurrir meningitis, con signos y síntomas como cefalea, rigidez de nuca, fiebre y cambio del NDC.

CONSIDERACIONES SEGÚN EL SEXO *Las infecciones durante el embarazo pueden causar parto prematuro, infección del neonato o aborto.*

■ ***Meningitis.*** La meningitis es marcada por el inicio súbito de una cefalea generalizada constante intensa que empeora con el movimiento. Son signos asociados rigidez de nuca, signos de Kernig y de Brudzinski positivos, hiperreflexia y, quizá, opistótonos. En la meningitis ocurre fiebre temprana, y puede acompañarse de escalofríos. Cuando la PIC aumenta, se presenta vómito y, de manera ocasional, papiledema. Otras manifestaciones son NDC alterado, convulsiones, parálisis oculares, debilidad facial y pérdida auditiva.

■ ***Peste* (Yersinia pestis).** La forma neumónica de la peste provoca inicio súbito de cefalea, escalofríos, fiebre, mialgia, tos productiva, dolor torácico, taquipnea, disnea, hemoptisis, dificultad respiratoria e insuficiencia cardiopulmonar.

■ ***Síndrome conmocional.*** Puede ocurrir cefalea generalizada o localizada 1 a 30 días después de un traumatismo craneoencefálico y durar 2 a 3 semanas. Este síndrome característico puede describirse como dolor insidioso, retumbante, opresivo, punzante o palpitante. El examen neurológico del paciente es normal, pero éste puede experimentar aturdimiento o mareo, visión borrosa, fatiga, insomnio, incapacidad de concentrarse, e intolerancia al ruido y alcohol.

Entre los signos y síntomas de esta enfermedad se incluyen cefalea intensa, fiebre, escalofríos, malestar general, dolor torácico, náusea, vómito y diarrea. La fiebre puede durar hasta 2 semanas, y en casos graves, ocurre hepatitis o neumonía.

■ ***Fiebre Q.*** Son signos y síntomas de fiebre Q cefalea intensa, fiebre, escalofríos, malestar general, dolor torácico, náusea, vómito y diarrea. La fiebre puede durar hasta 2 semanas, y en casos graves, ocurre hepatitis o neumonía.

■ ***Síndrome respiratorio agudo grave (SARS).*** El SARS (por sus siglas en inglés) es una enfermedad infecciosa aguda de etiología desconocida; sin embargo, un coronavirus recién descubierto se ha implicado como posible causa. Aunque la mayoría de los casos se han informado en Asia (China, Vietnam, Singapur, Tailandia), también ha habido algunos en Europa y Norteamérica. El periodo de incubación es de 2 a 7 días, y la enfermedad suele comenzar con fiebre (por lo común mayor a 38 °C). Otros síntomas son cefalea; malestar general; tos seca; y disnea. La gravedad de la enfermedad es muy variable; va da enfermedad leve a neumonía y, en algunos casos, avanza a insuficiencia respiratoria y la muerte.

■ ***Viruela (Variola major).*** Los signos y síntomas iniciales de viruela son cefalea grave, dolor abdominal, fiebre alta, malestar general, postración y exantema maculopapular en mucosa bucal, faringe, cara, antebrazos, y después tronco y piernas. El exantema se hace vesicular, después pustular, y finalmente costras y escaras, que dejan una cicatriz deprimida. En casos letales, las muertes se deben a encefalitis, sangrado extenso, o infección secundaria.

■ ***Hemorragia subaracnoidea.*** La hemorragia subaracnoidea suele causar cefalea violenta repentina junto con rigidez de nuca, náusea, vómito, convulsiones, mareo, dilatación pupilar ipsilateral y alteración del NDC que puede avanzar con rapidez a coma. El paciente también exhibe signos de Kernig y Brudzinski positivos, fotofobia, visión borrosa y, quizá, fiebre. También son posibles signos y síntomas focales (como hemiparesia, hemiplejia, alteraciones sensitivas o visuales y afasia) y signos de PIC elevada (como bradicardia e hipertensión).

- ***Hematoma subdural.*** Típicamente asociados con traumatismo craneoencefálico, los hematomas subdurales agudo y crónico pueden causar cefalea y disminución del NDC. En caso de hematoma subdural agudo, el traumatismo craneoencefálico también causa somnolencia, confusión y agitación que pueden avanzar a coma. Son datos ulteriores signos de aumento de la PIC y déficit neurológicos focales como hemiparesia.

El hematoma subdural crónico produce una cefalea sorda retumbante que fluctúa en intensidad y se localiza sobre el hematoma. Semanas o meses después del traumatismo craneoencefálico inicial, el paciente puede experimentar desvanecimiento, cambios de personalidad, confusión, convulsiones y empeoramiento progresivo del NDC. Son posibles signos ulteriores dilatación pupilar unilateral, reacción pupilar lenta a la luz y ptosis.

- ***Tularemia.*** Entre los signos y síntomas posteriores a la inhalación de la bacteria *Francisella tularensis* se incluyen inicio abrupto de cefalea, fiebre, escalofríos, mialgia generalizada, tos seca, disnea, dolor torácico pleurítico y empiema.
- ***Tifus.*** Son signos y síntomas iniciales de tifus cefalea, mialgia, artralgia y malestar general seguidos de inicio abrupto de escalofríos, fiebre, náusea y vómito. En algunos casos hay un exantema maculopapular.
- ***Encefalitis nilooccidental.*** La encefalitis nilooccidental es una infección encefálica causada por el virus nilooccidental, un flavivirus transportado por mosquitos que suele encontrarse en África, occidente de Asia, Oriente Medio y, raras veces, Norteamérica. La infección leve es común; algunos signos y síntomas son fiebre, cefalea y dolor corporal, por lo común con un exantema y tumefacción de nódulos linfáticos. Una infección más grave es marcada por fiebre nocturna, cefalea, rigidez de cuello, estupor, desorientación, coma, temblor, convulsiones ocasionales, parálisis y, raras veces, la muerte.

Otras causas

- ***Pruebas diagnósticas.*** Punción lumbar y mielografía pueden inducir cefalea frontal palpitante que empeora al estar de pie.
- ***Fármacos.*** Muchos fármacos causan cefaleas. Por ejemplo, la indometacina las induce en muchos pacientes, más a menudo por la mañana. Los vasodilatadores y los fármacos con efecto vasodilatador, como los nitratos, suelen causar una cefalea palpitante. También pueden ocurrir cefaleas después de la suspensión de vasopresores, como cafeína, ergotamina y simpatomiméticos.

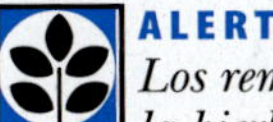
ALERTA HERBOLARIA
Los remedios herbales —como la hierba de San Juan y el ginseng— pueden causar diversas reacciones adversas, incluidas cefaleas.

- ***Tracción.*** La tracción cervical con clavos suele causar cefalea, ya sea generalizada o localizada en los sitios de inserción de los clavos.

Consideraciones especiales

Se continúa vigilando signos vitales y NDC. Se observa en busca de cambio en la intensidad o el sitio de la cefalea. Para ayudar a aminorar ésta, se administra un analgésico, se oscurece la habitación y se minimizan otros estímulos. Se explica al paciente la justificación de estas intervenciones.

Se prepara al paciente para pruebas diagnósticas como radiografías de cráneo, tomografía computarizada, punción lumbar o arteriografía cerebral.

Orientación al paciente

Se explican los signos de reducción del NDC y convulsiones que el paciente o sus cuidadores deben informar. Se explican modos de mantener un ambiente tranquilo y reducir el estrés ambiental. Se discute el uso de analgésicos.

C

CONSIDERACIONES PEDIÁTRICAS
Si un niño es demasiado pequeño para describir su síntoma, se sospecha una cefalea si se le ve golpeándose o sujetándose la cabeza. En el caso de un lactante, llanto agudo y fontanelas protuberantes pueden indicar aumento de la PIC y cefalea. En el caso de escolares, se pregunta a los padres sobre el desempeño reciente del niño en la escuela y sobre problemas en casa que pudieran causar una cefalea tensional.

Los niños presentan migraña el doble que las niñas. En mayores de 3 años, una cefalea es el síntoma más común de tumor encefálico.

Bibliografía

Evers, S., & Jensen, R. (2011). Treatment of medication overuse headache—Guideline of the EFNS headache panel. *European Journal of Neurology*, *18*, 1115–1121.

Lanteri-Minet, M., Duru, G., Mudge, M., & Cottrell, S. (2011). Quality of life impairment, disability and economic burden associated with chronic daily headache, focusing on chronic migraine with or without medication overuse: A systematic review. *Cephalalgia*, *31*, 837–850.

Ceguera

La ceguera —la incapacidad de percibir estímulos visuales— puede ser repentina o gradual y temporal o permanente. El déficit va de ligero deterioro de la visión a ceguera total. Puede deberse a un trastorno ocular, neurológico o sistémico o a traumatismo o uso de determinados fármacos. El desenlace final para la vista puede depender de un diagnóstico y tratamiento tempranos y precisos.

Anamnesis y exploración física

La ceguera repentina puede indicar una urgencia ocular. (Véase *Manejo de la ceguera repentina*, en la pág. 87.) No se toca el ojo si el paciente tiene traumatismo ocular perforante o penetrante.

Si la ceguera del paciente ocurrió de manera gradual, se le pregunta si afecta uno o ambos ojos y la totalidad o sólo parte del campo visual. ¿Es la ceguera transitoria o persistente? ¿Ocurrió de manera abrupta o se desarrolló en horas, días o semanas? ¿Qué edad tiene el paciente? Se le pregunta si ha experimentado fotosensibilidad, y sobre sitio, intensidad y duración de cualquier dolor ocular. También deben obtenerse los antecedentes personales y familiares de problemas oculares y enfermedades sistémicas que pueden haber desembocado en problemas de los ojos, como hipertensión; diabetes mellitus; enfermedad tiroidea, reumática o vascular; infecciones y cáncer.

El primer paso al realizar el examen ocular es valorar la agudeza visual, con la mejor corrección disponible en cada ojo. (Véase *Examen de agudeza visual*, en la pág. 89.) Se inspeccionan cuidadosamente ambos ojos, tomando nota de edema, cuerpos extraños, secreción o enrojecimiento de conjuntivas o escleróticas. Se observa si el cierre palpebral es completo o incompleto, y se busca ptosis. Con una linterna se examinan córnea e iris en busca de cicatrices, irregularidades y cuerpos extraños. Se observan tamaño, forma y color de las pupilas, y se examinan el reflejo directo y consensual a la luz (véase la entrada *Pupilas arreactivas*, en la pág. 586) y el efecto de la acomodación. Se evalúa el funcionamiento de los músculos oculares examinando los seis campos cardinales de la mirada. (Véase *Examen de los músculos del ojo* en la entrada *Diplopía*, en las págs. 142-143.)

Causas médicas

■ ***Amaurosis fugaz.*** En la amaurosis fugaz, los episodios recurrentes de

C

INTERVENCIONES EN CASO DE URGENCIA

Manejo de la ceguera repentina

La ceguera repentina puede indicar oclusión de la arteria retiniana central o glaucoma agudo de ángulo cerrado, urgencias oculares que requieren intervención inmediata. Si el paciente informa ceguera repentina, de inmediato se notifica a un oftalmólogo para que efectúe un examen de urgencia, y se realizan las siguientes intervenciones:

En el caso de un paciente con sospecha de oclusión de arteria retiniana central, se aplica ligero masaje sobre el ojo cerrado. Se eleva su concentración de dióxido de carbono administrando un flujo predeterminado de oxígeno y dióxido de carbono con mascarilla Venturi, o se indica al paciente que reinhale en una bolsa de papel para retener el dióxido de carbono exhalado. Estos pasos dilatarán la arteria y, quizá, restablecerán el flujo sanguíneo a la retina.

En el caso de un paciente en que se sospecha glaucoma agudo de ángulo cerrado, se mide la presión intraocular (PIO) con un tonómetro. (Es posible estimar la PIO colocando los dedos sobre el párpado cerrado. Un globo ocular duro como piedra suele indicar PIO elevada.) Se anticipa la necesidad de instilar gotas para reducir la presión, y se administra acetazolamida IV para ayudar a reducir la PIO.

SOSPECHA DE OCLUSIÓN DE ARTERIA RETINIANA CENTRAL

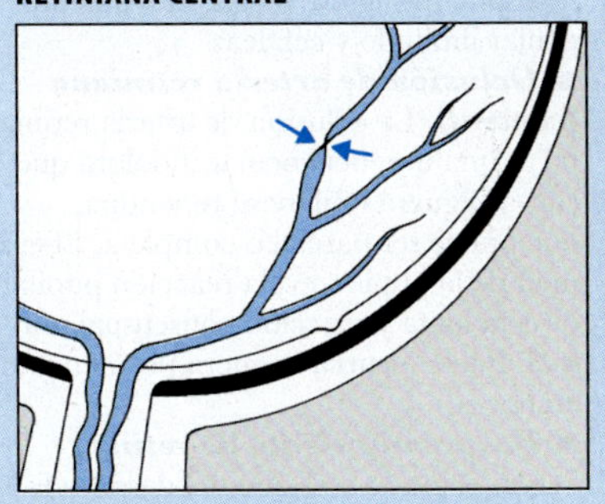

SOSPECHA DE GLAUCOMA AGUDO DE ÁNGULO CERRADO

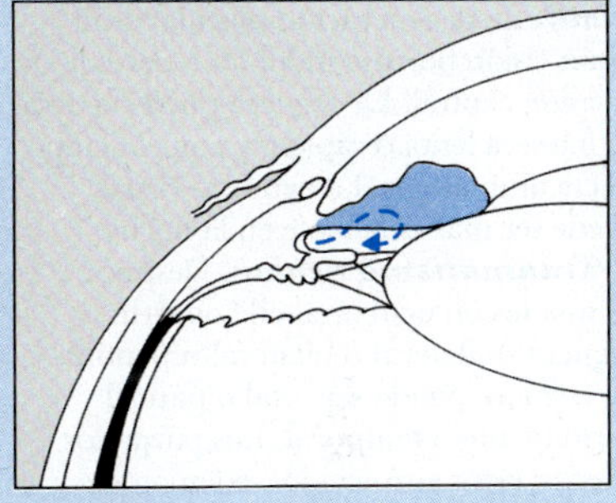

ceguera unilateral pueden durar de unos segundos a unos minutos. La visión es normal el resto del tiempo. También pueden ocurrir debilidad unilateral transitoria, hipertensión y presión intraocular (PIO) elevada en el ojo afectado.

■ ***Cataratas.*** De manera característica, un avance gradual de visión borrosa indolora precede a la ceguera. Al avanzar las cataratas, la pupila se torna blanca lechosa.

■ ***Conmoción.*** Inmediatamente o poco después de un traumatismo craneoencefálico contuso, la visión puede tornarse borrosa o doble o perderse. La ceguera suele ser temporal. Otros datos son cefalea, amnesia anterógrada y retrógrada, pérdida transitoria de la conciencia, náusea, vómito, mareo, irritabilidad, confusión, letargo y afasia.

■ ***Retinopatía diabética.*** Edema retiniano y hemorragia causan visión borrosa, que puede avanzar a ceguera.

■ ***Endoftalmitis.*** La endoftalmitis —una inflamación intraocular— suele seguir a traumatismo penetrante, uso de drogas IV, o cirugía intraocular, con posible ceguera unilateral permanente; una inflamación simpática puede afectar el otro ojo.

■ ***Glaucoma.*** El glaucoma produce pérdida gradual del campo visual que puede avanzar a ceguera total. El glaucoma agudo de ángulo cerrado es una urgencia oftalmológica que puede causar ceguera en 3 a 5 días. Los datos son inicio rápido de inflamación y dolor unilaterales, presión sobre el ojo, dilatación pupilar moderada, arreactividad pupilar, turbiedad corneal, disminución de la agudeza visual, fotofobia y percepción de halos azules o rojos alrededor de las luces. También son posibles náusea y vómito.

El glaucoma crónico de ángulo cerrado tiene inicio gradual y no suele producir síntomas, aunque pueden ocurrir visión borrosa o halos visuales. Si no se trata, avanza a ceguera y dolor extremo.

El glaucoma crónico de ángulo abierto suele ser bilateral, con inicio insidioso y curso lentamente progresivo. Causa pérdida de la visión periférica, dolor ocular, halos visuales y disminución de la agudeza visual (en especial de noche).

■ ***Degeneración macular (por edad).*** La degeneración macular senil causa visión borrosa indolora o pérdida de la visión central. La ceguera puede ocurrir de manera lenta o rápida, y con el tiempo afecta ambos ojos. La agudeza visual puede ser más deficiente en la noche.

■ ***Traumatismo ocular.*** Después de una lesión ocular, puede ocurrir ceguera unilateral o bilateral repentina. La ceguera puede ser total o parcial y permanente o temporal. Los párpados pueden estar enrojecidos, edematosos y lacerados; el contenido intraocular puede estar extruido.

■ ***Atrofia óptica.*** La atrofia óptica, o degeneración del nervio óptico, puede ocurrir de manera espontánea o seguir a inflamación o edema de la cabeza del nervio, con el resultado de pérdida irreversible del campo visual con cambios en la visión cromática. Las reacciones pupilares son lentas, y es evidente la palidez de la papila óptica.

■ ***Neuritis óptica.*** El nombre "neuritis óptica" es un término amplio que incluye la inflamación, degeneración o desmielinización del nervio óptico, con producción habitual de ceguera unilateral temporal pero grave. Ocurre dolor alrededor del ojo, en especial al mover el globo ocular. Esto puede ocurrir con defectos del campo visual y reacción pupilar lenta a la luz. El examen oftalmoscópico suele revelar hiperemia de la papila óptica, márgenes papilares difuminados, y llenado de la fóvea fisiológica.

■ ***Enfermedad de Paget.*** Puede ocurrir ceguera bilateral como resultado de contacto óseo con los nervios craneales. Esto ocurre con sordera, acúfenos, vértigo y dolor óseo intenso y persistente. El crecimiento óseo puede ser notable en los huesos frontal y occipital, y son posibles cefaleas. Los sitios de afección ósea están calientes y sensibles, y son comunes deterioro de la movilidad y fracturas patológicas.

■ ***Tumor hipofisario.*** A medida que un adenoma hipofisario crece, la visión borrosa avanza a hemianopsia y, quizá, ceguera unilateral. También son posibles diplopía, nistagmo, ptosis, movimiento ocular limitado y cefaleas.

■ ***Oclusión de arteria retiniana (central).*** La oclusión de arteria retiniana es una urgencia ocular indolora que causa ceguera unilateral repentina, que puede ser parcial o completa. El examen de la pupila revela reacción pupilar directa lenta y reacción consensual normal. Puede ocurrir ceguera permanente en horas.

■ ***Desprendimiento de retina.*** Según el grado y el sitio del desprendimiento, la pérdida indolora de la visión puede ser gradual o repentina y total o parcial. La afección macular causa ceguera total. En la ceguera parcial, el paciente puede describir defectos del campo visual o una sombra o cortina sobre el campo visual así como manchas flotantes.

■ ***Oclusión de vena retiniana (central).*** Más común en pacientes geriátricos, la oclusión de vena retiniana —un trastorno indoloro— causa disminución unilateral de la agudeza visual con pérdida visual variable.

■ ***Fiebre del Valle del Rift.*** La fiebre del Valle del Rift es una enfermedad viral que causa inflamación de la retina y puede ocasionar alguna pérdida visual permanente. Entre los signos

C

PARA FACILITAR LA EXPLORACIÓN

Examen de agudeza visual

Se usa un cartel de letras de Snellen para examinar la agudeza visual en el paciente mayor de 6 años de edad que sabe leer. Se pide al paciente que se coloque a 6 metros (20 pies) del cartel. Enseguida se le indica que se cubra el ojo izquierdo y lea en voz alta la línea de letras más pequeñas que sea capaz de ver. Se registra la fracción asignada a esa línea del cartel (el numerador indica la distancia al cartel; el denominador indica la distancia a la que un ojo normal puede leer el cartel). La visión normal es 20/20. Se repite el examen con el ojo derecho del paciente cubierto.

Si el paciente no puede leer la letra más grande desde una distancia de 6 metros (20 pies), se le pide que se acerque al cartel hasta que pueda leerla. Entonces se registra la distancia entre él y el cartel como el numerador de la fracción. Por ejemplo, si puede ver la línea superior del cartel a una distancia de 1 metro (3 pies), se registra el resultado de la prueba como 3/200.

Se usa un cartel de Snellen de símbolos para examinar a niños de 3 a 6 años y pacientes que no saben leer. Se sigue el mismo procedimiento que con el cartel de letras, pero se pide al paciente que indique hacia dónde apuntan las barras de la E al señalar cada símbolo.

CARTEL DE SNELLEN DE LETRAS

20/200	E	200 FT 61 m	1
20/100	F P	100 FT 30.5 m	2
20/70	T O Z	70 FT 21.3 m	3
20/50	L P E D	50 FT 15.2 m	4
20/40	P E C F D	40 FT 12.2 m	5
20/30	E D F C Z P	30 FT 9.14 m	6
20/25	F E L O P Z D	25 FT 7.62 m	7
20/20	D E F P O T E C	20 FT 6.10 m	8
20/15	L E F O D P C T	15 FT 4.57 m	9
20/13	F D P L T C E O	13 FT 3.96 m	10
20/10	F E Z O L C F T D	10 FT 3.05 m	11

CARTEL DE SNELLEN DE SÍMBOLOS

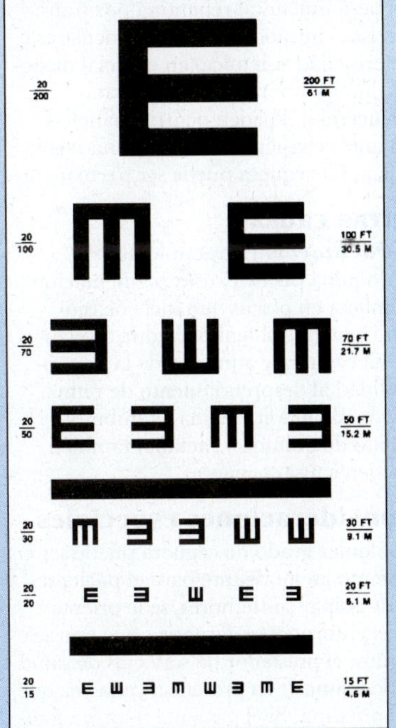

y síntomas típicos se incluyen fiebre, mialgia, debilidad, mareo y dorsalgia.

Un pequeño porcentaje de los pacientes presenta encefalitis o pueden avanzar a fiebre hemorrágica que a veces ocasiona choque y hemorragia.

- ***Síndrome de Stevens-Johnson.*** La cicatrización corneal por lesiones conjuntivales asociadas produce ceguera grave. Ocurren conjuntivitis purulenta, dolor ocular y dificultad para abrir los ojos. Son datos adicionales ampollas generalizadas, fiebre, malestar general, tos, sialorrea, incapacidad de comer, faringodinia, dolor torácico, vómito, diarrea, mialgias, artralgias, hematuria y signos de insuficiencia renal.
- ***Arteritis de células gigantes.*** Este trastorno se caracteriza por ceguera y visión borrosa con cefalea unilateral palpitante. Otros datos son malestar general, anorexia, pérdida de peso, debilidad, febrícula, dolor muscular generalizado y confusión.
- ***Hemorragia del humor vítreo.*** En esta hemorragia puede ocurrir ceguera unilateral repentina por traumatismo intraocular, tumores oculares o enfermedad sistémica (en especial diabetes, hipertensión, anemia drepanocítica o leucemia). Pueden ocurrir manchas flotantes y visión parcial con una niebla rojiza. La ceguera puede ser permanente.

Otras causas

- ***Fármacos.*** El tratamiento con cloroquina puede causar pigmentación retiniana en placas que suele ocasionar ceguera. La fenilbutazona a veces causa ceguera y aumento de la susceptibilidad al desprendimiento de retina. Digoxina, indometacina, etambutol, sulfato de quinina y metanol también pueden causar ceguera.

Consideraciones especiales

Cualquier grado de ceguera puede ser en extremo atemorizante para el paciente. Para disipar sus temores, se le orienta en el entorno y se garantiza que éste sea seguro; el prestador de servicios de salud debe anunciar su presencia cada vez que se aproxima. Si el paciente informa fotofobia, se oscurece la habitación y se le recomienda usar lentes oscuros durante el día. Se realizan cultivos de cualquier secreción, y se instruye al paciente no tocar el ojo no afectado con nada que haya estado en contacto con el ojo afectado. Se le indica que debe lavarse las manos con frecuencia y evitar frotarse los ojos. Si es necesario, se le prepara para cirugía.

Orientación al paciente

Se orienta al paciente en su entorno. Se explican medidas de seguridad para prevenir lesiones, y se subraya la importancia del lavado de manos frecuente y de evitar frotarse lo ojos. Si la ceguera es progresiva o permanente, se remite al paciente a agencias de servicio social apropiadas a fin de que reciba ayuda para adaptación y equipo.

CONSIDERACIONES PEDIÁTRICAS

Los niños que informan ceguera lentamente progresiva pueden tener un glioma de nervio óptico (un tumor usualmente benigno de crecimiento lento) o retinoblastoma (un tumor maligno de la retina). Rubéola y sífilis congénitas pueden causar ceguera en lactantes. La fibroplasia retrolental puede causar ceguera en lactantes prematuros. Otras causas congénitas de ceguera son síndrome de Marfan, retinitis pigmentaria y ambliopía.

CONSIDERACIONES GERIÁTRICAS

En adultos mayores, la disminución de la agudeza visual puede deberse a cambios morfológicos en coroides, epitelio pigmentario o retina o a disfunción de bastoncillos, conos y otros elementos neurales. Los adultos mayores a menudo tienen dificultad para volver los ojos hacia arriba. La PIO también aumenta con la edad.

Bibliografía

Biswas, J., Krishnakumar, S., & Ahuja, S. (2010). *Manual of ocular pathology*. New Delhi, India: Jaypee — Highlights Medical Publishers.

Gerstenblith, A. T., & Rabinowitz, M. P. (2012). *The wills eye manual*. Philadelphia, PA: Lippincott Williams & Wilkins.

Levin, L. A., & Albert, D. M. (2010). *Ocular disease: Mechanisms and management.* London, UK: Saunders Elsevier.
Roy, F. H. (2012). *Ocular differential diagnosis.* Clayton, Panama: Jaypee — Highlights Medical Publishers, Inc.

Chvostek, signo

El signo de Chvostek es un espasmo anómalo de los músculos faciales inducido por golpeteo ligero del nervio facial cerca del maxilar inferior. (Véase *Inducción del signo de Chvostek.*) Este signo suele sugerir hipocalcemia, pero es normal en alrededor de 25% de los casos. Por lo común precede a otros signos de hipocalcemia y persiste hasta la aparición de tetania. No puede inducirse durante ésta debido a las potentes contracciones musculares.

Normalmente, sólo se intenta inducir el signo de Chvostek en pacientes en los que se sospechan trastornos hipocalcémicos. Sin embargo, dado que la glándula paratiroides regula el equilibrio del calcio, el signo de Chvostek también puede examinarse antes de cirugía de cuello para tener una referencia.

INTERVENCIONES EN CASO DE URGENCIA

Se busca el signo de Trousseau, un indicador confiable de hipocalcemia. Se vigila de cerca al paciente en busca de signos de tetania, como espasmos carpopedales o parestesia circumoral y de las extremidades.

Se está preparado para actuar con rapidez si ocurren convulsiones. Se realiza un electrocardiograma para corroborar cambios relacionados con hipocalcemia que pudieran predisponer al paciente a arritmias. Se conecta al paciente a un monitor cardiaco.

Anamnesis y exploración física

Se realiza una breve anamnesis. Se determina si se sometió el paciente a paratiroidectomía o si tiene el antecedente de hipoparatiroidismo, hipomagnesemia o un trastorno de absorción deficiente. Se pregunta al paciente o su familia si han notado cualquier cambio en su estado mental, como depresión o respuestas lentas, que pueden acompañar la hipocalcemia crónica.

Causas médicas

- ***Hipocalcemia.*** El grado de espasmo muscular inducido refleja la concentración sérica de calcio del paciente. Al principio, la hipocalcemia produce parestesia en dedos de manos y pies y zona peribucal, que avanza a tensión muscular y espasmos carpopedales. El paciente puede también informar debilidad muscular, fatiga y palpitaciones. También son posibles fasciculación muscular, hiperactividad de reflejos profundos, movimientos coreiformes y calambres musculares. El paciente con hipocalcemia crónica puede tener cambios del

Inducción del signo de Chvostek

Se comienza pidiendo al paciente que relaje sus músculos faciales. Enseguida, el examinador se coloca directamente enfrente de él y golpetea el nervio facial en un punto inmediatamente anterior al lóbulo de la oreja y abajo del arco cigomático o entre el arco cigomático y la comisura de la boca. Una respuesta positiva va de temblor del labio en la comisura de la boca a espasmo de todos los músculos faciales, según la gravedad de la hipocalcemia.

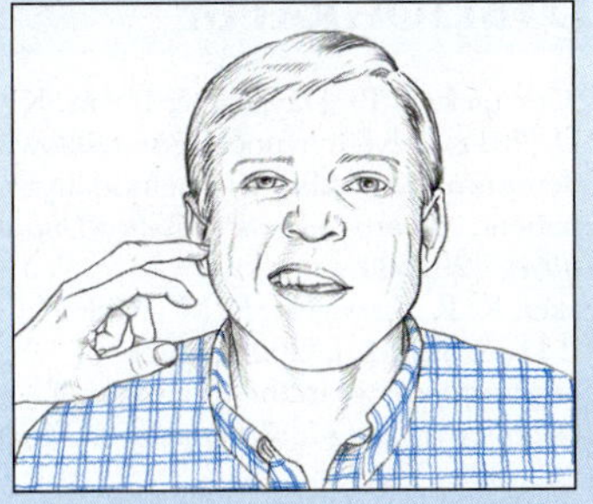

estado mental; diplopía; disfagia; cólicos abdominales; sequedad y escamosidad de la piel; uñas quebradizas; y cabello delgado por placas en piel cabelluda y cejas.

Otras causas

- ***Transfusión sanguínea.*** Una transfusión masiva puede reducir los valores séricos de calcio y favorecer la inducción del signo de Chvostek.

Consideraciones especiales

Se toman muestras de sangre para estudios seriados y de calcio ionizado a fin de evaluar la gravedad de la hipocalcemia y la eficacia del tratamiento. Éste incluye complementos orales o IV de calcio. También se busca el signo de Chvostek cuando se evalúa al paciente en el posoperatorio.

Orientación al paciente

Se explican al paciente los signos y síntomas tempranos de hipocalcemia; se destaca la importancia de buscar atención médica inmediata si ocurren.

CONSIDERACIONES PEDIÁTRICAS

Dado que el signo de Chvostek puede observarse en lactantes sanos, no se induce para detectar tetania neonatal.

CONSIDERACIONES GERIÁTRICAS

Siempre deben considerarse absorción deficiente y estado nutricional bajo en el adulto mayor con signo de Chvostek e hipocalcemia.

Bibliografía

McCormick, B. B., Davis, J., & Burns, K. D. (2012). Severe hypocalcemia following denosumab injection in a hemodialysis patient. *American Journal of Kidney Diseases. 60*(4), 626–628.

Recker, R. R., Lewiecki, E. M., Miller, P. D., & Reiffel, J. (2009). Safety of bisphosphonates in the treatment of osteoporosis. *American Journal of Medicine. 122*, S22–S32.

Cianosis

La cianosis —un tono azul o negro azulado de la piel y las mucosas— se debe a la concentración excesiva de desoxihemoglobina en la sangre. Este signo común puede presentarse de manera abrupta o gradual. Se le clasifica como central o periférica, aunque los dos tipos pueden coexistir.

La *cianosis central* refleja oxigenación insuficiente de la sangre arterial sistémica por cortocircuito de derecha a izquierda, neumopatía o trastornos hematológicos. Puede ocurrir en cualquier lugar de la piel y también en mucosas bucales, labios y conjuntivas.

La *cianosis periférica* refleja circulación periférica lenta por vasoconstricción, disminución del gasto cardiaco u oclusión vascular. Puede ser generalizada o local en una extremidad; sin embargo, no afecta las mucosas. De manera característica, la cianosis periférica ocurre en zonas expuestas, como dedos, lechos ungueales, pies, nariz y orejas.

Aunque la cianosis es un importante signo de trastornos cardiovasculares y pulmonares, no siempre es un medidor preciso de la oxigenación. Varios factores contribuyen a su desarrollo: concentración de hemoglobina y saturación de oxígeno, gasto cardiaco y presión parcial de oxígeno arterial (PaO_2). La cianosis suele ser indetectable hasta que la saturación de oxígeno de la hemoglobina disminuye a menos de 80%. La cianosis grave es muy evidente, mientras que la leve es más difícil de detectar, incluso con luz natural intensa. En pacientes con piel oscura, la cianosis es más evidente en mucosas y lechos ungueales.

Puede ocurrir cianosis no patológica transitoria por factores ambientales. Por ejemplo, puede resultar cianosis periférica de vasoconstricción cutánea después de exposición breve a aire o agua fríos. Asimismo, es posible que ocurra cianosis central por PaO_2 reducida a grandes altitudes.

INTERVENCIONES EN CASO DE URGENCIA

Si el paciente exhibe cianosis localizada súbita y otros signos de oclusión arterial, se coloca la extremidad afectada en posición declive y se le protege contra lesiones; sin embargo, no debe aplicarse masaje a la extremidad. Si se ve cianosis central que surge de neumopatía o choque, se realiza una evaluación rápida. Se toman medidas inmediatas para mantener la permeabilidad de las vías respiratorias, se ayuda a la respiración y se vigila la circulación.

Anamnesis y exploración física

Si la cianosis acompaña afecciones menos agudas, se realiza una exploración exhaustiva. Se comienza con una anamnesis, enfocada en trastornos cardiacos, pulmonares y hematológicos. Se pregunta sobre cirugía previa, uso de fármacos prescritos y otros, y antecedentes de tabaquismo. Después se inicia la exploración física tomando los signos vitales. Se inspeccionan la piel y las mucosas para determinar la magnitud de la cianosis. Se pregunta al paciente cuándo notó por primera vez la cianosis. ¿Cede y recurre? ¿Es agravada por frío, fumar o estrés? ¿Se alivia con masaje o recalentamiento? Se revisa la piel en busca de frialdad, palidez, enrojecimiento, dolor y ulceración. También se toma nota de hipocratismo digital.

A continuación se evalúa el nivel de conciencia. Se interroga sobre cefaleas, mareo o visión borrosa. Enseguida se examina la fuerza motora. Se pregunta sobre dolor en brazos y piernas (en especial al caminar) y sobre sensaciones anómalas, como entumecimiento, hormigueo y frialdad.

Se pregunta sobre dolor torácico y su intensidad. ¿Puede el paciente identificar factores que lo agravan y lo alivian? Se palpan los pulsos periféricos, y se examina el tiempo de llenado capilar. También se toma nota de edema. Se auscultan frecuencia y ritmo cardiacos, buscando en especial galopes y soplos. También se auscultan las arterias aorta abdominal y femorales para detectar cualquier soplo vascular.

¿Tiene tos el paciente? ¿Es productiva? En caso afirmativo, se pide al paciente que describa el esputo. Se evalúan frecuencia y ritmo respiratorios. Se examina en busca de aleteo nasal y uso de músculos accesorios. Se pregunta sobre apnea hípnica. ¿Duerme el paciente con almohada? Se inspecciona al paciente en busca de expansión torácica asimétrica o tórax en tonel. Se percuten los pulmones en busca de matidez o hiperresonancia, y se ausculta en busca de ruidos respiratorios disminuidos o adventicios.

Se inspecciona el abdomen para determinar la presencia de ascitis, y se realizan pruebas para detectar matidez u onda de líquido. Se percute y palpa en busca de crecimiento y sensibilidad del hígado. Asimismo se pregunta acerca de náusea, anorexia y pérdida de peso.

Causas médicas

- ***Enfermedad oclusiva arterioesclerótica (crónica).*** En este trastorno ocurre cianosis periférica en las piernas siempre que estén en posición declive. Son signos y síntomas asociados claudicación intermitente, dolor quemante en reposo, parestesia, palidez, atrofia muscular, pulsos débiles en las piernas e impotencia. Son signos tardíos úlceras y gangrena de las piernas.
- ***Bronquiectasia.*** La bronquiectasia causa cianosis central crónica. Sin embargo, su signo clásico es una tos productiva crónica con abundante esputo mucopurulento maloliente o hemoptisis. La auscultación revela roncus y estertores gruesos durante la inspiración. Otros signos y síntomas son disnea, fiebre y escalofríos recurrentes, pérdida de peso, malestar general, hipocratismo digital y signos de anemia.
- ***Enfermedad de Buerger.*** En la enfermedad de Buerger, la exposición al frío inicialmente causa frialdad, cianosis y entumecimiento de los pies; más tarde hay enrojecimiento, calor y hormigueo. Es característica la claudicación intermitente del empeine; es agravada por

esfuerzo y fumar y aliviada por reposo. Son signos y síntomas asociados pulsos periféricos débiles y, en etapas ulteriores, ulceración, atrofia muscular y gangrena.

■ ***Enfermedad pulmonar obstructiva crónica (EPOC).*** Ocurre cianosis central crónica en etapas avanzadas de la EPOC, y puede ser agravada por esfuerzo. Son signos y síntomas asociados disnea de esfuerzo, tos productiva con esputo espeso, anorexia, pérdida de peso, respiración con los labios apretados, taquipnea y uso de músculos accesorios. La exploración revela sibilancia e hiperresonancia de los campos pulmonares. Tórax en tonel e hipocratismo digital son signos tardíos. Taquicardia, diaforesis y rubor también pueden acompañar a la EPOC.

■ ***Trombosis venosa profunda.*** En la trombosis venosa profunda ocurre cianosis periférica aguda en la extremidad afectada junto con sensibilidad, dolor al movimiento, edema, calor y venas superficiales prominentes. También es posible inducir el signo de Homans.

■ ***Insuficiencia cardiaca.*** Puede ocurrir cianosis aguda o crónica en pacientes con insuficiencia cardiaca. Suele ser un signo tardío y puede ser central, periférica o ambas. En la insuficiencia cardiaca izquierda ocurre cianosis central con taquicardia, fatiga, disnea, intolerancia al frío, ortopnea, tos, galope ventricular o auricular, estertores bibasilares e impulso apical difuso. En la insuficiencia cardiaca derecha ocurre cianosis periférica con fatiga, edema periférico, ascitis, ingurgitación yugular y hepatomegalia.

■ ***Cáncer pulmonar.*** El cáncer pulmonar causa cianosis central crónica acompañada de fiebre, debilidad, pérdida de peso, anorexia, disnea, dolor torácico, hemoptisis y sibilancia. La atelectasia causa desplazamiento mediastínico, disminución de la excursión diafragmática, expansión torácica asimétrica, nota de matidez a la percusión y disminución de los ruidos respiratorios.

■ ***Oclusión arterial periférica (aguda).*** La oclusión arterial periférica causa cianosis aguda de un brazo o una pierna o, en ocasiones, ambas piernas. La cianosis se acompaña de dolor penetrante o insidioso que empeora cuando el paciente se mueve. La extremidad afectada también exhibe parestesia, debilidad, y palidez y frialdad de la piel. La exploración revela disminución o ausencia del pulso y llenado capilar lento.

■ ***Neumonía.*** En la neumonía, la cianosis central aguda suele ser precedida por fiebre, escalofríos agitantes, tos con esputo purulento, estertores, roncus y dolor torácico pleurítico exacerbado por la inspiración profunda. Son signos y síntomas asociados taquicardia, disnea, taquipnea, disminución de los ruidos respiratorios, diaforesis, mialgia, fatiga, cefalea y anorexia.

■ ***Neumotórax.*** La cianosis central aguda, un signo cardinal del neumotórax, se acompaña de dolor torácico penetrante que es exacerbado por movimiento, respiración profunda y tos; expansión asimétrica de la pared torácica; y disnea. También puede haber respiraciones superficiales rápidas; pulso rápido y débil; palidez; ingurgitación yugular; ansiedad; y ausencia de ruidos respiratorios sobre el lóbulo afectado.

■ ***Policitemia verdadera.*** Una tez rubicunda que puede lucir cianótica es característica de la policitemia verdadera, que es un trastorno mieloproliferativo crónico. Otros datos son hepatoesplenomegalia, cefalea, mareo, fatiga, prurito acuagénico, visión borrosa, dolor torácico, claudicación intermitente y defectos de la coagulación.

■ ***Edema pulmonar.*** En el edema pulmonar ocurre cianosis central aguda con disnea; ortopnea; esputo espumoso teñido de sangre; taquicardia; taquipnea; estertores posturales; galope ventricular; humedad fría de la piel; hipotensión; pulso filiforme débil; y confusión.

■ ***Embolia pulmonar.*** Ocurre cianosis central aguda cuando un émbolo grande causa obstrucción significativa de la circulación pulmonar. También pueden ocurrir síncope e ingurgitación yugular. Otros signos y síntomas comunes son disnea, dolor torácico, taquicardia, pulso paradójico, tos seca o productiva con esputo teñido de sangre, febrícula, inquietud y diaforesis.

- ***Enfermedad de Raynaud.*** En la enfermedad de Raynaud, la exposición a frío o estrés hace que los dedos o las manos se tornen pálidos y fríos primero, después cianóticos, y por último enrojecidos con retorno a una temperatura normal. También son posibles entumecimiento y hormigueo. El fenómeno de Raynaud describe la misma presentación cuando se asocia a otros trastornos, como artritis reumatoide, esclerodermia, o lupus eritematoso.
- ***Choque.*** En el choque, se produce cianosis periférica aguda en manos y pies, que también pueden estar húmedos, fríos y pálidos. Otros signos y síntomas característicos son letargo, confusión, llenado capilar lento y pulso filiforme rápido. También puede haber taquipnea, hiperpnea e hipotensión.
- ***Apnea hípnica.*** Cuando es crónica y grave, la apnea hípnica causa hipertensión pulmonar y corazón pulmonar (insuficiencia cardiaca derecha), con el posible resultado de cianosis crónica.

Consideraciones especiales

Se administra oxígeno complementario para aliviar la disnea, mejorar la oxigenación y reducir la cianosis. Sin embargo, se dan dosis pequeñas (2 L/minuto) en el paciente con EPOC y con exacerbaciones leves de EPOC. Estos pacientes pueden retener dióxido de carbono. Pero en situaciones agudas puede necesitarse al principio un gasto alto de oxígeno. Simplemente se recuerda estar atento al impulso respiratorio del paciente y ajustar en consecuencia la cantidad de oxígeno. Se coloca al paciente confortable para facilitar la respiración. Se administra un diurético, broncodilatador, antibiótico o fármaco cardiaco según se requiera. Es necesario asegurarse de que el paciente tenga suficiente reposo entre actividades para prevenir la disnea.

Se prepara al paciente para pruebas tales como análisis de gases en sangre arterial y biometría hemática completa para determinar la causa de la cianosis.

Orientación al paciente

Se indica al paciente que busque atención médica si ocurre cianosis. Se discute el uso seguro de oxígeno en casa.

CONSIDERACIONES PEDIÁTRICAS

Muchas neumopatías causantes de cianosis en adultos también la causan en niños. Además, la cianosis central puede deberse a fibrosis quística, asma, obstrucción de vías respiratorias por cuerpo extraño, laringotraqueobronquitis aguda, o epiglotitis. También puede ser resultado de un defecto cardiaco congénito como transposición de los grandes vasos que causa cortocircuito intracardiaco de derecha a izquierda.

En niños, la cianosis circumoral puede preceder a cianosis generalizada. En lactantes a veces ocurre acrocianosis (también llamada "cianosis de guante y media") por llanto excesivo o exposición a frío. Actividad física y agitación favorecen la cianosis, de modo que debe procurarse confort y periodos regulares de reposo. Asimismo, se administra oxígeno complementario durante los episodios cianóticos.

CONSIDERACIONES GERIÁTRICAS

Dado que los adultos mayores tienen menor riego tisular, en ellos puede ocurrir cianosis periférica incluso con un ligero descenso del gasto cardiaco o la presión arterial sistémica.

BIBLIOGRAFÍA

Khemani, R. G., Patel, N. R., Bart, R. D., & Newth, C. J. (2009). Comparison of the pulse oximetric saturation/fraction of inspired oxygen ratio and the PaO_2/fraction of inspired oxygen ratio in children. *Chest, 135*(3), 662–668.

Thomas, N. J., Shaffer, M. L., Willson, D. F., Shih, M. C., & Curley, M. A. (2010). Defining acute lung disease in children with the oxygenation saturation index. *Pediatric Critical Care Medicine, 11*(1), 12–17.

Claudicación intermitente

Es más común en las piernas, la claudicación intermitente consiste en calambres causados por ejercicio y aliviados por 1 a 2 minutos de reposo. Este dolor puede ser agudo o crónico; cuando es agudo, puede indicar oclusión arterial aguda. La claudicación intermitente es más común en hombres de 50 a 60 años de edad con antecedente de diabetes mellitus, hiperlipidemia, hipertensión o tabaquismo. Sin tratamiento, puede avanzar a dolor en reposo. En la oclusión arterial crónica es rara la pérdida de la extremidad porque suele desarrollarse circulación colateral.

En la arteriopatía oclusiva, la claudicación intermitente resulta de un suministro sanguíneo insuficiente. El dolor en la pantorrilla (la zona más común) o el pie indica enfermedad de las arterias femoral o poplítea; y el dolor en glúteos y muslo, enfermedad de las arterias aortoiliacas. Durante el ejercicio, el dolor suele deberse a la liberación de ácido láctico por metabolismo anaeróbico en el segmento isquémico, secundario a obstrucción. Cuando el ejercicio cesa, el ácido láctico se elimina y el dolor cede.

La claudicación intermitente también puede tener una causa neurológica: estrechamiento de la columna vertebral al nivel de la cauda equina. Este trastorno crea presión en las raíces nerviosas que van a las extremidades inferiores. La caminata estimula la circulación hacia la cauda equina, lo que causa aumento de la presión sobre esos nervios y dolor resultante.

Entre los datos físicos se incluyen palidez a la elevación, rubor con la posición declive (en especial en dedos y plantas), pérdida del vello en los dedos, y disminución de los pulsos arteriales.

INTERVENCIONES EN CASO DE URGENCIA

Si el paciente tiene claudicación intermitente repentina con dolor intenso o insidioso de la pierna en reposo, se revisan la temperatura y el color de la extremidad y se palpan los pulsos femoral, popíiteo, tibial posterior y dorsopedio. Se pregunta sobre entumecimiento y hormigueo. Se sospecha oclusión arterial aguda si no hay pulsos; si la pierna se siente fría y luce pálida, cianótica o moteada; y si hay parestesia y dolor. Se marca la zona de palidez, cianosis o moteado, y se reevalúa con frecuencia, tomando nota de incremento en el área.

No se eleva la pierna. Se le protege, impidiendo cualquier presión contra ella. Se prepara al paciente para pruebas sanguíneas, análisis de orina, electrocardiografía, radiografías, estudios Doppler de la extremidad inferior y angiografía preoperatorios. Se coloca una línea IV y se administran un anticoagulante y analgésicos.

Anamnesis y exploración física

Si el paciente tiene claudicación intermitente crónica, primero se reúnen los antecedentes. Se le pregunta cuánto puede caminar antes de sentir dolor y cuánto debe descansar antes de que éste ceda. ¿Puede caminar ahora menos que antes o necesita descansar más? ¿Varía su patrón de dolor y reposo? ¿Ha afectado este síntoma su estilo de vida?

Se realiza la anamnesis sobre factores de riesgo de ateroesclerosis, como tabaquismo, diabetes, hipertensión e hiperlipidemia. Se pregunta sobre signos y síntomas asociados, como parestesia en la extremidad afectada y cambios visibles en el color de los dedos (blanco a azul a rosado) cuando fuma, se expone al frío o se encuentra bajo estrés. Si el paciente es hombre, ¿presenta disfunción eréctil?

La exploración física se enfoca en el sistema cardiovascular. Se palpan los pulsos femoral, poplíteo, dorsopedio y tibial posterior. Se toma nota de carácter, amplitud e igualdad bilateral. Los pulsos poplíteos y pedios disminuidos o ausentes con el pulso femoral presente pueden indicar enfermedad ateroesclerótica de la arteria femoral. Los pulsos femorales y distales disminuidos pueden indicar enfermedad de la aorta terminal o de ramas iliacas. Los pulsos pedios ausentes con pulsos femorales y poplíteos normales pueden indicar enfermedad de Buerger.

Se ausculta en busca de soplos sobre las principales arterias. Se toma nota de diferencias de color y temperatura entre las piernas o entre éstas y los brazos; se observa también en qué parte de la pierna ocurren los cambios de temperatura y color. Se eleva la pierna afectada por 2 minutos; si se torna pálida o blanca, el flujo sanguíneo está gravemente disminuido. Cuando la pierna pende en posición vertical, ¿cuánto tarda en volver el color? (30 segundos o más indica enfermedad grave.) Si es posible, se revisan los reflejos tendinosos profundos (RTP) después de ejercicio; se observa si están disminuidos en las extremidades inferiores.

Se examinan los pies y los dedos de pies y manos en busca de ulceración, y se inspeccionan manos y piernas en busca de nódulos sensibles pequeños y eritema a lo largo de los vasos sanguíneos. Se toma nota de la calidad de las uñas y la cantidad de vello en los dedos de manos y pies.

Si hay dolor en los brazos, se les inspecciona en busca de cambio de color (a blanco) con la elevación. Enseguida se palpa en busca de cambios de temperatura, emaciación muscular y una masa pulsátil en la zona subclavia. Se palpan y comparan los pulsos radial, ulnar, braquial, axilar y subclavio para identificar zonas obstruidas.

Causas médicas

■ ***Oclusión arterial (aguda).*** La oclusión arterial aguda produce intensa claudicación intermitente. Un émbolo en silla de montar puede afectar ambas piernas. Son datos asociados parestesia, paresia y sensación de frío en la extremidad afectada. La extremidad está fría, pálida y cianótica (moteada), con ausencia de pulsos por abajo de la oclusión. El tiempo de llenado capilar está aumentado.

■ ***Arterioesclerosis obliterante.*** La arterioesclerosis obliterante suele afectar las arterias femoral y poplítea causando claudicación intermitente (el síntoma más común) en la pantorrilla. Son datos asociados típicos pulsos poplíteo y pedio disminuidos o ausentes, frialdad en la extremidad afectada, palidez a la elevación y profunda debilidad de la extremidad si el ejercicio continúa. Otros datos posibles son entumecimiento, parestesia y, en caso de enfermedad grave, dolor en los dedos o el pie en reposo, ulceración, y gangrena.

■ ***Enfermedad de Buerger.*** La enfermedad de Buerger suele causar claudicación intermitente en el empeine. Los hombres son más afectados que las mujeres, y la mayoría de los hombres afectados fuman y tienen entre 20 y 40 años de edad. El trastorno es común en Oriente, Sudeste Asiático, India y Oriente Medio y raro en afroamericanos. Son signos tempranos nódulos superficiales migratorios y eritema a lo largo de los vasos sanguíneos de la extremidad (flebitis nodular) así como flebitis venosa migratoria. Con la exposición al frío, al principio los pies se tornan fríos, cianóticos y entumidos; más tarde se enrojecen, se tornan calientes, y hormiguean. En ocasiones, la enfermedad de Buerger también afecta las manos y puede causar úlceras dolorosas en las puntas de los dedos. Otros datos característicos son deterioro de los pulsos periféricos, parestesia de manos y pies, y tromboflebitis superficial migratoria.

■ ***Claudicación neurógena.*** La enfermedad neuroespinal causa dolor por claudicación intermitente neurógena que requiere mayor tiempo de reposo que los 2 o 3 minutos necesarios en la claudicación vascular. Son datos asociados parestesia, debilidad y torpeza al caminar, y RTP hipoactivos después de caminar. Los pulsos no resultan afectados.

Consideraciones especiales

Se alienta al paciente a ejercitarse para mejorar la circulación colateral e incrementar el retorno venoso, y se le recomienda que evite estar sentado o de pie por tiempo prolongado así como cruzar las piernas a la altura de las rodillas. Si la claudicación intermitente interfiere en el estilo de vida del paciente, tal vez requiera pruebas diagnósticas (estudios de flujo Doppler, arteriografía, y angiografía de sustracción digital) para determinar el sitio y el grado de la oclusión.

C

Orientación al paciente

Se discuten los factores de riesgo de claudicación intermitente. Se insiste en la importancia de inspeccionar piernas y pies en busca de úlceras. Se explican maneras en que el paciente puede proteger sus extremidades contra lesiones y los elementos. Se le enseña cuáles signos y síntomas debe informar.

CONSIDERACIONES PEDIÁTRICAS

La claudicación intermitente rara vez ocurre en niños. Aunque a veces se presenta en pacientes con coartación de la aorta, la extensa circulación colateral compensatoria suele impedir la manifestación de este signo. Los calambres musculares por ejercicio y dolores del crecimiento pueden confundirse con claudicación intermitente en niños.

BIBLIOGRAFÍA

Deeks, S. G. (2011). HIV infection, inflammation, immunosenescence, and aging. *Annual Review of Medicine*, *62*, 141–155.

Mangili, A., Polak, J. F., Quach, L. A., Gerrior, J., & Wanke, C. A. (2011). Markers of atherosclerosis and inflammation and mortality in patients with HIV infection. *Atherosclerosis*, *214*, 468–473.

CONDUCTA PSICÓTICA

La conducta psicótica refleja incapacidad o falta de disposición a reconocer y aceptar la realidad y relacionarse con otros. Puede comenzar de manera repentina o insidiosa y avanzar de molestias vagas de fatiga, insomnio o cefaleas a aislamiento social y preocupación por determinados temas, con el resultado de grave deterioro del funcionamiento.

Diversas conductas juntas o por separado pueden constituir la conducta psicótica. Entre ellas se incluyen ideas delirantes, ilusiones, alucinaciones, lenguaje extravagante y perseveración. Las ideas delirantes son creencias persistentes que no tienen sustento en la realidad o en el conocimiento o la experiencia del paciente, como las ideas de grandeza. Las ilusiones son interpretaciones erróneas de estímulos sensitivos externos, como un espejismo en el desierto. En contraste, las alucinaciones son percepciones sensoriales que no resultan de estímulos externos. El lenguaje extravagante refleja una interrupción de la comunicación. Va de ecolalia (repetición sin sentido de una palabra o frase) y resonancias, asonancias o asociaciones sonoras (repetición de palabras o frases con sonido similar) a neologismos (creación y uso de palabras cuyo significado sólo el paciente conoce). La perseveración, una respuesta verbal o motora persistente, puede indicar enfermedad cerebral orgánica. Los cambios motores incluyen inactividad, actividad excesiva y movimientos repetitivos.

Anamnesis y exploración física

Dado que el comportamiento del paciente puede hacer difícil —o peligroso— obtener información pertinente, la entrevista se realiza en un ambiente tranquilo, seguro y bien iluminado. Se proporciona suficiente espacio personal para evitar que el paciente se sienta amenazado o sufra agitación. Se le pide que describa su problema y las circunstancias que pueden haberlo precipitado. Se obtienen los antecedentes medicamentosos, tomando nota en especial del uso de un antipsicótico, y se explora su uso de alcohol y otros fármacos, como cocaína, indicando el tiempo de uso y la cantidad. Se pregunta sobre enfermedades o accidentes recientes.

Mientras el paciente habla, se le observa en busca de problemas cognitivos, lingüísticos o perceptuales, como ideas delirantes. ¿Parecen concordar los pensamientos y las acciones? Se buscan gestos, postura, marcha, tono de voz y expresión corporal inusuales. ¿Parece estar reaccionando a estímulos el paciente? Por ejemplo, ¿parece buscar algo en la habitación?

Se entrevista a la familia del paciente. ¿A cuáles familiares parece ser más cercano? ¿Cómo describe la familia las relaciones, los patrones de comunicación y el rol del paciente? ¿Se ha hospitalizado a algún familiar por enfermedad psiquiátrica o emocional? Se interroga sobre el apego del paciente a su régimen medicamentoso.

Por último, se evalúa el ambiente del paciente, sus antecedentes educativos y laborales, y su estatus socioeconómico. ¿Se dispone de servicios comunitarios? ¿A qué dedica el paciente el tiempo libre? ¿Tiene amigos? ¿Alguna vez ha tenido una relación emocional cercana?

Causas médicas

- ***Trastornos orgánicos.*** Diversos trastornos orgánicos, como síndrome de supresión de alcohol, intoxicación por cocaína o anfetamina, hipoxia cerebral y enfermedades nutricionales, pueden provocar conducta psicótica. Algunos trastornos endocrinos, como disfunción suprarrenal e infecciones graves, como encefalitis, también pueden ocasionarla. Entre las causas neurológicas se incluyen enfermedad de Alzheimer y otras demencias.
- ***Trastornos psiquiátricos.*** Suele presentarse conducta psicótica en trastorno bipolar, trastornos de personalidad, esquizofrenia y algunos trastornos generalizados del desarrollo.

Otras causas

- ***Fármacos.*** Determinados fármacos pueden causar conducta psicótica. (Véase *Conducta psicótica: un efecto adverso de fármacos,* en la pág. 100.) Sin embargo, casi cualquier medicamento puede provocar conducta psicóticacomo un efecto adverso raro y grave o como una reacción idiosincrásica.
- ***Cirugía.*** Delirio y depresión posoperatorios pueden provocar conducta psicótica.

Consideraciones especiales

Se evalúa de manera continua la orientación del paciente en la realidad. Se le ayuda a desarrollar una concepción de la realidad llamándolo por su nombre preferido, dándole su nombre la persona que lo atiende, describiéndole el sitio en que se encuentra, y usando relojes y calendarios. (Véase *Control de la conducta psicótica,* en la pág. 101.)

Se alienta al paciente a participar en actividades estructuradas. Sin embargo, si no habla o su habla es incoherente, es necesario asegurarse de pasar tiempo con él. Por ejemplo, se toma asiento, se camina con él o se conversa sobre el día, la estación del año, el clima u otros temas concretos. Se evita hacer compromisos de tiempo que no se podrán cumplir; esto sólo alterará al paciente y lo hará aislarse más.

Se refiere al paciente para evaluación psiquiátrica. Se administra un antipsicótico u otros fármacos, según se requiera, y se le prepara para transferirlo a un centro de salud mental, de ser necesario.

No deben pasarse por alto las necesidades fisiológicas del paciente. Se revisan sus hábitos alimentarios para evitar deshidratación y desnutrición, y se vigilan sus patrones de excreción, en especial si está recibiendo un antipsicótico, que puede causar estreñimiento.

Orientación al paciente

Se explica la importancia de actividades estructuradas, y se discute la medicación del paciente y el modo correcto de administrarla.

CONSIDERACIONES PEDIÁTRICAS

En niños, la conducta psicótica puede deberse a autismo infantil temprano, psicosis infantil simbiótica o esquizofrenia infantil; todo ello puede retrasar el desarrollo de lenguaje, pensamiento abstracto y socialización. Un adolescente con conducta psicótica puede tener el antecedente de uso de drogas por varios días con privación de sueño o alimento, lo cual debe evaluarse y corregirse antes de que pueda iniciarse el tratamiento.

C

Conducta psicótica: un efecto adverso de fármacos

Determinados fármacos pueden causar conducta psicótica y otros signos y síntomas psiquiátricos que van de depresión a conducta violenta. Estos efectos suelen presentarse durante el tratamiento y se resuelven cuando se suspende el fármaco. Si el paciente recibe uno de estos fármacos comunes y exhibe la conducta descrita, tal vez deba cambiarse la dosificación o sustituirse el fármaco.

FÁRMACO	SIGNOS Y SÍNTOMAS PSIQUIÁTRICOS
Albuterol	Alucinaciones, paranoia
Alprazolam	Ira, hostilidad
Amantadina	Alucinaciones visuales, pesadillas
Asparaginasa	Confusión, depresión, paranoia
Atropina y anticolinérgicos	Alucinaciones auditivas, visuales y táctiles; amnesia; delirio; temor; paranoia
Bromocriptina	Manía, ideas delirantes, recaída súbita de esquizofrenia, paranoia, conducta agresiva
Glucósidos cardiacos	Paranoia, euforia, amnesia, alucinaciones visuales
Cimetidina	Alucinaciones, paranoia, confusión, depresión, delirio
Clonidina	Delirio, alucinaciones, depresión
Corticoesteroides (prednisona, corticotropina, cortisona)	Manía, catatonia, depresión, confusión, paranoia, alucinaciones
Cicloserina	Ansiedad, depresión, confusión, paranoia, alucinaciones
Dapsona	Insomnio, agitación, alucinaciones
Diazepam	Ideas suicidas, ira, alucinaciones, depresión
Disopiramida	Agitación, paranoia, alucinaciones auditivas y visuales, pánico
Disulfiram	Delirio, alucinaciones auditivas, paranoia, depresión
Indometacina	Hostilidad, depresión, paranoia, alucinaciones
Lidocaína	Desorientación, alucinaciones, paranoia
Metildopa	Depresión grave, amnesia, paranoia, alucinaciones
Propranolol	Depresión grave, alucinaciones, paranoia, confusión
Hormonas tiroideas	Manía, alucinaciones, paranoia
Vincristina	Alucinaciones

Control de la conducta psicótica

Un paciente que exhibe conducta psicótica puede estar aterrorizado y ser incapaz de distinguir entre él mismo y su ambiente. Para controlar su conducta y prevenir lesiones al propio paciente, el personal y otros, se siguen los lineamientos que se indican.

- Retirar del entorno del paciente objetos potencialmente lesivos, como cinturones y utensilios metálicos.
- Ayudar al paciente a discernir lo que es real e irreal de manera honesta y genuina.
- Ser directo, conciso y no amenazador cuando se hable al paciente. Exponer asuntos simples y concretos y evitar teorías o temas filosóficos.
- Dar reforzamiento positivo a las percepciones que tenga el paciente de la realidad, y corregir sus percepciones erróneas de una manera natural.
- *Nunca* discutir con el paciente, pero tampoco apoyar sus percepciones erróneas.
- Si el paciente está atemorizado, permanecer con él.
- Tocar al paciente para tranquilizarlo *sólo* si se ha hecho antes y se sabe que no hay riesgo.
- Llevar al paciente a un entorno más seguro y menos estimulante.
- Dar atención uno a uno si la conducta del paciente es en extremo extravagante, perturbadora para otros pacientes o peligrosa para él mismo.
- Proporcionar medicación apropiada al paciente.

Bibliografía

Lehne, R. A. (2010). *Pharmacology for nursing care* (7th ed.). St. Louis, MO: Saunders Elsevier.

Conducta violenta

Marcada por pérdida súbita del autocontrol, la conducta violenta consiste en el uso de fuerza física para dañar o abusar de una propiedad o una persona. Esta conducta también puede dirigirse contra uno mismo. Es posible que se deba a un trastorno orgánico o psiquiátrico o al uso de determinados fármacos.

Anamnesis y exploración física

Durante la evaluación, se determina si el paciente tiene el antecedente de conducta violenta. ¿Está intoxicado o presenta síntomas de supresión de alcohol o drogas? ¿Tiene el antecedente de violencia familiar, incluidos castigos corporales y abuso infantil o conyugal? (Véase *Comprendiendo la violencia familiar*, en la pág. 102.)

Se buscan indicios de que el paciente está perdiendo el control y puede tornarse violento. ¿Ha exhibido cambios conductuales abruptos? ¿Es incapaz de permanecer quieto? El aumento de actividad puede indicar un intento de descargar agresión. ¿Cesa su actividad de manera repentina (lo cual sugiere la calma antes de la tormenta)? ¿Hace amenazas verbales o gestos de ira? ¿Está hiperactivo, extremadamente tenso o ríe? La intensificación de las emociones puede anunciar pérdida de control.

Si la conducta violenta es algo nuevo en el paciente, tal vez tenga un trastorno orgánico. Se obtienen los antecedentes médicos y se realiza una exploración física. Se observa en busca de un cambio súbito en el nivel de conciencia. Desorientación, olvido de sucesos recientes y accesos de tics, sacudidas, temblor y asterixis sugieren un trastorno orgánico.

Causas médicas

- ***Trastornos orgánicos.*** Los trastornos que resultan de disfunción metabólica o neurológica pueden causar conducta violenta. Son causas comunes epilepsia, tumor cerebral, encefalitis,

C

Comprendiendo la violencia familiar

El manejo eficaz del paciente violento requiere una comprensión de las raíces de su comportamiento. Por ejemplo, puede deberse a un antecedente familiar de castigos corporales o abuso infantil o conyugal. Su conducta violenta también puede relacionarse con abuso de drogas o alcohol y roles familiares fijos que sofocan el crecimiento y la individualidad.

CAUSAS DE VIOLENCIA FAMILIAR

Los científicos sociales sugieren que la violencia familiar surge de actitudes culturales que fomentan la violencia y de la frustración y el estrés asociados con condiciones de vida en hacinamiento y pobreza. Albert Bandura, un teórico del aprendizaje social, considera que los individuos aprenden conductas violentas observando e imitando a otros miembros de la familia que desahogan sus sentimientos agresivos mediante abuso verbal y fuerza física. (También aprenden de la televisión y el cine, en especial cuando un héroe violento gana poder y reconocimiento.) Los miembros de familias con estas características suelen tener un mayor potencial de conducta violenta, lo cual inicia un ciclo de violencia que pasa de generación en generación.

traumatismo craneoencefálico, trastornos endocrinos, trastornos metabólicos (como uremia y desequilibrio de calcio) y traumatismo físico grave.

- ***Trastornos psiquiátricos.*** La conducta violenta es un mecanismo protector que actúa en respuesta a una amenaza percibida en trastornos psicóticos como la esquizofrenia. Puede ocurrir una respuesta similar en trastornos de la personalidad, como trastorno de personalidad antisocial o trastorno de personalidad limítrofe.

Otras causas

Fármacos y alcohol. La conducta violenta es un efecto adverso de algunos fármacos, como lidocaína y penicilina G. Abuso o supresión de alcohol y supresión de alucinógenos, anfetaminas y barbitúricos también puede causar conducta violenta.

Consideraciones especiales

La conducta violenta tiene mayor prevalencia en salas de urgencias, unidades de cuidados críticos y unidades de crisis y cuidados agudos psiquiátricos. Desastres naturales y accidentes también elevan el potencial de conducta violenta, por lo que es necesario estar atento en estas situaciones.

Si el paciente se torna violento o potencialmente violento, el objetivo es permanecer tranquilo y establecer el control ambiental. Lo primero es protegerse uno mismo. Se guarda una distancia respecto al paciente, se pide ayuda, y no se reacciona de manera excesiva. Se conserva la calma y se asegura la disponibilidad de suficiente personal para hacer una exhibición de fuerza que disuada o someta al paciente de ser necesario. Se invita al paciente a pasar a un sitio tranquilo —libre de ruido, actividad y personas— a fin de evitar atemorizarlo o estimularlo más. Se le tranquiliza, se le explica lo que sucede, y se le dice que está seguro.

Si el paciente hace amenazas violentas, debe tomársele en serio y se informa a la persona a quien van dirigidas las amenazas. Si se ordena, se administra un psicotrópico. Debe recordarse que las propias actitudes pueden afectar la capacidad de atender a un paciente violento. Si se teme al paciente o se le juzga, debe pedirse ayuda a otro miembro del personal.

Orientación al paciente

Se tranquiliza al paciente, se explica lo que sucede, y se le dice que está a salvo. Una vez que el paciente se calma, se le explica la razón de su conducta violenta, si se conoce.

CONSIDERACIONES PEDIÁTRICAS
Adolescentes y niños a menudo profieren amenazas a consecuencia de sueños violentos, fantasías o necesidades no satisfechas. Los adolescentes que exhiben violencia extrema pueden provenir de familias con antecedentes de abuso físico o psicológico. Estos niños pueden exhibir conducta violenta hacia sus padres, hermanos y mascotas.

CONFUSIÓN

Este término incluyente para conductas o respuestas intrigantes o inapropiadas se refiere a la incapacidad de pensar de manera rápida y coherente. Según la causa, puede ocurrir de manera súbita o gradual y ser temporal o irreversible. Es agravada por estrés y privación sensorial, y suele ocurrir en pacientes hospitalizados, en especial adultos mayores, en quienes puede confundirse con senilidad.

Cuando ocurre confusión grave de manera súbita y el paciente también tiene alucinaciones e hiperactividad psicomotora, su trastorno se clasifica como delirio. La confusión progresiva a largo plazo con deterioro de todas las funciones cognitivas se clasifica como demencia.

La confusión puede resultar de desequilibrio hidroelectrolítico o hipoxemia por trastornos pulmonares. También puede ser de origen metabólico, neurológico, cardiovascular, cerebrovascular o nutricional, o deberse a infección sistémica grave o a los efectos de toxinas, fármacos o alcohol. La confusión puede indicar empeoramiento de una enfermedad subyacente y quizá irreversible.

Anamnesis y exploración física

Cuando se realiza la anamnesis, se pide al paciente que describa qué le molesta. Tal vez no informe confusión como su molestia principal, pero quizá sufra pérdida de memoria, aprensión persistente o incapacidad de concentrarse. Es posible que no pueda responder de manera lógica a las preguntas directas. Se determina con un familiar o amigo su inicio y frecuencia. Se indaga también sobre traumatismo craneoencefálico o enfermedad cardiopulmonar, metabólica, cerebrovascular o neurológica recientes. ¿Cuáles fármacos está tomando? Se pregunta sobre cambios en los hábitos de alimentación o sueño y sobre uso de drogas o alcohol.

Se valora para determinar la presencia de trastornos sistémicos. Se revisan los signos vitales, y se buscan cambios en presión arterial, temperatura y pulso.

A continuación, se realiza una valoración neurológica para establecer el nivel de conciencia del paciente.

Causas médicas

- ***Tumor encefálico.*** En las etapas tempranas de un tumor encefálico, la confusión suele ser leve y difícil de detectar. Sin embargo, cuando el tumor afecta estructuras cerebrales, la confusión empeora y el paciente puede exhibir cambios de personalidad, comportamiento caprichoso, déficit sensitivos y motores, déficit de campos visuales y afasia.
- ***Trastornos cerebrovasculares.*** Los trastornos cerebrovasculares causan confusión debido a hipoxia e isquemia. La confusión puede ser insidiosa y fugaz, como en el accidente isquémico transitorio, o aguda y permanente, como en el evento vascular cerebral.
- ***Disminución del riego cerebral.*** La confusión leve es un síntoma temprano de disminución del riego cerebral. Entre los datos asociados suelen incluirse hipotensión, taquicardia o bradicardia, pulso irregular, galope ventricular, edema y cianosis.
- ***Desequilibrio hidroelectrolítico.*** El grado de desequilibrio determina la gravedad de la confusión. Por lo común habrá signos de deshidratación, como lasitud, escasa turgencia cutánea, sequedad de piel y membranas mucosas, y oliguria. También son posibles hipotensión y febrícula.

■ ***Traumatismo craneoencefálico.*** Conmoción cerebral, contusión y hemorragia encefálica pueden causar confusión en el momento de la lesión, poco después o meses o aun años más tarde. El paciente puede estar delirante, con pérdida periódica de la conciencia. También son comunes vómito, cefalea intensa, cambios pupilares y déficit motores y sensitivos.

■ ***Golpe de calor.*** El golpe de calor causa confusión pronunciada que empeora de modo gradual conforme se eleva la temperatura corporal del paciente. Al principio, puede estar irritable y mareado; después es posible que presente delirio, convulsiones y pérdida de la conciencia.

■ ***Hipotermia.*** La confusión puede ser un signo temprano de hipotermia. Por lo común el paciente presenta habla farfullante, frialdad y palidez de la piel, hiperactividad de reflejos profundos, pulso rápido y disminución de la presión arterial y las respiraciones. Conforme la temperatura corporal continúa cayendo, la confusión avanza a estupor y coma, los músculos se tornan rígidos y la frecuencia respiratoria disminuye.

■ ***Hipoxemia.*** Los trastornos pulmonares agudos que causan hipoxemia producen confusión que va de desorientación leve a delirio. Los trastornos pulmonares crónicos provocan confusión persistente.

■ ***Infección.*** La infección generalizada grave, como la septicemia, de manera característica produce delirio. Las infecciones del sistema nervioso central (SNC), como la meningitis, causan grados variables de confusión junto con cefalea y rigidez de nuca.

■ ***Encefalopatía metabólica.*** Hiperglucemia e hipoglucemia pueden causar confusión súbita. Un paciente con hipoglucemia también puede experimentar delirio transitorio y convulsiones. Las encefalopatías urémica y hepática producen confusión gradual que puede avanzar a convulsiones y coma. Por lo común el paciente también experimenta temblores e inquietud.

■ ***Deficiencias nutricionales.*** La ingesta inadecuada de tiamina, niacina o vitamina B_{12} provoca confusión progresiva insidiosa y quizá deterioro mental.

■ ***Trastornos convulsivos.*** La confusión leve a moderada puede seguir inmediatamente a cualquier tipo de convulsión. La confusión suele desaparecer en algunas horas.

Otras causas

■ ***Alcohol.*** La intoxicación alcohólica causa confusión y estupor, y la supresión de alcohol puede provocar delirio y convulsiones.

■ ***Fármacos.*** Las grandes dosis de depresores del SNC producen confusión que puede persistir por varios días después de suspender el fármaco. La supresión de opioides y barbitúricos también causa confusión aguda, tal vez con delirio. Otros fármacos que causan confusión con frecuencia son lidocaína (un glucósido cardiaco), indometacina, cicloserina, cloroquina, atropina y cimetidina.

Consideraciones especiales

Nunca debe dejarse solo a un paciente confundido, a fin de prevenir que se lesione a sí mismo o que lesione a otros. (Se aplican medios de sujeción sólo si es necesario para garantizar su seguridad.) Se mantiene al paciente calmado y tranquilo, y se planean periodos de reposo ininterrumpidos. Para ayudarlo a mantenerse orientado, se tienen un calendario y un reloj en un lugar visible, y se hace una lista de sus actividades con fechas y horas específicas. Es necesario volver a presentarse al paciente cada vez que se ingresa a su habitación.

ALERTA HERBOLARIA

Algunos remedios herbales, como la hierba de San Juan, pueden causar confusión, en especial cuando se toman junto con un antidepresivo u otro fármaco serotoninérgico.

Orientación al paciente

Si es posible, se explica al paciente y su familia la causa que subyace a su confusión. Se ofrecen maneras de ayudar al paciente a orientarse reuniéndose en ambientes familiares para él, o se considera la posibilidad de que un miembro de la familia o amigo ayude al paciente.

CONSIDERACIONES PEDIÁTRICAS

No es posible determinar la presencia de confusión en lactantes o niños muy pequeños. Sin embargo, los niños mayores con enfermedades febriles por lo común experimentan delirio transitorio o confusión aguda.

Bibliografía

National Institute on Aging. (2013). *2011–2012 Alzheimer's disease progress report: intensifying the research effort*. Bethesda, MD: U.S. Department of Health and Human Services, National Institutes of Health; Available at http://www.nia.nih.gov/alzheimers/publication/2011-2012-alzheimers-disease-progress-report.

Wagster, M. V., King, J. W., Resnick, S. M., & Rapp, P. R. (2012). The 87%. *Journal Gerontological and Biological Science and Medical Science*, *67*, 739–740.

Convulsiones parciales complejas

Las convulsiones parciales complejas ocurren cuando una convulsión focal comienza en el lóbulo temporal y causa una alteración parcial de la conciencia, por lo común confusión. Pueden ocurrir convulsiones psicomotoras a cualquier edad, pero su incidencia suele aumentar durante adolescencia y edad adulta. Dos tercios de los pacientes también tienen convulsiones generalizadas.

Un aura —por lo común una alucinación compleja, ilusión o sensación— suele preceder a una convulsión psicomotora. La alucinación puede ser audiovisual (imágenes con sonidos), auditivas (sonidos anormales o normales o voces del pasado del paciente), u olfativas (olores desagradables, como huevos podridos o materiales quemados). Otros tipos de auras son sensaciones de *déjà vu*, falta de familiaridad con los alrededores, o despersonalización. El paciente puede tornarse temeroso o ansioso, chasquear los labios, o tener una sensación desagradable en la región epigástrica que asciende hacia el pecho y la garganta. Suele reconocer el aura y se acuesta antes de perder la conciencia.

Al aura sigue un periodo de arreactividad. Es posible que el paciente experimente automatismos, luzca aturdido y vague sin rumbo fijo, realice actos inapropiados (como desvestirse en público), no reaccione, profiera frases incoherentes o (raras veces) manifieste ira o haga un berrinche. Después de la convulsión, el paciente está confundido y somnoliento y no recuerda la convulsión. Los automatismos conductuales rara vez duran más de 5 minutos, pero confusión, agitación y amnesia posconvulsivas pueden persistir.

Entre crisis, el paciente puede exhibir pensamiento lento y rígido, estallidos de ira y agresividad, conversación tediosa, preocupación por ideas filosóficas ingenuas, disminución de la libido, cambios de estado de ánimo y tendencias paranoides.

Anamnesis

Si se presencia una convulsión parcial compleja, no debe intentarse detener al paciente. En cambio, se le dirige con gentileza a una zona segura. (*Excepción:* evite acercarse a él si está airado o violento.) De manera tranquila se le invita a sentarse y se permanece con él hasta que esté completamente alerta. Después de la convulsión, se le pregunta si experimentó un aura. Se registran todas las observaciones.

Causas médicas

- ***Absceso cerebral.*** Si el absceso está en el lóbulo temporal, las convulsiones parciales complejas suelen ocurrir después de que el absceso desaparece. Son posibles problemas relacionados

C

cefalea, náusea, vómito, convulsiones generalizadas y disminución del nivel de conciencia (NDC). También puede haber debilidad facial, afasia receptiva auditiva, hemiparesia y alteraciones oculares.

- ***Traumatismo craneoencefálico.*** El traumatismo grave del lóbulo temporal (en especial por lesión penetrante) puede causar convulsiones parciales complejas meses o años más tarde. Las convulsiones pueden disminuir en frecuencia y al fin cesar. El traumatismo craneoencefálico también causa convulsiones generalizadas y cambios conductuales y de personalidad.
- ***Encefalitis por herpes simple.*** El virus del herpes simple suele atacar el lóbulo temporal, con el resultado de convulsiones parciales complejas. Otras manifestaciones son fiebre, cefalea, coma y convulsiones generalizadas.
- ***Tumor del lóbulo temporal.*** Las convulsiones parciales complejas pueden ser el primer signo de un tumor del lóbulo temporal. Otros signos y síntomas son cefalea, cambios pupilares y embotamiento mental. El aumento de la presión intracraneal puede causar disminución del NDC, vómito y, quizá, papiledema.

Consideraciones especiales

Después de la convulsión, se permanece con el paciente para reorientarlo en los alrededores y protegerlo de lesiones. Se le mantiene en cama hasta que esté completamente alerta y se retiran del entorno objetos peligrosos. Se ofrece apoyo emocional al paciente y su familia, y se les enseña cómo enfrentar las convulsiones.

Se prepara al paciente para pruebas diagnósticas, como EEG, tomografía computarizada o resonancia magnética.

Orientación al paciente

Se instruye al paciente y su familia en medidas de seguridad que deben tomarse durante una convulsión, y se explica la importancia de portar una identificación médica. Se discuten métodos para enfrentar las convulsiones, y se insiste en el apego a la farmacoterapia.

CONSIDERACIONES PEDIÁTRICAS
Las convulsiones parciales complejas en niños pueden semejar ausencia típica. Pueden deberse a lesión del nacimiento, abuso, infección o cáncer. En alrededor de un tercio de los pacientes se desconoce su causa.

Las convulsiones parciales complejas repetitivas suelen desembocar en convulsiones generalizadas. El niño puede experimentar un aura ligera, que raras veces está tan claramente definida como en las convulsiones tonicoclónicas generalizadas.

Bibliografía

Berkowitz, C. D. (2012). *Berkowitz's pediatrics: A primary care approach* (4th ed.). USA: American Academy of Pediatrics.

Buttaro, T. M., Tybulski, J., Bailey, P. P., & Sandberg-Cook, J. (2008). *Primary care: A collaborative practice* (pp. 444–447). St. Louis, MO: Mosby Elsevier.

McCance, K. L., Huether, S. E., Brashers, V. L., & Rote, N. S. (2010). *Pathophysiology: The biologic basis for disease in adults and children*. Maryland Heights, MO: Mosby Elsevier.

Sommers, M. S., & Brunner, L. S. (2012). *Pocket diseases*. Philadelphia, PA: F.A. Davis.

Convulsiones parciales simples

Las convulsiones parciales simples, que resultan de un foco irritable en la corteza cerebral, suelen durar alrededor de 30 segundos y no alteran el nivel de conciencia (NDC). El tipo y patrón reflejan el sitio del foco irritable. Las convulsiones parciales simples pueden clasificarse como motoras (incluidas convulsiones jacksonianas y epilepsia parcial continua) o somatosensitivas (incluidas convulsiones visuales, olfativas y auditivas).

Una convulsión motora focal es una serie de movimientos unilaterales clónicos (sacudidas musculares) y tónicos (rigidez muscular) de una parte del cuerpo. De manera característica, la cabeza y los ojos se vuelven al lado opuesto al foco hemisférico, por lo común el lóbulo frontal cerca de la cintilla motora. Esto puede ir seguido de una contracción tonicoclónica del tronco o las extremidades.

Una convulsión motora jacksoniana suele comenzar con una contracción tónica de un dedo, la comisura de los labios, o un pie. A ello siguen movimientos clónicos, que se propagan a otros músculos en el mismo lado del cuerpo, ascendiendo por el brazo y la pierna, hasta afectar todo el cuerpo. Como alternativa, los movimientos clónicos pueden propagarse al lado opuesto, generalizarse y ocasionar pérdida de la conciencia. En la fase poscrítica, el paciente puede experimentar parálisis (parálisis de Todd) en las extremidades afectadas, que suele resolverse en 24 horas.

La epilepsia parcial continua causa fasciculaciones clónicas de un grupo muscular, por lo común en cara, brazo o pierna. Las fasciculaciones ocurren cada pocos segundos y persisten por horas, días o meses sin propagarse. Los espasmos suelen afectar músculos distales del brazo y la pierna más que los proximales; en la cara, afectan la comisura de los labios, uno o ambos párpados, y en ocasiones los músculos de cuello o tronco de manera unilateral.

Una convulsión somatosensitiva focal afecta una zona limitada del cuerpo en un lado. Por lo común, este tipo de convulsión inicialmente causa entumecimiento, hormigueo, formicación o sensación "eléctrica"; en ocasiones provoca dolor o ardor en labios o dedos de manos o pies. Una *convulsión visual* implica sensaciones de oscuridad o de luces o manchas estacionarias o móviles, por lo común rojas al principio y después azules, verdes y amarillas. Puede afectar ambos campos visuales o el campo visual en el lado opuesto a la lesión. El foco irritable está en el lóbulo occipital. En contraste, en una *convulsión auditiva* u *olfativa* el foco irritable está en el lóbulo temporal. (Véase *Funciones corporales afectadas por convulsiones focales*.)

Funciones corporales afectadas por convulsiones focales

El sitio del foco irritable determina cuáles funciones corporales están afectadas por una convulsión focal, como se muestra en la figura.

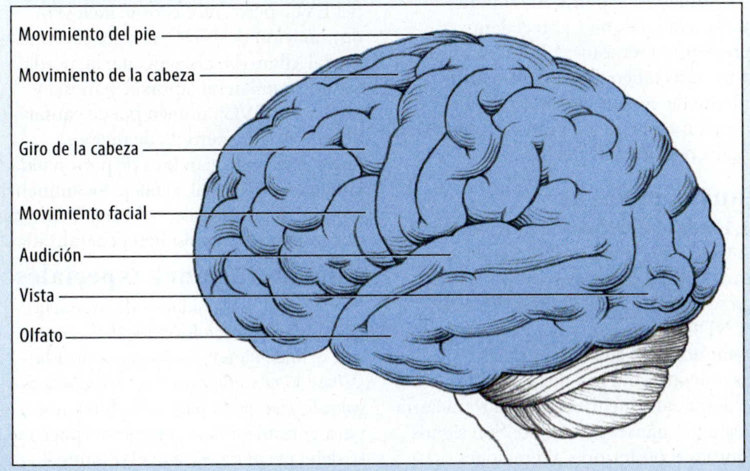

Anamnesis y exploración física

Es necesario asegurarse de registrar la actividad convulsiva en detalle; esos datos pueden ser decisivos para localizar la lesión en el encéfalo. ¿Vuelve la cabeza o los ojos el paciente? En tal caso, ¿hacia cuál lado? ¿Dónde comienza el movimiento? ¿Se propaga? Dado que una convulsión parcial puede hacerse generalizada, será necesario observar de cerca en busca de pérdida de la conciencia, tonicidad y clonicidad bilaterales, cianosis, mordedura de la lengua e incontinencia urinaria. (Véase la entrada *Convulsiones tonicoclónicas generalizadas*, en la pág. 109.)

Después de la convulsión, se pide al paciente que describa exactamente lo que recuerda, en su caso, acerca de la convulsión. Se revisa el NDC y se examina en busca de déficit residuales (como debilidad en la extremidad afectada) y alteraciones sensitivas.

Enseguida se realiza la anamnesis. Se pregunta al paciente lo que sucedió antes de la convulsión. ¿Puede describir un aura o reconoció su inicio? En tal caso, ¿cómo? ¿Por un olor, una alteración visual, un sonido o un fenómeno visceral como una sensación inusual en el estómago? ¿Cómo fue esta convulsión comparada con otras que ha tenido?

También se explora de manera exhaustiva cualquier antecedente —reciente o remoto— de traumatismo craneoencefálico. Se busca un antecedente de evento vascular cerebral o infección reciente, en especial con fiebre, cefalea o rigidez de cuello.

Causas médicas

- ***Absceso cerebral.*** Pueden ocurrir convulsiones en la fase aguda de la formación de un absceso o después de la resolución de éste. La disminución del NDC va de somnolencia a estupor profundo. Los signos y síntomas tempranos reflejan aumento de la presión intracraneal e incluyen cefalea refractaria constante; náusea; y vómito. Son signos y síntomas posteriores alteraciones oculares como nistagmo, disminución de la agudeza visual, y pupilas desiguales. Otros datos varían con el sitio del absceso y entre ellos se incluyen afasia, hemiparesia y cambios de personalidad.
- ***Tumor cerebral.*** Las convulsiones focales suelen ser los indicadores más tempranos de un tumor cerebral. Es posible que el paciente informe cefalea matutina, mareo, confusión, pérdida visual y alteraciones motoras y sensitivas. También puede haber afasia, convulsiones generalizadas, ataxia, disminución del NDC, papiledema, vómito, hipertensión sistólica y aumento de la presión diferencial. Con el tiempo el paciente puede asumir una postura de decorticación.
- ***Traumatismo craneoencefálico.*** Cualquier traumatismo craneoencefálico puede causar convulsiones, pero de manera característica las heridas penetrantes se relacionan con convulsiones focales. Las convulsiones suelen comenzar 3 a 15 meses después de la lesión, disminuyen en frecuencia después de varios años, y con el tiempo cesan. Puede haber convulsiones generalizadas y disminución del NDC que avanza a coma.
- ***Evento vascular cerebral (EVC).*** Un evento vascular cerebral, que es causa importante de convulsiones en pacientes mayores de 50 años de edad, puede inducir convulsiones focales hasta 6 meses después de su inicio. Los efectos relacionados dependen de tipo y magnitud del EVC, pero entre ellos se incluyen disminución del NDC, hemiplejia contralateral, disartria, disfagia, ataxia, pérdida sensitiva unilateral, apraxia, agnosia y afasia. Un EVC también puede causar déficit visuales, pérdida de memoria, juicio deficiente, cambios de personalidad, labilidad emocional, cefalea, incontinencia o retención urinarias, y vómito. Puede dar por resultado convulsiones generalizadas.

Consideraciones especiales

No se requieren cuidados de urgencia durante una convulsión focal, a menos que avance a convulsión generalizada. (Véase la entrada *Convulsiones tonicoclónicas generalizadas*, en la pág. 109.) Sin embargo, para garantizar la seguridad del paciente, se debe permanecer con él durante la convulsión y tranquilizarlo. Se prepara al paciente para pruebas diagnósticas como tomografía computarizada y EEG.

Orientación al paciente

Se enseña a la familia cómo registrar las convulsiones y la importancia de mantener un ambiente seguro. Se insiste en la necesidad de apegarse al régimen medicamentoso prescrito. Se recomienda al paciente portar una identificación médica todo el tiempo.

CONSIDERACIONES PEDIÁTRICAS

Las convulsiones focales afectan a más niños que adultos, y es probable que se propaguen y se hagan generalizadas. Suelen hacer que los ojos o la cabeza y los ojos giren a un lado; en neonatos causan fasciculaciones de la boca, mirada fija o ambas cosas.

Las convulsiones focales en niños pueden deberse a parálisis cerebral hemipléjica, traumatismo craneoencefálico, abuso infantil, malformación arteriovenosa o síndrome de Sturge-Weber. Alrededor de 25% de las convulsiones febriles se presentan como convulsiones focales.

Bibliografía

Buttaro, T. M., Tybulski, J., Bailey, P. P., & Sandberg-Cook, J. (2008). *Primary care: A collaborative practice* (pp. 444–447). St. Louis, MO: Mosby Elsevier.

McCance, K. L., Huether, S. E., Brashers, V. L., & Rote, N. S. (2010). *Pathophysiology: The biologic basis for disease in adults and children*. Maryland Heights, MO: Mosby Elsevier.

Sommers, M. S., & Brunner, L. S. (2012). *Pocket diseases*. Philadelphia, PA: F.A. Davis.

Convulsiones tonicoclónicas generalizadas

Como otros tipos de convulsiones, las convulsiones tonicoclónicas generalizadas son causadas por la descarga paroxística descontrolada de neuronas del sistema nervioso central, que ocasiona disfunción neurológica. Sin embargo, a diferencia de la mayoría de los otros tipos de convulsiones, esta hiperactividad cerebral no se limita al foco original o a una zona localizada, sino que se extiende a todo el cerebro.

Una convulsión tonicoclónica generalizada puede comenzar con o sin un aura. A medida que la actividad convulsiva se propaga a las estructuras subcorticales, el paciente pierde la conciencia, cae, y puede emitir un grito intenso precipitado por la expulsión de aire desde los pulmones a través de las cuerdas vocales. El cuerpo se pone rígido (fase tónica), y después presenta sacudidas musculares sincrónicas rápidas e hiperventilación (fase clónica). También son posibles mordedura de la lengua, incontinencia, diaforesis, salivación profusa y signos de dificultad respiratoria. La convulsión suele cesar después de 2 a 5 minutos. El paciente recupera entonces la conciencia pero presenta confusión. Tal vez informe cefalea, fatiga, dolor muscular y debilidad de brazos y piernas.

Las convulsiones tonicoclónicas generalizadas suelen ocurrir de manera aislada. El paciente puede estar dormido o despierto y activo. (Véase *Qué ocurre durante una convulsión tonicoclónica generalizada*, en la pág. 111.) Entre las posibles complicaciones se incluyen paro respiratorio a causa de obstrucción de las vías respiratorias por secreciones, estado epiléptico (que ocurre en 5 a 8% de los pacientes), lesiones y equimosis de cabeza y columna, parálisis de Todd y, raras veces, paro cardiaco. El estado epiléptico, potencialmente letal, es marcado por actividad convulsiva prolongada o por convulsiones que recurren con rapidez sin periodos intermedios de recuperación. Más a menudo es inducido por la suspensión abrupta de un tratamiento anticonvulsivo.

Las convulsiones generalizadas pueden ser causadas por tumor cerebral, trastorno vascular, traumatismo craneoencefálico, infección, defecto metabólico, síndrome de supresión de droga o alcohol, exposición a toxinas, o un defecto genético. Las convulsiones generalizadas también pueden ser resultado de una convulsión focal. En las convulsiones recurrentes, o epilepsia, es posible que se desconozca la causa.

INTERVENCIONES EN CASO DE URGENCIA

Si se presencia el comienzo de la convulsión, primero se revisan vías respiratorias, respiración y circulación, y se asegura que la causa no sea asistolia o bloqueo de vía respiratoria. Se permanece con el paciente y se asegura la permeabilidad de las vías respiratorias. La atención se centra en observar la convulsión y proteger al paciente. Se coloca una toalla bajo la cabeza para prevenir lesiones, se afloja la ropa, y se retira cualquier objeto agudo o duro de los alrededores. Nunca debe intentarse restringir el movimiento del paciente o forzar un objeto duro en su boca; podría astillarse un diente o fracturarse la quijada. Sólo al comienzo de la fase crítica es seguro insertar un objeto blando en la boca.

Si es posible, se coloca al paciente de costado durante la convulsión para que las secreciones drenen y para prevenir la aspiración. O bien se hace esto al final de la fase clónica, cuando las respiraciones vuelven. (Si no lo hacen, se busca obstrucción de las vías respiratorias y se aspira en caso necesario. Tal vez se requieran reanimación cardiopulmonar, intubación y ventilación mecánica.)

Se protege al paciente después de la convulsión colocándolo en una zona segura en la cual pueda reposar. Cuando despierte se le tranquiliza y reorienta. Se revisan signos vitales y estado neurológico. Es necesario asegurarse de registrar con cuidado estos datos y las observaciones durante la convulsión.

Si la convulsión dura más de 4 minutos o si ocurre una segunda convulsión antes de que el paciente se recupere por completo de la primera, se sospecha estado epiléptico. Se establece una vía aérea, se coloca una línea IV, se administra oxígeno complementario y se inicia la monitorización cardiaca. Se extrae sangre para los estudios apropiados. Se coloca al paciente de costado, con la cabeza en posición semiinclinada, para drenar secreciones y prevenir la aspiración. De manera periódica se le vuelve al lado opuesto, se revisan sus valores de gases en sangre arterial en busca de hipoxemia, y se le administra oxígeno por mascarilla, incrementando el gasto en caso necesario. Se administra diazepam o lorazepam por inyección IV lenta, y se repite 2 o 3 veces a intervalos de 10 a 20 minutos, para detener las convulsiones. Si el paciente no sabe que tiene epilepsia, tal vez se ordene una inyección IV rápida de glucosa al 50% (50 mL) con tiamina (100 mg). La glucosa puede detener las convulsiones si el paciente tiene hipoglucemia. Si esta concentración de tiamina es baja, también se administra tiamina para proteger contra daño ulterior.

Si el paciente está intubado, es de esperar que sea necesario insertar una sonda nasogástrica (NG) para prevenir vómito y aspiración. Debe tenerse presente que si el paciente no ha sido intubado, la sonda NG misma puede inducir el reflejo nauseoso y causar vómito. Es necesario asegurarse de registrar las observaciones y los intervalos entre convulsiones.

Anamnesis y exploración física

Si no se presenció la convulsión, se obtiene una descripción del acompañante del paciente. Se pregunta cuándo comenzó la convulsión y cuánto tiempo duró. ¿Informó el paciente sensaciones inusuales antes de que la convulsión comenzara? ¿Comenzó la convulsión en una zona del cuerpo y se propagó, o afectó todo el cuerpo desde el principio? ¿Cayó el paciente sobre una superficie dura? ¿Volvió los ojos o la cabeza? ¿Se puso azul? ¿Perdió el control vesical? ¿Tuvo otras convulsiones antes de recuperarse?

Si el paciente pudo haber sufrido un traumatismo craneoencefálico, se le observa de cerca en busca de pérdida

Qué ocurre durante una convulsión tonicoclónica generalizada

ANTES DE LA CONVULSIÓN

Durante horas o días pueden ocurrir signos y síntomas *prodrómicos*, como sacudidas mioclónicas, cefalea palpitante y cambios de estado de ánimo. Es posible que el paciente tenga premoniciones de la convulsión. Por ejemplo, tal vez informe un *aura*, como ver una luz destellante o advertir un olor característico.

DURANTE LA CONVULSIÓN

Si una convulsión generalizada comienza con un aura, esto indica que la irritabilidad en un área específica del encéfalo se generalizó con rapidez. Son auras comunes palpitaciones, molestia epigástrica que asciende con rapidez a la garganta, giro de la cabeza o los ojos, y alucinaciones sensoriales.

A continuación, ocurre *pérdida de la conciencia* cuando una descarga repentina de intensa actividad eléctrica satura el centro subcortical del cerebro. El paciente cae y experimenta breves contracturas mioclónicas bilaterales. El paso forzado de aire a través de las cuerdas vocales espasmódicas puede producir un grito agudo parecido a un gorjeo.

Durante la *fase tónica*, los músculos esqueléticos se contraen por 10 a 20 segundos. Los párpados suben, los brazos se flexionan y las piernas se extienden. La boca se abre mucho y después se cierra de golpe; es posible que el paciente se muerda la lengua. Las respiraciones cesan debido a espasmo de los músculos respiratorios, y la palidez inicial de piel y mucosas (como resultado de deterioro del retorno venoso) cambia a cianosis por apnea. El paciente arquea la espalda y levanta los brazos con lentitud (como se muestra en la ilustración). Otros efectos son dilatación y arreactividad pupilares, aumento considerable de frecuencia cardiaca y presión arterial, aumento de salivación y secreciones traqueobronquiales, y diaforesis profusa.

Durante la *fase clónica*, que dura alrededor de 60 segundos, un temblor leve avanza a contracturas o sacudidas violentas. Otra actividad motora incluye gestos faciales (con posible mordedura de la lengua) y espiración violenta de saliva espumosa sanguinolenta debido a contracturas clónicas de los músculos de la caja torácica. Las sacudidas clónicas disminuyen lentamente de intensidad y frecuencia. El paciente permanece apneico.

DESPUÉS DE LA CONVULSIÓN

Los movimientos del paciente cesan de modo gradual y queda arreactivo a estímulos externos. Otras manifestaciones posconvulsivas son respiraciones estertorosas por aumento de las secreciones traqueobronquiales, pupilas iguales o desiguales (pero que se hacen reactivas), e incontinencia urinaria por relajación muscular breve. Tras cerca de 5 minutos, el nivel de conciencia aumenta y hay confusión y desorientación. Tono muscular, frecuencia cardiaca y presión arterial vuelven la normalidad.

Después de varias horas de sueño, el paciente despierta agotado y es posible que tenga cefalea, dolor muscular y amnesia de la convulsión.

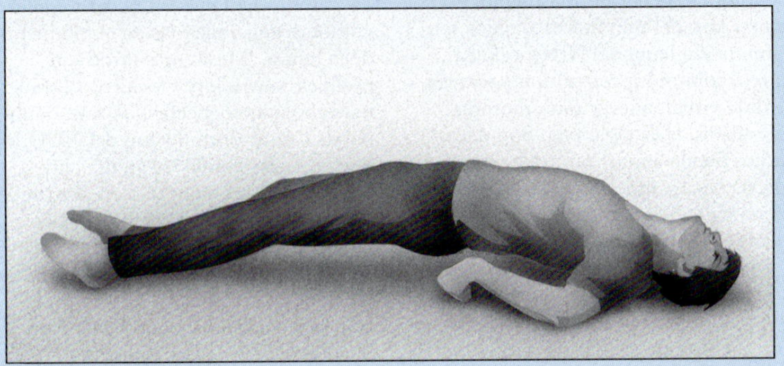

de la conciencia, pupilas desiguales o arreactivas y signos neurológicos focales. ¿Refiere cefalea y dolor muscular? ¿Resulta cada vez más difícil despertarlo cuando se le examina a intervalos de 20 minutos? Se examinan sus brazos, piernas y cara (incluida la lengua) en busca de lesión, parálisis residual o debilidad de extremidades.

A continuación se realiza la anamnesis. ¿Alguna vez ha tenido el paciente convulsiones generalizadas o focales? En caso afirmativo, ¿ocurren con frecuencia? ¿Las tienen también otros familiares? ¿Está recibiendo fármacos el paciente? ¿Se apega al tratamiento? También se pregunta sobre privación de sueño y estrés emocional o físico en el momento en que ocurrió la convulsión.

Causas médicas

- ***Absceso cerebral.*** Pueden ocurrir convulsiones generalizadas en la etapa aguda de la formación de un absceso o después de que éste desaparece. Según el tamaño y el sitio del absceso, la disminución del nivel de conciencia (NDC) va de somnolencia a estupor profundo. Los signos y síntomas tempranos reflejan aumento de la presión intracraneal (PIC), y entre ellos se incluyen cefalea constante, náusea, vómito y convulsiones focales. Son datos tardíos típicos alteraciones oculares como nistagmo, deterioro visual y pupilas desiguales. Otros datos varían con el sitio del absceso pero entre ellos están afasia, hemiparesia, conducta anómala y cambios de personalidad.
- ***Tumor cerebral.*** Pueden ocurrir convulsiones generalizadas, según el lugar y tipo del tumor. Otros datos son disminución lenta del NDC, cefalea, mareo, confusión, convulsiones focales, pérdida visual, alteraciones motoras y sensitivas, afasia y ataxia. Son datos tardíos papiledema, vómito, hipertensión sistólica, aumento de la presión diferencial y, con el tiempo, postura de decorticación.
- ***Insuficiencia renal crónica.*** La insuficiencia renal en fase terminal causa el inicio rápido de fasciculaciones, temblor, sacudidas mioclónicas y convulsiones generalizadas. Son signos y síntomas relacionados anuria u oliguria, fatiga, malestar general, irritabilidad, disminución de la agudeza mental, calambres musculares, neuropatías periféricas, anorexia y estreñimiento o diarrea. Entre los efectos tegumentarios se incluyen cambios de color de la piel (a amarillo, castaño o bronceado), prurito y escarcha urémica. Otros efectos son aliento urémico, náusea y vómito, equimosis, petequias, sangrado GI, úlceras en boca y encías, hipertensión y respiraciones de Kussmaul.
- ***Eclampsia.*** Las convulsiones generalizadas son un sello distintivo de la eclampsia. Entre los datos relacionados se incluyen cefalea frontal intensa, náusea, vómito, alteraciones visuales, hipertensión, fiebre hasta de 40 °C, edema periférico y aumento súbito de peso. También puede haber oliguria, irritabilidad, reflejos tendinosos profundos (RTP) hiperactivos y disminución del NDC.
- ***Encefalitis.*** Las convulsiones son un signo temprano de encefalitis, que indica un mal pronóstico; también pueden ocurrir después de la recuperación por daño residual. Otros datos son fiebre, cefalea, fotofobia, rigidez de nuca, dolor cervical, vómito, afasia, ataxia, hemiparesia, nistagmo, irritabilidad, parálisis de nervios craneales (que causa debilidad facial, ptosis, disfagia), y sacudidas mioclónicas.
- ***Epilepsia (idiopática).*** En la mayoría de los casos, la causa de las convulsiones recurrentes se desconoce.
- ***Traumatismo craneoencefálico.*** En casos graves pueden ocurrir convulsiones generalizadas en el momento de la lesión. (Meses más tarde son posibles convulsiones focales.) El traumatismo craneoencefálico grave también puede causar disminución del NDC, que ocasiona coma; lesión de tejidos blandos de cara, cabeza o cuello; drenaje claro o sanguinolento de boca, nariz u oídos; edema facial; deformidad ósea de cara, cabeza o cuello; signo de Battle; y ausencia de respuesta a la estimulación oculocefálica y oculovestibular. Pueden ocurrir déficit motores y

sensitivos junto con alteración de las respiraciones. La exploración puede revelar signos de PIC creciente, como descenso de la respuesta a estímulos dolorosos, pupilas arreactivas, bradicardia, aumento de la presión sistólica y aumento de la presión diferencial. Si el paciente está consciente, puede exhibir déficit visuales, cambios conductuales y cefalea.

■ ***Encefalopatía hepática.*** Pueden ocurrir convulsiones generalizadas en una fase tardía de la encefalopatía hepática. Son datos tardíos asociados en el paciente comatoso hedor hepático, asterixis, RTP hiperactivos y signo de Babinski positivo.

■ ***Hipoglucemia.*** Suelen ocurrir convulsiones generalizadas en la hipoglucemia grave, acompañadas de visión borrosa o doble, debilidad motora, hemiplejia, temblor, diaforesis excesiva, taquicardia, fasciculaciones mioclónicas y disminución del NDC.

■ ***Hiponatremia***. Ocurren convulsiones cuando los valores séricos de sodio descienden a menos de 125 mEq/L, en especial si el descenso es rápido. La hiponatremia también causa hipotensión ortostática, cefalea, fasciculación y debilidad musculares, fatiga, oliguria o anuria, humedad fría de la piel, disminución de la turgencia cutánea, irritabilidad, letargo, confusión y estupor o coma. También son posibles sed excesiva, taquicardia, náusea, vómito y cólicos abdominales. La hiponatremia grave puede causar cianosis y colapso vasomotor, con pulso filiforme.

■ ***Hipoparatiroidismo.*** El empeoramiento de la tetania causa convulsiones generalizadas. El hipoparatiroidismo crónico produce irritabilidad neuromuscular y RTP hiperactivos.

■ ***Encefalopatía hipóxica.*** Además de convulsiones generalizadas, la encefalopatía hipóxica puede causar sacudidas mioclónicas y coma. Más tarde, si el paciente se ha recuperado, son posibles demencia, agnosia visual, coreoatetosis y ataxia.

■ ***Neurofibromatosis.*** Múltiples lesiones cerebrales por neurofibromatosis causan convulsiones focales y generalizadas. La inspección revela manchas café con leche, múltiples tumores cutáneos, escoliosis y cifoescoliosis. Son datos relacionados mareo, ataxia, ceguera monocular y nistagmo.

■ ***Evento vascular cerebral (EVC).*** Pueden ocurrir convulsiones (focales más a menudo que generalizadas) en los 6 meses que siguen a un evento vascular cerebral isquémico. Los signos y síntomas asociados varían con el sitio y la magnitud del daño cerebral. Entre ellos se incluyen disminución del NDC, hemiplejia contralateral, disartria, disfagia, ataxia, pérdida sensitiva unilateral, apraxia, agnosia y afasia. También puede haber déficit visuales, pérdida de memoria, juicio deficiente, cambios de personalidad, labilidad emocional, retención o incontinencia urinarias, estreñimiento, cefalea y vómito.

Otras causas

■ ***Intoxicación por arsénico.*** Además de convulsiones generalizadas, la intoxicación por arsénico puede causar aliento con olor a ajo, sialorrea y prurito generalizado. Son efectos GI diarrea, náusea, vómito y dolor abdominal intenso. Entre los efectos relacionados se incluyen hiperpigmentación difusa; edema nítidamente definido de párpados, cara y tobillos; parestesia de las extremidades; alopecia; irritación de mucosas; debilidad; dolor muscular y neuropatía periférica.

■ ***Supresión de barbitúricos.*** En pacientes con intoxicación crónica, la supresión de barbitúricos puede causar convulsiones generalizadas 2 a 4 días después de la última dosis. Es posible que ocurra estado epiléptico.

■ ***Pruebas diagnósticas.*** Los medios de contraste usados en pruebas radiológicas pueden causar convulsiones generalizadas.

■ ***Fármacos.*** Las concentraciones sanguíneas tóxicas de algunos fármacos, como teofilina, lidocaína, petidina, penicilinas y cimetidina pueden causar convulsiones generalizadas. Fenotiazinas, antidepresivos tricíclicos, anfetaminas, isoniazida y vincristina a veces provocan convulsiones en pacientes con epilepsia preexistente.

Consideraciones especiales

Se vigila de cerca al paciente después de la convulsión a la espera de actividad convulsiva recurrente. Se le prepara para tomografía computarizada o resonancia magnética y EEG.

Orientación al paciente

Se enseña a la familia del paciente cómo observar y registrar actividad convulsiva, y se explican las razones de hacerlo así. Se hace hincapié en la importancia del apego a la farmacoterapia y el seguimiento, y se explican las posibles reacciones adversas a los medicamentos prescritos. Se recomienda al paciente portar una identificación médica todo el tiempo.

CONSIDERACIONES PEDIÁTRICAS

Las convulsiones generalizadas son comunes en niños. De hecho, entre 75 y 90% de los pacientes epilépticos experimentan su primera convulsión antes de los 20 años de edad. Muchos niños de 3 meses a 3 años experimentan convulsiones generalizadas asociadas con fiebre; algunos de estos niños más tarde desarrollan convulsiones sin fiebre. Las convulsiones generalizadas también pueden deberse a errores innatos del metabolismo, lesión perinatal, infección cerebral, síndrome de Reye, síndrome de Sturge-Weber, malformación arteriovenosa, intoxicación por plomo, hipoglucemia y causas idiopáticas. El componente tosferínico de la vacuna DPT puede causar convulsiones, si bien esto es raro.

Bibliografía

Berkowitz, C. D. (2012). *Berkowitz's pediatrics: A primary care approach* (4th ed.). USA: American Academy of Pediatrics.

Buttaro, T. M., Tybulski, J., Bailey, P. P., & Sandberg-Cook, J. (2008). *Primary care: A collaborative practice* (pp. 444–447). St. Louis, MO: Mosby Elsevier.

Lehne, R. A. (2010). *Pharmacology for nursing care* (7th ed.). St. Louis, MO: Saunders Elsevier.

McCance, K. L., Huether, S. E., Brashers, V. L., & Rote, N. S. (2010). *Pathophysiology: The biologic basis for disease in adults and children*. Maryland Heights, MO: Mosby Elsevier.

Sommers, M. S., & Brunner, L. S. (2012). *Pocket diseases*. Philadelphia, PA: F.A. Davis.

Crepitación ósea

La crepitación ósea es una vibración palpable o un sonido de aplastamiento audible que resulta cuando un hueso frota contra otro. Este signo suele deberse a una fractura, pero puede ocurrir cuando los huesos que han sido denudados de su cartílago articular protector frotan entre sí al articularse, por ejemplo en pacientes con trastornos articulares artríticos o degenerativos avanzados.

Inducir crepitación ósea puede ayudar a confirmar el diagnóstico de fractura, pero también puede causar más daño de tejido blando, nervios o vasos. Siempre se evalúan los pulsos distales y la integridad neurológica distal al sitio de sospecha de fractura antes de manipular una extremidad. Además, frotar entre sí los extremos óseos puede convertir una fractura cerrada en abierta si un extremo penetra la piel. Por lo tanto, después de la detección inicial de crepitación en un paciente fracturado, se evita inducir de nuevo este signo.

Anamnesis y exploración física

Si se detecta crepitación ósea en un paciente en quien se sospecha fractura, se le pregunta si tiene dolor y si puede señalar el sitio doloroso. Para prevenir laceraciones de nervios, vasos sanguíneos u otras estructuras, se inmoviliza la zona afectada aplicando una férula que abarque las articulaciones arriba y abajo de dicha zona. Se eleva ésta, de ser posible, y se aplican compresas frías. Se inspecciona en busca de abrasiones o laceraciones. Se determina cómo y cuándo ocurrió la lesión. Se palpan los pulsos distalmente al sitio afectado; se revisa la piel en busca de palidez o frialdad. Se prueba el funcionamiento motor y sensitivo distalmente al sitio de la lesión.

Si no se sospecha fractura, se pregunta al paciente sobre un antecedente de artrosis o artritis reumatoide. ¿Cuáles fármacos usa? ¿Ha ayudado alguno a aminorar la molestia artrítica? Se toman los signos vitales y se examina el arco de movimiento (ADM) articular.

Causas médicas

■ ***Fractura.*** Además de crepitación ósea, una fractura causa dolor local agudo, hematoma, edema y disminución del ADM. Otros datos pueden ser deformidad, sensibilidad puntual, cambio de color de la extremidad y pérdida del funcionamiento de ésta. El daño neuromuscular puede causar llenado capilar lento, pulsos disminuidos o ausentes, cianosis moteada, parestesia y disminución de la sensibilidad (todo distal al sitio de fractura). Por supuesto, una fractura abierta produce una herida cutánea evidente.

■ ***Artrosis.*** En la forma avanzada de la artrosis es posible inducir crepitación durante la prueba del ADM. Algunas crepitaciones finas a la palpación pueden indicar arrugamiento del cartílago articular; la fricción gruesa puede indicar daño grave del cartílago. El síntoma cardinal de la artrosis es dolor articular, en especial durante el movimiento y el soporte de peso. Otro dato es rigidez articular que suele ocurrir después de reposo y cede en pocos minutos una vez que el paciente comienza a moverse.

■ ***Artritis reumatoide.*** En la forma avanzada de este trastorno, se oye crepitación ósea cuando la articulación afectada se rota. Sin embargo, la artritis reumatoide suele desarrollarse de manera insidiosa, y producir signos y síntomas inespecíficos como fatiga, malestar general, anorexia, febrícula persistente, pérdida de peso y artralgia y mialgia vagas. Más tarde aparecen signos articulares más específicos y localizados, por lo común en las articulaciones proximales de los dedos. Estos signos suelen ser bilaterales y simétricos y extenderse a muñecas, rodillas, codos y tobillos. Las articulaciones afectadas se tornan rígidas después de la inactividad. También ocurren aumento del calor, sudoración y sensibilidad de las articulaciones afectadas así como limitación del ADM.

Consideraciones especiales

Si se sospecha una fractura, se prepara al paciente para radiografías de la zona afectada, y se reexamina con frecuencia el estado neurovascular. La parte afectada se mantiene inmovilizada y elevada hasta que se inicie el tratamiento. Se da un analgésico para aminorar el dolor.

Debe tenerse presente que los cambios degenerativos articulares, que suelen haber comenzado hacia los 20 o 30 años de edad, avanzan con mayor rapidez después de los 40 y ocurren en mayor medida en articulaciones que soportan peso, como columna lumbar, caderas, rodillas y tobillos.

Orientación al paciente

Se enseña al paciente sobre la limitación de la actividad, el uso de auxiliares para la ambulación, como andador, bastones y muletas, y el cuidado de la piel y los pies. Se discute el uso de una mecánica corporal correcta para prevenir lesiones. Se alienta al paciente a realizar sus actividades cotidianas en la medida de lo posible para mantener independencia, fuerza muscular y ADM articular. Si el paciente tiene un enyesado, se le explica su cuidado correcto y cuándo buscar atención médica.

CONSIDERACIONES PEDIÁTRICAS

La crepitación ósea en un niño suele ocurrir después de una fractura. Se obtiene una anamnesis precisa de la lesión, y se está alerta a la posibilidad de abuso infantil. En un adolescente, crepitación ósea y dolor en la articulación patelofemoral ayudan a diagnosticar condromalacia patelar.

C

Bibliografía

Chen, C. H. (2009). Strategies to enhance tendon graft—bone healing in anterior cruciate ligament reconstruction. *Chang Gung Medical Journal, 32*, 483–493.

Reinhardt, K. R., Hetsroni, I. F., & Marx, R. G. (2010). Graft selection for anterior cruciate ligament reconstruction: a level I systematic review comparing failure rates and functional outcomes. *Orthopedic Clinics of North America, 41*, 249–262.

Crepitación subcutánea

[Enfisema subcutáneo]

Cuando quedan atrapadas burbujas de aire u otros gases (como dióxido de carbono) en tejido subcutáneo, la palpación o el frotamiento de la piel producen un sonido crepitante llamado *crepitación subcutánea* o *enfisema subcutáneo.* Las burbujas se sienten como pequeños nódulos inestables no dolorosos, aunque la crepitación subcutánea suele asociarse con trastornos que causan dolor. Por lo común el tejido afectado está visiblemente edematoso; esto puede ocasionar oclusión potencialmente letal de las vías respiratorias si el edema afecta el cuello o la parte superior del tórax.

Las burbujas de aire o gas entran en los tejidos por heridas abiertas debido a la acción de microorganismos anaeróbicos o por ruptura o perforación traumática o espontánea de pulmones u órganos digestivos.

Anamnesis y exploración física

Dado que la crepitación subcutánea puede indicar un trastorno potencialmente letal, será necesario realizar una evaluación inicial rápida e intervenir si es necesario. (Véase *Manejo de la crepitación subcutánea.*)

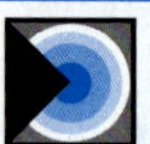

INTERVENCIONES EN CASO DE URGENCIA

Manejo de la crepitación subcutánea

La crepitación subcutánea ocurre cuando en los tejidos penetran burbujas de aire o gas. Puede indicar ruptura potencialmente letal de un órgano lleno de aire o productor de gas, o infección anaeróbica fulminante.

RUPTURA DE ÓRGANO

Si el paciente presenta signos de dificultad respiratoria —como disnea grave, taquipnea, uso de músculos accesorios, aleteo nasal o taquicardia—se busca con rapidez el signo de Hamman para detectar burbujas de aire atrapadas en el mediastino.

Para inducir el signo de Hamman, se ayuda al paciente a colocarse en decúbito lateral izquierdo. Enseguida se pone el estetoscopio sobre el precordio. Si se escucha un sonido de aplastamiento intenso que se sincroniza con el latido cardiaco, el paciente tiene signo de Hamman positivo.

Según el órgano roto, se está preparado para intubación endotraqueal, traqueotomía de urgencia o inserción de sonda torácica. Se comienza por administrar oxígeno complementario de inmediato. Se coloca una línea IV para administrar líquidos y medicamentos, y se conecta al paciente a un monitor cardiaco.

INFECCIÓN ANAERÓBICA

Si el paciente tiene una herida abierta con mal olor, tumefacción local y cambio de color, se debe actuar con rapidez. Se toman los signos vitales, con especial atención a fiebre, taquicardia, hipotensión y taquipnea. Después se coloca una línea IV para administrar líquidos y fármacos, y se da oxígeno complementario.

Además, se está preparado para cirugía de urgencia y se desbrida la herida. Si el estado del paciente pone en peligro su vida, tal vez se requiera prepararlo para la transferencia a una institución con cámara hiperbárica.

Cuando el estado del paciente lo permite, se palpa la piel afectada para evaluar la ubicación o magnitud de la crepitación subcutánea y para obtener información de referencia. Se delinean los bordes de la zona de crepitación con un marcador. Se palpa la zona con frecuencia para determinar si la crepitación subcutánea aumenta. Se pregunta al paciente si tiene dolor o dificultad para respirar. En presencia de dolor, se determinan lugar, intensidad y momento de inicio. Se pregunta sobre cirugía torácica, pruebas diagnósticas y terapia respiratoria recientes o antecedentes de traumatismo o enfermedad pulmonar crónica.

Causas médicas

■ ***Gangrena gaseosa.*** La crepitación subcutánea es el signo característico de la gangrena gaseosa, una infección rara pero comúnmente letal causada por anaerobios. Se acompaña de dolor local, tumefacción y cambio de color, con formación de ampollas y necrosis. La piel sobre la herida puede romperse, revelar músculo necrótico rojo oscuro o negro y producir una secreción maloliente, acuosa o espumosa. Son datos relacionados taquicardia, taquipnea, fiebre moderada, cianosis y lasitud.

■ ***Fractura orbitaria.*** Una fractura orbitaria permite el paso de aire desde los senos nasales hacia el tejido subcutáneo, lo que causa crepitación subcutánea de párpado y órbita. El signo más común de esta fractura es equimosis periorbitaria. La agudeza visual suele ser normal, aunque la tumefacción del párpado puede impedir una prueba precisa. El paciente tiene edema facial, diplopía, hifema y, en ocasiones, pupila dilatada o arreactiva en el lado afectado. También pueden estar afectados los movimientos extraoculares.

■ ***Neumotórax.*** El neumotórax grave produce crepitación subcutánea en parte superior del tórax y cuello. En muchos casos, el paciente tiene dolor torácico unilateral, rara vez localizado inicialmente, y que aumenta con la inspiración. También son posibles disnea, ansiedad, inquietud, taquipnea, cianosis, taquicardia, uso de músculos accesorios, expansión torácica asimétrica y tos seca. En el lado afectado, los ruidos respiratorios están ausentes o disminuidos, y puede haber hiperresonancia o timpanismo, y disminución del frémito vocal.

■ ***Ruptura del esófago.*** La ruptura del esófago suele causar crepitación subcutánea en cuello, pared torácica o fosa supraclavicular, aunque este signo no siempre se presenta. En caso de ruptura del esófago cervical hay dolor insufrible en cuello o zona supraclavicular, resistencia del cuello al movimiento pasivo, sensibilidad local, tumefacción de tejido blando, disfagia, odinofagia y vértigo ortostático.

La rotura del esófago intratorácico, potencialmente letal, puede causar enfisema mediastínico confirmado por signo de Hamman positivo. Hay dolor retroesternal, epigástrico, cervical o escapular intenso, y edema de pared torácica y cuello. También puede haber disnea, taquipnea, expansión torácica asimétrica, aleteo nasal, cianosis, diaforesis, taquicardia, hipotensión, disfagia y fiebre.

■ ***Ruptura de tráquea o bronquio principal.*** La ruptura de tráquea o bronquio principal es una lesión potencialmente letal que causa crepitación subcutánea abrupta de cuello y pared torácica anterior. Hay disnea grave con aleteo nasal, taquicardia, uso de músculos accesorios, hipotensión, cianosis, ansiedad extrema y, quizá, hemoptisis y enfisema mediastínico, con signo de Hamman positivo.

Otras causas

■ ***Pruebas diagnósticas.*** Pruebas endoscópicas como broncoscopia y endoscopia de vías digestivas superiores pueden causar ruptura o perforación de órganos respiratorios o digestivos, con el resultado de crepitación subcutánea.

■ ***Tratamientos respiratorios.*** Ventilación mecánica y respiración con presión positiva intermitente pueden romper alveolos, y provocar crepitación subcutánea.

- ***Cirugía torácica.*** Si escapa aire hacia los tejidos en la zona de la incisión, es posible que ocurra crepitación subcutánea.

Consideraciones especiales

Se toman los signos vitales con frecuencia, en especial las respiraciones. Dado que el edema excesivo por respiración subcutánea en cuello y parte superior del tórax puede causar obstrucción de vías respiratorias, se está alerta a signos de dificultad respiratoria como disnea. Se indica al paciente que los tejidos afectados con el tiempo absorberán las burbujas de aire o gas y la crepitación subcutánea disminuirá.

Orientación al paciente

Se explican las pruebas diagnósticas e intervenciones que el paciente necesita y los signos y síntomas de crepitación subcutánea que debe informar.

CONSIDERACIONES PEDIÁTRICAS

Los niños pueden experimentar crepitación subcutánea en el cuello por ingestión de sustancias corrosivas que perforan el esófago.

Bibliografía

Rezende-Neto, J. B., Hoffmann, J., Al Mahroos, M., Tien, H., Hsee, L. C., Spencer Netto, F., … Rizoli, S. B. (2010). Occult pneumomediastinum in blunt chest trauma: Clinical significance. *Injury*, *41*(1), 40–43.

Zhao, D. Y., Zhang, G. L. (2009). Clinical analysis on 38 cases of pneumothorax induced by acupuncture or acupoint injection. *Zhongguo Zhen Jiu*, *29*(3), 239–242.

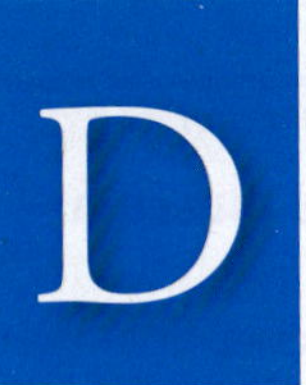

Debilidad muscular

La debilidad muscular se detecta observando y midiendo la fuerza de un músculo individual o un grupo muscular. Puede ser resultado de disfunción de hemisferios cerebrales, tallo encefálico, médula espinal, raíces nerviosas, nervios periféricos o uniones mioneurales y dentro del músculo en sí. Ocurre debilidad muscular en determinados trastornos neurológicos, musculoesqueléticos, metabólicos, endocrinos y cardiovasculares; en reacción a determinados fármacos; y después de inmovilización prolongada.

Anamnesis y exploración física

Se comienza determinando el sitio de la debilidad muscular del paciente. Se le pregunta si tiene dificultad con movimientos específicos como levantarse de una silla. Se determina cuándo notó por primera vez la debilidad; se le pregunta si empeora con el ejercicio o al avanzar el día. También se interroga sobre síntomas relacionados, en especial dolor muscular o articular, funcionamiento sensitivo alterado y fatiga.

Se obtienen los antecedentes médicos, tomando nota en especial de enfermedad crónica, como hipertiroidismo; problemas musculoesqueléticos o neurológicos, incluido traumatismo reciente; antecedente familiar de debilidad muscular crónica, en especial en hombres; y uso de alcohol y drogas.

La exploración física se concentra en evaluar fuerza muscular. Se examinan todos los músculos importantes bilateralmente. (Véase *Prueba de fuerza muscular,* en la pág. 120.) Al hacerlo, es necesario asegurarse de que el esfuerzo del paciente sea constante; si no lo es, se sospecha dolor u otra causa de la renuencia a hacer el esfuerzo. Si el paciente informa dolor, se agiliza o suspende el examen y se le pide que vuelva a intentar algunos movimientos. Recuérdese que el brazo, la mano y la pierna dominantes son algo más fuertes que los no dominantes. Además de examinar la fuerza de músculos individuales, se prueba el arco de movimiento (ADM) de todas las principales articulaciones (hombro, codo, muñeca, cadera, rodilla y tobillo). También se examina el funcionamiento sensitivo en las zonas implicadas, así como los reflejos tendinosos profundos (RTP) bilateralmente.

Causas médicas

- ***Esclerosis lateral amiotrófica (ELA).*** La ELA suele comenzar con debilidad y atrofia musculares en una mano que se propagan con rapidez al brazo y después a la mano y el brazo contralaterales. Con el tiempo, estos efectos avanzan a tronco, cuello, lengua, laringe, faringe y piernas; la debilidad de músculos respiratorios progresiva desemboca en insuficiencia respiratoria.
- ***Anemia.*** Grados variables de debilidad muscular y fatiga son exacerbados por esfuerzo y aliviados temporalmente por reposo. Otros signos y síntomas son palidez, taquicardia, parestesia y tendencias hemorrágicas.
- ***Tumor encefálico.*** Los signos y síntomas de debilidad muscular varían con el sitio y tamaño del tumor. Son datos asociados cefalea, vómito, diplopía, disminución de la agudeza visual, disminución del nivel de conciencia (NDC), cambios pupilares, descenso de la fuerza motora, hemiparesia, hemiplejía,

(*Continúa en la pág. 122*)

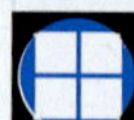

PARA FACILITAR LA EXPLORACIÓN

Prueba de fuerza muscular

D

Se obtiene un cuadro general del funcionamiento motor del paciente examinando la fuerza en 10 grupos musculares selectos. Se le pide que intente arcos de movimiento normales contra la resistencia del examinador. Si el grupo muscular es débil, se varía la cantidad de resistencia según se requiera para permitir la valoración precisa. Si es necesario, se coloca al paciente de modo que sus extremidades no deban vencer la fuerza de la gravedad, y se repite la prueba.

MÚSCULOS DEL BRAZO

Bíceps. Con la mano del examinador en la mano del paciente, se le pide que flexione el antebrazo contra resistencia. Se observa la contracción del bíceps.

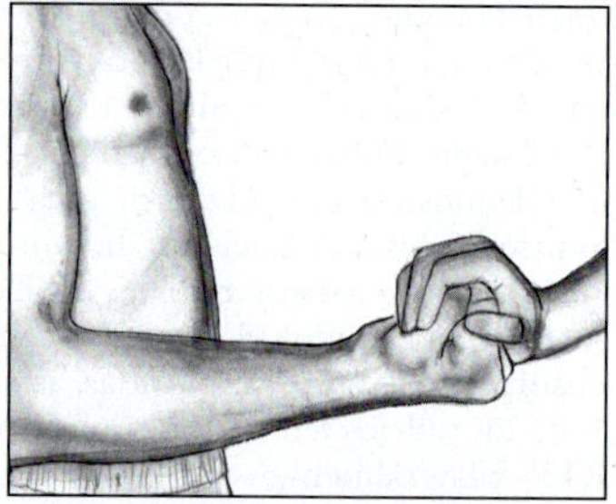

Deltoides. Con el brazo del paciente completamente extendido, se coloca una mano sobre su músculo deltoides y la otra en su muñeca. Se le pide que coloque en abducción el brazo hasta una posición horizontal contra resistencia; mientras lo hace, se le palpa en busca de contracción del deltoides.

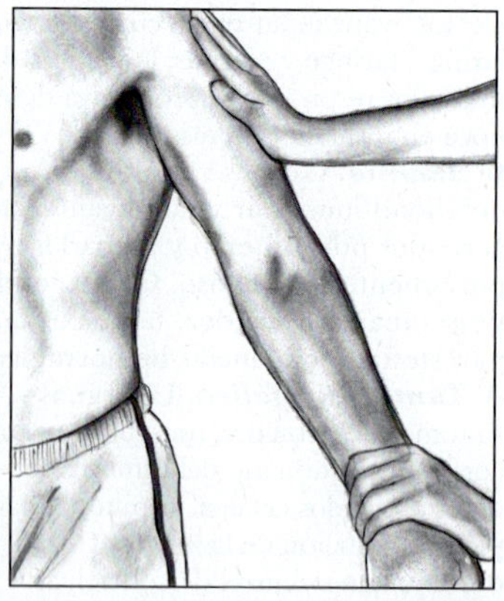

Tríceps. Se pide al paciente que coloque en abducción el brazo y lo mantenga a la mitad del camino entre flexión y extensión. Se sujeta y sostiene el brazo por la muñeca, y se le pide que lo extienda contra la resistencia. Se observa en busca de contracción del tríceps.

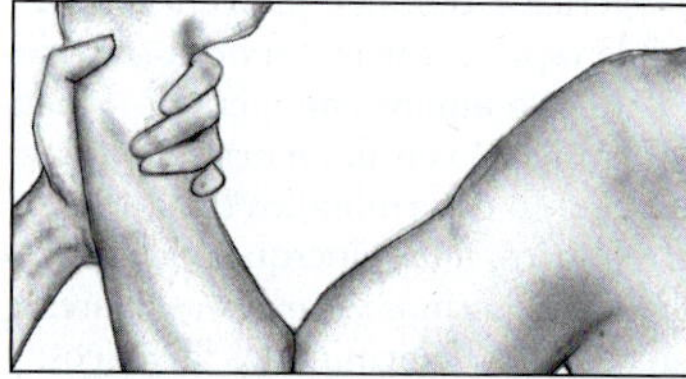

Interóseos dorsales. Se pide al paciente que extienda y separe los dedos, y que trate de resistir el intento del examinador de juntarlos.

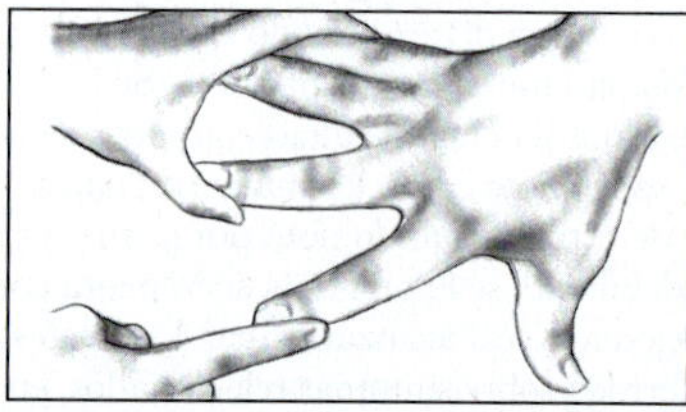

Antebrazo y mano (sujeción). Se pide al paciente que sujete los dedos medio e índice del examinador y los apriete tan fuerte como pueda. Para prevenir dolor o lesión del examinador, éste debe cruzar los dedos.

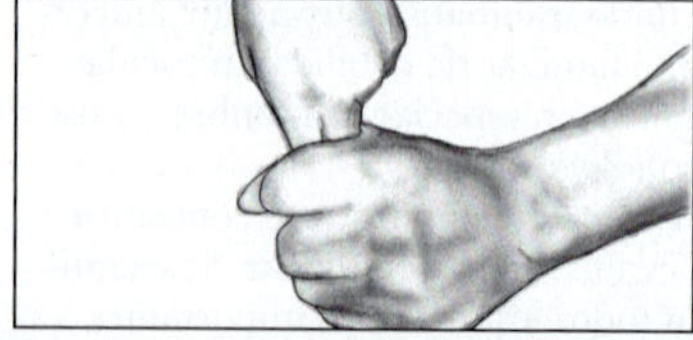

Se califica la fuerza muscular en una escala de 0 a 5:

0 = Sin indicios de contracción muscular
1 = Contracción visible o palpable pero no movimiento
2 = Movimiento muscular pleno si se elimina la fuerza de la gravedad
3 = Movimiento muscular pleno contra la gravedad pero no contra resistencia
4 = Movimiento muscular pleno contra la gravedad; movimiento parcial contra resistencia
5 = Movimiento muscular pleno contra gravedad y resistencia: fuerza normal

MÚSCULOS DE LA PIERNA

Tibial anterior. Con la pierna del paciente extendida, el examinador coloca su mano en el pie y pide al paciente que coloque en dorsiflexión el tobillo contra resistencia. Se palpa en busca de contracción tibial anterior.

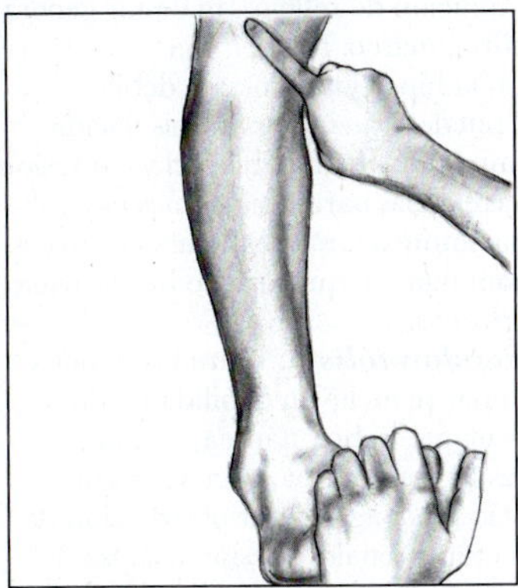

Psoas. Mientras el examinador le sostiene la pierna, se pide al paciente que eleve la rodilla y después flexione la cadera contra resistencia. Se observa en busca de contracción del psoas.

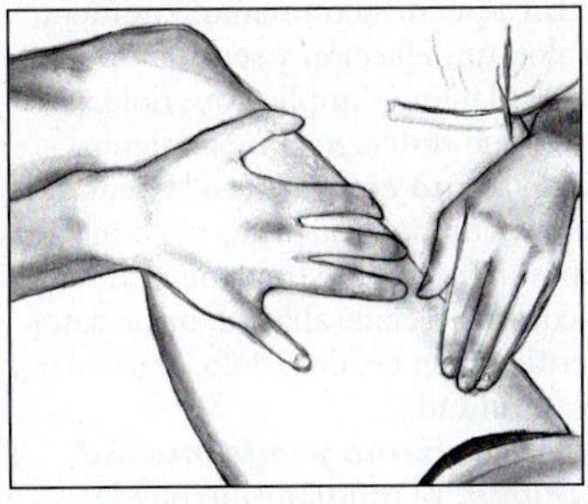

Extensor propio del dedo gordo. Con el dedo del examinador en el dedo gordo del paciente, se pide a éste que coloque en dorsiflexión el dedo contra resistencia. Se palpa en busca de contracción del extensor del dedo gordo.

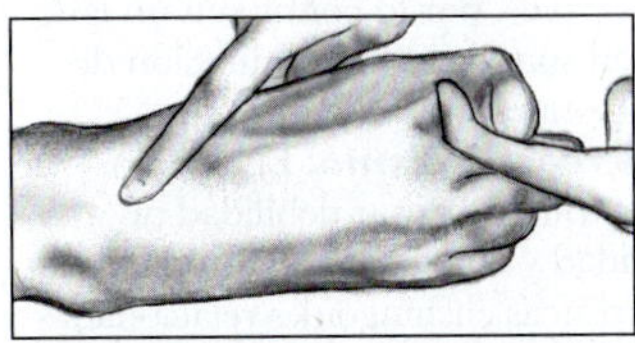

Cuadríceps. Se pide al paciente que doble ligeramente la rodilla mientras el examinador sostiene el muslo. Después se le pide que extienda la rodilla contra resistencia; al hacerlo, se palpa en busca de contracción del cuadríceps.

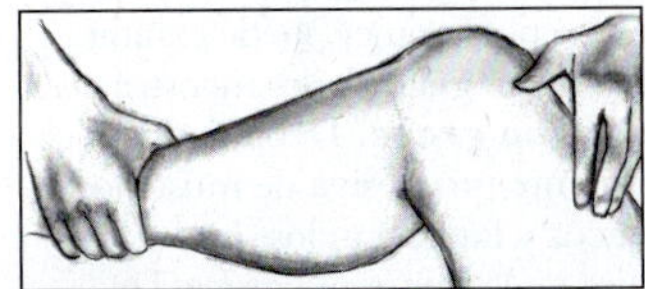

Gastrocnemio. Con el paciente de costado, se le sostiene el pie y se le pide que coloque en flexión plantar el tobillo contra resistencia. Se palpa en busca de contracción del gastrocnemio.

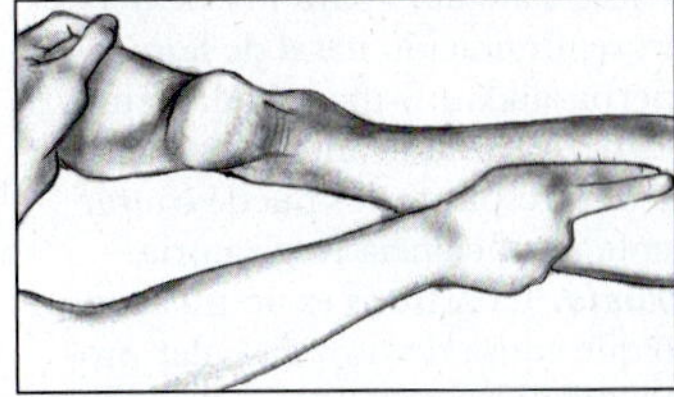

disminución de la sensibilidad, ataxia, convulsiones y cambios conductuales.

■ ***Síndrome de Guillain-Barré.*** La debilidad y el dolor simétricos y rápidamente progresivos ascienden desde los pies hasta los brazos y nervios faciales y avanzan a parálisis motora total e insuficiencia respiratoria. Son datos asociados pérdida sensitiva o parestesia, flacidez muscular, pérdida de los RTP, taquicardia o bradicardia, hipertensión fluctuante e hipotensión ortostática, diaforesis, incontinencia fecal y urinaria, diplejia facial, disfagia, disartria e hipernasalidad.

■ ***Hernia discal.*** La presión en raíces nerviosas causa debilidad muscular, desuso y, en última instancia, atrofia. El principal síntoma es dorsalgia baja intensa, que quizá radie a los glúteos, piernas y pies, por lo común en un lado. También son posibles disminución de reflejos y cambios sensitivos.

■ ***Hipercortisolismo.*** El hipercortisolismo puede causar debilidad de extremidad y con el tiempo atrofia. Son características cushingoides relacionadas giba de búfalo, facies de luna, obesidad troncal, estrías púrpuras, piel delgada, acné, hipertensión, fatiga, hiperpigmentación, tendencia a las equimosis, cicatrización deficiente de heridas, y diaforesis. El paciente masculino puede tener disfunción eréctil; la mujer puede exhibir hirsutismo e irregularidades menstruales.

■ ***Miastenia grave.*** Debilidad gradualmente progresiva de músculos esqueléticos y fatiga son los síntomas cardinales de la miastenia grave. De manera característica, la debilidad es leve al despertar pero empeora durante el día. Son signos tempranos debilidad para cerrar los ojos, ptosis y diplopía; facies de máscara; dificultad para masticar y deglutir; regurgitación nasal de líquidos con hipernasalidad; y mandíbula péndula y cabeza bamboleante. La afección de músculos respiratorios puede causar finalmente insuficiencia respiratoria.

■ ***Artrosis.*** La artrosis es un trastorno crónico que causa desuso muscular progresivo y debilidad que lleva a atrofia.

■ ***Enfermedad de Parkinson.*** La debilidad muscular acompaña a rigidez en la enfermedad de Parkinson, un trastorno degenerativo. Son datos relacionados temblor de agitar píldoras unilateral, marcha propulsiva, disartria, bradicinesia, sialorrea, disfagia, facies en máscara y voz monótona de tono alto.

■ ***Traumatismo de nervios periféricos.*** La presión prolongada o la lesión de un nervio periférico causa debilidad y atrofia musculares. Otros datos son parestesia o pérdida sensitiva, dolor y pérdida de los reflejos inervados por el nervio dañado.

■ ***Desequilibrio de potasio.*** En la hipopotasemia, una debilidad muscular generalizada temporal puede acompañarse de náusea, vómito, diarrea, disminución de procesos mentales, calambres en las extremidades inferiores, disminución de reflejos, malestar general, poliuria, mareo, hipotensión y arritmias.

En la hiperpotasemia, la debilidad puede avanzar a parálisis flácida acompañada de irritabilidad y confusión, hiperreflexia, parestesia o anestesia, oliguria, anorexia, náusea, diarrea, cólicos abdominales, taquicardia o bradicardia y arritmias.

■ ***Rabdomiólisis.*** Entre los signos y síntomas se incluyen debilidad o dolor musculares, fiebre, náusea, vómito, malestar general y coluria. La insuficiencia renal aguda por obstrucción de estructuras renales y lesión a causa del intento de los riñones de filtrar mioglobina del torrente sanguíneo es una complicación común.

■ ***Artritis reumatoide.*** En la artritis reumatoide, una debilidad muscular simétrica puede acompañar a aumento de calor, tumefacción y sensibilidad en las articulaciones implicadas; dolor; y rigidez que restringe el movimiento.

■ ***Trastorno convulsivo.*** Puede ocurrir debilidad muscular generalizada temporal después de una convulsión tonicoclónica generalizada; otros datos poscríticos son cefalea, dolor muscular y fatiga profunda.

■ ***Traumatismo y enfermedad espinales.*** El traumatismo puede causar debilidad muscular intensa, con el resultado de flacidez o espasticidad y, con el tiempo, parálisis. Infección, tumor y espondilosis o estenosis cervicales también pueden causar debilidad muscular.

■ ***Evento vascular cerebral (EVC).*** Según el sitio y la magnitud del daño, un EVC puede provocar debilidad contralateral o bilateral de brazos, piernas, cara y lengua, que quizá avance a hemiplejia y atrofia. Son efectos asociados disartria, afasia, ataxia, apraxia, agnosia, parestesia o pérdida sensitiva ipsilaterales, trastornos visuales, alteración del NDC, amnesia y juicio deficiente, cambios de personalidad, disfunción intestinal y vesical, cefalea, vómito y convulsiones.

Otras causas

■ ***Fármacos.*** Puede ocurrir debilidad muscular generalizada por uso prolongado de corticoesteroides, uso de digoxina y dosis excesivas de dantroleno. Los antibióticos aminoglucósidos pueden empeorar la debilidad en pacientes con miastenia grave.

■ ***Inmovilidad.*** La inmovilización en un enyesado, una férula o tracción puede inducir debilidad muscular en la extremidad afectada; el reposo prolongado en cama o la inactividad causan debilidad muscular generalizada.

Consideraciones especiales

Se proporcionan dispositivos auxiliares según se requiera y se protege al paciente contra lesiones. Si tiene pérdida sensitiva concurrente, se previenen úlceras por presión y lesiones térmicas. En caso de debilidad crónica, se realizan ejercicios de ADM o se entablillan las extremidades según sea necesario. Se disponen las sesiones de terapia de modo que haya periodos de reposo adecuados, y se administran analgésicos según se requiera.

Se prepara al paciente para exámenes de sangre, biopsia muscular, electromiografía, estudios de conducción nerviosa y radiografía o tomografía computarizada.

Orientación al paciente

Se explica la importancia de los cambios de posición frecuentes y los periodos de reposo. Se enseña al paciente el uso de los dispositivos auxiliares, según sea necesario.

CONSIDERACIONES PEDIÁTRICAS

La distrofia muscular, por lo común del tipo de Duchenne, es una causa importante de debilidad muscular en niños.

BIBLIOGRAFÍA

Barr, J., Fraser, G. L., & Puntillo, K. (2013). Clinical practice guidelines for the management of pain, agitation, and delirium in adult patients in the intensive care unit. *Critical Care Medicine*, *41*, 263–306.

Berry, M. J., Rejeski, W. J., Miller, M. E., Adair, N. E., Lang, W., Foy, C. G., & Katula, J. A. (2010). A lifestyle activity intervention in patients with chronic obstructive pulmonary disease. *Respiratory Medicine*, *104*, 829–839.

DEPRESIÓN

La depresión es un trastorno del estado de ánimo caracterizado por sentimientos de tristeza y desesperanza y pérdida del interés o el placer por las actividades. Estos sentimientos pueden ser acompañados por molestias somáticas, como cambios en el apetito, trastornos del sueño, inquietud o letargo y disminución de la concentración. También puede haber pensamientos acerca de dañar a otros o a uno mismo, de muerte o de suicidio.

La depresión clínica debe distinguirse de los brotes periódicos de disforia, menos persistentes y graves que el trastorno clínico. El criterio para la depresión mayor es uno o más episodios de estado de ánimo deprimido, o disminución del interés o la capacidad de sentir placer por la mayoría de las actividades o todas, con duración mínima de 2 semanas.

La depresión mayor afecta a alrededor de 20.9 millones (9.5%) de estadounidenses en 1 año dado. Alrededor de

D

12 millones de mujeres (12%), 6 millones de hombres (7%) y 3 millones de adolescentes (4%) experimentan depresión cada año. Afecta a todos los grupos raciales, étnicos y socioeconómicos, y al doble de mujeres que de hombres. Es la causa principal de discapacidad de mujeres y hombres de todas las edades en todo el mundo. La depresión tiene numerosas causas, incluidos antecedentes genéticos y familiares, trastornos médicos y psiquiátricos, y uso de determinados fármacos. También se presenta en el periodo posparto. Deben realizarse exploración física y examen psiquiátrico completos para excluir posibles causas médicas.

Anamnesis y exploración física

Durante la anamnesis, se determina cómo se siente el paciente acerca de sí mismo, su familia y el ambiente. El objetivo es explorar la naturaleza de su depresión, el grado en que otros factores la influyen, y los mecanismos de afrontamiento del paciente y su eficacia. Se comienza por preguntar qué le molesta. ¿En qué difiere su estado de ánimo actual del acostumbrado? Después, se le pide que describa cómo se siente consigo mismo. ¿Cuáles son sus planes y sueños? ¿Cuán realistas son? ¿Está satisfecho en general con lo que ha logrado en su trabajo, sus relaciones y otros intereses? Se pregunta sobre cambios en sus interacciones sociales, patrones de sueño, apetito, actividades normales o capacidad de tomar decisiones y concentrarse. Se determinan sus patrones de consumo de drogas y alcohol. Se escucha en busca de indicios de que podría cometer suicidio. (Véase *Suicidio: atención del paciente de alto riesgo*, en la pág. 125.)

Se pregunta al paciente sobre su familia: sus patrones de interacción y respuestas características a éxito y fracaso. ¿Qué función cree tener en la vida de su familia? Se averigua si otros familiares han estado deprimidos y si alguien importante para el paciente ha estado enfermo o ha fallecido en el último año. Por último, se pregunta al paciente sobre su ambiente. ¿Ha cambiado su estilo de vida en el último mes? ¿Seis meses? ¿Un año? Cuando se siente triste, ¿a dónde va y qué hace para sentirse mejor? Se determina cómo se siente acerca de su función en la comunidad y los recursos de los que dispone. Se intenta determinar si tiene una red de apoyo adecuada que lo ayude a enfrentar su depresión.

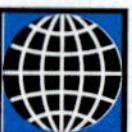

CONSIDERACIONES CULTURALES *Los pacientes que no hablan el idioma local con fluidez pueden tener dificultad para comunicar sus sentimientos y pensamientos. Se considera recurrir a alguien ajeno a su familia como intérprete a fin de permitir al paciente expresar sus sentimientos con mayor libertad.*

Causas médicas

- ***Trastornos orgánicos.*** Diversos trastornos orgánicos y enfermedades crónicas producen depresión leve, moderada o grave. Entre ellos están trastornos metabólicos y endocrinos, como hipotiroidismo, hipertiroidismo y diabetes; enfermedades infecciosas, como influenza, hepatitis y encefalitis; afecciones degenerativas, como enfermedad de Alzheimer, esclerosis múltiple y demencia por infartos múltiples; y trastornos neoplásicos como cáncer.
- ***Trastornos psiquiátricos.*** Los trastornos afectivos suelen caracterizarse por cambios abruptos en el estado de ánimo, de depresión a exaltación (manía), o por episodios prolongados de cualquiera de esos estados de ánimo. De hecho, la depresión grave puede durar semanas. Ocurre depresión más moderada en los trastornos ciclotímicos, y suele alternar con manía moderada. La depresión moderada que es más o menos constante en un periodo de 2 años suele deberse a trastornos distímicos. Además, los trastornos de ansiedad crónica, como el trastorno de pánico y el trastorno obsesivo-compulsivo, pueden acompañarse de depresión.

Otras causas

- ***Alcohol.*** El uso prolongado, la intoxicación y la supresión de alcohol a menudo causan depresión.

Suicidio: atención del paciente de alto riesgo

Uno de los factores más comunes que contribuyen al suicidio es la desesperanza, una emoción frecuente en los sujetos deprimidos. Como resultado, deberá valorarse con regularidad al paciente en cuanto a sus tendencias suicidas.

El paciente puede dar indicios específicos acerca de sus intenciones. Por ejemplo, tal vez se advierta que habla con frecuencia de la muerte o de la futilidad de la vida, oculta objetos potencialmente lesivos (como cuchillo o cinturón), hace acopio de medicamentos, se desprende de sus pertenencias, o pone en orden sus asuntos legales y económicos. Si se sospecha que un paciente podría cometer suicidio, se aplican los siguientes lineamientos:

- Primero, se intenta determinar el potencial de suicidio del paciente. Se determina cuán contrariado está. ¿Tiene un plan simple y directo de suicidio que es probable que tenga éxito? ¿Cuenta con un fuerte sistema de apoyo (familia, amigos, un terapeuta)? Un paciente con potencial de suicidio bajo a moderado está notablemente deprimido pero tiene un sistema de apoyo. Tal vez piense en suicidarse, pero no tiene un plan específico. Un paciente con alto potencial de suicidio se siente profundamente desesperanzado y tiene un sistema de apoyo escaso o nulo. Piensa en suicidarse con frecuencia y cuenta con un plan que es probable que tenga éxito.
- A continuación, se aplican precauciones. Se garantiza la seguridad del paciente eliminando objetos que podría usar para lesionarse, como cuchillos, tijeras, maquinillas de afeitar, cinturones, cables eléctricos, cintas de zapatos y fármacos. Es necesario saber todo el tiempo dónde está y qué hace; esto podría requerir supervisión uno a uno. Se coloca al paciente en una habitación cercana a la estación de enfermeras, o se asegura que un miembro del personal permanezca con él todo el tiempo. Siempre debe estar alguien con él una vez que salga de la unidad.
- Se está alerta a los intentos de suicidio en el hospital, que suelen ocurrir cuando es baja la proporción de personal respecto a número de pacientes: en los cambios de turno, en los turnos vespertino o nocturno, o cuando un suceso crítico, como una alarma de paro cardiaco, hace que la atención recaiga en otro paciente.
- Por último, se hacen los arreglos para consultas de seguimiento. Se reconoce la ideación y el comportamiento suicidas como un grito desesperado pidiendo ayuda. Se contacta a un profesional de la salud mental para referencia.

- ***Fármacos.*** Diversos fármacos causan depresión como un efecto adverso. Entre los más comunes están barbitúricos; agentes quimioterapéuticos, como asparaginasa; anticonvulsivos, como diazepam; y antiarrítmicos, como disopiramida. Otros fármacos que inducen depresión son antihipertensivos de acción central, como reserpina (común a dosis altas), metildopa, y clonidina; bloqueadores adrenérgicos β, como propranolol; levodopa; indometacina; cicloserina; corticoesteroides; y anticonceptivos hormonales.
- ***Periodo posparto.*** Aunque no se ha probado la causa, ocurre depresión en alrededor de 1 de cada 2 000 a 3 000 embarazos y se caracteriza por diversos síntomas. Éstos van de depresión posparto leve a intensa psicosis depresiva con ideación suicida.

Consideraciones especiales

Atender a un paciente deprimido requiere tiempo, tacto y energía. También requiere estar consciente de la propia vulnerabilidad a los sentimientos de desesperación que pueden surgir por interactuar con un paciente deprimido. Se ayuda al paciente a establecer metas realistas; se le alienta a promover sentimientos de autovalía defendiendo sus opiniones y tomando decisiones. Se intenta determinar su potencial de suicidio, y se toman medidas para ayudar a garantizar su seguridad. El paciente puede requerir vigilancia estrecha para prevenir un intento de suicidio.

Es necesario asegurarse de que el paciente reciba nutrición y reposo suficientes, y se mantiene su entorno libre de estrés y estimulación excesiva. Se hacen los arreglos para las pruebas diagnósticas ordenadas a fin de determinar si la depresión tiene una causa orgánica, y se administran los fármacos prescritos. También se hacen los arreglos para visitas de seguimiento, o se contacta a un profesional de la salud para remitir al paciente.

Orientación al paciente

Se enseña al paciente acerca de la depresión; se hace hincapié en que se dispone de métodos eficaces para aliviar los síntomas. Se tranquiliza al paciente explicándole que su depresión puede mejorar si expresa sus sentimientos, realiza actividades placenteras y mejora su arreglo personal e higiene. Se insiste en la importancia de apegarse a la prescripción de antidepresivos, y se explican las reacciones adversas.

CONSIDERACIONES PEDIÁTRICAS
Dado que la labilidad emocional es normal en la adolescencia, la depresión puede ser difícil de valorar y diagnosticar en este grupo de edad. Entre los indicios de depresión subyacente pueden incluirse molestias somáticas, promiscuidad sexual, bajas calificaciones y abuso de alcohol o drogas.

Usar un modelo de sistemas familiares suele ayudar a determinar la causa de la depresión en adolescentes. Después de que se determinan los roles familiares, la terapia familiar o de grupo con nervios puede ser útil para que el paciente supere su depresión. En casos graves puede requerirse un antidepresivo.

CONSIDERACIONES GERIÁTRICAS
Los adultos mayores suelen presentar molestias físicas y somáticas, agitación o cambios en el funcionamiento intelectual (deterioro de la memoria), lo cual hace difícil establecer el diagnóstico de depresión. Los adultos mayores deprimidos en mayor riesgo de suicidio son los que tienen 85 años o más, baja autoestima, y necesidad de ejercer el control. Incluso un adulto mayor frágil con estas características en una casa de reposo tiene la fuerza necesaria para suicidarse.

Destellos de luz

[Fotopsias]

Es un síntoma cardinal de desprendimiento de retina, que pone en peligro la vista, los destellos de luz pueden ser locales u ocurrir en todo el campo visual. Por lo común el paciente informa ver manchas, estrellas o líneas parecidas a relámpagos. Los destellos pueden ser repentinos o graduales, e indicar deterioro visual temporal o permanente.

En la mayoría de los casos, los destellos de luz indican la división de la membrana vítrea posterior en dos capas; la capa interna se desprende de la retina, y la externa permanece fija a ella. La sensación de destellos de luz puede deberse a tracción del humor vítreo en la retina, hemorragia causada por un desgarro en el capilar retiniano, o filamentos sólidos de humor vítreo que flotan en un depósito local de humor vítreo líquido.

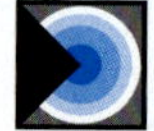

INTERVENCIONES EN CASO DE URGENCIA *Mientras se descarta desprendimiento de retina, se restringe el movimiento ocular y corporal del paciente*

Anamnesis y exploración física

Se pregunta al paciente cuándo comenzaron los destellos de luz. ¿Puede puntualizar su localización, u ocurren en todo el campo visual? Si el paciente presenta dolor ocular o cefalea, se le pide que los describa. Se pregunta si el paciente usa o ha usado anteojos correctores y si él o un familiar tienen antecedentes de problemas oculares o visuales. También se pregunta si el paciente tiene otros problemas médicos —en especial hipertensión o diabetes mellitus, que pueden causar retinopatía y, quizá, desprendimiento de retina. Se obtienen los antecedentes laborales, porque los destellos de luz pueden relacionarse con estrés en el trabajo o esfuerzo ocular excesivo.

A continuación, se realiza un examen ocular y de la visión completo, en especial si hay traumatismo evidente o se sospecha. Se comienza por inspeccionar parte externa del ojo, párpados, pestañas y puntos lagrimales en busca de anomalías e iris y esclerótica en busca de signos de sangrado. Se observan tamaño y forma de las pupilas; se examinan reacción a la luz, acomodación y reacción consensual a la luz. Después se examina la agudeza visual en cada ojo. También se revisan los campos visuales; se documenta cualquier destello de luz que el paciente informe durante esta prueba.

Causas médicas

- ***Traumatismo craneoencefálico.*** Un paciente que ha sufrido un traumatismo craneoencefálico menor puede informar que "vio estrellas" cuando ocurrió la lesión. También puede indicar dolor localizado en el sitio de la lesión, cefalea generalizada y mareo. Más tarde puede presentar náusea, vómito y disminución del NDC.
- ***Migraña.*** Los destellos de luz —quizá acompañados de un aura— pueden anunciar una migraña clásica. Cuando estos síntomas ceden, el paciente suele experimentar una cefalea unilateral palpitante intensa que casi siempre dura 1 a 12 horas y puede acompañarse de parestesia de labios, cara o manos; ligera confusión; mareo; fotofobia; náusea; y vómito.
- ***Desprendimiento de retina.*** Los destellos de luz que se describen como manchas o manchas flotantes se localizan en la porción del campo visual en que la retina está desprendiéndose. En caso de afección macular, el paciente puede experimentar deterioro visual indoloro similar a una cortina que cubre el campo visual.
- ***Desprendimiento de humor vítreo.*** Puede haber manchas flotantes e inicio súbito de destellos de luz. Por lo común está afectado un ojo a la vez.

Consideraciones especiales

Si el paciente tiene desprendimiento de retina, se le prepara para cirugía y se le explica la atención posoperatoria, incluida la limitación de actividades necesaria hasta que la retina sane por completo.

Si el paciente no tiene desprendimiento de retina, se le tranquiliza explicándole que los destellos de luz son temporales y no indican daño ocular. En caso de migraña, se le mantiene en un ambiente tranquilo con luz tenue; se alienta el sueño; y se administra un analgésico, según se ordene.

Orientación al paciente

Se explica que, después de la cirugía, podría ser necesario usar parches oculares y apegarse a las restricciones indicadas de actividad y posición.

CONSIDERACIONES PEDIÁTRICAS

Los niños pueden experimentar destellos de luz después de traumatismo craneoencefálico menor.

BIBLIOGRAFÍA

Arrenberg, A. B., Stainier, D. Y., Baier, H., & Huisken, J. (2010). Optogenetic control of cardiac function. *Science*, *330*, 971–974.

Biswas, J., Krishnakumar, S., & Ahuja, S. (2010). *Manual of ocular pathology*. New Delhi, India: Jaypee—Highlights Medical Publishers.

Chaudhury, D., Walsh, J. J., Friedman, A. K., Juarez, B., Ku, S. M., & Koo, J. W. (2013). Rapid regulation of depression-related behaviours by control of midbrain dopamine neurons. *Nature*, *493*, 532–536.

Gerstenblith, A. T., & Rabinowitz, M. P. (2012). *The wills eye manual*. Philadelphia, PA: Lippincott Williams & Wilkins.

Levin, L. A., & Albert, D. M. (2010). *Ocular disease: Mechanisms and management*. London: Saunders, Elsevier.

Roy, F. H. (2012). *Ocular differential diagnosis*. Clayton, Panama: Jaypee—Highlights Medical Publishers, Inc.

D

Desviación ocular

La desviación ocular es el movimiento anómalo de los ojos, que puede ser conjugado (ambos ojos se mueven juntos) o desconjugado (un ojo se mueve con independencia del otro). Este signo común puede deberse a trastornos oculares, neurológicos, endocrinos y sistémicos que interfieren en la acción de los músculos, nervios o centros encefálicos que gobiernan el movimiento ocular. En ocasiones, indica un trastorno potencialmente letal como ruptura de aneurisma cerebral. (Véase *Desviación ocular: características y causas en daño de nervios craneales,* en la pág. 129.)

En condiciones normales, el movimiento ocular es controlado directamente por los músculos oculares, inervados por los nervios motor ocular común, patético y motor ocular externo (nervios craneales III, IV y VI). Juntos, estos músculos y nervios dirigen un estímulo visual para que incida en las partes correspondientes de la retina. La desviación ocular desconjugada puede deberse a tono muscular desigual (estrabismo no paralítico) o parálisis muscular asociada con daño de nervios craneales (estrabismo paralítico). Puede ocurrir desviación ocular conjugada a causa de trastornos que afectan los centros en la corteza cerebral y el tallo encefálico responsables del movimiento ocular conjugado. De manera característica, tales trastornos provocan parálisis de la mirada (dificultad para mover los ojos en una o más direcciones).

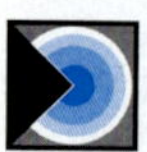

INTERVENCIONES EN CASO DE URGENCIA *Si el paciente exhibe desviación ocular, se toman los signos vitales de inmediato y se le valora en busca de nivel de conciencia (NDC) alterado, cambios pupilares, disfunción motora o sensitiva y cefalea intensa. Si es posible, se interroga a familiares sobre cambios conductuales. ¿Hay antecedentes recientes de traumatismo craneoencefálico? Tal vez se requiera apoyo respiratorio. Asimismo, se prepara al paciente para pruebas neurológicas de urgencia, como tomografía computarizada (TC).*

Anamnesis y exploración física

Si el paciente no tiene malestar, se determina cuánto tiempo ha presentado la desviación ocular. ¿Se acompaña de diplopía, dolor ocular o cefalea? También se pregunta si ha notado cambios motores o sensitivos asociados o fiebre.

Se investigan antecedentes de hipertensión, diabetes, alergias y trastornos tiroideos, neurológicos o musculares. Enseguida se realiza una anamnesis oftalmológica exhaustiva. ¿Alguna vez el paciente ha tenido desequilibrio de músculos oculares, traumatismo ocular o craneoencefálico o cirugía ocular?

Durante la exploración física, se observa al paciente en busca de ptosis parcial o completa. ¿De manera espontánea inclina la cabeza o vuelve el rostro para compensar una desviación ocular? Se busca enrojecimiento ocular o edema periorbitario. Se valora la agudeza visual, y después el funcionamiento de los músculos oculares examinando los seis campos cardinales de la mirada.

Causas médicas

- ***Tumor encefálico.*** La naturaleza de la desviación ocular depende del sitio y la magnitud del tumor. Son signos y síntomas asociados cefaleas (más intensas en la mañana), cambios conductuales, pérdida de la memoria, mareo, confusión, ceguera, disfunción motora y sensitiva, afasia y, quizá, signos de desequilibrio hormonal. El NDC puede deteriorarse con lentitud de letargo a coma. Son signos tardíos papiledema, vómito, hipertensión sistólica y postura de decorticación.
- ***Trombosis del seno cavernoso.*** En la trombosis del seno cavernoso, la desviación ocular puede acompañarse de diplopía, fotofobia, exoftalmía, edema orbitario y palpebral, oscurecimiento corneal, disminución o ausencia de reflejos pupilares y deterioro de la agudeza visual. Otras manifestaciones son fiebre alta, cefalea, malestar general, náusea,

Desviación ocular: características y causas en daño de nervios craneales

CARACTERÍSTICAS	NERVIO CRANEAL Y MÚSCULOS OCULARES IMPLICADOS	CAUSAS PROBABLES
Incapacidad de mover el ojo hacia arriba, abajo, adentro y afuera; párpado caído; y, excepto en diabetes, pupila dilatada en el ojo afectado	Motor ocular común (nervio craneal [NC] III); recto interno, recto superior, recto inferior, y oblicuo menor	Aneurisma cerebral, diabetes, hernia del lóbulo temporal por aumento de la presión intracraneal, tumor encefálico
Pérdida del movimiento descendente y hacia fuera del ojo afectado	Nervio patético (NC IV); músculo oblicuo mayor	Traumatismo craneoencefálico
Pérdida del movimiento hacia fuera del ojo afectado	Nervio motor ocular externo (NC VI); músculo recto externo	Tumor encefálico, diabetes

vómito, convulsiones y taquicardia. Hemorragia retiniana y papiledema son signos tardíos.

■ ***Diabetes mellitus.*** Una de las principales causas de parálisis aislada del NC III, en especial en el paciente maduro con diabetes leve de larga duración; la diabetes mellitus puede provocar desviación ocular y ptosis. De manera característica, el paciente también informa el inicio súbito de diplopía y dolor.

■ ***Encefalitis.*** La encefalitis causa desviación ocular y diplopía en algunos casos. Suele comenzar de manera abrupta con fiebre, cefalea y vómito, seguidos de signos de irritación meníngea (p. ej., rigidez de nuca) y daño neuronal (p. ej., convulsiones, afasia, ataxia, hemiparesis, parálisis de nervios craneales y fotofobia). El NDC puede deteriorarse con rapidez de letargo a coma, en las 24 a 48 horas que siguen al inicio.

■ ***Traumatismo craneoencefálico.*** La naturaleza de la desviación ocular depende del sitio y la magnitud del traumatismo craneoencefálico. El paciente puede tener lesión visible de tejido blando, deformidad ósea, edema facial y otorrea o rinorrea de líquido claro o sanguinolento. Además de estos signos evidentes de traumatismo, también puede haber visión borrosa, diplopía, nistagmo, cambios conductuales, cefalea, disfunción motora y sensitiva y disminución del NDC que puede avanzar a coma. También son posibles signos de aumento de la presión intracraneal, como bradicardia, hipertensión sistólica y aumento de la presión diferencial.

■ ***Fractura por estallamiento orbitario.*** En la fractura por estallamiento orbitario (o fractura del piso de la órbita), el músculo recto inferior puede quedar atrapado, con el resultado de movimiento extraocular limitado y desviación ocular. De manera característica, no hay mirada ascendente, y otras direcciones de la mirada pueden verse afectadas si el edema es muy intenso. El globo ocular también puede estar desplazado hacia abajo y adentro. Son signos y síntomas asociados dolor, diplopía, náusea, edema periorbitario y equimosis.

■ ***Tumor orbitario***. Ocurre desviación ocular conforme el tumor crece. Son datos asociados proptosis, diplopía y, quizá, visión borrosa.

■ ***Evento vascular cerebral (EVC).*** El EVC, un trastorno potencialmente letal, puede causar desviación ocular, según su sitio y magnitud. Las manifestaciones acompañantes también son variables e incluyen alteración del NDC, hemiplejia y pérdida sensitiva contralaterales, disartria, disfagia, hemianopsia equilateral, visión borrosa y diplopía.

Además, son posibles retención urinaria, incontinencia o ambas, estreñimiento, cambios conductuales, cefalea, vómito y convulsiones.

- ***Tirotoxicosis.*** La tirotoxicosis puede causar exoftalmía —proptosis o protrusión ocular— que, a su vez, provoca limitación del movimiento extraocular y desviación ocular. Por lo común la mirada ascendente se debilita primero, y le sigue diplopía. Otras manifestaciones son retracción palpebral, mirada fija con los ojos muy abiertos, lagrimeo excesivo, edema palpebral y, a veces, incapacidad de cerrar los ojos por completo. Entre las características cardinales de la tirotoxicosis se incluyen taquicardia, palpitaciones, pérdida de peso no obstante el aumento del apetito, diarrea, temblor, crecimiento tiroideo, disnea, nerviosismo, diaforesis, intolerancia al calor y galope auricular o ventricular.

Consideraciones especiales

Se continúa vigilando los signos vitales y el estado neurológico si se sospecha un trastorno neurológico agudo. Se toman precauciones anticonvulsivas, de ser necesario. También se prepara al paciente para pruebas diagnósticas, como estudios de sangre, radiografías orbitarias y de cráneo, y TC.

Orientación al paciente

Se explica el trastorno, su tratamiento, y los cambios en el NDC que deben informarse. Se da información acerca de la conservación de un ambiente seguro y se enseñan modos de evitar el estrés ambiental.

CONSIDERACIONES PEDIÁTRICAS

En niños, la causa más común de desviación ocular es estrabismo no paralítico. Normalmente, los niños desarrollan la visión binocular hacia los 4 meses. Aunque el estrabismo grave es fácil de notar, el leve debe confirmarse con pruebas de desalineación, como la prueba del reflejo de luz corneal y la prueba de tarjeta. Es crucial la realización de pruebas: las medidas correctivas tempranas ayudan a preservar la visión binocular y el aspecto estético. Asimismo, el estrabismo leve puede indicar retinoblastoma, un tumor que suele ser asintomático antes de los 2 años de edad excepto por un reflejo blancuzco característico en la pupila.

Bibliografía

Ansons, A. M., & Davis, H. (2014). *Diagnosis and management of ocular motility disorders.* West Sussex, UK: Wiley Blackwell.

Gerstenblith, A. T., & Rabinowitz, M. P. (2012). *The wills eye manual.* Philadelphia, PA: Lippincott Williams & Wilkins.

Roy, F. H. (2012). *Ocular differential diagnosis.* Clayton, Panama: Jaypee–Highlights Medical Publishers, Inc.

Desviación traqueal

Normalmente, la tráquea se localiza en la línea media del cuello —excepto en la bifurcación, donde se desplaza ligeramente a la derecha. La desviación visible respecto de su sitio normal indica un trastorno subyacente que puede afectar el funcionamiento pulmonar y tal vez causar dificultad respiratoria. Un sello distintivo de neumotórax a tensión, potencialmente letal, la desviación traqueal ocurre en trastornos que provocan desplazamiento mediastínico debido a volumen o presión torácicos asimétricos. Un neumotórax no traumático puede provocar desviación traqueal ipsilateral. (Véase *Detección de desviación traqueal leve,* en la pág. 131.)

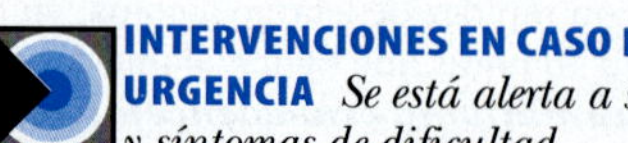

INTERVENCIONES EN CASO DE URGENCIA *Se está alerta a signos y síntomas de dificultad respiratoria (taquipnea, disnea, disminución o ausencia de ruidos respiratorios, estridor, aleteo nasal, uso de músculos accesorios, expansión torácica asimétrica, inquietud y ansiedad). Si es posible, se coloca al paciente en la posición de semi-Fowler para ayudar a la excursión respiratoria y mejorar la oxigenación. Se administra*

PARA FACILITAR LA EXPLORACIÓN

Detección de desviación traqueal leve

Aunque la desviación traqueal masiva es visible, la ligera requiere palpación y quizá incluso radiografía. Primero se intenta la palpación.

Con la punta del dedo índice, se localiza la tráquea palpando entre los músculos esternocleidomastoideos. Después se compara la posición de la tráquea con una línea imaginaria trazada verticalmente a través de la escotadura supraesternal. Cualquier desviación respecto a la línea media suele considerarse anómala.

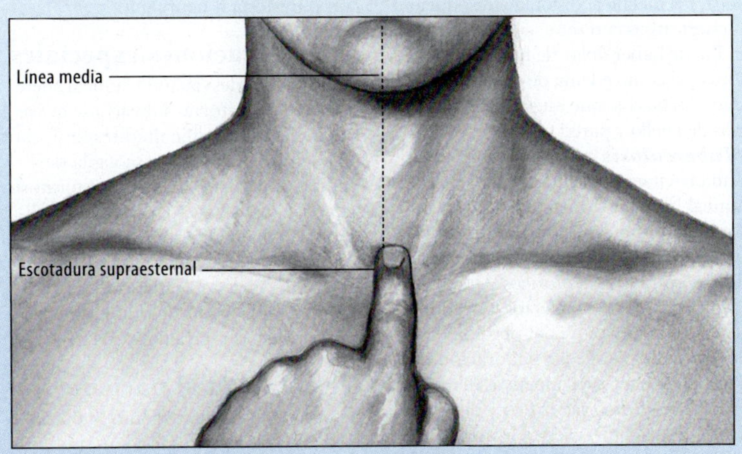

oxígeno complementario, y se intuba al paciente si se requiere. Se inserta una línea IV para administrar líquidos y fármacos. Además, se palpa en busca de crepitación subcutánea en cuello y tórax, un signo de neumotórax a tensión. Tal vez se requiera insertar una sonda torácica para liberar aire o líquido atrapados y para restablecer los gradientes de presión intrapleural e intratorácico normales.

Anamnesis y exploración física

Si el paciente no exhibe signos de malestar, se le pregunta sobre antecedentes de trastornos pulmonares o cardiacos, cirugía, traumatismo o infección. Si fuma, se determina cuánto. Se interroga sobre signos y síntomas asociados, en especial dificultad para respirar, dolor y tos.

Causas médicas

- ***Atelectasia.*** El colapso pulmonar extenso puede causar desviación traqueal hacia el lado afectado. Entre los datos respiratorios se incluyen disnea, taquipnea, dolor torácico pleurítico, tos seca, matidez a la percusión, disminución de frémito vocal y ruidos respiratorios, retraso inspiratorio y tiro subesternal o intercostal.
- ***Hernia hiatal.*** La intrusión de vísceras abdominales en el espacio pleural causa desviación traqueal hacia el lado no afectado. El grado de dificultad respiratoria concomitante depende del grado de herniación. Otros efectos son pirosis, regurgitación o vómito, y dolor torácico o abdominal.
- ***Cifoescoliosis.*** La cifoescoliosis puede causar distorsión de la caja torácica y desplazamiento mediastínico, con el resultado de desviación traqueal

hacia el pulmón comprimido. Entre los efectos respiratorios se incluyen tos seca, disnea, expansión torácica asimétrica y, quizá, ruidos respiratorios asimétricos. También son comunes dorsalgia y fatiga.

■ ***Tumor mediastínico.*** A menudo asintomático en sus fases tempranas, el tumor mediastínico, cuando es grande, puede comprimir la tráquea y estructuras circundantes, causando desviación traqueal y disfagia. Otros datos tardíos son estridor, disnea, tos metálica, disfonía y respiraciones estertorosas con retracción supraesternal. Puede haber dolor de hombro, brazo o tórax así como edema de cuello, cara o brazos. Es posible que estén dilatadas las venas de cuello y pared torácica.

■ ***Tuberculosis pulmonar.*** En caso de una cavitación grande, la desviación traqueal hacia el lado afectado acompaña a excursión torácica asimétrica, matidez a la percusión, aumento del frémito táctil, ruidos respiratorios anfóricos y crepitaciones inspiratorias. Son efectos tempranos insidiosos fatiga, anorexia, pérdida de peso, fiebre, escalofríos y sudoración nocturna. Ocurren tos productiva, hemoptisis, dolor torácico pleurítico y disnea a medida que la enfermedad avanza.

■ ***Tiroides retroesternal.*** La tiroides retroesternal —un defecto anatómico— puede desplazar la tráquea. La glándula se siente como una masa cervical movible arriba de la escotadura supraesternal. Son comunes disfagia, tos, disfonía y estridor. Puede haber signos de tirotoxicosis.

■ ***Neumotórax a tensión.*** El neumotórax a tensión es un trastorno agudo potencialmente letal que causa desviación traqueal hacia el lado no afectado. Es marcado por el inicio repentino de dificultad respiratoria con dolor torácico penetrante, tos seca, disnea intensa, taquicardia, sibilancia, cianosis, uso de músculos accesorios, aleteo nasal y movimiento torácico asimétrico. El paciente, inquieto y ansioso, también puede experimentar crepitación subcutánea en cuello y parte superior del tórax, disminución del frémito vocal, ruidos respiratorios disminuidos o ausentes en el lado afectado, ingurgitación yugular, e hipotensión.

■ ***Aneurisma aórtico torácico.*** El aneurisma aórtico torácico suele hacer que la tráquea se desvíe a la derecha. Son posibles datos asociados muy variables estridor, disnea, sibilancia, tos metálica, disfonía y disfagia. Puede ocurrir edema de cara, cuello o brazos con distensión de pared torácica y venas yugulares. El paciente también puede experimentar dolor subesternal, de cuello, de hombro o de espalda baja, quizá con parestesia o neuralgia.

Consideraciones especiales

Dado que la desviación traqueal suele indicar un trastorno subyacente grave capaz de causar dificultad respiratoria en cualquier momento, se vigila de manera constante el estado respiratorio y cardiaco, y se asegura la disponibilidad inmediata de equipo de urgencia. Se prepara al paciente para pruebas diagnósticas, como radiografía torácica, broncoscopia, electrocardiograma y análisis de gases en sangre arterial.

Orientación al paciente

Se enseña al paciente cómo realizar ejercicios de tos y respiración profunda, y se explica cuáles signos y síntomas de dificultad respiratoria deben informarse.

CONSIDERACIONES PEDIÁTRICAS

Se tiene presente que la dificultad respiratoria suele desarrollarse con mayor rapidez en niños que en adultos.

CONSIDERACIONES GERIÁTRICAS

En adultos mayores, la desviación traqueal a la derecha suele deberse a un arco aórtico alargado y ateroesclerótico, pero esta desviación no se considera anómala.

Bibliografía

Buttaro, T. M., Tybulski, J., Bailey, P. P., & Sandberg-Cook, J. (2008). *Primary care: A collaborative practice* (pp. 444–447). St. Louis, MO: Mosby Elsevier.

Sommers, M. S., & Brunner, L. S. (2012). *Pocket diseases*. Philadelphia, PA: F.A. Davis.

DIAFORESIS

La diaforesis es sudoración profusa; a veces, de más de 1 L de sudor por hora. Este signo representa una respuesta del sistema nervioso autónomo a estrés físico o psicógeno o a fiebre o temperatura ambiental elevada. Cuando es causada por estrés, la diaforesis puede ser generalizada o limitada a palmas, plantas y frente. Cuando es causada por fiebre o temperatura ambiental alta, suele ser generalizada.

Por lo común la diaforesis comienza de manera abrupta y puede acompañarse de otros signos del sistema nervioso autónomo, como taquicardia e hipertensión. (Véase *Cuando diaforesis significa crisis,* en la pág. 134.) Sin embargo, este signo también varía con la edad porque las glándulas sudoríparas son inmaduras en los lactantes y menos activas en los adultos mayores. En consecuencia, los pacientes en estos grupos de edad pueden no exhibir diaforesis asociada con sus causas comunes. Puede haber diaforesis intermitente en trastornos crónicos caracterizados por fiebre recurrente; la diaforesis aislada puede marcar un episodio de dolor o fiebre agudos. La sudoración nocturna puede caracterizar la fiebre intermitente porque la temperatura corporal tiende a volver a la normalidad entre las 2 a.m. y las 4 a.m., antes de volver a aumentar. (La temperatura suele ser mínima alrededor de las 6 a.m.)

Cuando es causada por temperatura externa elevada, la diaforesis es una reacción normal. La aclimatación suele requerir varios días de exposición a altas temperaturas; durante este proceso, la diaforesis ayuda a mantener la temperatura corporal normal. La diaforesis también es común en la menopausia, precedida por una sensación de calor intenso (bochorno). Otras causas son ejercicio o esfuerzo que aceleran el metabolismo, creando calor interno, y ansiedad leve a moderada que ayuda a iniciar la reacción de lucha o huída. (Véase *Entendiendo la diaforesis,* en la pág. 136.)

Anamnesis y exploración física

Si el paciente está diaforético, se descarta con rapidez la posibilidad de una causa potencialmente letal. Se comienza la anamnesis pidiendo al paciente que describa su molestia principal. Después se exploran signos y síntomas asociados. Se toma nota de fatiga y debilidad generales. ¿Tiene el paciente insomnio, cefalea y cambios visuales o auditivos? ¿Se marea con frecuencia? ¿Tiene palpitaciones? Se pregunta sobre dolor pleurítico, tos, esputo, dificultad para respirar, náusea, vómito, dolor abdominal y cambio en los hábitos de excreción. Se pregunta a la paciente mujer sobre amenorrea y cualquier cambio en su ciclo menstrual. ¿Es menopáusica? Se interroga acerca de nerviostesia, calambres o rigidez musculares y dolor articular. ¿Ha notado cambios en sus hábitos de excreción? Se toma nota de pérdida o ganancia de peso. ¿Ha tenido el paciente que cambiar su talla de guantes o zapatos últimamente?

Se completa la anamnesis indagando sobre viajes a los trópicos. Se toma nota de exposición reciente a altas temperaturas ambientales o a plaguicidas. ¿Lo mordió o picó recientemente algún insecto? Se revisa el antecedente de gastrectomía parcial o de adicción a drogas o alcohol. Por último, se obtienen los antecedentes medicamentosos completos.

Acto seguido se realiza una exploración física. Primero se determina la magnitud de la diaforesis inspeccionando el tronco y las extremidades así como las palmas, plantas y frente. También se revisa la ropa y la ropa de cama del paciente en busca de humedad. Se observa si la diaforesis ocurre durante el día o la noche. Se observa al paciente en busca de rubor, textura anormal o lesiones de la piel, y aumento del vello corporal áspero. Se toma nota de turgencia cutánea deficiente y sequedad de mucosas. Se buscan hemorragias en astillas y uñas de Plummer (separación de las uñas respecto de sus lechos).

Después se evalúa el estado mental del paciente y se toman los signos vitales. Se

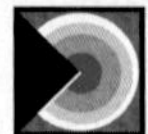

INTERVENCIONES EN CASO DE URGENCIA

Cuando diaforesis significa crisis

D

La diaforesis es un signo temprano de determinados trastornos potencialmente letales. Estos lineamientos ayudarán a detectar con rapidez tales trastornos e intervenir para minimizar el daño al paciente.

HIPOGLUCEMIA

Si se observa diaforesis en un paciente que informa visión borrosa, se le pregunta sobre aumento de irritabilidad y ansiedad. ¿Ha tenido considerablemente más hambre en últimas fechas? ¿Tiene temblor? Se toman los signos vitales, tomando nota de hipotensión y taquicardia. Después se interroga sobre antecedentes de diabetes tipo 2 o tratamiento de diabetes. Si se sospecha hipoglucemia, se evalúa la glucosa sanguínea con una tira reactiva, o se envía una muestra de suero al laboratorio. Se administra glucosa al 50% IV, según se ordene, para devolver a la normalidad la glucemia. Se vigilan signos vitales y ritmo cardiaco. Se asegura la permeabilidad de las vías respiratorias, y se está preparado para ayudar a la respiración y la circulación si es necesario.

GOLPE DE CALOR

Si se observa diaforesis profusa en un paciente débil, cansado y aprensivo, se sospecha golpe de calor, que puede avanzar a colapso circulatorio. Se toman los signos vitales, y se observa si la temperatura es normal o subnormal, y si la piel es gris cenicienta y las pupilas están dilatadas. ¿Se expuso el paciente recientemente a altas temperatura y humedad? ¿Vestía ropa gruesa o realizó actividad física extenuante esa vez? También se pregunta si toma un diurético, el cual interfiere en la sudoración normal.

Enseguida, se lleva al paciente a una habitación fresca, se le retira la ropa, y se usa un ventilador para dirigir aire fresco a su cuerpo. Se coloca una línea IV y se le prepara para remplazo de electrolitos y líquido. Se le vigila en busca de signos de choque. Se verifica con cuidado la diuresis junto con otras formas de egreso (como sondas, drenes y ostomías).

HIPERREFLEXIA NEUROVEGETATIVA

Si se observa diaforesis en un paciente con lesión de médula espinal arriba de T6 o T7, se le pregunta si tiene cefalea retumbante, inquietud, visión borrosa o congestión nasal. Se toman los signos vitales, y se observa en busca de bradicardia e hipertensión extrema. Si se sospecha hiperreflexia neurovegetativa, se descartan de manera expedita sus complicaciones comunes. Se examina al paciente en busca de dolor ocular relacionado con hemorragia intraocular y en busca de parálisis facial, habla farfullante o debilidad de extremidad asociada con hemorragia intracerebral.

Se cambia de posición con frecuencia al paciente para eliminar cualquier estímulo de presión. Además, se busca distensión vesical o heces retenidas. Se elimina cualquier acodamiento en la sonda urinaria de ser necesario, o se administra un supositorio o se retiran manualmente las heces retenidas. Si no es posible localizar y eliminar el estímulo causal, se coloca una línea IV. Se hacen los preparativos a fin de administrar hidralazina para la hipertensión.

INFARTO DE MIOCARDIO O INSUFICIENCIA CARDIACA

Si el paciente diaforético informa dolor torácico y disnea o presenta arritmias o cambios electrocardiográficos, se sospecha infarto de miocardio o insuficiencia cardiaca. Se conecta al paciente a un monitor cardiaco, se asegura la permeabilidad de las vías respiratorias, y se administra oxígeno complementario. Se coloca una línea IV, y se administra un analgésico. Se está preparado para iniciar la reanimación de urgencia si ocurre paro cardiaco o respiratorio.

le observa en busca de fasciculaciones y parálisis flácida. Se está alerta a convulsiones. Se toma nota de la expresión facial del paciente, y se examinan los ojos en cuanto a dilatación o constricción pupilares, exoftalmos y lagrimeo excesivo. Se examinan los campos visuales. También se busca pérdida auditiva y enfermedad dental o gingival. Se percuten los pulmones para determinar la presencia de matidez, y se ausculta en busca de estertores, ruidos respiratorios disminuidos o bronquiales, y aumento del frémito vocal. Se busca disminución de la excursión respiratoria. Se palpa para evaluar si hay linfadenopatía y hepatoesplenomegalia.

Causas médicas

■ ***Síndrome de inmunodeficiencia adquirida.*** La sudoración nocturna puede ser un signo temprano, y ocurrir como una manifestación de la enfermedad en sí o ser secundaria a una infección oportunista. También hay fiebre, fatiga, linfadenopatía, anorexia, pérdida de peso extrema inexplicable, diarrea y tos persistente.

■ ***Acromegalia.*** En la acromegalia, la diaforesis es un indicador sensible de la actividad de la enfermedad, que implica hipersecreción de somatotropina y aumento del metabolismo. El paciente tiene aspecto tosco, con crecimiento del borde supraorbitario y orejas y nariz gruesas. Otros signos y síntomas son piel gruesa, grasosa y caliente; crecimiento de manos, pies y mandíbula; dolor articular; aumento de peso; disfonía; y aumento del vello corporal grueso. También son posibles hipertensión, cefalea intensa y déficit de campos visuales o ceguera.

■ ***Trastornos de ansiedad.*** La ansiedad aguda caracteriza al pánico, mientras que la ansiedad crónica caracteriza a fobias, trastornos de conversión, obsesiones y compulsiones. Sea aguda o crónica, la ansiedad puede causar estimulación simpática, con el resultado de diaforesis. La diaforesis es más notable en palmas, plantas y frente y se acompaña de palpitaciones, taquicardia, taquipnea, temblor y malestar GI. También ocurren signos y síntomas psicológicos —temor, dificultad para concentrarse y cambios conductuales.

■ ***Hiperreflexia neurovegetativa.*** La hiperreflexia, que ocurre después de la resolución del choque espinal en una lesión de médula espinal arriba de T6, causa diaforesis profusa, cefalea retumbante, visión borrosa e hipertensión extrema. La diaforesis se presenta arriba del nivel de la lesión, en especial en la frente y se acompaña de rubor. Otros datos son inquietud, náusea, congestión nasal y bradicardia.

■ ***Síndromes de supresión de drogas y alcohol.*** La supresión de alcohol o un analgésico opioide puede causar diaforesis generalizada, dilatación pupilar, taquicardia, temblor y alteración del estado mental (confusión, ideas delirantes, alucinaciones, agitación). Son signos y síntomas asociados calambres musculares intensos, nerviostesia generalizada, taquipnea, hipertensión o hipotensión y, quizá, convulsiones. Son comunes náusea y vómito.

■ ***Empiema.*** La acumulación de pus en el espacio pleural causa sudoración nocturna extrema y fiebre. El paciente también informa dolor torácico, tos y pérdida de peso. La exploración revela decremento de la excursión respiratoria en el lado afectado y ruidos respiratorios ausentes o distantes.

■ ***Insuficiencia cardiaca.*** La diaforesis suele seguir a fatiga, disnea, ortopnea y taquicardia en pacientes con insuficiencia cardiaca izquierda, y a ingurgitación yugular y tos seca en pacientes con insuficiencia cardiaca derecha. Otras manifestaciones son taquipnea, cianosis, edema postural, estertores, galope ventricular y ansiedad.

■ ***Agotamiento térmico.*** Aunque el agotamiento térmico es marcado por incapacidad de disipar el calor, al principio puede causar diaforesis profusa, fatiga, debilidad y ansiedad. Estos signos y síntomas pueden avanzar a colapso circulatorio y choque (confusión, pulso filiforme, hipotensión, taquicardia y humedad fría de la piel). Otras características son aspecto ceniciento de la piel, dilatación pupilar y temperatura normal o subnormal.

■ ***Enfermedad de Hodgkin.*** En especial en pacientes mayores, entre las manifestaciones tempranas de la enfermedad de Hodgkin pueden incluirse sudoración nocturna, fiebre, fatiga, prurito y pérdida de peso. Sin embargo, al principio esta enfermedad suele causar tumefacción indolora de un nódulo linfático cervical. En ocasiones está presente un patrón de fiebre de Pel-Ebstein (varios días o

D

Entendiendo la diaforesis

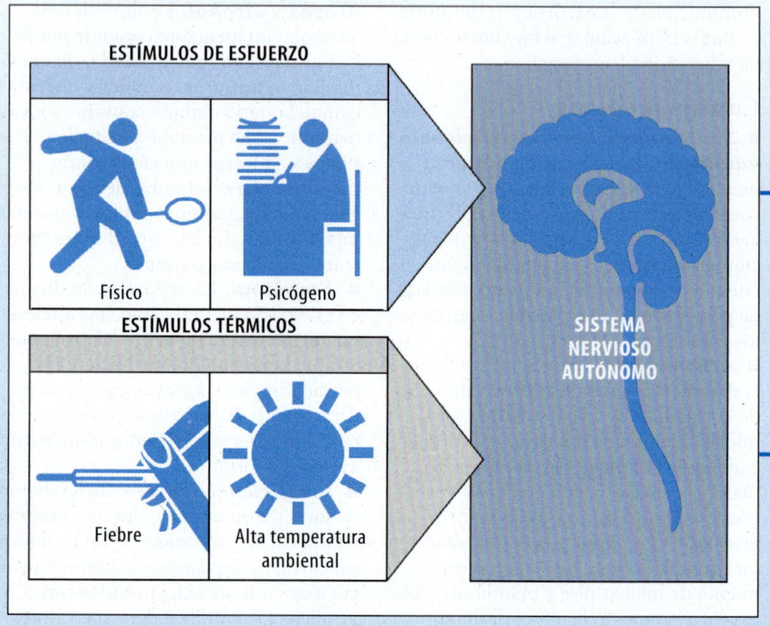

semanas de fiebre y escalofríos alternados con periodos afebriles sin escalofríos). Los signos y síntomas sistémicos —como pérdida de peso, fiebre y sudoración nocturna— indican un mal pronóstico. Con el tiempo la linfadenopatía progresiva causa efectos generalizados, como hepatomegalia y disnea.

■ ***Hipoglucemia.*** La hipoglucemia inducida con rapidez puede causar diaforesis acompañada de irritabilidad, temblor, hipotensión, visión borrosa, taquicardia, hambre y pérdida de la conciencia.

■ ***Endocarditis infecciosa (subaguda).*** En la endocarditis infecciosa ocurre sudoración nocturna generalizada en fase temprana. Son signos y síntomas acompañantes febrícula intermitente, debilidad, fatiga, pérdida de peso, anorexia y artralgia. Un signo clásico es el cambio súbito en un soplo o el descubrimiento de un soplo nuevo. También son comunes petequias y hemorragias en astillas.

■ ***Absceso pulmonar.*** La sudoración nocturna extrema es común en caso de absceso pulmonar. Sin embargo, su principal signo es tos productiva de abundante esputo purulento, maloliente y por lo común sanguinolento. Son signos asociados fiebre con escalofríos, dolor torácico pleurítico, disnea, debilidad, anorexia, pérdida de peso, cefalea, malestar general, hipocratismo digital, ruidos respiratorios tubulares o anfóricos y matidez a la percusión.

■ ***Paludismo.*** Diaforesis profusa marca la tercera etapa del paludismo paroxístico; las otras dos son escalofríos (primera etapa) y fiebre alta (segunda etapa). También pueden ocurrir cefalea, artralgia y hepatoesplenomegalia. En la forma benigna del paludismo, estos paroxismos alternan con periodos de

D

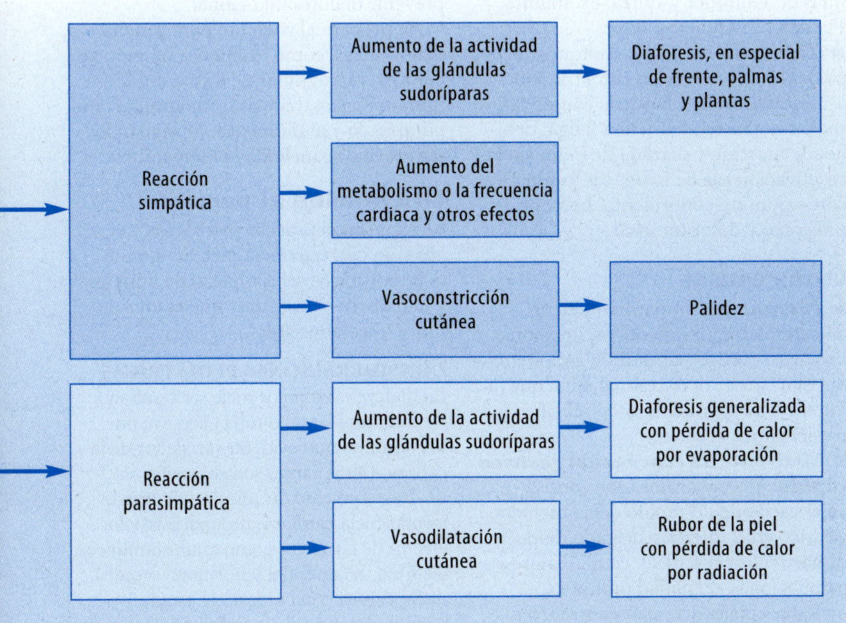

bienestar. La forma grave puede avanzar a delirio, convulsiones y coma.

■ ***Infarto de miocardio (IM).*** La diaforesis suele acompañar al dolor torácico radiante subesternal agudo en el IM, un trastorno potencialmente letal. Son signos y síntomas asociados ansiedad, disnea, náusea, vómito, taquicardia, pulso irregular, cambios en la presión arterial, estertores finos, palidez y humedad fría de la piel.

■ ***Feocromocitoma.*** El feocromocitoma comúnmente produce diaforesis, pero su signo cardinal es hipertensión persistente o paroxística. Otros efectos son cefalea, palpitaciones, taquicardia, ansiedad, temblor, palidez, rubor, nerviostesia, dolor abdominal, taquipnea, náusea, vómito e hipotensión ortostática.

■ ***Neumonía.*** En los pacientes con neumonía hay diaforesis generalizada intermitente que acompaña a fiebre y escalofríos. Esos pacientes refieren dolor torácico pleurítico que aumenta con la inspiración profunda. Otras manifestaciones son taquipnea, disnea, tos productiva (con esputo escaso y mucoide o copioso y purulento), cefalea, fatiga, mialgia, dolor abdominal, anorexia y cianosis. La auscultación revela ruidos respiratorios bronquiales.

■ ***Tétanos.*** El tétanos suele causar sudoración profusa acompañada de febrícula, taquicardia e hiperactividad de reflejos tendinosos profundos. Inquietud y dolor tempranos y dolor y rigidez de mandíbula, abdomen y espalda avanzan a espasmos asociados con trismo, risa sardónica, disfagia y opistótonos. El laringoespasmo puede dar por resultado cianosis o muerte súbita por asfixia.

■ ***Tirotoxicosis.*** La tirotoxicosis suele producir diaforesis acompañada de intolerancia al calor, pérdida de peso no obstante el aumento del apetito, taquicardia, palpitaciones, crecimiento de la tiroides, disnea, nerviosismo, diarrea, temblor, uñas de Plummer y, quizá, exoftalmos. Pueden presentarse galopes.

- ***Tuberculosis (TB).*** Aunque muchos pacientes con infección primaria son asintomáticos, la TB puede causar sudoración nocturna, febrícula, fatiga, debilidad, anorexia y pérdida de peso. En la reactivación puede haber tos productiva con esputo mucopurulento, hemoptisis ocasional y dolor torácico.

D

Otras causas

- ***Fármacos.*** Simpatomiméticos, determinados antipsicóticos, hormonas tiroideas, corticoesteroides y antipiréticos pueden causar diaforesis, al igual que la intoxicación por ácido acetilsalicílico y paracetamol.
- ***Síndrome de evacuación gástrica rápida.*** Este síndrome, que consiste en el vaciamiento rápido del contenido gástrico en el intestino delgado después de gastrectomía parcial, causa diaforesis, palpitaciones, debilidad profunda, malestar epigástrico, náusea y diarrea explosiva. Ocurre poco después de comer.
- ***Intoxicación por plaguicidas.*** Entre los efectos tóxicos de los plaguicidas están diaforesis, náusea, vómito, diarrea, visión borrosa, miosis y lagrimeo y salivación excesivos. Pueden ocurrir fasciculaciones, debilidad muscular y parálisis flácida. Son posibles asimismo signos de depresión respiratoria y coma.

Consideraciones especiales

Después de un episodio de diaforesis, se lava con esponja la cara y el cuerpo del paciente y se le cambian la ropa y las sábanas. Para prevenir la irritación de la piel, se aplica polvo de maíz a los pliegues cutáneos de ingles y axilas y bajo las mamas péndulas, o se coloca gasa o tela en los pliegues. Se alienta el baño con regularidad.

Se reponen líquidos y electrolitos. Se regulan las infusiones IV de solución salina o de lactato Ringer, y se vigila el gasto urinario. Se alientan los líquidos orales ricos en electrolitos, como las bebidas deportivas. Se coloca al paciente en reposo forzoso en cama, y se proporciona un ambiente tranquilo. Se mantiene la habitación a temperatura moderada para prevenir diaforesis adicional.

Se prepara al paciente para pruebas diagnósticas, como exámenes sanguíneos, cultivos, radiografías de tórax, estudios inmunológicos, biopsia, tomografía computarizada y audiometría. Se vigilan los signos vitales, incluida la temperatura.

Orientación al paciente

Se explican el proceso patológico y el cuidado correcto de la piel. Se discute la importancia del remplazo de líquidos y la manera de asegurar que el ingreso hídrico sea adecuado.

CONSIDERACIONES PEDIÁTRICAS

La diaforesis en niños suele ser resultado de calor ambiental o ropa excesiva; por lo común es más evidente alrededor de la cabeza. Otras causas son supresión de drogas en caso de adicción materna, insuficiencia cardiaca, tirotoxicosis, y los efectos de fármacos como antihistamínicos, efedrina, haloperidol y hormona tiroidea.

Se valora con cuidado el estado hídrico del niño. La pérdida hídrica por diaforesis puede precipitar hipovolemia más rápidamente en un niño que en un adulto. Se vigilan ingreso y egreso, se pesa al niño a diario, y se toma nota de la duración de cada episodio de diaforesis.

CONSIDERACIONES GERIÁTRICAS

Fiebre y sudoración nocturna, la marca distintiva de la TB, pueden no presentarse en adultos mayores, quienes en cambio es posible que exhiban cambios de actividad o peso. Además, debe tenerse presente que los pacientes mayores pueden no experimentar diaforesis por decremento del mecanismo de la sudoración. Debido a ello, están en mayor riesgo de sufrir golpe de calor a altas temperaturas.

DIARREA

La diarrea consiste en heces acuosas no formadas. Suele ser un signo importante de un trastorno intestinal y representa un aumento en el volumen de las heces comparado con lo que se observa en la defecación normal del paciente. Varía en gravedad, y puede ser aguda o crónica. La diarrea aguda puede deberse a infección aguda, estrés, retención fecal o el efecto de un fármaco. La diarrea crónica puede ser resultado de infección grave, enfermedad intestinal obstructiva e inflamatoria, síndrome de hipoabsorción, un trastorno endocrino o cirugía GI. La diarrea periódica es una posible consecuencia de intolerancia alimentaria o ingestión de alimentos muy condimentados o ricos en fibra o de cafeína.

Uno o más mecanismos fisiopatológicos pueden contribuir a la diarrea. (Véase *¿Cuál es la causa de la diarrea?*, en la pág. 140) Los desequilibrios hídrico y electrolítico que provoca pueden precipitar arritmias o choque hipovolémico, potencialmente letales.

INTERVENCIONES EN CASO DE URGENCIA *Si la diarrea es profusa, se buscan signos de choque —taquicardia, hipotensión y palidez y humedad fría de la piel. Si se detectan estos signos, se coloca al paciente en decúbito supino y se le elevan las piernas a 20°. Se inserta una línea IV para reposición de líquidos. Se está alerta a desequilibrios electrolíticos, y se buscan pulsos irregulares, debilidad muscular, anorexia, náusea y vómito. Se tiene a la mano equipo de reanimación de urgencia.*

Anamnesis y exploración física

Si el paciente no está en choque, se procede a la exploración física. Se evalúa la hidratación, se revisan la turgencia cutánea y las mucosas, y se mide la presión arterial con el paciente acostado, sentado y de pie. Se inspecciona el abdomen en busca de distensión y se palpa para detectar sensibilidad. Se auscultan los ruidos intestinales. Se busca timpanismo en el abdomen. Se mide la temperatura, y se toma nota de escalofríos. También se busca exantema. Se realiza una exploración rectal y una pélvica si está indicado.

Se exploran signos y síntomas asociados con diarrea. ¿Tiene el paciente dolor y cólicos abdominales? ¿Dificultad para respirar? ¿Está débil o fatigado? Se determinan sus antecedentes medicamentosos. ¿Se ha sometido a cirugía GI o radioterapia en fecha reciente? Se pide al paciente que describa brevemente su alimentación. ¿Tiene alguna alergia alimentaria conocida? Por último, se determina si está bajo algún estrés inusual.

Causas médicas

- ***Carbunco GI.*** El carbunco se manifiesta después de que el paciente ha comido carne de un animal infectado por *Bacillus anthracis*. Entre los signos y síntomas tempranos están disminución del apetito, náusea, vómito y fiebre. Son signos y síntomas posteriores diarrea sanguinolenta, dolor abdominal y hematemesis.
- ***Síndrome carcinoide.*** En el síndrome carcinoide ocurre diarrea intensa con rubor —por lo común de cabeza y cuello— comúnmente causada por estímulos emocionales o la ingestión de alimento, agua caliente, o alcohol. Son signos y síntomas asociados cólicos abdominales, disnea, pérdida de peso, anorexia, debilidad, palpitaciones, valvulopatía cardiaca y depresión.
- ***Cólera.*** Después de ingerir agua o alimento contaminados por la bacteria *Vibrio cholerae*, el paciente experimenta diarrea acuosa abrupta y vómito. Otros signos y síntomas son sed (por pérdida grave de agua y electrolitos), debilidad, calambres musculares, disminución de la turgencia cutánea, oliguria, taquicardia e hipotensión. Sin tratamiento, la muerte puede ocurrir en horas.
- ***Infección por* Clostridium difficile.** El paciente puede ser asintomático o expulsar heces blandas no formadas o diarrea acuosa maloliente o muy sanguinolenta y tener dolor, cólicos o sensibilidad abdominales; fiebre; y recuento leucocítico hasta de 20 000/μL. En casos graves se presentan megacolon tóxico, perforación colónica o peritonitis.
- ***Enfermedad de Crohn.*** La enfermedad de Crohn es un trastorno inflamatorio recurrente que produce diarrea

D

¿Cuál es la causa de la diarrea?

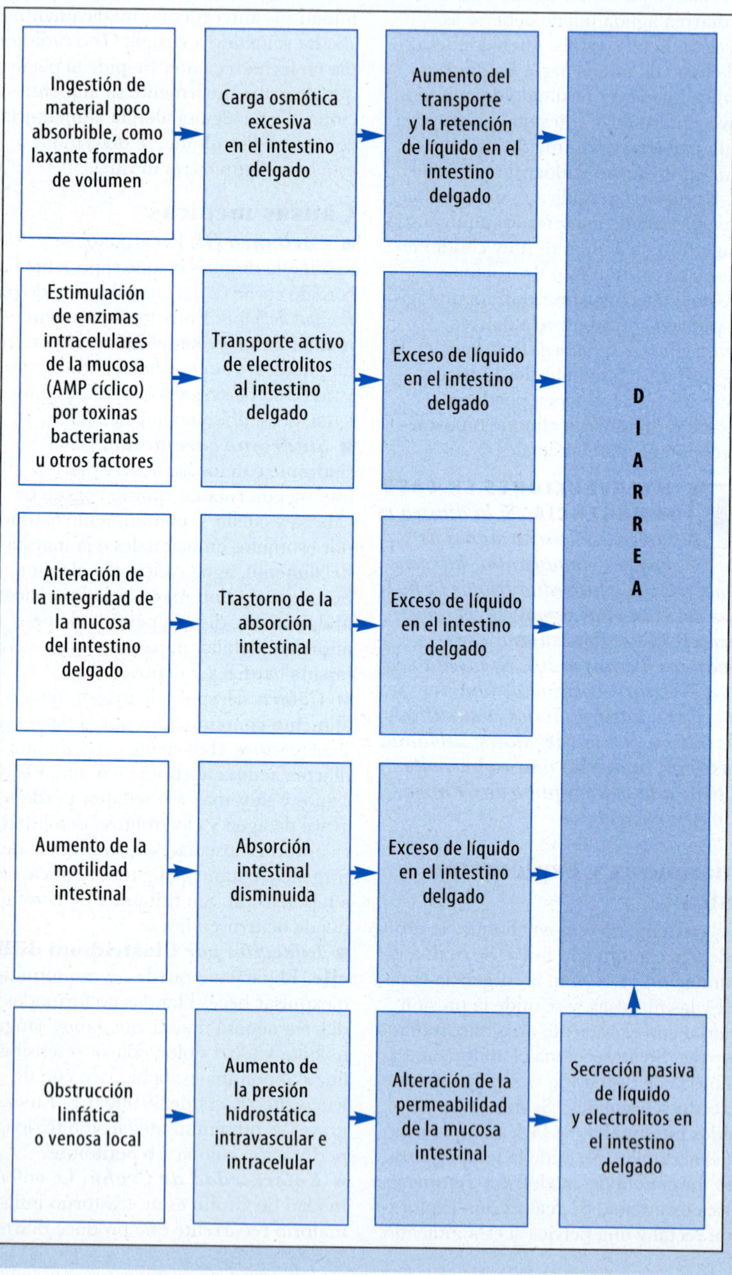

acompañada de dolor abdominal con defensa muscular, sensibilidad y náusea. También puede haber fiebre, escalofríos, debilidad, anorexia y pérdida de peso.

■ **Escherichia coli *0157:H7.*** Ocurren diarrea acuosa o sanguinolenta, náusea, vómito, fiebre y cólicos abdominales después de que el paciente come carne de res poco cocida u otros alimentos contaminados con esta cepa específica de la bacteria. El síndrome urémico hemolítico, que causa la destrucción de eritrocitos y con el tiempo insuficiencia renal aguda, es una complicación de la infección por *E. coli* 0157:H7 en niños de 5 años y menores y en adultos mayores.

■ ***Infecciones.*** Las infecciones agudas virales, bacterianas y por protozoarios (como la criptosporidiosis) causan el inicio súbito de diarrea acuosa así como dolor abdominal, cólicos, náusea, vómito y fiebre. La pérdida significativa de líquidos y electrolitos pueden inducir signos de deshidratación y choque. Tuberculosis e infecciones micóticas y parasitarias crónicas pueden producir una diarrea menos grave pero más persistente, acompañada de malestar epigástrico, vómito, pérdida de peso y, quizá, expulsión de sangre y moco.

■ ***Obstrucción intestinal.*** La obstrucción intestinal parcial incrementa la motilidad intestinal, con el resultado de diarrea, dolor abdominal con sensibilidad y defensa muscular, náusea y, posiblemente, distensión.

■ ***Síndrome de intestino irritable.*** La diarrea alterna con estreñimiento o funcionamiento intestinal normal. Son datos relacionados dolor abdominal, sensibilidad, distensión, dispepsia y náusea.

■ ***Enfermedad intestinal isquémica.*** Esta enfermedad es un trastorno potencialmente letal que causa diarrea sanguinolenta con dolor abdominal. Si es grave puede ocurrir choque, que amerita cirugía.

■ ***Intolerancia a la lactosa.*** Ocurre diarrea en las horas que siguen a la ingestión de leche o lácteos. Se acompaña de cólicos, dolor abdominal, hiperactividad de los borborigmos, meteorismo, náusea y flatos.

■ ***Listeriosis.*** En la listeriosis, ocurre diarrea junto con fiebre, mialgia, dolor abdominal, náusea y vómito. Hay fiebre, cefalea, rigidez de nuca y alteración del nivel de conciencia si la infección se propaga al sistema nervioso y provoca meningitis. Esta infección, que ocurre al ingerir alimento contaminado por la bacteria *Listeria monocytogenes*, afecta principalmente a embarazadas, neonatos y personas con el sistema inmunitario debilitado.

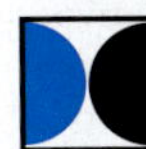

CONSIDERACIONES SEGÚN EL SEXO *Las infecciones por* Listeria *durante el embarazo pueden ocasionar parto prematuro, infección del neonato y aborto.*

■ ***Norovirus.*** La diarrea causada por *Norovirus* tiene inicio agudo; es acuosa, no sanguinolenta, y por lo general autolimitada, con síntomas que duran 24 a 60 horas. Los norovirus se transmiten principalmente por la vía fecal-oral o por contacto directo de persona a persona. Entre los síntomas gastrointestinales acompañantes se incluyen náusea, dolor y cólicos abdominales, pérdida de peso, febrícula y malestar general. Sin embargo, en adultos mayores y niños muy pequeños y quienes padecen enfermedades subyacentes, la diarrea puede ser grave. Se ha sabido de pacientes que propagan norovirus en sus heces hasta por varias semanas después de la infección.

■ ***Enterocolitis seudomembranosa.*** La enterocolitis seudomembranosa es un trastorno potencialmente letal que suele seguir a la administración de antibióticos. Causa abundante diarrea sanguinolenta maloliente, acuosa, verde que con rapidez precipita signos de choque. Otros signos y síntomas son dolor abdominal colicoso, distensión, fiebre y deshidratación.

■ ***Fiebre Q.*** La fiebre Q es causada por la bacteria *Coxiella burnetii* y provoca diarrea junto con fiebre, escalofríos, cefalea intensa, malestar general, dolor torácico y vómito. En casos graves, pueden seguir hepatitis o neumonía.

■ ***Gastroenteritis por rotavirus.*** La gastroenteritis por rotavirus suele comenzar con fiebre, náusea y vómito, seguidos de diarrea. La enfermedad va de leve a grave y dura 3 a 9 días. Es posible que la diarrea y el vómito den por resultado deshidratación.

- ***Tirotoxicosis.*** En la tirotoxicosis, la diarrea se acompaña de nerviosismo, temblor, diaforesis, pérdida de peso no obstante el aumento del apetito, disnea, palpitaciones, taquicardia y crecimiento de la tiroides, intolerancia al calor y, quizá, exoftalmos.
- ***Colitis ulcerosa.*** El sello distintivo de la colitis ulcerosa es diarrea sanguinolenta recurrente con pus o moco. Otros signos y síntomas son tenesmo, hiperactividad de los borborigmos, dolor colicoso de abdomen bajo, febrícula, anorexia y, a veces, náusea y vómito. Son datos tardíos pérdida de peso, anemia y debilidad.

Otras causas

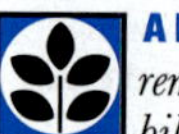

ALERTA HERBOLARIA *Los remedios herbales —como Ginkgo biloba, ginseng y regaliz— pueden causar diarrea.*

- ***Fármacos.*** Muchos antibióticos —como ampicilina, cefalosporinas, tetraciclinas y clindamicina— causan diarrea. Otros fármacos que pueden producirla son antiácidos que contienen magnesio, antiácidos, colquicina, guanetidina, lactulosa, dantroleno, ácido etacrínico, ácido mefenámico, metotrexato, metirosina y, en dosis altas, glucósidos cardiacos y quinidina. El abuso de laxantes es posible causa de diarrea aguda o crónica.
- ***Radioterapia.*** Puede ocurrir diarrea como síntoma de enfermedad por radiación después de que un paciente recibe dosis usualmente altas de radiación.
- ***Tratamientos.*** Gastrectomía, gastroenterostomía y piloroplastia pueden producir diarrea. La radioterapia en dosis altas es una posible causa de enteritis asociada con diarrea.

Consideraciones especiales

Se administra un analgésico para el dolor y un opiáceo para reducir la motilidad intestinal, a menos que el paciente tenga infección digestiva posible o confirmada. Se asegura la privacidad del paciente durante la defecación, y se vacía el cómodo pronto. Se limpia cuidadosamente el perineo, y se aplica ungüento para prevenir daños a la piel. Se cuantifican las heces líquidas. Se vigilan y documentan ingreso y egreso cada hora. Se obtienen muestras de suero para análisis de electrolitos y se tratan las anomalías.

Se hace hincapié en la necesidad de seguimiento médico en el caso de los pacientes con enfermedad intestinal inflamatoria (en particular colitis ulcerosa), que tienen mayor riesgo de cáncer de colon.

Orientación al paciente

Se insiste en la importancia de mantener una hidratación adecuada, y se explican los alimentos y líquidos que el paciente debe evitar. Se discuten técnicas de reducción del estrés y la importancia del seguimiento médico en caso de enfermedad intestinal inflamatoria. Se remite a orientación según se requiera.

CONSIDERACIONES PEDIÁTRICAS

La diarrea en niños suele deberse a infección, aunque la forma crónica puede ser resultado de síndrome de hipoabsorción, defecto anatómico o alergias. Dado que deshidratación y desequilibrio electrolítico ocurren con rapidez en niños, la diarrea puede poner en peligro la vida. Se vigilan con diligencia todos los episodios de diarrea y se reponen de inmediato los líquidos perdidos.

CONSIDERACIONES GERIÁTRICAS

En el adulto mayor con colitis segmentaria de nuevo origen, siempre debe considerarse isquemia antes de diagnosticar enfermedad de Crohn.

DIPLOPÍA

La diplopía o visión doble resulta cuando los músculos del ojo no trabajan juntos, de modo que las imágenes inciden en partes no correspondientes de las retinas. ¿Qué causa esta falta de coordinación muscular? Lesiones orbitarias, cirugía o disfunción de nervios craneales (NC) que inervan músculos del ojo (motor ocular común u oculomotor, NC III; patético o troclear, NC IV; motor ocular externo o abductor, NC VI) pueden ser responsables. (Véase *Examen de los músculos del ojo*.)

La diplopía suele comenzar de manera intermitente y afectar la visión cercana o lejana. Puede clasificarse como monocular (unilateral) o binocular (bilateral). La forma binocular, más común, puede deberse a desviación o desplazamiento oculares, parálisis de músculos de los ojos, o neurosis, o bien ocurrir después de cirugía de retina. La diplopía monocular puede ser resultado de catarata incipiente, edema o cicatrización de la retina, iridodiálisis, subluxación de cristalino, lentes de contacto con ajuste deficiente, o error de refracción no corregido, como astigmatismo. También puede ocurrir diplopía en histeria o simulación.

Anamnesis y exploración física

Si el paciente informa visión doble, primero se revisa su estado neurológico. Se evalúan nivel de conciencia (NDC); tamaño, igualdad y reacción a la luz pupilares; y funcionamiento motor y sensitivo. Después, se toman los signos vitales. Se interroga brevemente sobre síntomas asociados, en especial cefalea intensa. Se indaga primero sobre síntomas neurológicos asociados porque la diplopía puede acompañar a trastornos graves.

Después se continúa con una exploración más detallada. Se determina cuándo notó el paciente por primera vez la diplopía. ¿Están las imágenes lado a lado (horizontales), una sobre la otra (verticales), o en una combinación de esas posiciones? ¿Afecta la diplopía la visión cercana o la lejana? ¿Afecta determinadas direcciones de la mirada? Se pregunta si la diplopía ha empeorado, permanecido igual, o disminuido. ¿Cambia su gravedad durante el día? La diplopía que empeora o aparece en las tardes puede indicar miastenia grave. Se determina si el paciente puede corregir

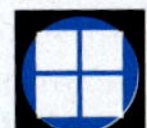

PARA FACILITAR LA EXPLORACIÓN

Examen de los músculos del ojo

La acción coordinada de seis músculos controla los movimientos oculares. Para examinar el funcionamiento de cada músculo y el nervio craneal (NC) que lo inerva, se pide al paciente que mire en la dirección controlada por ese músculo. Las seis direcciones que pueden examinarse constituyen los *campos cardinales de la mirada*. La incapacidad del paciente de dirigir el ojo en la dirección designada indica debilidad muscular o parálisis.

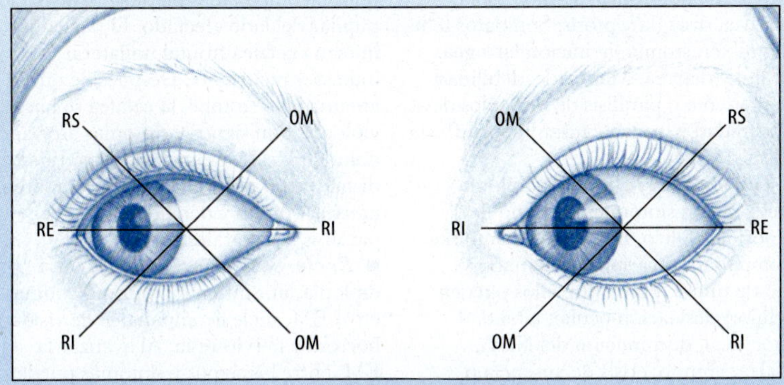

RS = recto superior (NC III)
RE = recto externo (NC VI)
RI = recto inferior (NC III)
OM = oblicuo menor (NC III)
RI = recto interno (NC III)
OM = oblicuo mayor (NC IV)

la diplopía inclinando la cabeza. En tal caso, se le pide que lo muestre. (En una lesión del nervio IV, inclinar la cabeza hacia el hombro opuesto causa la inclinación compensatoria del ojo no afectado. En la parálisis incompleta del nervio VI, inclinar la cabeza hacia el lado del músculo paralizado puede relajar el músculo recto externo afectado.)

Se exploran síntomas asociados como dolor ocular. Se pregunta sobre hipertensión, diabetes mellitus, alergias y trastornos tiroideos, neurológicos o musculares. También se toma nota de antecedentes de trastornos de músculos del ojo, traumatismo o cirugía ocular.

Se observa al paciente en busca de desviación ocular, ptosis, proptosis, edema palpebral e inyección de conjuntivas. Se distingue entre diplopía monocular y binocular pidiendo al paciente que cierre un ojo a la vez. Si aún ve doble con un ojo, tiene diplopía monocular. Se examinan la agudeza visual y los músculos del ojo. Se toman los signos vitales.

Causas médicas

- ***Intoxicación alcohólica.*** La diplopía es un síntoma común de la intoxicación por alcohol. Se acompaña de confusión, habla farfullante, halitosis, marcha tambaleante, cambios conductuales, náusea, vómito y, quizá, inyección de conjuntivas.
- ***Botulismo.*** Entre los signos distintivos del botulismo están diplopía, disartria, disfagia y ptosis. Son datos tempranos xerostomía, irritación laríngea, vómito y diarrea. Más tarde, debilidad descendente o parálisis de músculos de extremidad y tronco causan hiporreflexia y disnea.
- ***Tumor encefálico.*** La diplopía puede ser un síntoma temprano de tumor encefálico. Los signos y síntomas acompañantes varían con tamaño y sitio de tumor, pero entre ellos pueden incluirse desviación ocular, labilidad emocional, disminución del NDC, cefalea, vómito, crisis de ausencia o convulsiones tonicoclónicas generalizadas, pérdida auditiva, déficit de campos visuales, reacciones pupilares anómalas, nistagmo, debilidad motora y parálisis.
- ***Trombosis del seno cavernoso.*** La trombosis del seno cavernoso puede provocar diplopía y movimiento ocular limitado. Son signos y síntomas asociados proptosis, edema orbitario y palpebral, disminución o ausencia de reacciones pupilares, deterioro de la agudeza visual, papiledema y fiebre.
- ***Diabetes mellitus.*** Entre los posibles efectos a largo plazo de la diabetes mellitus está diplopía por parálisis aislada de los NC III o VI. La diplopía suele comenzar de manera repentina y puede acompañarse de dolor.
- ***Encefalitis.*** Al principio, la encefalitis puede causar un breve episodio de diplopía y desviación ocular. Sin embargo, suele comenzar con el inicio súbito de fiebre alta, cefalea intensa y vómito. Conforme la inflamación avanza, el paciente puede exhibir signos de irritación meníngea, disminución del NDC, convulsiones, ataxia y parálisis.
- ***Lesión cefálica.*** Las lesiones craneoencefálicas, potencialmente letales, pueden causar diplopía, según el sitio y la magnitud de la lesión. Son signos y síntomas asociados desviación ocular, cambios pupilares, cefalea, disminución del NDC, alteración de signos vitales, náusea, vómito y debilidad motora o parálisis.
- ***Aneurisma intracraneal.*** El aneurisma intracraneal es un trastorno potencialmente letal que al principio produce diplopía y desviación ocular, quizá acompañadas de ptosis y dilatación pupilar del lado afectado. El paciente informa cefalea frontal unilateral intensa y recurrente. Después de que el aneurisma se rompe, la cefalea se hace violenta. Son signos y síntomas asociados dolor cervical y espinal así como rigidez, disminución del NDC, acúfenos, mareo, náusea, vómito y debilidad muscular o parálisis unilaterales.
- ***Esclerosis múltiple (EM).*** La diplopía, un síntoma temprano común en la EM, suele acompañarse de visión borrosa y nerviostesia. Al avanzar la EM, entre los signos y síntomas pueden incluirse nistagmo, estreñimiento, debilidad muscular, parálisis, espasticidad, hiperreflexia, temblor de intención, ataxia de la marcha, disfagia, disartria,

disfunción eréctil, labilidad emocional, y polaquiuria, tenesmo e incontinencia urinaria.

■ ***Miastenia grave.*** La miastenia grave causa al principio diplopía y ptosis, que empeoran durante el día. Después afecta progresivamente otros músculos, con el resultado de ausencia de expresión facial; voz nasal; dificultad para masticar, deglutir y realizar movimientos finos con las manos; y, quizá, signos de debilidad de músculos respiratorios, potencialmente letal.

■ ***Migraña complicada.*** Más común en niños y adultos jóvenes, la migraña complicada a veces causa diplopía que puede persistir días después de la cefalea. Son signos y síntomas acompañantes dolor unilateral intenso; ptosis; y parálisis de músculos del ojo. También son posibles irritabilidad, depresión y ligera confusión.

■ ***Fractura orbitaria en estallido.*** Esta fractura suele causar diplopía monocular que afecta la mirada ascendente. Sin embargo, en caso de considerable edema periorbitario, la diplopía puede afectar otras direcciones de la mirada. Esta fractura suele causar equimosis periorbitaria, pero no afecta la agudeza visual, aunque el edema palpebral puede impedir un examen preciso. Es típica la crepitación subcutánea de párpado y órbita. En ocasiones, la pupila está dilatada y no reacciona y puede haber hifema.

■ ***Celulitis orbitaria.*** La inflamación de tejidos orbitarios y párpados causa diplopía repentina. Otros datos son desviación y dolor oculares, edema palpebral, quemosis y rubor, proptosis, náusea y fiebre.

■ ***Tumor orbitario.*** Un tumor orbitario en crecimiento puede causar diplopía. También son posibles proptosis y visión borrosa.

■ ***Evento vascular cerebral.*** La diplopía caracteriza al evento vascular cerebral cuando afecta la arteria vertebrobasilar. Otros signos y síntomas son debilidad motora o parálisis unilaterales, ataxia, disminución del NDC, mareo, afasia, déficit de campos visuales, entumecimiento peribucal, habla farfullante, disfagia y amnesia.

■ ***Tirotoxicosis.*** Ocurre diplopía cuando el exoftalmos caracteriza este trastorno. Suele comenzar en el campo superior de la mirada debido a miopatía infiltrante que afecta el músculo recto inferior. Se acompaña de deterioro del movimiento ocular, lagrimeo excesivo, edema palpebral y, quizá, incapacidad de cerrar los párpados. Otros datos cardinales son taquicardia, palpitaciones, pérdida de peso, diarrea, temblor, crecimiento de la tiroides, disnea, nerviosismo, diaforesis e intolerancia al calor.

■ ***Accidente isquémico transitorio (AIT).*** El AIT suele acompañarse de diplopía, mareo, acúfenos, pérdida auditiva y entumecimiento. Puede durar de unos segundos a 24 horas y ser un signo de advertencia de futuro evento vascular cerebral.

Otras causas

■ ***Cirugía ocular.*** La fibrosis asociada a cirugía ocular puede restringir el movimiento del ojo, con el resultado de diplopía.

Consideraciones especiales

Se continúa vigilando los signos vitales y el estado neurológico del paciente si se sospecha un trastorno neurológico agudo. Se prepara al paciente para pruebas neurológicas como tomografía computarizada. Se proporciona un ambiente seguro. Si el paciente tiene diplopía intensa, se retiran obstáculos agudos y se le ayuda para la ambulación. También se instituyen precauciones para convulsiones, si está indicado. Se refuerza que el paciente no debe conducir ni operar maquinaria pesada después del alta.

Orientación al paciente

Se explican las medidas de seguridad que se requieren. Se enseñan al paciente habilidades de ambulación con asistencia. Se le orienta en la habitación y la bandeja de la comida.

CONSIDERACIONES PEDIÁTRICAS

El estrabismo, que puede ser congénito o adquirido en una etapa temprana, produce diplopía; sin embargo, en niños pequeños el cerebro compensa rápidamente la visión doble suprimiendo una imagen, de modo que es raro el informe de diplopía. Los niños en edad escolar que refieren doble visión requieren un examen cuidadoso para descartar trastornos graves como un tumor encefálico.

Bibliografía

Ansons, A. M. & Davis, H. (2014). *Diagnosis and management of ocular motility disorders*. West Sussex, UK: Wiley Blackwell.

Gerstenblith, A. T. & Rabinowitz, M. P. (2012). *The wills eye manual*. Philadelphia, PA: Lippincott Williams & Wilkins.

Roy, F. H. (2012). *Ocular differential diagnosis*. Clayton, Panama: Jaypee–Highlights Medical Publishers, Inc.

Sheth, V. S., Marcet, M. M., Chiranand, P., Bhatt, H. K., Lamkin, J. C., & Jager, R. D. (2012). *Review manual for ophthalmology*. Philadelphia, PA: Lippincott Williams & Wilkins.

Disartria

La disartria, o habla poco articulada, se caracteriza por ritmo irregular, farfullante y laborioso. Puede acompañarse de voz nasal causada por debilidad del paladar. Ya sea que ocurra de manera abrupta o gradual, la disartria suele ser evidente en la conversación ordinaria. Se confirma pidiendo al paciente que produzca unos pocos sonidos y palabras simples, como "ba", "sh", y "sal". Sin embargo, en ocasiones se confunde la disartria con afasia, la pérdida de la capacidad de producir o comprender el habla.

La disartria resulta del daño del tronco encefálico que afecta los nervios craneales IX, X o XII. Los trastornos neurológicos degenerativos y cerebelosos son causas comunes de disartria. De hecho, la disartria es uno de los signos principales de degeneración olivopontocerebelosa. También puede deberse a dentaduras con ajuste deficiente.

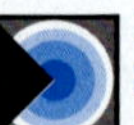

INTERVENCIONES EN CASO DE URGENCIA *Si el paciente exhibe disartria, se le pregunta sobre dificultad para deglutir asociada. Después, se determinan su frecuencia y profundidad respiratorias. Se mide la capacidad vital con un respirómetro de Wright, si se dispone de él. Se valoran presión arterial y frecuencia cardiaca. La taquicardia, hipertensión leve y disnea suelen ser signos tempranos de debilidad de los músculos respiratorios.*

Se asegura la permeabilidad de las vías respiratorias. Se coloca al paciente en la posición de Fowler y se le aspira en caso necesario. Se administra oxígeno, y se mantiene a la mano equipo de reanimación de urgencia. Se anticipan intubación y ventilación mecánica en la debilidad progresiva de los músculos respiratorios. Se suspenden los líquidos orales en el paciente con disfagia asociada.

Si la disartria no se acompaña de debilidad de los músculos respiratorios y disfagia, se continúa valorando en busca de otros déficit neurológicos. Se comparan la fuerza y el tono musculares de las extremidades. Enseguida se evalúa la sensibilidad táctil. Se pregunta al paciente acerca de entumecimiento u hormigueo. Se examinan los reflejos tendinosos profundos (RTP) y se toma nota de ataxia de la marcha. Se valora el funcionamiento del cerebelo observando en busca de movimiento alternante rápido, el cual debe ser suave y coordinado. A continuación, se examinan los campos visuales, y se pregunta sobre visión doble. Se revisa en busca de signos de debilidad facial, como ptosis. Finalmente, se determinan nivel de conciencia (NDC) y estado mental.

Anamnesis y exploración física

Se hace una exploración completa para disartria. ¿Cuándo comenzó? ¿Ha mejorado? El habla mejora con la resolución de un accidente isquémico transitorio, pero no en caso de un evento vascular cerebral completo. Se pregunta si la disartria empeora en el transcurso del día. Enseguida, se realiza una anamnesis sobre drogas y alcohol. Se interroga sobre el antecedente de convulsiones. Se revisan las dentaduras postizas para verificar su ajuste correcto.

Causas médicas

■ ***Degeneración alcohólica del cerebelo.*** La intoxicación alcohólica crónica puede causar degeneración progresiva del cerebelo, la parte del encéfalo que controla la coordinación motora. La degeneración alcohólica del cerebelo suele causar disartria progresiva crónica junto con ataxia, diplopía, oftalmoplejia, hipotensión y alteración del estado mental.

■ ***Esclerosis lateral amiotrófica (ELA).*** Ocurre disartria cuando la ELA afecta los núcleos bulbares; puede empeorar conforme la enfermedad avanza. Otros signos y síntomas son disfagia; dificultad para respirar; atrofia y debilidad musculares, en especial de manos y pies; fasciculaciones; espasticidad; hiperactividad de los RTP en las piernas; y, en ocasiones, sialorrea excesiva. La parálisis bulbar progresiva puede causar crisis de llanto o risa inapropiada.

■ ***Insuficiencia de la arteria basilar.*** La insuficiencia de la arteria basilar causa episodios breves aleatorios de disfunción bilateral del tronco encefálico, con el resultado de disartria. La acompañan diplopía, vértigo, entumecimiento facial, ataxia, nerviosa y pérdida de campos visuales, todo lo cual dura minutos a horas.

■ ***Botulismo.*** El sello distintivo del botulismo es disfunción aguda de nervios craneales que causa disartria, disfagia, diplopía y ptosis. Son datos tempranos xerostomía, irritación laríngea, debilidad, vómito y diarrea. Más tarde, debilidad descendente o parálisis de músculos de extremidades y tronco causan hiporreflexia y disnea.

■ ***Traumatismo craneoencefálico.*** La disartria puede acompañar a un traumatismo craneoencefálico grave que resulta de daño de las zonas del encéfalo que controlan los músculos del habla y la coordinación. Entre los posibles signos y síntomas asociados están visión borrosa o diplopía, cefalea, pérdida de la conciencia, cefalea intensa que no cede, náusea y vómito recurrentes, debilidad en un lado o una zona del cuerpo, palidez, convulsiones y coma.

■ ***Intoxicación por mercurio.*** La intoxicación crónica por mercurio causa disartria progresiva acompañada de debilidad, fatiga, depresión, letargo, irritabilidad, confusión, ataxia y temblor.

■ ***Esclerosis múltiple.*** Cuando ocurre desmielinización que afecta tronco encefálico y cerebelo, el paciente exhibe disartria acompañada de nistagmo, visión borrosa o diplopía, disfagia, ataxia y temblor de intención. Son comunes las exacerbaciones y remisiones de estos signos y síntomas. Otros datos son nerviostesia, espasticidad, temblor de intención, hiperreflexia, debilidad muscular o parálisis, estreñimiento, labilidad emocional, polaquiuria e incontinencia urinaria.

■ ***Miastenia grave.*** La miastenia grave es un trastorno neuromuscular que causa disartria asociada con tono de voz nasal. La disartria suele empeorar durante el día y puede mejorar temporalmente con breves periodos de reposo. Otros datos son disfagia, sialorrea, debilidad facial, diplopía, ptosis, disnea y debilidad muscular.

■ ***Degeneración olivopontocerebelosa.*** La disartria, un signo importante, acompaña a ataxia cerebelosa y espasticidad.

■ ***Enfermedad de Parkinson.*** La enfermedad de Parkinson produce disartria y voz monótona. También causa rigidez muscular, bradicinesia, temblor involuntario que por lo común comienza en los dedos, dificultad para caminar, debilidad muscular y postura desgarbada. Otros datos son facies en máscara, disfagia, y en ocasiones sialorrea.

■ ***Síndrome de Shy-Drager.*** Marcado por hipotensión ortostática crónica, el síndrome de Shy-Drager con el tiempo causa disartria así como ataxia cerebelosa, bradicinesia, facies en máscara, demencia, disfunción eréctil y, quizá, postura desgarbada e incontinencia.

D

■ ***Evento vascular cerebral (tronco encefálico).*** Un evento vascular cerebral del tronco encefálico se caracteriza por parálisis bulbar, que causa la tríada de disartria, disfonía y disfagia. La disartria es más grave al principio; puede disminuir o desaparecer con rehabilitación y capacitación. Otros datos son debilidad facial, diplopía, hemiparesia, espasticidad, sialorrea, disnea y disminución del NDC.

■ ***Evento vascular cerebral (cerebral).*** Un evento vascular cerebral bilateral masivo causa parálisis seudobulbar. La debilidad bilateral produce disartria que es más grave al inicio. Este signo se acompaña de disfagia, sialorrea, disfonía, hemianopia bilateral y afasia. También son posibles pérdida sensitiva, espasticidad e hiperreflexia.

Otras causas

■ ***Fármacos.*** Puede ocurrir disartria cuando la dosis de anticonvulsivo es demasiado alta. La ingestión de grandes dosis de barbitúricos también puede causar disartria.

Consideraciones especiales

Se alienta al paciente con disartria a hablar con lentitud, de modo que pueda entendérsele. Se le da tiempo para expresarse, y se le alienta a usar gestos. La disartria suele requerir consulta con un patólogo del habla.

Orientación al paciente

Se explican diferentes maneras en que el paciente puede comunicarse. Se le alienta a expresar sus sentimientos.

CONSIDERACIONES PEDIÁTRICAS

En niños, la disartria suele ser resultado de glioma del tronco encefálico, un tumor de crecimiento lento que afecta en mayor medida a este grupo de edad. También puede deberse a parálisis cerebral.

La disartria puede ser difícil de detectar, en especial en un lactante o niño pequeño que no ha perfeccionado el habla. Es necesario asegurarse de buscar también otros déficit neurológicos. Se alienta a hablar al niño con disartria; el potencial de rehabilitación suele ser mayor en niños que en adultos.

BIBLIOGRAFÍA

Fattal-Valevski, A., Nissan, N., Kramer, U., & Constantini, S. (2012). Seizures as the clinical presenting symptom in children with brain tumors. *Journal of Child Neurology*, *28*(3), 292–296.

Porter, K., McCathy, B., Freels, S., Kim, Y., & Davies, F. (2010). Prevalence estimates for primary brain tumors in the United States by age, gender, behavior, and histology. *Journal of Neurology and Oncology*, *12*, 520–570.

DISFAGIA

La disfagia —dificultad para deglutir— es un síntoma común que suele ser fácil de localizar. Puede ser constante o intermitente y se clasifica según la fase de la deglución que afecta. (Véase *Clasificación de la disfagia*, en la pág. 149.) Entre los factores que interfieren en la deglución están dolor intenso, obstrucción, peristaltismo anómalo y deterioro del reflejo faríngeo, así como secreciones bucales excesivas, escasas o espesas.

La disfagia es el síntoma más común —y a veces el único— de trastornos esofágicos. Sin embargo, también puede deberse a trastornos bucofaríngeos, respiratorios, neurológicos y del colágeno o a los efectos de toxinas y tratamientos. La disfagia eleva el riesgo de atragantamiento y aspiración y puede causar desnutrición y deshidratación.

INTERVENCIONES EN CASO DE URGENCIA *Si el paciente comienza a informar disfagia y exhibe signos de dificultad respiratoria, como disnea y estridor, se sospecha obstrucción de las vías respiratorias y se realizan con rapidez maniobras de empuje abdominal. Se hacen los preparativos para administrar oxígeno por mascarilla o cánula nasal o para ayudar a la intubación endotraqueal.*

D

Clasificación de la disfagia

Dado que la deglución ocurre en tres fases bien delimitadas, la disfagia puede clasificarse por la fase que afecta. Cada fase sugiere una patología específica para la disfagia.

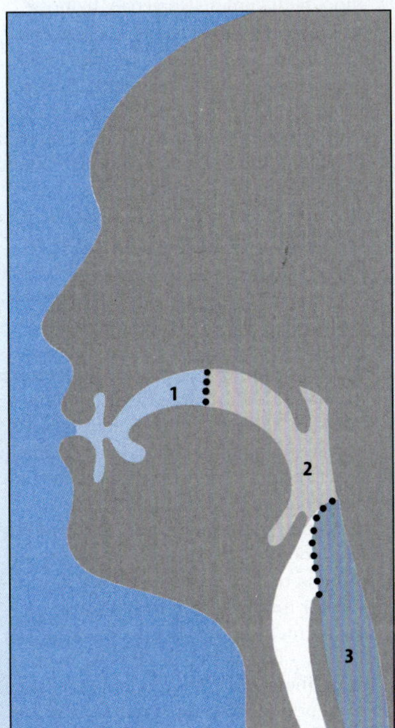

FASE 1

La deglución comienza en la *fase de transferencia*, con la masticación e insalivación del alimento. La lengua presiona contra el paladar duro para transferir el alimento masticado a la parte posterior de la garganta; el nervio craneal V estimula entonces el reflejo de la deglución. La disfagia de fase 1 suele deberse a un trastorno neuromuscular.

FASE 2

En la *fase de transporte*, el paladar blando se cierra contra la pared faríngea para prevenir la regurgitación nasal. Al mismo tiempo, la laringe asciende y las cuerdas vocales se cierran para impedir el paso del alimento a los pulmones; la respiración cesa momentáneamente mientras los músculos de la garganta se constriñen para llevar el alimento al esófago. La disfagia de fase 2 suele indicar espasmo o cáncer.

FASE 3

El peristaltismo y la gravedad trabajan juntos en la *fase de entrada* para desplazar el alimento a través del esfínter esofágico y hacia el estómago. La disfagia de fase 3 resulta de estrechamiento de la parte inferior del esófago por divertículos, esofagitis y otros trastornos.

Anamnesis y exploración física

Si la disfagia del paciente no sugiere obstrucción de vías respiratorias, se inicia la anamnesis. Se pregunta al paciente si la deglución es dolorosa. En caso afirmativo, ¿es el dolor constante o intermitente? Se pide al paciente que señale el sitio en que la disfagia se siente más intensamente. ¿Comer alivia o agrava el síntoma? ¿Son los sólidos o los líquidos más difíciles de deglutir? Si la respuesta son los líquidos, se pregunta si los líquidos calientes, fríos y tibios lo afectan de modo distinto. ¿Desaparece el síntoma después de algunos pocos intentos de deglutir? ¿Es la deglución más fácil si cambia de posición? Se pregunta si hace poco tuvo vómito, regurgitación, pérdida de peso, anorexia, disfonía, disnea o tos.

Para evaluar el reflejo de deglución, se coloca un dedo a lo largo de la escotadura tiroidea y se indica al paciente que trague. Si se siente que la laringe asciende, el reflejo está intacto. A continuación, se le pide que tosa para valorar su reflejo de la tos. Se revisa el reflejo faríngeo si se está seguro de que los reflejos de deglución o de la tos son adecuados. Se escucha con atención el habla en busca de signos de debilidad muscular. ¿Hay afasia o disartria? ¿Es la voz nasal, ronca o susurrante? Se valora la boca del paciente con cuidado. Se revisa en busca de sequedad de mucosas y secreciones espesas y viscosas. Se observa en busca de debilidad lingual y facial y obstrucciones evidentes (por ejemplo, amígdalas crecidas). Se valora al paciente en busca de desorientación, que puede hacerlo rehusarse a deglutir.

Causas médicas

- ***Acalasia.*** Más común en pacientes de 20 a 40 años, la acalasia produce disfagia de fase 3 para sólidos y líquidos. La disfagia se desarrolla de manera gradual y puede ser precipitada o exacerbada por estrés. En ocasiones, es precedida por cólico esofágico. La regurgitación de alimento no digerido, en especial por la noche, puede causar sibilancia, tos o sensación de ahogamiento así como halitosis. Pérdida de peso, caquexia, hematemesis y quizá agruras son datos tardíos.
- ***Obstrucción de vías respiratorias.*** La obstrucción de vías respiratorias superiores, potencialmente letal, es marcada por signos de dificultad respiratoria, como estridor. Ocurre disfagia de fase 2 con náusea y disfonía. Cuando una hemorragia obstruye la tráquea, la disfagia suele ser indolora y de inicio rápido. Cuando la obstrucción es causada por inflamación, la disfagia puede ser dolorosa y desarrollarse con lentitud.
- ***Esclerosis lateral amiotrófica (ELA).*** Además de disfagia, la ELA causa debilidad muscular y atrofia, fasciculaciones, disartria, disnea, respiraciones superficiales, taquipnea, habla farfullante, hiperactividad de reflejos tendinosos (RTP) y labilidad emocional.
- ***Parálisis bulbar.*** Ocurre disfagia de fase 1 junto con sialorrea, dificultad para masticar, disartria y regurgitación nasal. La disfagia para sólidos y líquidos es dolorosa y progresiva. Entre las manifestaciones acompañantes pueden estar espasticidad de brazos y piernas, hiperreflexia y labilidad emocional.
- ***Cáncer esofágico.*** Disfagia de fases 2 y 3 es el síntoma más temprano y más común de cáncer esofágico. Este síntoma indoloro progresivo suele acompañarse de pérdida de peso rápida. A medida que el cáncer avanza, la disfagia se hace dolorosa y constante. Además, el paciente informa dolor torácico estable, tos con hemoptisis, disfonía e irritación laríngea. También puede presentar náusea, vómito, fiebre, hipo, hematemesis, melena y halitosis.
- ***Compresión esofágica (externa).*** Comúnmente causada por dilatación carotídea o aneurisma aórtico, la compresión esofágica —un trastorno raro— provoca disfagia de fase 3 como síntoma principal. Otras características dependen de la causa de la compresión.
- ***Divertículo esofágico.*** El divertículo esofágico causa disfagia de fase 3 cuando el divertículo crecido obstruye el esófago. Son signos y síntomas asociados regurgitación de alimento, tos crónica, disfonía, dolor torácico y halitosis.
- ***Obstrucción esofágica por cuerpo extraño.*** Inicio súbito de disfagia de fases 2 o 3, náusea, tos y dolor esofágico caracterizan esta afección potencialmente letal. Puede ocurrir disnea si la obstrucción comprime la tráquea.
- ***Espasmo esofágico.*** Los síntomas más notables de espasmo esofágico son disfagia de fase 2 para sólidos y líquidos y dolor torácico subesternal sordo o estrujante. El dolor puede durar hasta 1 hora y radiar a cuello, brazo, espalda o mandíbula; sin embargo, puede aliviarse bebiendo un vaso de agua. También es posible observar bradicardia.
- ***Estenosis esofágica.*** Habitualmente causada por ingestión de un agente químico o por tejido cicatrizal, la estenosis esofágica provoca disfagia de fase 3. También pueden ser evidentes sialorrea, taquipnea y náusea.
- ***Esofagitis.*** La esofagitis corrosiva, que resulta de la ingestión de álcalis o ácidos, causa disfagia de fase 3 grave. La acompañan salivación profusa, hematemesis, taquipnea, fiebre y dolor intenso en la boca y el pecho que se agrava al deglutir. También son posibles signos de choque, como hipotensión y taquicardia.

  La esofagitis por cándida causa disfagia de fase 2, irritación laríngea y, quizá, dolor retroesternal al deglutir. En la esofagitis por reflujo, la disfagia de fase 3 es un síntoma tardío que suele acompañar al desarrollo de estenosis. El paciente informa agruras, agravadas por ejercicio extenuante, flexión o decúbito y aliviadas al sentarse o tomar un antiácido.

Otras manifestaciones son regurgitación; vómito frecuente sin esfuerzo; tos seca nocturna; y dolor torácico subesternal que puede imitar angina de pecho. Si el esófago se ulcera, pueden ocurrir signos de sangrado, como melena y hematemesis, junto con debilidad y fatiga.

■ ***Carcinoma gástrico.*** La infiltración de cardias o esófago por un carcinoma gástrico causa disfagia de fase 3 junto con náusea, vómito y dolor que puede radiar a cuello, espalda o retroesternón. Además, la perforación provoca sangrado masivo con vómito en posos de café o melena.

■ ***Cáncer laríngeo (extrínseco).*** Ocurren disfagia de fase 2 y disnea tardíamente en el cáncer laríngeo. Son manifestaciones acompañantes voz amortiguada, estridor, dolor, halitosis, pérdida de peso, otalgia ipsilateral, tos crónica y caquexia. La palpación revela crecimiento de ganglios cervicales.

■ ***Intoxicación por plomo.*** Ésta puede causar disfagia indolora progresiva. Son datos relacionados línea plúmbea en las encías, sabor metálico, papiledema, parálisis ocular, pie péndulo o muñeca péndula, y signos de anemia hemolítica, como dolor abdominal y fiebre. El paciente puede estar deprimido y exhibir grave deterioro mental y convulsiones.

■ ***Miastenia grave.*** La fatiga y debilidad muscular progresiva caracterizan la miastenia grave y explican la disfagia de fase 1 indolora y quizá la sensación de ahogamiento. La disfagia suele seguir a ptosis y diplopía. Otras características son facies en máscara, voz nasal, regurgitación nasal frecuente y bamboleo de la cabeza. Son posibles respiraciones superficiales y disnea en caso de debilidad de músculos respiratorios. Los signos y síntomas empeoran durante la menstruación y con la exposición a estrés, frío o infección.

■ ***Tumor de la cavidad bucal.*** Ocurre disfagia de fase 1 dolorosa junto con disfonía y lesiones ulcerosas.

■ ***Enfermedad de Parkinson.*** La disfagia es un síntoma común en la enfermedad de Parkinson. Otros datos son facies en máscara, sialorrea, rigidez muscular, dificultad para caminar, debilidad muscular y postura desgarbada.

■ ***Síndrome de Plummer-Vinson.*** El síndrome de Plummer-Vinson causa disfagia de fase 3 para sólidos en algunas mujeres con anemia ferropénica grave. Son características relacionadas dolor esofágico superior; atrofia de las mucosas bucal o faríngea; pérdida de dientes; dolor, enrojecimiento y lisura de la lengua; xerostomía; escalofríos; inflamación labial; uñas en forma de cuchara; palidez; y esplenomegalia.

■ ***Rabia.*** Ocurre disfagia de fase 2 grave para líquidos debido a espasmos dolorosos de músculos faríngeos en este raro trastorno potencialmente letal. De hecho, el paciente puede sufrir deshidratación y quizá apnea. La disfagia también causa sialorrea, y en 50% de los casos, hidrofobia. Con el tiempo la rabia provoca parálisis flácida progresiva que conduce a colapso vascular periférico, coma y la muerte.

■ ***Evento vascular cerebral (tronco encefálico).*** Un evento vascular cerebral del tronco encefálico se caracteriza por parálisis bulbar que da por resultado la tríada de disartria, disfonía y disfagia. El desarrollo súbito de uno o más de los siguientes síntomas puede indicar un evento vascular cerebral: disfagia, hemiparesia, espasticidad, sialorrea, entumecimiento, hormigueo, disminución de la sensibilidad, o cambios visuales.

■ ***Lupus eritematoso sistémico (LES).*** El LES puede causar disfagia de fase 2 progresiva. Sin embargo, entre sus signos y síntomas principales se incluyen artritis no deformante, un exantema en mariposa característico, y fotosensibilidad.

■ ***Tétanos.*** Suele ocurrir disfagia de fase 1 alrededor de 1 semana después de que el paciente sufre una herida de punción. Otras características son notable hipertonicidad muscular, hiperactividad de RTP, taquicardia, diaforesis, sialorrea y febrícula. Los espasmos musculares dolorosos causan trismo, risa sardónica, opistótonos, rigidez abdominal en tabla y convulsiones tónicas intermitentes.

Otras causas

- ***Intervenciones.*** Traqueostomía reciente o intubación repetida o prolongada pueden causar disfagia temporal.
- ***Radioterapia.*** Cuando se dirige contra cáncer bucal, este tratamiento puede causar disminución de la salivación y disfagia temporal.

Consideraciones especiales

Se estimula la salivación hablando con el paciente sobre comida, agregando una rebanada de limón o aliño de eneldo a su bandeja de comida, y administrando cuidados bucales antes y después de las comidas. Se humedece su comida con un poco de líquido si el paciente tiene salivación reducida. Se administra un anticolinérgico o antiemético para controlar la salivación excesiva. En caso de reflejo de la tos débil o ausente, se comienza la alimentación con sonda o el goteo esofágico de fórmulas especiales.

Se consulta con el nutriólogo o el dietista para seleccionar alimentos con distintas temperaturas y texturas. El paciente debe evitar alimentos viscosos, como plátano y crema de cacahuate. Si tiene producción excesiva de moco, debe evitar los productos lácteos no cocinados. Se consulta a un terapeuta para valorar al paciente en cuanto al riesgo de aspiración y para que le enseñe ejercicios de deglución, con miras a reducir el riesgo. A las horas de las comidas, se toman medidas para minimizar el riesgo de atragantamiento y aspiración. Se coloca al paciente en posición vertical, y se le pide que flexione el cuello ligeramente al frente y mantenga el mentón en la línea media. Se le indica que degluta muchas veces antes del siguiente bocado o sorbo. Se separan los sólidos de los líquidos, que son más difíciles de deglutir.

Se prepara al paciente para evaluación diagnóstica, incluidas endoscopia, manometría esofágica, esofagografía y la prueba de acidez esofágica, a fin de puntualizar la causa de la disfagia.

Orientación al paciente

Se discuten alimentos fáciles de deglutir. Se explican medidas que el paciente puede tomar para reducir el riesgo de atragantamiento y aspiración.

CONSIDERACIONES PEDIÁTRICAS

Al buscar disfagia en un lactante o niño pequeño, es necesario asegurarse de poner gran atención a su capacidad de mamar y deglutir. Tos, atragantamiento o regurgitación durante la alimentación sugieren disfagia.

Esofagitis corrosiva y obstrucción esofágica por cuerpo extraño son causas más comunes de disfagia en niños que en adultos. Sin embargo, la disfagia también puede deberse a defectos congénitos, como estenosis anular, disfagia lusoria, atresia esofágica y paladar hendido.

CONSIDERACIONES GERIÁTRICAS

En pacientes mayores de 50 años de edad, la disfagia suele ser la molestia de presentación en casos de cáncer de cabeza o cuello. La incidencia de estos cánceres aumenta notablemente en este grupo de edad.

Bibliografía

Rihn, J. A., Kane, J., Albert, T. J., Vaccaro, A. R., & Hilibrand, A. S. (2011). What is the incidence and severity of dysphagia after anterior cervical surgery? *Clinical Orthopedic Related Research*, *469*, 658–665.

Siska, P.A., Ponnappan, R.K., Hohl, J.B., Lee, J. Y., Kang, J. D., & Donaldson, W. F., III. (2011). Dysphagia after anterior cervical spine surgery: A prospective study using the swallowing-quality of life questionnaire and analysis of patient comorbidities. *Spine*, *36*, 1387–1391.

Disfonía

La disfonía o "ronquera" —un sonido ronco o áspero de la voz— puede deberse a infecciones, lesiones inflamatorias o exudados laríngeos; edema laríngeo; y compresión o ruptura de cuerdas vocales o nervio laríngeo recurrente. Este signo común también puede ser resultado de aneurisma aórtico torácico, parálisis de cuerdas vocales, y trastornos sistémicos como artritis reumatoide. De manera característica, empeora con consumo excesivo de alcohol, tabaquismo, inhalación de humos, habla excesiva y gritos.

La disfonía puede ser aguda o crónica. Por ejemplo, ocurren disfonía crónica y laringitis cuando se desarrollan pólipos o nódulos irritantes en las cuerdas vocales. El reflujo gastroesofágico hacia la laringe también debe considerarse una causa posible de disfonía crónica. La disfonía puede ser resultado asimismo de atrofia progresiva de los músculos y la mucosa laríngeos con la edad, lo que ocasiona disminución del control de las cuerdas vocales.

Anamnesis y exploración física

Se realiza la anamnesis. Primero se consideran edad y sexo; el cáncer laríngeo es más común en hombres de 50 a 70 años de edad. Es necesario asegurarse de preguntar sobre el inicio de la disfonía. ¿Ha abusado el paciente de su voz? ¿Ha experimentado disnea, irritación laríngea, sequedad de boca, tos o dificultad para deglutir alimentos secos? Además, se le pregunta si ha estado cerca de un fuego en las últimas 48 horas. Se tiene presente que una lesión por inhalación puede causar obstrucción súbita de vías respiratorias.

A continuación se exploran síntomas asociados. ¿Tiene el paciente antecedentes de cáncer, artritis reumatoide o aneurisma aórtico? ¿Bebe alcohol o fuma con regularidad?

Se inspeccionan la cavidad bucal y la faringe en busca de enrojecimiento o exudado, posibles indicadores de infección de vías respiratorias superiores. Se palpa el cuello en busca de masas, y los nódulos linfáticos cervicales y la tiroides en busca de aumento de tamaño. Se palpa la tráquea. ¿Está en la línea media? Se pide al paciente que saque la lengua; si no puede hacerlo, tal vez tenga parálisis por afección de nervios craneales. Se examinan los ojos en busca de úlceras corneales y aumento de tamaño de los conductos lagrimales (signos de síndrome de Sjögren). La dilatación de venas yugulares y torácicas puede indicar compresión por un aneurisma aórtico.

Se toman los signos vitales, tomando nota en especial de fiebre y bradicardia. Se inspecciona en busca de expansión torácica asimétrica o signos de dificultad respiratoria: aleteo nasal, estridor y tiros intercostales. Enseguida se ausculta para detectar estertores, roncus, sibilancia y ruidos tubulares, y se percute en busca de matidez.

Causas médicas

- ***Reflujo gastroesofágico.*** En caso de reflujo gastroesofágico, el flujo retrógrado de jugo gástrico al esófago puede pasar después a la hipofaringe. Esto, a su vez, irrita la laringe, con el resultado de disfonía así como irritación laríngea, tos, carraspera y sensación de una masa en la garganta. Las aritenoides y las cuerdas vocales pueden estar enrojecidas y tumefactas.
- ***Hipotiroidismo.*** En el hipotiroidismo, la disfonía puede ser un signo temprano. Otros son fatiga, intolerancia al frío, aumento de peso no obstante la anorexia y menorragia.
- ***Cáncer laríngeo.*** La disfonía es un signo temprano de cáncer de cuerdas vocales pero no suele ocurrir sino hasta una fase tardía del cáncer de otras zonas laríngeas. Suele haber una larga historia de tabaquismo. Otros datos comunes son tos seca leve; molestia de garganta menor; otalgia; y, a veces, hemoptisis.
- ***Leucoplaquia laríngea.*** La leucoplaquia es una causa común de disfonía, en especial en fumadores. El examen histológico por laringoscopia directa suele revelar disfagia leve, moderada o grave.
- ***Laringitis.*** Disfonía persistente puede ser el único signo de laringitis crónica. En la forma aguda ocurren con rapidez disfonía o pérdida completa de la voz. Son datos relacionados dolor (en especial al deglutir o hablar), tos, fiebre, diaforesis profusa, irritación laríngea y rinorrea.
- ***Artritis reumatoide.*** La disfonía puede indicar afección laríngea. Otros datos son dolor, disfagia, sensación de

llenura o tensión en la garganta, disnea de esfuerzo y estridor.

- ***Aneurisma aórtico torácico.*** El aneurisma aórtico torácico suele ser asintomático, salvo por disfonía. Su síntoma más común es dolor penetrante que es especialmente intenso en decúbito supino. Otras manifestaciones clínicas son tos metálica; disnea; sibilancia; dolor subesternal en hombros, espalda baja o abdomen; tiro traqueal; edema facial y cervical; ingurgitación yugular; disfagia; prominencia de venas torácicas; estridor; y, quizá, parestesia o neuralgia.
- ***Traumatismo traqueal.*** El desgarro de la mucosa traqueal puede causar disfonía, hemoptisis, disfagia, dolor cervical, oclusión de vías respiratorias y dificultad respiratoria.
- ***Parálisis de cuerdas vocales.*** La parálisis de cuerdas vocales unilateral causa disfonía y debilidad vocal. Puede acompañar a signos de traumatismo, como dolor y tumefacción de cabeza y cuello.
- ***Pólipos o nódulos de cuerdas vocales.*** Disfonía áspera, la molestia principal, acompaña a tos crónica y voz estertorosa.

Otras causas

- ***Lesión por inhalación.*** La lesión por inhalación en caso de incendio o explosión causa disfonía y tos, carbonización de vellos nasales, quemaduras bucofaciales y esputo teñido de hollín. Son signos y síntomas subsecuentes estertores, roncus y sibilancia, que avanzan con rapidez a dificultad respiratoria.
- ***Tratamientos.*** En ocasiones, el traumatismo quirúrgico del nervio laríngeo recurrente da por resultado parálisis de cuerdas vocales unilateral temporal o permanente, que ocasiona disfonía. La intubación prolongada puede causar disfonía temporal.

Consideraciones especiales

Se observa con cuidado al paciente en busca de estridor, que puede indicar parálisis de cuerdas vocales bilateral. Cuando la disfonía dura más de 2 semanas, está indicada la laringoscopia indirecta o con fibra óptica para observar la laringe en reposo y durante la fonación.

Orientación al paciente

Se explica la importancia de dar reposo a las cuerdas vocales, y se enseñan al paciente maneras alternas de comunicarse. Se hace hincapié en la necesidad de evitar alcohol, tabaco y tabaquismo pasivo.

CONSIDERACIONES PEDIÁTRICAS

En niños, la disfonía puede deberse a defectos congénitos, como laringocele y disfonía de los pliegues ventriculares. En hombres prepúberes, puede ocurrir por papilomatosis juvenil de las vías respiratorias superiores.

En lactantes y niños pequeños, la disfonía suele deberse a laringotraqueobronquitis aguda. La laringitis aguda en niños menores de 5 años de edad puede causar dificultad respiratoria, porque la laringe es pequeña, y si se irrita o infecta, es susceptible de espasmo. Esto puede ocasionar obstrucción parcial o total de la laringe. La disfonía temporal suele deberse a irritación laríngea por aspiración de líquidos, cuerpos extraños o contenido estomacal. También puede ocurrir disfonía en caso de difteria, aunque la inmunización ha hecho que esta enfermedad sea rara. Se ayuda al niño con disfonía a dar reposo a las cuerdas vocales. Se conforta al lactante para minimizar el llanto, se comparten juegos silenciosos con él, y se humecta el ambiente.

Bibliografía

Holtzman, M. J. (2012). Asthma as a chronic disease of the innate and adaptive immune systems responding to viruses and allergens. *Journal of Clinical Investigation*, *122*, 2741–2748.

Sato, S., & Kiyono, H. (2012). The mucosal immune system of the respiratory tract. *Current Opinion in Virology*, *2*, 225–232.

Disfunción eréctil

La disfunción eréctil (antes llamada impotencia) es la incapacidad de lograr y mantener la erección peneana lo suficiente para completar una relación sexual satisfactoria; puede verse afectada o no la eyaculación. La disfunción eréctil varía de ocasional y mínima a permanente y completa. La disfunción eréctil ocasional ocurre en alrededor de la mitad de los hombres estadounidenses adultos, mientras que la disfunción eréctil crónica afecta a cerca de 10 millones de hombres de ese país.

La disfunción eréctil puede clasificarse como primaria o secundaria. Un hombre con disfunción eréctil primaria nunca ha sido capaz de realizar el coito con una pareja sexual pero puede tener erecciones normales en otras situaciones. Este raro trastorno es difícil de tratar. La disfunción eréctil secundaria tiene un pronóstico más favorable porque, a pesar de su disfunción actual, el paciente ha completado el coito satisfactoriamente en el pasado.

La erección peneana implica un aumento del flujo sanguíneo arterial secundario a estimulación psicológica, táctil y de otras categorías sensitivas. La congestión de sangre en el pene incrementa su longitud, circunferencia y rigidez. Ocurre disfunción eréctil cuando falla cualquier componente de este proceso —psicológico, vascular, neurológico u hormonal—.

Son causas orgánicas de disfunción eréctil enfermedad vascular, diabetes mellitus, hipogonadismo, lesión de la médula espinal, abuso de alcohol y drogas, y complicaciones quirúrgicas. (La incidencia de disfunción eréctil orgánica asociada con otros problemas médicos aumenta después de los 50 años de edad.) Las causas psicógenas van de ansiedad por el desempeño y discordia conyugal a conflictos morales o religiosos. Fatiga, salud deficiente, edad y fármacos también pueden alterar el funcionamiento sexual normal.

Anamnesis y exploración física

Si el paciente informa disfunción eréctil o un trastorno que puede estar causándola, se le pide que describa su problema sin interrupción. Enseguida se comienza la investigación de manera sistemática, pasando de temas menos delicados a más delicados. Se comienza con los antecedentes psicosociales. ¿Es el paciente casado, soltero o viudo? ¿Cuánto tiene de casado o desde cuándo ha tenido una relación sexual? ¿Cuáles son la edad y el estado de salud de su pareja sexual? ¿Está sometido a estrés o presión por parte de su pareja para concebir un hijo? Se averigua sobre matrimonios anteriores, en su caso, y se le pide que indique por qué cree que terminaron. Si puede hacerse de manera discreta, se pregunta sobre actividad sexual fuera del matrimonio o de su relación sexual principal. También se pregunta sobre historia laboral, las actividades diarias típicas, y la situación de vida. ¿Cómo se lleva con otros en su hogar?

La anamnesis médica se enfoca en las causas de la disfunción eréctil. ¿Tiene el paciente diabetes mellitus tipo 2, hipertensión o cardiopatía? En tal caso, se interroga sobre su inicio y tratamiento. Se pregunta también sobre enfermedades neurológicas como esclerosis múltiple. Se recaban los antecedentes quirúrgicos, haciendo hincapié en cirugía neurológica, vascular y urológica. Si un traumatismo podría ser la causa de la disfunción eréctil, se determina la fecha de la lesión así como su gravedad, efectos asociados, y tratamiento. Se pregunta sobre consumo de alcohol, uso o abuso de drogas, tabaquismo, alimentación, y ejercicio. Se obtienen los antecedentes urológicos, incluidos problemas de micción y lesiones.

Se pregunta al paciente cuándo comenzó la disfunción eréctil. ¿Cómo avanzó? ¿Cuál es su estado actual? Las preguntas deben ser específicas, pero se tiene presente que el paciente puede tener dificultad para discutir problemas sexuales o quizá no comprenda la fisiología implicada.

Las siguientes preguntas de muestra pueden rendir datos útiles: ¿Cuándo fue la primera vez que usted recuerda que no pudo iniciar o mantener una erección? ¿Con cuánta frecuencia despierta usted en la mañana o la noche con una erección? ¿Tiene sueños húmedos? ¿Ha cambiado su apetito sexual? ¿Con cuánta frecuencia intenta usted tener una relación sexual con su pareja? ¿Con cuánta frecuencia le *gustaría* tenerla? ¿Puede eyacular con o sin erección? ¿Experimenta usted el orgasmo con la eyaculación?

Se pide al paciente que evalúe la calidad de una erección típica en una escala de 0 a 10, donde 0 es flacidez completa y 10 es erección completa. Se le pide también que, con la misma escala, evalúe su capacidad de eyacular durante la actividad sexual, donde 0 es nunca y 10 es siempre.

A continuación se realiza una breve exploración física. Se inspeccionan y palpan genitales y próstata en busca de defectos estructurales. Se valora el funcionamiento sensitivo, concentrándose en la zona perineal. Después se examinan la fuerza motora y los reflejos tendinosos profundos en todas las extremidades, y se toma nota de otros déficit neurológicos. Se toman los signos vitales y se palpan los pulsos para determinar su calidad. Se toma nota de cualquier signo de vasculopatía periférica, como cianosis y frialdad de extremidades. Se ausculta en busca de soplos aórtico abdominal, femoral, carotídeo o iliaco y se palpa para detectar crecimiento de la tiroides.

Causas médicas

■ ***Trastornos del sistema nervioso central.*** Las lesiones de la médula espinal por traumatismo producen disfunción eréctil repentina. Una lesión completa arriba de S2 (lesión de motoneurona superior) interrumpe haces motores descendentes a la zona genital, causando pérdida del control voluntario de la erección pero no de la erección y eyaculación reflejas. Sin embargo, una lesión completa en la médula espinal lumbosacra (lesión de motoneurona inferior) causa la pérdida de la eyaculación y erección reflejas. Tumores de médula espinal y enfermedades degenerativas de encéfalo y médula espinal (como esclerosis múltiple y esclerosis lateral amiotrófica) causan disfunción eréctil progresiva.

■ ***Trastornos endocrinos.*** El hipogonadismo por disfunción testicular o hipofisaria puede ocasionar disfunción eréctil por secreción deficiente de andrógenos (principalmente testosterona). Disfunción adrenocortical y tiroidea y hepatopatía crónica también pueden causar disfunción eréctil, porque esos órganos tienen un cometido (si bien menor) en la regulación de las hormonas sexuales.

■ ***Trastornos peneanos.*** En la enfermedad de Peyronie, el pene se flexiona, lo cual hace la erección dolorosa y la penetración difícil y finalmente imposible. La fimosis impide la erección hasta que la circuncisión no libera el prepucio constreñido. Otras enfermedades inflamatorias, infecciosas o destructivas del pene también pueden causar disfunción eréctil.

■ ***Malestar psicológico.*** Puede ocurrir disfunción eréctil por diversas causas psicológicas, como depresión, ansiedad por el desempeño, recuerdos de experiencias sexuales traumáticas previas, conflictos morales o religiosos, o relaciones emocionales o sexuales conflictivas.

Otras causas

■ ***Alcohol y drogas.*** Alcoholismo y abuso de drogas se relacionan con disfunción eréctil, al igual que muchos fármacos de prescripción, en especial antihipertensivos. (Véase *Fármacos que pueden causar disfunción eréctil,* en la pág. 157.)

■ ***Cirugía.*** La lesión quirúrgica de pene, cuello de la vejiga urinaria, esfínter urinario, recto o perineo puede causar disfunción eréctil, al igual que la lesión de nervios o vasos sanguíneos locales.

Consideraciones especiales

La atención comienza asegurando la privacidad, confirmando la confidencialidad y estableciendo empatía con el paciente. Ninguna otra afección médica del hombre es tan potencialmente frustrante, humillante y devastadora para la autoestima y las relaciones significativas como la disfunción eréctil. Se ayuda al paciente a sentirse confortable al exponer su sexualidad. Esto comienza con el examinador sintiéndose confortable acerca de su propia sexualidad y adoptando una

Fármacos que pueden causar disfunción eréctil

Muchos fármacos de uso común —en especial antihipertensivos— pueden causar disfunción eréctil, la cual puede revertirse si el fármaco se suspende o se reduce su dosis. Se presentan algunos ejemplos.

Amitriptilina
Atenolol
Bicalutamida
Carbamazepina
Cimetidina
Clonidina
Desipramina
Digoxina
Diuréticos
Escitalopram
Finasterida
Hidralazina
Imipramina
Metildopa
Nortriptilina
Perfenazina
Prazosina
Propranolol
Tiazídicos
Tioridazina
Tranilcipromina

actitud de aceptación acerca de las experiencias y preferencias sexuales de otros.

Se prepara al paciente para pruebas de detección de irregularidades hormonales y para estudios Doppler de presión sanguínea peneana, a fin de descartar insuficiencia vascular. Otras pruebas son estudios de micción, pruebas de conducción nerviosa, evaluación de la tumescencia peneana nocturna, e instrumentos psicológicos.

El tratamiento de la disfunción eréctil psicógena puede implicar la orientación al paciente y su pareja sexual; el tratamiento de la disfunción eréctil orgánica se enfoca en revertir la causa, de ser posible. Otras formas de tratamiento son revascularización quirúrgica, erección farmacoinducida, reparación quirúrgica de un escape venoso, y prótesis peneanas.

Orientación al paciente

Se discute con el paciente la importancia de acudir a las citas de seguimiento y apegarse al tratamiento de los trastornos médicos subyacentes. Se le alienta a hablar abiertamente de sus necesidades, deseos, temores y ansiedades, y se corrige cualquier idea errónea que pudiera tener. Se le urge a discutir sus sentimientos con su pareja, y acerca del lugar que ambos quieren que su actividad sexual tenga en sus vidas.

CONSIDERACIONES GERIÁTRICAS

La mayoría de las personas creen erróneamente que la actividad sexual declina con la edad, y que los adultos mayores son incapaces de realizarla o no tienen interés en ella, o que no son capaces de encontrar parejas ancianas también interesadas en el sexo. Debe descartarse enfermedad orgánica en adultos mayores con disfunción sexual antes de poder iniciar la orientación para mejorar el desempeño sexual.

Bibliografía

Hatzimouratidis, K., Amar, E., Eardley, I., Giuliano, F., Hatzichristou, D., Montorsi, F., … Wespes, E. (2010). Guidelines on male sexual dysfunction: Erectile dysfunction and premature ejaculation. *European Urology*, *57*, 804–814.

Ruige, J. B., Mahmoud, A. M., De Bacquer, D., & Kaufman, J. M. (2011). Endogenous testosterone and cardiovascular disease in healthy men: A meta-analysis. *Heart*, *97*, 870–875.

Dismenorrea

La dismenorrea —menstruación dolorosa— afecta a más de 50% de las mujeres que menstruan; de hecho, es la causa principal de ausencia escolar o laboral en mujeres de edad reproductiva. Puede acompañarse de un dolor intermitente penetrante o uno sordo e insidioso. Suele caracterizarse por cólicos leves a intensos o dolor colicoso en pelvis o parte baja del abdomen que quizá radie a piernas y parte inferior del sacro. Este dolor puede preceder a la menstruación por varios días o acompañarla. El dolor cede gradualmente a medida que el sangrado disminuye.

La dismenorrea puede ser idiopática, como en el síndrome premenstrual (SPM) y la dismenorrea primaria. Por lo común se debe a endometriosis y otros trastornos pélvicos. También puede ser resultado de defectos estructurales como himen imperforado. Estrés y mala salud general pueden agravar la dismenorrea; reposo y ejercicio ligero pueden aliviarla.

Anamnesis y exploración física

Si la paciente informa dismenorrea, se le pide que la describa con detalle. ¿Es intermitente o continua? ¿Penetrante, colicosa o insidiosa? Se pregunta dónde se localiza el dolor y si es bilateral. ¿Cuándo comienza y termina el dolor, y cuándo es intenso? ¿Radia a la espalda? ¿Cuánto tiempo ha venido experimentando el dolor? Si es reciente, se determina la concentración de coriogonadotropina para dilucidar si la paciente está o estuvo embarazada, porque el aborto puede causar sangrado doloroso. Se exploran signos y síntomas asociados, como náusea y vómito, cambios en hábitos de la excreción, meteorismo, retención de agua, presión pélvica o rectal, y fatiga, irritabilidad o depresión inusuales.

Después se realiza una anamnesis menstrual y sexual. Se pregunta a la paciente si su flujo menstrual es intenso o escaso. Se le pide que describa cualquier secreción vaginal entre menstruaciones. ¿Experimenta dolor durante el coito? ¿Hay dolor con la menstruación? Se determina qué alivia los cólicos. ¿Toma analgésicos? ¿Son eficaces? Se toma nota de su método anticonceptivo, y se le interroga sobre antecedentes de infección pélvica. ¿Tiene signos y síntomas de obstrucción urinaria, como piuria, retención de orina o incontinencia? Se determina cómo afronta el estrés. Se determina su riesgo de infección de transmisión sexual.

A continuación se realiza una exploración física enfocada. Se toman los signos vitales, observando fiebre y escalofríos acompañantes. Se inspecciona el abdomen en busca de distensión, y se palpa para determinar la presencia de sensibilidad y masas. Se busca sensibilidad del ángulo costovertebral.

Causas médicas

- ***Adenomiosis.*** En la adenomiosis, el tejido endometrial invade el miometrio, con el resultado de dismenorrea intensa con dolor que radia a espalda o recto, menorragia, y crecimiento simétrico y globularidad del útero, que suele ser más blanda a la palpación que un mioma uterino.
- ***Estenosis cervicouterina.*** La estenosis cervicouterina es un trastorno estructural que causa dismenorrea y flujo menstrual escaso o nulo.
- ***Endometriosis.*** La endometriosis suele causar un dolor insidioso continuo que comienza antes de la menstruación y alcanza su máximo en el pico del flujo menstrual; sin embargo, el dolor también puede ocurrir entre periodos menstruales. Puede originarse en el sitio de depósito endometrial o radiar a perineo o recto. Son signos y síntomas asociados manchado premenstrual, dispareunia, infertilidad, náusea, vómito, dolor a la defecación y sangrado rectal y hematuria durante la menstruación. A la exploración bimanual suele ser palpable una masa fija sensible en los anexos.
- ***Enfermedad inflamatoria pélvica.*** La infección crónica produce dismenorrea acompañada de fiebre; malestar general; secreción vaginal purulenta maloliente; menorragia; dispareunia; dolor abdominal intenso; náusea y vómito; y diarrea. La exploración pélvica puede revelar sensibilidad al movimiento cervicouterino y sensibilidad bilateral de los anexos.
- ***SPM.*** El dolor colicoso del SPM suele comenzar con el flujo menstrual y persiste horas o días; disminuye al aminorar el flujo. Los efectos asociados comunes preceden a la menstruación por algunos días a 2 semanas: meteorismo, sensibilidad mamaria, palpitaciones, diaforesis, rubor, depresión e irritabilidad. Otros datos son náusea, vómito, diarrea y cefalea. Dado que el SPM suele seguir a un ciclo ovulatorio, raras veces ocurre durante los 12 primeros meses de menstruación, que suelen ser anovulatorios.

■ ***Dismenorrea primaria (idiopática).*** El aumento de la secreción de prostaglandina intensifica las contracciones uterinas, lo que al parecer causa dolor colicoso espasmódico leve a intenso en la parte baja del abdomen, que radia a sacro y parte interna de los muslos. El dolor abdominal colicoso alcanza el máximo unas pocas horas antes de la menstruación. Las pacientes también pueden experimentar náusea y vómito, fatiga, diarrea y cefalea.

■ ***Leiomiomas uterinos.*** Si estos tumores se tuercen o degeneran después de oclusión circulatoria o infección o si el útero se contrae en un intento de expulsarlos, los tumores pueden causar dolor abdominal bajo constante o intermitente que empeora con la menstruación. Son signos y síntomas asociados dorsalgia, estreñimiento, menorragia y polaquiuria o retención urinaria. La palpación puede revelar la masa tumoral y crecimiento del útero. Los tumores casi nunca son sensibles.

Otras causas

■ ***Dispositivos Intrauterinos (DIU).*** Los DIU pueden causar cólico intenso y flujo menstrual abundante.

Consideraciones especiales

En el pasado, una mujer con dismenorrea se consideraba neurótica. Aunque la investigación actual sugiere que las prostaglandinas contribuyen a este síntoma, persisten las viejas actitudes. Se alienta a la paciente a ver la dismenorrea como un problema médico, no como un signo de ajuste deficiente. (Véase *Alivio de la dismenorrea.*)

Orientación al paciente

Una vez que se establece un diagnóstico, se explican la causa de la dismenorrea y las opciones de tratamiento.

CONSIDERACIONES PEDIÁTRICAS

La dismenorrea es rara durante el primer año de menstruación, antes de que el ciclo menstrual se haga ovulatorio. Sin embargo, la incidencia de dismenorrea en general es mayor en adolescentes que en adultas. Se enseña a las adolescentes

Alivio de la dismenorrea

Para aliviar los cólicos y otros síntomas causados por dismenorrea primaria o un dispositivo intrauterino, la paciente puede recibir un inhibidor de prostaglandina, como ácido acetilsalicílico (AAS), ibuprofeno, indometacina o naproxeno. Estos antiinflamatorios no esteroideos bloquean la síntesis de prostaglandinas en una fase temprana de la reacción inflamatoria, con lo que inhiben la acción de las prostaglandinas en los sitios receptores. Aquellos fármacos también tienen efectos analgésicos y antipiréticos.

Es necesario asegurarse de estar informado –al igual que la paciente– acerca de los efectos adversos y las precauciones necesarias cuando se usen dichos fármacos.

EFECTOS ADVERSOS

Se alerta a la paciente sobre posibles efectos adversos de los inhibidores de prostaglandina. Entre los efectos en el sistema nervioso central están mareo, cefalea y alteraciones visuales. Son efectos GI náusea, vómito, agruras y diarrea. Se recomienda a la paciente tomar el medicamento con leche o después de las comidas para reducir la irritación gástrica.

CONTRAINDICACIONES

Dado que los inhibidores de prostaglandina son potencialmente teratógenos, es necesario asegurarse de descartar la posibilidad de embarazo antes de comenzar el tratamiento. Se recomienda a la paciente que sospecha estar embarazada que demore el tratamiento hasta el comienzo de la menstruación.

OTRAS PRECAUCIONES

Si la paciente tiene decompensación cardiaca, hipertensión, disfunción renal, úlcera o un defecto de la coagulación (y recibe tratamiento anticoagulante en ese momento), se tiene precaución al administrar un inhibidor de prostaglandina. Dado que una persona hipersensible al AAS también puede serlo a otros inhibidores de prostaglandina, se buscan signos de úlcera y sangrado gástricos.

sobre la dismenorrea. Se desechan los mitos acerca de ella, y se les informa que se trata de un problema médico común. Se alientan buenos hábitos de higiene, nutrición y ejercicio.

D

Bibliografía

Acién, P., & Acién, M. I. (2011). The history of female genital tract malformation classifications and proposal of an updated system. *Human Reproduction Update*, *17*, 693–705.

Acién, P., Acién, M., Fernández, F., Mayol, M. J., & Aranda I. (2010). The cavitated accessory uterine mass. A Mullerian anomaly in women with an otherwise normal uterus. *Obstetrics and Gynecology*, *116*, 1101–1109.

Disnea

La disnea, de manera característica un síntoma de disfunción cardiopulmonar, es la sensación de respiración difícil o incómoda. El paciente suele referirse a ella como dificultad para respirar. Su gravedad varía mucho, y suele no guardar relación con la gravedad de la causa subyacente. La disnea puede aparecer de improviso o lentamente, y ceder con rapidez o persistir por años.

La mayoría de las personas experimentan disnea normal cuando realizan esfuerzo físico, y su intensidad depende de la condición física de la persona. En un individuo sano, la disnea se alivia pronto con descanso. Entre las causas patológicas de disnea están trastornos pulmonares, cardiacos, neuromusculares y alérgicos. También puede deberse a ansiedad. (Véase *Disnea: causas comunes y datos asociados*, en la pág. 162.)

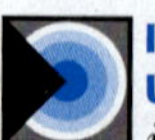

INTERVENCIONES EN CASO DE URGENCIA *Si un paciente informa disnea, se buscan con rapidez signos de dificultad respiratoria, como taquipnea, cianosis, inquietud y uso de músculos accesorios. Se hacen los preparativos para administrar oxígeno por cánula nasal, mascarilla o sonda endotraqueal. Se asegura un acceso IV, y se comienza la vigilancia cardiaca y de la saturación de oxígeno para detectar arritmias y baja saturación de oxígeno, respectivamente. Se espera la necesidad de insertar una sonda torácica para neumotórax grave y para administrar presión positiva continua en las vías respiratorias o aplicar torniquetes rotatorios para edema pulmonar.*

Anamnesis y exploración física

Si el paciente puede responder preguntas sin aumentar su malestar, se realiza una anamnesis completa. Se pregunta si la disnea comenzó de manera súbita o gradual. ¿Es constante o intermitente? ¿Ocurre durante la actividad o el reposo? Si el paciente ha tenido crisis de disnea antes se le pregunta si están aumentando en gravedad. ¿Puede identificar qué agrava o alivia esas crisis? ¿Tiene tos productiva o no productiva o dolor torácico? Se pregunta sobre traumatismo reciente, y se toma nota de un antecedente de infección de vías respiratorias superiores, flebitis venosa profunda, u otros trastornos. Se pregunta al paciente si fuma o se expone a humos tóxicos o agentes irritantes en su trabajo. Se determina si también tiene ortopnea, disnea paroxística nocturna o fatiga progresiva.

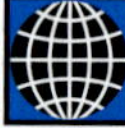

CONSIDERACIONES CULTURALES *Dado que la disnea es subjetiva y puede exacerbarse por ansiedad, escuchar atentamente las palabras que el paciente usa para describir su disnea puede ayudar a determinar la causa subyacente. Debe tenerse presente que las personas de diferentes culturas pueden usar diferentes palabras o frases para describir su disnea.*

Durante la exploración física, se buscan signos de disnea crónica como hipertrofia de músculos accesorios (en especial en hombros y cuello). También se busca exhalación con los labios fruncidos, hipocratismo digital, edema periférico, tórax en tonel, diaforesis e ingurgitación yugular.

Se revisa la presión arterial y se ausculta en busca de estertores, ruidos o ritmos cardiacos anómalos, egofonía, broncofonía y pectoriloquia susurrante. Por último, se palpa el abdomen en busca de hepatomegalia y se valora si hay edema.

Causas médicas

■ ***Síndrome de insuficiencia respiratoria aguda (SIRA).*** El SIRA es una forma potencialmente letal de edema pulmonar no cardiógeno que suele causar disnea aguda como primera molestia del paciente. Después se desarrolla insuficiencia respiratoria progresiva con inquietud, ansiedad, disminución de la agudeza mental, taquicardia, y estertores y roncus en ambos campos pulmonares. Otros datos son cianosis, taquipnea, disfunción motora y tiros intercostales y supraesternales. El SIRA grave puede provocar signos de choque, como hipotensión y humedad fría de la piel.

■ ***Esclerosis lateral amiotrófica (ELA).*** La ELA causa el inicio lento de disnea que empeora con el tiempo. Otras características son disfagia, disartria, debilidad y atrofia musculares, fasciculaciones, respiraciones superficiales, taquipnea y labilidad emocional.

■ ***Carbunco (por inhalación).*** La disnea es un síntoma de la segunda etapa del carbunco, junto con fiebre, estridor e hipotensión (el paciente suele morir en el transcurso de 24 horas). Los síntomas iniciales de este trastorno, que se deben a la inhalación de esporas aerosolizadas (desde animales infectados o como resultado de bioterrorismo) de la bacteria *Bacillus anthracis*, son gripales e incluyen fiebre, escalofríos, debilidad, tos y dolor torácico.

■ ***Aspiración de cuerpo extraño.*** La disnea aguda marca esta afección potencialmente letal, junto con tiros paroxísticos intercostales, supraesternales y subesternales. El paciente puede presentar también uso de músculos accesorios, estridor inspiratorio, taquipnea, disminución o ausencia de ruidos respiratorios, quizá expansión torácica asimétrica, ansiedad, cianosis, diaforesis e hipotensión.

■ ***Asma.*** En el asma ocurren crisis disneicas agudas, junto con sibilancia audible, tos seca, uso de músculos accesorios, aleteo nasal, tiros intercostales y supraclaviculares, taquipnea, taquicardia, diaforesis, espiración prolongada, rubor o cianosis y aprensión. Los fármacos que bloquean receptores β pueden exacerbar las crisis de asma.

■ ***Atelectasia.*** En la atelectasia, parte o la totalidad del pulmón está colapsada, por lo que disminuye la expansión pulmonar. El paciente experimenta disnea. Entre los síntomas acompañantes se encuentran ansiedad, taquicardia, cianosis, diaforesis y tos seca. Una radiografía torácica que muestra la zona colapsada confirma el diagnóstico, junto con los datos de la exploración física de matidez a la percusión, auscultación de ruidos respiratorios disminuidos, disminución del frémito vocal, retraso inspiratorio y tiros torácicos.

■ ***Lesión pulmonar por estallido.*** Las personas con una lesión pulmonar por estallido pueden experimentar inicio súbito de disnea después de la detonación de un dispositivo explosivo que lanza fragmentos de metal e irritantes químicos hacia ellas a gran velocidad. El tratamiento de la disnea debe ser inmediato, ya que la disnea prolongada podría dar por resultado oxigenación deficiente. Otros síntomas son dolor torácico intenso, desgarros cutáneos y contusiones, edema, hemorragia pulmonar, hemoptisis, tos, taquipnea, hipoxia, sibilancia, apnea, cianosis, disminución de los ruidos respiratorios e inestabilidad hemodinámica. Las acciones globales de terrorismo han elevado la incidencia de esta afección. Radiografías torácicas, mediciones de gases en sangre arterial, tomografía computarizada y tecnología Doppler son herramientas diagnósticas comunes. Aunque no hay lineamientos definitivos para atender a quienes presentan lesión pulmonar por estallido, el tratamiento se basa en la naturaleza de la explosión, el ambiente en que ocurrió y cualquier agente químico o biológico implicado.

■ ***Cor pulmonale.*** La disnea crónica comienza gradualmente con el esfuerzo

D

Disnea: causas comunes y datos asociados

SIGNOS Y SÍNTOMAS

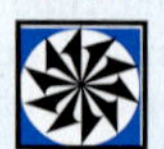

CAUSAS COMUNES	Uso de músculos accesorios	Hipotensión	Ruidos respiratorios disminuidos	Dolor torácico	Tos no productiva	Tos productiva	Estertores	Cianosis	Diaforesis	Edema	Fasciculaciones	Fiebre
	PRINCIPALES SIGNOS Y SÍNTOMAS ASOCIADOS											
Síndrome de insuficiencia respiratoria aguda	♦	♦					♦	♦				♦
Esclerosis lateral amiotrófica											♦	
Carbunco (por inhalación)				♦								♦
Aspiración de cuerpo extraño	♦	♦	♦		♦			♦	♦			
Asma	♦				♦			♦	♦			
Atelectasia	♦		♦	♦	♦			♦	♦			
Lesión pulmonar por estallido	♦		♦	♦	♦			♦	♦			
Corazón pulmonar	♦					♦		♦		♦		
Enfisema	♦		♦		♦							
Tórax inestable	♦	♦	♦	♦				♦				
Insuficiencia cardiaca	♦	♦			♦					♦		
Lesión por inhalación						♦	♦					
Miastenia grave												
Infarto de miocardio		♦		♦					♦			
Peste (Yersinia pestis)				♦		♦						♦
Derrame pleural			♦		♦							♦
Neumonía			♦	♦		♦	♦	♦	♦			♦
Neumotórax	♦	♦	♦	♦	♦			♦				
Poliomielitis (bulbar)												♦
Edema pulmonar	♦	♦			♦	♦	♦	♦	♦			
Embolia pulmonar		♦	♦	♦	♦	♦	♦	♦	♦	♦		♦
Síndrome respiratorio agudo grave					♦							♦
Choque		♦										
Tuberculosis				♦			♦		♦			♦
Tularemia				♦	♦							♦

Ingurgitación yugular	Debilidad muscular	Náusea	Ortopnea	Estridor	Taquicardia	Taquipnea	Pérdida de peso
					♦	♦	
	♦					♦	
				♦			
				♦		♦	
					♦	♦	
					♦	♦	
					♦	♦	
♦						♦	
						♦	♦
	♦						
♦			♦		♦	♦	
			♦			♦	
	♦					♦	
		♦			♦		
						♦	
					♦	♦	
					♦	♦	
					♦	♦	
♦			♦		♦	♦	
					♦	♦	
					♦	♦	
							♦

y empeora de manera progresiva hasta que ocurre incluso en reposo. Suele haber enfermedad cardiaca o pulmonar subyacente. Puede haber tos productiva crónica, sibilancia, taquipnea, ingurgitación yugular, edema postural y hepatomegalia. También son posibles fatiga creciente, debilidad y mareo.

■ ***Enfisema.*** El enfisema es un trastorno crónico que de manera gradual causa disnea de esfuerzo progresiva. Un antecedente de tabaquismo, deficiencia de α_1-antitripsina o exposición a un irritante ocupacional, suele acompañar a tórax en tonel, hipertrofia de músculos accesorios, disminución de los ruidos respiratorios, anorexia, pérdida de peso, malestar general, cianosis periférica, taquipnea, respiración con los labios apretados, espiración prolongada y, quizá, tos productiva crónica. El hipocratismo digital es un signo tardío.

■ ***Tórax inestable.*** Ocurre disnea súbita por múltiples fracturas costales y se acompaña de movimiento torácico paradójico, dolor torácico intenso, hipotensión, taquipnea, taquicardia y cianosis. En el lado afectado hay equimosis y disminución o ausencia de ruidos respiratorios.

■ ***Insuficiencia cardiaca.*** Suele ocurrir disnea de manera gradual en pacientes con insuficiencia cardiaca. Son posibles disnea paroxística nocturna crónica, ortopnea, taquipnea, taquicardia, palpitaciones, galope ventricular, fatiga, edema periférico postural, hepatomegalia, tos seca, aumento de peso y pérdida de la agudeza mental. En caso de inicio agudo, la insuficiencia cardiaca puede ocasionar ingurgitación yugular, estertores bibasales, oliguria e hipotensión.

■ ***Lesión por inhalación.*** Puede ocurrir disnea de manera súbita o gradual en las horas que siguen a la inhalación de agentes químicos o gases calientes. También son posibles disfonía creciente, tos persistente, esputo con hollín o sangre y edema bucofaríngeo. El paciente también puede exhibir quemaduras térmicas, vellos nasales quemados y quemaduras bucofaciales, además de estertores, roncus, sibilancia y signos de dificultad respiratoria.

■ ***Miastenia grave.*** La miastenia grave causa crisis de disnea cuando los músculos respiratorios se debilitan. En la crisis miasténica puede ocurrir dificultad respiratoria aguda, con respiraciones superficiales y taquipnea.

■ ***Infarto de miocardio.*** Ocurre disnea súbita con dolor subesternal aplastante que puede radiar a espalda, cuello, mandíbula y brazos. Otros signos y síntomas son náusea, vómito, diaforesis, vértigo, hipertensión o hipotensión, taquicardia, ansiedad y palidez y humedad fría de la piel.

■ ***Peste* (Yersinia pestis).** Entre los síntomas de la forma neumónica de la peste están disnea, tos productiva, dolor torácico, taquipnea, hemoptisis, dificultad respiratoria creciente e insuficiencia cardiopulmonar. El inicio de esta infección virulenta suele ser súbito e incluye signos y síntomas como escalofríos, fiebre, cefalea y mialgia. Si no se trata, la peste es una de las enfermedades potencialmente más letales conocidas.

■ ***Derrame pleural.*** En el derrame pleural ocurre disnea con lentitud y empeora de manera progresiva. Entre los datos iniciales se incluye roce pleural acompañado de dolor pleurítico que empeora con la tos o la respiración profunda. Otros datos son tos seca; matidez a la percusión; egofonía, broncofonía y pectoriloquia susurrante; taquicardia; taquipnea; pérdida de peso; y disminución de movimiento torácico, frémito táctil y ruidos respiratorios. En caso de infección puede haber fiebre.

■ ***Neumonía.*** Ocurre disnea de manera súbita, por lo común acompañada de fiebre, escalofríos agitantes, dolor torácico pleurítico que empeora con la inspiración profunda, y tos productiva. También son posibles fatiga, cefalea, mialgia, anorexia, dolor abdominal, estertores, roncus, taquicardia, taquipnea, cianosis, disminución de los ruidos respiratorios y diaforesis.

■ ***Neumotórax.*** El neumotórax es un trastorno potencialmente letal que causa disnea aguda sin relación con la intensidad del dolor. Un dolor torácico punzante repentino puede radiar a brazos, cara, espalda o abdomen. Otros signos y síntomas son ansiedad, inquietud, tos seca, cianosis, disminución del frémito vocal, taquipnea, timpanismo, disminución o ausencia de ruidos respiratorios en el lado afectado, expansión torácica asimétrica, rigidez muscular antiálgica y uso de músculos accesorios. En pacientes con neumotórax a tensión, ocurre desviación traqueal además de esos signos típicos. Son posibles también hipotensión y taquicardia.

■ ***Poliomielitis (bulbar).*** Ocurre disnea de manera gradual y empeora progresivamente. Otros signos y síntomas son fiebre, debilidad facial, disfasia, hipoactividad de reflejos tendinosos, disminución de la agudeza mental, disfagia, regurgitación nasal e hipopnea.

■ ***Edema pulmonar.*** El edema pulmonar, un trastorno potencialmente letal, suele ir precedido por signos de insuficiencia cardiaca, como ingurgitación yugular y ortopnea, y causa disnea aguda. Otras manifestaciones son taquicardia, taquipnea, estertores en ambos campos pulmonares, un tercer ruido (galope S_3), oliguria, pulso filiforme, hipotensión, diaforesis, cianosis y ansiedad intensa. La tos puede ser seca o producir grandes cantidades de esputo rosado espumoso.

■ ***Embolia pulmonar.*** La embolia pulmonar, un trastorno potencialmente letal, se caracteriza por disnea aguda que suele acompañarse de dolor pleurítico repentino. Son datos relacionados taquicardia, febrícula, taquipnea, tos seca o productiva con esputo teñido de sangre, roce pleural, estertores, sibilancia difusa, matidez a la percusión, disminución de los ruidos respiratorios, diaforesis, inquietud y ansiedad aguda. Una embolia masiva puede causar signos de choque, como hipotensión y humedad fría de la piel.

■ ***Síndrome respiratorio agudo grave (SARS).*** El SARS es una enfermedad infecciosa aguda de etiología desconocida; sin embargo, un nuevo coronavirus se ha implicado como posible causa. Aunque la mayoría de los casos se han informado en Asia (China, Vietnam, Singapur, Tailandia), se han documentado algunos en Europa y Norteamérica. El periodo de incubación es de 2 a 7 días, y la enfermedad suele comenzar con fiebre (por lo común mayor a 38 °C). Otros síntomas son cefalea, malestar general, tos seca y disnea. La gravedad del trastorno es muy variable, va de afección leve a neumonía y en algunos casos, avanza a insuficiencia respiratoria y la muerte.

- ***Choque.*** La disnea ocurre de manera repentina y empeora progresivamente a choque, potencialmente letal. Son datos relacionados hipotensión grave, taquipnea, taquicardia, disminución de los pulsos periféricos y de la agudeza mental, inquietud, ansiedad, y humedad fría de la piel.
- ***Tuberculosis.*** Suele ocurrir disnea con dolor torácico, estertores y tos productiva. Otros datos son sudoración nocturna, fiebre, anorexia y pérdida de peso, dispepsia vaga, palpitaciones con el esfuerzo leve, y matidez a la percusión.
- ***Tularemia.*** También llamada *fiebre de los conejos*, la tularemia causa disnea junto con fiebre, escalofríos, cefalea, mialgia generalizada, tos no productiva, dolor pleurítico y empiema.

Consideraciones especiales

Se vigila de cerca al paciente disneico. Se actúa de manera tan calmada y tranquilizadora como sea posible para reducir la ansiedad, y se le ayuda a asumir una posición confortable, por lo común la de Fowler alta o la inclinada al frente. Se le da apoyo con almohadas, se afloja la ropa y se administra oxígeno si es apropiado.

Se prepara al paciente para estudios diagnósticos, como análisis de gases en sangre arterial, radiografías torácicas y pruebas de funcionamiento pulmonar. Se administra un broncodilatador, un antiarrítmico, un diurético y un analgésico, según se requiera, para dilatar los bronquiolos, corregir las arritmias cardiacas, promover la excreción de líquidos y aliviar el dolor.

Orientación al paciente

Se enseña al paciente sobre la respiración con los labios apretados y la diafragmática y la rigidez muscular antiálgica del tórax. Se le instruye para que evite irritantes químicos, contaminantes y personas con infecciones respiratorias.

CONSIDERACIONES PEDIÁTRICAS

Normalmente, las respiraciones de los lactantes son abdominales y de manera gradual cambian a costales hacia los 7 años de edad. Se sospecha disnea en un lactante con respiración costal, en un niño mayor que respira de modo abdominal, o en cualquier chico que use los músculos de cuello u hombros para ayudarse a respirar.

Epiglotitis aguda y laringotraqueobronquitis pueden causar disnea grave en un niño, e incluso ocasionar colapso respiratorio o cardiovascular. Se prevé la necesidad de administrar oxígeno con campana o tienda de niebla fría.

CONSIDERACIONES GERIÁTRICAS

Los pacientes mayores con disnea relacionada con enfermedad crónica tal vez no estén conscientes al principio de un cambio significativo en su patrón respiratorio.

BIBLIOGRAFÍA

Ditre, J. W., Gonzalez, B. D., Simmons, V. N., Faul, L. A., Brandon, T. H., & Jacobson, P. B. (2011). Associations between pain and current smoking status among cancer patients. *Pain*, *152*, 60–65.

Gaguski, M. E., Brandsema, M., Gernalin, L., & Martinez, E. (2010). Assessing dyspnea in patients with non-small cell lung cancer in the acute care setting. *Clinical Journal of Oncology Nursing*, *14*, 509–513.

DISNEA PAROXÍSTICA NOCTURNA

Este signo, por lo común impresionante y aterrador para el paciente, consiste en un acceso de disnea que despierta de manera abrupta a la persona. Son datos comunes diaforesis, tos, sibilancia y molestia torácica. El acceso cede después de que el sujeto se sienta o pone de pie por varios minutos, pero puede recurrir cada 2 a 3 horas.

La disnea paroxística nocturna es un signo de insuficiencia cardiaca izquierda. Puede deberse a disminución del impulso respiratorio, deterioro del funcionamiento del ventrículo izquierdo, aumento de la reabsorción de líquido intersticial, o incremento del volumen sanguíneo torácico. Todos estos mecanismos fisiopatológicos hacen que la disnea empeore cuando el paciente se acuesta.

D

Anamnesis y exploración física

Se comienza por explorar el informe de disnea del paciente. ¿Tiene accesos disneicos sólo por la noche o también a otras horas, por ejemplo después de realizar esfuerzo físico o cuando está sentado? En caso afirmativo, ¿qué tipo de actividad induce en acceso? ¿Experimenta tos, sibilancia, fatiga o debilidad durante un acceso? Se determina si tiene antecedentes de edema de extremidad o ingurgitación yugular. Se le pregunta si duerme con la cabeza elevada y, si es así, con cuántas almohadas, o si duerme en una silla reclinable. Se realiza una anamnesis cardiopulmonar. ¿Tienen el paciente o algún familiar el antecedente de infarto de miocardio o arteriopatía coronaria, hipertensión, bronquitis crónica, enfisema o asma? ¿Ha sufrido el paciente cirugía cardiaca?

A continuación se realiza una exploración física. Se comienza por tomar los signos vitales y formarse una impresión general de su aspecto. ¿Está notablemente cianótico o edematoso? Se auscultan los pulmones en busca de crepitaciones y sibilancia, y el corazón en busca de galopes y arritmias.

Causas médicas

- ***Insuficiencia cardiaca izquierda.*** La disnea —de esfuerzo, durante el sueño, y al final incluso en reposo— es un signo temprano de insuficiencia cardiaca izquierda. Este signo de manera característica se acompaña de respiraciones de Cheyne-Stokes, diaforesis, debilidad, sibilancia y tos seca persistente o productora de esputo claro o teñido de sangre. A medida que el estado del paciente empeora, se presentan taquicardia, taquipnea, pulso alternante (por lo común iniciado por un latido prematuro), galope ventricular, crepitaciones, y edema periférico.

  En la insuficiencia cardiaca izquierda avanzada también puede haber ortopnea grave, cianosis, hipocratismo, hemoptisis y arritmias cardiacas así como signos y síntomas de choque, como hipotensión, pulso débil y humedad fría de la piel.

Consideraciones especiales

Se prepara al paciente para pruebas diagnósticas, como radiografía torácica, ecocardiografía, electrocardiografía de esfuerzo y visualización de sangre embalsada en el corazón. Si el paciente hospitalizado experimenta disnea paroxística nocturna, se le ayuda a sentarse o a caminar en la habitación. Si es necesario, se proporciona oxígeno complementario. Se intenta tranquilizar al paciente, porque la ansiedad puede exacerbar la disnea.

Orientación al paciente

Se explican los signos y síntomas que requieren atención médica inmediata, y se discuten las restricciones de alimentos y líquidos. Se exploran posiciones que faciliten la respiración y se da enseñanza acerca de los medicamentos prescritos.

CONSIDERACIONES PEDIÁTRICAS

En un niño, la disnea paroxística nocturna suele deberse a un defecto cardiaco congénito que precipita insuficiencia cardiaca. Se ayuda a aliviar la disnea del niño elevándole la cabeza y tranquilizándolo.

Bibliografía

Berkowitz, C. D. (2012). *Berkowitz's pediatrics: A primary care approach* (4th ed.). USA: American Academy of Pediatrics.

Buttaro, T. M., Tybulski, J., Bailey, P. P., & Sandberg-Cook, J. (2008). *Primary care:*

A collaborative practice (pp. 444–447). St. Louis, MO: Mosby Elsevier.
Colyar, M. R. (2003). *Well-child assessment for primary care providers*. Philadelphia, PA: F.A. Davis.
McCance, K. L., Huether, S. E., Brashers, V. L., & Rote, N. S. (2010). *Pathophysiology: The biologic basis for disease in adults and children*. Maryland Heights, MO: Mosby Elsevier.
Sommers, M. S., & Brunner, L. S. (2012). *Pocket diseases*. Philadelphia, PA: F.A. Davis.

Dispepsia

La dispepsia, también llamada indigestión, se refiere a una sensación incómoda de llenura después de las comidas que se relaciona con náusea, eructos, agruras y, quizá, cólicos y distensión abdominal. A menudo es agravada por alimentos muy condimentados, grasosos o con alto contenido de fibra y por consumo excesivo de cafeína. La dispepsia sin otra patología indica problemas digestivos.

La dispepsia es causada por trastornos GI y, en menor medida, trastornos cardiacos, pulmonares y renales y los efectos de fármacos. Al parecer ocurre cuando secreciones gástricas alteradas generan acidez estomacal excesiva. Este síntoma también puede deberse a malestar emocional, comer demasiado o muy rápido, o masticar de manera insuficiente. Se presenta pocas horas después de una comida y su duración es variable. Su gravedad depende de la cantidad y el tipo de alimento ingerido y de la motilidad GI. Más alimento o un antiácido pueden aliviar el malestar. (Véase *Dispepsia: causas comunes y datos asociados,* en la pág. 168.)

Anamnesis y exploración física

Si el paciente informa dispepsia, se comienza por pedirle que la describa en detalle. ¿Con qué frecuencia y cuándo ocurre, de manera específica en relación con las comidas? ¿La alivian o agravan fármacos o actividades? ¿Ha tenido náusea, vómito, melena, hematemesis, tos o dolor torácico?, Se le pregunta si está usando fármacos de prescripción y si se ha sometido en fecha reciente a cirugía. ¿Tiene antecedentes de enfermedad renal, cardiovascular o pulmonar? ¿Ha notado cambios en cantidad o color de su orina?

Se pregunta al paciente si está experimentando una cantidad inusual o abrumadora de estrés emocional. Se determinan los mecanismos de afrontamiento del paciente y su eficacia.

La exploración física se concentra en el abdomen. Se inspecciona en busca de distensión, ascitis, cicatrices, hernias evidentes, ictericia, escarcha urémica y equimosis. Enseguida se ausculta en busca de borborigmos, y se caracteriza la motilidad intestinal. Se palpa y percute el abdomen, tomando nota de sensibilidad, dolor, crecimiento de órganos o timpanismo.

Por último, se examinan otros aparatos y sistemas. Se pregunta sobre cambios conductuales, y se evalúa el nivel de conciencia. Se ausculta en busca de galopes y estertores. Se percuten los pulmones para detectar consolidación. Se toma nota de edema periférico y cualquier tumefacción de nódulos linfáticos.

Causas médicas

- ***Colelitiasis.*** La dispepsia puede ocurrir en caso de cálculos biliares, por lo común después de comer alimentos grasosos. El cólico biliar, un síntoma más frecuente de los cálculos biliares, causa dolor agudo que a veces radia a espalda, hombros y pecho. También puede haber diaforesis, taquicardia, escalofríos, febrícula, petequias, tendencias hemorrágicas, ictericia con prurito, orina oscura y acolia.
- ***Cirrosis.*** En la cirrosis, la dispepsia varía en intensidad y duración y se alivia con un antiácido. Otros efectos GI son anorexia, náusea, vómito, flatulencia, diarrea, estreñimiento, distensión abdominal y dolor epigástrico o en el cuadrante superior derecho. También son comunes pérdida de peso, ictericia, hepatomegalia, ascitis, edema postural, fiebre, tendencias hemorrágicas y debilidad muscular. Entre los cambios cutáneos se incluyen prurito intenso, sequedad extrema, propensión a la

Dispepsia: causas comunes y datos asociados

SIGNOS Y SÍNTOMAS

CAUSAS COMUNES	Distensión abdominal	Dolor abdominal	Anorexia	Equimosis, tendencia	Dolor torácico	Tos	Edema	Hepatomegalia	Ictericia	Náusea/vómito	Oliguria	Taquicardia	Pérdida de peso
Colelitiasis		◆							◆	◆		◆	
Cirrosis	◆	◆	◆	◆			◆	◆	◆	◆			◆
Úlcera duodenal		◆								◆			
Dilatación gástrica (aguda)	◆									◆			
Úlcera gástrica	◆	◆								◆			◆
Gastritis (crónica)		◆	◆							◆			
Cáncer GI		◆	◆						◆				
Insuficiencia cardiaca		◆	◆		◆	◆	◆	◆		◆		◆	
Hepatitis			◆					◆	◆	◆			
Hernia hiatal		◆			◆					◆			
Embolia pulmonar					◆	◆						◆	
Tuberculosis pulmonar			◆			◆							◆
Uremia		◆	◆				◆			◆	◆		

equimosis y marcas como telangiectasia y eritema palmar. También son posibles ginecomastia y atrofia testicular.

■ ***Úlcera duodenal.*** La dispepsia, un síntoma primario de úlcera duodenal, va de una sensación vaga de llenura o presión hasta un dolor terebrante o insidioso en el epigastrio medio o derecho. Suele ocurrir 1½ a 3 horas después de una comida y se alivia con alimento o un antiácido. El dolor puede despertar al paciente por la noche con agruras y regurgitación de líquido. Son posibles sensibilidad abdominal y aumento de peso; son raros vómito y anorexia.

■ ***Dilatación gástrica (aguda).*** La plenitud epigástrica es un síntoma temprano de dilatación gástrica, un trastorno potencialmente letal. La dispepsia se acompaña de náusea y vómito, distensión de la parte alta del abdomen, oleaje a la sucusión y apatía. El paciente puede exhibir signos y síntomas de deshidratación, como escasa turgencia cutánea y sequedad de mucosas y de desequilibrio electrolítico, como pulso irregular y debilidad muscular. El sangrado gástrico puede ocasionar hematemesis y melena.

■ ***Úlcera gástrica.*** De manera característica, la dispepsia y las agruras después de comer se presentan en fase temprana de la úlcera gástrica. Sin embargo, el síntoma cardinal es dolor epigástrico, que puede ocurrir con vómito, llenura y distensión abdominal y no suele aliviarse con la ingestión de alimento. También son característicos pérdida de peso y sangrado GI.

■ ***Gastritis (crónica).*** En la gastritis crónica, la dispepsia se alivia con antiácidos; se aminora con comidas más pequeñas y frecuentes; y se agrava con alimentos muy condimentados o cafeína en exceso. Ocurre con anorexia, sensación de llenura, dolor epigástrico vago, eructos, náusea y vómito.

■ ***Cáncer GI.*** El cáncer GI suele causar dispepsia crónica. Otras manifestaciones son anorexia, fatiga, ictericia, melena, hematemesis, estreñimiento y dolor abdominal.

■ ***Insuficiencia cardiaca.*** Común en la insuficiencia cardiaca derecha, puede ocurrir dispepsia transitoria con opresión del pecho y dolor constante o penetrante en el cuadrante superior derecho. La insuficiencia cardiaca también suele causar hepatomegalia, anorexia, náusea, vómito, meteorismo, ascitis, taquicardia, ingurgitación yugular, taquipnea, disnea y ortopnea. Otros datos son edema postural, ansiedad, fatiga, diaforesis, hipotensión, tos, estertores, galopes ventricular y auricular, nicturia, hipertensión diastólica y frialdad y palidez de la piel.

■ ***Hepatitis.*** Ocurre dispepsia en 2 de 3 etapas de la hepatitis. La fase preictérica produce dispepsia moderada a intensa, fiebre, malestar general, artralgia, coriza, mialgia, náusea, vómito y alteración del sentido del gusto o del olfato, y hepatomegalia. La ictericia marca el inicio de la fase ictérica, junto con continuación de dispepsia y anorexia, irritabilidad y prurito intenso. A medida que la ictericia cede, también disminuyen la dispepsia y otros efectos GI. En la fase de recuperación, sólo la fatiga permanece.

■ ***Hernia hiatal.*** La dispepsia resulta de ascenso de la porción inferior del esófago y la superior del estómago hacia el tórax cuando la presión abdominal aumenta.

■ ***Embolia pulmonar.*** La embolia pulmonar, un trastorno potencialmente letal, se caracteriza por disnea súbita; sin embargo, puede ocurrir dispepsia como una molestia subesternal opresiva intensa. Otros datos son ansiedad, taquicardia, taquipnea, tos, dolor torácico pleurítico, hemoptisis, síncope, cianosis, ingurgitación yugular e hipotensión.

■ ***Tuberculosis pulmonar.*** Puede ocurrir dispepsia vaga junto con anorexia, malestar general y pérdida de peso. Son datos asociados comunes fiebre alta, sudoración nocturna, palpitaciones con esfuerzo leve, tos productiva, disnea, adenopatía y hemoptisis ocasional.

■ ***Uremia.*** De las muchas molestias GI asociadas con uremia, la dispepsia puede ser la más temprana y más importante. Otras son anorexia, náusea, vómito, meteorismo, diarrea, cólicos, dolor epigástrico y aumento de peso. Conforme el aparato renal se deteriora, el paciente puede experimentar edema, prurito, palidez, hiperpigmentación, escarcha urémica, equimosis, disfunción sexual, problemas de memoria, irritabilidad, cefalea, somnolencia, fasciculaciones, convulsiones y oliguria.

Otras causas

■ ***Fármacos.*** Los antiinflamatorios no esteroideos, en especial el ácido acetilsalicílico, son causa común de dispepsia. Pueden provocarla diuréticos, antibióticos, antihipertensivos, corticoesteroides y muchos otros fármacos, según la tolerancia del paciente a la dosis.

■ ***Cirugía.*** Después de cirugía GI o de otro tipo, la gastritis posoperatoria puede causar dispepsia, que suele desaparecer en unas pocas semanas.

Consideraciones especiales

Cambiar de posición al paciente no suele aliviar la dispepsia, pero los alimentos o antiácidos sí pueden hacerlo. Debe tenerse alimento disponible todo el tiempo, y administrarse un antiácido 30 minutos antes de cada comida o 1 hora después. Dado que diversos fármacos pueden producir dispepsia, se les da después de las comidas, de ser posible.

Se proporciona un ambiente tranquilo para reducir el estrés y se toman medidas para que el paciente pueda descansar mucho. Se discuten otras maneras de manejar el estrés, respiración profunda e imaginación guiada. Además, se prepara al paciente para endoscopia a fin de evaluar la causa de la dispepsia.

Orientación al paciente

Se discute la importancia de comidas pequeñas frecuentes. Se describen alimentos o líquidos que el paciente debe evitar. Se discuten técnicas de reducción del estrés que el paciente puede usar.

CONSIDERACIONES PEDIÁTRICAS

Puede ocurrir dispepsia en adolescentes con úlcera péptica, pero no es aliviada por alimento. También puede ocurrir en estenosis pilórica congénita, pero el vómito en proyectil después de las comidas es un signo más característico. También puede ser resultado de intolerancia a la lactosa.

CONSIDERACIONES GERIÁTRICAS

La mayoría de los pacientes mayores con pancreatitis crónica experimentan dolor menos intenso que adultos más jóvenes; algunos no tienen dolor en absoluto.

Bibliografía

Aro, P., Talley, N. J., Ronkainen, J, Storskrubb, T., Vieth, M., Johansson, S. E., … Agréus, L. (2009). Anxiety is associated with uninvestigated and functional dyspepsia (Rome III criteria) in a Swedish population-based study. *Gastroenterology*, *137*, 94–100.

Lehoux, C. P., & Abbott, F. V. (2011). Pain, sensory function, and neurogenic inflammatory response in young women with low mood. *Journal of Psychosomatic Research*, *70*, 241–249.

Distensión abdominal

(Véase también Masa abdominal, Dolor abdominal, Rigidez abdominal)

El término distensión abdominal se refiere al incremento de la cintura abdominal por aumento de la presión intraabdominal que fuerza a la pared abdominal a expandirse. La distensión puede ser leve o intensa, según la cantidad de presión. Puede ser localizada o difusa, y ocurrir de manera gradual o súbita. La distensión abdominal aguda puede indicar peritonitis potencialmente letal u obstrucción intestinal aguda.

La distensión abdominal puede deberse a grasa, gas, un feto (embarazo o masa intraabdominal [embarazo ectópico]) o líquido. Normalmente hay líquido y gas en el tubo digestivo, pero no en la cavidad peritoneal. Sin embargo, si esas sustancias no pueden circular con libertad por el tubo digestivo, ocurre distensión abdominal. En la cavidad peritoneal, la distensión puede reflejar sangrado agudo, acumulación de líquido de ascitis, o aire por perforación de un órgano abdominal.

La distensión abdominal no siempre indica patología. Por ejemplo, en pacientes ansiosos o con molestias digestivas, la distensión limitada al cuadrante superior izquierdo puede deberse a aerofagia, la deglución inconsciente de aire. Es posible la distensión generalizada por ingestión de frutas o vegetales con grandes cantidades de carbohidratos no absorbibles, como leguminosas, o por fermentación anómala de los alimentos por microorganismos. No debe olvidarse descartar embarazo en todas las mujeres con distensión abdominal.

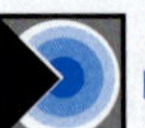

INTERVENCIONES EN CASO DE URGENCIA *Si el paciente presenta distensión abdominal, se investiga de inmediato en busca de signos de hipovolemia, como palidez, diaforesis, hipotensión, pulso filiforme rápido, respiración superficial rápida,*

disminución de la diuresis y alteración del estado mental. Se pregunta al paciente si sufre dolor abdominal intenso o dificultad para respirar. Se investiga sobre accidentes recientes, y se le observa en busca de signos de traumatismo y sangrado peritoneal, como el signo de Cullen o el de Turner. Se auscultan todos los cuadrantes abdominales, y se toma nota de borborigmos rápidos, de tono alto, disminuidos o ausentes (si no se oyen borborigmos de inmediato, se escucha por un mínimo de 5 minutos en cada uno de los cuatro cuadrantes abdominales). Se palpa con suavidad el abdomen en busca de rigidez. Recuérdese que la palpación profunda o extensa puede incrementar el dolor.

Si se detecta distensión abdominal y rigidez junto con borborigmos anómalos y si el paciente refiere dolor, se inician intervenciones de urgencia. Se coloca al paciente en decúbito supino, se administra oxígeno y se inserta una línea IV para reposición de líquidos. Se hacen los preparativos para insertar una sonda nasogástrica a fin de aliviar la distensión intraluminal aguda. Se tranquiliza al paciente y se le prepara para cirugía.

Anamnesis y exploración física

Si la distensión abdominal no es aguda, se interroga al paciente sobre su inicio y duración y los signos relacionados. Un paciente con distensión localizada puede informar la sensación de presión, plenitud o hipersensibilidad en la zona afectada. Un paciente con distensión generalizada puede informar la sensación de timpanismo, latido cardiaco intenso, y dificultad para inhalar profundamente o cuando está acostado boca arriba. (Véase *Distensión abdominal: causas comunes y observaciones relacionadas,* en la pág. 172.)

El paciente también puede sentirse incapaz de doblarse por la cintura. Es necesario asegurarse de interrogar sobre dolor abdominal, fiebre, náusea, vómito, anorexia, cambio de hábitos de excreción y aumento o pérdida de peso.

Se recaban los antecedentes médicos, y se toma nota de trastornos digestivos o biliares que pudieran causar peritonitis o ascitis, como cirrosis, hepatitis o enfermedad intestinal inflamatoria. (Véase *Detección de ascitis*, en la pág. 174.) Asimismo, se indaga sobre estreñimiento crónico. ¿Se sometió en paciente hace poco a cirugía abdominal, que pudiera ser la causa de la distensión abdominal? Se interroga sobre accidentes recientes, incluso menores, como caídas desde una escalera de mano.

Se realiza una exploración física completa; ésta no debe restringirse al abdomen, porque podrían omitirse indicios importantes sobre la causa de la distensión abdominal. Después, el observador se coloca en el extremo de los pies de la cama y observa al paciente en decúbito en busca de asimetría abdominal a fin de determinar si la distensión es localizada o generalizada. Después, se valora el contorno abdominal colocándose a un lado. Se inspecciona en busca de piel tensa y protrusión de los flancos, que podrían indicar ascitis. Se observa el ombligo. Su eversión podría indicar ascitis o hernia umbilical, y su inversión, distensión por gas; ésta también es común en la obesidad. Se inspecciona el abdomen en busca de signos de hernia inguinal o femoral y de incisiones que podrían indicar adhesiones. Ambas pueden causar obstrucción intestinal. Después se ausculta en busca de borborigmos, roces abdominales (indicativos de inflamación peritoneal), y soplos (que indican un aneurisma). Se escucha en busca de oleaje de sucusión, un sonido de chapoteo que normalmente se oye en el estómago cuando el paciente se mueve o cuando la palpación agita la víscera. Sin embargo, un oleaje demasiado intenso indica acumulación de líquido, lo cual sugiere dilatación u obstrucción gástricas.

A continuación, se percute y palpa el abdomen para determinar si la distensión es causada por aire, líquido o ambos. Una nota timpánica en el cuadrante inferior izquierdo sugiere un colon descendente o sigmoides lleno de aire. Una nota timpánica a través de un abdomen en general distendido sugiere una cavidad peritoneal

D

llena de aire. Una nota de percusión apagada ("mate") en la totalidad de un abdomen en general distendido sugiere una cavidad peritoneal llena de líquido. El desplazamiento lateral de la matidez con el paciente en decúbito supino también indica una cavidad abdominal llena de líquido. Una masa pélvica o intraabdominal causa matidez local a la percusión y debe ser palpable. La obesidad da por resultado un abdomen grande sin matidez cambiante, timpanismo notable, o masas intestinales o de otros tipos palpables, con matidez generalizada más que localizada.

Se palpa el abdomen en busca de hipersensibilidad, y se observa si ésta es localizada o generalizada. Se toma nota acerca de signos y síntomas peritoneales, como sensibilidad de rebote, defensa muscular, rigidez, signo de McBurney, signo del obturador y signo del psoas. Las mujeres deben someterse a exploración pélvica, y los hombres a exploración genital. Todos los pacientes que informan dolor abdominal deben someterse a exploración rectal digital con prueba para sangre oculta en heces. Por último, se mide la cintura abdominal como un valor

Distensión abdominal: causas comunes y observaciones relacionadas

SIGNOS Y SÍNTOMAS	PRINCIPALES SIGNOS Y SÍNTOMAS RELACIONADOS								
CAUSAS COMUNES	*Masa abdominal*	*Dolor abdominal*	*Rigidez abdominal*	*Anorexia*	*Borborigmos ausentes*	*Borborigmos hipoactivos*	*Borborigmos hiperactivos*	*Estreñimiento*	*Diarrea*
Cáncer abdominal	♦	♦		♦					
Traumatismo abdominal		♦	♦		♦		♦		
Cirrosis		♦		♦				♦	♦
Insuficiencia cardiaca									
Síndrome de intestino irritable		♦						♦	♦
Obstrucción de intestino grueso		♦				♦		♦	
Oclusión de arteria mesentérica (aguda)		♦	♦	♦	♦			♦	♦
Íleo		♦			♦		♦	♦	
Peritonitis		♦	♦		♦		♦		
Obstrucción de intestino delgado		♦				♦		♦	
Megacolon tóxico (agudo)		♦			♦		♦		

de referencia. Se marcan los flancos con un marcador de punta de fieltro como referencia para mediciones ulteriores.

Causas médicas

■ ***Cáncer abdominal.*** Puede ocurrir distensión abdominal generalizada cuando el cáncer —más a menudo ovárico, hepático o pancreático— produce ascitis (por lo común en un paciente que se sabe tiene un tumor). Es un indicador de enfermedad avanzada. La distensión se acompaña de matidez cambiante y onda de líquido. Entre los signos y síntomas relacionados pueden incluirse dolor abdominal intenso, masa abdominal, anorexia, ictericia, hemorragia del aparato digestivo (hematemesis o melena), dispepsia, y disminución de peso que avanza a debilidad y atrofia musculares.

■ ***Traumatismo abdominal.*** Cuando un traumatismo se acompaña de sangrado interno intenso, la distensión abdominal puede ser aguda e impresionante. Entre los signos y síntomas

D

	Edema	*Fiebre*	*Hepatomegalia*	*Hipotensión*	*Ictericia*	*Ingurgitación yugular*	*Náusea*	*Sensibilidad de rebote*	*Taquicardia*	*Taquipnea*	*Vómito*	*Cambio de peso*
					♦							♦
				♦							♦	
	♦	♦	♦		♦		♦				♦	♦
	♦		♦			♦	♦		♦		♦	
							♦					
											♦	
		♦		♦					♦	♦	♦	
											♦	
		♦		♦			♦	♦	♦		♦	
							♦	♦			♦	
		♦						♦	♦			

D

PARA FACILITAR LA EXPLORACIÓN

Detección de ascitis

Para diferenciar ascitis de otras causas de distensión abdominal, se inspecciona en busca de matidez cambiante, onda de líquido y signo del charco, como se describe aquí.

MATIDEZ CAMBIANTE

Paso 1. Con el paciente en decúbito supino, se percute desde el ombligo hacia el flanco, como se muestra. Se traza una línea en la piel del paciente para marcar el cambio de timpanismo a matidez.

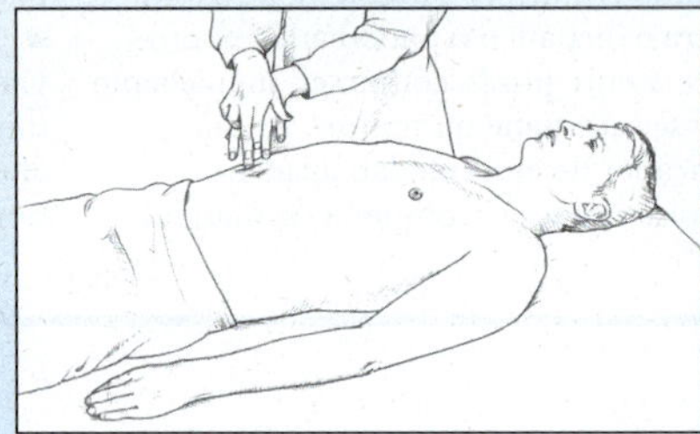

Paso 2. Se vuelve al paciente sobre su costado. (Nótese que esta colocación causa desplazamiento del líquido ascítico.) Se vuelve a percutir, y se marca el cambio de timpanismo a matidez. Una diferencia entre estas líneas puede indicar ascitis.

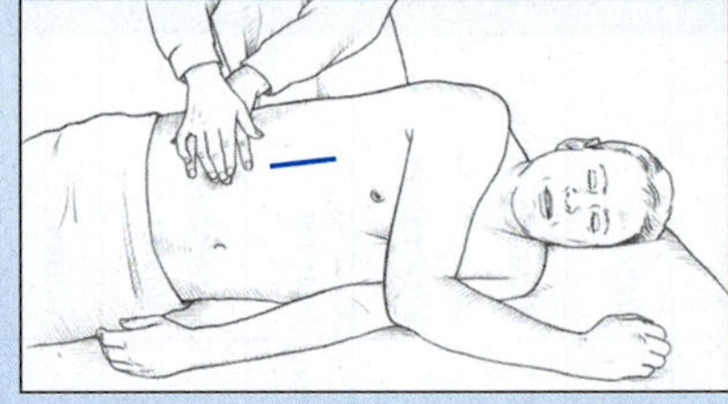

ONDA DE LÍQUIDO

Se pide a otra persona que oprima profundamente la línea media del paciente para impedir que la vibración viaje a lo largo de la pared abdominal. El examinador principal coloca una de sus palmas en el costado del paciente. Se golpea el flanco opuesto con la otra mano. Si se siente el golpe en la palma opuesta, hay líquido de ascitis.

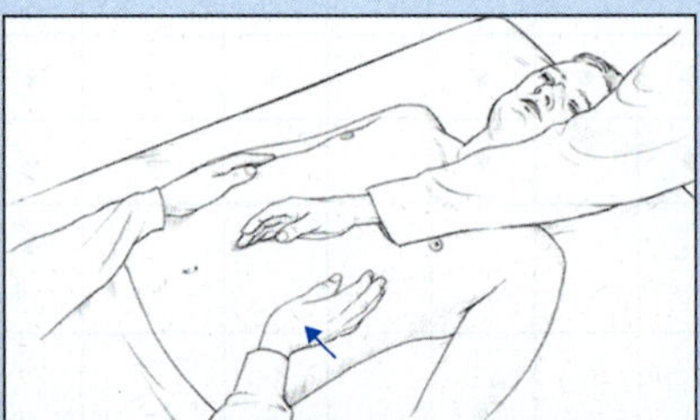

SIGNO DEL CHARCO

Se coloca al paciente a gatas, lo cual hace que el líquido de ascitis se embalse en la parte más baja del abdomen. Se percute el abdomen desde el flanco hacia la línea media. La nota de percusión se hace más intensa en el límite del charco, o depósito ascítico.

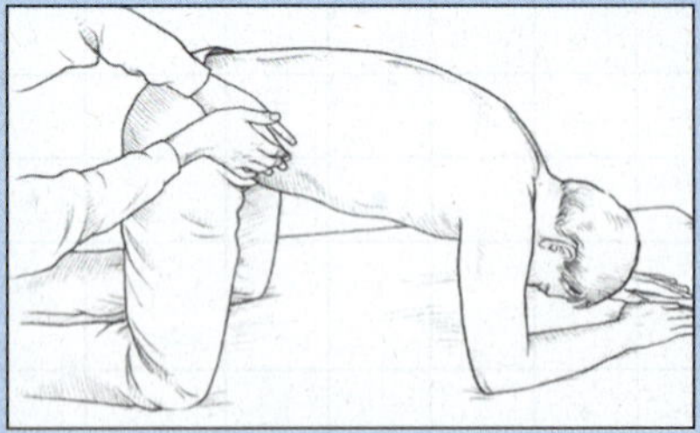

relacionados de este trastorno potencialmente letal están rigidez abdominal con defensa muscular, disminución o ausencia de borborigmos, vómito, hipersensibilidad y equimosis abdominal. Puede haber dolor sobre el sitio traumatizado o sobre el omóplato si el sangrado abdominal irrita el nervio frénico. Ocurren signos de choque hipovolémico (como hipotensión y pulso filiforme rápido) en caso de hemorragia significativa.

■ ***Cirrosis.*** En la cirrosis, la ascitis causa distensión generalizada y se confirma por la presencia de onda de líquido, matidez cambiante y signo del charco. Son comunes eversión umbilical y cirsónfalo o cabeza de Medusa (dilatación de las venas alrededor del ombligo). Es posible que el paciente informe una sensación de plenitud o aumento de peso. Son datos relacionados dolor abdominal vago, fiebre, anorexia, náusea, vómito, estreñimiento o diarrea, tendencias hemorrágicas, prurito intenso, eritema palmar, hemangiomas aracneiformes, edema de extremidad inferior, y tal vez esplenomegalia. También son posibles hematemesis, encefalopatía, ginecomastia o atrofia testicular. La ictericia suele ser un signo tardío. Ocurre hepatomegalia al principio, pero el hígado puede no ser palpable en caso de enfermedad avanzada.

■ ***Insuficiencia cardiaca.*** El deterioro cardiovascular grave típicamente se acompaña de distensión abdominal generalizada por ascitis, que se confirma por matidez cambiante y onda de líquido. Los signos y síntomas de insuficiencia cardiaca son numerosos y dependen de la etapa de la enfermedad y el grado de deterioro cardiovascular. Entre los signos distintivos se incluyen edema periférico, ingurgitación yugular, disnea y taquicardia. Entre los signos y síntomas relacionados comunes se incluyen hepatomegalia (que puede causar dolor en el cuadrante superior derecho), náusea, vómito, tos productiva, estertores, frialdad de extremidades, cianosis de lechos ungueales, nicturia, intolerancia al esfuerzo, sibilancia nocturna, hipertensión diastólica y cardiomegalia.

■ ***Síndrome de intestino irritable.*** El síndrome de intestino irritable puede inducir distensión localizada intermitente como resultado de espasmos intestinales periódicos. Estos espasmos a menudo se acompañan de dolor o cólicos en la parte baja del abdomen. El dolor suele ser aliviado por defecación o expulsión de gases intestinales y es agravado por estrés. Otros signos y síntomas posibles son diarrea que tal vez alterne con estreñimiento o actividad intestinal normal, náusea, dispepsia, esfuerzo para defecar y tenesmo rectal, sensación de evacuación incompleta, y heces delgadas y con restos de moco.

■ ***Obstrucción colónica.*** Una distensión abdominal prominente es característica de este trastorno potencialmente letal; de hecho, en el abdomen pueden ser visibles asas de intestino grueso. La distensión es precedida por estreñimiento y éste puede ser el único síntoma por días. Otros posibles datos son timpanismo, borborigmos de tono alto e inicio súbito de cólicos abdominales que se hacen persistentes. Son signos tardíos vómito de materia fecal y disminución de las ondas peristálticas y los borborigmos.

■ ***Oclusión (aguda) de arteria msentérica.*** En este trastorno potencialmente letal, la distensión abdominal suele ocurrir varias horas después del inicio repentino de dolor colicoso periumbilical intenso acompañado de evacuación intestinal rápida (incluso a presión). Más tarde el dolor se hace constante y difuso. Entre los signos y síntomas relacionados están hipersensibilidad abdominal con defensa y rigidez musculares, ausencia de borborigmos y, en ocasiones, un soplo en la fosa iliaca derecha. El paciente también puede experimentar vómito, anorexia, diarrea o estreñimiento. Son signos tardíos fiebre, taquicardia, taquipnea, hipotensión y humedad fría de la piel. En ausencia de dolor, el único indicio puede ser distensión abdominal o sangrado del tubo digestivo.

■ ***Íleo.*** El íleo, que produce distensión generalizada sin una nota timpánica a la percusión, se acompaña de ausencia o hipoactividad de los borborigmos y, en ocasiones, dolor abdominal leve y vómito. El paciente puede tener estreñimiento absoluto o expulsar flatos y pequeñas cantidades de heces líquidas.

- ***Peritonitis.*** La peritonitis es un trastorno potencialmente letal en el que la distensión abdominal puede ser localizada o generalizada, según el grado de inflamación. Se acumula líquido en la cavidad peritoneal y después en la luz intestinal, lo que causa una onda de líquido y matidez cambiante. La distensión suele acompañarse de dolor abdominal intenso súbito que empeora con el movimiento, sensibilidad de rebote y rigidez abdominal. Es posible que la piel del abdomen luzca tensa. Entre los signos y síntomas relacionados suelen estar hipoactividad o ausencia de borborigmos, fiebre, escalofríos, hiperalgesia, náusea y vómito. En caso de pérdida significativa de líquido hacia el abdomen se presentan signos de choque, como taquicardia e hipotensión.
- ***Obstrucción del intestino delgado.*** La distensión abdominal es característica en la obstrucción del intestino delgado, un trastorno potencialmente letal, y es más pronunciada durante la fase tardía de la obstrucción, en particular en la parte distal del intestino. La auscultación revela hipoactividad o hiperactividad de los borborigmos, mientras que la percusión produce una nota timpánica. Entre los signos y síntomas acompañantes se incluyen dolor colicoso periumbilical, estreñimiento, náusea y vómito; a más alta la obstrucción, más temprano e intenso el vómito. La sensibilidad de rebote refleja estrangulación intestinal con isquemia. Son signos y síntomas relacionados somnolencia, malestar general y signos de deshidratación. Se presentan signos de choque hipovolémico con deshidratación progresiva y pérdida de plasma.
- ***Megacolon tóxico (agudo).*** El megacolon tóxico es una complicación potencialmente letal de la colitis infecciosa o ulcerosa. Causa distensión abdominal prominente que suele ocurrir de manera gradual y acompañarse de una nota timpánica a la percusión, disminución o ausencia de borborigmos, y sensibilidad de rebote leve. El paciente también presenta dolor y sensibilidad abdominales, fiebre, taquicardia y deshidratación.

Consideraciones especiales

Se coloca al paciente en una posición cómoda, usando almohadas como apoyo. Se le coloca sobre su lado izquierdo para ayudar a la expulsión de gases. O, si tiene ascitis, se eleva la cabecera de la cama para facilitar la respiración. Se administran analgésicos, y se ofrece apoyo emocional.

Se prepara al paciente para pruebas diagnósticas como radiografías abdominales, endoscopia, laparoscopia, ecografía, tomografía computarizada o, de ser posible, paracentesis.

Orientación al paciente

Se enseña al paciente a respirar con lentitud para reducir el malestar abdominal, y se insiste en la importancia de la higiene bucal para prevenir la sequedad bucal. Si el paciente tiene obstrucción o ascitis, se le indica cuáles alimentos y líquidos evitar.

CONSIDERACIONES PEDIÁTRICAS

Dado que el abdomen de los niños pequeños normalmente es redondeado, la distensión puede ser difícil de observar. Por fortuna, la pared abdominal de estos pacientes está menos desarrollada que en los adultos, lo cual facilita la palpación. Cuando se percute el abdomen, debe recordarse que los niños suelen deglutir aire cuando comen y lloran, de lo que resulta un timpanismo más intenso de lo normal. Un timpanismo mínimo con distensión abdominal puede deberse a acumulación de líquido o masas sólidas. Para detectar líquido abdominal, se busca matidez cambiante y no una onda de líquido (en los niños, la deglución de aire y el desarrollo incompleto de los músculos abdominales hacen difícil de interpretar la onda de líquido).

A veces, el niño no coopera en la exploración física. Se intenta ganar su confianza, y se considera el permitirle permanecer en el regazo de su progenitor o cuidador. Es posible obtener indicios si se observa al niño toser, caminar o incluso trepar por los muebles del consultorio. Se le quita toda la ropa para no perder indicios diagnósticos. Asimismo se realiza un examen rectal gentil.

En neonatos, la ascitis suele deberse a perforación de tubo digestivo o vías urinarias; en niños mayores, a insuficiencia cardiaca, cirrosis o nefrosis. Además de la ascitis, otra causa de distensión abdominal son las malformaciones congénitas del tubo digestivo (como intususcepción y vólvulo). Una hernia puede provocar distensión si produce una obstrucción intestinal. Dos causas más de distensión son el consumo excesivo de alimentos y estreñimiento.

CONSIDERACIONES GERIÁTRICAS
Con el envejecimiento tiende a acumularse grasa en la parte baja del abdomen y cerca de las caderas, aun cuando el peso corporal se mantiene estable. Esta acumulación, junto con el debilitamiento de los músculos abdominales, por lo común produce un abdomen prominente, que algunos adultos mayores interpretan como acumulación de líquido o indicador de enfermedad.

Bibliografía

Bebars, G. (2011). Shock, mental status deterioration, and abdominal distention in an elderly man. *Medscape*, January 14, 2011.

Sanders, M., & Gunn-Sanders, A. (2011). Insidious abdominal symptoms with urinary disturbances. *Medscape*, September 2011.

Distensión vesical

La distensión vesical —expansión anómala de la vejiga— resulta de la incapacidad de excretar la orina, de modo que ésta se acumula. La distensión puede deberse a obstrucción mecánica o anatómica, trastorno neuromuscular, o consumo de determinadas sustancias. Es relativamente común en todas las edades y ambos sexos, pero es más frecuente en hombres mayores con trastornos prostáticos que causan retención urinaria.

La distensión suele ser gradual, pero en algunos casos es repentina. La distensión gradual suele permanecer asintomática hasta que el estiramiento de la vejiga produce malestar. La distensión aguda causa plenitud suprapúbica, presión y dolor. Si una distensión grave no se corrige con prontitud por sondeo o masaje, la vejiga asciende en el abdomen, sus paredes se adelgazan y el funcionamiento renal puede verse afectado.

La distensión vesical es agravada por el consumo de cafeína, alcohol, líquido abundante y diuréticos. (Véase *Distensión vesical: causas comunes y datos asociados*, en la pág. 178.)

INTERVENCIONES EN CASO DE URGENCIA *Si el paciente tiene distensión grave, se inserta una sonda urinaria a permanencia para ayudar a aliviar la molestia e impedir que la vejiga se rompa. Si se extraen más de 700 mL de la vejiga, los vasos sanguíneos comprimidos se dilatan y pueden hacer que el paciente se desmaye. La sonda urinaria a permanencia suele pinzarse por 30 a 60 minutos para permitir la compensación vascular.*

Anamnesis y exploración física

Si la distensión no es grave, se comienza por revisar los patrones de micción del paciente. Se determinan la hora y la cantidad de la última micción y la cantidad de líquido consumida desde entonces. Se le pregunta si tiene dificultad para orinar. ¿Usa la maniobra de Valsalva o la de Credé para iniciar la micción? ¿Orina con tenesmo ("necesidad imperiosa") o sin advertencia? ¿Es la micción dolorosa o irritante? Se interroga sobre fuerza y continuidad del chorro de orina y si siente que vació la vejiga después de cada micción.

Se exploran antecedentes de obstrucción o infección de vías urinarias;

Distensión vesical: causas comunes y datos asociados

SIGNOS Y SÍNTOMAS / CAUSAS COMUNES	PRINCIPALES SIGNOS Y SÍNTOMAS ASOCIADOS										
	Ataxia	*Estreñimiento*	*Disuria*	*Fatiga*	*Fiebre*	*Hematuria*	*Debilidad muscular*	*Mialgia*	*Náusea*	*Nicturia*	*Dolor de glúteos y sacro*
Hiperplasia prostática benigna		♦				♦				♦	
Cálculos vesicales			♦			♦					
Cáncer vesical			♦			♦				♦	♦
Esclerosis múltiple	♦						♦				
Cáncer de próstata		♦	♦	♦						♦	
Prostatitis (aguda)			♦	♦	♦	♦		♦	♦		
Prostatitis (crónica)			♦			♦					♦
Neoplasias espinales		♦	♦			♦	♦			♦	
Cálculos uretrales											♦
Estenosis uretral			♦								

enfermedad venérea; cirugía neurológica, intestinal o pélvica; traumatismo de parte baja del abdomen o vías urinarias; y trastornos sistémicos o neurológicos. Se investigan sus antecedentes de uso de fármacos, incluido el de medicamentos de venta libre.

Se toman los signos vitales, y se percute y palpa la vejiga. (Recuérdese que si la vejiga está vacía no se le puede palpar a través de la pared abdominal.) Se inspecciona el conducto uretral y se mide su diámetro. Se describen el aspecto y la cantidad de cualquier secreción. Por último, se valoran la sensibilidad perineal y el tono del esfínter anal; en hombres se palpa digitalmente la próstata (tacto).

Causas médicas

- ***Hiperplasia prostática benigna (HPB).*** En la HPB, la vejiga se distiende de manera gradual a medida que la próstata se hipertrofia. En ocasiones el inicio es agudo. Al principio el paciente experimenta disuria inicial, esfuerzo para orinar y polaquiuria; disminución de la fuerza del chorro de orina e incapacidad de detener éste; nicturia; y goteo posmiccional. A medida que el trastorno avanza produce hipertrofia prostática, sensaciones de plenitud suprapúbica y vaciamiento incompleto de la vejiga, dolor perineal, estreñimiento y hematuria.
- ***Cálculos vesicales.*** Los cálculos vesicales pueden producir distensión

	Dolor de flanco	Dorsalgia baja	Dolor pélvico	Dolor de pene	Dolor perineal	Dolor vulvar	Crecimiento prostático	Rigidez prostática	Piuria	Plenitud suprapúbica	Secreción uretral	Polaquiuria	Cambios en el chorro de orina	Tenesmo vesical	Vómito
					♦		♦			♦		♦	♦		
				♦		♦						♦		♦	
	♦	♦	♦						♦			♦		♦	♦
					♦			♦				♦		♦	
					♦		♦			♦		♦	♦	♦	♦
		♦					♦		♦	♦	♦	♦	♦	♦	
		♦		♦	♦							♦		♦	
				♦	♦	♦					♦				
									♦		♦	♦	♦	♦	

vesical pero más a menudo causan dolor como único síntoma. El dolor suele ser referido a punta del pene, zona vulvar espalda baja o talón. Empeora durante la caminata o la actividad física y cesa cuando el paciente se acuesta. Puede acompañarse de polaquiuria y tenesmo, hematuria terminal y disuria. El dolor suele ser más intenso cuando cesa la micción.

■ ***Cáncer vesical.*** Al bloquear el orificio uretral, las neoplasias pueden causar distensión vesical. Son signos y síntomas asociados hematuria (el signo más común); polaquiuria y tenesmo; nicturia; disuria; piuria; dolor en vejiga, recto, pelvis, flanco, espalda o piernas; vómito; diarrea; y somnolencia. Es posible palpar una masa en la exploración bimanual.

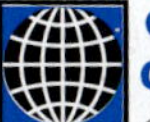

CONSIDERACIONES CULTURALES *El cáncer de vejiga es dos veces más común en caucásicos que en afroamericanos. Es relativamente raro en asiáticos, hispanos y amerindios.*

■ ***Esclerosis múltiple.*** En la esclerosis múltiple, un trastorno neuromuscular, ocurren retención de orina y distensión vesical por interrupción del control de la vejiga por motoneuronas superiores. Son signos y síntomas asociados neuritis óptica, parestesia, deterioro de los sentidos de posición y vibración, diplopía, nistagmo, mareo, reflejos anómalos, disartria, debilidad muscular, labilidad emocional, signo de Lhermitte (sensación de descargas eléctricas transitorias que se propagan por el cuerpo cuando se flexiona la cabeza), signo de Babinski y ataxia.

- ***Cáncer de próstata.*** El cáncer de próstata termina por causar distensión vesical en alrededor de 25% de los pacientes. Entre los signos y síntomas se incluyen disuria, polaquiuria y tenesmo vesical, nicturia, pérdida de peso, fatiga, dolor perineal, estreñimiento e induración de la próstata o rigidez e irregularidad prostáticas en el tacto rectal. En algunos pacientes los únicos signos son retención urinaria y distensión vesical.

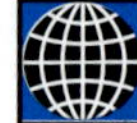

CONSIDERACIONES CULTURALES *El cáncer de próstata es más común en afroamericanos que en otros grupos raciales o étnicos.*

- ***Prostatitis.*** En la prostatitis aguda, ocurre distensión vesical con rapidez así como malestar perineal y plenitud suprapúbica. Otros signos y síntomas son dolor perineal; crecimiento, calor, sensibilidad, sensación acuosa a la palpación, y tensión de la próstata; disminución de la libido; impotencia; disminución de la fuerza del chorro de orina; disuria; hematuria; polaquiuria y tenesmo. Oros signos y síntomas son fatiga, malestar general, mialgia, fiebre, escalofríos, náusea y vómito.

  En la prostatitis crónica, la distensión vesical es rara. Sin embargo, puede haber sensaciones de molestia perineal y plenitud suprapúbica, sensibilidad prostática, disminución de la libido, polaquiuria y tenesmo, disuria, piuria, hematuria, secreción uretral persistente, dolor al eyacular y dolor sordo que radia a espalda baja, glúteos, pene o perineo.

- ***Neoplasias espinales.*** Al interrumpir el control de la vejiga por neuronas superiores, las neoplasias espinales causan vejiga neurógena y en consecuencia distensión. Entre los signos y síntomas asociados se incluyen sensación de plenitud pélvica, goteo por rebosamiento continuo, dorsalgia que suele imitar la ciática, estreñimiento, dolor de procesos vertebrales, déficit sensitivos, y debilidad, flacidez y atrofia musculares. También son posibles signos y síntomas de infección de vías urinarias (disuria, polaquiuria y tenesmo, nicturia, hematuria y debilidad).

- ***Cálculos uretrales.*** En presencia de cálculos uretrales, la obstrucción uretral causa distensión vesical. El paciente experimenta interrupción del flujo de orina. La obstrucción causa dolor que radia a pene o vulva y se refiere a perineo o recto. También puede producir un cálculo palpable y secreción uretral.

- ***Estenosis uretral.*** La estenosis uretral da por resultado retención urinaria y distensión vesical con secreción uretral crónica (el signo más común), polaquiuria (también común), disuria, tenesmo, disminución de la fuerza y el diámetro del chorro de orina y piuria. También son posibles urinoma y urosepsis.

Otras causas

- ***Cateterización.*** La colocación de una sonda urinaria a permanencia puede causar retención urinaria y distensión vesical. Mientras la sonda está colocada, el drenaje inadecuado por acodamiento de la manguera u oclusión de la luz puede causar retención urinaria. Además, una sonda urinaria mal colocada o la irritación al retirar la sonda pueden provocar edema o espasmos del músculo detrusor y el esfínter uretral externo, y de este modo bloquear la salida de orina.

- ***Fármacos.*** Parasimpatolíticos, anticolinérgicos, bloqueadores ganglionares, sedantes, anestésicos y opiáceos pueden causar retención urinaria y distensión vesical.

Consideraciones especiales

Se vigilan los signos vitales del paciente y la magnitud de la distensión vesical. Se alienta al paciente a cambiar de posiciones para aliviar el malestar. Tal vez requiera un analgésico.

Se prepara al paciente para pruebas diagnósticas (como endoscopia y estudios radiológicos) a fin de determinar la causa de la distensión vesical. Tal vez sea necesario prepararlo para cirugía si las intervenciones no alivian la distensión vesical y la obstrucción impide la cateterización.

Orientación al paciente

Se enseña al paciente a aplicar la maniobra de Valsalva o el método de Credé para vaciar la vejiga. Se explica cómo estimular la micción.

CONSIDERACIONES PEDIÁTRICAS
Se busca retención urinaria y distensión vesical en lactantes que no orinan las cantidades normales. (En las primeras 48 horas de vida, los lactantes excretan al rededor de 60 mL de orina, y durante la siguiente semana, cerca de 300 mL al día.) En hombres, válvulas uretrales posteriores, estenosis del conducto, fimosis, anomalías de la médula espinal, divertículos vesicales y otros defectos congénitos pueden causar obstrucción urinaria y distensión vesical resultante.

Bibliografía

James, N., Hussain, S., Hall, E., et al. (2010). Results of a 2 × 2 phase III randomized trial of synchronous chemoradiotherapy (CRT) compared to radiotherapy (RT) alone and standard vs. reduced high volume RT in muscle invasive bladder cancer (MIBC) (BC2001 CRUK/01/004). *International Journal of Radiation Oncology, Biology, Physics*, *78*(3), S2–S3.

James, N. D., Hussain, S. A., Hall, E., et al. (2012). Radiotherapy with or without chemotherapy in muscle-invasive bladder cancer. *New England Journal of Medicine*, *366*(16), 1477–1488.

Distonía

La distonía es marcada por movimientos involuntarios lentos de grandes grupos musculares en extremidades, tronco y cuello. Este signo extrapiramidal puede implicar flexión del pie, hiperextensión de las piernas, extensión y pronación de los brazos, arqueo de la espalda y extensión y rotación del cuello (tortícolis espasmódica). De manera característica se agrava con caminata y estrés emocional y se alivia con sueño. La distonía puede ser intermitente —y durar sólo unos minutos— o continua y dolorosa. En ocasiones causa contracturas permanentes, con el resultado de una postura grotesca. Aunque la distonía puede ser hereditaria o idiopática, suele deberse a trastornos o fármacos extrapiramidales.

Anamnesis y exploración física

Si es posible, se incluye a la familia del paciente en la realización de la anamnesis; pueden estar más al tanto que el paciente de los cambios en su conducta. Se comienza por preguntar cuándo ocurre la distonía. ¿Es agravada por malestar emocional? ¿Desaparece durante el sueño? ¿Hay el antecedente familiar de distonía? Se obtienen los antecedentes medicamentosos, tomando nota en especial de si el paciente usa una fenotiazina o un antipsicótico. La distonía es un efecto adverso común de estos fármacos, y es posible que la dosis deba ajustarse para minimizar este efecto.

A continuación, se examinan la coordinación y el movimiento voluntario del paciente. Se observa su marcha; se le pide que oprima los dedos del observador para valorar la fuerza muscular. (Véase *Cómo reconocer la distonía*, en la pág. 182.) Se revisa la coordinación pidiéndole que toque la punta del dedo del observador y después la punta de su nariz varias veces. Se continúa examinando la motricidad gruesa de la pierna: se le pide que coloque el talón en la rodilla, lo deslice por la espinilla hasta el dedo gordo y después de vuelta a la rodilla. Por último, se valora la motricidad fina pidiéndole que toque cada dedo en sucesión.

Causas médicas

- ***Enfermedad de Alzheimer.*** La distonía es un signo tardío de la enfermedad de Alzheimer, marcada por demencia lentamente progresiva. El paciente suele mostrar disminución del lapso de atención, amnesia, agitación, incapacidad de realizar actividades cotidianas, disartria y labilidad emocional.
- ***Distonía lordótica progresiva.*** Distonía generalizada prolongada es el

PARA FACILITAR LA EXPLORACIÓN

Cómo reconocer la distonía

Distonía, corea y atetosis pueden ocurrir de manera simultánea. Para distinguir entre ellas, se tienen presentes estos puntos.

- Los *movimientos distónicos* son lentos y curvos, y en ellos participan grandes grupos musculares de cabeza, cuello (como se muestra), tronco y extremidades. Pueden ser intermitentes o continuos.
- Los *movimientos coreiformes* son rápidos, muy complejos y a sacudidas.
- Los *movimientos atetoides* son lentos, sinuosos y de retorcimiento, pero siempre continuos; suelen afectar las extremidades y las manos.

DISTONÍA DEL CUELLO
(tortícolis espasmódica)

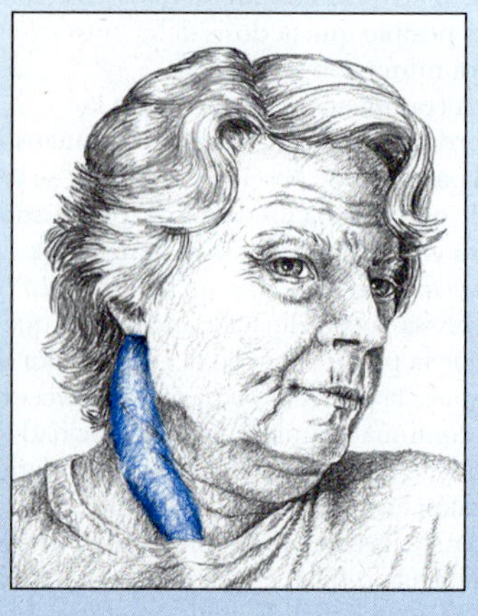

sello distintivo de la distonía lordótica progresiva, que suele desarrollarse en la niñez y empeora con la edad. Al principio causa inversión del pie seguida por retraso del crecimiento y escoliosis. Son signos tardíos posturas extrañas retorcidas, contracturas de extremidades, y disartria.

■ ***Enfermedad de Hallervorden-Spatz.*** La enfermedad de Hallervorden-Spatz es un trastorno degenerativo que causa movimientos distónicos del tronco acompañados de coreoatetosis, ataxia, mioclono y rigidez generalizada. El paciente también exhibe declinación intelectual progresiva y disartria.

■ ***Enfermedad de Huntington.*** Movimientos distónicos marcan la etapa preterminal de la enfermedad de Huntington. Caracterizado por declinación intelectual progresiva, este trastorno causa demencia y labilidad emocional. El paciente exhibe coreoatetosis acompañada de disartria, disfagia, gestos y marcha inestable de base amplia.

■ ***Enfermedad de Parkinson.*** En la enfermedad de Parkinson son comunes los espasmos distónicos. Otras manifestaciones clásicas son rigidez uniforme o espasmódica, temblor de hacer píldoras, bradicinesia, disartria, disfagia, sialorrea, facies en máscara, voz monótona, postura desgarbada y marcha propulsiva.

■ ***Enfermedad de Wilson.*** Distonía progresiva y corea de brazos y piernas marcan la enfermedad de Wilson. Otros signos y síntomas comunes son disfonía, bradicinesia, cambios conductuales, disfagia, sialorrea, disartria, temblor y anillos de Kayser-Fleischer (anillos de color pardo herrumbroso en la periferia de la córnea).

Otras causas

■ ***Fármacos.*** Los tres tipos de fenotiazinas pueden causar distonía. Las piperazínicas, como acetofenazina y carfenazina, típicamente producen este signo; las alifáticas, como la clorpromazina, lo provocan menos a menudo; y las piperidinas rara vez lo causan.

Haloperidol, loxapina y otros antipsicóticos suelen producir distonía facial aguda, al igual que las dosis antieméticas de metoclopramida, risperidona, metirosina y las dosis excesivas de levodopa.

Consideraciones especiales

Se alienta al paciente a dormir lo suficiente y a evitar el malestar emocional. Se evitan los ejercicios de todo el arco de movimiento, que pueden agravar la distonía. Si ésta es grave, se protege al paciente de lesiones elevando los barandales de la cama y acolchándolos. Se proporciona un ambiente despejado si el paciente se encuentra de manera ambulatoria.

Orientación al paciente

Se educa al paciente acerca de la distonía y las opciones de tratamiento. Se enseña la importancia de dormir lo suficiente y evitar el malestar emocional. Se discuten grupos de apoyo y servicios disponibles de profesionales de la salud mental, si es necesario.

CONSIDERACIONES PEDIÁTRICAS

Los niños no exhiben distonía sino hasta después de que empiezan a caminar. Aún entonces, raras veces ocurre antes de los 10 años. Son causas comunes síndrome de Fahr, distonía lordótica progresiva, parálisis cerebral atetoide y los efectos residuales de anoxia al nacer.

Bibliografía

Andrews, C., Aviles-Olmos, I., Hariz, M., & Foltynie, T. (2010). Which patients with dystonia benefit from deep brain stimulation? A metaregression of individual patient outcomes. *Journal of Neurology and Neurosurgical Psychiatry*, *81*, 1383–1389.

Brighina, F., Romano, M., Giglia, G., Saia, V., Puma, A., Giglia, F., … Giglia, F. (2009). Effects of cerebellar TMS on motor cortex of patients with focal dystonia: A preliminary report. *Experimental Brain Research*, *192*, 651–656.

Disuria

La disuria —micción dolorosa o difícil— suele acompañarse de polaquiuria, tenesmo o disuria inicial. Este síntoma a menudo refleja infección de vías urinarias (IVU) inferiores, un trastorno común, en especial en mujeres.

La disuria resulta de irritación o inflamación de vías urinarias inferiores, que estimula terminaciones nerviosas en vejiga y uretra. El inicio del dolor da indicios sobre la causa. Por ejemplo, el dolor inmediatamente antes de la micción suele indicar irritación o distensión vesicales, mientras que el dolor al comenzar a orinar de manera característica se debe a irritación de la salida de la vejiga. El dolor al final de la micción puede indicar espasmos vesicales; en mujeres, puede revelar candidosis vaginal. (Véase *Disuria: causas comunes y datos asociados*, en la pág. 184.)

Anamnesis y exploración física

Si el paciente informa disuria, se le pide que describa su intensidad y sitio. ¿Cuándo la notó por primera vez? ¿Algo la precipitó? ¿Algo la agrava o la alivia?

A continuación, se pregunta sobre infecciones urinarias o genitales previas. ¿Se sometió el paciente recientemente a alguna intervención intracorporal, como cistoscopia o dilatación uretral, o se le colocó una sonda urinaria? También se le pregunta si tiene el antecedente de alguna enfermedad intestinal. Se interroga a la paciente mujer sobre trastornos menstruales y uso de productos que irriten las vías urinarias, como sales para baños de burbujas, desodorantes femeninos, geles anticonceptivos o lociones perineales. Se pregunta asimismo acerca de secreción o prurito vaginales.

Durante la exploración física, se inspecciona el meato uretral en busca de secreción, irritación u otras anomalías. Tal vez se requiera exploración pélvica o rectal.

Causas médicas

- ***Apendicitis.*** En ocasiones, la apendicitis causa disuria que persiste durante toda la micción y se acompaña de sensibilidad vesical. La apendicitis se caracteriza por dolor abdominal periumbilical que se desplaza al punto de McBurney, anorexia, náusea, vómito, estreñimiento, febrícula, rigidez y sensibilidad de rebote abdominales y taquicardia.
- ***Cáncer vesical.*** El cáncer vesical, un trastorno predominantemente masculino, causa disuria durante toda la micción —un síntoma tardío asociado con polaquiuria y tenesmo, nicturia, hematuria y dolor perineal, de espalda o de flanco.

Disuria: causas comunes y datos asociados

SIGNOS Y SÍNTOMAS

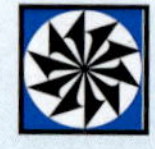

CAUSAS COMUNES	PRINCIPALES SIGNOS Y SÍNTOMAS ASOCIADOS: Dolor abdominal	Anorexia	Dorsalgia	Estreñimiento	Sensibilidad del ángulo costovertebral	Eritema de meato	Fatiga	Fiebre	Dolor de flanco	Hematuria	Náusea	Nicturia	Dolor perineal
Apendicitis	◆	◆		◆				◆			◆		
Cáncer vesical			◆						◆	◆		◆	◆
Cistitis (bacteriana)			◆				◆	◆		◆		◆	◆
Cistitis (intersticial crónica)										◆		◆	
Cistitis (tuberculosa)		◆					◆		◆	◆		◆	
Cistitis (viral)								◆		◆		◆	
Inflamación de glándula parauretral										◆			◆
Prostatitis (aguda)				◆			◆	◆		◆	◆		◆
Prostatitis (crónica)			◆										◆
Pielonefritis (aguda)		◆			◆			◆	◆	◆	◆	◆	
Síndrome de Reiter		◆				◆		◆		◆			
Obstrucción urinaria													
Vaginitis										◆		◆	◆

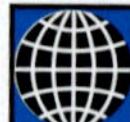

CONSIDERACIONES CULTURALES *El cáncer vesical es relativamente raro en asiáticos, hispanos y amerindios. Sin embargo, es el doble de común en hombres caucásicos que en afroamericanos.*

■ ***Cistitis.*** La disuria durante toda la micción es común en todos los tipos de cistitis, al igual que polaquiuria, nicturia, esfuerzo para orinar y hematuria. La cistitis bacteriana, la causa más común de disuria en mujeres, también puede inducir tenesmo, dolor perineal y de espalda baja, molestia suprapúbica, fatiga y, quizá, febrícula. En la cistitis intersticial crónica, la disuria se acentúa al final de la micción. En la cistitis tuberculosa, entre los síntomas también pueden incluirse tenesmo, dolor de flanco, fatiga y anorexia. En la cistitis viral ocurre disuria grave con hematuria macroscópica, tenesmo y fiebre.

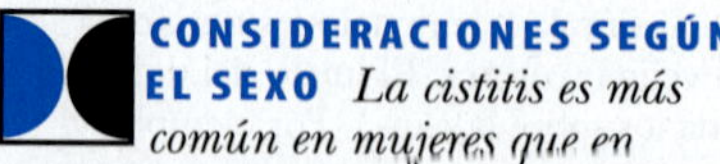

CONSIDERACIONES SEGÚN EL SEXO *La cistitis es más común en mujeres que en*

	Esfuerzo para orinar	Dolor suprapúbico	Secreción uretral	Frecuencia urinaria	Disminución del chorro de orina	Tenesmo	Secreción vaginal	Vómito	Debilidad
								♦	
				♦		♦			
	♦	♦		♦		♦			
	♦			♦					
	♦			♦		♦			
	♦			♦		♦			
				♦	♦	♦			
				♦	♦	♦		♦	
			♦	♦	♦	♦			
	♦			♦		♦		♦	♦
		♦	♦	♦		♦			
				♦	♦	♦			
				♦		♦	♦		

hombres porque las mujeres tienen la uretra más corta. En el sexo masculino, la edad es un factor. Los hombres mayores de 50 años tienen riesgo 15% mayor de sufrir cistitis que los menores de esa edad.

■ ***Inflamación de glándula parauretral.*** Ocurre disuria durante toda la micción con polaquiuria y tenesmo, disminución del chorro de orina, dolor perineal leve y, en ocasiones, hematuria.

■ ***Prostatitis.*** La prostatitis aguda comúnmente causa disuria durante toda la micción o hacia el final de ésta así como disminución del chorro de orina, polaquiuria, tenesmo, hematuria, plenitud suprapúbica, fiebre, escalofríos, fatiga, mialgia, náusea, vómito y estreñimiento. En la prostatitis crónica, el estrechamiento uretral causa disuria durante toda la micción. Son efectos relacionados polaquiuria y tenesmo; disminución del chorro de orina; dolor perineal, de espalda y de glúteos; secreción uretral; nicturia; y, en ocasiones, hematospermia y dolor en la eyaculación.

■ ***Pielonefritis (aguda).*** Más común en mujeres, la pielonefritis causa disuria durante toda la micción. Otras manifestaciones son fiebre elevada persistente con escalofríos, sensibilidad del ángulo costovertebral, dolor de flanco unilateral o bilateral, debilidad, tenesmo y polaquiuria, nicturia, esfuerzo para orinar, y hematuria. También pueden ocurrir náusea, vómito y anorexia.

■ ***Síndrome de Reiter.*** El síndrome de Reiter es un trastorno predominantemente masculino en el cual ocurre disuria 1 a 2 semanas después de un contacto sexual. Al principio, el paciente tiene secreción mucopurulenta, tenesmo y polaquiuria, tumefacción y enrojecimiento del meato, dolor suprapúbico, anorexia, pérdida de peso y febrícula. Pueden seguir hematuria, conjuntivitis, síntomas artríticos, exantema papular y lesiones bucales y peneanas.

■ ***Obstrucción urinaria.*** La obstrucción al flujo de salida por estenosis o cálculos uretrales produce disuria durante toda la micción. (En la obstrucción completa ocurre distensión vesical y la disuria precede a la micción.) Otras manifestaciones son disminución del chorro de orina, polaquiuria y tenesmo, y sensación de plenitud o meteorismo en la parte inferior del abdomen o la ingle.

■ ***Vaginitis.*** De manera característica, la disuria ocurre durante toda la micción cuando la orina toca los labios vaginales inflamados o ulcerados. Otros datos

D

son polaquiuria y tenesmo, nicturia, hematuria, dolor perineal y secreción y olor vaginales.

Otras causas

- ***Irritantes químicos.*** La disuria puede deberse a sustancias irritantes, como sales para baño de burbujas y desodorantes femeninos; suele ser más intensa al final de la micción. Los espermicidas pueden causar disuria en ambos sexos. Otros datos son polaquiuria y tenesmo, disminución del chorro de orina y, quizá, hematuria.
- ***Fármacos.*** Los inhibidores de monoamina oxidasa pueden causar disuria. La metirosina es otra posible causa de disuria transitoria.

Consideraciones especiales

Se vigilan los signos vitales del paciente, así como ingreso y egreso. Se administran los fármacos prescritos, y se prepara al paciente para pruebas como análisis de orina y cistoscopia.

Orientación al paciente

Se explica la importancia de incrementar el ingreso de líquidos y la frecuencia de la micción. Se enseña al paciente el cuidado perineal correcto. Se desalienta el uso de baños de burbujas y desodorantes vaginales. Se discute la importancia de tomar los fármacos prescritos como esté indicado.

CONSIDERACIONES GERIÁTRICAS

Debe tenerse presente que los adultos mayores tienden a no informar sus síntomas, pese a que los hombres mayores tienen mayor incidencia de IVU de transmisión no sexual, y las mujeres posmenopáusicas, de disuria no infecciosa.

Bibliografía

Andrews, C., Aviles-Olmos, I., Hariz, M., & Foltynie, T. (2010). Which patients with dystonia benefit from deep brain stimulation? A metaregression of individual patient outcomes. *Journal of Neurology and Neurosurgical Psychiatry*, *81*, 1383–1389.

Brighina, F., Romano, M., Giglia, G., Saia, V., Puma, A., Giglia, F., …Giglia, F. (2009). Effects of cerebellar TMS on motor cortex of patients with focal dystonia: A preliminary report. *Experimental Brain Research*, *192*, 651–656.

Disuria inicial

[Dificultad para iniciar la micción]

La disuria inicial —dificultad para iniciar la micción que suele ir seguida por disminución de la fuerza del chorro— puede deberse a infección de vías urinarias, obstrucción parcial de vías urinarias inferiores, trastorno neuromuscular o uso de determinados fármacos. Ocurre a todas las edades y en ambos sexos, pero es más común en hombres mayores con crecimiento prostático. También se presenta en mujeres embarazadas, con tumores del aparato reproductor, como fibroides uterinos, o con cáncer ovárico, uterino o vaginal. La disuria inicial suele producirse gradualmente, y por lo común pasa inadvertida hasta que la retención urinaria causa distensión vesical y malestar.

Anamnesis y exploración física

Se pregunta al paciente cuándo notó por primera vez la disuria inicial y si antes ya ha tenido este problema. Se interroga sobre otros problemas urinarios, en especial reducción de la fuerza o interrupción del chorro de orina. Se pregunta si alguna vez lo han tratado por un problema de próstata o infección u obstrucción de vías urinarias. Se obtienen los antecedentes medicamentosos.

Se inspecciona el meato uretral en busca de inflamación, secreción y otras anomalías. Se examina en esfínter anal y se revisa la sensibilidad del perineo. Se obtiene una muestra limpia de orina para análisis y cultivo. En el caso de un hombre, es necesario palpar la próstata. En el caso de una mujer se requiere un examen ginecológico.

Causas médicas

■ ***Hiperplasia prostática benigna (HPB).*** Los signos y síntomas de HPB dependen de la magnitud del crecimiento prostático y los lóbulos afectados. Son datos tempranos característicos disuria inicial, reducción de calibre y fuerza del chorro urinario, dolor perineal, sensación de micción incompleta, incapacidad de detener el chorro de orina y, en ocasiones, retención urinaria. Al aumentar la obstrucción, la micción se hace más frecuente, con nicturia, desbordamiento urinario, incontinencia, distensión vesical y quizá hematuria.

■ ***Cáncer prostático.*** En pacientes con cáncer avanzado, puede ocurrir disuria inicial acompañada de polaquiuria, goteo posmiccional, nicturia, disuria, distensión vesical, dolor perineal y estreñimiento. El tacto rectal suele revelar una próstata nodular dura.

■ ***Lesión de la médula espinal.*** Una lesión abajo del centro de la micción que ha destruido las raíces del nervio sacro causa disuria inicial, tenesmo y goteo posmiccional constante por retención urinaria e incontinencia por rebosamiento. Son datos relacionados polaquiuria, urgencia, disuria y nicturia.

■ ***Estenosis uretral.*** La obstrucción parcial de las vías urinarias inferiores por traumatismo o infección provoca disuria inicial, tenesmo y disminución de la fuerza y el calibre del chorro urinario. Son posibles polaquiuria, urgencia, nicturia y con el tiempo incontinencia por rebosamiento. La piuria suele indicar infección acompañante. El aumento de la obstrucción puede ocasionar extravasación de orina y formación de urinomas.

■ ***Infección de vías urinarias.*** La disuria inicial puede relacionarse con infección de vías urinarias. Son cambios urinarios característicos polaquiuria, posible hematuria, disuria, nicturia y turbidez urinaria. Son datos asociados espasmos vesicales; sensibilidad del ángulo costovertebral; dolor suprapúbico, de espalda baja, pélvico o de flanco; secreción uretral en hombres; fiebre; escalofríos; malestar general; náusea; y vómito.

Otras causas

■ ***Fármacos.*** Anticolinérgicos y fármacos con propiedades anticolinérgicas (como antidepresivos tricíclicos y algunos descongestionantes nasales y remedios para el resfriado) pueden causar disuria inicial. Ésta también puede ocurrir en quienes se recuperan de anestesia general.

Consideraciones especiales

Se vigila el patrón miccional del paciente, y se palpa con frecuencia en busca de distensión vesical. Se aplica calor local al perineo o abdomen para fomentar la relajación muscular y ayudar a la micción. Se prepara al paciente para pruebas como cistometrografía o cistouretrografía.

Orientación al paciente

Se enseña al paciente a realizar la autocateterización intermitente con técnica limpia, y se discute la importancia de incrementar el consumo de líquido y orinar con frecuencia.

CONSIDERACIONES PEDIÁTRICAS

La causa más común de obstrucción urinaria en niños son estenosis posteriores. Los lactantes con este problema pueden tener un chorro urinario menos vigoroso y también presentarse con fiebre a causa de infección de vías urinarias, deficiencia en el crecimiento o vejiga palpable.

Bibliografía

Buttaro, T. M., Tybulski, J., Bailey, P. P., & Sandberg-Cook, J. (2008). *Primary care: A collaborative practice* (pp. 444–447). St. Louis, MO: Mosby Elsevier.

Colyar, M. R. (2003). *Well-child assessment for primary care providers*. Philadelphia, PA: F.A. Davis.

Schuiling, K. D. (2013). *Women's gynecologic health*. Burlington, MA: Jones & Bartlett Learning.

Sommers, M. S., & Brunner, L. S. (2012). *Pocket diseases*. Philadelphia, PA: F.A. Davis.

D

DOLOR ABDOMINAL

(Véase también Distensión abdominal, Masa abdominal, Rigidez abdominal)

El dolor abdominal suele deberse a un trastorno digestivo, pero también puede ser causado por un problema reproductivo, genitourinario (GU), musculoesquelético o vascular; uso de drogas; o ingestión de toxinas. A veces, ese dolor indica complicaciones potencialmente letales.

El dolor abdominal se origina en las vísceras abdominopélvicas, el peritoneo parietal o las cápsulas de hígado, riñones o bazo. Puede ser agudo o crónico y difuso o localizado. El dolor visceral se convierte con lentitud en un dolor insidioso, sordo y profundo mal localizado en la región epigástrica, periumbilical o mesoabdominal inferior (hipogástrica). En contraste, el dolor somático (parietal, peritoneal) produce una molestia penetrante más intensa y bien localizada que sigue con rapidez a la lesión. El movimiento o la tos agravan este dolor. (Véase *Dolor abdominal: tipos y localizaciones*.)

El dolor también puede ser referido al abdomen desde otro sitio con la misma inervación o una similar. Este dolor referido penetrante bien localizado se siente en la piel o en tejidos más profundos y puede coexistir con hiperestesia cutánea e hiperalgesia muscular.

Entre los mecanismos que producen dolor abdominal se incluyen estiramiento

Dolor abdominal: tipos y localizaciones

ÓRGANO AFECTADO	DOLOR VISCERAL	DOLOR PARIETAL	DOLOR REFERIDO
Apéndice	Cuadrante inferior derecho	Área periumbilical	Cuadrante inferior derecho
Colon distal	Sobre el área afectada	Hipogastrio y flanco izquierdo para el colon descendente	Cuadrante inferior izquierdo y espalda (raro)
Vesícula biliar	Cuadrante superior derecho	Mesoepigastrio	Área subescapular derecha
Ovarios, trompas de Falopio y útero	Sobre el área afectada	Hipogastrio e ingle	Parte interna de las piernas
Páncreas	Mesoepigastrio y cuadrante superior izquierdo	Mesoepigastrio y cuadrante superior izquierdo	Espalda y hombro izquierdo
Colon proximal	Sobre el sitio afectado	Área periumbilical y flanco derecho para colon ascendente	Cuadrante inferior derecho y espalda (raro)
Intestino delgado	Sobre el sitio afectado	Área periumbilical	Parte media de la espalda (raro)
Estómago	Mesoepigastrio y cuadrante superior izquierdo	Mesoepigastrio	Hombros
Uréteres	Sobre el sitio afectado	Ángulo costovertebral	Ingle: escroto en hombres, labios vaginales en mujeres (raro)

o tensión de la pared intestinal, tracción de peritoneo o mesenterio, contracción intestinal vigorosa, inflamación, isquemia e irritación de nervios sensitivos.

INTERVENCIONES EN CASO DE URGENCIA *Si el paciente presenta dolor abdominal intenso y súbito, se le toman los signos vitales con rapidez y se palpan los pulsos por abajo de la cintura. Se está alerta a signos de choque hipovolémico, como taquicardia e hipotensión. Se establece acceso IV.*

Tal vez se requiera cirugía de urgencia si el paciente también tiene piel moteada por debajo de la cintura y una masa epigástrica pulsátil o sensibilidad de rebote y rigidez.

Anamnesis y exploración física

Si el paciente no tiene signos o síntomas de peligro inminente para la vida, se realiza la anamnesis. Se le pregunta si ha sufrido antes este tipo de dolor. Se le pide que lo describa, por ejemplo sordo, penetrante, punzante o quemante, y que indique si algo lo alivia o lo empeora. Se le pregunta asimismo si el dolor es constante o intermitente, y cuándo comenzó. El dolor abdominal estable y constante sugiere perforación, isquemia o inflamación de órgano, o sangre en la cavidad peritoneal. El dolor abdominal colicoso intermitente sugiere que el paciente podría tener obstrucción de órgano hueco.

Si el dolor es intermitente, se determina la duración de un episodio típico. Además, se pregunta al paciente si el dolor es localizado y si se radia a otras áreas.

Se indaga si el dolor empeora o se alivia con movimiento, tos, esfuerzo, vómito, alimento, excreción o caminata. Es posible que el paciente informe el dolor abdominal como indigestión o dolor por gases, de modo que se le pide que lo describa en detalle.

Se interroga al paciente sobre uso de drogas y cualquier antecedente de trastornos vasculares, GI, GU o reproductivos. Si es mujer, se le pregunta sobre fecha del último periodo, cambios en su patrón menstrual o dispareunia.

Se pregunta asimismo sobre cambios de apetito, y sobre inicio y frecuencia de náusea o vómito, en su caso. Se indaga sobre aumento de flatulencia, estreñimiento, diarrea y cambios en la consistencia de las heces. ¿Cuándo defecó por última vez? Se interroga sobre polaquiuria, tenesmo o dolor al orinar. ¿Es la orina turbia o rosada?

Se realiza exploración física. Se toman los signos vitales, y se evalúan turgencia cutánea y membranas mucosas. Se inspecciona el abdomen en busca de distensión u ondas peristálticas visibles y, si está indicado, se mide la circunferencia abdominal.

Se auscultan los borborigmos, y se caracteriza la motilidad intestinal. Se percuten todos los cuadrantes, tomando nota de los sonidos a la percusión. Se palpa la totalidad del abdomen en busca de masas, rigidez y sensibilidad. Se busca sensibilidad del ángulo costovertebral (ACV), sensibilidad abdominal con defensa muscular, y sensibilidad de rebote. (Véase *Dolor abdominal: causas comunes y datos relacionados*, en las págs. 192-195.)

Causas médicas

- ***Aneurisma aórtico abdominal (disecante).*** Al principio, este trastorno potencialmente letal puede producir dolor sordo de la parte baja del abdomen o la espalda o dolor torácico intenso. Por lo común, el aneurisma aórtico abdominal produce dolor constante de la parte alta del abdomen, que puede empeorar cuando el paciente se acuesta y ceder cuando se inclina al frente o se sienta. La palpación puede revelar una masa epigástrica que pulsa antes de romperse pero no después.

  Otros datos pueden ser piel moteada por abajo de la cintura, ausencia de pulsos femoral y pedio, presión arterial más baja en las piernas que en los brazos, sensibilidad abdominal leve a moderada con defensa muscular y rigidez abdominal. Son posibles signos de choque, taquicardia y taquipnea.
- ***Cáncer abdominal.*** En las fases tardías del cáncer abdominal suele haber dolor abdominal. Puede acom-

pañarse de anorexia, pérdida de peso, debilidad, depresión y masa y distensión abdominales.

■ ***Traumatismo abdominal.*** Ocurre dolor abdominal generalizado o localizado con equimosis del abdomen, sensibilidad abdominal, vómito y, en caso de hemorragia hacia la cavidad peritoneal, rigidez abdominal. Los borborigmos están disminuidos o ausentes. El paciente puede presentar signos de choque hipovolémico, como hipotensión y pulso filiforme rápido.

■ ***Insuficiencia suprarrenal aguda.*** Ocurre dolor abdominal intenso en fase temprana, junto con náusea, vómito, deshidratación, debilidad profunda, anorexia y fiebre. Son signos tardíos pérdida progresiva de la conciencia; hipotensión; taquicardia; oliguria; humedad fría de la piel; y aumento de la actividad motora, que puede avanzar a delirio o convulsiones.

■ ***Carbunco GI.*** El carbunco GI, una enfermedad infecciosa aguda, es causado por la bacteria esporógena grampositiva *Bacillus anthracis*. Aunque ocurre más a menudo en animales de pastoreo silvestres y domésticos, como bovinos, ovinos y caprinos, las esporas pueden vivir en el suelo por muchos años. La enfermedad puede afectar a personas expuestas a animales infectados, tejidos de estos animales o armas biológicas. La mayoría de los casos naturales ocurren en regiones agrícolas de todo el mundo. El carbunco se presenta en las formas cutánea, inhalada y GI.

El carbunco GI es causado por comer carne contaminada de un animal infectado. Los signos y síntomas iniciales son anorexia, náusea, vómito y fiebre. Entre los signos y síntomas tardíos están dolor abdominal, diarrea sanguinolenta intensa y hematemesis.

■ ***Apendicitis.*** En la apendicitis, un trastorno potencialmente letal, el dolor ocurre al principio en la región epigástrica o umbilical. Son posibles anorexia, náusea o vómito después del inicio del dolor. Éste se localiza en el punto de McBurney en el cuadrante inferior derecho y se acompaña de rigidez abdominal, sensibilidad creciente (en especial sobre el punto de McBurney), sensibilidad de rebote y retracción respiratoria. Son signos y síntomas tardíos malestar general, estreñimiento (o diarrea), febrícula y taquicardia.

■ ***Colecistitis.*** El dolor intenso en el cuadrante superior derecho puede presentarse de manera repentina o aumentar de modo gradual en el transcurso de varias horas, por lo común después de las comidas. Puede radiarse a hombro derecho, pecho o espalda. El dolor se acompaña de anorexia, náusea, vómito, fiebre, rigidez abdominal, sensibilidad, palidez y diaforesis. Es común el signo de Murphy (detención de la inspiración cuando el observador palpa el cuadrante superior derecho mientras el paciente inhala profundamente).

■ ***Colelitiasis.*** Los pacientes pueden presentar dolor intenso, súbito y paroxístico en el cuadrante superior derecho que dura de varios minutos a varias horas. El dolor puede radiarse a epigastrio, espalda u omóplatos, y se acompaña de anorexia, náusea, vómito (a veces bilioso), diaforesis, inquietud y sensibilidad abdominal con defensa muscular sobre la vesícula o el conducto biliar. El paciente también puede experimentar intolerancia a los alimentos grasosos e indigestión frecuente.

■ ***Cirrosis.*** Ocurre dolor abdominal sordo al principio, y suele acompañarse de anorexia, indigestión, náusea, vómito, estreñimiento o diarrea. El dolor subsecuente en el cuadrante superior derecho empeora cuando el paciente se sienta en la cama o se inclina al frente. Entre los signos asociados se incluyen fiebre, ascitis, edema de extremidad inferior, aumento de peso, hepatomegalia, ictericia, prurito intenso, tendencias hemorrágicas, eritema palmar y hemangiomas aracneiformes. También puede haber ginecomastia y atrofia testicular.

■ ***Enfermedad de Crohn.*** Una crisis aguda de enfermedad de Crohn causa cólico intenso en la parte baja del abdomen, más a menudo precedido por semanas o meses de dolor colicoso más leve. La enfermedad de Crohn también puede causar diarrea, hiperactividad de los borborigmos, deshidratación, pérdida de peso, fiebre, sensibilidad abdominal con defensa muscular, y quizá una masa palpable en un cuadrante inferior. El dolor abdominal suele aliviarse con la defecación. Otros signos y síntomas crónicos más leves son dolor en el cuadrante inferior derecho con diarrea, esteatorrea, y pérdida de peso. Entre las complicaciones se incluyen fístulas perirrectales o vaginales.

■ ***Diverticulitis.*** Los casos leves de diverticulitis suelen producir dolor difuso intermitente en el cuadrante inferior izquierdo, que a veces se alivia por defecación o paso de gases y empeora al comer. Otros signos y síntomas son náusea, estreñimiento o diarrea, febrícula y, en muchos casos, una masa abdominal palpable que suele ser sensible, firme y fija. La ruptura causa dolor intenso en el cuadrante inferior izquierdo, rigidez abdominal y, quizá, signos y síntomas de septicemia y choque (fiebre elevada, escalofríos e hipotensión).

■ ***Úlcera duodenal.*** Puede ocurrir dolor abdominal localizado —que se describe como estable, mordicante, quemante, insidioso o parecido al del hambre— en la parte alta del mesoepigastrio, ligeramente descentrado, por lo común a la derecha. El dolor no suele radiarse a menos que ocurra penetración pancreática. Suele comenzar 2 a 4 horas después de una comida y despertar al paciente por la noche. La ingestión de alimento o antiácidos da alivio hasta que el ciclo vuelve a comenzar, pero también puede causar aumento de peso. Otros síntomas son cambios en los hábitos de excreción y agruras o ardor retroesternal.

■ ***Embarazo ectópico.*** El dolor de la parte baja del abdomen puede ser penetrante, sordo o colicoso, y constante o intermitente en el embarazo ectópico, un problema potencialmente letal. Son posibles sangrado vaginal, náusea y vómito, junto con polaquiuria, una masa sensible en los anexos, y el antecedente de amenorrea de 1 a 2 meses. La ruptura de la trompa de Falopio produce dolor penetrante en la parte baja del abdomen, que puede radiarse a hombros y cuello y hacerse extremadamente intenso con la palpación de cuello uterino o anexos. También pueden presentarse signos de choque (como palidez, taquicardia e hipotensión).

■ ***Endometriosis.*** El dolor, intenso y constante en la parte inferior del abdomen, suele comenzar 5 a 7 días antes del inicio de la menstruación y puede agravarse con la defecación. Según el sitio del tejido ectópico, el dolor puede acompañarse de estreñimiento, sensibilidad abdominal, dismenorrea, dispareunia y dolor sacro profundo.

■ **Escherichia coli *O157:H7.*** *E. coli* O157:H7 es un bacilo gramnegativo aerobio que causa enfermedad alimentaria. La mayoría de las cepas de *E. coli* son inocuas y forman parte de la flora intestinal normal de seres humanos y animales sanos. Sin embargo, *E. coli* O157:H7, uno de los cientos de cepas de la bacteria, es capaz de producir una potente toxina y causar enfermedad grave, que ocurre al comer carne de res u otros alimentos contaminados por la bacteria y que se someten a escasa cocción. Entre los signos y síntomas se incluyen diarrea acuosa o sanguinolenta, náusea, vómito, fiebre y cólicos abdominales. En niños menores de 5 años de edad y en adultos mayores puede producirse síndrome hemolítico-urémico, que llega a desembocar en insuficiencia renal aguda.

■ ***Úlcera gástrica.*** Suele ocurrir dolor quemante, mordicante y difuso en el cuadrante superior izquierdo o el área epigástrica 1 a 2 horas después de las comidas y puede aliviarse con la ingestión de alimento o antiácidos. Son comunes meteorismo y náusea leves después de comer, además de indigestión, cambio de peso, anorexia y episodios de sangrado digestivo.

■ ***Gastritis.*** Con gastritis aguda, el paciente experimenta inicio rápido de dolor abdominal, de leve con ligero malestar epigástrico a dolor quemante en el cuadrante superior izquierdo. Otras manifestaciones típicas son eructos, fiebre, malestar general, anorexia, náusea, vómito sanguinolento o con

(*Continúa en la pág. 196*)

D

Dolor abdominal: causas comunes y datos relacionados

SIGNOS Y SÍNTOMAS

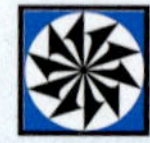

CAUSAS COMUNES	PRINCIPALES SIGNOS Y SÍNTOMAS ASOCIADOS								
	Distensión abdominal	*Masa abdominal*	*Rigidez abdominal*	*Sensibilidad abdominal*	*Amenorrea*	*Anorexia*	*Borborigmos ausentes*	*Borborigmos hiperactivos*	*Borborigmos hipoactivos*
Aneurisma aórtico abdominal (disecante)		♦	♦	♦					
Cáncer abdominal	♦	♦			♦				
Traumatismo abdominal			♦	♦		♦		♦	
Insuficiencia suprarrenal aguda					♦				
Carbunco GI					♦				
Apendicitis		♦	♦		♦				
Colecistitis		♦	♦		♦				
Colelitiasis			♦		♦				
Cirrosis	♦			♦	♦				
Enfermedad de Crohn		♦							
Diverticulitis		♦	♦						
Úlcera duodenal									
Embarazo ectópico		♦			♦				
Endometriosis				♦					
Escherichia coli *0157:H7*									
Úlcera gástrica						♦			
Gastritis						♦			
Gastroenteritis								♦	
Insuficiencia cardiaca	♦								
Hepatitis				♦		♦			

Dolor torácico	Estreñimiento	Sensibilidad del ángulo costovertebral	Tos	Diarrea	Disnea	Fiebre	Náusea	Oliguria o anuria	Lesiones cutáneas	Moteado cutáneo	Taquicardia	Taquipnea	Polaquiuria	Vómito	Debilidad	Cambio de peso
♦										♦	♦	♦				
															♦	♦
											♦			♦		
						♦	♦	♦			♦			♦	♦	
				♦		♦	♦							♦		
	♦			♦		♦	♦				♦			♦		
♦						♦	♦							♦		
						♦	♦							♦		
	♦			♦		♦	♦							♦		♦
				♦		♦										♦
	♦					♦	♦									
♦																♦
							♦				♦		♦	♦		
	♦															
				♦		♦	♦							♦		
							♦									♦
						♦	♦							♦		♦
				♦			♦							♦		
			♦		♦		♦				♦			♦		
							♦							♦		

(continúa)

D

Dolor abdominal: causas comunes y datos relacionados *(continuación*

SIGNOS Y SÍNTOMAS

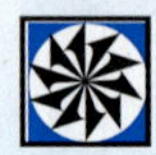

CAUSAS COMUNES	PRINCIPALES SIGNOS Y SÍNTOMAS ASOCIADOS								
	Distensión abdominal	*Masa abdominal*	*Rigidez abdominal*	*Sensibilidad abdominal*	*Amenorrea*	*Anorexia*	*Borborigmos ausentes*	*Borborigmos hiperactivos*	*Borborigmos hipoactivos*
Obstrucción intestinal	♦			♦			♦	♦	♦
Síndrome de intestino irritable	♦			♦					
Listeriosis									
Isquemia de arteria mesentérica			♦	♦		♦			
Norovirus								♦	
Quiste ovárico	♦	♦		♦	♦				
Pancreatitis			♦	♦					♦
Enfermedad inflamatoria pélvica		♦		♦					
Úlcera perforada			♦	♦			♦		
Peritonitis	♦		♦	♦			♦		♦
Prostatitis									
Pielonefritis (aguda)				♦					
Cálculos renales									
Crisis drepanocítica									
Viruela									
Infarto esplénico									
Colitis ulcerosa				♦		♦			♦

D

	Dolor torácico	*Estreñimiento*	*Sensibilidad del ángulo costovertebral*	*Tos*	*Diarrea*	*Disnea*	*Fiebre*	*Náusea*	*Oliguria o anuria*	*Lesiones cutáneas*	*Moteado cutáneo*	*Taquicardia*	*Taquipnea*	*Polaquiuria*	*Vómito*	*Debilidad*	*Cambio de peso*
		♦						♦				♦			♦		
		♦			♦			♦									
					♦		♦	♦							♦		
		♦			♦							♦	♦		♦		
					♦		♦	♦							♦		♦
							♦	♦							♦		
							♦	♦				♦			♦		
							♦	♦							♦		
							♦					♦					
							♦		♦			♦	♦		♦		
							♦							♦			
			♦				♦	♦						♦	♦	♦	
			♦				♦	♦							♦		
	♦					♦										♦	
							♦			♦							
	♦																
					♦		♦	♦							♦		♦

posos de café, y melena. Sin embargo, es raro que ocurra sangrado significativo, a menos que el paciente tenga gastritis hemorrágica.

■ ***Gastroenteritis.*** El dolor abdominal colicoso, que puede ser difuso, se origina en el cuadrante superior izquierdo y radia o migra a los otros cuadrantes, por lo común de manera peristáltica. Se acompaña de diarrea, hiperactividad de los borborigmos, cefalea, mialgia, náusea y vómito.

■ ***Insuficiencia cardiaca.*** El dolor del cuadrante superior derecho suele acompañarse de indicadores de insuficiencia cardiaca: ingurgitación yugular, disnea, taquicardia y edema periférico. Otros datos son náusea, vómito, ascitis, tos productiva, estertores, frialdad de las extremidades y cianosis de lechos ungueales. Los signos clínicos son numerosos y varían con la etapa de la enfermedad y la cantidad de deterioro cardiovascular.

■ ***Hepatitis.*** El crecimiento hepático por cualquier tipo de hepatitis causa malestar o dolor sordo y sensibilidad en el cuadrante superior derecho. Son posibles signos y síntomas asociados orina oscura, acolia, náusea, vómito, anorexia, ictericia, malestar general y prurito.

■ ***Obstrucción intestinal.*** Episodios breves de dolor colicoso intenso alternan con intervalos sin dolor en la obstrucción intestinal, un trastorno potencialmente letal. Entre los posibles signos y síntomas acompañantes están distensión abdominal, sensibilidad y defensa muscular; ondas peristálticas visibles; ruidos de tono alto, tintineantes o hiperactivos proximalmente a la obstrucción e hipoactivos o ausentes en sentido distal; estreñimiento; y agitación inducida por el dolor. En la obstrucción de yeyuno y duodeno, ocurren en fase temprana náusea y vómito bilioso. En la obstrucción de la parte distal del intestino delgado o grueso, náusea y vómito suelen ser fecaloides. La obstrucción completa causa ausencia de borborigmos. En fases tardías la obstrucción produce signos de choque hipovolémico, como hipotensión y taquicardia.

■ ***Síndrome de intestino irritable.*** El cólico o dolor de la parte baja del abdomen se agrava por ingestión de alimentos duros o crudos y puede aliviarse por defecación o expulsión de gases. Son datos relacionados sensibilidad abdominal, diarrea diurna que alterna con estreñimiento o actividad intestinal normal, y heces delgadas con moco visible. También son posibles dispepsia, náusea y distensión abdominal con sensación de evacuación incompleta. Estrés, ansiedad y labilidad emocional intensifican los síntomas.

■ ***Listeriosis.*** La listerioris, una infección grave, ocurre al ingerir alimento contaminado con la bacteria *Listeria monocytogenes*. Esta enfermedad alimentaria afecta en mayor medida a embarazadas, neonatos y personas con inmunidad debilitada. Entre los signos y síntomas están fiebre, mialgia, dolor abdominal, náusea, vómito y diarrea. Si la infección se propaga al sistema nervioso, puede ocurrir meningitis. Son posibles signos y síntomas fiebre, cefalea, rigidez de nuca y cambios en el nivel de conciencia.

CONSIDERACIONES SEGÚN EL SEXO *La listeriosis durante el embarazo puede causar parto prematuro, infección del neonato o muerte fetal.*

■ ***Isquemia de arteria mesentérica.*** Siempre debe sospecharse isquemia de arteria mesentérica en pacientes de más de 50 años de edad con insuficiencia cardiaca crónica, arritmia cardiaca, infarto cardiovascular o hipotensión que presentan dolor abdominal intenso repentino después de 2 a 3 días de dolor periumbilical colicoso y diarrea. Al principio, el abdomen está blando y sensible, con disminución de los borborigmos. Son datos relacionados vómito, anorexia, periodos alternantes de diarrea y estreñimiento y, en etapas tardías, sensibilidad abdominal extrema con rigidez, taquicardia, taquipnea, ausencia de borborigmos y humedad fría de la piel.

■ ***Norovirus.*** La infección por norovirus, muy contagiosa, se transmite por la vía fecal-oral. En los pacientes afectados ocurre un inicio agudo de irritación del tubo digestivo con dolor o cólico abdominal. Otros síntomas son vómito, encopresis, diarrea no sanguinolenta y náusea. Son síntomas menos comunes febrícula, cefalea, escalofríos, dolor muscular y fatiga generalizada. Los síntomas causados por este virus suelen durar de 1 a 5 días, sin efectos a largo plazo.

■ ***Quiste ovárico.*** Torsión o hemorragia causan dolor y sensibilidad en el cuadrante inferior derecho o izquierdo. El dolor, penetrante e intenso si la paciente se pone de pie o se inclina bruscamente, se hace breve e intermitente si la torsión se corrige por sí sola, o sordo y difuso después de varias horas en caso contrario. El dolor se acompaña de fiebre ligera, náusea y vómito leves, sensibilidad abdominal, una masa abdominal palpable y, posiblemente, amenorrea. Puede ocurrir distensión abdominal si el quiste es grande. La irritación peritoneal, o la ruptura y la peritonitis resultante, causan fiebre alta y náusea y vómito intensos.

■ ***Pancreatitis.*** La pancreatitis aguda, que pone en peligro la vida, produce dolor abdominal fulminante y continuo en la parte alta del abdomen que puede radiar a los flancos y la espalda. Para aliviar este dolor, es posible que el paciente se incline al frente, doble las rodillas hacia el pecho, o se mueva sin cesar. Entre los datos tempranos están sensibilidad abdominal, náusea, vómito, fiebre, palidez, taquicardia y, en algunos pacientes, rigidez abdominal, sensibilidad de rebote e hipoactividad de los borborigmos. El signo de Turner (equimosis de abdomen o flanco) o el de Cullen (un tinte azulado alrededor del ombligo) indican pancreatitis hemorrágica. Puede ocurrir ictericia cuando la inflamación cede.

La pancreatitis crónica produce dolor intenso en el cuadrante superior izquierdo o el epigastrio que radia a la espalda. Pueden ocurrir sensibilidad abdominal, masa mesoepigástrica, ictericia, fiebre y esplenomegalia. Son comunes esteatorrea, pérdida de peso, dispepsia y diabetes mellitus.

■ ***Enfermedad inflamatoria pélvica.*** El dolor en el cuadrante inferior derecho o izquierdo va de una molestia vaga que empeora con el movimiento a dolor profundo, intenso y progresivo. A veces, el inicio del dolor es precedido o acompañado por metrorragia. Ocurre dolor extremo en la palpación de cuello uterino o anexos. Son datos asociados sensibilidad abdominal, una masa abdominal o pélvica palpable, fiebre, escalofríos ocasionales, náusea, vómito, molestia urinaria y sangrado vaginal anómalo o secreción vaginal purulenta.

■ ***Úlcera perforada.*** En la úlcera perforada, un trastorno potencialmente letal, el dolor repentino, intenso y postrante puede radiarse por el abdomen hacia la espalda o el hombro derecho. Otros signos y síntomas son rigidez espástica de los músculos de la pared abdominal ("vientre en tabla"), sensibilidad con defensa muscular, sensibilidad de rebote generalizada, ausencia de borborigmos, respiraciones estertorosas y superficiales y, en muchos casos, fiebre, taquicardia, hipotensión y síncope.

■ ***Peritonitis.*** En la peritonitis, un trastorno potencialmente letal, el dolor repentino e intenso puede ser difuso o localizado en la zona del trastorno subyacente; el dolor empeora con el movimiento. El grado de sensibilidad abdominal suele variar con la magnitud de la enfermedad. Son datos típicos fiebre; escalofríos; náusea; vómito; hipoactividad o ausencia de borborigmos; sensibilidad, distensión y rigidez abdominales; sensibilidad de rebote y defensa muscular; hiperalgesia; taquicardia; hipotensión; taquipnea; y signos del psoas y del obturator positivos.

■ ***Prostatitis.*** En la prostatitis puede ocurrir dolor o molestia abdominales vagos en parte baja del abdomen, ingle, perineo o recto. Otros datos son disuria, polaquiuria y tenesmo, fiebre, escalofríos, dorsalgia baja, mialgia, artralgia y nicturia. En casos crónicos son posibles dolor escrotal, peneano y con la eyaculación.

■ ***Pielonefritis (aguda).*** Este trastorno se caracteriza por dolor progresivo en uno o ambos cuadrantes inferiores, dolor

D

de flanco y sensibilidad del ACV. El dolor puede radiar a la parte media baja del abdomen o a la ingle. Otros signos y síntomas son sensibilidad abdominal y de espalda, fiebre alta, escalofríos intensos, náusea, vómito, polaquiuria y tenesmo.

■ ***Cálculos renales.*** Según la ubicación de los cálculos, puede haber dolor abdominal o de espalda intenso. Sin embargo, el síntoma clásico es dolor colicoso intenso que viaja del ACV al flanco, la región suprapúbica y los genitales externos. El dolor puede ser insufrible o sordo y constante. Son posibles agitación inducida por el dolor, náusea, vómito, distensión abdominal, fiebre, escalofríos, hipertensión y tenesmo vesical con hematuria y disuria.

■ ***Crisis drepanocítica.*** El dolor abdominal intenso y repentino puede acompañar a dolor torácico, de espalda, de manos o de pies. Son signos y síntomas asociados debilidad, dolor articular, disnea e ictericia de escleróticas.

■ ***Viruela (Variola major).*** La erradicación mundial de la viruela se alcanzó en 1977; Estados Unidos y Rusia tienen los únicos sitios de reserva del virus en el mundo. Este virus se considera un posible agente de guerra biológica. Entre los signos y síntomas iniciales se incluyen fiebre alta, malestar general, postración, cefalea intensa, dorsalgia y dolor abdominal. Se produce un exantema maculopapular en mucosa bucal, faringe, cara y antebrazos, que se propaga a tronco y piernas. En 2 días, el exantema se torna vesicular y más tarde pustular. Las lesiones se producen al mismo tiempo, lucen idénticas y son más prominentes en cara y extremidades. Las pústulas son redondas y firmes y están inmersas en la piel. Después de 8 a 9 días, las pústulas forman una costra, que más tarde se separa de la piel, dejando una cicatriz deprimida. En los casos letales, la muerte se debe a encefalitis, sangrado extenso o infección secundaria.

■ ***Infarto esplénico.*** Ocurre dolor fulminante en el cuadrante superior izquierdo junto con dolor torácico, que puede empeorar con la inspiración. El dolor suele radiar al hombro izquierdo, con rigidez muscular antiálgica de la parte izquierda del diafragma, defensa muscular abdominal y, en ocasiones, un roce esplénico.

■ ***Colitis ulcerosa.*** La colitis ulcerosa puede comenzar con malestar abdominal vago que desemboca en dolor colicoso de la parte baja del abdomen. A medida que el trastorno avanza, el dolor puede hacerse estable y difuso, y aumentar con el movimiento y la tos. El síntoma más común —diarrea recurrente y quizá intensa con sangre, pus y moco— puede aliviar el dolor. Es posible que el abdomen se sienta blando, laxo y extremadamente sensible. A veces hay borborigmos infrecuentes de tono alto con náusea, vómito, anorexia, pérdida de peso y febrícula intermitente.

Otras causas

■ ***Fármacos.*** Salicilatos y antiinflamatorios no esteroideos son causas comunes de dolor mordicante y quemante en el cuadrante superior izquierdo o el área epigástrica, junto con náusea y vómito.

Consideraciones especiales

Se ayuda al paciente a encontrar una posición confortable para aminorar su malestar. Debe yacer en decúbito supino, con la cabeza recta en la mesa, los brazos a los costados y las rodillas ligeramente flexionadas para relajar los músculos abdominales. Se le vigila de cerca, porque el dolor abdominal puede señalar un trastorno potencialmente letal. Algunas indicaciones de especial importancia son taquicardia, hipotensión, humedad fría de la piel, rigidez abdominal, sensibilidad de rebote, cambio en el sitio o la intensidad del dolor, o alivio repentino del dolor.

Se evita dar analgésicos al paciente, porque pueden enmascarar síntomas. También se suspenden alimentos y líquidos, porque tal vez se requiera cirugía. Se hacen preparativos para infusión IV y para la inserción de una sonda nasogástrica u otra sonda intestinal. Tal vez se requiera lavado peritoneal o paracentesis abdominal.

Quizá deba prepararse al paciente para un procedimiento diagnóstico, que puede incluir exploración pélvica y rectal; pruebas de sangre, orina y heces; radiografías; estudios con bario; ecografía; endoscopia; y biopsia.

Orientación al paciente

Se explican las pruebas diagnósticas que el paciente requerirá, los alimentos y líquidos que debe evitar, la necesidad de informar cualesquiera cambios en los hábitos de excreción, y la posición que aliviará los síntomas.

CONSIDERACIONES PEDIÁTRICAS

Dado que a los niños suele resultarles difícil describir el dolor abdominal, debe prestarse estrecha atención a los indicios no verbales, como retiro, letargo o postura inusual (p. ej. de costado con las rodillas flexionadas en el abdomen). Observar al niño al toser, caminar o trepar puede dar algunos indicios diagnósticos. Además, recuérdese que la descripción que hacen los progenitores de las quejas del niño es una interpretación subjetiva de lo que ellos creen que está mal.

En niños, el dolor abdominal puede indicar un trastorno con mayor gravedad o diferentes signos asociados que en adultos. Por ejemplo, la apendicitis tiene mayores tasas de ruptura y mortalidad en niños, y en ellos el vómito puede ser el único signo acompañante. La pielonefritis aguda puede causar dolor abdominal, vómito y diarrea, pero no los signos urológicos clásicos presentes en adultos. La úlcera péptica, cada vez más común en adolescentes, causa dolor y cólico nocturnos que, a diferencia de lo que ocurre en los adultos, no suele aliviarse con alimento.

El dolor abdominal en niños también puede deberse a intolerancia a la lactosa, síndrome de tensión y fatiga alérgica, vólvulo, divertículo de Meckel, invaginación, adenitis mesentérica, diabetes mellitus, artritis reumatoide juvenil y muchos trastornos poco comunes como intoxicación por metales pesados. Recuérdese asimismo que la queja de dolor abdominal en un niño puede reflejar una necesidad emocional, como el deseo de evitar la escuela o la búsqueda de atención de un adulto.

CONSIDERACIONES GERIÁTRICAS

La edad avanzada puede reducir las manifestaciones de enfermedad abdominal aguda. El dolor puede ser menos intenso, la fiebre menos pronounciada y los signos de inflamación peritoneal más leves o ausentes.

D

Bibliografía

McCutcheon, T. (2013). The ileus and oddities after colorectal surgery. *Gastroenterology Nursing*, *36*(5), 368–375.

Saccamano, S., & Ferrara, L. (2013). Evaluation of acute abdominal pain. *The Nurse Practitioner: The American Journal of Primary Health Care*, *38*(11), 46–53.

Dolor braquial

El dolor braquial suele deberse a trastornos musculoesqueléticos, pero también a trastornos neurovasculares o cardiovasculares. (Véase *Causas de dolor local*, en la pág. 200.) En algunos casos, es dolor referido desde otra área, como tórax, cuello o abdomen. Su sitio, inicio y carácter dan indicios sobre su causa. El dolor puede afectar toda la extremidad, o sólo el antebrazo o el brazo. Puede surgir de manera repentina o gradual, y ser constante o intermitente. El dolor braquial puede describirse como penetrante o sordo, quemante o de entumecimiento y fulgurante o penetrante. Sin embargo, el dolor braquial difuso puede ser difícil de describir, en especial si no se relaciona con lesión.

Anamnesis y exploración física

Si el paciente informa dolor braquial después de una lesión, se hace un breve interrogatorio al paciente sobre ésta. Enseguida, se le valora con rapidez en busca de lesiones graves que requieran

Causas de dolor local

Diversos trastornos causan dolor de mano, muñeca, codo y hombro. En algunos de ellos, el dolor se radia desde el sitio lesionado a otras zonas.

D

DOLOR DE CODO
- Artritis
- Bursitis
- Dislocación
- Epicondilitis lateral (codo de tenista)
- Fractura
- Neuritis ulnar
- Tendinitis

DOLOR DE HOMBRO
- Absceso subfrénico
- Algodistrofia del miembro superior
- Aneurisma aórtico disecante
- Angina de pecho
- Artritis
- Bursitis
- Capsulitis adhesiva (hombro congelado)
- Colecistitis o colelitiasis
- Dislocación
- Fractura de clavícula
- Fractura del cuello del húmero
- Gastritis
- Infección
- Neumotórax
- Pancreatitis aguda
- Pleuresía diafragmática
- Ruptura de bazo (hombro izquierdo)
- Separación acromioclavicular
- Síndrome de Pancoast
- Tendinitis
- Úlcera perforada

DOLOR DE MANO
- Algodistrofia del miembro superior
- Artritis
- Contractura de Dupuytren
- Dedo en gatillo
- Enfermedad de Buerger
- Enfermedad de Raynaud
- Enfermedad vascular oclusiva
- Esguince o distensión muscular
- Fractura
- Ganglión
- Infección
- Radiculopatía
- Síndrome de la abertura torácica superior
- Síndrome del túnel del carpo
- Síndrome del túnel del codo

DOLOR DE MUÑECA
- Artritis
- Esguince o distensión muscular
- Fractura
- Ganglión
- Síndrome del túnel del carpo
- Tenosinovitis (enfermedad de Quervain)

tratamiento inmediato. Si se han descartado lesiones graves, se evalúan pulsos, tiempo de llenado capilar y sensibilidad y movimiento distales a la zona afectada, porque el deterioro circulatorio o la lesión de nervios pueden requerir cirugía inmediata. Se inspecciona el brazo en busca de deformidades, se valora el nivel del dolor, y se inmoviliza el brazo para prevenir lesión ulterior.

Si el paciente informa dolor braquial continuo o intermitente, se le pide que lo describa y que relate cuándo comenzó. ¿Se asocia el dolor con movimientos o posiciones repetitivos o específicos? Se le pide que indique otras zonas dolorosas, porque el dolor de brazo puede ser referido. Por ejemplo, el dolor braquial comúnmente acompaña al dolor torácico característico del infarto de miocardio, y el dolor del hombro derecho puede ser referido desde el dolor abdominal en el cuadrante superior derecho de la colecistitis. Se pregunta al paciente si el dolor empeora por la mañana o la tarde, si le impide realizar su trabajo y si restringe el movimiento. También se pregunta si el calor, el reposo o los fármacos lo alivian. Por último, se interroga sobre enfermedad preexistente, antecedente familiar de gota o artritis y tratamiento medicamentoso actual.

Después, se realiza una exploración enfocada. Se observa el modo en que el paciente camina, se sienta y porta el brazo. Se inspecciona la totalidad de la extremidad, comparándola con la opuesta en cuanto a simetría, movimiento y atrofia muscular. (Es importante saber si el paciente es diestro o zurdo.) Se palpa la totalidad de la extremidad en busca de tumefacción, nódulos y zonas sensibles. En ambos brazos, se comparan arco de movimiento activo, fuerza muscular y reflejos.

Si el paciente informa entumecimiento u hormigueo, se examina su sensibilidad a vibración, temperatura y pinchazo de alfiler. Se compara la fuerza de sujeción de ambas manos y la fuerza de los hombros para detectar debilidad.

Si el paciente tiene un enyesado, férula o apósito restrictivo, se verifican circulación, sensibilidad y movilidad distales al apósito. Se interroga al paciente acerca de edema y si el dolor ha empeorado en las últimas 24 horas.

Se examina el cuello en cuanto a dolor al moverlo, sensibilidad puntual, espasmos musculares o dolor braquial cuando se extiende el cuello con la cabeza hacia el lado afectado (Véase *Dolor braquial: causas comunes y datos asociados*.)

Dolor braquial: causas comunes y datos asociados

SIGNOS Y SÍNTOMAS

CAUSAS COMUNES	PRINCIPALES SIGNOS Y SÍNTOMAS ASOCIADOS											
	Dolor torácico	*Crepitaciones*	*Disminución del movimiento*	*Disminución de la respuesta refleja*	*Deformidad*	*Equimosis*	*Edema*	*Deterioro de la circulación*	*Debilidad muscular*	*Náusea*	*Parestesia*	*Vómito*
Angina	◆											
Ruptura de bíceps					◆		◆		◆			
Celulitis							◆					
Compresión de raíz de nervio cervical				◆					◆		◆	
Síndrome de compartimiento				◆			◆	◆	◆		◆	
Fracturas		◆	◆		◆	◆	◆	◆			◆	
Contusión muscular						◆	◆					
Distensión muscular			◆						◆			
Infarto de miocardio	◆									◆		◆
Neoplasia del brazo							◆	◆			◆	
Osteomielitis			◆				◆					

D

Causas médicas

■ ***Angina.*** La angina puede causar dolor braquial interno así como dolor torácico y mandibular. El dolor suele ocurrir después de esfuerzo y persistir por unos pocos minutos. Se acompaña de disnea, diaforesis y aprensión, y se alivia con reposo o vasodilatadores como nitroglicerina.

■ ***Ruptura de bíceps.*** La ruptura del bíceps por levantar un peso excesivo o por artrosis de la inserción del tendón bicipital en el hombro puede ser la causa de dolor en la parte superior del brazo. Flexión y supinación del antebrazo agravan el dolor. Otros signos y síntomas son debilidad muscular, deformidad y edema.

■ ***Celulitis.*** De manera típica, la celulitis afecta las piernas, pero también puede afectar los brazos. Produce dolor así como enrojecimiento, sensibilidad, edema y, en ocasiones, fiebre, escalofríos, taquicardia, cefalea e hipotensión. La celulitis suele ocurrir después de lesión o picadura de insecto.

■ ***Compresión de raíz de nervio cervical.*** La compresión de los nervios cervicales que inervan la parte superior del brazo produce dolor crónico de brazo y cuello, que puede empeorar con el movimiento o la posición sedente prolongada. El paciente también puede experimentar debilidad muscular, parestesia y disminución de la respuesta refleja.

■ ***Síndrome de compartimiento.*** Dolor intenso con el estiramiento muscular pasivo es el síntoma cardinal del síndrome de compartimiento. También puede afectar la circulación distal y causar debilidad muscular, disminución de la respuesta refleja, parestesia y edema. Son signos ominosos parálisis y ausencia de pulso.

■ ***Fracturas.*** En las fracturas de vértebras cervicales, húmero, omóplato, clavícula, radio o cúbito puede ocurrir dolor en el sitio de la lesión y radiarse por todo el brazo. El dolor es intenso en el sitio recién fracturado y empeora con el movimiento. Entre los signos y síntomas asociados se incluyen crepitación, que se palpa y oye en los extremos óseos al frotarse entre sí (no debe tratarse de inducir este signo); deformidad, si los huesos están desalineados; equimosis y edema locales; deterioro de la circulación distal; parestesia; y disminución de la sensibilidad distalmente al sitio lesionado. Las fracturas de los huesecillos de la muñeca pueden manifestarse como dolor y tumefacción varios días después del traumatismo.

■ ***Contusión muscular.*** La contusión muscular puede causar dolor generalizado en la zona de la lesión. También puede provocar tumefacción y equimosis locales.

■ ***Distensión muscular.*** La distensión muscular aguda o crónica causa dolor leve a intenso con el movimiento. La reducción resultante en el movimiento del brazo puede causar debilidad y atrofia musculares.

■ ***Infarto de miocardio (IM).*** Un IM es un trastorno potencialmente letal en el que el paciente puede quejarse de dolor del brazo izquierdo así como dolor torácico profundo y aplastante. Asimismo son posibles debilidad, palidez, náusea, vómito, diaforesis, alteración de la presión arterial, taquicardia, disnea y aprensión o sensación de desgracia inminente.

■ ***Neoplasias del brazo.*** Las neoplasias del brazo producen dolor braquial profundo y penetrante continuo que empeora por la noche. En ocasiones este dolor se acompaña de enrojecimiento y tumefacción; más tarde son posibles degradación de la piel, trastornos de la circulación y parestesia.

■ ***Osteomielitis.*** La osteomielitis suele comenzar con dolor braquial localizado vago y evanescente y fiebre, y se acompaña de sensibilidad local, movimiento doloroso y restringido y, más tarde, tumefacción. Son datos asociados malestar general y taquicardia.

Consideraciones especiales

Si se sospecha una fractura, se aplica un cabestrillo o una férula para inmovilizar el brazo, y se vigila al paciente en previsión de agravamiento del dolor, entumecimiento, o decremento de la circulación distal al sitio lesionado. Asimismo, se vigilan los signos vitales del paciente y se está alerta a taquicardia, hipotensión y diaforesis. Se pospone la administración de alimentos, líquidos y analgésicos hasta que se evalúen posibles fracturas. Se promueve el confort del paciente elevando el brazo y aplicando hielo. Se limpian abrasiones y laceraciones y se aplican apósitos estériles secos en caso necesario. Asimismo, se prepara al paciente para radiografías u otras pruebas diagnósticas.

Orientación al paciente

Se explican los signos y síntomas de un episodio isquémico y del deterioro circulatorio causado por un enyesado apretado.

CONSIDERACIONES PEDIÁTRICAS

En niños, el dolor braquial suele ser resultado de fracturas, esguince, distrofia muscular o artritis reumatoide. En especial en niños pequeños, puede ser difícil establecer el sitio exacto del dolor. Se observa en busca de indicios no verbales, como alejamiento o protección del sitio afectado.

Si el niño tiene fractura o esguince, se obtiene una anamnesis completa sobre la lesión. Se observan de cerca las interacciones entre el niño y su familia, y no se descarta la posibilidad de abuso infantil.

CONSIDERACIONES GERIÁTRICAS

Los adultos mayores con osteoporosis pueden experimentar fracturas por traumatismos simples o incluso por levantar objetos pesados o hacer movimientos inesperados. También son propensos a enfermedad articular degenerativa que puede afectar varias articulaciones de brazo o cuello.

Bibliografía

Deane, L., Giele, H., & Johnson, K. (2012). Thoracic outlet syndrome. *British Medical Journal*, *345*, e7373.

Giummarra, M. J., & Moseley, G. L. (2011). Phantom limb pain and bodily awareness: Current concepts and future directions. *Current Opinions in Anaesthesiology*, *24*, 524–531.

Dolor cervical

El dolor cervical puede originarse en cualquier estructura del cuello, desde las meninges y las vértebras cervicales hasta sus vasos sanguíneos, músculos y tejido linfático. Este síntoma también puede ser referido desde otras zonas del cuerpo. Su ubicación, inicio y patrón ayudan a determinar el origen y las causas subyacentes. El dolor cervical suele deberse a traumatismo y trastornos degenerativos, congénitos, inflamatorios, metabólicos y neoplásicos.

INTERVENCIONES EN CASO DE URGENCIA

Si el dolor cervical del paciente se debe a traumatismo, primero se asegura la correcta inmovilización de la columna cervical, de preferencia con un tablero de espalda largo y un collarín Filadelfia. (Véase Aplicación de un collarín Filadelfia, *en la pág. 204.) Enseguida se toman los signos vitales, y se realiza un examen neurológico rápido. Si hay signos de dificultad respiratoria, se administra oxígeno. Tal vez se requiera intubación o traqueostomía y ventilación mecánica. Se pregunta al paciente (o a un familiar, si el paciente no puede responder) cómo ocurrió la lesión. Después se examina el cuello en busca de abrasiones, tumefacción, laceraciones, eritema y equimosis.*

Anamnesis y exploración física

Si el paciente no sufrió traumatismo, se determinan la gravedad y el inicio del dolor cervical. ¿En qué parte específica del cuello siente el dolor? ¿Algo lo alivia o lo empeora? ¿Hay algún suceso particular que precipite el dolor? También se pregunta sobre otros síntomas, como cefaleas. Después la atención se centra en enfermedades y lesiones actuales y pasadas del paciente, alimentación, antecedentes medicamentosos y antecedentes de salud familiar.

Se inspeccionan de manera exhaustiva cuello, hombros y columna cervical en busca de tumefacción, masas, eritema y

D

equimosis. Se valora el arco de movimiento activo en el cuello pidiendo al paciente que realice movimientos de flexión, extensión, rotación y flexión lateral. Se toma nota del grado de dolor producido por estos movimientos. Se examina la postura, y se examina y compara la fuerza muscular bilateral. Se revisa la sensibilidad en los brazos, y se valoran la prensión y los reflejos braquiales. Se intenta inducir los signos de Brudzinski y de Kernig si existe antecedente de traumatismo de cuello, y se palpan los nódulos linfáticos cervicales en busca de crecimiento. (Véase *Dolor cervical: causas comunes y datos asociados,* en las págs. 206 y 207.)

Causas médicas

- ***Espondilitis anquilosante.*** Dolor cervical moderado a intenso y rigidez intermitentes con arco de movimiento (ADM) muy restringido son característicos de la espondilitis anquilosante. Dolor y rigidez intermitentes de espalda baja y dolor braquial suelen ser más intensos en la mañana o después de periodos de inactividad, y por lo común se alivian con ejercicio. Son datos relacionados febrícula, expansión torácica limitada, malestar general, anorexia, fatiga y, en ocasiones, iritis.
- ***Lesión por extensión cervical.*** El dolor cervical anterior o posterior puede presentarse horas o días después de una lesión de latigazo. El dolor anterior suele disminuir en algunos días, pero el dolor posterior persiste e incluso puede intensificarse. Son datos asociados sensibilidad, tumefacción y rigidez de nuca, dolor de brazo o espalda, cefalea occipital, espasmos musculares, visión borrosa y miosis unilateral del lado afectado.
- ***Fractura de columna cervical.*** La fractura en C1 a C4 puede causar la muerte súbita; los sobrevivientes a veces experimentan dolor cervical intenso que restringe todo movimiento, cefalea occipital intensa, cuadriplejia, deformidad y parálisis respiratoria.
- ***Tumor de columna cervical.*** Los tumores metastásicos suelen causar dolor cervical persistente que aumenta con el movimiento y no es aliviado por el reposo; los tumores primarios provocan

Aplicación de un collarín Filadelfia

El collarín Filadelfia, un cuello de polietileno moldeado de bajo peso diseñado para mantener el cuello recto con el mentón ligeramente elevado y apoyado, inmoviliza la columna cervical, reduce los espasmos musculares, y da algún alivio del dolor. También impide lesiones ulteriores y promueve la curación. Cuando se aplica el collarín, se ajusta apretadamente alrededor del cuello con cierres de velcro o hebillas en la parte posterior. Es necesario asegurarse de revisar las vías respiratorias y el estado neurovascular del paciente, a fin de tener la certeza de que el collarín no está demasiado apretado. Asimismo, se debe constatar que el collarín no esté demasiado alto en el frente, lo cual podría hiperextender el cuello. En un paciente con esguince de cuello, la hiperextensión puede hacer que los ligamentos suelden en una posición más corta; en un paciente con fractura de la columna cervical, esto podría causar daño neurológico grave.

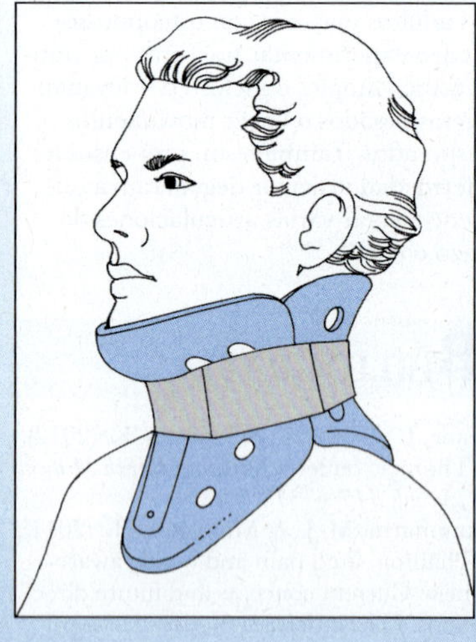

dolor leve a intenso a lo largo de una raíz nerviosa específica. Otros datos dependen de las lesiones, y entre ellos se incluyen parestesia, debilidad de brazos y piernas que avanza a atrofia y parálisis, e incontinencia urinaria y fecal.

■ ***Espondilosis cervical.*** La espondilosis cervical es un proceso degenerativo que produce dolor cervical posterior que restringe el movimiento y es agravado por él. El dolor puede radiar por cada brazo y acompañarse de parestesia, debilidad y rigidez.

■ ***Traumatismo esofágico.*** Un desgarro de la mucosa esofágica o un divertículo por pulsión pueden causar dolor cervical leve, dolor torácico, edema, hemoptisis y disfagia.

■ ***Hernia de disco cervical.*** De manera característica, una hernia de disco cervical causa dolor cervical variable que restringe el movimiento y es agravado por éste. También provoca dolor referido a lo largo de un dermatoma específico, parestesia y otras alteraciones sensitivas y debilidad braquial.

■ ***Cáncer laríngeo.*** El dolor de cuello que radia al oído ocurre tardíamente en el cáncer laríngeo. También puede haber disfagia, disnea, hemoptisis, estridor, disfonía y linfadenopatía cervical.

■ ***Linfadenitis.*** En la linfadenitis, el crecimiento y la inflamación de los nódulos linfáticos cervicales causan dolor agudo y sensibilidad. También ocurren fiebre, escalofríos y malestar general.

■ ***Meningitis.*** Puede haber dolor cervical junto con rigidez de nuca característica. Son datos relacionados fiebre, cefalea, fotofobia, signos de Brudzinski y de Kernig positivos y disminución del nivel de conciencia (NDC).

■ ***Esguince cervical.*** Los esguinces menores suelen causar dolor, ligera tumefacción, rigidez y restricción del ADM. La ruptura de ligamento causa dolor, tumefacción intensa, equimosis, espasmos musculares y rigidez de nuca con inclinación de la cabeza.

■ ***Artritis reumatoide.*** La artritis reumatoide suele afectar articulaciones periféricas, pero también puede implicar las vértebras cervicales. La inflamación aguda a veces causa dolor moderado a intenso que radia a lo largo de una raíz nerviosa específica; aumento de calor, tumefacción y sensibilidad en las articulaciones afectadas; rigidez y restricción del ADM; parestesia y debilidad muscular; febrícula; anorexia; malestar general; fatiga; y posible deformidad del cuello. Queda algo de dolor y rigidez después de la fase aguda.

■ ***Fractura del proceso espinoso.*** Una fractura cerca de la unión cervicotorácica produce dolor agudo que radia a los hombros. Son datos asociados tumefacción, sensibilidad extrema, ADM restringido, espasmos musculares y deformidad.

■ ***Hemorragia subaracnoidea.*** La hemorragia subaracnoidea es un trastorno potencialmente letal que puede causar dolor y rigidez cervicales moderados a intensos, cefalea y disminución del NDC. Están presentes los signos de Kernig y de Brudzinski. El paciente puede describir la cefalea como "la peor de mi vida".

■ ***Traumatismo tiroideo.*** Además de dolor cervical leve a moderado, el traumatismo tiroideo puede causar tumefacción y equimosis locales. Si se forma un hematoma, puede causar disnea.

■ ***Tortícolis.*** El tortícolis es una deformidad del cuello en la cual hay dolor cervical intenso que acompaña a espasmos y rigidez musculares unilaterales recurrentes que provocan una inclinación característica de la cabeza.

■ ***Traumatismo traqueal.*** La fractura del cartílago traqueal, un trastorno potencialmente letal, provoca dolor cervical moderado a intenso y dificultad respiratoria.

El desgarro de la mucosa traqueal produce dolor leve a moderado y puede provocar oclusión de vías respiratorias, hemoptisis, disfonía y disfagia.

Consideraciones especiales

Se promueve el confort del paciente administrándole un antiinflamatorio y un analgésico, según sea necesario. Se ayuda al paciente a encontrar posiciones en que se sienta más confortable. Se le

Dolor cervical: causas comunes y datos asociados

SIGNOS Y SÍNTOMAS / CAUSAS COMUNES	PRINCIPALES SIGNOS Y SÍNTOMAS ASOCIADOS													
	Dolor braquial	Dorsalgia	Signo de Brudzinski	Disminución del nivel de conciencia	Disminución del arco de movimiento	Deformidad	Disfagia	Disnea	Equimosis	Fatiga	Fiebre	Cefalea	Hemoptisis	Disfonía
Espondilitis anquilosante	♦	♦			♦					♦	♦			
Lesión por extensión cervical	♦	♦										♦		
Fractura de columna cervical					♦	♦						♦		
Tumor de columna cervical					♦									
Espondilosis cervical	♦				♦									
Traumatismo esofágico							♦						♦	
Hernia de disco cervical	♦	♦			♦									
Cáncer laríngeo							♦	♦					♦	♦
Linfadenitis											♦			
Meningitis			♦	♦							♦	♦		
Esguince de cuello					♦				♦					
Artritis reumatoide					♦	♦				♦	♦			
Fractura del proceso espinoso					♦	♦								
Hemorragia subaracnoidea			♦	♦								♦		
Traumatismo tiroideo							♦	♦						
Tortícolis														
Traumatismo traqueal							♦	♦					♦	♦

prepara para pruebas diagnósticas, como radiografías, tomografía computarizada, pruebas sanguíneas y análisis de líquido cerebroespinal.

Orientación al paciente

Se explica cada actividad que el paciente deba limitar o evitar, y se refuerzan

	Signo de Kernig	Linfadenopatía	Malestar general	Espasmos musculares	Rigidez de nuca	Parálisis	Parestesia	Tumefacción	Sensibilidad	Debilidad
			♦		♦					
				♦	♦			♦		
						♦				
						♦	♦			♦
							♦			♦
								♦		
							♦			♦
		♦								
		♦	♦						♦	
	♦				♦					
				♦	♦			♦		
			♦				♦	♦	♦	♦
				♦				♦	♦	
	♦				♦					
								♦		
					♦	♦				

los ejercicios prescritos. Se enseña al paciente cómo aplicar un collarín cervical, en caso necesario.

CONSIDERACIONES PEDIÁTRICAS

Las causas más comunes de dolor cervical en niños son meningitis y traumatismo. Una causa rara de dolor cervical es el tortícolis congénito.

BIBLIOGRAFÍA

Buttaro, T. M., Tybulski, J., Bailey, P. P., & Sandberg-Cook, J. (2008). *Primary care: A collaborative practice* (pp. 444–447). St. Louis, MO: Mosby Elsevier.

Colyar, M. R. (2003). *Well-child assessment for primary care providers*. Philadelphia, PA: F.A. Davis.

Sarwark, J. F. (2010). *Essentials of musculoskeletal care*. Rosemont, IL: American Academy of Orthopaedic Surgeons.

Sommers, M. S., & Brunner, L. S. (2012). *Pocket diseases*. Philadelphia, PA: F.A. Davis.

DOLOR DE EXTREMIDAD INFERIOR

Aunque el dolor de extremidad inferior suele indicar un trastorno musculoesquelético, también puede deberse a un problema vascular o neurológico más grave. El dolor puede ser súbito o gradual y ser localizado o afectar toda la extremidad. Constante o intermitente, puede ser sordo, quemante, penetrante, fulgurante u hormigueante. Puede afectar la locomoción, al limitar el peso que puede soportarse. El dolor intenso después de aplicación de un enyesado por fractura puede indicar síndrome de compartimiento, amenazador para el miembro. El inicio súbito de dolor de extremidad inferior intenso en un paciente con insuficiencia vascular subyacente puede indicar deterioro agudo, que quizá requiera injerto arterial o amputación. (Véase *Causas principales de dolor local de extremidad inferior*, en la pág. 208.)

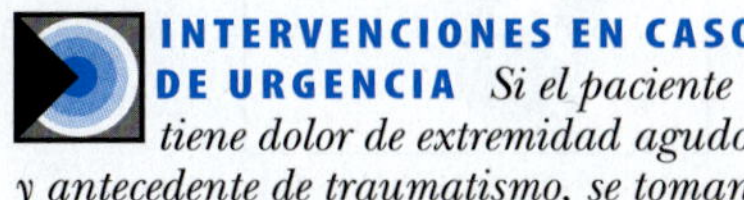

INTERVENCIONES EN CASO DE URGENCIA *Si el paciente tiene dolor de extremidad agudo y antecedente de traumatismo, se toman*

D

los signos vitales con rapidez y se determina el estado neurovascular de la extremidad. Se observa la posición del miembro y se revisa en busca de tumefacción, deformidades evidentes o rotación anómala. También se revisan los pulsos distales y se toma nota de color y temperatura de la piel. Una extremidad pálida, fría y sin pulso puede indicar un problema de circulación, que tal vez requiera cirugía de urgencia.

Anamnesis y exploración física

Si el estado del paciente lo permite, se le pregunta cuándo comenzó el dolor y se le pide que describa su intensidad, carácter y patrón. ¿Es el dolor peor en la mañana, por la noche o con el movimiento? Si no le impide caminar, ¿debe apoyarse en una muleta u otro dispositivo auxiliar? También se le pregunta acerca de la presencia de otros signos y síntomas.

Causas principales de dolor local de extremidad inferior

Diversos trastornos causan dolor de cadera, rodilla, tobillo o pie, que puede radiar a tejidos circundantes o informarse como dolor de extremidad inferior. El dolor local suele acompañarse de sensibilidad, tumefacción y deformidad en la zona afectada.

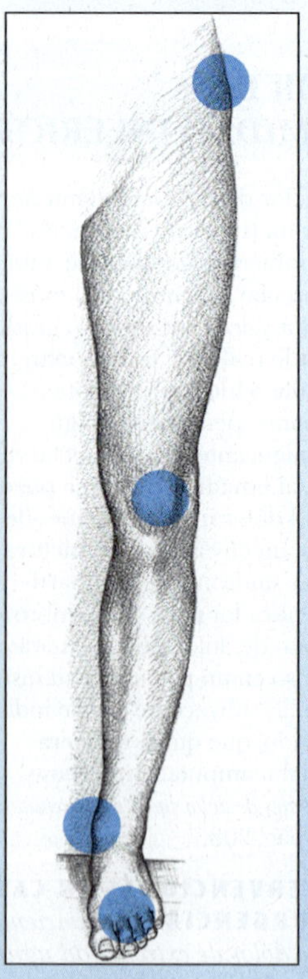

DOLOR DE CADERA
- Artritis
- Bursitis
- Fractura
- Luxación
- Necrosis avascular
- Septicemia
- Tumor

DOLOR DE PIE
- Artritis
- Callo o queratosis
- Dedo en martillo
- Enfermedad de Köhler
- Fasciitis plantar
- Fractura
- Gota
- Juanete
- Luxación
- Neuroma de Morton
- Pie plano
- Radiculopatía
- Rigidez del dedo gordo
- Síndrome del túnel tarsal
- Tabes dorsal
- Uña enterrada
- Vasculopatía oclusiva
- Verruga plantar

DOLOR DE RODILLA
- Artritis
- Bursitis
- Condromalacia
- Contusión
- Enguince
- Flebitis
- Fractura
- Infección
- Lesión del ligamento cruzado
- Lesión de meniscos
- Luxación
- Osteocondritis disecante
- Quiste poplíteo
- Radiculopatía
- Ruptura del mecanismo extensor

DOLOR DE TOBILLO
- Artritis
- Contractura del tendón de Aquiles
- Esguince
- Fractura
- Luxación
- Tenosinovitis

Se determina si el paciente tiene el antecedente de lesión o cirugía de la extremidad inferior y si él o un familiar tienen el antecedente de problemas articulares, vasculares o de espalda. También se pregunta cuáles fármacos usa y si le han ayudado a aliviar su dolor.

Se inicia la exploración física observando la ambulación del paciente, si su estado lo permite. Se observa la actitud de su extremidad cuando está de pie y sentado. Se palpan piernas, glúteos y espalda baja para determinar la magnitud del dolor y la sensibilidad. Si se ha descartado una fractura, se examina el arco de movimiento (ADM) en cadera y rodilla. También se revisan los reflejos con la pierna del paciente extendida y elevada, tomando nota de la acción que causa el dolor. Después se comparan ambas extremidades en cuanto a simetría, movimiento y ADM activo. Se valoran además sensación y fuerza. Si el paciente tiene un enyesado, férula o vendaje restrictivo, se revisan de manera minuciosa circulación distal, sensación y movilidad, y se estiran los dedos del pie para inducir dolor asociado.

Causas médicas

- ***Cáncer óseo.*** Un dolor profundo o terebrante continuo, que suele empeorar en la noche, puede ser el primer síntoma de cáncer óseo. Más tarde pueden ocurrir tumefacción, aumento del dolor con la actividad y una masa palpable. El paciente también puede informar deterioro de la movilidad de la extremidad afectada.
- ***Síndrome del compartimiento.*** El dolor de extremidad inferior intenso y progresivo que aumenta con el estiramiento muscular pasivo es un signo cardinal de síndrome del compartimiento, un trastorno potencialmente letal. Vendajes restrictivos o tracción pueden agravar el dolor, que suele empeorar pese a la administración de analgésicos. Otros datos son debilidad muscular y parestesia pero circulación distal aparentemente normal. En la isquemia muscular irreversible también ocurren isquemia muscular, parálisis y ausencia de pulso.
- ***Fractura.*** Dolor agudo intenso acompaña a tumefacción y equimosis en la extremidad afectada. El movimiento produce dolor extremo, y la pierna puede ser incapaz de soportar peso. Puede estar deteriorado el estado neurovascular distal a la fractura, con el resultado de parestesia, ausencia de pulso, cianosis moteada y frialdad cutánea. También son posibles deformidad, espasmos musculares y crepitación ósea.
- ***Infección.*** Dolor local de extremidad inferior, eritema, tumefacción, estrías y calor caracterizan las infecciones de tejidos blandos y huesos. Puede haber fiebre y taquicardia con otros signos sistémicos.
- ***Vasculopatía oclusiva.*** Los calambres continuos de piernas y pies pueden empeorar al caminar e inducir claudicación. Es posible que el paciente informe aumento del dolor en la noche, frialdad de pies, intolerancia al frío, entumecimiento y hormigueo. La exploración puede revelar edema de tobillos y parte inferior de las piernas, pulsos disminuidos o ausentes y aumento del tiempo de llenado capilar. (El tiempo normal es de menos de 3 segundos.)
- ***Ciática.*** El dolor, que se describe como fulgurante, insidioso u hormigueante, radia a la parte posterior de la pierna a lo largo del nervio ciático. La actividad suele exacerbar el dolor, y el reposo lo alivia. Es posible que el paciente cojee para evitar exacerbar el dolor, y que tenga dificultad para levantarse después de haber estado sentado.
- ***Esguince o distensión.*** La distensión aguda causa dolor penetrante transitorio y tumefacción rápida, seguidas de sensibilidad y equimosis de la pierna. La distensión crónica produce rigidez, dolor y sensibilidad generalizada de la extremidad varias horas después de la lesión; el movimiento activo y pasivo puede ser doloroso o imposible. Un esguince causa dolor local, en especial durante el movimiento articular, equimosis y, quizá, tumefacción local y pérdida de movilidad.
- ***Tromboflebitis.*** La molestia va de sensibilidad de la pantorrilla a dolor intenso acompañado de tumefacción,

calor y sensación de pesantez en la pierna afectada. También puede haber fiebre, escalofríos, malestar general, calambres musculares y signo de Homans positivo. La valoración puede revelar venas superficiales visiblemente ingurgitadas; palpables, duras, parecidas a cuerdas y sensibles a la presión.

- ***Várices.*** Son posibles síntomas leves a intensos en las piernas, incluidos calambres nocturnos; sensación de pesantez; dolor sordo difuso después de estar de pie o caminar por tiempo prolongado; y dolor durante la menstruación. La valoración puede revelar nódulos palpables, edema ortostático y pigmentación por estasis de pantorrillas y tobillos.

CONSIDERACIONES SEGÚN EL SEXO *Las várices primarias ocurren en el aparato circulatorio superficial y son más comunes en mujeres.*

- ***Úlcera por estasis venosa.*** Ocurren dolor localizado y sangrado por úlceras infectadas en las extremidades inferiores. Es característica una pigmentación azulosa moteada y puede haber edema local.

Consideraciones especiales

Si el paciente tiene dolor agudo de extremidad inferior, se vigila de cerca su estado neurovascular tomando con frecuencia los pulsos distales y evaluando las piernas en cuanto a temperatura, color y sensibilidad. También se vigila la circunferencia de muslo y pantorrilla para evaluar sangrado hacia los tejidos desde el sitio de una posible fractura. Se prepara al paciente para radiografías. Se usan bolsas de arena para inmovilizar la pierna. Se aplica hielo y, si es necesario, tracción del esqueleto. Si no se sospecha fractura, se prepara al paciente para pruebas de laboratorio a fin de detectar un agente infeccioso o para venografía, ecografía Doppler, pletismografía o angiografía con objeto de determinar la competencia vascular. Se suspenden alimentos y líquidos hasta que se haya descartado la necesidad de cirugía, y se evitan los analgésicos mientras se establece un diagnóstico preliminar. Se administran un anticoagulante y un antibiótico según se requiera.

Orientación al paciente

Se explica el uso de antiinflamatorios, ejercicios de ADM y dispositivos auxiliares. Se discuten la necesidad de fisioterapia, según sea apropiado y cambios en el estilo de vida que el paciente debe hacer.

CONSIDERACIONES PEDIÁTRICAS

Son causas pediátricas comunes de dolor de extremidad inferior fractura, osteomielitis y cáncer óseo. Si los padres no pueden dar una explicación adecuada para una fractura, se considera la posibilidad de abuso infantil.

Bibliografía

Konstantinou, K., Hider, S. L., Jordan, J. L., Lewis, M., Dunn, K. M., & Hay, E. M. (2013). The impact of low back-related leg pain on outcomes as compared with low back pain alone: A systematic review of the literature. *Clinical Journal of Pain*, *29*(7), 644–654.

Schafer, A., Hall, T., & Briffa, K. (2009). Classification of low back-related leg pain—A proposed patho-mechanism-based approach. *Manual Therapy*, *14*(2), 222–230.

Dolor lumbar

El dolor en el flanco, la zona que se extiende desde las costillas hasta el ilion, es un indicador importante de enfermedad o traumatismo renal y de vías urinarias superiores.

Según la causa, este síntoma varía de dolor sordo a dolor punzante o palpitante intenso y puede ser unilateral o bilateral y constante o intermitente. Es agravado por percusión del ángulo costovertebral (ACV) y, en pacientes con obstrucción renal o de vías urinarias, por aumento del consumo de líquido e ingestión de alcohol, cafeína o diuréticos.

No es afectado por cambios de posición, y sólo suele reaccionar a analgésicos o tratamiento del trastorno subyacente. (Véase *Dolor de flanco: causas comunes y datos asociados,* en la pág. 212.)

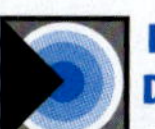

INTERVENCIONES EN CASO DE URGENCIA *Si el paciente sufrió un traumatismo, se buscan con rapidez una masa visible o palpable en el flanco, lesiones asociadas, dolor en el ACV, hematuria, signo de Turner y signos de choque, como taquicardia y humedad fría de la piel. Si hay presentes uno o más de ellos, se inserta una línea IV para la infusión de líquidos o medicamentos. Se coloca una sonda urinaria a permanencia para vigilar la diuresis y evaluar hematuria. Se obtienen muestras de sangre para determinación de grupo y compatibilidad cruzada, biometría hemática completa y concentraciones de electrolitos.*

Anamnesis y exploración física

Si el estado del paciente no es crítico, se realiza una anamnesis detallada. Se pregunta sobre inicio del dolor y sucesos que parecen precipitarlo. Se pide al paciente que describa sitio, intensidad, patrón y duración del dolor. Se determina si algo lo agrava o lo alivia.

Se interroga al paciente sobre cambios en su patrón normal de consumo de líquido y micción. Se exploran sus antecedentes de infección u obstrucción de vías urinarias, enfermedad renal, o infección estreptocócica reciente.

Durante la exploración física, se palpa la zona del flanco y se percute el ACV para determinar la magnitud del dolor.

Causas médicas

- ***Cálculos.*** Los cálculos renales y ureterales producen intenso dolor de flanco colicoso unilateral. De manera característica, el dolor de ACV inicial radia a flanco, región suprapúbica, y quizá genitales; también son posibles dolor abdominal y dorsalgia baja. Náusea y vómito suelen acompañar al dolor intenso. Son datos asociados sensibilidad del ACV, hematuria, hipoactividad de borborigmos y, quizá, signos y síntomas de una IVU (polaquiuria y necesidad imperiosa de orinar, disuria, nicturia, fatiga, febrícula y tenesmo).
- ***Necrosis cortical (aguda).*** El dolor de flanco unilateral suele ser intenso. Son datos acompañantes hematuria macroscópica, anuria, leucocitosis y fiebre.
- ***Uropatía obstructiva.*** En caso de obstrucción aguda, el dolor de flanco puede ser insufrible; en la obstrucción gradual suele ser un dolor sordo. En ambas, el dolor puede situarse también en la parte superior del abdomen y radiar a la ingle. Son posibles asimismo náusea, vómito, distensión abdominal, anuria que alterna con periodos de oliguria y poliuria e hipoactividad de los borborigmos. Los datos adicionales —una masa abdominal palpable, sensibilidad del ACV y distensión vesical— varían con el sitio y la causa de la obstrucción.
- ***Necrosis papilar (aguda).*** Ocurre dolor de flanco bilateral intenso junto con cólico renal, sensibilidad del ACV, y dolor y rigidez abdominales. Entre los signos y síntomas urinarios se incluyen oliguria o anuria, hematuria y piuria, con fiebre alta, escalofríos, vómito e hipoactividad de borborigmos.
- ***Absceso perirrenal.*** Dolor de flanco unilateral intenso y sensibilidad del ACV acompañan a disuria, fiebre alta persistente, escalofríos y, en algunos pacientes, una masa abdominal palpable.
- ***Poliquistosis renal.*** Dolor de flanco bilateral insidioso sordo suele ser el primer síntoma de la poliquistosis renal. El dolor puede hacerse intenso y colicoso si los quistes se rompen y los coágulos migran o causan obstrucción. Son posibles datos tempranos inespecíficos poliuria, hipertensión y signos de IVU. Más tarde puede haber hematuria y dolor perineal, de espalda baja y suprapúbico.
- ***Pielonefritis (aguda).*** Ocurre dolor de flanco intenso, constante y unilateral o bilateral en pocas horas o días junto con manifestaciones urinarias típicas: disuria, nicturia, hematuria, urgencia, frecuencia

D

Dolor de flanco: causas comunes y datos asociados

SIGNOS Y SÍNTOMAS	PRINCIPALES SIGNOS Y SÍNTOMAS ASOCIADOS									
CAUSAS COMUNES	*Distensión abdominal*	*Masa abdominal*	*Dolor abdominal*	*Anuria*	*Dorsalgia*	*Distensión vesical*	*Hipertensión*	*Hipoactividad de borborigmos*	*Escalofríos*	*Sensibilidad del ángulo costovertebral*
Cálculos			♦					♦		♦
Necrosis cortical				♦						
Uropatía obstructiva	♦	♦	♦	♦		♦		♦		♦
Necrosis papilar (aguda)			♦	♦				♦	♦	♦
Absceso perirrenal		♦							♦	♦
Poliquistosis renal					♦		♦			
Pielonefritis (aguda)			♦						♦	♦
Cáncer renal							♦			
Infarto renal			♦	♦				♦		♦
Traumatismo renal	♦		♦					♦		♦
Trombosis de vena renal					♦					♦

y tenesmo. Otros datos comunes son fiebre alta persistente, escalofríos, anorexia, debilidad, fatiga, mialgia generalizada, dolor abdominal y notable sensibilidad del ACV.

■ ***Cáncer renal.*** Dolor de flanco unilateral, hematuria macroscópica y una masa palpable en el flanco constituyen la tríada clínica clásica. El dolor de flanco suele ser sordo y vago, aunque puede haber dolor colicoso intenso durante el sangrado o el paso de coágulos. Son signos y síntomas asociados fiebre, hipertensión y retención urinaria. Pérdida de peso, edema de extremidad inferior, náusea y vómito son indicaciones de enfermedad avanzada.

■ ***Infarto renal.*** Dolor de flanco unilateral intenso y constante y sensibilidad suelen acompañar a dolor intenso y persistente de abdomen alto. El paciente también puede presentar sensibilidad del ACV, anorexia, náusea, vómito, fiebre, hipoactividad de borborigmos, hematuria y oliguria o anuria.

■ ***Traumatismo renal.*** Un síntoma común es dolor de flanco variable bilateral o unilateral. También puede haber una masa visible o palpable en el flanco, junto con dolor del ACV o abdominal, que puede ser intenso y radiar a la ingle. Otros datos son hematuria, oliguria, distensión abdominal, signo de Turner, hipoactividad de borborigmos y náusea

	Disuria	Fatiga	Fiebre	Masa en el flanco	Dolor de ingle	Hematuria	Náusea	Nicturia	Oliguria	Dolor perineal	Poliuria	Piuria	Dolor suprapúbico	Tenesmo	Frecuencia urinaria	Necesidad imperiosa de orinar	Retención urinaria	Vómito
	◆	◆	◆		◆	◆	◆	◆					◆	◆	◆	◆		◆
			◆		◆													
					◆		◆		◆		◆							◆
			◆			◆			◆			◆						◆
	◆		◆															
						◆				◆	◆		◆	◆	◆	◆		
	◆	◆	◆			◆		◆						◆	◆	◆		
			◆	◆		◆	◆										◆	◆
			◆				◆		◆									◆
				◆	◆	◆	◆		◆									◆
			◆			◆	◆		◆									◆

o vómito. La lesión grave puede causar signos de choque, como taquicardia y humedad fría de la piel.

■ ***Trombosis de vena renal.*** Dolor de flanco unilateral intenso y dorsalgia baja con sensibilidad del ACV y epigástrica tipifican el inicio rápido de obstrucción venosa. Otras características son fiebre, hematuria y edema de extremidad inferior. Dolor de flanco bilateral, oliguria y otros signos y síntomas urémicos (náusea, vómito y hedor urémico) tipifican la obstrucción bilateral.

Consideraciones especiales

Se administran analgésicos. Se continúa vigilando los signos vitales, y se lleva un registro preciso de ingreso y egreso. La evaluación diagnóstica puede incluir análisis seriados de orina y suero, urografía excretoria, ecografía de flanco, tomografía computarizada, cistouretrografía en micción, cistoscopia y ureteropielografía, uretrografía y cistografía retrógradas.

Orientación al paciente

Se explican los signos y síntomas que deben informarse y la importancia de elevar el consumo de líquido (a menos que esté contraindicado). Se hace hincapié en la necesidad de tomar los fármacos como se prescribió y de acudir a las citas.

CONSIDERACIONES PEDIÁTRICAS
La valoración del dolor de flanco puede ser difícil si el niño no puede describirlo. En tales casos, la transiluminación de abdomen y flancos puede ayudar a valorar la distensión vesical e identificar masas. Entre las causas comunes de dolor de flanco en niños están uropatía obstructiva, glomerulonefritis posestreptocócica aguda, poliquistosis renal infantil y nefroblastoma.

Bibliografía

Bande, D., Abbara, S., & Kalva, S. P. (2011). Acute renal infarction secondary to calcific embolus from mitral annular calcification. *Cardiovascular Interventional Radiology, 34*, 647–649.
Lopez, V. M., & Glauser, J. (2010). A case of renal artery thrombosis with renal infarction. *Journal of Emergency Trauma and Shock, 3*, 302.

Dolor mamario (mastalgia)

(Véase también Hoyuelos mamarios, Nódulo mamario, Úlcera mamaria)

El dolor mamario, un indicador poco confiable de cáncer, suele deberse a enfermedad mamaria benigna. Puede ocurrir en reposo o movimiento y ser agravado por manipulación o palpación. (El término *sensibilidad* mamaria se refiere al dolor inducido por contacto físico.) El dolor mamario puede ser unilateral o bilateral; cíclico, intermitente o constante; y sordo o penetrante. Puede ser resultado de cortaduras superficiales, furúnculos, contusiones o lesiones similares (dolor superficial); fisuras del pezón o inflamación en los conductos papilares o la areola (dolor intenso localizado); distensión del estroma en el parénquima mamario; un tumor que afecta terminaciones nerviosas (dolor intenso constante); o lesiones inflamatorias que distienden el estroma e irritan terminaciones nerviosas sensitivas (dolor intenso constante). El dolor mamario puede radiarse a espalda, brazos y, a veces, cuello.

La sensibilidad mamaria en mujeres puede ocurrir antes de la menstruación y durante el embarazo. Antes de la menstruación, el dolor o la sensibilidad mamarios se deben a aumento del flijo sanguíneo de la mama por cambios hormonales. Durante el embarazo, son posibles sensibilidad mamaria y sensaciones pulsátil, de hormigueo o de pinchazos, también por cambios hormonales. En hombres, el dolor mamario puede deberse a ginecomastia (en especial durante pubertad y senectud), defectos del aparato reproductor, o enfermedad orgánica de hígado o hipófisis, corteza suprarrenal o glándula tiroides.

Anamnesis y exploración física

Se comienza por preguntar a la paciente si el dolor de mama es constante o intermitente. En cualquier tipo, se interroga sobre inicio y carácter. Si es intermitente, se determina la relación del dolor con la fase del ciclo menstrual. ¿Amamanta a un bebé? En caso negativo, se pregunta acerca de secreción por el pezón y se le pide que lo describa. ¿Está embarazada? ¿Ha llegado a la menopausia? ¿Ha experimentado en fecha reciente síntomas de influenza o sufrido una lesión en la mama? ¿Ha notado algún cambio en la forma o el contorno de la mama? Se pide a la paciente que describa el dolor. Tal vez lo defina como penetrante, urticante, fulgurante, punzante, palpitante o quemante. Se determina si el dolor afecta una mama o ambas, y se pide a la paciente que señale el sitio de dolor.

Se indica a la paciente que coloque los brazos a los costados y se inspeccionan las mamas. Se toma nota de tamaño, simetría y contorno, así como el aspecto de la piel. Recuérdese que la forma y el tamaño de las mamas varían, y que es normal que estos órganos cambien durante menstruación, embarazo, lactancia y envejecimiento. ¿Están las mamas enrojecidas o edematosas? ¿Son las venas prominentes?

Se observan tamaño, forma y simetría de pezones y areolas. ¿Se detecta equimosis, exantema, ulceración o secreción? ¿Apuntan los pezones en la misma dirección? ¿Se ven signos de retracción, como hoyuelos en la piel o inversión o aplanamiento de los pezones? Se repite la inspección, primero con los brazos de la paciente levantados arriba de la cabeza y después con las manos haciendo fuerza contra las caderas.

Se palpan las mamas, primero con la paciente sentada y después acostada con una almohada bajo el hombro del lado que se examina. Se usan las yemas de los dedos para comprimir el tejido mamario contra la pared torácica. Se procede de manera sistemática desde el esternón hacia la línea media, y desde la axila a la línea media, tomando nota de calor, sensibilidad, nódulos, masas o irregularidades. Se palpa el pezón, y se observa si hay sensibilidad, nódulos y secreción. Se palpan los nódulos linfáticos axilares, en busca de crecimiento. (Véase *Dolor mamario: causas comunes y datos relacionados*.)

Causas médicas

■ ***Absceso de glándula areolar.*** El absceso de glándula areolar es una masa sensible palpable que se forma en la periferia de la areola después de inflamación de las glándulas sebáceas de Montgomery. También puede haber fiebre.

■ ***Absceso mamario (agudo).*** En la mama afectada, dolor local, sensibilidad, eritema, "piel de naranja" y calor se relacionan con un nódulo. También puede haber malestar general, fiebre y escalofríos.

■ ***Quiste mamario.*** Un quiste mamario que crece con rapidez puede

Dolor mamario: causas comunes y datos relacionados

SIGNOS Y SÍNTOMAS

CAUSAS COMUNES	PRINCIPALES SIGNOS Y SÍNTOMAS ASOCIADOS							
	Nódulo mamario	Eritema	Fiebre	Prurito	Linfadenopatía	Secreción del pezón	Retracción del pezón	"Piel de naranja"
Absceso de glándula areolar	◆		◆					
Absceso mamario (agudo)	◆	◆	◆					◆
Quiste mamario	◆							
Esteatonecrosis	◆	◆					◆	
Mastopatía fibroquística	◆							
Estasis de conductos mamarios	◆	◆		◆	◆	◆	◆	◆
Mastitis	◆	◆	◆				◆	
Quiste sebáceo (infectado)	◆	◆						◆

causar dolor agudo localizado y por lo común unilateral. Puede estar presente un nódulo palpable.

- ***Esteatonecrosis.*** En la esteatonecrosis, un trastorno benigno, puede haber dolor local y sensibilidad. Suele existir el antecedente de traumatismo. Son datos asociados equimosis; eritema de la piel suprayacente; una masa fija firme irregular; y signos de retracción de la piel, como hoyuelos y retracción del pezón. La esteatonecrosis puede ser difícil de diferenciar de cáncer.
- ***Mastopatía fibroquística.*** La mastopatía fibroquística es una causa común de dolor mamario que se asocia con el desarrollo de quistes que pueden causar dolor antes de la menstruación y son asintomáticos después. Más tarde en el transcurso del trastorno, el dolor y la sensibilidad pueden persistir durante todo el ciclo. Los quistes se sienten firmes, móviles y bien definidos. Muchos son bilaterales y se encuentran en el cuadrante superior externo de la mama, pero otros son unilaterales y generalizados. También puede haber signos y síntomas de síndrome premenstrual —como cefalea, irritabilidad, meteorismo, náusea, vómito y cólicos abdominales.
- ***Ectasia de conductos mamarios.*** Puede haber dolor quemante y prurito alrededor de la areola, aunque la ectasia suele ser asintomática al principio. Entre los antecedentes son posibles uno o más episodios de inflamación con dolor, sensibilidad, eritema y fiebre aguda, o sólo con dolor y sensibilidad, que ocurren y ceden de manera espontánea en 7 a 10 días. Otros datos son nódulo mamario subareolar ahulado; tumefacción y eritema alrededor del pezón; retracción del pezón; tonalidad verde azulada o "piel de naranja" de la piel sobre el nódulo; secreción multicolor densa adhesiva por múltiples conductos del pezón; y linfadenopatía axilar. En etapas tardías puede haber una úlcera mamaria.
- ***Mastitis.*** El dolor unilateral puede ser intenso, en particular cuando la inflamación ocurre cerca de la superficie cutánea. La piel mamaria suele estar enrojecida y caliente en el sitio de la inflamación; puede haber "piel de naranja". La palpación revela una zona firme de induración. Son posibles signos de retracción de la piel —como hoyuelos mamarios y desviación, inversión o aplanamiento del pezón. Asimismo puede haber signos y síntomas sistémicos —como fiebre alta, escalofríos, malestar general y fatiga.
- ***Quiste sebáceo (infectado).*** Es posible el dolor mamario en el quiste sebáceo, un quiste cutáneo. Son síntomas asociados un nódulo pequeño bien delineado, eritema localizado, e induración.

Consideraciones especiales

Se da apoyo emocional a la paciente, y se insiste en la importancia del autoexamen de mamas mensual.

Se prepara a la paciente para pruebas diagnósticas, como mamografía, ecografía, termografía, citología de la secreción del pezón, biopsia o cultivo de cualquier aspirado.

Orientación al paciente

Se instruye a la paciente sobre el tipo correcto de sostén, se le enseñan las técnicas del autoexamen de mamas, y se hace hincapié en la importancia del autoexamen mensual. Se le explica el uso de compresas calientes o frías.

CONSIDERACIONES PEDIÁTRICAS

La ginecomastia transitoria puede causar dolor mamario en hombres durante la pubertad.

CONSIDERACIONES GERIÁTRICAS

El dolor mamario secundario a mastopatía benigna es raro en mujeres posmenopáusicas. El dolor mamario también puede deberse a traumatismo por caídas o abuso físico. A causa del decremento en la percepción del dolor y en el funcionamiento cognitivo, es posible que las pacientes ancianas no informen dolor mamario.

BIBLIOGRAFÍA

Gärtner, R., Jensen, M. B., Nielsen, J., Ewertz, M., Kroman, N., & Kehlet, H.

(2009). Prevalence of and factors associated with persistent pain following breast cancer surgery. *Journal of the American Medical Association*, *302*, 1985.

Loftus, L. S., & Laronga, C. (2009). Evaluating patients with chronic pain after breast cancer surgery: The search for relief. *Journal of the American Medical Association*, *302*, 2034.

DOLOR MANDIBULAR

El dolor mandibular puede originarse en los dos huesos que sostienen los dientes: el maxilar superior (llamado también simplemente *maxilar*) y el maxilar inferior (llamado también *mandíbula*). El dolor mandibular incluye el que se origina en la articulación temporomandibular (ATM), donde los maxilares se encuentran con el hueso temporal.

Puede producirse de manera gradual o abrupta y va de apenas notable a insufrible, según la causa. Suele ser resultado de trastornos de dientes, tejidos blandos o glándulas de boca o garganta o de traumatismo o infección locales. Entre las causas sistémicas se incluyen trastornos musculoesqueléticos, neurológicos, cardiovasculares, endocrinos, inmunitarios, metabólicos e infecciosos. Trastornos potencialmente letales, como infarto de miocardio (IM) y tétanos, también producen dolor mandibular, así como determinados fármacos (en especial fenotiazinas) e intervenciones dentales o quirúrgicas.

El dolor maxilar rara vez es un indicador primario de un trastorno; sin embargo, algunas causas son urgencias médicas.

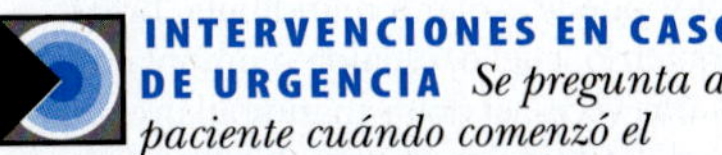

INTERVENCIONES EN CASO DE URGENCIA *Se pregunta al paciente cuándo comenzó el dolor mandibular. ¿Surgió de manera súbita o gradual? ¿Es más intenso o frecuente ahora que cuando comenzó? El dolor mandibular intenso súbito, en especial cuando se asocia con dolor torácico, disnea o dolor braquial, requiere evaluación inmediata porque puede indicar un infarto de miocardio, potencialmente letal. Se realiza un electrocardiograma y se obtienen muestras de sangre para determinación de enzimas cardiacas. Se administra oxígeno, sulfato de morfina y un vasodilatador, según esté indicado.*

Anamnesis y exploración física

Se comienza la anamnesis pidiendo al paciente que describa carácter, intensidad y frecuencia del dolor. ¿Cuándo notó por primera vez el dolor mandibular? ¿En qué parte del maxilar siente el dolor? ¿Radia el dolor a otras partes? El dolor penetrante o quemante surge de piel o tejidos subcutáneos. La causalgia, una intensa sensación de ardor, suele deberse a daño del par craneal V o trigémino. Este tipo de dolor superficial se localiza con facilidad, a diferencia del dolor sordo, insidioso, terebrante o palpitante que se origina en músculo, hueso o articulaciones. También se interroga sobre factores que lo agravan o alivian. Se pregunta acerca de traumatismo, cirugía o intervenciones recientes, en especial trabajo dental. Se indaga sobre signos y síntomas asociados, como dolor articular o torácico, disnea, palpitaciones, fatiga, cefalea, malestar general, anorexia, pérdida de peso, claudicación intermitente, diplopía y sordera. (Debe tenerse presente que el dolor mandibular puede acompañar a signos y síntomas más característicos de trastornos potencialmente letales, como dolor torácico en un paciente con IM.)

La exploración física se concentra en el maxilar. Se inspecciona la zona dolorosa en busca de rubor, y se palpa para detectar edema o calor. Mirando al paciente directamente, se observa en busca de asimetría facial indicativa de tumefacción. Se revisan las ATM colocando las puntas de los dedos en un sitio apenas anterior al conducto auditivo externo y pidiendo al paciente que abra y cierre y proyecte y retraiga la mandíbula. Se toma nota de la presencia de crepitación, una sensación anómala de raspado o frotamiento en la articulación. (Los chasquidos que se escuchan cuando la mandíbula se separa

D

D

ampliamente son normales.) ¿Cuánto puede el paciente abrir la boca? Menos de 3 cm o más de 6 cm entre los dientes superiores e inferiores es una abertura anómala. A continuación se palpa la zona parótida en busca de dolor y tumefacción, y se inspecciona y palpa la cavidad bucal para detectar lesiones, elevación de la lengua, o masas.

Causas médicas

■ ***Angina de pecho.*** La angina puede causar dolor mandibular (que por lo común radia desde la zona subesternal) y del brazo izquierdo. La angina es menos intensa que el dolor de un IM. Suele ser desencadenada por esfuerzo físico, estrés emocional o ingestión de una comida pesada, y suele ceder con reposo y administración de nitroglicerina. Otros signos y síntomas son disnea, náusea, vómito, taquicardia, mareo, diaforesis, eructos y palpitaciones.

■ ***Artritis.*** En la artrosis, que suele afectar las articulaciones pequeñas de la mano, el dolor mandibular insidioso aumenta con la actividad (hablar, comer) y cede con el reposo. Otras manifestaciones son crepitación que se escucha y siente sobre la ATM, aumento de tamaño de las articulaciones con arco de movimiento (ADM) restringido, y rigidez al despertar que mejora con unos pocos minutos de actividad. No suele haber rubor ni calor.

La artritis reumatoide causa dolor simétrico en todas las articulaciones (que por lo común afecta primero articulaciones proximales de los dedos), incluida la mandibular. Las articulaciones exhiben ADM limitado y están sensibles, calientes, tumefactas y rígidas después de inactividad, en especial en la mañana. Es común observar mialgia. Son signos y síntomas sistémicos fatiga, pérdida de peso, malestar general, anorexia, linfadenopatía y febrícula. Pueden aparecer nódulos reumatoides móviles indoloros en codos, rodillas y nudillos. La enfermedad progresiva causa deformidades, crepitación con la rotación articular, debilidad y atrofia musculares alrededor de la articulación implicada, y múltiples complicaciones sistémicas.

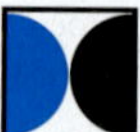

CONSIDERACIONES SEGÚN EL SEXO *La artritis reumatoide suele manifestarse a principios de la edad madura, entre los 36 y 50 años, y es más frecuente en mujeres.*

■ ***Cáncer de cabeza y cuello.*** Muchos tipos de cáncer de cabeza y cuello, en especial de cavidad bucal y nasofaringe, producen dolor mandibular insidioso. Otros datos son antecedente de leucoplaquia; úlceras de mucosas; masas palpables en maxilares, boca y cuello; disfagia; secreción sanguinolenta; sialorrea; linfadenopatía; y trismo.

■ ***Tetania hipocalcémica.*** Además de contracciones musculares dolorosas de maxilar y boca, la tetania hipocalcémica —un trastorno potencialmente letal— produce parestesia y espasmos carpopedales. Puede haber debilidad, fatiga y palpitaciones. La exploración revela hiperreflexia y signos de Chvostek y Trousseau positivos. También son posibles fasciculaciones musculares, movimientos coreiformes y calambres musculares. En la hipocalcemia grave puede ocurrir espasmo laríngeo con estridor, cianosis, convulsiones y arritmias cardiacas.

■ ***Angina de Ludwig.*** La angina de Ludwig es una infección estreptocócica aguda de los espacios sublingual y submandibular que causa dolor mandibular intenso en la zona mandibular, con elevación de la lengua, edema sublingual y sialorrea. La fiebre es un signo común. La enfermedad progresiva causa disfagia, disfonía y estridor, y disnea debido al edema laríngeo y la obstrucción por la lengua elevada.

■ ***IM.*** Al principio, el IM causa dolor subesternal aplastante intenso que no es aliviado por reposo o nitroglicerina. El dolor puede radiar a mandíbula, brazo izquierdo, cuello, espalda u omóplatos. (Raras veces, el dolor mandibular ocurre sin dolor torácico.) Otros datos son palidez, humedad fría de la piel, disnea, diaforesis excesiva, náusea, vómito, ansiedad, inquietud, sensación de desgracia inminente, febrícula, hipotensión o hipertensión, arritmias, galope auricular, soplos cardiacos de nuevo inicio (en muchos casos por insuficiencia mitral), y estertores.

■ ***Sinusitis.*** La sinusitis maxilar produce dolor terebrante intenso en maxilar y carrillo que puede radiar al ojo. Este tipo de sinusitis también causa una sensación de llenura, aumento del dolor a la percusión en el primero y segundo molares, y en quienes tienen obstrucción nasal, pérdida del sentido del olfato. La sinusitis esfenoidea causa secreción nasal escasa y dolor crónico en la rama mandibular y el vértice de la cabeza, y en la zona temporal. Otros signos y síntomas de ambos tipos de sinusitis son fiebre, halitosis, cefalea, malestar general, tos e irritación laríngea.

■ ***Parotiditis supurativa.*** La infección bacteriana de la glándula parótida por *Staphylococcus aureus* tiende a ocurrir en pacientes debilitados con sequedad bucal o higiene bucal deficiente. Además del inicio abrupto de dolor mandibular, fiebre elevada y escalofríos, entre los datos se incluyen eritema y edema de la piel suprayacente; sensibilidad y tumefacción de la glándula; y pus en el segundo molar superior (conductos de Stensen). La infección puede provocar desorientación; son comunes choque y la muerte.

■ ***Arteritis de células gigantes.*** Más común en mujeres de más de 60 años de edad, la arteritis de células gigantes produce dolor mandibular penetrante después de masticar o hablar. Son signos y síntomas inespecíficos febrícula, dolor muscular generalizado, malestar general, fatiga, anorexia y pérdida de peso. Las lesiones vasculares producen dolor mandibular; una cefalea unilateral pulsátil en la región frontotemporal; tumefacción, nodularidad, sensibilidad y quizá ausencia de pulso en las arterias temporales; y, a veces, eritema de la piel suprayacente.

■ ***Síndrome de la ATM.*** El síndrome de la ATM es común, y produce dolor mandibular en la ATM; espasmo y dolor de músculos masticatorios; chasquido o crepitación de la ATM; y restricción del movimiento mandibular. El dolor localizado unilateral puede radiar a otras zonas de cabeza y cuello. El paciente suele informar que aprieta los dientes, bruxismo y estrés emocional. También puede experimentar otalgia, cefalea, desviación de la mandíbula hacia el lado afectado al abrir la boca, y subluxación o dislocación mandibulares, en especial después de bostezar.

■ ***Tétanos.*** Un trastorno raro potencialmente letal causado por una toxina bacteriana, el tétanos provoca rigidez y dolor de la mandíbula y dificultad para abrir la boca. Son signos y síntomas inespecíficos tempranos (que suelen pasar inadvertidos o confundirse con gripe) cefalea, irritabilidad, inquietud, febrícula y escalofríos. La exploración revela taquicardia, diaforesis profusa e hiperreflexia. La enfermedad progresiva provoca espasmos musculares dolorosos que se propagan a abdomen, espalda o cara. El estímulo más ligero puede inducir espasmos reflejos de cualquier grupo muscular. En última instancia pueden ocurrir laringoespasmo, dificultad respiratoria y convulsiones.

■ ***Neuralgia del trigémino.*** La neuralgia del trigémino es marcada por accesos paroxísticos de intenso dolor mandibular unilateral (que termina en la línea media facial) o sensaciones fulgurantes de disparo rápido en una división del nervio trigémino (por lo común la división mandibular o maxilar). Este dolor superficial, que se percibe principalmente en labios, mentón y dientes, dura de 1 a 15 min. Algunas zonas de boca y nariz pueden ser hipersensibles. La implicación de la rama oftálmica del nervio trigémino provoca decremento o ausencia del reflejo corneal en el mismo lado. Los accesos pueden ser inducidos por estimulación ligera del nervio (p. ej., tocando levemente las mejillas), exposición a calor o frío, o consumo de alimentos o bebidas calientes o fríos.

Otras causas

■ ***Fármacos.*** Algunos fármacos, como las fenotiazinas, afectan el haz extrapiramidal, causando discinesias; otros causan tetania mandibular secundaria a hipocalcemia.

Consideraciones especiales

En caso de dolor intenso se suspenden alimentos, líquidos y fármacos orales mientras se confirma el diagnóstico. Se administra un analgésico. Se prepara al paciente para pruebas diagnósticas como radiografía mandibular. Se aplica una compresa de hielo si la mandíbula está inflamada, y se indica al paciente que se abstenga de hablar o mover la mandíbula.

Orientación al paciente

Se explican el trastorno y los tratamientos que el paciente requiere, así como la identificación y evitación de inductores. Se le enseña la manera correcta de insertar férulas bucales. Se discuten maneras de reducir el estrés.

CONSIDERACIONES PEDIÁTRICAS

Se está alerta a signos no verbales de dolor mandibular, como frotamiento de la zona afectada o retroceso al hablar o deglutir. En lactantes, los signos iniciales de tetania por hipocalcemia incluyen episodios de apnea e inquietud generalizada que avanza a gestos faciales y rigidez generalizada. Finalmente pueden ocurrir convulsiones.

El dolor mandibular en niños a veces se debe a trastornos que son raros en adultos. Por ejemplo, las paperas causan tumefacción unilateral o bilateral desde la mandíbula hasta el arco cigomático. La parotiditis por fibrosis quística también provoca dolor mandibular. Cuando un traumatismo causa dolor mandibular en niños, siempre debe considerarse la posibilidad de abuso.

Bibliografía

Chang, E. I., Leon, P., Hoffman, W. Y., & Schmidt, B. L. (2012). Quality of life for patients requiring surgical resection and reconstruction for mandibular osteoradionecrosis: 10-year experience at the University of California San Francisco. *Head & Neck*, *34*(2), 207–212.

Hewson, I. D. (2011). Bisphosphonate-associated osteonecrosis of the jaw: A six-year history of a case. *New Zealand Dental Journal*, *107*, 97–100.

Dolor rectal

El dolor rectal, un síntoma común de trastornos anorrectales, es la molestia que ocurre en la zona anorrectal. Aunque el conducto anal está separado del resto del recto por el esfínter interno, el paciente puede llamar dolor rectal a todo dolor local en esa región.

Dado que el borde mucocutáneo del conducto anal y la piel perianal contienen fibras nerviosas somáticas, las lesiones en esta área son especialmente dolorosas. Este dolor puede deberse a diarrea, estreñimiento o paso de heces duras o ser agravado por ello. También puede ser agravado por prurito intenso y rascado continuo a causa de drenaje de moco, sangre o materia fecal que irritan la piel y las terminaciones nerviosas.

Anamnesis y exploración física

Si el paciente informa dolor rectal, se inspecciona la zona en busca de sangrado; drenaje anómalo, como pus; o protrusiones, como colgajos de piel o hemorroides trombosadas. Asimismo, se buscan inflamación y otras lesiones. Tal vez se requiera un examen rectal.

Después del examen, se procede con la evaluación realizando la anamnesis. Se pide al paciente que describa el dolor. ¿Es penetrante o sordo, quemante o de puñalada? ¿Con cuánta frecuencia ocurre? Se pregunta si el dolor es peor durante la defecación o inmediatamente después. ¿Evita el paciente defecar a causa del dolor esperado? Se determina qué alivia el dolor.

Se hacen las preguntas apropiadas acerca de signos y síntomas asociados. Por ejemplo, ¿hay sangrado junto con dolor rectal? En tal caso, se determina con cuánta frecuencia ocurre esto y si la sangre aparece en el papel sanitario, en la superficie de las heces o en la taza del baño. ¿Es la sangre roja brillante u oscura? También se pregunta si el paciente ha notado la expulsión de otro líquido, como moco o pus, y si ha tenido estreñimiento o diarrea. Se pregunta cuándo defecó por última vez. Se interroga sobre la alimentación.

Causas médicas

- ***Absceso (perirrectal).*** Puede formarse un absceso perirrectal en diversos sitios de recto y ano, con el resultado de dolor en la zona perianal. De manera característica, un absceso superficial produce dolor local palpitante constante que se exacerba al sentarse o caminar. El dolor local asociado con un absceso más profundo puede comenzar de manera insidiosa, por lo común en una posición alta del recto o incluso en la parte baja del abdomen, y se acompaña de una masa anal indurada. También puede haber signos y síntomas asociados, como fiebre, malestar general, tumefacción e inflamación anales, secreción purulenta y sensibilidad local.

- ***Fisura anal.*** Una fisura anal es una grieta longitudinal en el recubrimiento anal que causa dolor rectal penetrante a la defecación. El paciente suele experimentar una sensación quemante y dolor tipo retortijón que puede continuar hasta 4 h después de la defecación. El temor de provocar este dolor puede ocasionar estreñimiento agudo. También puede haber prurito anal y sensibilidad extrema, y es posible que el paciente informe que nota manchas de sangre en el papel higiénico después de defecar.
- ***Fístula anorrectal.*** Ocurre dolor cuando un conducto formado entre el conducto anal y la piel se cierra temporalmente, y persiste hasta que el drenaje se reanuda. Otras molestias importantes son prurito y escurrimiento de pus, sangre, moco y, en ocasiones, heces.
- ***Hemorroides.*** Las hemorroides trombosadas o prolapsadas causan dolor rectal que puede empeorar durante la defecación y disminuye después. El temor de provocar el dolor puede provocar estreñimiento. Por lo común, el dolor rectal se acompaña de prurito intenso. Las hemorroides internas también pueden causar sangrado leve intermitente que de manera característica se presenta como manchado del papel higiénico o en la superficie de las heces. Las hemorroides externas son visibles fuera del esfínter anal.

Consideraciones especiales

Se aplican ungüento o supositorios analgésicos, y se administra un ablandador de heces en caso necesario. Si el dolor rectal se debe a prolapso de hemorroides, se aplican compresas frías para ayudar a contraer las hemorroides salientes, prevenir la trombosis, y reducir el dolor. Si el estado del paciente lo permite, se le coloca en la posición de Trendelenburg con las nalgas elevadas para aliviar aún más el dolor.

Tal vez se deba preparar al paciente para un examen anoscópico y proctosigmoidoscopia a fin de determinar la causa del dolor rectal. También podría requerirse una muestra de heces. Dado que el paciente puede sentirse avergonzado por tratamientos y pruebas diagnósticas relacionados con el recto, se le brinda apoyo emocional y tanta privacidad como sea posible.

Orientación al paciente

Se instruye al paciente sobre maneras de aliviar la molestia. También se discute la importancia de dieta y líquidos adecuados y la necesidad de ablandadores de heces.

CONSIDERACIONES PEDIÁTRICAS

Se observa al niño con dolor rectal en busca de sangrado, drenaje y signos de infección (fiebre e irritabilidad) asociados. Una fisura anal aguda es una causa común de dolor y sangrado rectales en niños, cuyo temor de provocar el dolor puede inducir estreñimiento. Los lactantes que al parecer tienen dolor al defecar deben valorarse en busca de anomalías congénitas del recto. Se considera la posibilidad de abuso sexual en todos los niños que informan dolor rectal.

CONSIDERACIONES GERIÁTRICAS

Dado que los adultos mayores suelen informar menos sus síntomas y tienen mayor riesgo de trastornos neoplásicos, siempre deben evaluarse de modo exhaustivo.

BIBLIOGRAFÍA

Berkowitz, C.D. (2012). *Berkowitz's pediatrics: A primary care approach* (4th ed.). USA: American Academy of Pediatrics.

Buttaro, T. M., Tybulski, J., Bailey, P. P., & Sandberg-Cook, J. (2008). *Primary care:*

A collaborative practice (pp. 444–447). St. Louis, MO: Mosby Elsevier.
McCance, K. L., Huether, S. E., Brashers, V. L., & Rote, N. S. (2010). *Pathophysiology: The biologic basis for disease in adults and children*. Maryland Heights, MO: Mosby Elsevier.
Sommers, M. S., & Brunner, L. S. (2012). *Pocket diseases*. Philadelphia, PA: F.A. Davis.

D

Dolor torácico

El dolor torácico suele deberse a trastornos que afectan órganos torácicos o abdominales —corazón, pleura, pulmones, esófago, costillas, vesícula biliar, páncreas o estómago. El dolor torácico es un indicador importante de varios trastornos cardiopulmonares y GI agudos y potencialmente letales, y también puede deberse a trastornos musculoesqueléticos o hematológicos, ansiedad y farmacoterapia.

El dolor torácico puede ocurrir de manera repentina o gradual, y a veces su causa es difícil de dilucidar en un principio. El dolor puede radiar a brazos, cuello, mandíbula o espalda. Puede ser continuo o intermitente, leve o agudo. Varía en carácter desde una sensación penetrante y fulgurante hasta otra de pesantez, plenitud o incluso indigestión. En ocasiones es provocado o agravado por estrés, ansiedad, esfuerzo, inhalación profunda o determinados alimentos.

INTERVENCIONES EN CASO DE URGENCIA *Se pregunta al paciente cuándo comenzó el dolor torácico. ¿Se produjo de manera súbita o gradual? ¿Es más intenso o frecuente ahora que cuando comenzó? ¿Algo lo alivia? ¿Algo lo agrava? Se le interroga sobre síntomas asociados. El dolor torácico intenso repentino requiere evaluación y tratamiento expeditos porque puede anunciar un trastorno potencialmente letal. (Véase* Manejo del dolor torácico intenso, *en la pág. 224.)*

Anamnesis y exploración física

Si el dolor torácico no es intenso, se procede con la anamnesis. Se pregunta al paciente si el dolor es difuso o si puede señalar la zona de dolor. A veces un paciente no percibe la sensación como dolor, de modo que se le pregunta si tiene cualquier molestia que radie a cuello, mandíbula o espalda. En caso afirmativo, se le pide que describa. ¿Es una sensación sorda, insidiosa, opresiva? ¿Es un dolor penetrante, punzante, de puñalada? ¿Lo siente en la superficie de la piel o es profundo? Se determina si es constante o intermitente. Si es intermitente, ¿cuánto dura? Se pregunta si movimiento, esfuerzo, respiración, cambios de posición o determinados alimentos lo empeoran o aminoran. ¿Algo en particular parece causarlo?

Se revisan los antecedentes del paciente en cuanto a neumopatía, traumatismo torácico, enfermedad intestinal o anemia drepanocítica. Se determina cuáles medicamentos usa, en su caso, y se pregunta sobre cambios recientes de dosis u horario.

Se toman los signos vitales, se mide la saturación de oxígeno y se buscan taquipnea, fiebre, taquicardia, pulso paradójico e hipertensión o hipotensión. También se busca ingurguitación yugular y edema periférico. Se observa el patrón respiratorio y se inspecciona el tórax en cuanto a expansión asimétrica. Se auscultan los pulmones en busca de roce pleural, estertores, roncus, sibilancia o ruidos respiratorios disminuidos o ausentes. A continuación se ausculta para determinar si hay soplos, chasquidos, galopes o roces pericárdicos. Se palpa en busca de elevaciones, palpitaciones, frémitos, galopes, temblores y masas o sensibilidad abdominales. (Véase *Dolor torácico: causas comunes y datos asociados*, en la pág. 226.)

Causas médicas

- ***Angina de pecho.*** En la angina de pecho, el paciente puede experimentar una sensación de tirantez o presión en el tórax que él describe como dolor, indigestión o expansión. El dolor suele ocurrir en la región retroesternal sobre una zona del tamaño de una palma o mayor. Puede radiar a cuello, mandíbula y brazos; de manera clásica, hacia el aspecto interno del brazo izquierdo. La angina tiende a comenzar de manera gradual, alcanza su máximo, y después cede con lentitud. El dolor, provocado por esfuerzo, estrés emocional o una comida pesada, suele durar 2 a 10 min (por lo común no más de 20 min). Son datos asociados disnea, náusea, vómito, taquicardia, mareo, diaforesis, eructos y palpitaciones. Es posible escuchar un galope auricular (un cuarto ruido cardiaco) o soplo durante un episodio anginoso.

En la angina de Prinzmetal, causada por espasmo de vasos coronarios, el dolor torácico suele ocurrir cuando el paciente está en reposo, o tal vez lo despierte. Es posible que se acompañe de disnea, náusea, vómito, mareo y palpitaciones. Durante un ataque, puede oírse un galope auricular.

■ ***Carbunco (por inhalación).*** El carbunco es una enfermedad infecciosa aguda causada por la bacteria esporógena grampositiva *Bacillus anthracis*. Aunque la enfermedad es más común en herbívoros silvestres y domésticos, como ovinos, bovinos y caprinos, las esporas pueden vivir en el suelo por muchos años. La enfermedad ocurre en personas expuestas a animales infectados, tejidos de animales infectados, o armas biológicas. La mayoría de los casos naturales se presentan en regiones agrícolas de todo el mundo. El carbunco existe en las formas cutánea, por inhalación y GI.

El carbunco por inhalación ocurre cuando se inhalan esporas aerosolizadas. Los signos y síntomas iniciales son gripales, como fiebre, escalofríos, debilidad, tos y dolor torácico. La enfermedad suele ocurrir en dos etapas con un periodo de recuperación después de los signos y síntomas iniciales. La segunda etapa se presenta de manera abrupta, con deterioro rápido marcado por fiebre, disnea, estridor e hipotensión, y por lo general lleva a la muerte dentro del plazo de 24 h. Entre los datos radiológicos están mediastinitis y ensanchamiento mediastínico simétrico.

■ ***Ansiedad.*** La ansiedad aguda —o, más a menudo, los ataques de pánico— puede producir dolor penetrante y punzante intermitente, por lo común localizado atrás de la mama izquierda. Este dolor no se relaciona con esfuerzo y sólo dura unos pocos segundos, pero el paciente puede experimentar dolor precordial o sensación de pesantez que dura horas o días. Son signos y síntomas asociados sensibilidad precordial, palpitaciones, fatiga, cefalea, insomnio, disnea, náusea, vómito, diarrea y temblor. Los ataques de pánico pueden relacionarse con sucesos catastróficos o agorafobia —temor a salir de casa o a estar en lugares abiertos con otras personas.

■ ***Aneurisma aórtico (disecante).*** El dolor torácico del aneurisma aórtico disecante suele comenzar de manera repentina y es más intenso al inicio. El paciente describe un dolor desgarrador, lacerante y punzante insufrible en tórax y cuello que radia a espalda alta, abdomen y espalda baja. También puede haber sensibilidad abdominal, una masa palpable en el abdomen, taquicardia, soplos, síncope, ceguera, pérdida de la conciencia, debilidad o parálisis transitoria de brazos o piernas, un soplo vascular sistólico, hipotensión sistémica, pulsos braquiales asimétricos, menor presión arterial en las piernas que en los brazos, y pulsos femoral o pedio débiles o ausentes. Tiene la piel pálida, fría, diaforética y moteada por abajo de la cintura. El llenado capilar es lento en los dedos de los pies, y la palpación puede revelar decremento de la pulsación en una o ambas arterias carótidas.

■ ***Asma.*** En una crisis asmática, potencialmente letal, de manera repentina se presenta opresión en el pecho difusa y dolorosa junto con tos seca y sibilancia leve, que avanza a tos productiva, sibilancia audible y disnea intensa. Son datos respiratorios relacionados roncus, estertores, espiraciones prolongadas, retracciones intercostales y supraclaviculares a la inspiración, uso de músculos accesorios, aleteo nasal y taquipnea. El paciente puede experimentar también ansiedad, taquicardia, diaforesis, rubor y cianosis.

■ ***Lesión pulmonar por onda expansiva.*** Este tipo de lesión, que resulta de una onda expelida por una explosión potente cerca del cuerpo, causa dolor torácico intenso, desgarros

(*Continúa en la pág. 228*)

D

Manejo del dolor torácico intenso

El dolor torácico intenso repentino puede deberse a uno de varios trastornos potencialmente letales. La evaluación y las intervenciones variarán, según el sitio del dolor y su carácter. El siguiente diagrama de flujo ayudará a establecer prioridades para manejar esta urgencia con éxito.

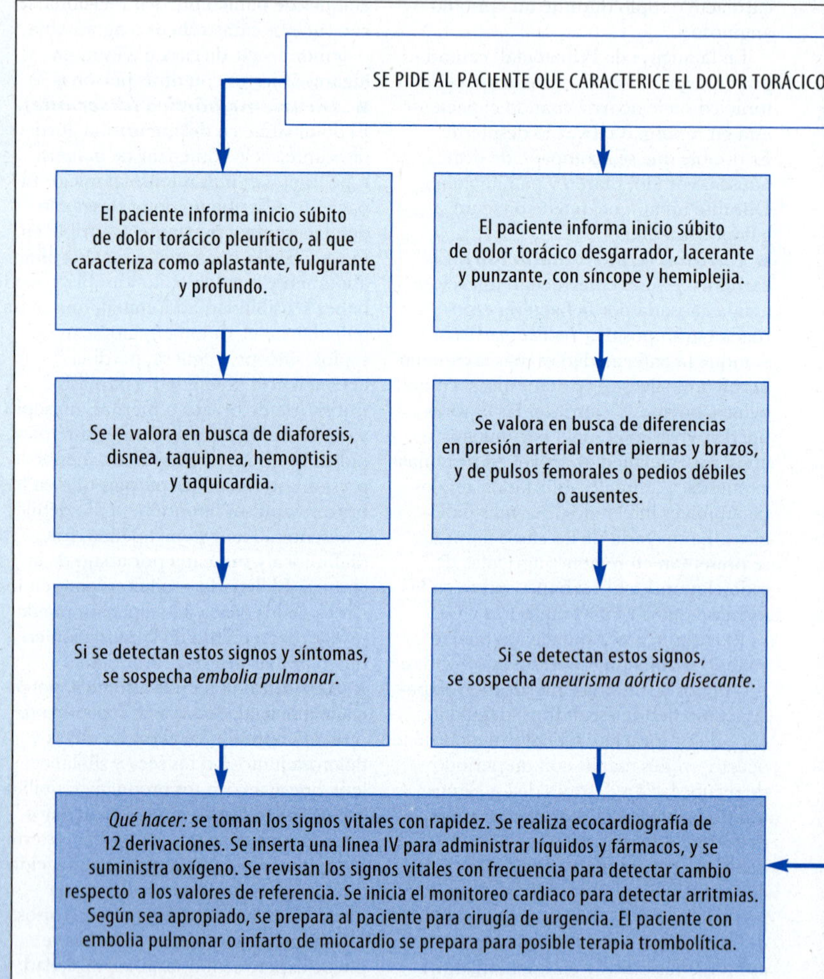

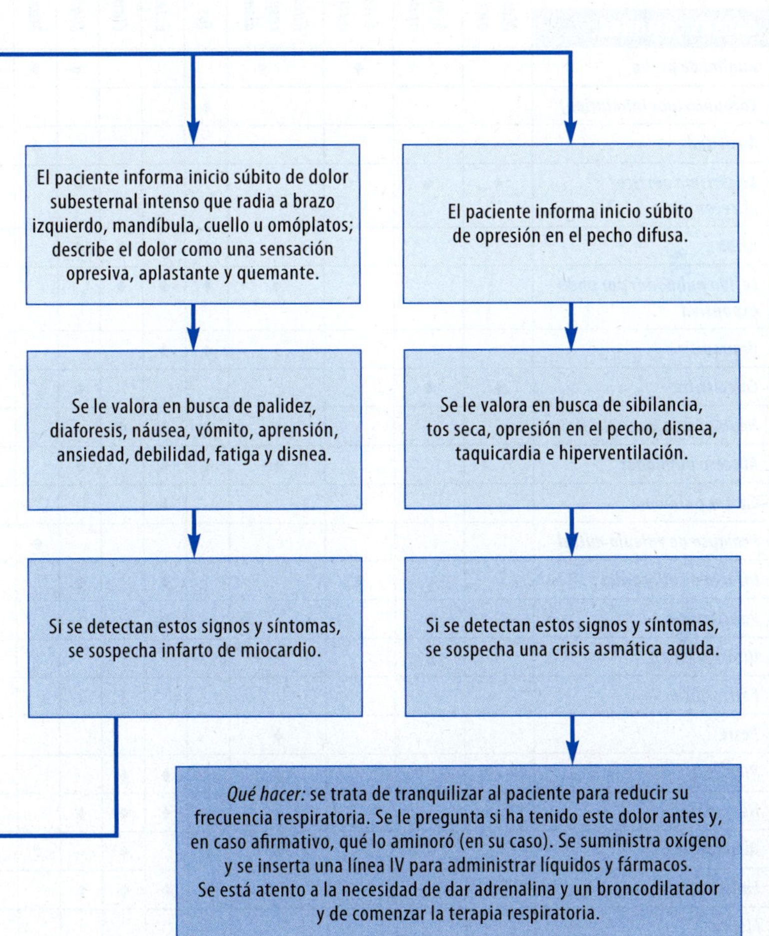

El paciente informa inicio súbito de dolor subesternal intenso que radia a brazo izquierdo, mandíbula, cuello u omóplatos; describe el dolor como una sensación opresiva, aplastante y quemante.
Se le valora en busca de palidez, diaforesis, náusea, vómito, aprensión, ansiedad, debilidad, fatiga y disnea.
Si se detectan estos signos y síntomas, se sospecha infarto de miocardio.
El paciente informa inicio súbito de opresión en el pecho difusa.
Se le valora en busca de sibilancia, tos seca, opresión en el pecho, disnea, taquicardia e hiperventilación.
Si se detectan estos signos y síntomas, se sospecha una crisis asmática aguda.
Qué hacer: se trata de tranquilizar al paciente para reducir su frecuencia respiratoria. Se le pregunta si ha tenido este dolor antes y, en caso afirmativo, qué lo aminoró (en su caso). Se suministra oxígeno y se inserta una línea IV para administrar líquidos y fármacos. Se está atento a la necesidad de dar adrenalina y un broncodilatador y de comenzar la terapia respiratoria.

D

Dolor torácico: causas comunes y datos asociados

SIGNOS Y SÍNTOMAS

CAUSAS COMUNES	PRINCIPALES SIGNOS Y SÍNTOMAS ASOCIADOS								
	Masa abdominal	*Sensibilidad abdominal*	*Galope auricular*	*Ruidos respiratorios disminuidos*	*Tos*	*Estertores*	*Cianosis*	*Diaforesis*	*Mareo*
Angina de pecho			♦					♦	♦
Carbunco (por inhalación)					♦				
Ansiedad									♦
Aneurisma aórtico (disecante)	♦	♦						♦	
Asma					♦	♦	♦	♦	
Lesión pulmonar por onda expansiva				♦	♦	♦	♦		
Bronquitis					♦	♦			
Colecistitis	♦	♦						♦	
Neumopatía intersticial					♦	♦	♦		
Absceso pulmonar				♦	♦	♦		♦	
Cáncer pulmonar						♦			
Prolapso de válvula mitral									♦
Infarto de miocardio			♦			♦		♦	
Pancreatitis		♦				♦			
Úlcera péptica		♦							
Pericarditis									
Peste				♦					
Pleuresía				♦		♦	♦		
Neumonía				♦	♦	♦	♦	♦	
Neumotórax				♦	♦		♦		
Embolia pulmonar					♦	♦	♦	♦	
Fiebre Q									
Crisis drepanocítica		♦							
Síndrome de la abertura torácica superior									
Tuberculosis					♦				
Tularemia				♦					

	Disnea	Fiebre	Hemoptisis	Soplo	Náusea y vómito	Roce pericárdico	Roce pleural	Moteado de la piel	Síncope	Taquicardia	Taquipnea	Sibilancia
	♦			♦	♦					♦		
	♦	♦										
	♦				♦					♦	♦	
				♦				♦	♦	♦		
	♦									♦	♦	♦
	♦		♦								♦	♦
		♦								♦		♦
		♦			♦							
	♦											
	♦	♦	♦				♦					
	♦	♦	♦									♦
	♦			♦						♦		
	♦	♦		♦	♦							
		♦			♦			♦		♦		
					♦							
	♦	♦				♦				♦		
		♦	♦	♦							♦	
	♦	♦					♦				♦	
	♦	♦								♦	♦	
	♦										♦	
	♦	♦	♦				♦			♦	♦	♦
		♦			♦							
	♦	♦										
	♦											
	♦	♦	♦									
	♦	♦										

cutáneos, contusiones, edema y hemorragia pulmonar. Son datos respiratorios asociados disnea, hemoptisis, tos, taquipnea, hipoxia, sibilancia, apnea, cianosis, disminución de los ruidos respiratorios e inestabilidad hemodinámica. Los actos de terrorismo en el mundo han elevado la incidencia de estas lesiones. Son herramientas diagnósticas comunes radiografía, medición de gases en sangre arterial, tomografía computarizada y tecnología Doppler. No existen lineamientos definitivos para atender a las víctimas de estas lesiones; el tratamiento se basa en la naturaleza de la explosión, el ambiente en que ocurrió y cualquier agente químico o biológico implicado.

- ***Bronquitis.*** En su forma aguda, la bronquitis produce dolor torácico quemante u opresión subesternal. También causa tos, al principio seca pero más tarde productiva, que empeora el dolor torácico. Otros datos son febrícula, escalofríos, faringitis, taquicardia, dolor muscular y de espalda, roncus, estertores y sibilancia. La bronquitis grave causa fiebre de 38.3 a 38.9°C y posible broncoespasmo con sibilancia que empeora, y aumento de la tos.
- ***Colecistitis.*** La colecistitis suele producir dolor epigástrico abrupto o dolor en el cuadrante superior derecho, que puede ser penetrante o muy insidioso. El dolor constante o intermitente puede radiar a espalda u hombro derecho. Son síntomas comúnmente asociados náusea, vómito, fiebre, diaforesis y escalofríos. La palpación del cuadrante superior derecho puede revelar una masa abdominal, rigidez, distensión o sensibilidad. También puede encontrarse el signo de Murphy —cese de la inspiración cuando el examinador palpa el cuadrante superior derecho mientras el paciente inhala profundamente—.
- ***Neumopatía intersticial.*** A medida que la neumopatía intersticial avanza, el paciente puede experimentar dolor torácico pleurítico junto con disnea progresiva, estertores tipo celofán, tos seca, fatiga, pérdida de peso, intolerancia al esfuerzo, hipocratismo digital y cianosis.
- ***Absceso pulmonar.*** El dolor pleurítico ocurre de manera insidiosa en el absceso pulmonar junto con roce pleural y tos con abundante esputo purulento, maloliente y teñido de sangre. El lado afectado presenta matidez a la percusión, y pueden escucharse decremento de los ruidos respiratorios y estertores. El paciente también exhibe diaforesis, anorexia, pérdida de peso, fiebre, escalofríos, fatiga, debilidad, disnea e hipocratismo digital.
- ***Cáncer pulmonar.*** El dolor torácico del cáncer pulmonar suele describirse como insidioso, intermitente y profundo en el tórax. Si el tumor metastatiza a costillas o vértebras, el dolor se hace localizado, continuo y de retortijón. Son datos asociados tos (a veces sanguinolenta), sibilancia, disnea, fatiga, anorexia, pérdida de peso y fiebre.
- ***Prolapso de válvula mitral.*** La mayoría de los pacientes con prolapso de válvula mitral son asintomáticos, pero algunos experimentan dolor torácico punzante, penetrante o dolor precordial. Puede durar segundos a horas y en ocasiones imita el dolor de la cardiopatía isquémica. El signo característico del prolapso de válvula mitral es un chasquido mesosistólico seguido de un soplo sistólico en la punta del corazón. Puede haber percepción cardiaca, migraña, mareo, debilidad, fatiga intensa episódica, disnea, taquicardia, cambios de estado de ánimo y palpitaciones.
- ***Infarto de miocardio (IM).*** El dolor torácico durante un IM dura de 15 minutos a horas. Suele ser un dolor subesternal aplastante no aliviado por reposo o nitroglicerina, y puede radiar a brazo izquierdo, mandíbula, cuello u omóplatos. Otros datos son palidez, humedad fría de la piel, disnea, diaforesis, náusea, vómito, ansiedad, inquietud, sensación de desgracia inminente, hipotensión o hipertensión, galope auricular, soplos y estertores.

CONSIDERACIONES SEGÚN EL SEXO *Chest pain in El dolor torácico en mujeres perimenopáusicas puede ser difícil de diagnosticar porque suele ser atípico. Fatiga, náusea, disnea y dolor de hombro o cuello son síntomas con mayor probabilidad de indicar IM en mujeres que en el sexo masculino.*

■ ***Pancreatitis.*** En la forma aguda, la pancreatitis suele causar dolor intenso en la zona epigástrica que radia a la espalda y empeora en decúbito supino. También son posibles náusea, vómito, fiebre, sensibilidad y rigidez abdominales, disminución de los borborigmos y estertores en las bases pulmonares. Un paciente con pancreatitis grave puede estar extremadamente inquieto y tener piel moteada, taquicardia y sudación fría en las extremidades. La pancreatitis fulminante causa hemorragia masiva, con el resultado de choque y coma.

■ ***Úlcera péptica.*** En caso de úlcera péptica, suele haber dolor penetrante y quemante en la región epigástrica. Este dolor de manera característica se produce horas después de ingerir alimento, por lo común durante la noche. Dura más que el dolor anginoso y es aliviado por alimento o antiácidos. Otros datos son náusea, vómito (a veces con sangre), melena y sensibilidad epigástrica.

■ ***Pericarditis.*** La pericarditis produce dolor torácico o retroesternal agravado por respiración profunda, tos, cambios de posición y a veces deglución. El dolor suele ser penetrante o cortante y radia a hombro y cuello. Son signos y síntomas asociados roce pericárdico, fiebre, taquicardia y disnea. La pericarditis por lo común sigue a enfermedades virales, pero deben considerarse varias otras causas.

■ ***Peste* (Yersinia pestis).** La peste es una de las infecciones bacterianas más virulentas y, si no se trata, una de las enfermedades más potencialmente letales conocidas. La mayoría de los casos son esporádicos, pero aún existe el potencial para la propagación epidémica. Entre las formas clínicas están las pestes bubónica (la más común), septicémica y neumónica. La forma bubónica se transmite a un ser humano cuando es mordido por una pulga infectada. Entre los signos y síntomas se incluyen fiebre, escalofríos y tumefacción, inflamación y sensibilidad de los ganglios linfáticos cerca del sitio de la mordedura de la pulga. La peste septicémica se desarrolla como una enfermedad fulminante, por lo general en la forma bubónica. La forma neumónica puede contraerse de persona a persona por contacto directo vía el aparato respiratorio o por guerra biológica mediante aerosolización e inhalación del microorganismo. El inicio suele ser súbito con escalofríos, fiebre, cefalea y mialgia. Entre los signos y síntomas pulmonares se incluyen tos productiva, dolor torácico, taquipnea, disnea, hemoptisis, aumento de la dificultad respiratoria e insuficiencia cardiopulmonar.

■ ***Pleuresía.*** El dolor torácico de la pleuresía surge abruptamente y alcanza su intensidad máxima en pocas horas. El dolor es penetrante, incluso de puñalada, por lo común unilateral, y localizado en los aspectos inferior y lateral del tórax. De manera característica lo agravan respiración profunda, tos o movimiento torácico. La auscultación sobre la zona del dolor puede revelar disminución de los ruidos respiratorios, estertores inspiratorios y roce pleural. También son posibles disnea; respiración superficial rápida; cianosis; fiebre; y fatiga.

■ ***Neumonía.*** La neumonía produce dolor torácico pleurítico que aumenta con la inspiración profunda y se acompaña de escalofríos intensos y fiebre. El paciente tiene tos seca que más tarde se hace productiva. Otros signos y síntomas son estertores, roncus, taquicardia, taquipnea, mialgia, fatiga, cefalea, disnea, dolor abdominal, anorexia, cianosis, disminución de los ruidos respiratorios y diaforesis.

■ ***Neumotórax.*** El neumotórax espontáneo, un trastorno potencialmente letal, causa dolor torácico penetrante súbito que es intenso, por lo común unilateral, y rara vez localizado; aumenta con el movimiento torácico. Cuando el dolor es de localización central y radia al cuello, imita al de un IM. Después del inicio del dolor, disnea y cianosis empeoran de modo progresivo. Los ruidos respiratorios están disminuidos o ausentes en el lado afectado, con hiperresonancia o timpanismo, crepitación subcutánea, y disminución del frémito vocal. También ocurren expansión torácica asimétrica, uso de músculos accesorios, tos seca, taquipnea, taquicardia, ansiedad e inquietud.

D

■ ***Embolia pulmonar.*** Una embolia pulmonar es un bloqueo de una arteria en los pulmones, causado más a menudo por un trombo venoso profundo que produce dolor torácico o sensación de ahogamiento. Por lo común el paciente experimenta primero disnea súbita con dolor anginoso o pleurítico intenso agravado por respiración profunda y movimiento torácico. Otros datos son taquicardia, taquipnea, tos (seca o con esputo teñido de sangre), febrícula, inquietud, diaforesis, estertores, roce pleural, sibilancia difusa, matidez a la percusión, signos de colapso circulatorio (pulso débil y rápido; hipotensión), pulso paradójico, signos de isquemia cerebral (inconciencia transitoria, coma, convulsiones), signos de hipoxia (inquietud) y, en particular en adultos mayores, hemiplejia y otros déficit neurológicos focales. Son signos menos comunes hemoptisis masiva, rigidez muscular antiálgica del tórax, y edema de piernas. Un paciente con un émbolo grande puede tener cianosis e ingurgitación yugular.

■ ***Fiebre Q.*** La fiebre Q es una rickettsiosis causada por *Coxiella burnetii*. La principal fuente de infección para el ser humano es la exposición a animales infectados. Bovinos, ovinos y caprinos son los portadores más probables del microorganismo. Las personas se infectan por exposición a leche, orina, heces u otros líquidos de animales infectados. La infección también puede resultar de inhalar polvo de granjas contaminadas. *C. burnetii* es altamente infeccioso y se le considera un posible agente aéreo de guerra biológica. Entre los signos y síntomas están fiebre, escalofríos, cefalea intensa, malestar general, dolor torácico, náusea, vómito y diarrea. La fiebre puede durar hasta dos semanas. En casos graves, el paciente adquiere hepatitis o neumonía.

■ ***Crisis drepanocítica.*** El dolor torácico de la crisis drepanocítica suele tener distribución caprichosa. Puede comenzar como un dolor vago, por lo común localizado en espalda, manos o pies. Conforme empeora, se hace generalizado o localizado en abdomen o tórax, con dolor pleurítico intenso. La presencia de dolor torácico y dificultad para respirar amerita intervención expedita. También puede haber distensión y rigidez abdominales, disnea, fiebre e ictericia.

■ ***Síndrome de la abertura torácica superior.*** Este síndrome, que comúnmente causa parestesia a lo largo de la distribución ulnar del brazo, puede confundirse con angina, en especial cuando afecta el brazo izquierdo. El paciente suele experimentar dolor anginoso después de levantar los brazos por arriba de la cabeza, trabajar con las manos por arriba de los hombros, o levantar un peso. El dolor desaparece tan pronto como baja los brazos. Otros signos y síntomas son palidez cutánea y diferencia de presión arterial entre ambos brazos.

■ ***Tuberculosis (TB).*** En el paciente con TB, después de toser ocurren dolor torácico pleurítico y estertores finos. Son signos y síntomas asociados sudación nocturna, anorexia, pérdida de peso, fiebre, malestar general, disnea, fatigabilidad fácil, tos productiva leve a intensa, hemoptisis ocasional, matidez a la percusión, aumento del frémito táctil y ruidos respiratorios anfóricos.

■ ***Tularemia.*** La tularemia o fiebre de los conejos es una enfermedad infecciosa causada por la bacteria gramnegativa no esporógena *Francisella tularensis.* Es típicamente una enfermedad rural presente en animales silvestres, agua y suelos húmedos. Se transmite al ser humano por la mordedura de un insecto o garrapata infectado, la manipulación de cuerpos de animales infectados, beber agua contaminada, o inhalar la bacteria. Se le considera un posible agente aéreo de guerra biológica. Entre los signos y síntomas después de la inhalación del microorganismo se incluyen inicio abrupto de fiebre, escalofríos, cefalea, mialgia generalizada, tos seca, disnea, dolor torácico pleurítico y empiema.

Otras causas

■ ***Síndrome del restaurante chino (SRC).*** El SRC es un trastorno benigno

—una reacción al consumo excesivo de glutamato monosódico, un aditivo común en la comida china— que imita los signos de un IM agudo. Es posible que el paciente se queje de ardor, dolor o presión retroesternales; sensación quemante en brazos, piernas y cara; sensación de presión facial; cefalea; disnea; y taquicardia.

- ***Fármacos.*** La suspensión abrupta de un bloqueador adrenérgico β puede causar angina de rebote si el paciente tiene arteriopatía coronaria —en especial si ha recibido dosis altas por un periodo prolongado.

Consideraciones especiales

Según se requiera, se prepara al paciente para estudios cardiopulmonares, como electrocardiograma y gammagrafía pulmonar. Se toma una muestra de suero para valorar enzimas cardiacas y electrolitos. Se explica el objetivo de cada prueba diagnóstica para ayudar a aliviar la ansiedad del paciente. También se explica la finalidad de cada fármaco prescrito, y se asegura que el paciente comprenda dosis, horarios y posibles efectos adversos.

Se tiene presente que un paciente con dolor torácico puede negar su malestar, de modo que se hace hincapié en la importancia de informar los síntomas para ajustar su tratamiento.

Orientación al paciente

Se alerta al paciente o cuidador sobre los signos y síntomas que requieren atención médica. Se explican las pruebas diagnósticas necesarias. Se dan instrucciones sobre cada fármaco prescrito.

CONSIDERACIONES PEDIÁTRICAS

Incluso un niño que hable puede tener dificultad para describir el dolor torácico, así que se está alerta a indicios no verbales, como inquietud, gestos o colocación de la mano en la zona dolorosa. Se pide al niño que señale la zona dolorosa y que diga a dónde se va el dolor (para saber si radia). Se determina la intensidad del dolor preguntando a los progenitores si éste interfiere en las actividades y el comportamiento normales del niño. Debe recordarse que un niño puede quejarse de dolor torácico en un intento de obtener atención o evitar la escuela.

CONSIDERACIONES GERIÁTRICAS

Dado que los pacientes mayores tienen riesgo más alto de sufrir afecciones potencialmente letales (como IM, angina y disección aórtica), es necesario evaluar de manera cuidadosa el dolor torácico en estos pacientes.

Bibliografía

Hoffmann, U., Truong, Q. A., Schoenfeld, D. A., Chou, E. T., Woodard, P. K., Nagurney, J. T., … Udelson, J. E.; for the ROMICAT-II Investigators. (2012). Coronary CT angiography versus standard evaluation in acute chest pain. *New England Journal of Medicine*, *367*(4), 299–308.

Miller, C. D., Hwang, W., Hoekstra, J. W., Case, D., Lefebvre, C., & Blumstein, H. (2010). Stress cardiac magnetic resonance imaging with observation unit care reduces cost for patients with emergent chest pain: A randomized trial. *Annals of Emergency Medicine*, *56*(3), 209–219.

Dorsalgia

El dolor de espalda o dorsalgia afecta a un estimado de 80% de la población; de hecho, es la segunda causa principal —después del resfriado común— de ausencia del trabajo. Aunque este síntoma puede indicar un trastorno espondilógeno, también puede deberse a un problema genitourinario, gastrointestinal, cardiovascular o neoplásico. El desequilibrio postural por el embarazo también puede causar dorsalgia.

Inicio, sitio y distribución del dolor y su reacción a la actividad y el reposo dan importantes indicios sobre la causa. El dolor puede ser agudo o crónico, constante o intermitente. Puede permanecer localizado en la espalda, radiar a lo largo de la columna vertebral o por una o ambas piernas, o ser generalizado. Es posible que lo exacerbe la actividad —por lo común flexionarse, inclinarse, levantar peso o realizar ejercicio— y que lo alivie el reposo, o bien puede no ser modificado por ninguno.

La dorsalgia intrínseca resulta de espasmo muscular, irritación de raíz nerviosa, fractura o una combinación de estos mecanismos. Suele ocurrir en la espalda baja, o zona lumbosacra. La dorsalgia también puede ser un dolor referido desde el abdomen o el flanco, y tal vez indica problemas potencialmente letales como úlcera perforada, pancreatitis aguda o aneurisma aórtico abdominal disecante.

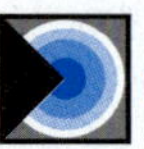

INTERVENCIONES EN CASO DE URGENCIA *Si el paciente informa dorsalgia intensa aguda, se toman con rapidez los signos vitales y luego se realiza una rápida evaluación para descartar causas potencialmente letales. Se le pregunta cuándo comenzó el dolor. ¿Puede relacionarlo con alguna causa? Por ejemplo, ¿ocurrió después de comer? ¿Después de caer en una superficie dura? Se pide al paciente que describa el dolor. ¿Es quemante, punzante, palpitante o insidioso? ¿Es constante o intermitente? ¿Se radia a nalgas, piernas o dedos de los pies? ¿Tiene el paciente debilidad de las piernas o pie péndulo? ¿Parece el dolor originarse en el abdomen y radiar a la espalda? ¿Ha tenido antes un dolor como éste? ¿Qué lo empeora o lo aminora? ¿Es afectado por actividad o reposo? ¿Empeora en la mañana o la noche? ¿Lo despierta? Por lo común la dorsalgia referida de vísceras no es afectada por actividad y reposo. En contraste, la espondilógena empeora con la actividad y mejora con el reposo. El dolor de origen neoplásico suele aliviarse con la caminata y empeora en la noche.*

Si el paciente describe dolor lumbar profundo que no es afectado por la actividad, se palpa en busca de una masa epigástrica pulsátil. Si está presente este signo, se sospecha un aneurisma aórtico abdominal disecante. Se suspenden alimentos y líquidos en previsión de cirugía de urgencia. Se hacen los preparativos para administrar líquidos IV y oxígeno. Se vigilan de cerca signos vitales y pulsos periféricos.

Si el paciente describe dolor epigástrico intenso que radia por el abdomen hasta la espalda, se le valora en busca de ausencia de borborigmos y rigidez y sensibilidad abdominales. En caso afirmativo, se sospecha úlcera perforada o pancreatitis aguda. Se coloca una línea IV para líquidos y fármacos, se administra oxígeno, y se inserta una sonda nasogástrica mientras se suspenden los alimentos.

Anamnesis y exploración física

Si se descartan causas potencialmente letales de dorsalgia, se continúa con la anamnesis y la exploración física completas. Al hacerlo se está atento a expresiones de dolor del paciente. Se obtienen los antecedentes médicos, incluidas lesiones y enfermedades, y los antecedentes familiares. Se pregunta sobre alimentación y consumo de alcohol. Asimismo se indaga sobre medicación, incluidas prescripciones pasadas y presentes y uso de fármacos de venta libre.

Después se realiza una exploración física exhaustiva. Se observa el color de la piel, en especial en las piernas, y se palpa la temperatura cutánea. Se palpan los pulsos femoral, poplíteo, tibial posterior y pedio. Se pregunta sobre sensaciones peculiares en las piernas, como entumecimiento y hormigueo. Se observa la postura del paciente si el dolor no le impide estar de pie. ¿Permanece erguido o tiende a inclinarse a un lado? Se observa el nivel de los hombros y la pelvis y la curvatura de la espalda. Se pide al paciente que se incline al frente, hacia atrás y a ambos lados mientras se le palpa en busca de espasmos de los músculos paravertebrales. Se toma nota de rotación de la columna en el tronco. Se palpa la columna dorsolumbar en busca de sensibilidad puntual. Se le pide al paciente que camine —primero con los talones y después con las puntas—, protegiéndolo de caer mientras lo hace. La debilidad puede indicar un trastorno muscular o irritación de una raíz nerviosa raquídea. Se sienta al paciente para evaluar y comparar los reflejos rotuliano, aquíleo y de Babinski. Se evalúa la fuerza del extensor propio del dedo gordo pidiendo al paciente que mantenga levantado ese dedo contra resistencia. Se mide la longitud de la pierna y de los músculos de la corva y cuadríceps en ambos lados. Se toma nota de una diferencia de más de 1 cm en el tamaño muscular, especialmente en la pantorrilla.

Para reproducir el dolor de pierna y de espalda, se coloca al paciente en decúbito supino sobre la mesa de exploración. Se le sujeta el talón y se levanta la pierna con lentitud. Si siente dolor, se toma nota de su sitio exacto y el ángulo entre la mesa y la pierna al que ocurre. Se repite esta maniobra con la pierna opuesta. El dolor a lo largo del nervio ciático puede indicar hernia discal o ciática. Asimismo, se toma nota del arco de movimiento de cadera y rodilla.

Se palpan los flancos y se percute con las puntas de los dedos o con el puño en busca de sensibilidad del ángulo costovertebral.

Causas médicas

■ ***Aneurisma aórtico abdominal (disecante).*** La disección de este aneurisma, potencialmente letal, puede causar inicialmente dorsalgia baja o dolor abdominal sordo. Más a menudo, produce dolor constante en la parte alta del abdomen. Puede palparse una masa abdominal pulsátil en el epigastrio; sin embargo, después de la ruptura deja de pulsar. La disección del aneurisma también puede causar moteado de la piel abajo de la cintura, ausencia de pulsos femoral y pedio, menor presión arterial en las piernas que en los brazos, sensibilidad leve a moderada con defensa muscular, y rigidez abdominal. Ocurren signos de choque (como humedad fría de la piel) si la pérdida de sangre es significativa.

■ ***Espondilitis anquilosante.*** La espondilitis anquilosante es un trastorno progresivo crónico que causa dolor sacroiliaco el cual radia hacia la columna vertebral y es agravado por presión lateral en la pelvis. El dolor suele ser más intenso en la mañana o después de un periodo de inactividad, y no se alivia con reposo. También es característica la rigidez anómala de la columna lumbar con flexión al frente. Este trastorno puede causar sensibilidad local, fatiga, fiebre, anorexia, pérdida de peso e iritis ocasional.

■ ***Apendicitis.*** La apendicitis es un trastorno potencialmente letal en el que una molestia vaga y sorda en la región epigástrica o umbilical migra al punto de McBurney en el cuadrante inferior derecho. En la apendicitis retrocecal, el dolor también puede radiar a la espalda. El desplazamiento del dolor es precedido por anorexia y náusea y se acompaña de fiebre, vómito ocasional, sensibilidad abdominal (más a menudo en el punto de McBurney) y sensibilidad de rebote. Algunos pacientes también tienen tenesmo vesical doloroso.

■ ***Colecistitis.*** La colecistitis produce dolor intenso en el cuadrante superior derecho del abdomen que puede radiar a hombro derecho, pecho o espalda. El dolor también puede surgir de modo repentino o aumentar de modo gradual en varias horas, y los pacientes suelen tener el antecedente de un dolor similar después de una comida grasosa. Entre los signos y síntomas acompañantes se incluyen anorexia, fiebre, náusea, vómito, sensibilidad en el cuadrante superior derecho, rigidez abdominal, palidez y sudación.

■ ***Cordoma.*** Los cordomas, tumores malignos de desarrollo lento, causan dolor persistente en espalda baja, sacro y cóccix. Cuando el tumor se expande, el dolor puede acompañarse de estreñimiento e incontinencia fecal o urinaria.

■ ***Endometriosis.*** La endometriosis causa dolor sacro profundo y dolor cólico intenso en la parte baja del abdomen. El dolor empeora inmediatamente antes de la menstruación o durante ella y puede agravarse al defecar. Se acompaña de estreñimiento, sensibilidad abdominal, dismenorrea y dispareunia.

D

■ ***Ruptura de disco intervertebral.*** La ruptura de disco intervertebral produce dorsalgia baja gradual o repentina con o sin dolor de pierna (ciática). Rara vez causa dolor de pierna solo. El dolor suele comenzar en la espalda y radia a las nalgas y la pierna. Es exacerbado por actividad, tos y estornudo y aminora con el reposo. Se acompaña de parestesia (más a menudo entumecimiento u hormigueo en la parte inferior de la pierna y el pie), espasmo de músculos paravertebrales y disminución de reflejos en el lado afectado. Este trastorno también afecta postura y marcha. El paciente tiene la columna ligeramente flexionada, y se inclina hacia el lado doloroso. Camina con lentitud y se incorpora desde la posición sentada con extrema dificultad.

■ ***Esguince lumbosacro.*** El esguince lumbosacro causa doloromiento, dolor localizado y sensibilidad con espasmo muscular en el movimiento lateral. El paciente en decúbito suele flexionar las rodillas y caderas para aminorar el dolor. La flexión de la columna intensifica el dolor, mientras que el reposo ayuda a aliviarlo. El dolor empeora con el movimiento.

■ ***Tumores metastásicos.*** Es frecuente la metástasis tumoral a la columna, en cuyo caso causa dorsalgia baja en al menos 25% de los pacientes. El dolor suele comenzar de manera abrupta, se acompaña de calambres musculares (que por lo común empeoran por la noche), y no se alivia con el reposo.

■ ***Mieloma.*** La dorsalgia causada por mieloma, un tumor maligno primario, suele comenzar de modo abrupto y empeora con la actividad física. Puede acompañarse de signos y síntomas artríticos, como dolorimiento, tumefacción articular, y sensibilidad. Otros signos y síntomas son fiebre, malestar general, parestesia periférica y pérdida de peso.

■ ***Pancreatitis (aguda).*** La pancreatitis es un trastorno potencialmente letal que suele producir dolor fulminante continuo en la parte alta del abdomen; el dolor puede radiar a ambos flancos y a la espalda. Para aliviarlo, es posible que el paciente se flexione al frente, lleve las rodillas al tórax, o deambule inquieto.

Entre los signos y síntomas asociados tempranos se incluyen sensibilidad abdominal, náusea, vómito, fiebre, palidez, taquicardia y, en algunos pacientes, defensa muscular abdominal, rigidez, sensibilidad de rebote e hipoactividad de borborigmos. La ictericia puede ser un signo tardío. El signo de Turner (equimosis de abdomen o flanco) o el signo de Cullen (tonalidad azulada de la piel alrededor del ombligo y en ambos flancos), que ocurren cuando la inflamación cede, indican pancreatitis hemorrágica.

■ ***Úlcera perforada.*** En algunos pacientes, la perforación de una úlcera duodenal o gástrica causa dolor epigástrico postrante repentino que puede radiar por todo el abdomen y hasta la espalda. Este trastorno potencialmente letal también causa rigidez abdominal en tabla; sensibilidad con defensa muscular; sensibilidad de rebote generalizada; ausencia de borborigmos; y respiraciones superficiales con gruñidos. Entre los signos relacionados se incluyen fiebre, taquicardia e hipotensión.

■ ***Cáncer de próstata.*** Dolor insidioso crónico de espalda puede ser el único síntoma de cáncer de próstata. Este trastorno también puede causar hematuria y disminución del chorro de orina.

■ ***Pielonefritis (aguda).*** La pielonefritis produce dolor progresivo de flanco y parte baja del abdomen que se acompaña de dorsalgia o sensibilidad (en especial sobre el ángulo costovertebral). Otros signos y síntomas son fiebre alta y escalofríos, náusea, vómito, sensibilidad de flanco y abdomen, polaquiuria y tenesmo vesical.

■ ***Cálculos renales.*** El dolor colicoso de los cálculos renales suele deberse a irritación del recubrimiento ureteral, que incrementa la frecuencia y la fuerza de las contracciones peristálticas. El dolor viaja del ángulo costovertebral a flanco, region suprapúbica y genitales externos. Su intensidad varía pero puede hacerse insufrible si los cálculos descienden por un uréter. Si los cálculos están en la pelvis renal y los cálices, puede ocurrir dolor sordo y constante del flanco. Los cálculos renales también causan náusea, vómito, tenesmo vesical (si un cálculo se aloja cerca de la vejiga), hematuria y agitación por el dolor. El dolor se resuelve o disminuye en grado significativo después de que los cálculos pasan a la vejiga. Se alienta al paciente a recuperar los cálculos para análisis.

■ ***Fiebre del Valle del Rift.*** La fiebre del fiebre del Valle del Rift es una enfermedad viral que solía limitarse a África, pero en 2000 ocurrieron brotes en Arabia Saudita y Yemen. Se transmite al ser humano por la picadura de un mosquito infectado o por la exposición a vertebrados infectados. El trastorno puede presentarse como varios síndromes clínicos distintos. Entre los signos y síntomas típicos se incluyen fiebre, mialgia, debilidad, mareo y dorsalgia. Un pequeño porcentaje de los pacientes desarrollan encefalitis o avanzan a fiebre hemorrágica con el posible resultado de choque y hemorragia. La inflamación de la retina puede causar alguna pérdida permanente de la visión.

■ ***Distensión muscular sacroiliaca.*** La distensión muscular sacroiliaca causa dolor sacroiliaco que puede radiar a nalga, cadera y aspecto lateral de la pierna. El dolor se agrava al sostener peso en la extremidad afectada y por abducción con resistencia de la pierna. Entre los signos y síntomas asociados están sensibilidad de la sínfisis del pubis y cojera o torcedura del glúteo mediano o el abductor.

■ ***Viruela (variola major).*** En 1977 se logró la erradicación mundial de la viruela; Estados Unidos y Rusia tienen los únicos sitios de almacenamiento conocidos del virus, que se considera un agente potencial de guerra biológica. Entre los signos y síntomas iniciales se incluyen fiebre elevada, malestar general, postración, cefalea intensa, dorsalgia y dolor abdominal. Se produce un exantema maculopapular en la mucosa de boca, faringe, cara y antebrazos que se propaga a tronco y piernas. En dos días, el exantema se hace vesicular, y más tarde pustular. Las lesiones se desarrollan al mismo tiempo, lucen idénticas y son más prominentes en cara y extremidades. Las pústulas son redondas y firmes y están profundamente embebidas en la piel. Después de 8 a 9 días, las pústulas forman una costra, y más tarde, ésta se separa de la piel, dejando una cicatriz deprimida. En los casos fatales, la muerte resulta de encefalitis, sangrado extenso o infección secundaria.

■ ***Neoplasia raquídea (benigna).*** La neoplasia raquídea suele causar dorsalgia localizada intensa y escoliosis.

■ ***Estenosis raquídea.*** La estenosis raquídea, que recuerda la ruptura de disco intervertebral, produce dorsalgia con o sin ciática, que suele afectar ambas piernas. El dolor puede radiar a los dedos de los pies y avanzar a entumecimiento o debilidad a menos que el paciente repose.

■ ***Espondilolistesis.*** La espondilolistesis es un importante trastorno estructural caracterizado por deslizamiento anterior de una vértebra sobre otra, y puede ser asintomática o causar dorsalgia baja, con o sin afección de raíces nerviosas. Entre los síntomas asociados de afección de raíces nerviosas están parestesia, dolor de nalga y radiación del dolor por la pierna. La palpación de la columna lumbar puede revelar "desalineación" de la apófisis espinosa. La flexión de la columna puede ser limitada.

■ ***Fractura de la apófisis transversa.*** Esta fractura causa dorsalgia localizada intensa con espasmo muscular y hematoma.

■ ***Aplastamiento vertebral.*** Al principio, el aplastamiento vertebral suele ser indoloro. Varias semanas después, causa dorsalgia que se agrava al llevar peso y sensibilidad local. La fractura de una vértebra torácica puede causar dolor referido en la zona lumbar.

■ ***Osteomielitis vertebral.*** Al principio, la osteomielitis vertebral causa dorsalgia insidiosa. Conforme avanza, el dolor puede hacerse constante, más pronunciado en la noche, y agravarse por el movimiento de la columna. Son signos y síntomas acompañantes espasmos vertebrales y de corvas, sensibilidad de las apófisis espinosas, fiebre y malestar general.

- ***Osteoporosis vertebral.*** La osteoporosis vertebral causa dorsalgia insidiosa crónica que se agrava con la actividad y se reduce un tanto con el reposo. También puede haber sensibilidad.

Otras causas

- ***Pruebas neurológicas.*** Punción lumbar y mielografía pueden producir dorsalgia transitoria.

Consideraciones especiales

Se vigila al paciente de cerca si la dorsalgia sugiere una causa potencialmente letal. Se está alerta a dolor creciente, alteración del estado neurovascular en las piernas, pérdida del control de defecación o micción, cambios en los signos vitales, sudación y cianosis.

Mientras se establece un diagnóstico tentativo, se evitan los analgésicos, que podrían enmascarar los síntomas de una causa potencialmente letal. También se suspenden alimentos y líquidos, en previsión de que se requiera cirugía. Se coloca al paciente lo más confortable posible elevando la cabecera de la cama y poniendo una almohada bajo sus rodillas. Se alientan técnicas de relajación como la respiración profunda. Se prepara al paciente para la exploración rectal o pélvica. Tal vez también se requieran pruebas de sangre y de orina de rutina, tomografía computarizada, biopsias apropiadas y radiografías de tórax, abdomen y columna.

Se ajusta un corset o soporte lumbosacro al paciente. Se le indica que no los use en cama. Tal vez requiera también terapia con frío o calor, un tablero dorsal, un colchón de espuma contorneada o tracción pélvica. Se le explican estas medidas de alivio del dolor. Se le enseña asimismo sobre alternativas a la farmacoterapia analgésica, como biorrealimentación y estimulación nerviosa eléctrica transcutánea. Debe tenerse presente que una notable proporción de los casos de fingimiento se vinculan con dorsalgia. Si está indicado se refiere al paciente a otros profesionales, como fisioterapeuta, terapeuta ocupacional o psicólogo.

Orientación al paciente

Se da información sobre el uso de antiinflamatorios, analgésicos y alternativas a la farmacoterapia, como biorrealimentación y estimulación nerviosa eléctrica transcutánea. Se enseñan técnicas de relajación como respiración profunda, y se instruye al paciente sobre el uso correcto del corset o el soporte lumbosacro. Se discuten cambios en el modo de vida, como reducción de peso o corrección de la postura.

CONSIDERACIONES PEDIÁTRICAS

Dado que a un niño le puede resultar difícil describir la dorsalgia, se está alerta a indicios no verbales, como retroceso o renuencia a caminar. Se observa de cerca la dinámica familiar durante la anamnesis en busca de indicios que sugieran abuso infantil.

La dorsalgia en el niño puede deberse a inflamación de disco intervertebral (discitis), neoplasias, osteoporosis juvenil idiopática y espondilolistesis. La hernia discal no suele causar dorsalgia. La escoliosis, un trastorno común en adolescentes, rara vez la causa.

CONSIDERACIONES GERIÁTRICAS

Se sospecha cáncer metastásico —en especial de próstata, colon o mama— en pacientes mayores con inicio reciente de dorsalgia que no suele aliviarse con reposo y que empeora en la noche.

Bibliografía

Costa, L. C., Maher, C. G., McAuley, J. H., Hancock, M. J., Herbert, R. D., Refshauge K. M., & Henschke, N. (2009). Prognosis for patients with chronic low back pain: Inception cohort study. *British Medical Journal*, *339*, b3829.

Hay, E. M., & Dunn, K. M. (2009). Prognosis of low back pain in primary care. *British Medical Journal*, *339*, 816–817.

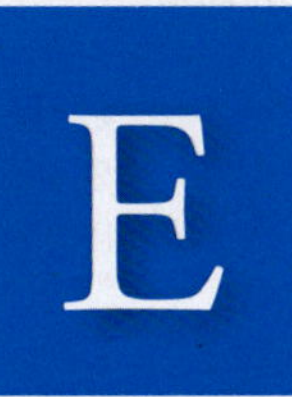

Edema braquial

El edema braquial, que resulta de un exceso de líquido intersticial en el brazo, puede ser unilateral o bilateral y producirse de manera gradual o abrupta. Se agrava por inmovilidad y se alivia con elevación del brazo y ejercicio.

El edema braquial indica un desequilibrio hídrico localizado entre los espacios vascular e intersticial. (Véase *Entendiendo el equilibrio hídrico*, en la pág. 244.) Suele resultar de traumatismo, trastornos venosos, toxinas o determinados tratamientos.

INTERVENCIONES EN CASO DE URGENCIA

Se retiran anillos, brazaletes y reloj del brazo afectado. Estos objetos pueden actuar como torniquete. Se asegura que las mangas no inhiban el drenaje de líquido o el flujo sanguíneo.

Anamnesis y exploración física

Una de las primeras preguntas que deben hacerse cuando se realiza la anamnesis es: ¿cuánto tiempo ha tenido el brazo inflamado? Después se determina si el paciente también tiene dolor, entumecimiento u hormigueo en el brazo. ¿Se reduce el edema con ejercicio o elevación del brazo? Se pregunta sobre lesión reciente del brazo, como quemaduras o picaduras de insecto. También se toma nota de tratamiento IV, cirugía o radioterapia para cáncer de mama recientes.

Se determina la gravedad del edema comparando tamaño y simetría de ambos brazos. Se usa una cinta métrica para determinar el diámetro exacto, y se marca el sitio en que se realizó la medición a fin de hacer mediciones comparativas más tarde. Es necesario asegurarse de observar si el edema es unilateral o bilateral, y se realiza la prueba para ver si es compresible. (Véase *Edema: ¿compresible o no compresible?*, en la pág. 245.) Después se examinan y comparan color y temperatura de ambos brazos. Se buscan eritema y equimosis, y heridas que sugieran lesión. Se palpan y comparan los pulsos radial y braquial. Por último, se buscan sensibilidad y disminución de percepción o movilidad del brazo. Si se detectan signos de afección neurovascular, se eleva el brazo.

Causas médicas

- ***Edema angioneurótico.*** El edema angioneurótico es una reacción común caracterizada por el inicio súbito de edema indoloro no prurítico que afecta manos, pies, párpados, labios, cara, cuello, genitales o vísceras. Aunque la tumefacción no suele causar prurito, puede haber ardor y hormigueo. Si el edema se propaga a la laringe, pueden presentarse signos de dificultad respiratoria.
- ***Traumatismo braquial.*** Poco después de una lesión por aplastamiento, todo el brazo puede ser afectado por edema grave. Son posibles equimosis o sangrado superficial, dolor o entumecimiento.
- ***Quemaduras.*** Dos días o menos después de la lesión, las quemaduras braquiales pueden causar edema leve a intenso, dolor y daño tisular.
- ***Envenenamiento.*** El envenenamiento por serpientes, animales acuáticos o insectos inicialmente puede causar edema alrededor del sitio de la mordedura o picadura que con rapidez

se propaga a todo el brazo. Son comunes dolor, eritema y prurito locales; a veces ocurre parestesia. Más tarde, el paciente puede presentar signos y síntomas generalizados, como náusea, vómito, debilidad, calambres, fiebre, escalofríos, hipotensión, cefalea y, en casos graves, disnea, convulsiones y parálisis.

- ***Síndrome de la vena cava superior.*** El edema braquial bilateral suele avanzar con lentitud y se acompaña de edema facial y de cuello. Venas dilatadas marcan estas zonas edematosas. El paciente también informa cefalea, vértigo y alteraciones de la visión.
- ***Tromboflebitis.*** La tromboflebitis, que puede deberse a catéteres centrales colocados periféricamente (p. ej., en el brazo), es una posible causa de edema braquial, dolor y calor. La tromboflebitis venosa profunda puede producir además cianosis, fiebre, escalofríos y malestar general; la tromboflebitis superficial también provoca enrojecimiento, sensibilidad e induración a lo largo de la vena.

Otras causas

- ***Tratamientos.*** El edema braquial localizado puede deberse a infiltración de líquido IV en el tejido intersticial. Una mastectomía radical o modificada que altere el drenaje linfático puede provocar edema de todo el brazo, al igual que la disección de nódulo linfático axilar. Asimismo, la radioterapia para cáncer de mama puede producir edema braquial inmediatamente después del tratamiento o meses más tarde.

Consideraciones especiales

El tratamiento del paciente con edema braquial varía con la causa subyacente. Las medidas de atención generales incluyen elevación del brazo, cambio de posición frecuente y uso apropiado de vendas y apósitos para promover drenaje y circulación. Es necesario asegurar un cuidado meticuloso de la piel para prevenir maceración y formación de úlceras de presión. Asimismo, se administran analgésicos y anticoagulantes según se requiera.

Orientación al paciente

Se instruye al paciente en cuidados posoperatorios del brazo. Se enseñan ejercicios para el brazo que ayuden a prevenir el linfedema.

CONSIDERACIONES PEDIÁTRICAS

El edema braquial es raro en niños, excepto como parte del edema generalizado, pero puede resultar de traumatismo braquial, como quemaduras y lesiones de aplastamiento.

BIBLIOGRAFÍA

Ballots, J. C., Tamaoki, M. J., Atallah, A. N., Albertoni, W. M., dos Santos, J. B., & Faloppa, F. (2010). Treatment of reducible unstable fractures of the distal radius in adults: A randomised controlled trial of De Palma percutaneous pinning versus bridging external fixation. *BMC Musculoskeletal Disorders*, *11*, 137.

Schneppendahl, J., Windolf, J., & Kaufmann, R. A. (2012). Distal radius fractures: Current concepts. *Journal of Hand Surgery Am*, *37*, 1718–1725.

EDEMA DE EXTREMIDAD INFERIOR

El edema de extremidad inferior es un signo común que resulta cuando se acumula un exceso de líquido intersticial en una o ambas piernas. Puede afectar sólo el pie y el tobillo o extenderse al muslo, y ser leve o masivo, compresible o no compresible.

El edema de extremidad inferior puede deberse a trastornos venosos, traumatismo y determinadas afecciones óseas y cardiacas que alteran el equilibrio hídrico normal. (Véase *Entendiendo el equilibrio hídrico*, en la pág 244.) Otras posibles causas son síndrome nefrótico, cirrosis, tromboflebitis aguda y crónica, insuficiencia venosa crónica (la más común), celulitis, linfedema, y fármacos. Sin embargo, varios mecanismos no patológicos también pueden causar edema de extremidad inferior. Por ejemplo, permanecer mucho tiempo sentado, de pie o inmóvil puede ocasionar edema ortostático bilateral. Este edema compresible suele afectar el pie y desaparece con reposo y elevación de la pierna. El aumento de la presión venosa en una fase avanzada del embarazo puede provocar edema de tobillos. Elásticos apretados o pantimedias pueden causar de manera mecánica edema de extremidad inferior.

Anamnesis y exploración física

Para evaluar al paciente, primero se pregunta cuánto tiempo ha tenido el edema. ¿Se produjo éste de manera repentina o gradual? ¿Disminuye si se elevan las piernas? ¿Duele cuando se toca o al caminar? ¿Es más intenso en la mañana, o empeora de manera progresiva durante el día? Se pregunta sobre lesión, cirugía o enfermedad recientes en las piernas que pudieran haber inmovilizado al paciente. ¿Tiene el antecedente de enfermedad cardiovascular? Por último, se obtienen los antecedentes medicamentosos.

Se comienza la exploración física examinando cada pierna en busca de edema compresible. (Véase *Edema: ¿compresible o no compresible?*, en la pág. 245.) Dado que el edema de extremidad inferior puede afectar el flujo sanguíneo arterial, se palpa o se aplica tecnología Doppler para auscultar los pulsos periféricos en busca de una insuficiencia. Se observa el color de las piernas y se buscan patrones venosos inusuales. Después se palpa para determinar calor, sensibilidad y venas protuberantes, y se oprime suavemente el músculo de la pantorrilla contra la tibia en busca de dolor profundo. Si el edema de extremidad inferior es unilateral, se aplica dorsiflexión al pie en busca del signo de Homans, que es indicado por el dolor de pantorrilla. Por último, se toma nota de engrosamiento o ulceración en zonas edematosas.

Causas médicas

- ***Quemaduras.*** Dos días o menos después de la lesión, las quemaduras de piernas pueden causar edema ligero a intenso, dolor y daño tisular.
- ***Celulitis.*** En la celulitis, el edema compresible y la piel de naranja son causados por una infección estreptocócica o estafilocócica que suele ocurrir en las extremidades inferiores. La celulitis también se asocia con eritema, calor y sensibilidad en la zona infectada.
- ***Envenenamiento.*** Puede ocurrir de manera súbita edema localizado leve a intenso en el sitio de una mordedura o picadura, junto con eritema, dolor, urticaria, prurito y sensación quemante.
- ***Insuficiencia cardiaca.*** El edema de extremidad inferior bilateral es un signo temprano de insuficiencia cardiaca derecha. Otros signos y síntomas son aumento de peso no obstante la anorexia, náusea, opresión en el pecho, hipotensión, palidez, taquipnea, disnea de esfuerzo, ortopnea, disnea paroxística nocturna, palpitaciones, galope ventricular y estertores inspiratorios. Edema compresible de tobillo, hepatomegalia, hemoptisis y cianosis indican insuficiencia cardiaca más avanzada.
- ***Traumatismo de pierna.*** Alrededor del sitio traumatizado puede formarse edema localizado leve a intenso.
- ***Osteomielitis.*** Cuando la osteomielitis —una infección ósea— afecta la parte inferior de la pierna, suele producir edema localizado leve a moderado, el cual a veces se propaga a la articulación adyacente. El edema por lo común sigue a fiebre, sensibilidad localizada y dolor que aumenta con el movimiento de la extremidad.
- ***Tromboflebitis.*** La trombosis de venas profundas y superficiales puede causar edema leve a moderado unilateral. La tromboflebitis de venas profundas puede ser asintomática o causar dolor leve a intenso, calor y cianosis en la extremidad afectada, así como fiebre, escalofríos y malestar general. La tromboflebitis superficial suele causar dolor, calor, enro-

jecimiento, sensibilidad e induración a lo largo de la vena afectada.

- ***Insuficiencia venosa (crónica).*** En pacientes con insuficiencia venosa ocurre edema de extremidad inferior unilateral o bilateral, moderado a intenso. Al principio, el edema es blando y compresible; más tarde se hace duro al engrosarse los tejidos. Otros signos son piel oscura y úlceras por estasis indoloras alrededor del tobillo que se infectan con facilidad. La insuficiencia venosa por lo general ocurre en mujeres.

E

Otras causas

- ***Pruebas diagnósticas.*** La venografía es una causa rara de edema de extremidad inferior.
- ***Cirugía de revascularización coronaria.*** Puede ocurrir insuficiencia venosa unilateral después de extracción de vena safena.

Consideraciones especiales

Se da analgésico y antibiótico según se requiera. Se indica al paciente que evite estar sentado o de pie por tiempo prolongado, que eleve las piernas según sea necesario, y que no las cruce. Puede usarse una bota de compresión (bota de Unna) para ayudar a reducir el edema. Se vigilan ingreso y egreso, y se miden peso y circunferencia de la pierna a diario para detectar cualquier cambio en el edema. Se prepara al paciente para pruebas diagnósticas, como estudios de sangre y orina y radiografías. Se determina si se requieren modificaciones alimentarias, como restricción de agua y sodio. Se vigila la extremidad afectada en busca de daño a la piel.

Orientación al paciente

Se enseña la aplicación correcta de medias o vendas antiembolia. Se instruye al paciente sobre los ejercicios apropiados para las piernas. Se explican los alimentos o líquidos que el paciente debe evitar.

CONSIDERACIONES PEDIÁTRICAS

Raro en niños, el edema de extremidad inferior puede ser resultado de osteomielitis, traumatismo de la extremidad o, rara vez, insuficiencia cardiaca. El síndrome nefrótico provoca edema de extremidad inferior bilateral, poliuria y tumefacción palpebral.

Bibliografía

Bennell, K. L., & Hinman, R. S. (2012). A review of the clinical evidence for exercise in osteoarthritis of the hip and knee. *Journal of Science in Medicine and Sport*, *14*, 4–9.

American Diabetes Association. (2012). Diagnosis and classification of diabetes mellitus. *Diabetes Care*, *35*, S64–S71.

Edema facial

El edema facial es la tumefacción localizada —alrededor de los ojos, por ejemplo— o más generalizada en la cara que puede extenderse a cuello y brazos. En ocasiones doloroso, este signo puede producirse de manera gradual o abrupta. En ocasiones precede al inicio de edema periférico o generalizado. El edema leve puede ser difícil de detectar; es posible que el paciente o alguien cercano familiarizado con su aspecto lo informen antes de que se note durante la valoración.

El edema facial resulta de la alteración de las presiones hidrostática y osmótica que rigen el desplazamiento de líquido entre arterias, venas y linfáticos. (Véase *Entendiendo el equilibrio hídrico*, en la pág. 244.) Puede ser resultado de trastornos venosos, inflamatorios y algunos sistémicos; traumatismo; alergia; desnutrición; y los efectos de determinados fármacos, pruebas y tratamientos.

INTERVENCIONES EN CASO DE URGENCIA

Si el paciente tiene edema facial asociado con quemaduras o si informa exposición reciente a un alérgeno, se evalúa con rapidez su estado respiratorio. El edema también puede afectar las vías respiratorias superiores, causando obstruc-

ción potencialmente letal. Si se detectan sibilancia audible, estridor inspiratorio u otros signos de dificultad respiratoria, se administra adrenalina. Para el paciente con malestar intenso —y ausencia de ruidos respiratorios y cianosis— tal vez se requieran intubación traqueal, cricotiroidotomía o traqueotomía. Siempre se administra oxígeno.

Anamnesis y exploración física

Si el paciente no tiene malestar intenso, se realiza la anamnesis. Se pregunta si el edema facial se produjo de manera súbita o gradual. ¿Es más prominente temprano por la mañana o empeora a lo largo del día? ¿Ha aumentado de peso el paciente? En caso afirmativo, ¿cuánto y en cuánto tiempo? ¿Ha notado cambios en el color o la cantidad de la orina? ¿En su apetito? Se recaban los antecedentes medicamentosos y se pregunta sobre traumatismo facial reciente.

Se comienza la exploración física caracterizando el edema. ¿Se localiza en una parte de la cara o afecta la totalidad de ésta u otras partes del cuerpo? Se determina si el edema es compresible o no compresible, y se estima su gravedad. (Véase *Edema: ¿compresible o no compresible?*, en la pág. 245.) A continuación, se toman los signos vitales, y se valora el estado neurológico. Se examina la cavidad bucal para evaluar la higiene dental y buscar signos de infección. Se visualiza la bucofaringe, y se busca tumefacción de tejidos blandos.

Causas médicas

■ ***Reacción alérgica.*** El edema facial puede caracterizar reacciones alérgicas locales y anafilaxia. En la anafilaxia potencialmente letal, el edema facial angioneurótico puede ocurrir con urticaria y rubor. (Véase *Cómo reconocer el edema angioneurótico*.) El edema de vías respiratorias causa disfonía, estridor y broncoespasmo con disnea y taquipnea. También son posibles signos de choque, como hipotensión y humedad fría de la piel. Una reacción localizada produce edema facial, eritema y urticaria.

Cómo reconocer el edema angioneurótico

Más notable en labios, párpados y lengua, el edema angioneurótico suele deberse a una reacción alérgica. Se caracteriza por el inicio rápido de tumefacción subcutánea no compresible indolora que suele resolverse en 1 a 2 días. Este tipo de edema también puede afectar manos, pies, genitales y vísceras; el edema laríngeo puede causar obstrucción de vías respiratorias potencialmente letal.

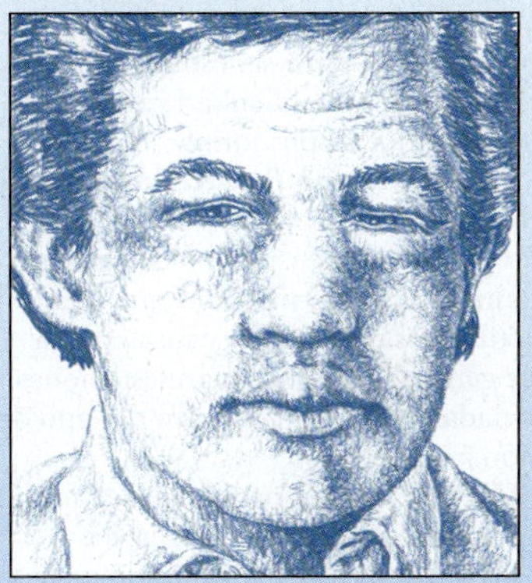

■ ***Trombosis del seno cavernoso.*** La trombosis del seno cavernoso, un trastorno raro pero grave, puede comenzar con edema unilateral que rápidamente avanza a edema bilateral de frente, base de la nariz y párpados. También puede producir escalofríos, fiebre, cefalea, náusea, letargo, exoftalmía y dolor ocular.

■ ***Chalazión.*** El chalazión causa tumefacción localizada y sensibilidad del párpado afectado, acompañadas de una pequeña masa roja en la superficie conjuntival.

■ ***Conjuntivitis.*** La conjuntivitis causa edema palpebral, lagrimeo excesivo y prurito y ardor oculares. La inspección revela una secreción purulenta espesa, costras palpebrales e inyección conjuntival. La afección corneal causa fotofobia y dolor.

■ ***Dacrioadenitis.*** Una tumefacción periorbitaria intensa caracteriza la dacrioadenitis, que también puede provocar inyección conjuntival, secreción purulenta y dolor del temporal.

■ ***Dacriocistitis.*** La inflamación del saco lagrimal causa edema palpebral prominente y lagrimación constante. En casos agudos, la secreción purulenta se acompaña de dolor y sensibilidad cerca del saco lagrimal.

■ ***Quemaduras faciales.*** Las quemaduras pueden causar edema extenso que afecta la respiración. Otros datos son quemadura de vellos nasales, enrojecimiento de la mucosa, esputo teñido de hollín y signos de dificultad respiratoria, como estridor inspiratorio.

■ ***Traumatismo facial.*** La magnitud del edema varía con el tipo de lesión. Por ejemplo, una contusión puede causar edema localizado, mientras que una fractura nasal o maxilar causa edema más generalizado. Las manifestaciones asociadas también dependen del tipo de lesión.

■ ***Herpes zóster oftálmico.*** En esta afección, el edema y enrojecimiento de los párpados suelen acompañarse de lagrimeo excesivo y una secreción serosa. Puede haber dolor facial unilateral intenso varios días antes de que las vesículas se rompan.

■ ***Mixedema.*** Con el tiempo, el mixedema causa edema facial generalizado; sequedad cérea de la piel; calvicie o engrosamiento del cabello; y otros signos de hipotiroidismo.

■ ***Síndrome nefrótico.*** Por lo común el primer signo de síndrome nefrótico, el edema periorbitario precede al edema postural y al abdominal. Son datos asociados aumento de peso, náusea, anorexia, letargo, fatiga y palidez.

■ ***Celulitis orbitaria.*** El inicio súbito de edema periorbitario marca la celulitis orbitaria. Puede acompañarse de secreción purulenta unilateral, hiperemia, exoftalmía, inyección conjuntival, deterioro de los movimientos oculares, fiebre y dolor orbitario extremo.

■ ***Pre-eclampsia.*** El edema de cara, manos y tobillos es un signo temprano de pre-eclampsia. Otras características son aumento excesivo de peso, cefalea intensa, visión borrosa, hipertensión y dolor mesoepigástrico.

■ ***Rinitis (alérgica).*** En la rinitis, enrojecimiento y edema de párpados se acompañan de estornudos paroxísticos, prurito nasal y ocular, y rinorrea acuosa profusa. El paciente también puede presentar congestión nasal, lagrimeo excesivo, cefalea, dolor sinusal y, a veces, malestar general y fiebre.

■ ***Sinusitis.*** La sinusitis frontal causa edema de frente y párpados. La sinusitis maxilar produce edema en la zona maxilar así como malestar general, tumefacción gingival y trismo. Ambos tipos también se acompañan de dolor facial, fiebre, congestión nasal, secreción nasal purulenta y enrojecimiento y tumefacción de la mucosa nasal.

■ ***Síndrome de la vena cava superior.*** Este síndrome produce de manera gradual edema de cara y cuello acompañado de distensión torácica o ingurgitación yugular. También causa síntomas del sistema nervioso central, como cefalea, trastornos visuales y vértigo.

■ ***Tracoma.*** En el tracoma, el edema afecta párpado y conjuntiva y se acompaña de dolor ocular, lagrimeo excesivo, fotofobia y secreción ocular. El examen revela un nódulo preauricular inflamado y folículos conjuntivales visibles.

■ ***Triquinosis.*** La triquinosis es un trastorno infeccioso relativamente raro que causa el inicio súbito de edema palpebral con fiebre (38.9 a 40 °C), conjuntivitis, dolor muscular, prurito y ardor cutáneos, sudoración, lesiones de la piel y delirio.

Otras causas

■ ***Pruebas diagnósticas.*** Una reacción alérgica a los medios de contraste usados en pruebas radiológicas puede producir edema facial.

■ ***Fármacos.*** El uso a largo plazo de glucocorticoides puede provocar edema facial. Cualquier fármaco que cause una reacción alérgica (p. ej., ácido acetilsalicílico, antipiréticos, penicilina y preparados de sulfa) puede tener el mismo efecto.

- ***Cirugía y transfusión.*** La cirugía craneal, nasal o mandibular puede causar edema facial, al igual que la transfusión sanguínea que ocasiona una reacción alérgica.

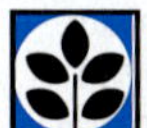

ALERTA HERBOLARIA

*La ingestión de la pulpa del fruto de Ginkgo biloba puede causar eritema y edema graves y la formación rápida de vesículas. Santamaría (*Tanacetum parthenium*) y matricaria (*Chrysanthemum parthenium*) pueden causar tumefacción labial, irritación de la lengua y úlceras bucales. El regaliz también puede causar edema facial y retención de agua o meteorismo, en especial si se usan antes de la menstruación.*

Consideraciones especiales

Se administra un analgésico y se aplica crema para reducir el prurito. A menos que esté contraindicado, se aplican compresas frías a los ojos del paciente para reducir el edema. Se eleva la cabecera de la cama para ayudar a drenar el líquido acumulado. Suelen ordenarse pruebas de sangre y orina para ayudar a diagnosticar la causa del edema facial.

Orientación al paciente

Se explican los riesgos de los síntomas tardíos de alergia y cuáles signos y síntomas informar. Se discuten maneras de evitar alérgenos y picaduras o mordeduras de insectos. Se hace hincapié en la importancia de tener un estuche para anafilaxia y portar un brazalete de identificación médica.

CONSIDERACIONES PEDIÁTRICAS

Normalmente, la presión del tejido periorbitario es menor en niños que en adultos. Como resultado, los niños tienen más probabilidades de sufrir edema periorbitario. De hecho, éste es más común que el edema periférico en niños con trastornos como insuficiencia cardiaca y glomerulonefritis aguda. La tos ferina también puede causar edema periorbitario.

Bibliografía

El-Domyati, M., El-Ammawi, T. S., Medhat, W., Moawad, O., Brennan, D., Mahoney, M. G., & Uitto, J. (2011). Radiofrequency facial rejuvenation: Evidence-based effect. *Journal of American Academy of Dermatology*, *64*(3), 524–535.

Knaggs, H. (2009). A new source of aging? *Cosmetology Dermatology*, *8*(2), 77–82.

E

Edema generalizado

El edema generalizado, un signo común en pacientes gravemente enfermos, es la acumulación excesiva de líquido intersticial en todo el cuerpo. Su gravedad varía ampliamente; el edema leve puede ser difícil de detectar, en especial si el paciente es obeso, mientras que el edema masivo es evidente de inmediato.

El edema generalizado suele ser crónico y progresivo. Puede deberse a trastornos cardiacos, renales, endocrinos, linfáticos o hepáticos o a quemaduras graves, desnutrición, los efectos de determinados fármacos y tratamientos, y después de mastectomía.

Entre los factores comunes causantes de edema están hipoalbuminemia e ingestión o retención excesivas de sodio, ambos factores influyen en la presión osmótica del plasma. (Véase *Entendiendo el equilibrio hídrico*, en la pág. 244.) El edema cíclico relacionado con aumento de la secreción de aldosterona ocurre en mujeres premenopáusicas.

INTERVENCIONES EN CASO DE URGENCIA

Se determina rápidamente el sitio y la gravedad del edema, incluido el grado de compresión. (Véase Edema: ¿compresible o no compresible?*, en la pág. 245.) Si el paciente tiene edema grave, se toman los signos vitales con prontitud, y se busca ingurgitación yugular y cianosis labial. Se auscul-*

E

Entendiendo el equilibrio hídrico

Normalmente, el líquido se mueve con libertad entre los espacios intersticial e intravascular para mantener la homeostasis. Cuatro presiones básicas controlan los desplazamientos de líquido a través de la membrana capilar que separa estos espacios:

- Presión hidrostática capilar (la presión hidráulica interna en la membrana capilar)
- Presión del líquido intersticial (la presión hidráulica externa contra la membrana capilar)
- Presión osmótica (la presión atractora de líquido ejercida por la concentración de proteína dentro del capilar)
- Presión osmótica intersticial (la presión atractora de líquido ejercida por la concentración de proteína fuera del capilar)

Estas presiones mantienen la homeostasis como sigue. Normalmente, la presión hidrostática capilar es mayor que la presión osmótica del plasma en el extremo arterial del capilar, y fuerza la salida de líquido desde el capilar. En el extremo venoso del capilar ocurre lo contrario: la presión osmótica del plasma es mayor que la presión hidrostática capilar e introduce líquido al capilar. Normalmente, el sistema linfático transporta el exceso de líquido intersticial de vuelta al espacio intravascular.

Se produce edema cuando este equilibrio es alterado por aumento de la permeabilidad capilar, obstrucción de linfáticos, aumento persistente de la presión hidrostática capilar, disminución de la presión osmótica del plasma o la del líquido intersticial, o dilatación de esfínteres precapilares.

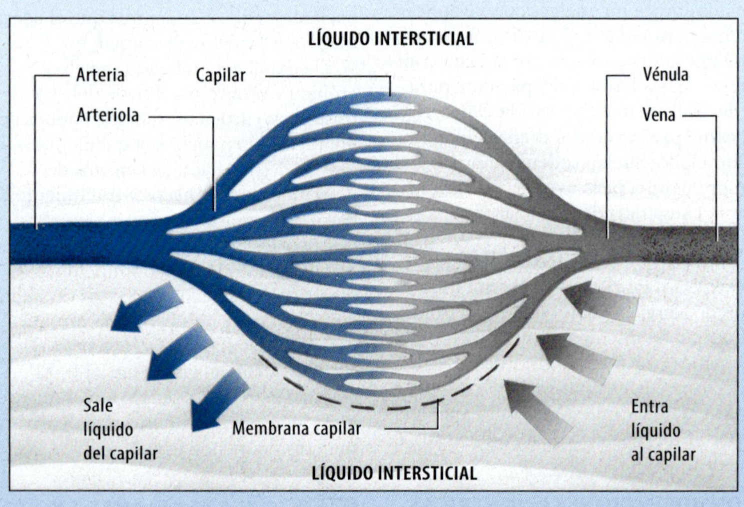

tan pulmones y corazón. Se está alerta a signos de insuficiencia cardiaca o congestión pulmonar, como estertores, ruidos cardiacos amortiguados o galope ventricular. A menos que el paciente sea hipotenso, se le coloca en la posición de Fowler a fin de promover la expansión pulmonar. Se le prepara para recibir oxígeno y un diurético IV. Se tiene equipo de reanimación de urgencia a la mano.

Anamnesis y exploración física

Cuando el estado del paciente lo permita, se realiza una anamnesis completa. Primero se toma nota de cuándo comenzó el edema. ¿Se mueve durante el transcurso del día, por ejemplo de las extremidades superiores a las inferiores, alrededor de los ojos o en el área sacra? ¿Es el edema peor en la mañana o al final del día? ¿Es afectado por los cambios de posición? ¿Se acompaña de disnea o dolor de brazos o piernas? Se determina cuánto ha aumentado de peso el paciente. ¿Ha cambiado su orina en cantidad o calidad?

A continuación, se pregunta sobre quemaduras o trastornos cardiacos, renales, hepáticos, endocrinos o GI. Se pide al paciente que describa su alimentación, para poder determinar si presenta desnutrición proteínica. Se exploran sus antecedentes medicamentosos, y se toma nota de tratamiento IV reciente.

Se comienza la exploración física comparando los brazos y piernas en busca de edema simétrico. También se buscan equimosis y cianosis. Se valoran espalda, sacro y cadera del paciente postrado para determinar la presencia de edema postural. Se palpan los pulsos periféricos, y se observa si manos y pies se sienten fríos. Por último, se realiza una valoración cardiaca y respiratoria completa.

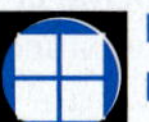

PARA FACILITAR LA EXPLORACIÓN

Edema: ¿compresible o no compresible?

Para diferenciar el edema compresible del no compresible, se empuja el dedo contra una zona tumefacta por 5 segundos y se le retira rápidamente.

En el *edema compresible*, la presión fuerza el líquido hacia los tejidos subyacentes, produciendo una depresión o fóvea que vuelve a llenarse lentamente. Para determinar la gravedad del edema compresible, se estima la profundidad de la fóvea en centímetros: 1+ (1 cm), 2+ (2 cm), 3+ (3 cm), o 4+ (4 cm).

En el *edema no compresible*, la presión no deja fóvea porque el líquido se ha coagulado en los tejidos. De manera característica, la piel se siente inusualmente tensa y firme.

EDEMA COMPRESIBLE (4+)

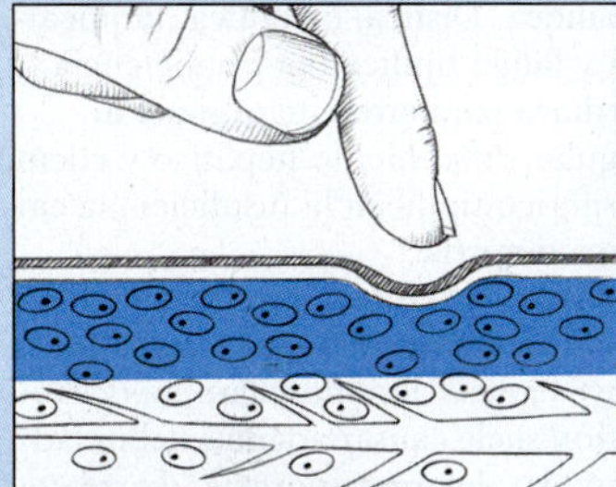

EDEMA NO COMPRESIBLE

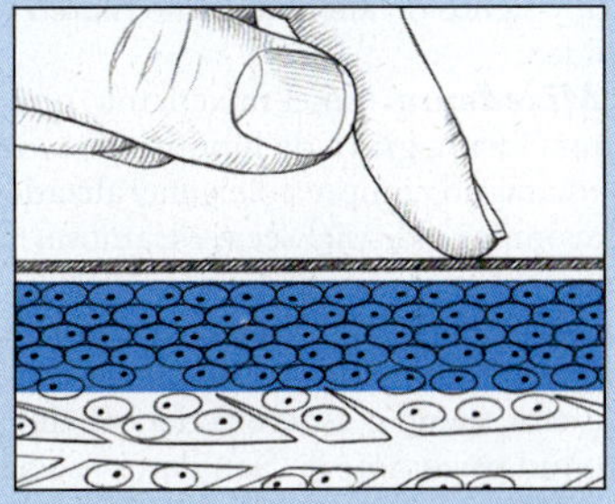

Causas médicas

- ***Edema angioneurótico o angiedema.*** Los episodios recurrentes de edema no compresible indoloro agudo que afecta piel y mucosas —en especial las de vías respiratorias, cara, cuello, labios, laringe, manos, pies, genitales o vísceras— pueden ser resultado de alergia alimentaria o medicamentosa o estrés emocional, o bien ser hereditarios. Dolor abdominal, náusea, vómito y diarrea acompañan al edema visceral; disnea y estridor acompañan al edema laríngeo, potencialmente letal.
- ***Quemaduras.*** Edema y daño tisular asociado varían con la gravedad de la quemadura. Puede ocurrir edema generalizado grave (4+) en los 2 días siguientes a una quemadura mayor; es posible observar edema localizado con una quemadura menos grave.
- ***Cirrosis.*** Los pacientes pueden tener edema generalizado del cuerpo con aspecto inflamado durante las etapas

E

avanzadas de la cirrosis. Conforme la enfermedad avanza, el tejido hepático sano es sustituido por tejido cicatrizal que en última instancia hace que el hígado sea disfuncional. Además, también puede haber edema en zonas más bajas del cuerpo, que se observa en piernas y abdomen (ascitis). Otros síntomas son dificultad para concentrarse, problemas de sueño y de memoria, ictericia y orina color oscuro.

- ***Insuficiencia cardiaca.*** En fases tardías de este trastorno el edema compresible generalizado grave —en ocasiones anasarca— puede seguir al edema de piernas. El edema puede mejorar con ejercicio o elevación de las extremidades, y suele empeorar al final del día. Otros posibles datos tardíos clásicos son hemoptisis, cianosis, hepatomegalia intensa, hipocratismo digital, estertores y galope ventricular. Por lo común hay taquipnea, palpitaciones, hipotensión, aumento de peso a pesar de la anorexia, náusea, reacción mental lenta, diaforesis y palidez. Disnea, ortopnea, taquicardia y fatiga tipifican la insuficiencia cardiaca izquierda; ingurgitación yugular, crecimiento hepático y edema periférico tipifican la insuficiencia cardiaca derecha.
- ***Desnutrición.*** La anasarca en la desnutrición puede enmascarar una grave emaciación muscular. La desnutrición suele causar además debilidad muscular; letargo; anorexia; diarrea; apatía; sequedad y arrugamiento de la piel; y signos de anemia, como mareo y palidez.
- ***Mixedema.*** En el mixedema, que es una forma grave de hipotiroidismo, el edema no compresible generalizado se acompaña de piel seca, escamosa, inelástica, cérea y pálida; cara inflamada; y caída del párpado superior. La observación también revela facies en máscara, caída o aspereza del cabello, y lentitud psicomotora. Son datos asociados disfonía, aumento de peso, fatiga, intolerancia al frío, bradicardia, hipoventilación, estreñimiento, distensión abdominal, menorragia, impotencia y esterilidad.
- ***Síndrome nefrótico.*** Aunque el síndrome nefrótico se caracteriza por edema compresible generalizado, al principio se localiza alrededor de los ojos. En casos graves ocurre anasarca, que incrementa el peso corporal hasta en 50%. Otros signos y síntomas comunes son ascitis, anorexia, fatiga, malestar general, depresión y palidez.
- ***Derrame pericárdico.*** En el derrame pericárdico, el edema compresible generalizado puede ser más prominente en brazos y piernas. Puede acompañarse de dolor torácico, disnea, ortopnea, tos no productiva, roce pericárdico, ingurgitación yugular, disfagia y fiebre.
- ***Pericarditis (constrictiva crónica).*** De modo parecido a como ocurre en la insuficiencia cardiaca derecha, la pericarditis suele comenzar con edema compresible de brazos y piernas que puede avanzar a edema generalizado. Otros signos y síntomas son ascitis, signo de Kussmaul, disnea, fatiga, debilidad, distensión abdominal y hepatomegalia.
- ***Insuficiencia renal.*** En la insuficiencia renal aguda, el edema compresible generalizado es un signo tardío. En la insuficiencia renal crónica es menos probable que el edema se haga generalizado; su gravedad depende del grado de sobrecarga hídrica. Ambas formas de insuficiencia renal causan oliguria, anorexia, náusea y vómito, somnolencia, confusión, hipertensión, disnea, estertores, mareo y palidez.

Otras causas

- ***Fármacos.*** Cualquier fármaco que cause retención de sodio puede agravar o causar edema generalizado. Son ejemplos antihipertensivos, corticoesteroides, esteroides androgénicos y anabólicos, estrógenos y antiinflamatorios no esteroideos, como fenilbutazona, ibuprofeno y naproxeno.
- ***Tratamientos.*** Las infusiones IV de solución salina y la nutrición enteral pueden causar sobrecarga de sodio y líquido, con el resultado de edema generalizado, en especial en pacientes con enfermedad cardiaca o renal.

Consideraciones especiales

Se coloca al paciente con las extremidades arriba del nivel del corazón para promover el drenaje. Periódicamente se le cambia de posición para evitar llagas por presión. Si el paciente experimenta disnea, se le bajan las extremidades, se eleva la cabecera de la cama, y se le administra oxígeno. Se aplica masaje a las zonas enrojecidas, en especial donde se ha formado edema postural (por ejemplo espalda, sacro, cadera o glúteos). Se previene el daño a la piel en estas zonas colocando un colchón de presión, un acolchado de lana de cordero o un anillo de flotación en la cama del paciente. Se restringen líquidos y sodio, y se administra un diurético o albúmina IV.

Se vigilan ingreso y egreso y se pesa a diario al paciente. También se vigilan los valores séricos de electrolitos —en especial sodio y albúmina. Se prepara al paciente para pruebas de sangre y orina, radiografías, ecocardiografía o electrocardiograma.

Orientación al paciente

Se explican los signos y síntomas de edema que el paciente debe informar. Se discuten alimentos y líquidos que el paciente debe evitar.

CONSIDERACIONES PEDIÁTRICAS

La insuficiencia renal en niños suele causar edema generalizado. Se vigila de cerca el equilibrio hídrico. Debe recordarse que fiebre o diaforesis pueden ocasionar pérdida de líquido, así que se promueve su reposición. El kwashiorkor —desnutrición proteínica— es más común en niños que en adultos y causa anasarca.

CONSIDERACIONES GERIÁTRICAS

Los adultos mayores tienen mayor probabilidad de presentar edema por varias razones, como menor actividad cardiaca y renal y, en algunos casos, estado nutricional deficiente. Se tiene cautela al administrar a pacientes mayores líquidos IV o medicamentos capaces de elevar los valores de sodio y por tanto incrementar la retención de líquido.

Bibliografía

Barrera, F., & George, J. (2013). Non-alcoholic fatty liver disease: More than just ectopic fat accumulation. *Drug Discovery Today*, *10*(1–2), e47–e54.

Musso, G., Gambino, R., & Cassader, M. (2010). Non-alcoholic fatty liver disease from pathogenesis to management: An update. *Obesity Review*, *11*(6), 430–445.

Enuresis

El término *enuresis* suele referirse a la incontinencia urinaria nocturna en niñas de 5 años y mayores y niños de 6 años o más. Alrededor de 5 a 7 millones de niños mojan la cama en Estados Unidos. Este signo rara vez continúa hasta la edad adulta, pero ocurre en algunos adultos con apnea hípnica. Es más común en hombres, y puede clasificarse como primaria o secundaria. La enuresis primaria corresponde a un niño que nunca ha adquirido control vesical, mientras que la secundaria corresponde a uno que adquirió el control de la vejiga por al menos 3 meses pero lo perdió.

Entre los factores que pueden contribuir a la enuresis están desarrollo tardío del control de músculo detrusor, sueño inusualmente profundo, trastornos orgánicos (como infección de vías urinarias [IVU] u obstrucción) y estrés. El estrés, quizá el factor más importante, suele ser causado por el nacimiento de un hermano, la muerte de un padre u otro ser querido, un divorcio, o enseñanza rigurosa y prematura del control de esfínteres. El niño puede estar demasiado avergonzado para discutir su problema de enuresis nocturna, lo cual intensifica el estrés y hace más probable la enuresis, creando de este modo un círculo vicioso.

Anamnesis y exploración física

Cuando se realiza la anamnesis, se incluye a los padres y al niño. Primero se determina el número de noches a la semana o al mes que el niño moja la cama. ¿Existe el antecedente familiar de enuresis? Se interroga sobre el consumo diario de líquido del niño. ¿Hay el antecedente de polaquiuria, tenesmo o incontinencia urinaria diurnos? ¿Bebe mucha agua después de la cena? ¿Cuáles son sus patrones típicos de sueño y micción? Se pregunta si tiene algún problema intestinal, como estreñimiento o encopresis. Se determina si el niño llegó a tener control vesical. En caso afirmativo, se puntualiza qué pudo haber precipitado la enuresis, como un trastorno orgánico o estrés. ¿Ocurre la enuresis en casa o lejos de ésta? Se pregunta a los padres cómo han tratado de manejar el problema, y se les pide que describan el proceso de enseñar el control de esfínteres al niño. Se observa la actitud del niño y los padres hacia la enuresis. Por último, se pregunta al niño si tiene dolor al orinar.

Después, se realiza una exploración física para detectar signos de trastornos neurológicos o de vías urinarias. Se observa la marcha del niño en busca de disfunción motora, y se examina el funcionamiento sensitivo en las piernas. Se inspecciona el meato uretral en busca de eritema, y se obtiene una muestra de orina. Tal vez se requiera exploración rectal para evaluar el control de esfínteres.

Causas médicas

- ***Hiperactividad del músculo detrusor.*** Las contracciones involuntarias del músculo detrusor pueden causar enuresis primaria o secundaria asociada con tenesmo, polaquiuria e incontinencia. También son comunes los signos y síntomas de una IVU.
- ***Diabetes.*** La enuresis puede ser uno de los signos más tempranos de diabetes (tipo 1) en un niño que normalmente no moja la cama. Otros signos de diabetes clásicos que pueden estar presentes son aumento de la sed y del hambre, micción de grandes volúmenes de orina cada vez, fatiga, náusea, vómito y pérdida de peso inexplicable.
- ***Obstrucción de vías urinarias.*** Aunque la incontinencia diurna es más común, la obstrucción de vías urinarias puede causar enuresis primaria o secundaria, además de dolor de flanco y espalda baja; distensión abdominal alta; polaquiuria, tenesmo, dificultad para comenzar a orinar y goteo posmiccional; disuria; disminución del chorro de orina; hematuria; y diuresis variable.
- ***IVU.*** En niños, la mayoría de las IVU causan enuresis secundaria. Son manifestaciones asociadas polaquiuria y tenesmo, disuria, esfuerzo para orinar, y hematuria. También son posibles dorsalgia baja, fatiga y molestia suprapúbica.

Consideraciones especiales

Si el niño tiene hiperactividad del músculo detrusor, la enseñanza del control vesical puede ayudar a controlar la enuresis. Un dispositivo de alarma puede ser útil para niños de 8 años y mayores. Este dispositivo sensible a la humedad se ajusta al colchón y activa una alarma cuando se humedece, con lo que despierta al niño. Esto lo condiciona para evitar orinar la cama y sólo debe usarse en casos en que la enuresis tiene efectos psicológicos adversos en el niño. El consumo de líquidos del niño debe limitarse en las 2 o 3 horas previas a la hora de dormir. Puede ser útil el tratamiento farmacológico con desmopresina o un anticolinérgico.

Orientación al paciente

Se da apoyo emocional al niño y su familia. Se alienta a los padres a aceptar y apoyar al niño. Se explican las causas subyacentes de la enuresis y su tratamiento, y se enseña a los padres a tratar la enuresis en casa.

Bibliografía

Kwak, K. W., Lee, Y. S., Park, K. H., & Baek, M. (2010). Efficacy of desmopressin and enuresis alarm as first and second line treatment for primary monosymptomatic nocturnal enuresis: Prospective randomized crossover study. *Journal of Urology, 184*(6), 2521–2526.

Melnyk, B. M., & Fineout-Overholt, E. (2011). *Evidence-based practice in nursing and healthcare: A guide to best practice* (2nd ed.). Philadelphia, PA: Lippincott Williams & Wilkins.

EPISTAXIS

La epistaxis o sangrado nasal es un signo común que puede ser espontáneo o inducido en la parte anterior o posterior de la nariz. Casi siempre ocurre en el tabique nasal anteroinferior (plexo de Kiesselbach), pero también puede presentarse en el punto en que los cornetes inferiores se encuentran con la nasofaringe. Por lo común es unilateral, pero parece bilateral cuando la sangre corre desde el sitio de sangrado atrás del tabique nasal y sale por el lado opuesto. La epistaxis va de leve a intensa, con riesgo para la vida.

Un rico suministro de vasos frágiles hace la nariz particularmente vulnerable al sangrado. El aire que fluye por la nariz puede secar e irritar las membranas mucosas, formando costras que sangran cuando se arrancan; las mucosas secas también son más susceptibles a la infección, que también puede provocar epistaxis. El traumatismo es otra causa común de epistaxis, al igual que desviaciones del tabique; trastornos de la coagulación, renales y GI; y determinados fármacos y tratamientos.

INTERVENCIONES EN CASO DE URGENCIA

Si el paciente tiene epistaxis intensa, se toman con rapidez los signos vitales. Se está alerta a taquipnea, hipotensión y otros signos de choque hipovolémico. Se inserta una línea IV de gran calibre para reposición rápida de líquidos y sangre, y se intenta controlar el sangrado presionando las narinas. (Sin embargo, si se sospecha fractura nasal, no se presionan las narinas. En cambio, se coloca una gasa bajo la nariz del paciente para absorber la sangre.)

Si el paciente es hipovolémico se le acuesta y se vuelve su cabeza de lado para prevenir el drenaje de sangre hacia la parte posterior de la garganta, lo que podría causar aspiración o vómito de sangre deglutida. Si el paciente no es hipovolémico, se le sienta vertical y se inclina su cabeza al frente. Se revisa con frecuencia la permeabilidad de las vías respiratorias. Si el estado del paciente es inestable, se inicia el monitoreo cardiaco y se administra oxígeno complementario por mascarilla.

Anamnesis y exploración física

Si el paciente no tiene molestias, se realiza la anamnesis. ¿Tiene el antecedente de traumatismo reciente? ¿Con qué frecuencia ha tenido epistaxis en el pasado? ¿Han sido las epistaxis prolongadas o inusualmente intensas? ¿Se sometió el paciente recientemente a cirugía de la zona sinusal? Se pregunta sobre antecedentes de hipertensión, trastornos hemorrágicos o hepáticos, y otras afecciones recientes. Se interroga sobre propensión a la equimosis. Se determina cuáles fármacos usa, en especial antiinflamatorios, como ácido acetilsalicílico, y anticoagulantes, como warfarina. Se indaga sobre antecedentes de uso de cocaína.

Se comienza la exploración física inspeccionando la piel en busca de otros signos de sangrado, como equimosis y petequias, y tomando nota de ictericia, palidez u otras anomalías. Cuando se examina a un paciente con traumatismo, se buscan lesiones asociadas, como traumatismo ocular o fracturas faciales.

Causas médicas

- ***Anemia aplásica.*** La anemia aplásica se desarrolla de manera insidiosa, y con el tiempo causa epistaxis así como equimosis, hemorragias retinianas, menorragia, petequias, sangrado bucal y signos de sangrado digestivo. También pueden ocurrir fatiga, disnea, cefalea, taquicardia y palidez.
- ***Barotraumatismo.*** Observado comúnmente en pasajeros de aviones y practicantes de buceo autónomo, el barotraumatismo puede causar epistaxis dolorosa grave cuando el paciente

tiene una infección de vías respiratorias superiores.

■ ***Trastornos de la coagulación.*** Trastornos de la coagulación como hemofilia y púrpura trombocitopénica pueden causar epistaxis junto con equimosis, petequias y sangrado de encías, boca y sitios de punción para acceso IV. También son posibles menorragia y signos de sangrado digestivo, como melena y hematemesis.

■ ***Glomerulonefritis (crónica).*** La glomerulonefritis causa epistaxis así como hipertensión, proteinuria, hematuria, cefalea, edema, oliguria, hemoptisis, náusea, vómito, prurito, disnea, malestar general y fatiga.

■ ***Hepatitis.*** Cuando la hepatitis interfiere en el mecanismo de la coagulación, pueden resultar epistaxis y tendencias hemorrágicas anómalas. Entre los signos y síntomas asociados suelen incluirse ictericia, acolia, prurito, hepatomegalia, dolor abdominal, fiebre, fatiga, debilidad, color ámbar oscuro de la orina, anorexia, náusea y vómito.

■ ***Hipertensión.*** La hipertensión grave puede causar epistaxis extrema, por lo común en la parte posterior de la nariz, con pulsación arriba del cornete medio. Se acompaña de mareo, cefalea palpitante, ansiedad, edema periférico, nicturia, náusea, vómito, somnolencia y deterioro mental.

■ ***Leucemia.*** En la leucemia aguda, la epistaxis súbita se acompaña de fiebre alta y otros tipos de sangrado anómalo, como sangrado gingival, equimosis y tendencia a la equimosis, petequias, y menstruación prolongada. Esto puede seguir a signos y síntomas menos notables, como debilidad, lasitud, palidez, escalofríos, infecciones recurrentes y febrícula. La leucemia aguda también puede causar disnea, fatiga, malestar general, taquicardia, palpitaciones, soplo de expulsión sistólico y dolor abdominal u óseo.

En la leucemia crónica, la epistaxis es un signo tardío que puede acompañarse de otros tipos de sangrado anómalo, fatiga extrema, pérdida de peso, hepatoesplenomegalia, sensibilidad ósea, edema, lesiones cutáneas maculares o nodulares, palidez, debilidad, disnea, taquicardia, palpitaciones y cefalea.

■ ***Lesión maxilofacial.*** En caso de una lesión maxilofacial, un sangrado arterial pulsátil suele causar epistaxis grave. Son signos y síntomas asociados dolor facial, entumecimiento, tumefacción, asimetría, oclusión deficiente con mordida abierta o incapacidad de abrir la boca, diplopía, hemorragia conjuntival, edema de labios, y equimosis bucal, de mucosas y de paladar blando.

■ ***Fractura nasal.*** Ocurre epistaxis unilateral o bilateral con tumefacción nasal, equimosis y edema periorbitarios, dolor, deformidad nasal, y crepitación de los huesos nasales.

■ ***Tumor nasal.*** Puede escurrir sangre por la nariz cuando un tumor afecta la vasculatura nasal. Los tumores benignos suelen sangrar cuando se tocan, pero los malignos producen epistaxis espontánea unilateral junto con una secreción maloliente, tumefacción de mejillas y, en la fase tardía, dolor.

■ ***Policitemia verdadera.*** La epistaxis espontánea, un signo común de la policitemia verdadera, puede acompañarse de sangrado gingival; equimosis; cianosis rubicunda de cara, nariz, orejas y labios; y congestión de conjuntiva, retina y mucosas bucales. Otros signos y síntomas varían con el aparato o sistema afectado, pero entre ellos pueden incluirse cefalea, mareo, acúfenos, alteraciones visuales, hipertensión, dolor torácico, claudicación intermitente, saciedad y plenitud tempranas, notable esplenomegalia, dolor epigástrico, prurito y disnea.

■ ***Sarcoidosis.*** En la sarcoidosis puede ocurrir epistaxis ligera, junto con tos seca, dolor subesternal, malestar general y pérdida de peso. Son datos relacionados taquicardia, arritmias, crecimiento de glándulas parótidas, linfadenopatía cervical, lesiones cutáneas, hepatoesplenomegalia y artritis de tobillos, rodillas y muñecas.

■ ***Escleroma.*** En el escleroma ocurre epistaxis ligera con secreción nasal acuosa que se hace maloliente y se encostra. También pueden ocurrir anosmia progresiva y atrofia de cornetes.

■ ***Sinusitis (aguda).*** En la sinusitis, una secreción nasal sanguinolenta o teñida de sangre puede hacerse purulenta y copiosa después de 24 a 48 horas. Entre los signos y síntomas asociados se incluyen congestión nasal, dolor, sensibilidad, malestar general, cefalea, febrícula y enrojecimiento y edema de la mucosa nasal.

■ ***Fractura craneal.*** Según el tipo de fractura, la epistaxis puede ser directa (cuando la sangre fluye directamente a las narinas) o indirecta (cuando la sangre drena por la trompa de Eustaquio hasta la nariz). Son comunes abrasiones, contusiones, laceraciones o avulsiones. Una fractura de cráneo grave puede causar cefalea intensa, disminución del nivel de conciencia, hemiparesia, mareo, convulsiones, vómito en proyectil y descenso de las frecuencias del pulso y respiratoria.

Una fractura de la base del cráneo también puede causar sangrado faríngeo, ótico y conjuntival así como equimosis periorbitaria y signo de Battle. Líquido cerebroespinal e incluso tejido encefálico pueden escurrir por nariz u oídos. Una fractura esfenoidal también puede causar ceguera, mientras que una fractura temporal puede provocar además sordera unilateral o parálisis facial.

■ ***Lupus eritematoso sistémico (LES).*** El LES, que suele afectar a mujeres menores de 50 años de edad, causa epistaxis ligera. Son signos y síntomas más característicos exantema en mariposa, linfadenopatía, dolor y rigidez articulares, anorexia, náusea, vómito, mialgia y pérdida de peso.

■ ***Fiebre tifoidea.*** Son comunes epistaxis ligera y tos seca. La fiebre tifoidea también puede causar inicio abrupto de escalofríos y fiebre alta, vómito, distensión abdominal, estreñimiento o diarrea, esplenomegalia, hepatomegalia, roséola, ictericia, anorexia, pérdida de peso y fatiga profunda.

Otras causas

■ ***Irritantes químicos.*** Algunas sustancias químicas —como fósforo, ácido sulfúrico, amoniaco, tinta de impresión y cromatos— irritan la mucosa nasal, causando epistaxis.

■ ***Fármacos.*** Los anticoagulantes, como la warfarina, y los antiinflamatorios, como el ácido acetilsalicílico, pueden causar epistaxis. Lo mismo ocurre con el uso de cocaína, en especial si es frecuente.

■ ***Cirugía e intervenciones.*** Raras veces resulta epistaxis de la cirugía facial y nasal, incluidas septoplastia, rinoplastia, antrostomía, intervenciones endoscópicas en senos nasales, descompresión orbitaria y extracción dental. Los pacientes que requieren oxígeno complementario vía cánula nasal pueden estar en riesgo de incremento en las epistaxis.

Consideraciones especiales

Los métodos externos para ayudar a controlar un sangrado nasal deben incluir colocar al paciente sentado vertical e inclinado al frente, presionar las narinas por 10 minutos, y respirar por la boca. Mientras la epistaxis se controla por completo, se continúa vigilando al paciente en busca de signos de choque hipovolémico, como taquicardia y humedad fría de la piel. Si la presión externa no controla el sangrado, se inserta algodón impregnado con un vasoconstrictor y anestésico local en la nariz del paciente.

Si el sangrado persiste, se espera tener que insertar un tapón nasal anterior o posterior. (Véase *Control de la epistaxis con taponamiento nasal*, en la pág. 252.) Al paciente con taponamiento posterior se le administra oxígeno humectado por mascarilla facial.

Puede ordenarse una biometría hemática completa para evaluar la pérdida sanguínea y detectar anemia. Tal vez se requieran estudios de coagulación, como tiempo de protrombina y tiempo parcial de tromboplastina, para valorar el tiempo de coagulación. Se prepara al paciente para múltiples pruebas radiológicas si tuvo un traumatismo reciente.

Orientación al paciente

Se enseñan al paciente o su cuidador técnicas de compresión de la nariz. Se

E

Control de la epistaxis con taponamiento nasal

Cuando la presión directa y cauterización no logran controlar la epistaxis, tal vez se requiera taponamiento nasal. Puede usarse taponamiento anterior en caso de sangrado intenso en la parte anterior de la nariz. Se insertan en las narinas cerca de los cornetes capas horizontales de tiras de gasa cubiertas con vaselina.

Quizá se requiera taponamiento posterior si el paciente tiene sangrado intenso en la parte posterior de la nariz o si sangre procedente de un sangrado anterior comienza a fluir en sentido retrógrado. Este tipo de taponamiento consiste en un empaque de gasa asegurado con tres suturas de seda fuerte. Después de que se anestesia la nariz, se tira de las suturas a través de las narinas con una sonda suave y el tapón se coloca atrás del paladar blando. Dos de las suturas se atan a un rollo de gasa bajo la nariz del paciente, lo cual mantiene el tapón en su sitio. La tercera sutura se fija con cinta a la mejilla. En vez de una compresa de gasa, puede insertarse una sonda urinaria a permanencia o una sonda para epistaxis a través de la nariz hasta la zona atrás del paladar blando, y se infla con 10 mL de agua para comprimir el punto de sangrado.

PRECAUCIONES

Si el paciente tiene un tapón nasal, se aplican los siguientes lineamientos:

- Se buscan signos de dificultad respiratoria, como disnea, que puede ocurrir si el tapón se desliza y obstruye la vía respiratoria.
- Se tiene equipo de urgencia (linternas, tijeras y un hemostato) al lado de la cama. Se espera tener que cortar la sutura de la mejilla (o desinflar la sonda) y retirar el tapón al primer signo de obstrucción de vías respiratorias.
- Se evita la tensión en la sutura de la mejilla, que podría hacer que el tapón posterior se deslizara fuera de su sitio.
- Se mantiene al alcance del paciente el timbre de llamada.
- Se toman con frecuencia los signos vitales. Se observa en busca de signos de hipoxia, como taquicardia e inquietud.
- Se eleva la cabecera de la cama, y se recuerda al paciente respirar por la boca.
- Se administra oxígeno humectado según se requiera.
- Se indica al paciente no sonarse la nariz durante las 48 horas siguientes al retiro del tapón.

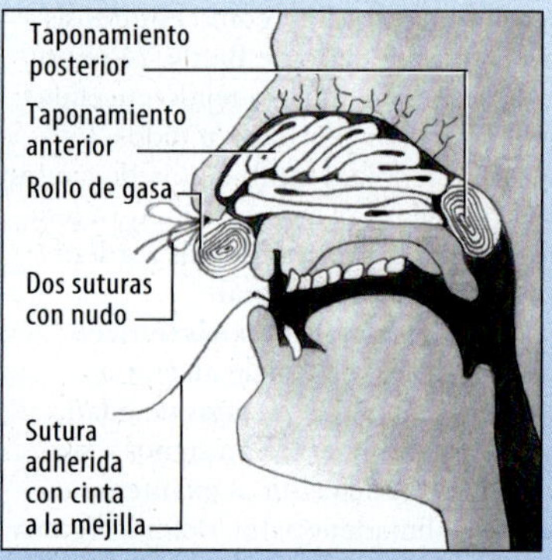

discuten maneras de prevenir sangrados nasales.

CONSIDERACIONES PEDIÁTRICAS

Los niños tienen mayor probabilidad de experimentar epistaxis anterior, por lo común como resultado de hurgarse la nariz o de rinitis alérgica. También pueden causar epistaxis atresia biliar, fibrosis quística, afibrogenemia hereditaria y traumatismo nasal por un cuerpo extraño. A veces la rubéola provoca epistaxis ligera junto con el característico exantema maculopapular. Dos enfermedades raras de la niñez, tos ferina y difteria, también pueden ocasionar epistaxis ligera.

Se sospecha un trastorno hemorrágico si se observa sangrado excesivo del cordón umbilical al nacer o sangrado profuso durante la circuncisión. La epistaxis suele comenzar en la pubertad en pacientes con telangiectasia hemorrágica hereditaria.

CONSIDERACIONES GERIÁTRICAS
Los adultos mayores tienen mayor probabilidad de epistaxis posterior.

Bibliografía

Camp, A. A., Dutton, J. M., & Caldarelli, D. D. (2009). Endoscopic transnasal transethmoid ligation of the anterior ethmoid artery. *American Journal of Rhinologic Allergy*, *23*, 200–202.

Dallan, I., Tschabitscher, M., Castelnuovo, P., Bignami, M., Muscatello, L., Lenzi, R., … Sellari-Franceschini, S. (2009). Management of severely bleeding ethmoidal arteries. *Journal of Craniofacial Surgery*, *20*, 450–454.

Equimosis periorbitaria

La equimosis periorbitaria ("ojos de mapache") no se debe a traumatismo de tejidos blandos faciales. Suele ser un indicador de fractura del piso del cráneo (fractura basilar), y ocurre cuando el daño causado por la fractura desgarra las meninges y hace que los senos venosos sangren hacia las vellosidades aracnoideas y los senos craneales. Quizá sea el único indicador de fractura del piso del cráneo, que no siempre es visible en la radiografía craneal. Cuando ocurre, hace necesaria una valoración cuidadosa a fin de detectar el traumatismo subyacente, porque una fractura basilar puede lesionar nervios craneales, vasos sanguíneos y tallo encefálico. También puede ocurrir equimosis periorbitaria después de craneotomía si la cirugía causa un desgarro meníngeo.

Anamnesis y exploración física

Una vez que se detecta equimosis periorbitaria, se toman los signos vitales y se intenta determinar cuándo ocurrió el traumatismo craneoencefálico y la naturaleza de éste (Véase *Reconocimiento de la equimosis periorbitaria*, en la pág. 245.) Se evalúa la magnitud del traumatismo subyacente.

Se comienza por evaluar el nivel de conciencia (NDC) con la escala de coma de Glasgow. (Véase *Escala de coma de Glasgow* en la entrada *Obnulación*, en la pág. 487.)

Después, se evalúa el funcionamiento de los nervios craneales (NC), en especial NC I (olfatorio), III (motor ocular común), IV (patético), VI (motor ocular externo), y VII (facial). Se valora en busca de signos y síntomas de aumento de la presión intracraneal. Si el estado del paciente lo permite, también se examinan agudeza visual y audición general. Se toma nota de irregularidades en los huesos faciales o craneales y de tumefacción, dolor localizado, signo de Battle y laceraciones de cara o piel cabelluda. Se buscan equimosis sobre el hueso mastoides. Se inspecciona para detectar hemorragia o escape de líquido cerebroespinal (LCE) por nariz u oídos.

También se busca drenaje con una gasa de 10 × 10 cm, y se observa si ocurre el signo de halo, un círculo de líquido claro que rodea el drenaje, indicativo de LCE. Asimismo, se usa una tira reactiva para detectar glucosa en un drenaje claro. Un resultado anómalo de la prueba indica LCE, porque el moco no contiene glucosa.

Causas médicas

- ***Fractura del piso del cráneo.*** Una fractura del piso del cráneo produce equimosis periorbitaria después de un traumatismo craneoencefálico que no afecta la zona orbitaria. Los signos y síntomas asociados varían con el sitio de fractura y entre ellos se incluyen hemorragia faríngea, epistaxis, rinorrea, otorrea y combadura de la membrana timpánica por sangre o LCE. También puede haber pérdida auditiva, cefalea, náusea, vómito, parálisis de nervios craneales y alteración del NDC. Asimismo es posible un signo de Battle positivo.

Otras causas

- ***Cirugía.*** La equimosis periorbitaria que ocurre después de craneotomía

Reconocimiento de la equimosis periorbitaria

Suele ser fácil diferenciar la equimosis periorbitaria del "ojo morado" del traumatismo facial. La equimosis periorbitaria (figura) siempre es bilateral. Ocurre 2 a 3 días después de un traumatismo craneoencefálico cerrado que causa fractura del piso del cráneo. En contraste, la equimosis por traumatismo facial puede afectar uno o ambos ojos. Suele ocurrir en las horas que siguen a la lesión.

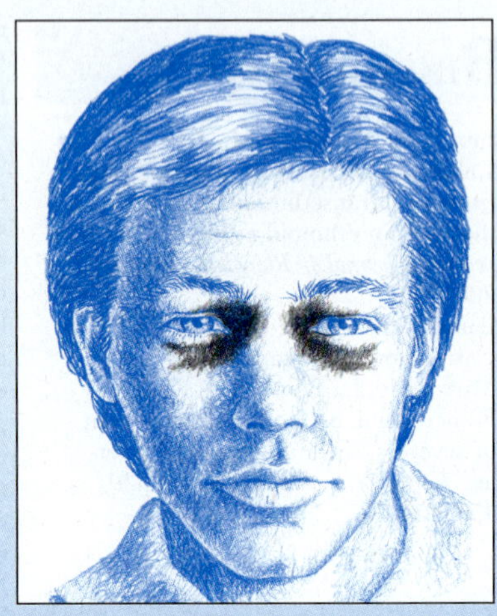

E

puede indicar desgarro meníngeo y sangrado hacia los senos cerebrales.

Consideraciones especiales

Se mantiene al paciente en reposo absoluto en cama. Se realizan evaluaciones neurológicas frecuentes para conocer el NDC actual. Asimismo, se revisan los signos vitales cada hora; se está alerta a cambios como bradipnea, bradicardia, hipertensión y fiebre. Para evitar empeorar un desgarro dural, se indica al paciente que no se suene la nariz, tosa de manera vigorosa, o realice esfuerzos físicos. En presencia de otorrea o rinorrea, no debe intentarse detener el flujo. En cambio, se coloca una gasa estéril laxamente bajo la nariz o el oído para absorber el drenaje. Se vigila la cantidad y se hace una prueba con una tira reactiva para glucosa a fin de confirmar o descartar escape de LCE.

Para prevenir desgarro ulterior de las mucosas e infección, nunca se aspira ni se introduce una sonda nasogástrica por la nariz del paciente. Se observa a éste en busca de signos y síntomas de meningitis, como fiebre y rigidez de nuca, y se prevé la necesidad de administrar un antibiótico profiláctico.

Se prepara al paciente para pruebas diagnósticas, como radiografía de cráneo y, si es posible, tomografía computarizada. Si el desgarro dural no sana de manera espontánea, puede realizarse cisternografía con contraste para localizar el desgarro, quizá seguida de cirugía correctiva.

Orientación al paciente

Se explica cuáles signos y síntomas de deterioro neurológico debe informar el paciente y cuáles actividades debe limitar. Se le instruye sobre los cuidados de la herida de la piel cabelluda, en su caso.

CONSIDERACIONES PEDIÁTRICAS

La equimosis periorbitaria en niños suele ser causada por fractura basilar en una caída.

Bibliografía

Buttaro, T. M., Tybulski, J., Bailey, P. P., & Sandberg-Cook, J. (2008). *Primary care: A collaborative practice* (pp. 444–447). St. Louis, MO: Mosby Elsevier.

ERITEMA
[Eritrodermia]

Los vasos sanguíneos dilatados o congestionados hacen que la piel se torne roja y escamosa, lo que constituye el eritema, el signo más común de inflamación o irritación cutáneas. El eritema puede ser localizado o generalizado y ocurrir de manera repentina o gradual. El color de la piel va de rojo brillante en pacientes con afecciones agudas a violeta pálido o castaño en los que tienen problemas crónicos. El eritema debe distinguirse de la púrpura, que causa enrojecimiento por sangrado dentro de la piel. Cuando se aplica presión directamente a la piel, el eritema se blanquea momentáneamente, no así la púrpura.

El eritema suele resultar de cambios en arterias, venas y vasos pequeños que dan por resultado aumento de la perfusión por vasos pequeños. Fármacos y mecanismos neurógenos pueden permitir la entrada de sangre extra en estos vasos. El eritema también puede resultar de traumatismo y daño tisular; cambios en tejidos de sostén, que incrementan la visibilidad vascular; y muchos trastornos raros (Véase *Causas raras de eritema*.)

Causas raras de eritema

En casos excepcionales, el eritema es causado por uno de los siguientes trastornos raros:

- *Dermatosis neutrofílica febril aguda*, que produce lesiones eritematosas en cara, cuello y extremidades después de fiebre alta.
- *Eritema calórico*, que causa eritema reticular y telangiectasias después de exposición a calor radiante.
- *Eritema crónico migratorio*, que provoca máculas eritematosas y pápulas en tronco, brazos o piernas después de la mordedura de una garrapata.
- *Eritema anular concéntrico (o gyratum repens)*, que produce bandas onduladas de eritema y suele asociarse con cáncer de órganos internos.
- *Necrólisis epidérmica tóxica*, que induce eritema generalizado intenso, sensibilidad, ampollas y exfoliación; es causado más a menudo por fármacos y puede ser letal por destrucción epidérmica y sus consecuencias.

INTERVENCIONES EN CASO DE URGENCIA

Si el paciente tiene eritema progresivo súbito con pulso rápido, disnea, disfonía y agitación, se toman los signos vitales con rapidez. Éstos pueden indicar choque anafiláctico. Se da apoyo respiratorio de urgencia y adrenalina.

Anamnesis y exploración física

Si el eritema no se relaciona con anafilaxia, se obtienen los antecedentes de salud detallados. Se determina cuánto tiempo ha tenido el paciente el eritema y dónde comenzó. ¿Ha presentado dolor o prurito asociados? ¿Ha padecido recientemente fiebre, infección de vías respiratorias superiores o dolor articular? ¿Hay el antecedente de enfermedad cutánea u otras afecciones? ¿Tienen él o alguien de su familia alergias, asma o eccema? Se determina si ha estado expuesto a alguien con un exantema similar o que está enfermo actualmente. ¿Sufrió una caída o lesión recientes en la zona del eritema?

Se obtienen los antecedentes medicamentosos completos, incluidas inmunizaciones recientes y fármacos de venta libre. Se pregunta sobre ingestión de alimentos y exposición a agentes químicos.

Se comienza la exploración física evaluando la magnitud, distribución e intensidad del eritema. Se buscan pérdida de cabello, edema y otras lesiones cutáneas, como herpes, escamas, pápulas y púrpura. Se examina el área afectada en busca de calor, y se palpa suavemente para determinar la presencia de sensibilidad o crepitación.

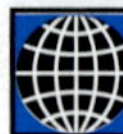

CONSIDERACIONES CULTURALES *Reconocer el eritema en pacientes con tez oscura puede ser más desafiante. Puede haber zonas de enrojecimiento persistente con tonos de azul o púrpura, mientras que los pacientes con piel más clara pueden presentar sólo zonas persistentes con sólo enrojecimiento.*

E

Causas médicas

■ ***Reacciones alérgicas.*** Alimentos, fármacos, agentes químicos y otros alérgenos pueden causar una reacción alérgica y eritema. Una reacción alérgica localizada también produce erupciones tipo herpes y edema.

La anafilaxia, un problema potencialmente letal, causa eritema relativamente súbito en la forma de urticaria, así como rubor; edema facial; diaforesis; debilidad; estornudos; broncoespasmo con disnea y taquipnea; choque con hipotensión y humedad fría de la piel; y, posiblemente, edema de vías respiratorias con disfonía y estridor.

■ ***Quemaduras.*** En las quemaduras térmicas, ocurren primero eritema y tumefacción, quizá seguidos de ampollas profundas o superficiales y otros signos de daño que varían con la gravedad de la quemadura. Las quemaduras por rayos ultravioleta, como las solares, causan eritema tardío y sensibilidad en áreas expuestas de la piel.

■ ***Candidosis.*** Cuando la candidosis —una infección micótica— afecta la piel, produce eritema y un exantema papular escamoso bajo las mamas y en axilas, cuello, ombligo e ingles, también llamado *intertrigo*. Suelen formarse pústulas pequeñas en la periferia del exantema (pustulosis satélite).

■ ***Celulitis.*** Eritema, sensibilidad y edema son resultado de una infección bacteriana de la piel y el tejido subcutáneo.

■ ***Dermatitis.*** Suele ocurrir eritema en esta familia de trastornos inflamatorios. En la dermatitis atópica, eritema y prurito intenso preceden al desarrollo de pequeñas pápulas que pueden enrojecer, exudar, descamarse y liquenificarse. Éstas se producen más a menudo en los pliegues cutáneos de extremidades, cuello y párpados.

Ocurre dermatitis por contacto después de la exposición a un agente irritante. Rápidamente produce eritema y vesículas, ampollas o ulceraciones en piel expuesta.

En la dermatitis seborreica, el eritema se presenta con lesiones rojas mate o amarillas. Nítidamente marginadas, estas lesiones a veces tienen forma de anillo y están cubiertas con escamas grasosas. Suelen presentarse en piel cabelluda, cejas, orejas y pliegues nasolabiales, pero pueden formar un exantema en mariposa en la cara o desplazarse al pecho o a los pliegues cutáneos del tronco. Este trastorno es común en pacientes infectados por el virus de la inmunodeficiencia humana y en lactantes ("gorra de cuna").

■ ***Dermatomiositis.*** La dermatomiositis, más común en mujeres mayores de 50 años de edad, produce un exantema color lila oscuro en cara, cuello, parte superior del torso y lechos ungueales. Pueden aparecer pápulas de Gottron (lesiones color violeta con la parte superior plana) en las articulaciones de los dedos.

■ ***Eritema anular centrífugo.*** Pequeñas pápulas infiltradas de rosa aparecen en tronco, glúteos y parte interna de las piernas, y se propagan lentamente en los márgenes y desaparecen en el centro. Son posibles prurito, descamación y endurecimiento del tejido.

■ ***Eritema marginado reumático.*** Asociado con fiebre reumática, el eritema marginado reumático causa lesiones eritematosas superficiales, planas y ligeramente endurecidas. Se desplazan, se propagan con rapidez, duran horas o días, y recurren después de un tiempo.

■ ***Eritema multiforme.*** El eritema multiforme es una enfermedad cutánea inflamatoria aguda que resulta de sensibilidad a medicamentos tras una infección, más a menudo herpes simple y *Mycoplasma*; alergias; y embarazo. La mitad de los casos son de origen idiopático.

El eritema multiforme menor tiene lesiones localizadas urticariales color rosa típicas con forma circular que afectan poco o nada las membranas mucosas. La mayoría de las lesiones ocurren en superficies flexoras de las extremidades. Pueden presentarse ardor o prurito antes del desarrollo de las lesiones o al mismo tiempo. Las lesiones aparecen en brotes y duran 2 a 3 semanas. Después de una semana, las lesiones individuales se aplanan o hiperpigmentan. Entre los signos y síntomas tempranos están febrícula, tos e irritación laríngea.

El eritema multiforme mayor suele ocurrir como reacción medicamentosa; tiene lesiones ampollosas asimétricas generalizadas que pueden confluir; e incluye erosiones de las mucosas. De manera característica, el eritema es precedido por ampollas en labios, lengua y mucosa bucal e irritación laríngea. Otros signos y síntomas que se manifiestan en una fase temprana de la enfermedad son tos, vómito, diarrea, coriza y epistaxis. Son signos y síntomas tardíos fiebre, postración, dificultad para la alimentación debido a lesiones de boca y labios, conjuntivitis por ulceración, vulvitis, y balanitis. Muchos consideran que la variante máxima de esta enfermedad es el síndrome de Stevens-Johnson, un trastorno de múltiples aparatos y sistemas en ocasiones letal. Además de todos los signos y síntomas mencionados antes, el paciente presenta exfoliación de la piel por rotura de ampollas, aunque está afectada menos de 10% de la superficie corporal. Estas zonas semejan quemaduras térmicas de segundo grado y deben atenderse como éstas. La fiebre puede llegar a entre 38.9 y 40 °C. También puede haber taquipnea; pulso débil y rápido; dolor torácico; malestar general; y dolor muscular o articular.

■ ***Eritema nudoso.*** La erupción bilateral repentina de nódulos eritematosos sensibles caracteriza al eritema nudoso. Estas lesiones salientes redondeadas y firmes suelen aparecer en brotes en espinillas, rodillas y tobillos, pero también pueden ocurrir en glúteos, brazos, pantorrillas y tronco. Otros efectos son febrícula, escalofríos, malestar general, dolor muscular y articular y, tal vez, tumefacción de pies y tobillos. El eritema nudoso se asocia con diversas enfermedades, más notablemente enteropatía inflamatoria, sarcoidosis, tuberculosis e infecciones estreptocócicas y micóticas.

■ ***Gota.*** La gota, que por lo general afecta a hombres de 40 a 60 años de edad, se caracteriza por tensión y eritema de la piel sobre una articulación edematosa inflamada.

■ ***Lupus eritematoso.*** El lupus eritematoso discoide y el sistémico (LES) pueden producir un exantema en mariposa característico. Esta erupción eritematosa va de rubor con tumefacción hasta un exantema macular escamoso claramente delimitado con placas que pueden propagarse a frente, mentón, orejas, pecho y otras partes del cuerpo expuestas al sol.

En el lupus eritematoso discoide, son posibles telangiectasia, hiperpigmentación, deformidad de orejas y nariz, y lesiones de boca, lengua y párpados.

En el LES, un inicio agudo de eritema también puede acompañarse de fotosensibilidad y úlceras de membranas mucosas, en especial en nariz y boca. Puede ocurrir eritema moteado en las manos, con edema alrededor de las uñas y lesiones púrpuras rojizas maculares en los dedos. Ocurre telangiectasia en la base de las uñas o los párpados, junto con púrpura, petequias, equimosis y urticaria. Son comunes dolor y rigidez articulares. Otros datos varían con los aparatos y sistemas afectados, pero suelen incluir febrícula, malestar general, debilidad, cefalea, artralgia, artritis, depresión, linfadenopatía, fatiga, pérdida de peso, anorexia, náusea, vómito, diarrea y estreñimiento.

■ ***Psoriasis.*** Se forman escamas blancas plateadas sobre una base eritematosa engrosada que suelen afectar codos, rodillas, pecho, piel cabelluda y pliegues interglúteos. Las uñas de las manos son gruesas y presentan hoyuelos.

■ ***Enfermedad de Raynaud.*** De manera característica, la piel de manos y pies se blanquea y enfría tras la exposición a frío y estrés. Más tarde se torna caliente y roja púrpura.

■ ***Rosácea.*** Al principio se desarrolla un eritema disperso de un lado a otro del centro de la cara, seguido de telangiectasias superficiales, pápulas, pústulas y nódulos. Puede ocurrir rinofima en la mitad inferior de la nariz.

- ***Rubéola.*** Por lo común, lesiones solitarias planas se unen para formar un exantema eritematoso rosado en manchas que se propaga con rapidez a tronco y extremidades en este trastorno. En ocasiones se producen pequeñas lesiones rojas (manchas de Forschheimer) en el paladar blando. Las lesiones desaparecen en 4 a 5 días. El exantema suele ocurrir después de fiebre (hasta de 38.9 °C), cefalea, malestar general, irritación laríngea, sensación de arena en los ojos, linfadenopatía, dolor articular y coriza.

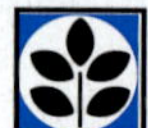

ALERTA HERBOLARIA

La ingestión de la pulpa del fruto de Ginkgo biloba puede causar eritema y edema graves de la boca y rápida formación de vesículas. La hierba de San Juan puede elevar la sensibilidad al sol, con el resultado de eritema o "quemadura solar".

Otras causas

- ***Fármacos.*** Muchos fármacos suelen causar eritema. (Véase *Fármacos asociados con eritema.*)
- ***Radiación y otros tratamientos.*** La radioterapia puede ocasionar eritema mate y edema en un lapso de 24 horas. A medida que el eritema se desvanece, la piel se torna parda clara y ligeramente escamosa. Cualquier tratamiento que cause una reacción alérgica también puede ocasionar eritema.

Fármacos asociados con eritema

Hay más de 60 fármacos que se sabe que causan eritema. Algunos de los instigadores más comunes son:

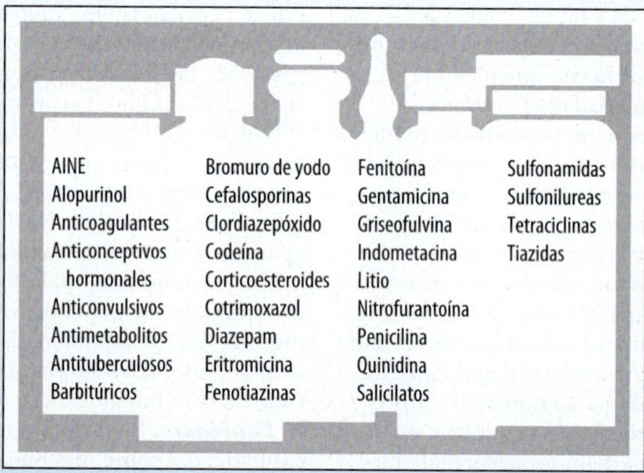

Se sospecha eritema medicamentoso en un paciente que presenta este signo en la semana que sigue al inicio de un fármaco. Las lesiones eritematosas pueden variar en tamaño, forma, tipo y cantidad, pero casi siempre aparecen de manera repentina y simétricamente en tronco y parte interna de los brazos.

Algunos fármacos —en particular barbitúricos, anticonceptivos hormonales, salicilatos, sulfonamidas y tetraciclina —pueden provocar una erupción medicamentosa "fija". En este tipo de reacción, las lesiones pueden aparecer en cualquier parte del cuerpo y descamarse en unos pocos días, dejando una pigmentación púrpura pardusca. La administración repetida del fármaco hace que las lesiones originales recurran y aparezcan otras nuevas.

Consideraciones especiales

Dado que el eritema puede provocar pérdida hídrica, se vigilan de cerca y reponen líquidos y electrolitos, en especial en pacientes con quemaduras o eritema generalizado. Es necesario asegurarse de suspender todos los medicamentos hasta que se identifique la causa del eritema. Después se espera tener que administrar un antibiótico y un corticoesteroide tópico o sistémico.

Al paciente con prurito se le indica no rascarse; se espera tener que aplicarle baños calmantes o aplicarle apósitos húmedos abiertos con almidón, salvado o bicarbonato de sodio; también se administra un antihistamínico y un analgésico según se requiera. Al paciente con eritema de las piernas se le recomienda mantenerlas elevadas arriba del nivel del corazón. En el caso de quemaduras con eritema, se sumerge la zona afectada en agua fría, o se aplica una sábana mojada en agua fría para reducir dolor, edema y eritema. El paciente con reposo en cama prolongado se cambia de posición según se ordene, se le revisa la piel en busca de zonas de eritema inducido por presión (úlcera de etapa 1) y se le da alivio con cojines de material espumado especiales.

Se prepara al paciente para pruebas diagnósticas, como biopsia de piel a fin de detectar lesiones cancerosas, cultivos para identificar microorganismos infecciosos, y estudios de sensibilidad para confirmar alergias.

Orientación al paciente

Se enseña al paciente a reconocer los signos y síntomas de exacerbación de la enfermedad. Se pone de relieve la importancia de evitar la exposición al sol y de usar filtro solar. Se enseñan al paciente métodos para aliviar el prurito.

CONSIDERACIONES PEDIÁTRICAS

Normalmente ocurre exantema neonatal (eritema tóxico neonatal), un exantema papular rosado, durante los 4 primeros días de vida extrauterina, y desaparece de modo espontáneo hacia el 10º día. Los neonatos y lactantes también pueden presentar eritema por infecciones y otros trastornos. Por ejemplo, la candidosis puede producir lesiones blancas gruesas sobre una base eritematosa en la mucosa bucal así como exantema de pañal con eritema color carne viva.

Roséola, rubéola, fiebre escarlatina, granuloma anular y cutis marmóreo también causan eritema en niños. Debe considerarse la hospitalización para evaluar más a fondo a neonatos y lactantes con eritema y fiebre.

CONSIDERACIONES GERIÁTRICAS

Los adultos mayores suelen tener máculas púrpuras bien delimitadas o placas, por lo común en el dorso de las manos y en los antebrazos. Conocido como *púrpura actínica*, este trastorno resulta del escape de sangre a través de capilares frágiles. Las lesiones desaparecen de modo espontáneo.

Bibliografía

Jeon, H. C., Choi, M., Paik, S. H., Paik, S. H., Na, S. J., Lee, J. H., & Cho, S. (2010). A case of assisted reproductive therapy-induced erythema nodosum. *Annals of Dermatology*, *23*(3), 362–364.

Papagrigoraki, A., Gisondi, P., Rosina, P., Cannone, M., & Girolomoni, A. (2010). Erythema nodosum: Etiological factors and relapses in a retrospective cohort study. *European Journal of Dermatology*, *20*(6), 773–777.

Escalofríos

Los escalofríos son contracciones musculares involuntarias extremas con paroxismos característicos de temblor violento y castañeo de dientes. Con frecuencia se acompañan de fiebre y tienden a presentarse de improviso, por lo común antes del inicio de una infección. Algunas enfermedades como la neumonía neumocócica, producen un solo escalofrío intenso. Otras, como el paludismo y la enfermedad de Hodgkin (fiebre de Pel-Ebstein), producen escalofríos intermitentes con fiebre elevada recurrente. Otras más causan escalofríos continuos hasta por 1 hora, y precipitan fiebre alta (Véase *Por qué los escalofríos acompañan la fiebre*, en la siguiente pág.)

E

Por qué los escalofríos acompañan la fiebre

Suele ocurrir fiebre cuando pirógenos exógenos activan pirógenos endógenos para recalibrar el termostato corporal en un nivel más alto. A este valor predeterminado más alto, el cuerpo siente frío y reacciona a través de varios mecanismos compensatorios, incluidas contracciones musculares rítmicas o escalofríos. Estas contracciones musculares generan calor corporal y ayudan a producir fiebre. El siguiente diagrama de flujo esboza los sucesos que relacionan los escalofríos con la fiebre.

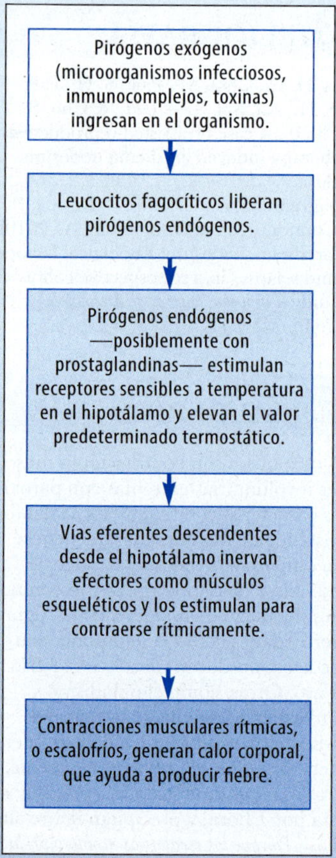

Pirógenos exógenos (microorganismos infecciosos, inmunocomplejos, toxinas) ingresan en el organismo.

↓

Leucocitos fagocíticos liberan pirógenos endógenos.

↓

Pirógenos endógenos —posiblemente con prostaglandinas— estimulan receptores sensibles a temperatura en el hipotálamo y elevan el valor predeterminado termostático.

↓

Vías eferentes descendentes desde el hipotálamo inervan efectores como músculos esqueléticos y los estimulan para contraerse rítmicamente.

↓

Contracciones musculares rítmicas, o escalofríos, generan calor corporal, que ayuda a producir fiebre.

Los escalofríos también pueden resultar de linfomas, reacciones transfusionales y determinados fármacos. Los escalofríos sin fiebre ocurren como una respuesta normal a la exposición al frío. (Véase *Causas raras de escalofríos*, en la pág. 262.)

Anamnesis y exploración física

Se pregunta al paciente cuándo empezaron los escalofríos y si son continuos o intermitentes. Dado que los escalofríos por lo común son acompañados o seguidos por fiebre, se toma la temperatura rectal para obtener una lectura de referencia. Después, se verifica su temperatura con frecuencia para monitorear fluctuaciones y para determinar su curva de temperatura. De manera característica, una infección localizada produce un inicio súbito de escalofríos agitantes, sudoración y fiebre elevada. Una infección sistémica produce escalofríos intermitentes con episodios recurrentes de fiebre elevada o escalofríos continuos que pueden durar hasta 1 hora y precipitar fiebre alta.

Se pregunta sobre signos y síntomas relacionados, como cefalea, disuria, diarrea, confusión, dolor abdominal, tos, irritación faríngea o náusea. ¿Tiene el paciente alergias conocidas, infección, o antecedente reciente de un trastorno infeccioso? Se determina cuáles medicamentos toma y si alguno ha mejorado o empeorado sus síntomas. ¿Ha recibido algún tratamiento que pudiera predisponerlo a una infección (como quimioterapia)? Se pregunta sobre exposición reciente a animales de granja y domésticos como cobayos, cricetos (hamsters) y perros, y aves como pájaros, palomas, loros y cacatúas. También se pregunta sobre mordeduras y picaduras recientes de insectos u otros animales, viaje al extranjero, y contacto con personas que tienen infección activa.

Causas médicas

■ ***Síndrome de inmunodeficiencia adquirida (SIDA).*** El SIDA es una enfermedad comúnmente letal debida a la infección por el virus de la inmunodeficiencia humana, que se transmite por sangre o semen. El paciente suele presentar linfadenopatía y puede experimentar también fatiga, anorexia, pérdida de peso, diarrea, diaforesis, trastornos cutáneos y signos de infección de vías respiratorias superiores. Las infecciones oportunistas pueden causar enfermedad grave en el paciente con SIDA.

■ ***Carbunco (por inhalación).*** El carbunco es una enfermedad infecciosa aguda causada por la bacteria esporógena grampositiva *Bacillus anthracis*. Aunque la enfermedad ocurre más a menudo en herbívoros silvestres y domésticos como bovinos, ovinos y caprinos, las esporas pueden vivir en el piso por muchos años. La enfermedad ocurre en personas expuestas a animales infectados, sus tejidos, o armas biológicas. La mayoría de los casos naturales ocurren en regiones agrícolas de todo el mundo. El carbunco existe en las formas cutánea, por inhalación y GI.

El carbunco por inhalación ocurre al inhalar esporas aerosolizadas. Los signos y síntomas iniciales son gripales, como fiebre, escalofríos, debilidad, tos y dolor torácico. La enfermedad suele ocurrir en dos etapas, con un periodo de recuperación después de los signos y síntomas iniciales. La segunda etapa se presenta de manera abrupta, con deterioro rápido marcado por fiebre, disnea, estridor e hipotensión, que suele llevar a la muerte en 24 horas. Entre los datos radiológicos se incluyen mediastinitis y ensanchamiento mediastínico simétrico.

■ ***Colangitis.*** La tríada de Charcot —escalofríos con fiebre en espigas, dolor en el cuadrante superior derecho del abdomen e ictericia— caracteriza una obstrucción súbita del conducto colédoco. Puede haber prurito, debilidad y fatiga asociados.

■ ***Bacteriemia por gramnegativos.*** La bacteriemia por gramnegativos causa de manera repentina escalofríos y fiebre, náusea, vómito, diarrea y postración.

■ ***Anemia hemolítica.*** En la anemia hemolítica aguda ocurren escalofríos fulminantes con fiebre y dolor abdominal. El paciente presenta con rapidez ictericia y hepatomegalia; puede presentar también esplenomegalia.

■ ***Absceso hepático.*** Los abscesos hepáticos suelen surgir de manera abrupta, con escalofríos, fiebre, náusea, vómito, diarrea, anorexia, sensibilidad intensa en la parte superior del abdomen y dolor que puede radiar al hombro derecho.

■ ***Endocarditis infecciosa.*** La endocarditis infecciosa causa el inicio abrupto de escalofríos agitantes intermitentes con fiebre. Son comunes las petequias. Es posible que el paciente tenga también lesiones de Janeway en manos y pies, y nódulos de Osler en palmas y plantas. Son datos asociados soplo, hematuria, hemorragia ocular, manchas de Roth y signos de insuficiencia cardiaca (disnea, edema periférico).

■ ***Influenza.*** Al principio, la influenza causa el inicio abrupto de escalofríos, fiebre alta, malestar general, cefalea, mialgia y tos seca. Algunos pacientes también presentan de manera repentina rinitis, rinorrea, laringitis, conjuntivitis, disfonía e irritación laríngea. Los escalofríos suelen ceder tras los primeros días, pero fiebre intermitente, debilidad y tos pueden persistir hasta por 1 semana.

■ ***Enfermedad de Kawasaki.*** La enfermedad de Kawasaki, una afección febril aguda de etiología desconocida, afecta en mayor medida a niños menores de 5 años, predominantemente del sexo masculino. Los escalofríos resultan de una fiebre alta en espigas, que suele durar 5 días o más. Entre los síntomas acompañantes están irritabilidad, inyección ocular, enrojecimiento y agrietamiento de los labios, lengua de fresa, tumefacción de manos y pies, exfoliación de la piel de puntas de los dedos y pies, y linfadenopatía cervical. Entre otras complicaciones más graves está la inflamación de paredes arteriales en todo el cuerpo, incluidas las arterias coronarias. El tratamiento estándar con inmunoglobulina intravenosa y ácido acetilsalicílico reduce en grado sustancial el desarrollo de estas anomalías de las arterias coronarias, y la mayoría de los niños se recuperan sin problemas graves. Aunque la enfermedad de Kawasaki ocurre en todo el mundo, con incidencia máxima en Japón, es una causa importante de cardiopatía adquirida en niños de Estados Unidos.

- ***Enfermedad de los legionarios.*** En las 12 a 48 horas que siguen al inicio de la enfermedad de los legionarios, el paciente presenta de manera repentina escalofríos y fiebre elevada. Entre los signos y síntomas prodrómicos de modo característico se incluyen malestar general, cefalea y quizá diarrea, anorexia, mialgia difusa y debilidad general. Una tos inicialmente seca avanza a tos productiva con esputo mucoide o mucopurulento y quizá hemoptisis. Es común que también haya náusea y vómito, confusión, amnesia temporal leve, dolor torácico pleurítico, disnea, taquipnea, estertores, taquicardia, y enrojecimiento y diaforesis ligera de la piel.

- ***Paludismo.*** El ciclo paroxístico del paludismo comienza con un periodo de escalofríos que dura 1 a 2 horas. Éste es seguido por fiebre alta que dura 3 a 4 horas y después 2 a 4 horas de diaforesis profusa. Los paroxismos ocurren cada 48 a 72 horas cuando son causados por *Plasmodium malariae* y cada 40 a 42 horas cuando se deben a *P. vivax* o *P. ovale*. En el paludismo benigno, los paroxismos pueden alternarse con periodos de bienestar. También ocurre cefalea, dolor muscular y, quizá, hepatoesplenomegalia.

- ***Viruela de los monos.*** Principalmente una enfermedad de los monos de África central y occidental, la viruela de los monos rara vez ataca a personas. En 2003, varios individuos contrajeron el virus de perrillos de las praderas infectados en Estados Unidos. Los síntomas iniciales son escalofríos por fiebre. Los síntomas son similares a los de la viruela común, pero más leves. Otros datos comunes de esta rara enfermedad son irritación laríngea, tumefacción de nódulos linfáticos, tos, disnea, cefalea, dolores musculares, dorsalgia, sensación general de malestar y agotamiento, y exantema. No hay tratamiento para las infecciones de viruela de los monos. En determinados casos, se usa la vacuna de la viruela para proteger contra la variedad de los monos o para aminorar la gravedad del trastorno.

- ***Enfermedad inflamatoria pélvica.*** La enfermedad inflamatoria pélvica causa escalofríos y fiebre, más a menudo con dolor y sensibilidad en la parte baja del abdomen; secreción vaginal purulenta profusa; o sangrado menstrual anómalo. También puede haber náusea, vómito, una masa abdominal y disuria.

- ***Peste* (Yersinia pestis).** La peste es una de las infecciones bacterianas más virulentas, y si no se trata, una de las enfermedades más potencialmente letales conocidas. La mayoría de los casos son esporádicos, pero aún existe la posibilidad de propagación epidémica. Las formas clínicas son las pestes bubónica (la más común), septicémica y neumónica. La forma bubónica se transmite a una persona cuando es mordida por una pulga infectada. Entre los signos y síntomas se incluyen fiebre, escalofríos y tumefacción, inflamación y sensibilidad de los nódulos linfáticos cerca del sitio de la mordedura de la pulga. La peste septicémica se desarrolla como una enfer-

Causas raras de escalofríos

Los escalofríos pueden deberse a trastornos que rara vez se observan en Estados Unidos, pero son bastante comunes en otras partes del mundo. Debe recordarse preguntar acerca de viajes recientes al extranjero cuando se realice la anamnesis. Téngase presente que la que sigue es sólo una lista parcial de trastornos raros que producen escalofríos.

- Brucelosis (fiebre ondulante)
- Dengue (fiebre rompehuesos)
- Tifus epidémico (tifus transmitido por piojos)
- Leptospirosis
- Coriomeningitis linfocítica
- Viruela de los monos
- Peste
- Tularemia pulmonar
- Fiebre por mordedura de rata
- Fiebre recurrente

medad fulminante, por lo general con la forma bubónica. La forma neumónica puede transmitirse de persona a persona por contacto directo a través del aparato respiratorio o por guerra biológica mediante aerosolización e inhalación del microorganismo. El inicio suele ser súbito, con escalofríos, fiebre, cefalea y mialgia. Son signos y síntomas pulmonares tos productiva, dolor torácico, taquipnea, disnea, hemoptisis, aumento de la dificultad respiratoria e insuficiencia cardiopulmonar.

■ ***Neumonía.*** Un único escalofrío agitante suele anunciar el inicio súbito de neumonía neumocócica; otras neumonías de manera característica causan escalofríos intermitentes. En cualquier tipo de neumonía, otros datos relacionados son fiebre, tos productiva con esputo sanguinolento, dolor torácico pleurítico, disnea, taquipnea y taquicardia. El paciente puede estar cianótico y diaforético, con ruidos respiratorios bronquiales y estertores, roncus, aumento del frémito táctil, y gruñidos respiratorios. También puede haber dolor, anorexia, fatiga y cefalea.

■ ***Septicemia puerperal o posaborto.*** Ocurren escalofríos y fiebre alta a las 6 horas o tan tardíamente como a los 10 días posparto o posaborto. La paciente también puede tener secreción vaginal purulenta, tumefacción y sensibilidad del útero, dolor abdominal, dorsalgia y, quizá, náusea, vómito y diarrea.

■ ***Pielonefritis.*** En la pielonefritis aguda ocurren escalofríos, fiebre alta y tal vez náusea y vómito durante varias horas a días. Por lo general también hay anorexia, fatiga, mialgia, dolor de flanco, sensibilidad del ángulo costovertebral (ACV), hematuria u orina turbia, y polaquiuria, tenesmo y ardor al orinar.

■ ***Fiebre Q.*** La fiebre Q es una rickettsiosis causada por *Coxiella burnetii*. El ser humano se infecta principalmente por exposición a animales infectados. Bovinos, ovinos y caprinos tienen la mayor probabilidad de portar el microorganismo. La infección humana resulta de exponerse a leche, orina, heces u otros líquidos de animales infectados. También puede resultar de la inhalación de polvo contaminado de granjas. *C. burnetii* es muy infeccioso y se considera un posible agente aéreo de guerra biológica. Son signos y síntomas fiebre, escalofríos, cefalea intensa, malestar general, dolor torácico, náusea, vómito y diarrea. La fiebre puede durar hasta 2 semanas. En casos graves, el paciente puede presentar hepatitis o neumonía.

■ ***Absceso renal.*** El absceso renal causa al principio escalofríos repentinos y fiebre. Son efectos ulteriores dolor de flanco, sensibilidad del ACV, espasmo de músculos abdominales y hematuria transitoria.

■ ***Fiebre manchada de las Montañas Rocosas.*** Este trastorno se manifiesta con inicio súbito de escalofríos, fiebre, malestar general, cefalea insufrible y dolor muscular, óseo y articular. La lengua del paciente suele estar cubierta por una capa blanca gruesa que de manera gradual se torna parda. Después de 2 a 6 días de fiebre y escalofríos ocasionales, aparece un exantema macular o maculopapular en manos y pies que después se hace generalizado; en unos pocos días, el exantema se hace petequial.

■ ***Artritis séptica.*** Escalofríos y fiebre acompañan los característicos enrojecimiento, tumefacción y dolor articulares de la artritis séptica.

■ ***Choque septicémico.*** Al principio, el choque septicémico produce escalofríos, fiebre y, quizá, náusea, vómito y diarrea. La piel suele estar enrojecida, caliente y seca; la presión arterial es normal o ligeramente baja; y hay taquicardia y taquipnea. A medida que el choque avanza, los brazos y piernas del paciente se tornan fríos y cianóticos, y se producen oliguria, sed, ansiedad, inquietud, confusión e hipotensión. Más tarde, la piel está húmeda y fría, y el pulso, rápido y filiforme. Además hay hipotensión grave, oliguria o anuria persistentes, signos de insuficiencia respiratoria y coma.

■ ***Sinusitis.*** En la sinusitis aguda, ocurren escalofríos con fiebre, cefalea y dolor, sensibilidad y tumefacción sobre los senos afectados. La sinusitis maxilar produce dolor en mejillas y dientes superiores; la sinusitis etmoidal, dolor ocular; la sinusitis frontal, dolor en la región de las cejas; y la sinusitis esfenoidal, dolor retroocular. El principal indicador de sinusitis es secreción nasal, que suele ser sanguinolenta por 24 a 48 horas antes de hacerse purulenta de manera gradual.

■ ***Mordedura de serpiente.*** La mayoría de las mordeduras de crotálidos o víboras de fosetas que dan por resultado envenenamiento causan escalofríos, por lo común con fiebre. Otros signos y síntomas sistémicos son sudoración, debilidad, mareo, desmayo, hipotensión, náusea, vómito, diarrea y sed. La zona alrededor de la mordedura puede estar marcada por tumefacción inmediata y sensibilidad, dolor, equimosis, petequias, ampollas, secreción sanguinolenta y necrosis local. Puede haber dificultad para hablar, visión borrosa y parálisis. También son posibles tendencias hemorrágicas y signos de dificultad respiratoria y choque.

■ ***Tularemia.*** La tularemia o fiebre de los conejos es una enfermedad infecciosa causada por la bacteria gramnegativa no esporógena *Francisella tularensis*. Es típicamente una enfermedad rural hallada en animales silvestres, agua y piso húmedo. Es transmitida al ser humano por la mordedura de insectos o garrapatas infectados, la manipulación de cuerpos de animales infectados, beber agua contaminada o inhalar las bacterias. Se le considera un posible agente aéreo de guerra biológica. Entre los signos y síntomas que siguen a la inhalación del microorganismo están inicio abrupto de fiebre, escalofríos, cefalea, mialgia generalizada, tos seca, disnea, dolor torácico pleurítico y empiema.

■ ***Tifus.*** El tifus es una rickettsiosis transmitida al ser humano por pulgas, ácaros o piojos del cuerpo. Entre los signos y síntomas iniciales se incluyen cefalea, mialgia, artralgia y malestar general, seguidos por inicio abrupto de escalofríos, fiebre, náusea y vómito. En algunos casos hay un exantema maculopapular.

■ ***Araña violinista.*** La mordedura de la araña reclusa parda (más conocida últimamente como "violinista") produce escalofríos, fiebre, malestar general, debilidad, náusea, vómito y dolor articular en 24 a 48 horas. El paciente puede también presentar un exantema y delirio.

Otras causas

■ ***Fármacos.*** La anfotericina B se relaciona con escalofríos. La fenitoína es también una causa común de fiebre medicamentosa que puede provocar escalofríos. La bleomicina IV y la administración intermitente de un antipirético oral también pueden causar escalofríos.

■ ***Terapia IV.*** La infección en el sitio de inserción de una línea IV (flebitis superficial) es una posible causa de escalofríos, fiebre elevada y enrojecimiento, calor, induración y sensibilidad locales.

■ ***Reacción transfusional.*** Una reacción hemolítica puede provocar escalofríos durante la transfusión o inmediatamente después. Una reacción febril no hemolítica también puede causar escalofríos.

Consideraciones especiales

Se revisan los signos vitales con frecuencia, en especial si los escalofríos resultan de una infección conocida o sospechada. Se está alerta a signos de choque septicémico en marcha, como hipotensión, taquicardia y taquipnea. Si es apropiado, se obtienen muestras de sangre, esputo, drenaje de heridas u orina para cultivo a fin de determinar el microorganismo causal. Se administra el antibiótico apropiado. Tal vez se requieran radiografías.

Dado que los escalofríos son una reacción involuntaria a una mayor temperatura corporal predeterminada por el termostato hipotalámico, las frazadas no detendrán los escalofríos del paciente. Pese a ello, se mantiene la temperatura ambiental tan uniforme como sea posible. Se dan hidratación y nutrición adecuadas, y se administra un antipirético para ayudar a controlar la fiebre. El uso irregular de un antipirético puede inducir escalofríos compensatorios.

Orientación al paciente

Se explica al paciente la importancia de documentar la temperatura para descubrir patrones, el tratamiento necesario y los antibióticos, los signos y síntomas de empeoramiento del estado, y cuándo buscar atención médica.

CONSIDERACIONES PEDIÁTRICAS
Los lactantes no experimentan escalofríos porque tienen poco desarrollados los mecanismos implicados. Además, la mayoría de las infecciones febriles clásicas de la niñez, como sarampión y paperas, no suelen producir escalofríos. Sin embargo, los niños mayores y adolescentes pueden presentarlos en caso de neumonía por micoplasma y osteomielitis piógena aguda.

CONSIDERACIONES GERIÁTRICAS
Los escalofríos en adultos mayores suelen indicar infección subyacente, como infección de vías urinarias, neumonía (comúnmente relacionada con aspiración del contenido gástrico), diverticulitis o degradación de la piel en zonas de presión. Asimismo, debe considerarse isquemia intestinal en un adulto mayor que llega con fiebre, escalofríos y dolor abdominal.

Bibliografía

Tang, Y. W., Himmelfarb, E., Wills, M., & Stratton, C. W. (2010). Characterization of three staphylococcus aureus isolates from a 17-year-old female who died of tampon-related toxic shock syndrome. *Journal of Clinical Microbiology. 48*(5), 1974–1977.

Zaki, S. A., Shanbag, P., Chavan, V., & Shenoy, P. (2010). Staphylococcal toxic shock syndrome presenting as acute respiratory distress and cor pulmonale. *Annals of Tropical Paediatrics. 30*(1), 77–81.

Escotoma

Un escotoma es una zona de ceguera parcial o completa con un campo visual por lo demás normal o ligeramente deteriorado. Por lo común localizado dentro de la zona central de 30°, el defecto va de ceguera absoluta a una pérdida apenas detectable de la agudeza visual. De manera característica, el paciente puede señalar el sitio del escotoma en el campo visual. (Véase *Localización de escotomas*, en la pág. 266.)

Un escotoma puede deberse a un trastorno de retina, coroides o nervio óptico. Puede clasificarse como absoluto, relativo o escintilante. Un escotoma absoluto es la incapacidad total de ver los objetos de prueba de cualquier tamaño usados para mapear el campo visual. En contraste, un escotoma relativo es la capacidad de ver sólo objetos de prueba grandes. Un escotoma escintilante consiste en destellos o descargas de luz que suelen verse durante una migraña.

Anamnesis y exploración física

Primero se identifica y caracteriza el escotoma usando pruebas de campos visuales como el examen de pantalla tangente, la prueba del perímetro de Goldmann o la prueba de perimetría automatizada. Otras dos pruebas de campos visuales —la prueba de confrontación y la rejilla de Amsler— también ayudan a identificar un escotoma. Después se examina la agudeza visual, y se inspeccionan las pupilas en cuanto a tamaño, igualdad y reacción a la luz. Se requieren un examen oftalmoscópico y medición de la presión intraocular.

Se exploran los antecedentes médicos, tomando nota en especial de trastornos oculares, problemas de visión o trastornos sistémicos crónicos. Se determina si el paciente usa fármacos, incluidas gotas oftálmicas.

Causas médicas

- ***Coriorretinitis.*** La inflamación de coroides y retina puede causar un escotoma. El examen oftalmoscópico revela turbidez y células en el humor vítreo, hemorragia subretiniana y neovascularización. También puede haber fotofobia junto con visión borrosa.
- ***Degeneración macular.*** Cualquier trastorno o proceso degenerativo que afecte la fóvea central da por resul-

Localización de escotomas

Los escotomas, o "puntos ciegos", se clasifican según la zona afectada del campo visual. El escotoma fisiológico normal —mostrado en la región temporal del ojo derecho— se representa en negro en todas las ilustraciones.

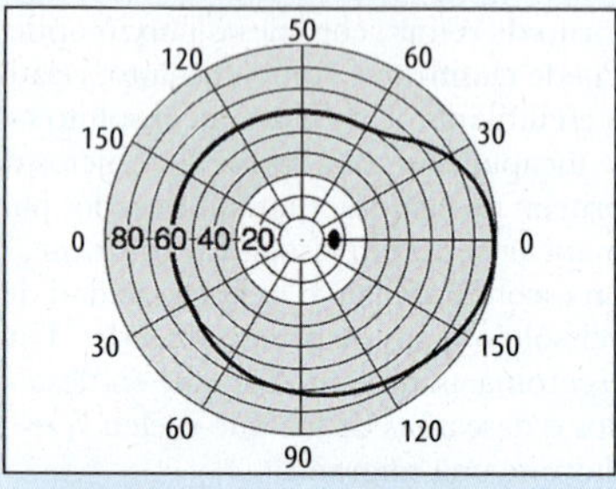

El *escotoma normalmente presente* representa la posición de la cabeza del nervio óptico en el campo visual. Aparece entre los 10 y 20° en este diagrama del campo visual normal.

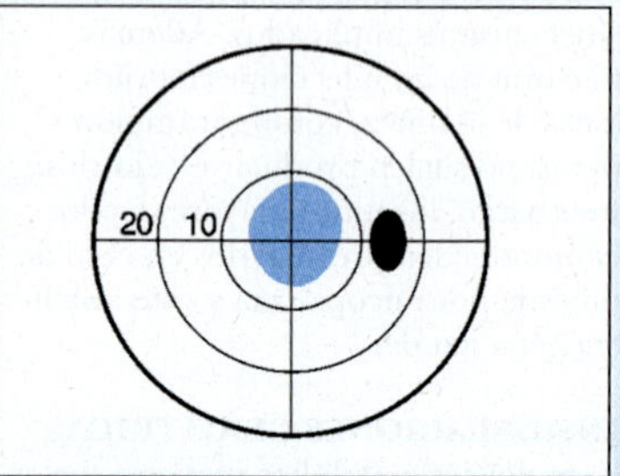

Un *escotoma central* afecta el punto de fijación central. Siempre se asocia con disminución de la agudeza visual.

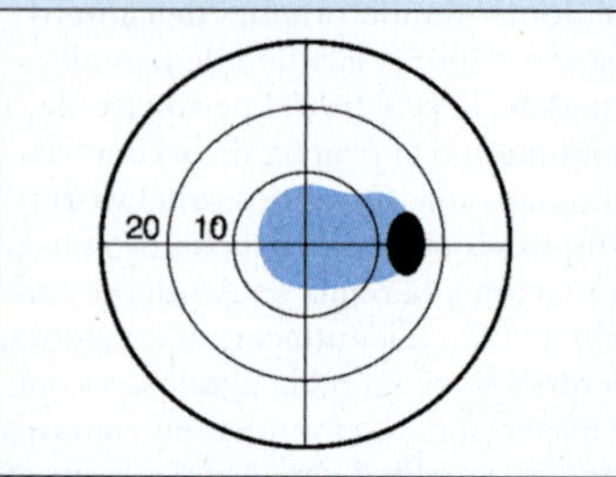

Un *escotoma centrocecal* afecta el punto de fijación central y la zona entre el punto ciego y el punto de fijación.

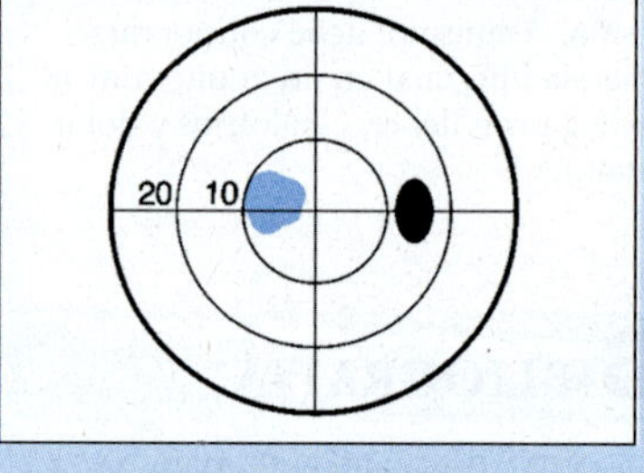

Un *escotoma paracentral* afecta una zona del campo visual que es nasal o temporal respecto al punto de fijación central.

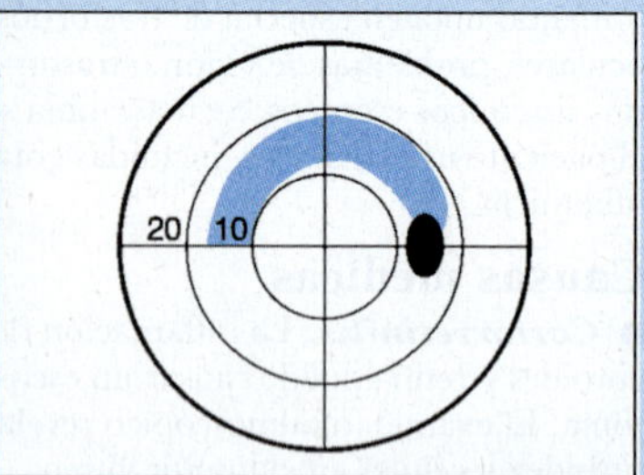

Un *escotoma arqueado* forma un arco alrededor del punto de fijación, que por lo regular termina en el lado nasal del campo visual.

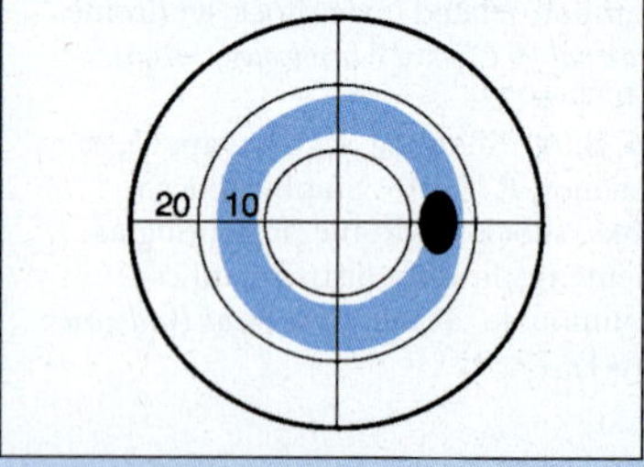

Un *escotoma anular* forma un defecto circular alrededor del punto de fijación. Es común en la degeneración pigmentaria de la retina.

tado un escotoma central. El examen oftalmoscópico revela cambios en la zona macular. Es posible que el paciente advierta cambios sutiles en agudeza visual, percepción del color y tamaño y forma de los objetos.

- ***Neuritis óptica.*** Inflamación, degeneración o desmielinización del nervio óptico producen un escotoma central, circular o centrocecal. El escotoma puede ser unilateral en caso de afección de un nervio o bilateral si están afectados ambos nervios. Puede variar en tamaño, densidad y simetría. El paciente puede informar pérdida grave de la visión o visión borrosa, que dura hasta 3 semanas, y dolor, en especial con el movimiento ocular. Son datos oftalmoscópicos comunes hiperemia de papila óptica, dilatación de vena retiniana, márgenes difuminados de la papila, y llenado de la excavación de la papila óptica.
- ***Degeneración pigmentaria de la retina.*** La degeneración pigmentaria de la retina causa cambios prematuros en las células retinianas que desembocan en la muerte celular. Un trastorno, la retinitis pigmentaria, inicialmente provoca pérdida de bastoncillos periféricos; el escotoma anular resultante avanza de manera concéntrica hasta que sólo queda un campo central de visión (visión en túnel). El síntoma más temprano —deterioro de la visión nocturna— aparece durante la adolescencia. Son signos asociados estenosis de los vasos sanguíneos retinianos y palidez de la papila óptica. Con el tiempo, a causa de la invasión de la mácula, puede ocurrir ceguera.

Consideraciones especiales

Al paciente con un trastorno que afecta la fóvea central (o la zona que la rodea) se le enseña a usar periódicamente la rejilla de Amsler para detectar avance de la degeneración macular.

Orientación al paciente

Se explican el avance y las complicaciones de la enfermedad, y se discute cuáles dispositivos auxiliares y servicios de rehabilitación puede necesitar el paciente. Se subraya la importancia de los exámenes oculares con regularidad, y se hace hincapié en los signos y síntomas que el paciente debe informar. Si el trastorno afecta la fóvea central, se explica el uso de la rejilla de Amsler.

CONSIDERACIONES PEDIÁTRICAS

En niños pequeños, la prueba de campos visuales es difícil y requiere paciencia. Confrontar pruebas de campos visuales es el método de elección.

Bibliografía

Biswas, J., Krishnakumar, S., & Ahuja, S. (2010). *Manual of ocular pathology*. New Delhi, India: Jaypee–Highlights Medical Publishers.

Gerstenblith, A. T., & Rabinowitz, M. P. (2012). *The wills eye manual*. Philadelphia, PA: Lippincott Williams & Wilkins.

Levin, L. A., & Albert, D. M. (2010). *Ocular disease: Mechanisms and management*. London, UK: Saunders, Elsevier.

Roy, F. H. (2012). *Ocular differential diagnosis*. Clayton, Panama: Jaypee–Highlights Medical Publishers, Inc.

Espasmo carpopedal

El espasmo carpopedal es la contracción violenta y dolorosa de los músculos de manos y pies. (Véase *Cómo reconocer el espasmo carpopedal*, en la pág. 268.) Es un signo importante de tetania, un trastorno potencialmente letal caracterizado por aumento de la excitación neuromuscular y contracción muscular sostenida. La tetania, que no debe confundirse con el tétanos, puede ser causada por hipocalcemia o alcalosis.

El espasmo carpopedal requiere evaluación e intervención expeditas. Si el suceso primario no se trata con prontitud, el paciente puede además desarrollar laringoespasmo, convulsiones, arritmias y paro cardiorrespiratorio.

E

INTERVENCIONES EN CASO DE URGENCIA

Si se detecta espasmo carpopedal, se examina con rapidez al paciente en busca de signos de dificultad respiratoria (laringoespasmo, estridor, cianosis) o arritmias, que indican hipocalcemia. Se toman muestras de sangre para análisis de electrolitos (en especial calcio y bicarbonato), y se realiza un electrocardiograma. Se conecta al paciente a un monitor cardiaco para vigilar la aparición de arritmias. Se administra un preparado de calcio IV y se da apoyo cardiorrespiratorio de urgencia. Si la infusión de calcio no controla las convulsiones, se administra un sedante, como hidrato de cloral o fenobarbital.

Anamnesis y exploración física

Si el paciente no tiene malestar, se hace una anamnesis detallada. Se pregunta sobre inicio y duración de los espasmos y se pide una descripción del dolor que causan. También se indaga sobre signos y síntomas relacionados de hipocalcemia, como entumecimiento y hormigueo de las puntas de los dedos de manos y pies, otros calambres o espasmos, y náusea, vómito y dolor abdominal. Se revisa en busca de cirugía de cuello previa, deficiencia de calcio o magnesio, exposición a tétanos e hipoparatiroidismo.

Durante la anamnesis es necesario hacerse una idea general del estado mental y el comportamiento del paciente. De ser posible, se pregunta a familiares o amigos si han notado cambios en el comportamiento del paciente. En la hipocalcemia son posibles confusión mental e incluso cambios de personalidad.

Se inspeccionan la piel (en busca de sequedad o descamación) y las uñas de las manos (en busca de líneas y carácter quebradizo).

Causas médicas

- ***Hipocalcemia.*** El espasmo carpopedal es un signo temprano de hipocalcemia. Suele acompañarse de parestesia de dedos de manos y pies y zona peribucal; debilidad muscular, fasciculaciones y calambres; hiperreflexia; corea; fatiga; y palpitaciones. Pueden inducirse los signos de Chvostek y Trousseau. Son posibles laringoespasmo, estridor y convulsiones en la hipocalcemia intensa.

  La hipocalcemia crónica puede acompañarse de cambios en el estado mental; calambres; sequedad y escamosidad de la piel; uñas quebradizas; y cabello delgado en parches en cabeza y cejas.
- ***Tétanos.*** Ocurre tétanos cuando *Clostridium tetani* entra en una herida en

PARA FACILITAR LA EXPLORACIÓN

Cómo reconocer el espasmo carpopedal

En la mano, el espasmo carpopedal implica aducción del pulgar sobre la palma, seguida de flexión de las articulaciones metacarpofalángicas, extensión de las interfalángicas (los dedos juntos), aducción de los dedos hiperextendidos, y flexión de las articulaciones de muñeca y codo. Ocurren efectos similares en las articulaciones de los pies.

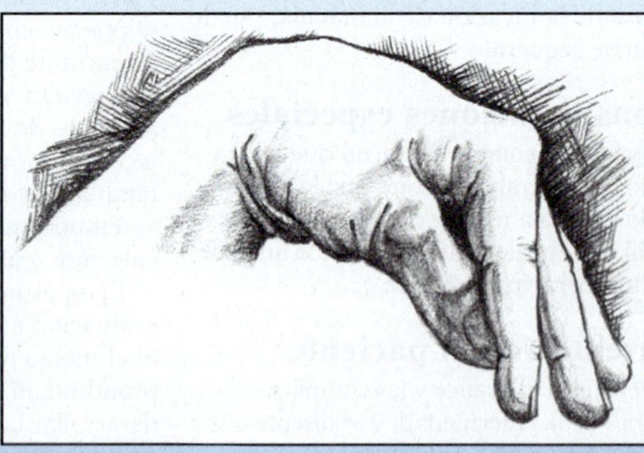

un individuo no inmunizado. El paciente presenta espasmos musculares y convulsiones dolorosas. También hay dificultad para deglutir y febrícula. Si no se realiza tratamiento o se demora, la mortalidad es muy alta.

Otras causas

■ ***Tratamientos.*** Múltiples transfusiones sanguíneas y paratiroidectomía pueden causar hipocalcemia, con el resultado de espasmo carpopedal. También pueden causarla las cirugías que alteran la absorción de calcio, como formación de ileostomía y resección gástrica con gastroyeyunostomía.

Consideraciones especiales

El espasmo carpopedal puede causar dolor y ansiedad intensos, con el resultado de hiperventilación. Si esto ocurre, se ayuda al paciente a respirar con lentitud mientras se le aplica contacto relajante, con actitud tranquilizadora, y se le indica que respire con los labios apretados. Se le proporciona un ambiente tranquilo y oscurecido para reducir su ansiedad.

Se prepara al paciente para pruebas de laboratorio, como biometría hemática completa y análisis séricos de calcio, fósforo y hormona paratiroidea.

Orientación al paciente

Se explica la importancia de la inmunización contra el tétanos y de llevar un registro y programa de inmunizaciones.

CONSIDERACIONES PEDIÁTRICAS

El hipoparatiroidismo idiopático es una causa común de hipocalcemia en niños. Se vigila de cerca a los niños con este trastorno, porque el espasmo carpopedal puede anunciar el inicio de convulsiones epileptiformes o tetania generalizada seguida de espasmos tónicos prolongados.

CONSIDERACIONES GERIÁTRICAS

Siempre se interroga a los pacientes adultos mayores acerca de su registro de inmunizaciones. Se sospecha tétanos en cualquiera que llegue con espasmo carpopedal, dificultad para deglutir, y convulsiones. Tales pacientes pueden tener incompletas sus inmunizaciones o no haber recibido un refuerzo reciente. Siempre se interroga sobre heridas recientes, sin importar lo insignificantes que pudieran parecer.

Bibliografía

McCormick, B. B., Davis, J., Burns, K. D. (2012). Severe hypocalcemia following denosumab injection in a hemodialysis patient. *American Journal of Kidney Diseases, 60*(4), 626–628.

Recker, R. R., Lewiecki, E. M., Miller, P. D., Reiffel, J. (2009). Safety of bisphosphonates in the treatment of osteoporosis. *American Journal of Medicine, 122*, S22–S32.

Espasmos musculares

(Véase también Espasticidad muscular)
[Calambres]

Los espasmos musculares son intensas contracciones dolorosas. Pueden ocurrir en virtualmente cualquier músculo pero son más comunes en pantorrilla y pie. Suelen ser ocasionados por fatiga muscular simple, ejercicio, y embarazo. Sin embargo, también pueden deberse a desequilibrios electrolíticos y trastornos neuromusculares o a determinados fármacos. Suelen ser precipitados por movimiento, en especial rápido o a sacudidas, y por lo común se alivian con estiramiento lento.

INTERVENCIONES EN CASO DE URGENCIA

Si el paciente informa espasmos frecuentes o no aliviados en muchos músculos, acompañados por parestesia en manos y pies, rápidamente se intenta inducir los signos de Chvostek y Trousseau. Si se encuentran estos signos se sospecha hipocalcemia. Se evalúa el funcionamiento respiratorio, observando en busca del desarrollo de laringoespasmo; se proporciona oxígeno complementario según se requiera, y se hacen los preparativos para intubar al paciente y administrar ventilación mecánica. Se extrae sangre para determinar los valores de calcio y otros electrolitos y para análisis de gases en sangre arterial, y se inserta una línea IV para administración de un complemento de calcio. Se vigila el estado cardiaco del paciente, y se hacen los preparativos para iniciar la reanimación en caso necesario.

E

Anamnesis y exploración física

Si el paciente no tiene malestar, se le pregunta cuándo comenzaron los espasmos. ¿Hay alguna actividad en particular que los precipite? ¿Cuánto duraron? ¿Cuán dolorosos fueron? ¿Algo empeoró o aminoró el dolor? Se interroga sobre otros síntomas, como debilidad, pérdida sensitiva o parestesia.

Se evalúa la fuerza muscular y el tono. Enseguida se revisan todos los principales grupos musculares y se observa si los movimientos precipitan los espasmos. Se examina la presencia y calidad de todos los pulsos periféricos, y se examinan las extremidades en busca de cambios de color y temperatura. Se valora el tiempo de llenado capilar (el normal es de menos de 3 segundos, y se inspecciona en busca de edema, en especial en la zona implicada. Se observa en busca de signos y síntomas de deshidratación, como sequedad de mucosas. Se obtienen los antecedentes medicamentosos y de alimentación detallados. Se pregunta al paciente si ha tenido vómito o diarrea recientemente. Por último, se examinan reflejos y funcionamiento sensitivo en todas las extremidades.

Causas médicas

- ***Esclerosis lateral amiotrófica (ELA).*** En la ELA, a veces hay espasmos musculares que acompañan a debilidad y atrofia musculares progresivas que suelen comenzar en una mano, se propagan al brazo, y después aparecen en la mano y el brazo contralaterales. Con el tiempo, la debilidad y atrofia afectan tronco, cuello, lengua, laringe, faringe y piernas; la debilidad progresiva de los músculos respiratorios conduce a insuficiencia respiratoria. Otros datos son flacidez muscular que avanza a espasticidad, fasciculaciones gruesas, reflejos tendinosos profundos (RTP) hiperactivos, disfagia, problemas del habla, sialorrea excesiva y depresión.
- ***Arteriopatía oclusiva.*** La oclusión arterial suele causar espasmos y claudicación intermitente de la pierna, con dolor residual. Los datos asociados suelen limitarse a piernas y pies e incluyen pérdida de pulsos periféricos, palidez o cianosis, disminución de la sensibilidad, alopecia, sequedad o descamación de la piel, edema y úlceras.
- ***Cólera.*** Espasmos musculares, pérdida intensa de agua y electrolitos, sed, debilidad, disminución de la turgencia cutánea, oliguria, taquicardia e hipotensión ocurren junto con diarrea acuosa abrupta y vómito.
- ***Deshidratación.*** La pérdida de sodio causa calambres de extremidades y abdomen. Otros datos son febrícula, disminución de la turgencia cutánea, sequedad de mucosas, taquicardia, hipotensión ortostática, fasciculaciones musculares, convulsiones, náusea, vómito y oliguria.
- ***Hipocalcemia.*** La característica clásica es tetania —un síndrome de calambres musculares y fasciculación, espasmos de músculos carpopedales y faciales, y convulsiones, quizá con estridor. Pueden inducirse los signos de Chvostek y Trousseau. Son datos relacionados parestesia de labios y dedos de manos y pies; movimientos coreiformes; RTP hiperactivos; fatiga; palpitaciones; y arritmias cardiacas.
- ***Traumatismo muscular.*** El esfuerzo muscular excesivo puede causar espasmos ligeros a intensos. La zona lesionada puede estar dolorosa, tumefacta, enrojecida o caliente.
- ***Alcalosis respiratoria.*** El inicio agudo de espasmos musculares puede

acompañarse de fasciculaciones y debilidad, espasmos carpopedales, parestesia circumoral y periférica, vértigo, síncope, palidez y ansiedad extrema. En la alcalosis grave son posibles arritmias cardiacas.

■ ***Lesión o enfermedad espinal.*** Los espasmos musculares pueden deberse a lesión espinal, como lesión por extensión cervical o fractura del proceso espinoso, o por enfermedad espinal, por ejemplo infección.

Otras causas

■ ***Fármacos.*** Algunos fármacos comunes que producen espasmos son diuréticos, corticoesteroides y estrógenos.

Consideraciones especiales

Según la causa, se ayuda a aliviar los espasmos estirando con lentitud el músculo afectado en sentido opuesto a la contracción. Si es necesario, se administra un analgésico suave.

Entre los estudios diagnósticos están concentraciones séricas de calcio, sodio y dióxido de carbono, pruebas de funcionamiento tiroideo, y estudios de flujo sanguíneo o arteriografía.

Orientación al paciente

Se discuten medidas de alivio del dolor. Se explica la inmovilización y el modo de envolver la zona lesionada. Se enseña al paciente a usar dispositivos auxiliares en caso necesario.

CONSIDERACIONES PEDIÁTRICAS

Los espasmos musculares son raros en niños. Sin embargo, su presencia puede indicar hipoparatiroidismo, osteomalacia, raquitismo o, raras veces, tortícolis congénita.

Bibliografía

Katzberg, H. D., Khan, A. H., & So, Y. T. (2010). Assessment and symptomatic treatment for muscle cramps (an evidence-based review): Report of the therapeutics and technology assessment subcommittee of the American Academy of Neurology. *Neurology*, *74*, 691–696.

Miller, K. C., & Knight, K. L. (2009). Electrical stimulation cramp threshold frequency correlates well with the occurrence of skeletal muscle cramps. *Muscle Nerve*, *39*, 364–368.

Espasticidad muscular

(Véase también Espasmos musculares)
[Hipertonicidad muscular]

La espasticidad es un estado de tono muscular excesivo manifestado por aumento de la resistencia al estiramiento y reflejos intensos. Suele detectarse evaluando la respuesta del músculo al movimiento pasivo; un músculo espástico opone más resistencia cuando el movimiento pasivo se realiza con rapidez. Causada por una lesión de motoneurona superior, la espasticidad suele ocurrir en los músculos de brazos y piernas. La espasticidad prolongada provoca fibrosis muscular y contracturas. (Véase *Cómo se desarrolla la espasticidad*, en la pág. 272.)

Anamnesis y exploración física

Cuando se detecta espasticidad, se pregunta al paciente sobre inicio, duración y avance. ¿Cuáles sucesos precipitan su inicio, en su caso? ¿Ha experimentado otros cambios musculares o síntomas relacionados? ¿Revelan sus antecedentes médicos incidencia de traumatismos o una enfermedad degenerativa o vascular?

Se toman los signos vitales y se realiza un examen neurológico completo. Se examinan los reflejos y se evalúa el funcionamiento motor y sensitivo en todas las extremidades. Se evalúan los músculos en busca de emaciación y contracturas.

Durante la exploración, se tiene presente que espasticidad generalizada y trismo en un paciente con una punción o laceración cutáneas recientes indican tétanos. Si se sospecha este raro

E

trastorno, se buscan signos de dificultad respiratoria. Se da apoyo ventilatorio, de ser necesario, y se vigila al paciente de cerca.

Causas médicas

■ ***Esclerosis lateral amiotrófica (ELA).*** La ELA suele provocar espasticidad, espasmos, fasciculaciones gruesas, reflejos tendinosos profundos (RTP) hiperactivos y signo de Babinski positivo. Son efectos anteriores debilidad muscular progresiva y flacidez que suelen comenzar en manos y brazos y con el tiempo se propagan a tronco, cuello, laringe, faringe y piernas; la debilidad de los músculos respiratorios ocasiona insuficiencia respiratoria. Otros datos son disfagia, disartria, sialorrea excesiva y depresión.

■ ***Hemorragia epidural.*** En la hemorragia epidural, la espasticidad de extremidad bilateral es un signo tardío ominoso. Otros datos son pérdida momentánea de la conciencia después de traumatismo craneoencefálico, seguida de un intervalo lúcido y después deterioro rápido del nivel de conciencia (NDC). También puede haber hemiparesia unilateral o hemiplejia; convulsiones; pupilas dilatadas fijas; fiebre alta; pulso disminuido y saltón; aumento de la presión diferencial; hipertensión; patrón respiratorio irregular; y postura de descerebración. Puede inducirse un reflejo de Babinski positivo.

Cómo se desarrolla la espasticidad

La actividad motora es controlada por vías piramidales y extrapiramidales que se originan en corteza motora, ganglios basales, tallo encefálico y médula espinal. Fibras nerviosas de las diversas vías convergen y hacen sinapsis en el cuerno anterior de la médula espinal. Juntas, mantienen el tono muscular segmentario modulando el arco reflejo de estiramiento. Este arco, que se muestra en forma simplificada, es básicamente un ciclo de retroinhibición en el que el estiramiento muscular (estimulación) causa contracción refleja (inhibición), lo que mantiene la longitud y el tono musculares.

El daño a determinadas vías provoca pérdida de la inhibición e interrumpe el arco reflejo de estiramiento. El estiramiento muscular desinhibido produce actividad muscular exagerada descontrolada, que acentúa el arco reflejo y al final da por resultado espasticidad.

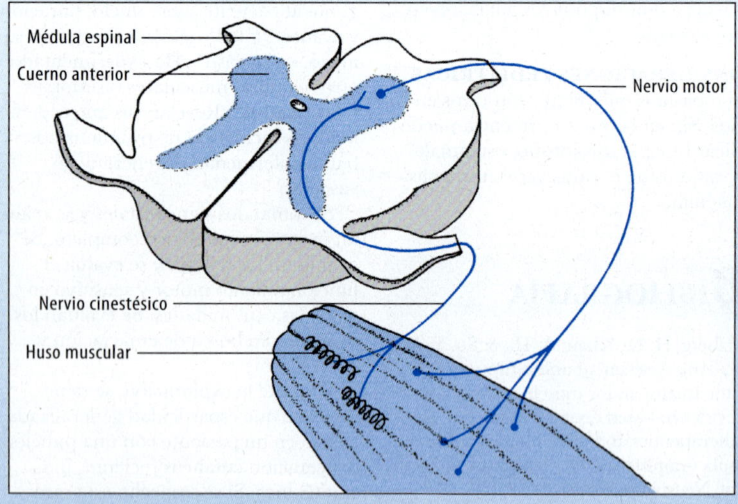

- ***Esclerosis múltiple.*** Pueden ocurrir espasticidad o rigidez musculares en pacientes con esclerosis múltiple. Otros síntomas posibles son debilidad y pérdida de sensibilidad en las extremidades, marcha descoordinada, trastornos visuales y mareo.
- ***Lesión de médula espinal.*** Suele ocurrir espasticidad por lesión espinal cervical y torácica alta, en especial en secciones incompletas. A la parálisis flácida inicial sigue parálisis espástica en las extremidades afectadas; por lo común, espasticidad y atrofia musculares aumentan hasta por 1¼ a 2 años después de la lesión y después vuelven gradualmente a flacidez. Los signos y síntomas asociados varían con el nivel de la lesión, pero entre ellos se incluyen insuficiencia o parálisis respiratorias, pérdidas sensitivas, disfunción intestinal y vesical, RTP hiperactivos, signo de Babinski positivo, disfunción sexual, priapismo, hipotensión, anhidrosis y bradicardia.
- ***Evento vascular cerebral (EVC).*** Puede presentarse parálisis espástica en el lado afectado después de la fase aguda de un EVC. Los datos asociados varían con el sitio y la magnitud del daño vascular, y entre ellos se incluyen disartria, afasia, ataxia, apraxia, agnosia, parestesia o pérdida sensitiva ipsilaterales, trastornos visuales, alteración del NDC, amnesia y juicio deficiente, cambios de personalidad, labilidad emocional, disfunción intestinal y vesical, cefalea, vómito y convulsiones.
- ***Tétanos.*** El tétanos es una enfermedad rara potencialmente letal que provoca grados variables de espasticidad. En el tétanos generalizado —la forma más común— son signos y síntomas tempranos dolor mandibular y rigidez de cuello, trismo, cefalea, irritabilidad, inquietud, febrícula con escalofríos, taquicardia, diaforesis y RTP hiperactivos. Al avanzar la enfermedad, los espasmos involuntarios dolorosos pueden propagarse y causar rigidez espástica de los músculos de la pared abdominal, opistótonos y una posición grotesca característica de la boca denominada risa sardónica. Pueden ocurrir espasmos reflejos en cualquier grupo músculos con el más ligero estímulo. La afección de músculos glóticos, faríngeos o respiratorios puede causar la muerte por asfixia o insuficiencia cardiaca.

Consideraciones especiales

Se prepara al paciente para pruebas diagnósticas, entre las que pueden estar electromiografía, biopsia de músculo o resonancia magnética o tomografía computarizada intracraneales o espinales. Se administra un analgésico y un antiespasmódico. Ejercicios de arco de movimiento pasivos, rigidez muscular antiálgica, tracción y aplicación de calor pueden ayudar a aliviar los espasmos y prevenir contracturas. Se mantiene un ambiente silencioso y tranquilo para ayudar a aliviar los espasmos y prevenir su recurrencia, y se alienta el reposo en cama. En casos de espasticidad incontrolable prolongada, como en la parálisis espástica, tal vez se requieran bloqueos nerviosos o sección completa quirúrgica para un alivio permanente.

Orientación al paciente

Se enseña al paciente a usar dispositivos auxiliares, según se requiera, y se discuten maneras de mantener la independencia.

CONSIDERACIONES PEDIÁTRICAS

En niños, la espasticidad muscular puede ser un signo de parálisis cerebral.

Bibliografía

Brainin, M., Norrving, B., Sunnerhagen, K. S., Goldstein, L. B., Cramer, S. C., Donnan, G. A., … Graham, G. (2011). Post stroke chronic disease management: Towards improved identification and interventions for post stroke spasticity-related complications. *International Journal of Stroke*, *6*(1), 42–46.

Yelnik, A. P., Simon, O., Parratte, B., & Gracies, J. M. (2010). How to clinically assess and treat muscle overactivity in spastic paresis. *Journal of Rehabilitative Medicine*, *42*(9), 801–807.

E

Esplenomegalia

Dado que ocurre en diversos trastornos y hasta en 5% de los adultos sanos, la esplenomegalia —crecimiento del bazo— no es un signo diagnóstico por sí solo. Sin embargo, suele indicar infección, traumatismo o un trastorno hepático, autoinmunitario, neoplásico o hematológico.

En virtud de que el bazo funciona como el nódulo linfático más grande del cuerpo, la esplenomegalia puede deberse a cualquier proceso que induzca linfadenopatía. Por ejemplo, puede reflejar hiperplasia reactiva (una respuesta a infección o inflamación), proliferación o infiltración de células neoplásicas, hematopoyesis extramedular, proliferación de células fagocíticas, aumento de la destrucción de células sanguíneas, o congestión vascular asociada con hipertensión porta.

La esplenomegalia puede detectarse por palpación ligera bajo el margen costal izquierdo. (Véase *Cómo palpar en busca de esplenomegalia*, en la pág. 275.) Sin embargo, dado que esta técnica no siempre es recomendable o eficaz, puede ser necesario confirmar la esplenomegalia mediante tomografía computarizada o gammagrafía.

INTERVENCIONES EN CASO DE URGENCIA

Si hay el antecedente de traumatismo abdominal o torácico no debe palparse el abdomen, porque ello puede agravar el sangrado interno. En cambio, se examina en busca de dolor en el cuadrante superior izquierdo y signos de choque, como taquicardia y taquipnea. Si se detectan estos signos, se sospecha ruptura esplénica. Se inserta una línea IV para reposición de líquidos y sangre de urgencia, y se administra oxígeno. También se sondea al paciente para evaluar la diuresis, y se inicia el monitoreo cardiaco. Se prepara al paciente para posible cirugía.

Anamnesis y exploración física

Si se detecta esplenomegalia durante una exploración física de rutina, se comienza por explorar signos y síntomas asociados. Se pregunta al paciente si se ha sentido inusualmente cansado en últimas fechas. ¿Presenta con frecuencia resfriados, irritación laríngea u otras infecciones? ¿Tiene propensión a las equimosis? Se interroga sobre dolor en el cuadrante superior izquierdo, llenura abdominal y saciedad temprana. Por último, se examina la piel en busca de palidez y equimosis, y se palpan axilas, ingle y cuello en busca de linfadenopatía.

Causas médicas

- ***Brucelosis.*** En casos graves de brucelosis, una infección rara, la esplenomegalia es un signo importante. De manera característica, la brucelosis comienza insidiosamente con fatiga, cefalea, dorsalgia, anorexia, artralgia, fiebre, escalofríos, sudoración y malestar general. Más tarde puede causar hepatomegalia, linfadenopatía, pérdida de peso y dolor vertebral o de nervios periféricos a la presión.
- ***Cirrosis.*** Alrededor de un tercio de los pacientes con cirrosis avanzada presentan esplenomegalia moderada a intensa. Otros datos tardíos son ictericia, hepatomegalia, edema de piernas, hematemesis y ascitis. También son comunes los signos de encefalopatía hepática —como asterixis, hedor hepático, habla farfullante y disminución del nivel de conciencia que puede avanzar a coma. Además de ictericia, otros efectos cutáneos son prurito intenso, escasa turgencia, hemangiomas aracneiformes, eritema palmar, palidez, y signos de tendencias hemorrágicas. Entre los efectos endocrinos se incluyen irregularidades menstruales o atrofia testicular, ginecomastia, y caída del vello torácico y axilar. También puede haber fiebre y dolor en el cuadrante superior derecho del abdomen que se agrava al sentarse erguido o inclinarse al frente.
- ***Síndrome de Felty.*** La esplenomegalia es característica en el síndrome de Felty, que ocurre en la artritis reumatoide crónica. Son datos asociados dolor y deformidad articulares, pérdida sensitiva o motora, nódulos reumatoides, eritema

PARA FACILITAR LA EXPLORACIÓN

Cómo palpar en busca de esplenomegalia

Para detectar esplenomegalia se requiere palpación hábil y gentil para no romper el bazo crecido. Se aplican con cuidado los siguientes pasos:

- Se coloca al paciente en decúbito supino, y el examinador se para a su lado derecho. Se pone la mano izquierda bajo el ángulo costovertebral izquierdo, y se empuja ligeramente para mover el bazo adelante. Enseguida, se oprime gentilmente con la mano derecha bajo el margen costal frontal izquierdo.
- Se pide al paciente que inhale profundamente y después exhale. Mientras el paciente exhala, el examinador mueve la mano derecha a lo largo de los contornos tisulares bajo el borde de las costillas, sintiendo el borde esplénico. El bazo crecido debe sentirse como una masa firme que golpea contra los dedos del examinador. Debe recordarse comenzar la palpación lo suficientemente abajo en el abdomen para recibir el borde de un bazo muy crecido.
- Se clasifica la esplenomegalia como ligera (1 a 4 cm abajo del margen costal), moderada (4 a 8 cm abajo del margen costal) o considerable (8 cm o más abajo del margen costal).
- Se coloca al paciente sobre su lado derecho con la cadera y rodillas ligeramente flexionadas para mover el bazo adelante. Se repite el procedimiento de palpación.

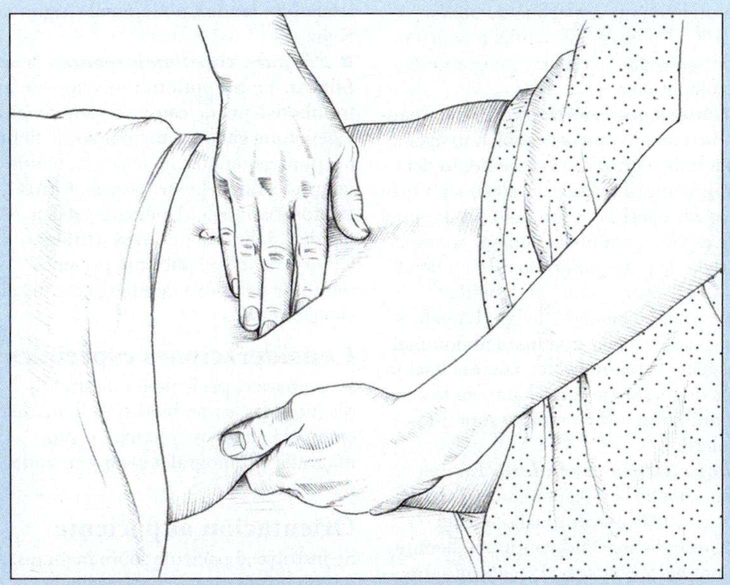

palmar, linfadenopatía, y úlceras en las piernas.

■ ***Histoplasmosis.*** La histoplasmosis diseminada aguda suele causar esplenomegalia y hepatomegalia. También provoca linfadenopatía, ictericia, fiebre, anorexia, emaciación y signos y síntomas de anemia, como debilidad, fatiga, palidez y malestar general. En ocasiones desarrollan úlceras de lengua, paladar, epiglotis y laringe, con el resultado de dolor, disfonía y disfagia.

■ ***Leucemia.*** La esplenomegalia moderada a grave es un signo temprano de leucemia aguda y crónica. En la leucemia granulocítica crónica, la esplenomegalia a veces es dolorosa. Puede acompañarse de hepatomegalia, linfadenopatía, fatiga, malestar general, palidez, fiebre, tumefacción gingival, tendencias hemorrágicas, pérdida de peso, anorexia y dolor abdominal, óseo y articular. A veces, la leucemia aguda también causa disnea, taquicardia y palpitaciones. En caso de enfermedad avanzada puede haber confusión, cefalea, vómito, convulsiones, papiledema y rigidez de nuca.

- ***Mononucleosis (infecciosa).*** La esplenomegalia, un signo común de mononucleosis, es más pronunciada durante la segunda y tercera semanas de la enfermedad. De manera característica se acompaña de una tríada de signos y síntomas: irritación laríngea, linfadenopatía cervical y temperatura fluctuante con un máximo vespertino de 38.3 a 38.9 °C. En ocasiones también ocurren hepatomegalia, ictericia y un exantema maculopapular.
- ***Cáncer pancreático.*** El cáncer pancreático puede provocar esplenomegalia moderada a grave si el crecimiento del tumor comprime la vena esplénica. Otros datos característicos son dolor abdominal o de espalda, anorexia, náusea, vómito, pérdida de peso, sangrado GI, ictericia, prurito, lesiones cutáneas, labilidad emocional, debilidad y fatiga. La palpación puede revelar una masa abdominal sensible y hepatomegalia; la auscultación pone de manifiesto un frémito en la zona periumbilical y el cuadrante superior izquierdo.
- ***Policitemia verdadera.*** En una fase tardía de la policitemia verdadera, el bazo puede crecer mucho, con el resultado de saciedad temprana, llenura abdominal y dolor en el cuadrante superior izquierdo o pleurítico. Los signos y síntomas que acompañan a la esplenomegalia son generalizados y numerosos. Puede haber un color rojo púrpura intenso en la mucosa bucal, cefalea, disnea, mareo, vértigo, debilidad y fatiga. También son posibles parestesia de los dedos de manos y pies, deterioro de los procesos mentales, acúfenos, visión borrosa o doble, escotoma, hipertensión y claudicación intermitente. Otros signos y síntomas son prurito, urticaria, cianosis rubicunda, malestar epigástrico, pérdida de peso, hepatomegalia y tendencias hemorrágicas.
- ***Sarcoidosis.*** La sarcoidosis es un trastorno granulomatoso que puede causar esplenomegalia y hepatomegalia, quizá acompañadas de malestar abdominal vago. Sus otros signos y síntomas varían con el aparato o sistema afectado, pero entre ellos se incluyen tos seca, disnea, malestar general, fatiga, artralgia, mialgia, pérdida de peso, linfadenopatía, lesiones cutáneas, pulso irregular, deterioro visual, disfagia y convulsiones.
- ***Ruptura esplénica.*** La esplenomegalia puede deberse a hemorragia masiva con ruptura esplénica. También puede haber dolor en el cuadrante superior izquierdo, rigidez, abdominal y signo de Kehr.
- ***Púrpura trombocitopénica trombótica.*** La púrpura trombocitopénica trombótica puede causar esplenomegalia y hepatomegalia acompañadas de fiebre, púrpura generalizada, ictericia, palidez, sangrado vaginal y hematuria. Otros efectos son fatiga, debilidad, cefalea, palidez, dolor abdominal y artralgia. Con el tiempo, el paciente presenta signos de deterioro neurológico e insuficiencia renal.

Consideraciones especiales

Se prepara al paciente para estudios diagnósticos, como biometría hemática completa, cultivos de sangre y gammagrafía y tomografía computarizada del bazo.

Orientación al paciente

Se instruye al paciente sobre maneras de evitar infecciones, y se resalta la importancia de apegarse al tratamiento medicamentoso.

CONSIDERACIONES PEDIÁTRICAS

Además de las causas de esplenomegalia descritas antes, los niños pueden desarrollar esplenomegalia en trastornos histiocíticos, anemia hemolítica congénita, enfermedad de Gaucher, enfermedad de

Niemann-Pick, esferocitosis hereditaria, drepanocitemia o talasemia β (anemia de Cooley). Los abscesos esplénicos son la causa más común de esplenomegalia en niños inmunodeficientes.

Bibliografía

Berkowitz, C. D. (2012). *Berkowitz's pediatrics: A primary care approach* (4th ed.). USA: American Academy of Pediatrics.

Buttaro, T. M., Tybulski, J., Bailey, P. P., & Sandberg-Cook, J. (2008). *Primary care: A collaborative practice* (pp. 444–447). St. Louis, MO: Mosby Elsevier.

McCance, K. L., Huether, S. E., Brashers, V. L., & Rote, N. S. (2010). *Pathophysiology: The biologic basis for disease in adults and children*. Maryland Heights, MO: Mosby Elsevier.

Sommers, M. S., & Brunner, L. S. (2012). *Pocket diseases*. Philadelphia, PA: F.A. Davis.

Estertores

[Sibilancias, crepitaciones]

Un dato común en pacientes con determinados trastornos cardiovasculares y pulmonares, los estertores son chasquidos no musicales o ruidos de cascabeleo que se escuchan durante la auscultación de los ruidos respiratorios. Suelen ocurrir durante la inspiración y recurren constantemente de un ciclo respiratorio al siguiente. Pueden ser unilaterales o bilaterales, húmedos o secos. Se caracterizan por su tono, intensidad, sitio, persistencia y ocurrencia durante el ciclo respiratorio.

Los estertores indican movimiento anómalo del aire a través de vías respiratorias llenas de líquido. Pueden tener distribución irregular, como en la neumonía, o ser localizados, como en la bronquiectasia. (Algunos estertores basilares pueden oírse en pulmones normales después de respiración superficial prolongada. Estos estertores normales desaparecen con pocas respiraciones profundas.) Por lo común, los estertores indican la intensidad de una enfermedad subyacente. Cuando los estertores resultan de un trastorno generalizado, suelen ocurrir en las zonas menos distendidas y más bajas de los pulmones, como las bases pulmonares, cuando el paciente está de pie. Los estertores debidos al paso de aire a través de exudado inflamatorio tal vez no sean audibles si la porción implicada del pulmón no se está ventilando debido a respiraciones superficiales. (Véase *Cómo ocurren los estertores*, en la pág. 278.)

INTERVENCIONES EN CASO DE URGENCIA

Se toman los signos vitales con rapidez y se examina en busca de signos de dificultad respiratoria u obstrucción de las vías respiratorias. Se observan profundidad y ritmo de las respiraciones. ¿Se esfuerza el paciente por respirar? Se buscan mayor uso de músculos accesorios y movimiento de la pared torácica, retracciones, estridor o aleteo nasal. Se valora al paciente para determinar la presencia de otros signos y síntomas de sobrecarga hídrica, como ingurgitación yugular y edema. Se administra oxígeno complementario y, en caso necesario, un diurético. Tal vez se requiera también intubación endotraqueal.

Anamnesis y exploración física

Si el paciente también tiene tos, se le pregunta cuándo comenzó y si es constante o intermitente. Se determina cómo suena la tos y si produce esputo o sangre. Si la tos es productiva, se valoran consistencia, cantidad, olor y color del esputo.

Se pregunta al paciente si el tiene dolor. En caso afirmativo, ¿dónde? ¿Cuándo comenzó a sentirlo? ¿Radia a otras áreas? También se pregunta si el movimiento, la tos o respiración lo empeoran o ayudan a aliviarlo. Se toma nota de la posición del paciente. ¿Permanece inmóvil o se mueve con inquietud?

Se indagan rápidamente los antecedentes médicos. ¿Tiene el paciente cáncer o un problema respiratorio o

E

E

Cómo ocurren los estertores

Los estertores ocurren cuando pasa aire por vías respiratorias llenas de líquido, haciendo que los alveolos colapsados se abran repentinamente cuando la presión en las vías respiratorias se ecualiza. También pueden ocurrir cuando las membranas que recubren la cavidad torácica y los pulmones se inflaman. Se muestran un alveolo normal y dos cambios patológicos alveolares que causan estertores.

ALVEOLO NORMAL

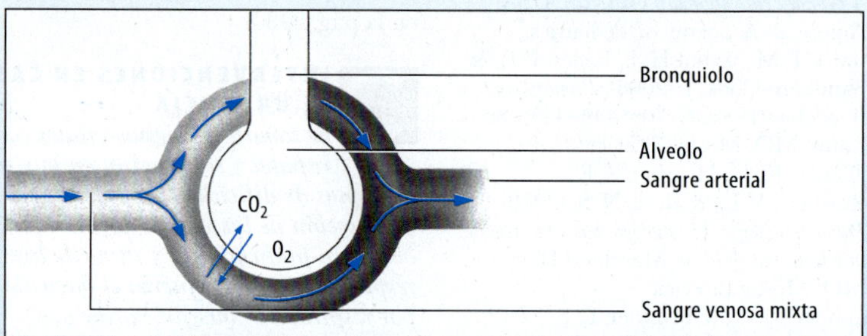

ALVEOLO EN EDEMA PULMONAR

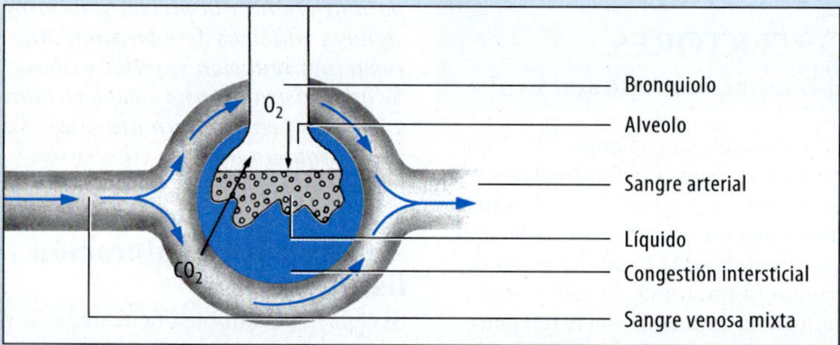

ALVEOLO EN INFLAMACIÓN

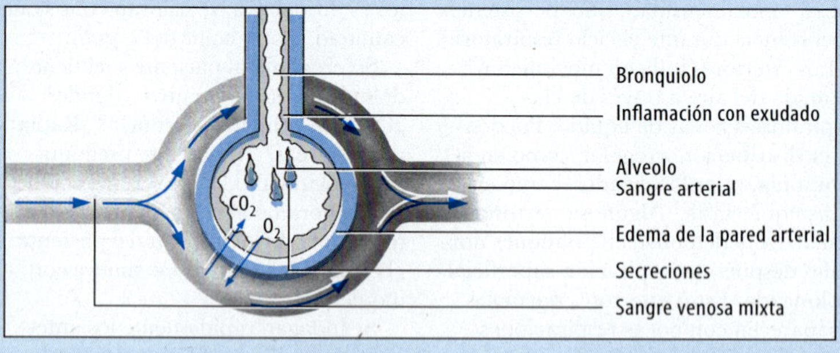

cardiovascular conocido? Se interroga sobre cirugía, traumatismo o enfermedad recientes. ¿Fuma o bebe? ¿Tiene disfonía o disfagia? Se determina cuáles medicamentos usa. También se pregunta sobre pérdida de peso, anorexia, náusea, vómito, fatiga, debilidad, vértigo y síncope recientes. ¿Se ha expuesto a agentes irritantes, como vapores o humo?

Acto seguido se realiza una exploración física. Se examinan nariz y boca del paciente en busca de signos de infección, como inflamación o aumento de secreciones. Se toma nota de olor del aliento; la halitosis podría indicar infección pulmonar. Se revisa el cuello en busca de masas, sensibilidad, tumefacción, linfadenopatía o ingurgitación venosa.

Se inspecciona el tórax del paciente para determinar la presencia de configuración anómala o expansión desigual. Se percute en busca de matidez o timpanismo. Se auscultan los pulmones en busca de otros ruidos respiratorios anómalos, disminuidos o ausentes. Se escucha el corazón para determinar la presencia de ruidos anómalos, y se revisan manos y pies en busca de edema o hipocratismo digital. (Véase *Estertores: causas comunes y datos asociados*.)

Estertores: causas comunes y datos asociados

SIGNOS Y SÍNTOMAS

CAUSAS COMUNES	PRINCIPALES SIGNOS Y SÍNTOMAS ASOCIADOS												
	Dolor torácico	*Tos*	*Cianosis*	*Disnea*	*Fatiga*	*Fiebre*	*Hemoptisis*	*Roncus*	*Taquicardia*	*Taquipnea*	*Vómito*	*Debilidad*	*Pérdida de peso*
Síndrome de insuficiencia respiratoria aguda			♦	♦				♦	♦	♦			
Bronquiectasia		♦		♦	♦	♦		♦				♦	♦
Bronquitis (crónica)		♦	♦	♦			♦	♦		♦			
Enfermedad de los legionarios	♦	♦		♦	♦	♦	♦		♦	♦	♦	♦	
Neumonía (bacteriana)	♦	♦	♦	♦	♦	♦		♦	♦	♦			
Neumonía (por micoplasma)		♦				♦	♦			♦			
Neumonía (viral)		♦				♦				♦			
Edema pulmonar		♦	♦	♦			♦		♦	♦			
Embolia pulmonar	♦	♦	♦	♦		♦	♦		♦	♦			
Tuberculosis pulmonar	♦	♦		♦	♦	♦	♦					♦	♦
Traqueobronquitis	♦	♦				♦		♦					

E

Causas médicas

■ ***Síndrome de insuficiencia respiratoria aguda (SIRA).*** El SIRA es un trastorno potencialmente letal que causa estertores difusos finos a gruesos los cuales suelen oírse en las porciones declives de los pulmones. También produce cianosis, aleteo nasal, taquipnea, taquicardia, gruñido respiratorio, roncus, disnea, ansiedad y disminución del nivel de conciencia.

■ ***Bronquiectasia.*** En la bronquiectasia se escuchan estertores gruesos persistentes sobre la zona afectada del pulmón. Se acompañan de tos crónica que produce abundante esputo mucopurulento. Otras características son halitosis, sibilancias ocasionales, disnea de esfuerzo, roncus, pérdida de peso, fatiga, malestar general, debilidad, fiebre recurrente e hipocratismo digital en fases tardías.

■ ***Bronquitis (crónica).*** La bronquitis causa estertores gruesos que suelen escucharse en las bases pulmonares. Ocurren espiraciones prolongadas, sibilancia, roncus, disnea de esfuerzo, taquipnea y tos productiva persistente por aumento de las secreciones bronquiales. Como signo tardío pueden ocurrir hipocratismo digital y cianosis.

■ ***Enfermedad de los legionarios.*** La enfermedad de los legionarios causa estertores húmedos difusos y tos productiva con escaso esputo mucoide no purulento y tal vez teñido de sangre. Por lo común hay signos y síntomas prodrómicos, como malestar general, fatiga, debilidad, anorexia, mialgia difusa y, posiblemente, diarrea. En un lapso de 12 a 48 horas, aparece tos seca y fiebre alta súbita con escalofríos. También puede haber dolor torácico pleurítico, cefalea, taquipnea, taquicardia, náusea, vómito, disnea, amnesia temporal leve, confusión, rubor, diaforesis y postración.

■ ***Neumonía.*** La neumonía bacteriana produce estertores finos difusos, inicio súbito de escalofríos agitantes, fiebre alta, taquipnea, dolor torácico pleurítico, cianosis, gruñido respiratorio, aleteo nasal, disminución de los ruidos respiratorios, mialgia, cefalea, taquicardia, disnea, cianosis, diaforesis y roncus. También ocurre tos seca que después se hace productiva.

La neumonía por micoplasma produce estertores medianos a finos junto con tos seca, malestar general, irritación laríngea, cefalea y fiebre. Puede haber esputo teñido de sangre. En la neumonía viral se desarrollan gradualmente estertores difusos. También puede haber tos seca, malestar general, cefalea, anorexia, febrícula y disminución de los ruidos respiratorios.

■ ***Edema pulmonar.*** Estertores húmedos burbujeantes a la inspiración son uno de los primeros signos de edema pulmonar, un trastorno potencialmente letal. Otros datos tempranos son disnea de esfuerzo; disnea paroxística nocturna y más tarde ortopnea; y tos, que puede ser seca al principio pero después produce esputo sanguinolento espumoso. Son efectos clínicos relacionados taquicardia, taquipnea y un tercer ruido cardiaco (galope S_3). Al hacerse cada vez más rápidas y laboriosas las respiraciones, los estertores se hacen más difusos, la taquicardia empeora, y aparecen hipotensión, pulso filiforme rápido, cianosis y humedad fría de la piel.

■ ***Embolia pulmonar.*** La embolia pulmonar es un trastorno potencialmente letal que a veces causa estertores finos a gruesos y tos seca o productiva de esputo teñido de sangre. Por lo común, el primer signo de embolia pulmonar es disnea grave, que puede acompañarse de angina o dolor torácico pleurítico. Hay notable ansiedad, febrícula, taquicardia, taquipnea y diaforesis. Son signos menos comunes hemoptisis masiva, rigidez muscular antiálgica del tórax, edema de piernas y, en caso de un émbolo grande, cianosis, síncope e ingurgitación yugular. También puede haber roce pleural, sibilancia difusa, matidez a la percusión torácica, disminución de los ruidos cardiacos y signos de colapso circulatorio.

■ ***Tuberculosis (TB) pulmonar.*** En la TB pulmonar ocurren estertores finos después de toser. El paciente tiene alguna combinación de hemoptisis, malestar general, disnea y dolor torácico pleurítico. El esputo puede ser escaso y mucoide o abundante y purulento. Por lo común el paciente se fatiga con facilidad y experimenta sudoración nocturna, debilidad y pérdida de peso. Los ruidos respiratorios son anfóricos.

- ***Traqueobronquitis.*** En su forma aguda, la traqueobronquitis causa estertores húmedos o gruesos junto con tos productiva, escalofríos, irritación laríngea, febrícula, dolor muscular y de espalda y opresión subesternal. Suele haber roncus y sibilancias. La traqueobronquitis grave puede causar fiebre moderada y broncoespasmo.

Consideraciones especiales

Para mantener permeables las vías respiratorias y facilitar la respiración, se eleva la cabecera de la cama. Para licuar las secreciones espesas y aliviar la inflamación de membranas mucosas, se administran líquidos, aire humectado u oxígeno. Tal vez se requieran diuréticos si los estertores se deben a edema pulmonar cardiógeno. También podría requerirse restricción de líquidos. Se cambia de posición al paciente cada 1 a 2 horas, y se le alienta a respirar profundamente.

Se planean periodos diarios de reposo ininterrumpido para ayudar al paciente a relajarse y dormir. Se le prepara para pruebas diagnósticas, como radiografías torácicas, gammagrafía pulmonar y análisis de esputo.

Orientación al paciente

Se enseñan al paciente técnicas de tos eficaz y a evitar irritantes respiratorios. Se pone de relieve la necesidad de dejar de fumar, y se le remite a recursos apropiados para ayudarlo a lograrlo.

CONSIDERACIONES PEDIÁTRICAS

Los estertores en lactantes o niños pueden indicar un trastorno cardiovascular o respiratorio grave. Las neumonías producen estertores repentinos difusos en niños. Atresia esofágica y fístula traqueoesofágica pueden causar estertores húmedos burbujeantes debido a aspiración de alimento o secreciones hacia los pulmones, en especial en neonatos. El edema pulmonar causa estertores finos en las bases de los pulmones, y la bronquiectasia produce estertores húmedos. La fibrosis quística provoca estertores inspiratorios finos a gruesos generalizados y sibilancia en lactantes. La anemia drepanocítica puede inducir estertores cuando causa infarto o infección pulmonares. La infección por el virus sincicial respiratorio en vías respiratorias inferiores suele producir estertores finos y secos.

CONSIDERACIONES GERIÁTRICAS

Los estertores que cesan después de respiración profunda pueden indicar atelectasia basilar leve. En pacientes mayores, se auscultan las bases pulmonares antes y después de auscultar las puntas.

BIBLIOGRAFÍA

Blanchard, C., & Rothenberg, M. E. (2009). Biology of the eosinophil. *Advances in Immunology*, *101*, 81–121.

Gotlib, J. (2011). World Health Organization-defined eosinophilic disorders: 2011 update on diagnosis, risk stratification, and management. *American Journal of Hematology*, *86*(8), 677–688.

ESTREÑIMIENTO

El estreñimiento se define como defecaciones escasas, poco frecuentes o difíciles. Dado que las defecaciones normales pueden variar en frecuencia y de un individuo a otro, el estreñimiento es relativo y debe determinarse en relación con el patrón de excreción normal del paciente. El estreñimiento puede ser una molestia menor o, raras veces, un signo de un trastorno potencialmente letal como obstrucción intestinal aguda. Si no se trata, el estreñimiento puede provocar cefalea, anorexia y malestar abdominal y afectar el estilo de vida del paciente y su bienestar.

El estreñimiento suele ocurrir cuando la urgencia de defecar se suprime y los músculos asociados con la defecación permanecen contraídos. Dado que el sistema nervioso autónomo controla las defecaciones —al percibir la distensión rectal por la masa fecal y al estimular el esfínter externo—, cualquier factor que influya en este sistema puede causar disfunción intestinal. (Véase *Cómo los hábitos y el estrés causan estreñimiento*.)

Anamnesis y exploración física

Se pide al paciente que describa la frecuencia de sus defecaciones y el tamaño y la consistencia de las heces. ¿Cuánto tiempo ha tenido estreñimiento? El estreñimiento agudo suele tener una causa fisiológica, como un trastorno anal o rectal. En un paciente mayor de 45 años de

Cómo los hábitos y el estrés causan estreñimiento

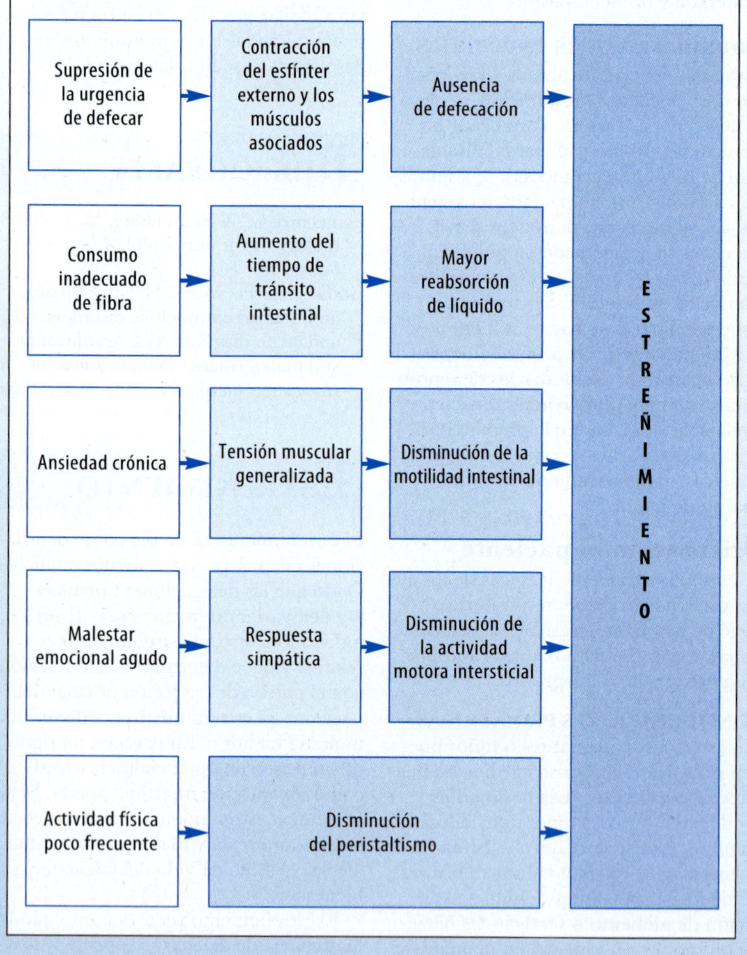

edad, el inicio reciente de estreñimiento puede ser un signo temprano de cáncer colorrectal. A la inversa, el estreñimiento crónico suele tener una causa funcional y puede relacionarse con estrés.

¿Tiene el paciente dolor relacionado con el estreñimiento? En caso afirmativo, ¿cuándo notó por primera vez el dolor, y dónde se localiza? Dolor colicoso y distensión abdominales sugieren estreñimiento crónico —estreñimiento persistente extremo por obstrucción intestinal. Se pregunta al paciente si la defecación empeora o ayuda a aliviar el dolor. La defecación suele empeorar el dolor, pero en trastornos como el síndrome de colon irritable puede aliviarlo.

Se pide al paciente que describa la alimentación de un día típico; se estima su consumo diario de fibra y líquido. Se le pregunta sobre cambios en sus hábitos de alimentación, uso de medicamentos o alcohol y actividad física. ¿Ha experimentado malestar emocional reciente? ¿Ha afectado el estreñimiento su vida familiar o sus contactos sociales? También se le pregunta sobre su patrón de trabajo y ejercicio. Un trabajo sedentario o estresante puede contribuir al estreñimiento.

Se determina si el paciente tiene antecedentes de trastornos GI, anorrectales, neurológicos o metabólicos; cirugía abdominal; o radioterapia. Enseguida, se pregunta sobre los medicamentos que toma, incluidos opioides y preparados de venta libre, como laxantes, aceite mineral, ablandadores de heces y enemas.

Se inspecciona el abdomen en busca de distensión o cicatrices de cirugía previa. Después se auscultan los borborigmos, y se caracteriza la motilidad intestinal. Se percuten los cuatro cuadrantes, y se palpa con gentileza en busca de sensibilidad abdominal, una masa palpable y hepatomegalia. A continuación se examina el recto. Se abren los glúteos para exponer el ano, y se inspecciona en busca de inflamación, lesiones, cicatrices, fisuras y hemorroides externas. Se usa un guante desechable y lubricante para palpar el esfínter anal en busca de laxitud o estenosis. También se palpa en busca de masas rectales y heces retenidas. Por último, se obtiene una muestra de heces y se le somete a la prueba para sangre oculta.

Mientras se valora al paciente, debe recordarse que el estreñimiento puede deberse a varios trastornos potencialmente letales, como obstrucción intestinal aguda e isquemia de arteria mesentérica, pero no los indica.

Causas médicas

- ***Fisura anal.*** Una grieta o laceración en el recubrimiento de la pared anal puede causar estreñimiento agudo, por lo común debido al temor del paciente al intenso dolor desgarrador o quemante asociado con la defecación. Tal vez note algunas gotas de sangre que tiñen el papel sanitario o su ropa interior.
- ***Absceso anorrectal.*** En el absceso anorrectal, el estreñimiento ocurre junto con intenso dolor localizado palpitante y sensibilidad en el sitio del absceso. También puede haber inflamación localizada, tumefacción y drenaje purulento, así como fiebre y malestar general.
- ***Cirrosis.*** En las fases tempranas de la cirrosis, el paciente presenta estreñimiento junto con náusea, vómito y dolor sordo en el cuadrante superior derecho. Otros datos tempranos son indigestión, anorexia, fatiga, malestar general, flatulencia, hepatomegalia y, tal vez, esplenomegalia y diarrea.
- ***Neuropatía diabética.*** La neuropatía diabética causa estreñimiento o diarrea episódicos. Otros signos y síntomas son disfagia, hipotensión ortostática, síncope y distensión indolora de la vejiga con incontinencia por rebosamiento. Un paciente del sexo masculino también puede experimentar disfunción eréctil y eyaculación retrógrada.
- ***Diverticulitis.*** En la diverticulitis, ocurren estreñimiento o diarrea con dolor y sensibilidad en el cuadrante inferior izquierdo y tal vez una masa abdominal fija, firme, sensible y palpable. Puede haber náusea leves, flatulencia o febrícula.
- ***Hemorroides.*** Las hemorroides trombosadas causan estreñimiento cuando el paciente intenta evitar el intenso dolor de la defecación. Las hemorroides pueden sangrar durante la defecación.

- ***Porfiria hepática.*** El dolor abdominal, que puede ser intenso, precede al estreñimiento en la porfiria hepática, un trastorno genético raro que afecta la producción de hemo. También puede haber náusea; vómito; debilidad muscular; dolor de espalda, brazos y piernas; orina roja; palpitaciones; alucinaciones; y convulsiones.
- ***Hipercalcemia.*** En la hipercalcemia, suele ocurrir estreñimiento junto con anorexia, náusea, vómito, poliuria y polidipsia. También puede haber arritmias, dolor óseo, debilidad y atrofia musculares, hipoactividad de reflejos profundos y cambios de personalidad.
- ***Hipotiroidismo.*** En el paciente con hipotiroidismo ocurre estreñimiento temprano e insidioso, además de fatiga, sensibilidad al frío, anorexia con aumento de peso, menorragia en mujeres, disminución de la memoria, deterioro auditivo, calambres musculares y parestesia.
- ***Obstrucción intestinal.*** El estreñimiento asociado con obstrucción intestinal varía en gravedad y momento de inicio, según el sitio y la magnitud de la obstrucción. En la obstrucción parcial, el estreñimiento puede alternar con escape de heces líquidas. En la obstrucción completa puede haber estreñimiento crónico. El estreñimiento puede ser el primer signo de obstrucción parcial del colon, pero por lo común ocurre más tarde si el nivel de la obstrucción es más proximal. Son datos asociados episodios de dolor abdominal colicoso, distensión abdominal, náusea o vómito. También son posibles borborigmos hiperactivos, ondas peristálticas visibles, una masa abdominal palpable, y sensibilidad abdominal.
- ***Síndrome de intestino irritable (SII).*** El SII suele provocar estreñimiento recurrente, aunque algunos pacientes tienen diarrea acuosa intermitente, y otros informan estreñimiento y diarrea alternantes. Estrés y determinados alimentos pueden inducir náusea y distensión y sensibilidad abdominales, pero la defecación suele aliviar estos signos y síntomas. Los pacientes suelen sentir una intensa urgencia de defecar y tener la sensación de no haber evacuado por completo. De manera típica, las heces son duras y secas y contienen moco visible.
- ***Isquemia de arteria mesentérica.*** La isquemia de arteria mesentérica es un trastorno potencialmente letal que produce estreñimiento súbito con incapacidad de expulsar heces y flatos. Al principio, el abdomen está blando y libre de sensibilidad excesiva, pero pronto ocurren dolor y sensibilidad abdominales intensos, vómito y anorexia. Más tarde, el paciente puede presentar defensa muscular, rigidez y distensión abdominales; taquicardia; síncope; taquipnea; fiebre; y signos de choque, como humedad fría de la piel e hipotensión. Puede sentirse un soplo.
- ***Lesión de médula espinal.*** En una lesión de médula espinal puede ocurrir estreñimiento, además de retención urinaria, disfunción sexual, dolor y, quizá, debilidad motora, parálisis, o deterioro sensitivo por abajo del nivel de la lesión.

Otras causas

- ***Pruebas diagnósticas.*** Es posible estreñimiento por retención de bario que se administra durante determinados estudios GI.
- ***Fármacos.*** Los pacientes suelen experimentar estreñimiento cuando usan un analgésico opioide u otros medicamentos, como vincristina o vimblastina, bloqueadores de los canales de calcio, antiácidos con aluminio o calcio, anticolinérgicos, y fármacos con efectos anticolinérgicos (como antidepresivos tricíclicos). También es posible estreñimiento por uso excesivo de laxantes o enemas.
- ***Cirugía y radioterapia.*** Puede ocurrir estreñimiento por cirugía anorrectal, que puede traumatizar nervios, e irradiación abdominal, con el posible efecto de estenosis intestinal.

Consideraciones especiales

Según esté indicado, se prepara al paciente para pruebas diagnósticas, como proctosigmoidoscopia, colonoscopia, enema de bario, placas abdominales simples y series GI superiores. Si el paciente está en reposo en cama, se le cambia de posición con frecuencia, y se le ayuda a realizar ejercicios activos o pasivos, como se indique. Se enseñan ejercicios de tonificación abdominal si los músculos abdominales del paciente están débiles, y técnicas de relajación para ayudarlo a reducir el estrés relacionado con el estreñimiento.

Orientación al paciente

Se recomienda evitar pujo, laxantes y enemas. Se explica la importancia de alimentación y consumo de líquido. Se expone y alienta la realización de ejercicio, y en particular, de ejercicios de tonificación abdominal. Se enseñan al paciente técnicas de relajación.

CONSIDERACIONES PEDIÁTRICAS

El alto contenido de caseína y calcio en la leche de vaca da por resultado heces duras y quizá estreñimiento en lactantes alimentados con leche de fórmula. Otras causas de estreñimiento en lactantes son consumo inadecuado de líquido, enfermedad de Hirschsprung, y fisuras anales. En niños mayores, el estreñimiento suele deberse a consumo insuficiente de fibra y exceso de leche; también puede ser resultado de espasmo intestinal, obstrucción mecánica, hipotiroidismo, renuencia a dejar de jugar para ir al baño, y falta de privacidad en algunos baños escolares.

CONSIDERACIONES GERIÁTRICAS

El estreñimiento agudo en adultos mayores suele relacionarse con anomalías estructurales subyacentes. Sin embargo, el estreñimiento crónico es causado principalmente por hábitos de excreción y alimentarios de toda la vida y uso de laxantes.

Bibliografía

Savica, R., Rocca, W., & Ahlskog, E. (2010). When does Parkinson disease start? *Journal of the American Medical Association*, *67*(7), 798–801.

Sung, H. Y., Choi, M. G., Lee, K. S., & Kim, J. S. (2012). Anorectal manometric dysfunctions in newly diagnosed, early-state Parkinson's disease. *Journal of Clinical Neurology*, *8*(3), 184–189.

Estridor

El estridor, un ruido respiratorio musical áspero intenso, se debe a una obstrucción en tráquea o laringe. Suele escucharse durante la inspiración, pero también ocurre durante la espiración en caso de obstrucción grave de vías respiratorias superiores. Puede comenzar como un croar de tono bajo y avanza a un "graznido" de tono alto a medida que las respiraciones se hacen más vigorosas.

Puede ocurrir obstrucción potencialmente letal de las vías respiratorias superiores por aspiración de cuerpo extraño, aumento de las secreciones y tumor intraluminal, edema localizado o espasmos musculares, y compresión externa por un tumor o aneurisma.

INTERVENCIONES EN CASO DE URGENCIA

Si se escucha estridor, se toman con rapidez los signos vitales, incluida la saturación de oxígeno, y se buscan otros signos de obstrucción parcial de las vías respiratorias: ahogamiento o atragantamiento, taquipnea, disnea, respiraciones superficiales, tiros intercostales, aleteo nasal, taquicardia, cianosis y diaforesis. (Debe tenerse presente que el cese abrupto del estridor indica obstrucción completa, en la cual el paciente tiene movimiento torácico inspiratorio pero no ruidos respiratorios. Es incapaz de hablar, y pronto se torna letárgico y pierde la conciencia.) Si se detectan signos de obstrucción de vías respiratorias, se intenta despejarlas con golpecitos en la espalda o empuje abdominal (maniobra de Heimlich). A continuación se administra oxígeno por cánula nasal o mascarilla, o se prepara al paciente para intubación endotraqueal (ET) o traqueostomía de urgencia y ventilación mecánica. *(Véase* Intubación endotraqueal de urgencia, *en la pág. 286.)* *Se tiene equipo listo para extraer vómito o sangre aspirados a través de la intubación ET o el tubo de traqueostomía. Se conecta al paciente a un monitor cardiaco, y se le coloca vertical para facilitar la respiración.*

E

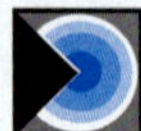

INTERVENCIONES EN CASO DE URGENCIA

Intubación endotraqueal de urgencia

En el caso de un paciente con estridor, tal vez se tenga que realizar intubación endotraqueal (ET) de urgencia para establecer una vía aérea permeable y administrar ventilación mecánica. Se dan los siguientes pasos esenciales:

- Se reúne el equipo necesario.
- Se explica la intervención al paciente.
- Se coloca al paciente en decúbito supino con una frazada pequeña o almohada bajo la cabeza. Esta posición alinea el eje de bucofaringe, faringe posterior y tráquea.
- Se revisa el manguito de la sonda ET en busca de fugas.
- Después de la intubación, se infla el manguito, usando la técnica de fuga mínima.
- Se verifica la colocación de la sonda auscultando en busca de ruidos respiratorios bilateralmente o usando un capnómetro; se observa al paciente para detectar expansión torácica, y se usa el tacto para percibir exhalaciones calientes en la abertura de la sonda ET.
- Se inserta una vía aérea bucal o un bloque de mordida.
- Se fijan la sonda y la vía aérea con un sujetador para sonda ET o con cinta.
- Se aspiran las secreciones de la boca del paciente y la sonda ET según se requiera.
- Se administra oxígeno o se inicia la ventilación mecánica (o ambas).

Una vez que se ha intubado al paciente, se aspiran las secreciones según se requiera y se verifica la presión en el manguito cada turno (y se corrige cualquier fuga de aire con la técnica de fuga mínima). Se proporcionan cuidados bucales cada 2 a 3 horas y según se requiera. Se prepara al paciente para radiografías torácicas a fin de verificar la colocación de la sonda, y se le sujeta y tranquiliza según se requiera.

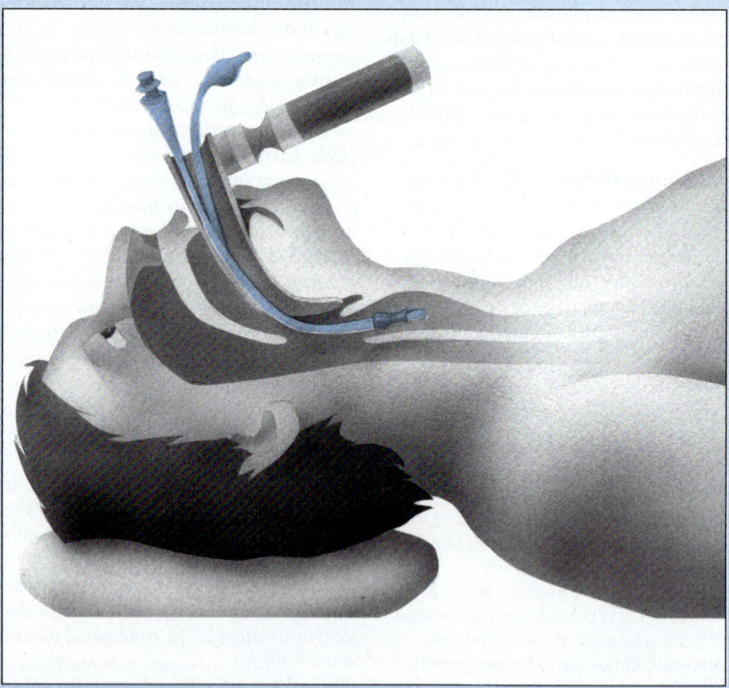

Anamnesis y exploración física

Cuando el estado del paciente lo permite, se le interroga a él o a un familiar.

Primero, se determina cuándo comenzó el estridor. ¿Lo ha tenido antes? ¿Tiene una infección de vías respiratorias superiores? En caso afirmativo, ¿desde cuándo?

Se pregunta sobre el antecedente de alergias, tumores y trastornos respiratorios y vasculares. Se toma nota de exposición reciente a humo o vapores o gases tóxicos. Después se exploran signos y síntomas asociados. ¿Ocurre el estridor con dolor o tos? Enseguida se examina la boca del paciente en busca de secreciones excesivas, material extraño, inflamación y tumefacción. Se valora el cuello en cuanto a tumefacción, masas, crepitación subcutánea y cicatrices. Se observa el tórax del paciente en busca de expansión torácica demorada, disminuida o asimétrica. Se ausculta para determinar la presencia de sibilancias, roncus, crepitaciones, roces y otros ruidos respiratorios anómalos. Se percute en busca de matidez, timpanismo o ruido apagado. Por último, se toma nota de quemaduras o signos de traumatismo, como equimosis y laceraciones.

Causas médicas

- ***Traumatismo de vías respiratorias.*** El traumatismo local de las vías respiratorias superiores suele causar obstrucción aguda, con el resultado de inicio súbito de estridor. Este signo se acompaña de disfonía, disfagia, hemoptisis, cianosis, uso de músculos accesorios, tiros intercostales, aleteo nasal, taquipnea, disnea progresiva y respiraciones superficiales. La palpación puede revelar crepitación subcutánea en cuello o parte alta del tórax.
- ***Anafilaxia.*** En una reacción alérgica grave, edema de parte alta de las vías respiratorias y laringoespasmo causan estridor y otros signos y síntomas de dificultad respiratoria: aleteo nasal, sibilancia, uso de músculos accesorios, tiros intercostales y disnea. También puede haber congestión nasal y rinorrea acuosa profusa. De manera característica, estos efectos respiratorios son precedidos por una sensación de temor o desgracia inminente, debilidad, diaforesis, estornudos, prurito nasal, urticaria, eritema y angiedema. Son datos asociados comunes opresión torácica o de garganta, disfagia y, quizá, signos de choque, como hipotensión, taquicardia y humedad fría de la piel.
- ***Carbunco (por inhalación).*** Los signos y síntomas iniciales son gripales, y entre ellos se incluyen fiebre, escalofríos, debilidad, tos y dolor torácico. La enfermedad suele ocurrir en dos etapas con un periodo de recuperación después de los síntomas iniciales. La segunda etapa se presenta de manera abrupta con deterioro rápido marcado por estridor, fiebre, disnea e hipotensión, que suelen causar la muerte en 24 horas. Entre los datos radiológicos están mediastinitis y ensanchamiento mediastínico simétrico.
- ***Aspiración de cuerpo extraño.*** El estridor súbito es característico en la aspiración de cuerpo extraño, potencialmente letal. Son datos relacionados inicio abrupto de tos seca paroxística; sensación de ahogamiento o asfixia; disfonía; taquicardia; sibilancia; disnea; taquipnea; tiros intercostales; disminución de los ruidos respiratorios; cianosis; y respiraciones superficiales. Suele haber ansiedad y malestar.
- ***Hipocalcemia.*** En la hipocalcemia, el laringoespasmo puede causar estridor. Otros datos son parestesia, espasmo carpopedal y signos de Chvostek y Trousseau positivos.
- ***Lesión por inhalación.*** En las 48 horas que siguen a la inhalación de humo o vapores tóxicos pueden presentarse edema laríngeo y broncoespasmos, con el resultado de estridor. Son signos y síntomas asociados carbonización de vellos nasales, quemaduras bucofaciales, tos, disfonía, hollín en el esputo, crepitaciones, roncus, sibilancias y otros signos y síntomas de dificultad respiratoria, como disnea, uso de músculos accesorios, tiros intercostales y aleteo nasal.
- ***Tumor mediastínico.*** Por lo común asintomático al principio, un tumor mediastínico puede terminar por comprimir tráquea y bronquios, con el resultado de estridor. Otros efectos son

disfonía, tos metálica, desplazamiento traqueal, ingurgitación de venas del cuello, tumefacción de cara y cuello, respiraciones estertorosas y tiros supraesternales a la inspiración. También puede haber disnea, disfagia y dolor de tórax, hombro o brazo.

- ***Tiroides retroesternal.*** La tiroides retroesternal es una anomalía anatómica que causa estridor, disfagia, tos, disfonía y tiro traqueal. También puede provocar signos de tirotoxicosis.

E

Otras causas

- ***Pruebas diagnósticas.*** Broncoscopia o laringoscopia pueden precipitar laringoespasmo y estridor.
- ***Tratamientos.*** Después de intubación prolongada son posibles edema laríngeo y estridor cuando se retira la sonda. El tratamiento con epinefrina en aerosol puede reducir el estridor. En algunos casos es necesario reintubar. La cirugía de cuello, como la tiroidectomía, puede causar parálisis laríngea y estridor.

Consideraciones especiales

Se continúa vigilando los signos vitales de cerca. Se prepara al paciente para pruebas diagnósticas como análisis de gases sanguíneos en sangre arterial y radiografía torácica.

Orientación al paciente

Se enseña sobre el trastorno subyacente y se explican todos los tratamientos e intervenciones.

CONSIDERACIONES PEDIÁTRICAS

El estridor es un signo importante de obstrucción de vías respiratorias en niños. Cuando se le ausculta, se debe intervenir con rapidez para prevenir la obstrucción total de las vías respiratorias. Esta urgencia puede ocurrir más rápido en niños porque sus vías respiratorias son más estrechas que las propias de los adultos.

Entre las causas de estridor en niños se incluyen aspiración de cuerpo extraño, laringotraqueobronquitis viral, difteria laríngea, tos ferina, absceso retrofaríngeo y defectos congénitos de la laringe.

El tratamiento de la obstrucción parcial de las vías respiratorias suele incluir vapor frío o caliente en una tienda de rocío, líquidos y electrolitos parenterales, y mucho reposo.

BIBLIOGRAFÍA

Berkowitz, C. D. (2012). *Berkowitz's pediatrics: A primary care approach* (4th ed.). USA: American Academy of Pediatrics.

Buttaro, T. M., Tybulski, J., Bailey, P. P., & Sandberg-Cook, J. (2008). *Primary care: A collaborative practice* (pp. 444–447). St. Louis, MO: Mosby Elsevier.

Colyar, M. R. (2003). *Well-child assessment for primary care providers*. Philadelphia, PA: F.A. Davis.

McCance, K. L., Huether, S. E., Brashers, V. L., & Rote, N. S. (2010). *Pathophysiology: The biologic basis for disease in adults and children*. Maryland Heights, MO: Mosby Elsevier.

Sommers, M. S., & Brunner, L. S. (2012). *Pocket diseases*. Philadelphia, PA: F.A. Davis.

EXANTEMA EN MARIPOSA

La presencia de un exantema en mariposa suele ser un signo típico de lupus eritematoso sistémico (LES), pero también puede indicar trastornos dermatológicos. Este exantema comúnmente tiene distribución malar a ambos lados de la nariz y las mejillas. (Véase *Cómo reconocer el exantema en mariposa*, en la pág. 289.) Son posibles exantemas similares en cuello, piel cabelluda y otras zonas. A veces el exantema en mariposa se confunde con quemadura solar porque puede ser causado o agravado por rayos ultravioleta, pero tiene más sustancia, está mejor delimitado y tiene un tacto más grueso respecto a la piel circundante.

Anamnesis y exploración física

Se pregunta al paciente cuándo advirtió por primera vez el exantema en mariposa y si se expuso en fecha reciente al sol. ¿Ha notado un exantema en otra parte del cuerpo? También se le pegunta sobre pérdida reciente de peso o cabello. ¿Tiene algún antecedente familiar de lupus? ¿Está tomando hidralazina o procainamida (causas comunes de lupus eritematoso [LE] farmacoinducido)?

Se inspecciona el exantema, tomando nota de cualquier mácula, pápula, pústula o escamosidad. ¿Es el exantema edematoso? ¿Hay zonas de hipopigmentación o hiperpigmentación? Se buscan ampollas o úlceras en la boca, y se observa cualquier lesión inflamada. Se buscan exantemas en otras partes del cuerpo.

Causas médicas

■ ***Lupus eritematoso discoide.*** En el lupus eritematoso discoide, una forma localizada de LE, el paciente puede acudir con un exantema unilateral o en mariposa que consiste en placas eritematosas elevadas claramente delimitadas con taponamiento folicular y atrofia central. El exantema también puede afectar piel cabelluda, orejas, pecho o cualquier parte del cuerpo expuesta al sol. Más tarde son posibles telangiectasia, alopecia cicatrizante e hipopigmentación o hiperpigmentación. Otros signos acompañantes son enrojecimiento conjuntival, dilatación de capilares del pliegue ungueal, crecimiento bilateral de glándulas parótidas, lesiones bucales y moteado y tonalidad azul rojiza de la piel de las piernas.

■ ***Erisipela.*** La erisipela causa lesiones tumefactas rosadas o carmesíes, principalmente en cuello y cabeza y por lo común a lo largo del pliegue nasolabial. Puede haber ampollas hemorrágicas llenas de pus. Otros signos y síntomas son fiebre, escalofríos, linfadenopatía cervical y malestar general.

■ ***Erupción actínica polimórfica.*** El exantema en mariposa aparece como eritema, vesículas, placas y múltiples pápulas pequeñas que más tarde pueden tornarse eccematizadas, liquenificadas y excoriadas. Causado por radiación ultravioleta, el exantema se produce en mejillas y puente de la nariz, manos, brazos y otras zonas, desde unas pocas horas hasta varios días después de la exposición. Puede acompañarse de prurito.

■ ***Rosácea.*** Al principio, el exantema en mariposa puede ser un eritema intermitente no escamoso claramente visible, limitado a la mitad inferior de la nariz o que incluye mentón, mejillas y parte central de la frente. A medida que se desarrolla la rosácea, la duración del exantema aumenta; en vez de desaparecer después de cada episodio, el exantema varía en intensidad y por lo común se acompaña de telangiectasia. En la rosácea avanzada, la piel se torna aceitosa y presenta pápulas, pústulas, nódulos y telangiectasia restringida al óvalo central de la cara. En hombres con rosácea intensa, el exantema en mariposa puede acompañarse de rinofima —una protuberancia lobulada gruesa de glándulas sebáceas y tejido conectivo epitelial en la mitad inferior de la nariz y, quizá, la parte adyacente de las mejillas. Esto es más común en adultos mayores.

Cómo reconocer el exantema en mariposa

En el exantema en mariposa clásico, las lesiones aparecen en las mejillas y el puente de la nariz, creando un patrón en mariposa característico. El exantema puede variar en gravedad de eritema malar a lesiones discoides (placas).

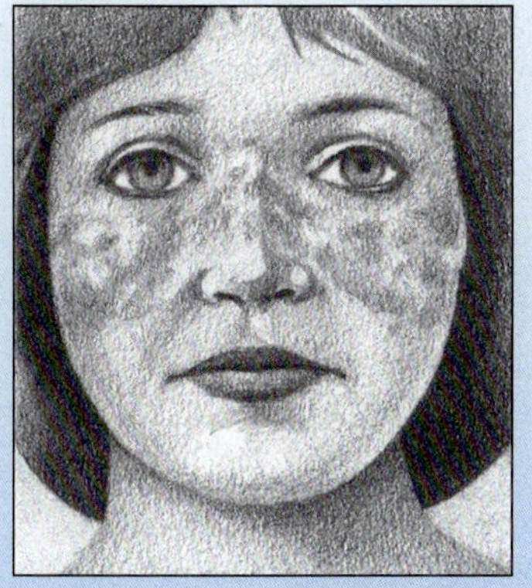

E

- ***Dermatitis seborreica.*** El exantema en mariposa aparece como máculas y pápulas grasosas y escamosas ligeramente amarillas de tamaño variable en las mejillas y el puente de la nariz, en un patrón en mariposa. También pueden estar afectados piel cabelluda, mentón, cejas, partes de la frente arriba del puente de la nariz, pliegue nasolabial o tronco. Son signos y síntomas asociados costras y fisuras (en particular cuando están afectados oído externo y piel cabelluda), prurito, enrojecimiento, blefaritis, orzuelos, acné intenso y piel grasosa. Ocurre dermatitis seborreica de la cara en el síndrome de inmunodeficiencia adquirida.
- ***Lupus eritematoso sistémico.*** El exantema en mariposa, que ocurre en alrededor de 40% de los pacientes con este trastorno del tejido conectivo, aparece como una erupción macular roja, usualmente escamosa, claramente delimitada. El exantema puede ser transitorio en pacientes con LES agudo o avanzar con lentitud hasta incluir frente, mentón, zona alrededor de las orejas y otras áreas expuestas. Son signos cutáneos asociados comunes escamosidad, alopecia en placas, lesiones de membranas mucosas, eritema moteado de palmas y dedos, eritema periungual con edema, lesiones maculares púrpuras rojizas de las superficies volares de los dedos, telangiectasia de la base de las uñas o los párpados, púrpura, petequias y equimosis.

  El exantema en mariposa también puede acompañarse de dolor articular, rigidez y deformidades, en particular desviación ulnar de los dedos y subluxación de las articulaciones interfalángicas proximales. Son datos relacionados edema periorbitario y facial, disnea, febrícula, malestar general, debilidad, fatiga, pérdida de peso, anorexia, náusea, vómito, linfadenopatía, fotosensibilidad y hepatoesplenomegalia.

Otras causas

- ***Fármacos.*** Hidralazina y procainamida pueden causar un síndrome tipo lupus.

Consideraciones especiales

Se prepara al paciente para estudios inmunológicos, biometría hemática completa y, quizá, estudios hepáticos. Se obtiene una muestra de orina de ser necesario. Se suspenden fármacos fotosensibilizantes, como fenotiazinas, sulfonamidas, sulfonilureas y diuréticos tiazídicos. Se instruye al paciente para que evite la exposición al sol, o para que use bloqueador solar. Se le sugiere usar maquillaje hipoalergénico para ayudar a ocultar lesiones faciales.

Orientación al paciente

Se le urge a usar bloqueador solar, y se insiste que evite exponerse al sol. Se alienta el uso de maquillaje hipoalergénico para ocultar lesiones faciales. Se informa al paciente sobre fuentes de apoyo, como la Lupus Foundation of America.

CONSIDERACIONES PEDIÁTRICAS

Raro en pacientes pediátricos, el exantema en mariposa puede ocurrir como parte de una enfermedad infecciosa como el eritema infeccioso o "síndrome de mejillas abofeteadas".

Bibliografía

Croxtall, J. D. (2011). Ustekinumab: A review of its use in the management of moderate to severe plaque psoriasis. *Drugs*, *71*, 1733–1753.

Nograles, K. E., Davidovici, B., & Krueger, J. G. (2010). New insights in the immunologic basis of psoriasis. *Seminars in Cutaneous Medicine and Surgery*, *29*, 3–9.

Exantema papular

Un exantema papular consiste en pequeñas lesiones elevadas circunscritas —y quizá con cambio de color (a rojo o púrpura)— conocidas como pápulas. Puede hacer erupción en cualquier parte del cuerpo con diversas configuraciones, y puede ser agudo o crónico.

Los exantemas papulares caracterizan muchos trastornos cutáneos; también pueden deberse a alergia y a trastornos infecciosos, neoplásicos y sistémicos. (Las pápulas se comparan con otras lesiones cutáneas en *Reconociendo las lesiones cutáneas comunes*, en la pág. 292.)

Anamnesis y exploración física

El primer paso es evaluar exhaustivamente el exantema papular: se toma nota de su color, configuración y sitio en el cuerpo del paciente. Se determina cuándo hizo erupción. ¿Ha notado el paciente cambios en el exantena desde entonces? ¿Es pruriginoso o ardoroso, doloroso o sensible? ¿Ha habido secreción o drenaje del exantema? En tal caso, se pide al paciente que los describa. También se le pide que describa signos y síntomas asociados, como fiebres, cefaleas y molestias GI.

Enseguida se realiza una anamnesis médica, que incluya alergias; exantemas o trastornos cutáneos previos; infecciones; enfermedades de la infancia; antecedentes sexuales, incluidas infecciones de transmisión sexual; y cáncer. ¿Ha sido mordido el paciente recientemente por un artrópodo o roedor o se ha expuesto a alguien con una enfermedad infecciosa? Por último, se obtienen los antecedentes medicamentosos completos.

Causas médicas

- ***Acné vulgar.*** En el acné vulgar, la ruptura de comedones crecidos produce pápulas, pústulas, nódulos o quistes inflamados —y, quizá, dolorosos y pruríticos— en la cara y a veces en hombros, tórax y espalda.
- ***Carbunco (cutáneo).*** El carbunco es una enfermedad infecciosa aguda causada por la bacteria esporógena grampositiva *Bacillus anthracis.* La enfermedad puede ocurrir en personas expuestas a animales infectados, a tejidos de animales infectados, o por guerra biológica. El carbunco cutáneo se produce cuando la bacteria ingresa en un corte o abrasión en la piel. La infección comienza como una pequeña lesión macular o papular indolora o prurítica que semeja una mordedura o picadura de insecto. En 1 a 2 días se transforma en una vesícula y después en una úlcera indolora con centro necrótico negro característico. Son posibles linfadenopatía, malestar general, cefalea o fiebre.
- ***Dermatomiositis.*** Las pápulas de Gottron —lesiones planas color violeta en el dorso de las articulaciones de los dedos de las manos, la parte posterior del cuello y los hombros— son patognomónicas de la dermatomiositis, al igual que la coloración lila cenicienta del tejido periorbitario y los márgenes palpebrales (edema en heliotropo). Estos signos pueden acompañarse de un exantema macular eritematoso transitorio con distribución malar en la cara y a veces en piel cabelluda, frente, cuello, parte superior del torso y brazos. Este exantema puede ir precedido por dolor muscular simétrico y debilidad pelvis, extremidades superiores, hombros, cuello y, quizá, cara (polimiositis).
- ***Mucinosis folicular.*** En la mucinosis folicular, hay pápulas perifoliculares acompañadas de alopecia prominente.
- ***Enfermedad de Fox-Fordyce.*** La enfermedad de Fox-Fordyce es un trastorno crónico marcado por pápulas pruríticas en axilas, región púbica y areolas asociadas con inflamación de glándulas sudoríparas apocrinas. También es común la escasez de vello en estas zonas.
- ***Granuloma anular.*** El granuloma anular es un trastorno crónico benigno que produce pápulas las cuales suelen fusionarse para formar placas. Las pápulas ae propagan a la periferia para formar un anillo con centro normal o ligeramente deprimido. Suelen aparecer en pies, piernas, manos o dedos y ser pruríticas o asintomáticas.
- ***Infección por el virus de la inmunodeficiencia humana (VIH).*** La infección aguda por el retrovirus VIH suele causar un exantema maculopapular generalizado. Otros signos y síntomas son fiebre, malestar general, irritación laríngea y cefalea. También pueden

Reconociendo las lesiones cutáneas comunes

MÁCULA
Un pequeño (por lo común menos de 1 cm de diámetro) defecto plano o zona de cambio de color (a pardo, castaño, rojo o blanco), con la misma textura que la piel circundante.

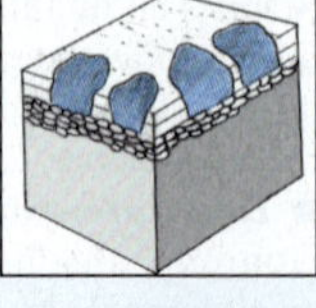

AMPOLLA
Un bolsillo elevado de pared delgada de más de 0.5 cm de diámetro, que contiene líquido claro o seroso.

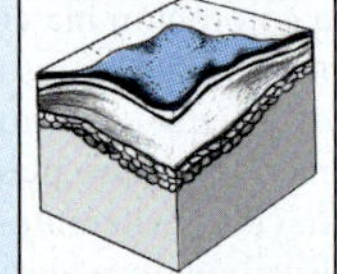

VESÍCULA
Una pequeña (menos de 0.5 cm de diámetro) ampolla elevada de pared delgada que contiene líquido claro, seroso, purulento o sanguinolento.

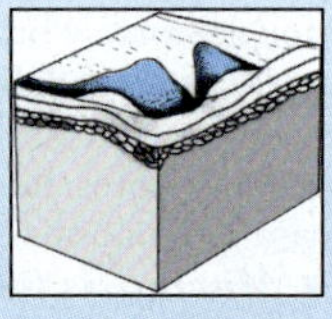

PÚSTULA
Una lesión elevada circunscrita llena de pus o linfa que varía en diámetro y puede ser firme o blanda y blanca o amarilla.

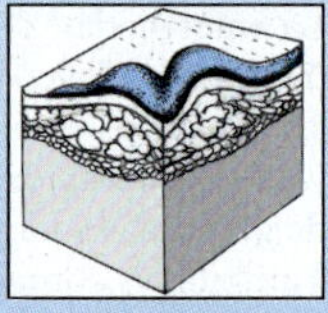

RONCHA
Una lesión firme ligeramente elevada de tamaño y forma variables, rodeada por edema; la piel puede estar roja o pálida.

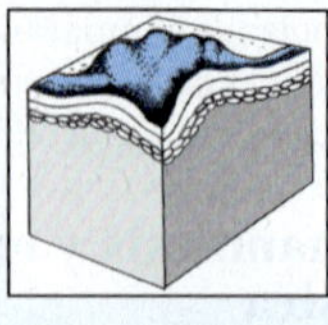

NÓDULO
Una pequeña lesión firme, elevada y circunscrita de 1 a 2 cm de diámetro con posible cambio de color de la piel.

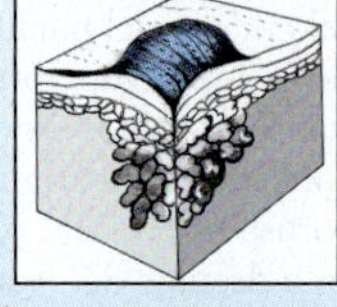

PÁPULA
Una pequeña lesión elevada sólida de menos de 1 cm de diámetro, con cambio de color de la piel a rojo o púrpura.

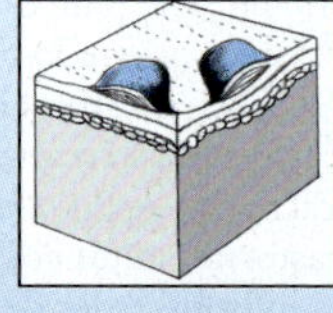

TUMOR
Una masa elevada sólida, por lo común de más de 2 cm de diámetro, con posible cambio de color de la piel.

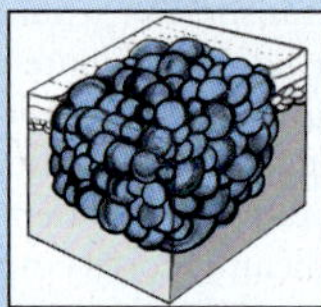

ocurrir linfadenopatía y hepatoesplenomegalia. La mayoría de los pacientes no recuerdan estos síntomas de infección aguda.

■ ***Sarcoma de Kaposi.*** El sarcoma de Kaposi se caracteriza por pápulas o máculas púrpuras o azules de origen vascular en piel, mucosas y vísceras. Estas lesiones disminuyen en tamaño con la presión firme y vuelven a su tamaño original en 10 a 15 segundos. Pueden hacerse escamosas y ulcerarse, con sangrado.

Se conocen múltiples variantes del sarcoma de Kaposi; la mayoría de las personas son inmunodeficientes en algún sentido, en especial las infectadas por el VIH o las que presentan el síndrome de inmunodeficiencia adquirida. Existen fuertes indicios de que el virus del herpes humano 8 es un cofactor en el desarrollo del sarcoma de Kaposi.

■ ***Enfermedad de Kawasaki.*** Los pacientes con enfermedad de Kawasaki tienen un exantema eritematoso maculopapular característico, por lo común en tronco y extremidades. Son síntomas acompañantes fiebre alta, irritabilidad, enrojecimiento ocular, labios agrietados de color rojo intenso, lengua de frambuesa, tumefacción de manos y pies, exfoliación de la piel de las puntas de los dedos de pies y manos, y linfadenopatía cervical. Entre las complicaciones más graves están defectos de arterias coronarias.

■ ***Liquen plano.*** Son características del liquen plano pápulas violetas planas angulares o poligonales bien delimitadas, comúnmente marcadas con líneas o puntos planos blancos. Las pápulas pueden ser lineales o fusionarse en placas y suelen presentarse en región lumbar, genitales, tobillos, parte anterior de las tibias, y muñecas. Las lesiones suelen producirse primero en la mucosa bucal como una red intrincada de pápulas o placas filiformes blancas o grises. Son comunes prurito, distorsión ungueal y alopecia atrófica.

■ ***Mononucleosis (infecciosa).*** Un exantema maculopapular que semeja rubéola es un signo temprano de mononucleosis en 10% de los pacientes. El exantema suele ser precedido por cefalea, malestar general y fatiga. Puede acompañarse de irritación laríngea, linfadenopatía cervical y temperatura fluctuante con máximo vespertino de 38.3 a 38.9 °C. También son posibles esplenomegalia e inflamación hepática.

■ ***Vasculitis necrosante.*** En la vasculitis necrosante son típicos los brotes de pápulas purpúricas pero por lo demás asintomáticas. Algunos pacientes también presentan febrícula, cefalea, mialgia, artralgia y dolor abdominal.

■ ***Pitiriasis rosada.*** La pitiriasis rosada comienza con una "placa heráldica" eritematosa —una lesión ovalada ligeramente elevada, de unos 2 a 6 cm de diámetro que pueden aparecer en cualquier parte del cuerpo. Días a semanas después, se observan en tronco, brazos y piernas placas amarillas a castañas o eritematosas con bordes escamosos, que suelen hacer erupción a lo largo de líneas de segmentación en un patrón característico de "pino". Estas placas pueden ser asintomáticas o ligeramente pruríticas, miden 0.5 a 1 cm de diámetro, y suelen mejorar con la exposición de la piel.

■ ***Erupción solar polimórfica.*** Las reacciones anómalas a la luz pueden causar exantema papular, vesicular o nodular en zonas expuestas al sol. Otros síntomas son prurito, cefalea y malestar general.

■ ***Psoriasis.*** La psoriasis es un trastorno crónico común que comienza con pequeñas pápulas eritematosas en piel cabelluda, tórax, codos, rodillas, espalda, glúteos y genitales. Estas pápulas a veces son pruríticas y dolorosas. Con el tiempo crecen y se fusionan, formando placas rojas escamosas elevadas cubiertas por escamas plateadas características, excepto en zonas húmedas como los genitales. Estas escamas pueden desprenderse con facilidad o engrosarse, y cubrir la placa. Son características asociadas hoyuelos ungueales y artralgia.

■ ***Rosácea.*** La rosácea es un trastorno hiperémico caracterizado por eritema persistente, telangiectasia y erupción recurrente de pápulas y pústulas en frente, zonas malares, nariz y mentón. Con el tiempo, las erupciones son más frecuentes y el eritema se profundiza. En casos graves ocurre rinofima.

■ ***Queratosis seborreica.*** En la queratosis seborreica, un trastorno cutáneo, tumores cutáneos benignos comienzan como pequeñas pápulas amarillas parduscas en pecho, espalda o abdomen, y con el tiempo crecen y se hacen muy pigmentadas. Sin embargo, en afroamericanos estas pápulas pueden permanecer pequeñas y afectar sólo la parte malar de la cara (dermatosis papular negra).

■ ***Viruela (Variola major).*** Entre los signos y síntomas iniciales de viruela están fiebre alta, malestar general, postración, cefalea intensa, dorsalgia y dolor abdominal. Se produce un exantema maculopapular en mucosa bucal, faringe, cara y antebrazos, que después se propaga a tronco y piernas. En 2 días, el exantema se hace vesicular y más tarde pustular. Las lesiones se producen al mismo tiempo, lucen idénticas, y son más prominentes en cara y extremidades. Las pústulas son redondas, firmes y profundamente incrustadas en la piel. Tras 8 a 9 días, las pústulas forman una costra, que más tarde se separa de la piel, dejando una cicatriz deprimida. En casos letales, la muerte se debe a encefalitis, sangrado extenso, o infección secundaria.

- ***Siringoma.*** En el siringoma, un adenoma de las glándulas sudoríparas produce un exantema papular amarillento o eritematoso en cara (en especial en los párpados), cuello y parte superior del pecho.
- ***Lupus eritematoso sistémico (LES).*** El LES se caracteriza por un exantema en mariposa de maculopápulas eritematosas o placas discoides con distribución malar de un lado a otro de la nariz y en las mejillas. Pueden aparecer exantemas similares en otras partes, en especial en zonas corporales expuestas. Otras características cardinales son fotosensibilidad y artritis no deformante, en especial en manos, pies y articulaciones grandes. Son efectos comunes alopecia en placas, ulceración de mucosas y febrícula o fiebre en espigas, escalofríos, linfadenopatía, anorexia, pérdida de peso, dolor abdominal, diarrea o estreñimiento, disnea, taquicardia, hematuria, cefalea e irritabilidad.
- ***Tifus.*** El tifus es una rickettsiosis transmitida al ser humano por pulgas, ácaros o piojos corporales. Entre los síntomas iniciales están cefalea, mialgia, artralgia y malestar general, seguidos de inicio abrupto de escalofríos, fiebre, náusea y vómito. En algunos casos se encuentra un exantema maculopapular.

Otras causas

- ***Fármacos.*** Exantemas maculopapulares transitorios, por lo común en el tronco, pueden acompañar a las reacciones a muchos fármacos, por ejemplo antibióticos como tetraciclina, ampicilina, cefalosporinas y sulfonamidas; benzodiacepinas, como diazepam; litio; fenilbutazona; sales de oro; alopurinol; isoniazida; y salicilatos.

Consideraciones especiales

Se aplican compresas frías o una loción antiprurítica. Se administra un antihistamínico en busca de reacciones alérgicas y un antibiótico para la infección.

Orientación al paciente

Se enseñan al paciente medidas de cuidado de la piel adecuadas, y se explican maneras de reducir el prurito.

CONSIDERACIONES PEDIÁTRICAS

Algunas causas comunes de exantemas papulares en niños son enfermedades infecciosas como molusco contagioso y escarlatina; sarna; picaduras y mordeduras de insectos; alergias y reacciones medicamentosas; y miliaria, que ocurre en tres formas, según la profundidad de la afección de glándulas sudoríparas.

CONSIDERACIONES GERIÁTRICAS

En adultos mayores postrados en cama, el primer signo de úlceras por presión suele ser una zona eritematosa, a veces con pápulas firmes. Si no se manejan correctamente, estas lesiones avanzan a úlceras profundas y pueden causar la muerte.

BIBLIOGRAFÍA

Buttaro, T. M., Tybulski, J., Bailey, P. P., & Sandberg-Cook, J. (2008). *Primary care: A collaborative practice* (pp. 444–447). St. Louis, MO: Mosby Elsevier.

Lehne, R. A. (2010). *Pharmacology for nursing care* (7th ed.). St. Louis, MO: Saunders Elsevier.

McCance, K. L., Huether, S. E., Brashers, V. L., & Rote, N. S. (2010). *Pathophysiology: The biologic basis for disease in adults and children*. Maryland Heights, MO: Mosby Elsevier.

Sommers, M. S., & Brunner, L. S. (2012). *Pocket diseases*. Philadelphia, PA: F.A. Davis.

Wolff, K., & Johnson, R. A. (2009). *Fitzpatrick's color atlas & synopsis of clinical dermatology* (6th ed.). New York, NY: McGraw Hill Medical.

EXANTEMA PUSTULAR

Un exantema pustular está formado por brotes de pústulas: una acumulación visible de pus dentro o abajo de la epidermis, por lo común en un folículo piloso o el conducto de una glándula sudorípara. Estas lesiones varían mucho en tamaño y forma y pueden ser generalizadas o limitadas a los folículos capilares o las glándulas sudoríparas. (Véase *Reconociendo las lesiones cutáneas comunes* en la entrada *Exantema papular*, en la pág. 292.) Las pústulas pueden deberse a un trastorno cutáneo o sistémico, el uso de determinados fármacos, o la exposición a un irritante cutáneo. Por ejemplo, las personas que han estado nadando en agua salada suelen presentar un exantema papulopustular bajo el traje de baño o en otras partes del cuerpo debido a irritación por organismos marinos. Aunque muchas lesiones pustulares son estériles, un exantema pustular suele indicar infección. Una erupción vesicular, o incluso una dermatitis de contacto aguda, puede hacerse pustular si ocurre infección secundaria.

Anamnesis y exploración física

Se pide al paciente que describa aspecto, sitio e inicio de la primera lesión pustular. ¿Precedió a la pústula otro tipo de lesión cutánea? Se determina cómo se propagan las lesiones. Se pregunta cuáles fármacos usa el paciente y si ha aplicado medicación tópica al exantema. En tal caso, ¿de cuál tipo y cuándo se lo aplicó por última vez? Se investiga sobre antecedentes familiares de trastornos cutáneos. Se examina toda la superficie de la piel, tomando nota de si es seca, lubricada, húmeda o grasosa. Se registran el sitio exacto y la distribución de las lesiones cutáneas y su color, forma y tamaño.

Causas médicas

- ***Acné vulgar.*** Las pústulas tipifican las lesiones inflamatorias del acné vulgar, que se acompaña de pápulas, nódulos, quistes, comedones abiertos ("puntos negros") y comedones cerrados ("puntos blancos"). Las lesiones suelen aparecer en cara, hombros, espalda y tórax. Otros datos son dolor a la presión, prurito y ardor. Las lesiones recurrentes crónicas producen cicatrices.
- ***Blastomicosis.*** La blastomicosis es una infección micótica que produce pequeñas máculas o pápulas indoloras no pruriginosas que pueden crecer y formar lesiones verrugosas, costras o lesiones ulceradas bien circunscritas bordeadas por pústulas. La infección localizada puede causar una sola lesión; la infección sistémica por lo común produce muchas lesiones en manos, pies, cara y muñecas. La blastomicosis también genera signos de infección pulmonar, como dolor torácico pleurítico y tos superficial seca o productiva con hemoptisis ocasional.
- ***Foliculitis.*** La foliculitis es una infección bacteriana de los folículos pilosos que produce pústulas individuales, cada una perforada por un pelo y quizá acompañada de prurito. La foliculitis de bañera produce pústulas en zonas cubiertas por el traje de baño.
- ***Forunculosis.*** Un forúnculo es un absceso sensible, caliente, enrojecido, profundo y agudo que se origina de una foliculitis estafilocócica. Los forúnculos suelen comenzar como pequeñas pústulas rojas sensibles en la base de los folículos capilares. Es probable que aparezcan en cara, cuello, antebrazos, ingles, axilas, glúteos y piernas o zonas propensas a la fricción repetida. Las pústulas suelen permanecer tensas por 2 a 4 días y después se hacen fluctuantes. Con la ruptura se liberan pus y material necróticos. Enseguida el dolor cede, pero pueden persistir eritema y edema.
- ***Impétigo contagioso.*** El impétigo contagioso, un trastorno eruptivo vesiculopustular que existe en las formas ampollosa y no ampollosa, suele ser causado por estreptococos o estafilococos. Se forman vesículas y se rompen, y del exudado se genera una costra, amarilla y gruesa en el impétigo estreptocócico y delgada y clara en el estafilócico. Ambas formas suelen causar prurito indoloro.
- ***Viruela de los monos.*** Un exantema pustular con protuberancias llenas de líquido que más tarde forman una costra, cicatrizan y se desprenden es característico de la infección por el virus de la viruela de los monos. También son posibles lesiones maculares, papulares y

vesiculares. Además, entre los síntomas se incluyen fiebre, cefalea, dorsalgia, linfadenopatía, irritación laríngea, tos y fatiga.

- ***Miliaria pustular.*** La miliaria pustular es un trastorno anhidrótico que causa lesiones pustulares las cuales comienzan como diminutas papulovesículas eritematosas en los poros de las glándulas sudoríparas. Un eritema difuso puede radiar de la lesión. El exantema y el ardor y el prurito asociados empeoran con la sudoración.
- ***Psoriasis pustular.*** En este trastorno se forman pequeñas vesículas y con el tiempo se convierten en pústulas. Es posible que el paciente informe prurito, ardor y dolor. La psoriasis pustular localizada suele afectar manos y pies. La psoriasis pustular generalizada puede hacer erupción de manera repentina en un paciente con psoriasis, artritis psoriásica o psoriasis exfoliativa; aunque es rara, esta forma de psoriasis en ocasiones resulta letal.
- ***Rosácea.*** La rosácea es un trastorno hiperémico crónico que suele causar telangiectasia con episodios agudos de pústulas, pápulas y edema. Caracterizada por eritema persistente, la rosácea puede comenzar como un rubor que cubre frente, región malar, nariz y mentón. Los episodios intermitentes se hacen gradualmente más persistentes, y la piel, en vez de recuperar su color normal, presenta grados variables de eritema.

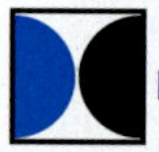

CONSIDERACIONES SEGÚN EL SEXO *En el sexo masculino, las lesiones costrosas suelen aparecer en glande y cuerpo del pene y el escroto. En mujeres, son más comunes en los pezones. En ambos géneros, estas lesiones tienen predilección por los pliegues cutáneos. También se producen lesiones excoriativas costrosas en muñecas, codos, axilas, línea de la cintura, tobillos y atrás de las rodillas. El prurito relacionado empeora con inactividad y calor.*

- ***Sarna.*** La sarna se caracteriza por canales filiformes de madrigueras bajo la piel. También son posibles pústulas, vesículas y excoriaciones. Las lesiones tienen pocos milímetros de largo, con un nódulo o pápula roja tumefactos que contienen el ácaro urticante.
- ***Viruela (variola major).*** Entre los signos y síntomas iniciales se incluyen fiebre alta, malestar general, postración, cefalea intensa, dorsalgia y dolor abdominal. Se produce un exantema maculopapular en la mucosa de boca y faringe y en cara y antebrazos, que se propaga a tronco y piernas. En 2 días, el exantema se hace vesicular y más tarde pustular. Las lesiones ocurren al mismo tiempo, lucen idénticas, y son más prominentes en cara y extremidades. Las pústulas son redondas, firmes y profundamente incrustadas en la piel. Después de 8 a 9 días, las pústulas forman una costra que más tarde se separa de la piel, dejando una cicatriz deprimida. En casos letales, la muerte resulta de encefalitis, sangrado extenso o infección secundaria.
- ***Varicela zóster.*** Cuando la inmunidad a la varicela declina, el virus se reactiva a lo largo de un dermatoma, produciendo vesículas y pústulas en extremo dolorosas y pruríticas (herpes zóster). Aun con la resolución del exantema, los pacientes pueden experimentar dolor crónico (neuralgia posherpética) que a veces persiste por meses.

Otras causas

- ***Fármacos.*** Bromuros y yoduros suelen causar un exantema pustular. Otros fármacos implicados son corticotropina, corticoesteroides, dactinomicina, trimetadiona, litio, fenitoína, fenobarbital, isoniazida, anticonceptivos hormonales, andrógenos y esteroides anabólicos.

Consideraciones especiales

Se observan procedimientos de aislamiento de heridas y cutáneo hasta que se haya descartado infección por medio de tinción de Gram o cultivo y antibiograma del contenido de la pústula. Si el microorganismo es infeccioso, no se permite que el líquido que drene toque piel no afectada. Se instruye al paciente para que mantenga sus artículos de baño separados de los de otros miembros de la familia. Signos y síntomas asociados como dolor, prurito, alteración de la imagen corporal y estrés del aislamiento pueden causar insomnio, ansiedad y depresión. Se administran fármacos para aliviar dolor y prurito, y se alienta al paciente a expresar sus sentimientos.

Orientación al paciente

Se explican la causa subyacente del trastorno, las opciones terapéuticas y los métodos para prevenir la propagación de la infección. Se da apoyo emocional e información acerca del alivio de dolor y prurito.

CONSIDERACIONES PEDIÁTRICAS

Entre los diversos trastornos que producen un exantema pustular en niños están varicela, eritema tóxico neonatal, candidosis, impétigo, acropustulosis infantil y acrodermatitis enteropática.

Bibliografía

Buttaro, T. M., Tybulski, J., Bailey, P. P., & Sandberg-Cook, J. (2008). *Primary care: A collaborative practice* (pp. 444–447). St. Louis, MO: Mosby Elsevier.

Sommers, M. S., & Brunner, L. S. (2012). *Pocket diseases*. Philadelphia, PA: F.A. Davis.

Wolff, K., & Johnson, R. A. (2009). *Fitzpatrick's color atlas & synopsis of clinical dermatology* (6th ed.). New York, NY: McGraw Hill Medical.

Exantema vesicular

Un exantema vesicular es una distribución aleatoria o lineal de lesiones ampollares, claramente circunscritas y llenas de líquido claro, turbio o sanguinolento. Las lesiones, que suelen ser menores de 0.5 cm de diámetro, pueden ocurrir de manera aislada o en grupos (Véase *Reconociendo las lesiones cutáneas comunes* en la entrada *Exantema papular*, en la pág. 292.) A veces ocurren con ampollas, lesiones llenas de líquido de más de 0.5 cm de diámetro.

Un exantema vesicular puede ser leve o intenso y temporal o permanente. Puede deberse a infección, inflamación o reacciones alérgicas.

Anamnesis y exploración física

Se pregunta al paciente cuándo comenzó el exantema, cómo se propaga, y si ha ocurrido antes. ¿Otras lesiones cutáneas preceden la erupción de las vesículas? Se obtienen los antecedentes medicamentosos detallados. Si el paciente ha usado medicación tópica, ¿de qué tipo y cuándo se la aplicó por última vez? Asimismo, se pregunta sobre signos y síntomas asociadas. Se determina si hay el antecedente familiar de trastornos cutáneos, y se interroga sobre alergias, infecciones recientes, picaduras de insectos y exposición a alérgenos.

Se examina la piel del paciente, tomando nota de si es seca, aceitosa o húmeda. Se observa la distribución general de las lesiones, y se registra su sitio exacto. Se toma nota de color, forma y tamaño de las lesiones, y se buscan costras, escamas, cicatrices, máculas, pápulas o habones. Se palpan las vesículas o ampollas para determinar si son flácidas o tensas. Se desliza el dedo por la piel para ver si la capa externa de la epidermis se separa con facilidad de la capa basal (signo de Nikolsky).

Causas médicas

- ***Quemaduras (de segundo grado).*** Las quemaduras térmicas que afectan la epidermis y parte de la dermis causan vesículas y ampollas, con eritema, tumefacción, dolor y humedad.
- ***Dermatitis.*** En la *dermatitis de contacto*, una reacción de hipersensibilidad causa la erupción de pequeñas vesículas rodeadas por enrojecimiento y edema considerable. Las vesículas pueden rezumar, descamarse y causar prurito intenso.

La *dermatitis herpetiforme* es una enfermedad cutánea, más común en hombres de 20 a 50 años de edad, que en ocasiones se relaciona con enfermedad celiaca, cáncer de algún órgano o inmunoterapia con inmunoglobulina A y que produce una erupción inflamatoria crónica marcada por lesiones vesiculares, papulares, ampollares, pustulares o eritematosas. Por lo común, el exantema se distribuye de manera simétrica en glúteos, hombros, superficies extensoras de codos y rodillas, y a veces cara, piel cabelluda y cuello. Otros síntomas son prurito intenso, ardor y escozor.

En la *dermatitis numular*, grupos de vesículas puntiformes y pápulas aparecen en lesiones eritematosas o pustulares que son numulares (en forma de moneda) o anulares. A menudo, las lesiones pustulares rezuman un exudado purulento, causan prurito intenso, y con rapidez se encostran y descaman. Es posible que se formen 2 o 3 lesiones en las manos, pero suelen hacerlo en las superficies extensoras de las extremidades y en glúteos y parte posterior del tronco.

■ ***Eritema multiforme.*** El eritema multiforme es una enfermedad cutánea inflamatoria aguda anunciada por la erupción súbita de máculas eritematosas, pápulas y, en ocasiones, vesículas y ampollas. El exantema característico aparece de manera simétrica en manos, brazos, pies, piernas, cara y cuello y tiende a reaparecer. Aunque las vesículas y ampollas también pueden hacer erupción en ojos y genitales, las lesiones vesiculoampollosas suelen aparecer en las membranas mucosas —en especial labios y mucosa bucal—, donde se rompen y ulceran, produciendo un exudado espeso amarillo o blanco. Son posibles costras dolorosas sanguinolentas, una secreción bucal maloliente y dificultad para masticar. También puede ocurrir linfadenopatía.

■ ***Herpes simple.*** El herpes simple es una infección viral común que produce grupos de vesículas en una base inflamada, más a menudo en labios y parte interior de la cara. En alrededor de 25% de los casos, la región de los genitales es el sitio afectado. Las vesículas son precedidas por prurito, hormigueo, ardor o dolor; se desarrollan de manera individual o en grupos; tienen 2 a 3 milimetros de tamaño; y no se fusionan. Con el tiempo se rompen, formando una úlcera dolorosa seguida por una costra amarillenta.

■ ***Herpes zóster.*** En el herpes zóster, un exantema vesicular es precedido por eritema y, en ocasiones, por una erupción cutánea nodular y dolor penetrante unilateral a lo largo de un dermatoma. Alrededor de 5 días más tarde, las lesiones hacen erupción y el dolor se hace quemante. Las vesículas se secan y encostran alrededor de 10 días después de la erupción. Son datos asociados fiebre, malestar general, prurito y parestesia o hiperestesia de la zona afectada. El herpes zóster que afecta los nervios craneales produce parálisis facial, pérdida auditiva, mareo, pérdida del sentido del gusto, dolor ocular y deterioro de la visión.

■ ***Picaduras de insectos.*** En las picaduras de insectos, las vesículas aparecen en pápulas rojas parecidas a urticaria y pueden tornarse hemorrágicas.

■ ***Penfigoide (ampollar).*** Prurito generalizado o una erupción urticarial o eccematosa puede preceder al penfigoide, un exantema ampollar clásico. Las ampollas son grandes, de pared gruesa, tensas e irregulares, y suelen formarse sobre una base eritematosa. Por lo común aparecen en brazos, piernas, tronco, boca u otras membranas mucosas.

■ ***Ponfólice (dishidrosis o eccema dishidrótico).*** El ponfólice es un trastorno recurrente común que produce lesiones vesiculares simétricas las cuales pueden hacerse pustulares. Las lesiones pruríticas son más comunes en las palmas que en las plantas y pueden acompañarse de eritema mínimo.

■ ***Porfiria cutánea tardía.*** Se producen ampollas —en especial en zonas expuestas al sol, fricción, traumatismo o calor— como resultado de metabolismo anómalo de la porfirina. Otro signo común es fotosensibilidad. Pueden aparecer lesiones papulovesiculares que avanzan a erosiones o úlceras y cicatrices. Entre los cambios cutáneos crónicos se incluyen hiperpigmentación o hipopigmentación, hipertricosis y lesiones esclerodermoides. La orina es rosada a parda.

■ ***Sarna.*** Pequeñas vesículas hacen erupción sobre una base eritematosa y pueden estar al final de una madriguera en forma de filamento. Las madrigueras tienen pocos milímetros de largo, con un nódulo tumefacto o una pápula roja que contiene el ácaro. También son posibles pústulas y excoriaciones. Los hombres suelen presentar madrigueras en glande y tallo del pene y escroto; las mujeres, en los pezones; y ambos sexos, en membranas interdigitales, muñecas, codos, axilas y línea de la cintura. El prurito asociado empeora con inactividad y calor y por la noche.

■ ***Viruela (Variola major).*** Entre los signos y síntomas iniciales de la viruela se incluyen fiebre alta, malestar general, postración, cefalea intensa, dorsalgia y dolor abdominal. Se produce un exantema maculopapular en mucosa de boca y faringe, cara y antebrazos, y después se propaga a tronco y piernas. En el transcurso de 2 días, el exantema se hace vesicular y más tarde pustular. Las lesiones se desarrollan al mismo tiempo, lucen idénticas, y son más prominentes en cara y extremidades. Las pústulas son redondas, firmes y profundamente embebidas en la piel. Después de 8 a 9 días, las pústulas forman una costra que después se separa de la piel, dejando una cicatriz deprimida. En los casos letales, la muerte se debe a encefalitis, sangrado extenso o infección secundaria.

■ ***Tiña del pie.*** La tiña del pie es una infección micótica que ocasiona formación de vesículas y descamación entre los dedos de los pies y, quizá, descamación en toda la planta. La infección grave causa inflamación, prurito y dificultad para caminar.

■ ***Necrólisis epidérmica tóxica.*** La necrólisis epidérmica tóxica es una reacción inmunitaria a fármacos u otras toxinas, en la cual vesículas y ampollas son precedidas por un exantema eritematoso difuso y seguidas por necrólisis epidérmica de grandes escamas y descamación. Se producen grandes ampollas flácidas después de inflamación de mucosas, sensación quemante de las conjuntivas, malestar general, fiebre, y sensibilidad cutánea generalizada. Las ampollas se rompen con facilidad, exponiendo extensas áreas de piel denudada. (Véase *Fármacos que causan necrólisis epidérmica tóxica.*)

Consideraciones especiales

Cualquier erupción cutánea que cubra una zona extensa puede causar pérdida hídrica sustancial a través de las vesículas, ampollas u otras lesiones rezumantes. Si es necesario, se coloca una línea IV para reponer líquidos y electrolitos. Se mantiene el ambiente tibio y libre de corrientes de aire, se cubre al paciente

Fármacos que causan necrólisis epidérmica tóxica

Diversos fármacos pueden inducir necrólisis epidérmica tóxica, una reacción inmunitaria rara, pero potencialmente letal caracterizada por un exantema vesicular. Este tipo de necrólisis produce grandes ampollas flácidas que se rompen con facilidad, exponiendo extensas zonas de piel denudada. La pérdida resultante de agua y electrolitos —junto con la afección sistémica generalizada— puede llevar a complicaciones potencialmente letales como edema pulmonar, choque, insuficiencia renal, septicemia y coagulación intravascular diseminada.

Se presenta una lista de algunos fármacos que pueden causar necrólisis epidérmica tóxica:

- Alopurinol
- Ácido acetilsalicílico
- Barbitúricos
- Cloranfenicol
- Clorpropamida
- Fenitonía
- Nitrofurantoína
- Penicilina
- Primidona
- Sales de oro
- Sulfonamidas
- Tetraciclina

con frazadas según se requiera, y se le toma la temperatura rectal cada 4 horas porque el aumento de la pérdida hídrica y del flujo sanguíneo a la piel inflamada puede causar hipertermia.

Se realizan cultivos para determinar el microorganismo causal estándar. Se toman precauciones hasta que se descarte infección. Se indica al paciente que se lave las manos con frecuencia y no toque las lesiones. Se está alerta a signos de infección secundaria. Se administra al paciente un antibiótico, y se aplica ungüento con corticoesteroide o antimicrobiano a las lesiones.

Orientación al paciente

Se explica la importancia del lavado de manos frecuente y la necesidad de evitar tocar las lesiones. Se instruye al paciente sobre la forma de usar baños de agua tibia o compresas frías para aliviar el prurito.

CONSIDERACIONES PEDIÁTRICAS

Los exantemas vesiculares en niños son causados por infecciones estafilocócicas (la epidermólisis estafilocócica aguda es una infección infantil potencialmente letal), varicela, exantema viral de manos, pies y boca, dermatitis de contacto y miliaria roja.

BIBLIOGRAFÍA

Wolff, K., & Johnson, R. A. (2009). *Fitzpatrick's color atlas & synopsis of clinical dermatology* (6th ed.). New York, NY: McGraw Hill Medical.

EXOFTALMÍA

(Véase también Secreción ocular, Oftalmalgia) [Proptosis]

La exoftalmía (proptosis o exoftalmos), que es la protrusión anómala de uno o ambos globos oculares, puede deberse a hemorragia, edema o inflamación atrás del ojo; relajación de músculos oculares; o lesiones intraorbitarias ocupativas y tumores metastásicos. Este signo puede ocurrir de manera repentina o gradual, y causar protrusión leve a considerable. En ocasiones el ojo afectado también pulsa. La causa más común de exoftalmía en adultos es oftalmopatía distiroidea.

La exoftalmía suele ser fácil de observar. Sin embargo, la retracción palpebral puede imitar exoftalmía incluso en ausencia de protrusión. De modo similar, la ptosis en un ojo puede hacer que el otro ojo parezca exoftálmico por comparación. Un exoftalmómetro permite diferenciar estos signos al medir la protrusión ocular.

Anamnesis y exploración física

Se comienza por preguntar cuándo notó el paciente la exoftalmía. ¿Se relaciona con dolor en el ojo o a su alrededor? ¿Experimenta la sensación de un cuerpo extraño o de tener los ojos secos y arenosos? En tal caso, se le pregunta qué tan grave es el problema y cuánto tiempo lo ha tenido. Se interroga sobre infección sinusal o problemas de visión recientes. Se toman los signos vitales, tomando nota de fiebre, que puede acompañar a la infección ocular. Acto seguido se evalúa la gravedad de la exoftalmía con un exoftalmómetro. (Véase *Detección de exoftalmía unilateral*, en la pág. 301.) Si los ojos protruyen notablemente, se busca turbidez de la córnea, que puede indicar úlcera. Se describe cualquier secreción ocular y se observa en busca de ptosis. Entonces se revisa la agudeza visual, con y sin corrección, y se evalúan los movimientos oculares. Se palpa la tiroides en busca de crecimiento o bocio.

Causas médicas

■ ***Trombosis del seno cavernoso.*** Por lo común, la trombosis del seno cavernoso causa el inicio súbito de exoftalmía pulsante unilateral. Puede acompañarse de edema palpebral, disminución o ausencia de reflejos pupilares, y deterioro de movimiento ocular y agudeza visual. Otras manifestaciones son fiebre elevada con escalofríos, papiledema, cefalea, náusea, vómito, somnolencia y, raras veces, convulsiones.

■ ***Dacrioadenitis.*** Exoftalmía unilateral lentamente progresiva es el signo más común de la dacrioadenitis. La valoración también puede revelar movimientos oculares limitados (en especial de elevación y abducción), ptosis, edema palpebral y eritema, inyección conjuntival, oftalmalgia y diplopía.

- ***Enfermedad de Graves.*** Ocurre exoftalmía en pacientes con enfermedad de Graves, un trastorno autoinmunitario que es la causa más común de hipertiroidismo. A medida que los tejidos y músculos retrooculares se inflaman, el globo ocular es forzado al frente en la órbita, lo cual hace que los ojos protruyan. Otros síntomas son aumento de la lagrimación, sensibilidad a la luz, tumefacción palpebral, sensación de arena en los ojos y enrojecimiento ocular. Otros síntomas generales son ansiedad, fatiga, crecimiento de la tiroides (bocio), pérdida de peso no intencionada, aumento del apetito, sensibilidad al calor, y temblor.

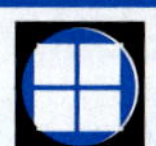

PARA FACILITAR LA EXPLORACIÓN

Detección de exoftalmía unilateral

Si uno de los ojos del paciente parece más prominente que el otro, se examinan ambos ojos desde arriba de la cabeza del paciente. Se observa el rostro desde arriba, se retraen con suavidad los párpados, y se compara la relación de las córneas con los párpados inferiores. La protrusión anómala de un ojo sugiere exoftalmía unilateral.

Recuérdese: no debe realizarse esta prueba si se sospecha traumatismo ocular.

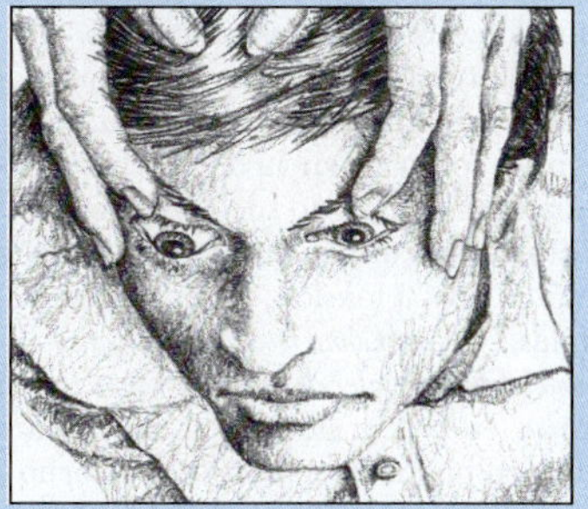

- ***Hemangioma.*** Más común en adultos jóvenes, este tumor orbitario produce exoftalmía progresiva, que puede ser leve o grave, unilateral o bilateral. Otros signos y síntomas son ptosis, limitación de los movimientos oculares y visión borrosa.
- ***Tumor de glándula lagrimal.*** Suele ocurrir exoftalmía lentamente en un ojo, con el resultado de su descenso hacia la nariz. También puede haber ptosis así como desviación y dolor oculares.
- ***Leiomiosarcoma.*** Más común en personas de 45 años o más, el leiomiosarcoma se caracteriza por exoftalmía unilateral de desarrollo lento. Otros efectos son diplopía, deterioro de la visión, y oftalmalgia intermitente.
- ***Celulitis orbitaria.*** Por lo común causada por sinusitis, esta urgencia ocular provoca el inicio súbito de exoftalmía unilateral, que puede ser leve o intensa. La celulitis orbitaria también puede inducir fiebre, oftalmalgia, cefalea, malestar general, inyección conjuntival, lagrimeo, edema y eritema palpebrales, secreción purulenta y deterioro de los movimientos oculares.
- ***Coristoma orbitario.*** La exoftalmía progresiva, un signo común de este tumor benigno, puede relacionarse con diplopía y visión borrosa.
- ***Enfisema orbitario.*** El aire que escapa del seno nasal a la órbita suele causar exoftalmía unilateral. La palpación del globo ocular provoca crepitación.
- ***Infestación por parásitos.*** La infestación por parásitos suele causar exoftalmía progresiva indolora en un ojo que puede propagarse al otro. Son datos asociados movimiento ocular limitado, diplopía, dolor ocular y pérdida de agudeza visual.
- ***Escleritis (posterior).*** En la escleritis es común el inicio gradual de exoftalmía unilateral leve a intensa. Otros signos y síntomas son oftalmalgia intensa, diplopía, papiledema, movimiento ocular limitado y pérdida de agudeza visual.
- ***Tirotoxicosis.*** Aunque es un signo clásico de la tirotoxicosis, muchos pacientes no presentan exoftalmía. Cuando se

encuentra, suele ser bilateral, progresiva y notable. Son manifestaciones oculares asociadas ptosis, aumento del lagrimeo, asinergia oculopalpebral, edema, fotofobia, inyección conjuntival, diplopía y disminución de la agudeza visual. Otros datos son crecimiento tiroideo, nerviosismo, intolerancia al calor, pérdida de peso no obstante el aumento del apetito, sudoración, diarrea, temblor, palpitaciones y taquicardia.

Consideraciones especiales

La exoftalmía suele cohibir al paciente, así que debe dársele privacidad y apoyo emocional. Se protege el ojo afectado contra traumatismos, en especial desecación de la córnea. Sin embargo, *nunca* debe cubrirse el ojo afectado con gasa u otro objeto, porque al retirársele podría dañar el epitelio corneal. Si está indicada la exploración con lámpara de hendidura, se explica la intervención al paciente. De ser necesario, se le remite a un oftalmólogo para un examen completo. La causa de la exoftalmía determina el tratamiento. Se prepara al paciente para pruebas sanguíneas, como batería tiroidea y recuento de leucocitos.

Orientación al paciente

Se explican maneras de proteger el ojo contra traumatismos, viento y polvo. Se explica la aplicación correcta de lubricantes oftálmicos.

CONSIDERACIONES PEDIÁTRICAS

En niños de alrededor de 5 años de edad, un raro tumor llamado *glioma del nervio óptico* puede causar exoftalmía. El rabdomiosarcoma, un tumor más común, suele afectar a niños de 4 a 12 años y provoca el inicio rápido de exoftalmía. En el síndrome de Hand-Schüller-Christian, la exoftalmía suele acompañar a signos de diabetes insípida y destrucción ósea.

Bibliografía

Biswas, J., Krishnakumar, S., & Ahuja, S. (2010). *Manual of ocular pathology*. New Delhi, India: Jaypee–Highlights Medical Publishers, Inc.

Bonavolontà, G., Strianese, D., Grassi, P., Comune, C., Tranfa, F., Uccello, G., & Iuliano, A. (2013). An analysis of 2,480 space-occupying lesions of the orbit from 1976 to 2011. *Ophthalmology and Plastic Reconstruction Surgery*, *29*(2), 79–86.

Eagle, R. C. Jr. (2011). *Eye pathology: An atlas and text*. Philadelphia, PA: Lippincott Williams & Wilkins.

Gerstenblith, A. T. & Rabinowitz, M. P. (2012). *The wills eye manual*. Philadelphia, PA: Lippincott Williams & Wilkins.

Roy, F. H. (2012). *Ocular differential diagnosis*. Clayton, Panama: Jaypee–Highlights Medical Publishers, Inc.

Sheth, V. S., Marcet, M. M., Chiranand, P., Bhatt, H. K., Lamkin, J. C., & Jager, R. D. (2012). *Review manual for ophthalmology*. Philadelphia, PA: Lippincott Williams & Wilkins.

Expansión torácica asimétrica

La expansión torácica asimétrica es el ensanchamiento disparejo de partes de la pared torácica durante la inspiración. Durante la respiración normal, el tórax se expande de manera uniforme hacia arriba y afuera y después se contrae hacia abajo y adentro. Cuando este proceso se altera, la respiración se hace descoordinada, lo que resulta en una expansión torácica asimétrica.

La expansión torácica asimétrica puede ocurrir de manera repentina o gradual y afectar uno o ambos lados de la pared torácica. Es posible que se presente como espiración demorada (retraso torácico), como movimiento anómalo durante la inspiración (p. ej., tiros intercostales, movimientos paradójicos o asincronía entre tórax y abdomen), o como ausencia de movimiento unilateral. Este signo suele resultar de trastornos pleurales, como hemotórax o neumotórax a tensión, potencialmente letales. (Véase *Cómo reconocer las causas potencialmente letales de expansión torácica asimétrica,* en la pág. siguiente.) Sin embargo, también puede deberse a un trastorno musculoesquelético o urológico, obstrucción de vías respiratorias, o traumatismo. Sin importar su causa subyacente, la expansión torácica asimétrica provoca respiraciones rápidas y superficiales o profundas que incrementan el trabajo de la respiración.

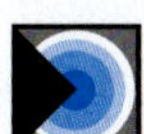

INTERVENCIONES EN CASO DE URGENCIA

Si se detecta expansión torácica asimétrica, primero se considera lesión traumática de costillas o esternón, que pueden causar tórax inestable (una urgencia potencialmente letal caracterizada por movimiento torácico paradójico. Se toman con rapidez los signos vitales y se buscan signos de dificultad respiratoria aguda: respiraciones rápidas y superficiales, taquicardia y cianosis. Se usa cinta o sacos de arena para fijar temporalmente el segmento inestable.

Según la gravedad de la dificultad respiratoria, se administra oxígeno por cánula nasal, mascarilla o ventilador mecánico. Se inserta una línea IV para la reposición de líquidos y la administración de analgésicos. Se toma una muestra de sangre para análisis de

E

Cómo reconocer las causas potencialmente letales de expansión torácica asimétrica

La expansión torácica asimétrica puede resultar de varios trastornos que ponen en peligro la vida. Dos causas comunes —obstrucción bronquial y tórax inestable— producen movimientos distintivos de la pared torácica que dan indicios importantes sobre el trastorno subyacente.

En la *obstrucción bronquial*, sólo la parte no afectada de la pared torácica se expande durante la inspiración. El abultamiento intercostal durante la espiración puede indicar que el aire queda atrapado en el tórax.

INSPIRACIÓN

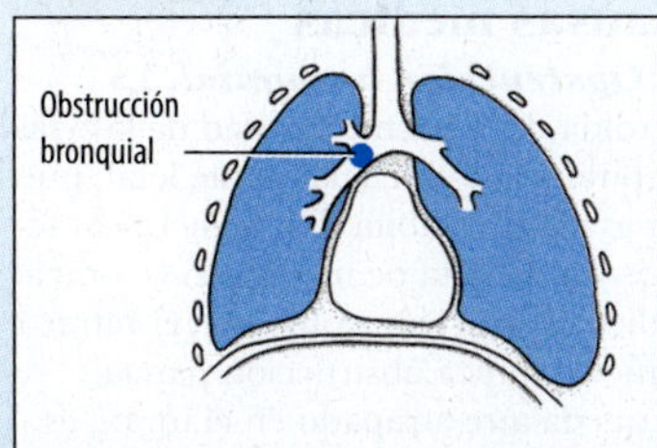

ESPIRACIÓN

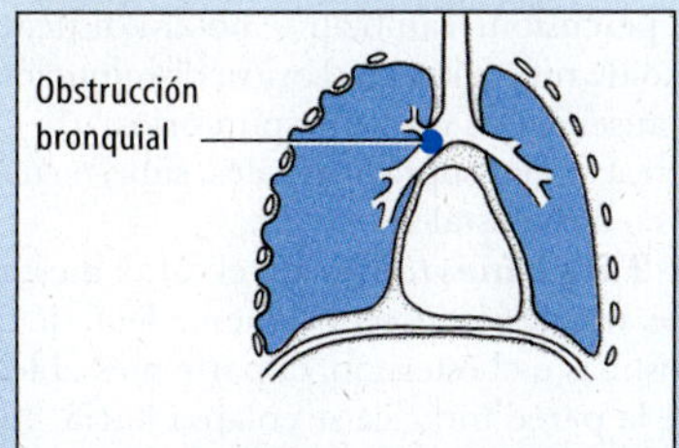

En el *tórax inestable* —una alteración del tórax debida a múltiples fracturas costales—, la porción inestable de la pared torácica se colapsa hacia dentro en la inspiración y se expande hacia fuera en la espiración.

INSPIRACIÓN

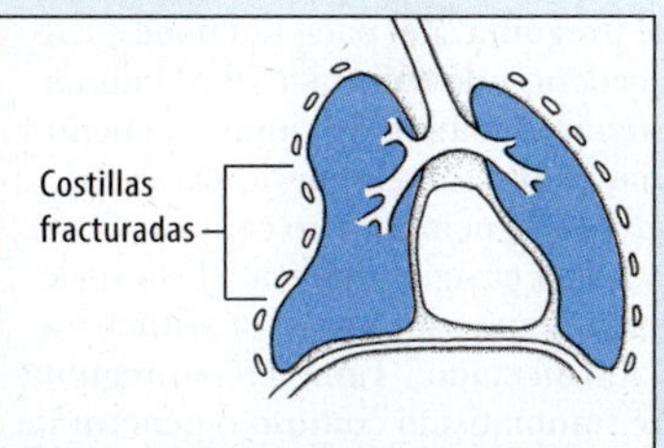

ESPIRACIÓN

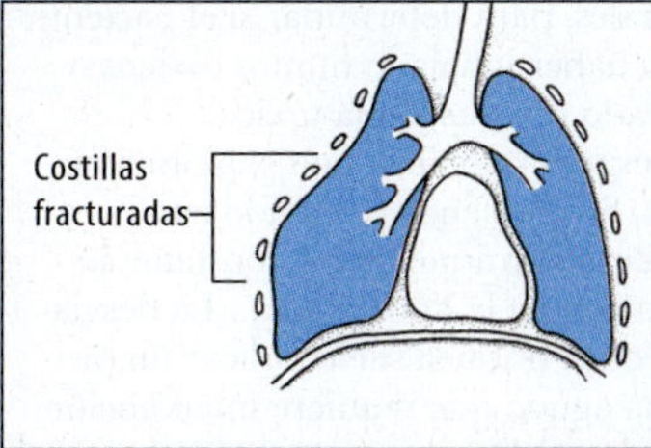

gases en sangre arterial, y se conecta al paciente a un monitor cardiaco.

Aunque la expansión torácica asimétrica puede deberse a hemotórax, neumotórax a tensión, obstrucción bronquial y otras causas potencialmente letales, no es un signo cardinal de estos trastornos. Dado que cualquier forma de expansión torácica asimétrica puede poner en peligro el estado respiratorio del paciente, no se deja a éste solo, y se está alerta a signos de dificultad respiratoria.

E

Anamnesis y exploración física

Si no se sospecha tórax inestable y si el paciente no está en dificultad respiratoria aguda, se realiza una breve anamnesis. La expansión torácica asimétrica suele resultar de obstrucción mecánica a la entrada de aire, de modo que se determina si el paciente está experimentando disnea o dolor al respirar. En caso afirmativo, ¿siente que le falta el aliento de manera constante o intermitente? ¿Empeora el dolor su sensación de falta de aliento? ¿Cambio de posición, tos u otra actividad mejoran o empeoran la disnea o el dolor? ¿Es el dolor más notable durante la inspiración o la espiración? ¿Puede inhalar profundamente?

Se pregunta si el paciente tiene antecedentes de enfermedad pulmonar o sistémica, como infecciones frecuentes de vías respiratorias superiores, asma, tuberculosis, neumonía o cáncer. ¿Se ha sometido a cirugía torácica? (Ésta suele provocar expansión torácica asimétrica del lado afectado.) También se pregunta sobre traumatismo contuso o penetrante de tórax, que puede haber causado lesión pulmonar. Se recaban los antecedentes laborales, para determinar si el paciente pudo haber inhalado humos tóxicos o aspirado una sustancia tóxica.

Después se realiza una exploración física. Se comienza palpando con gentileza la tráquea para constatar su ubicación en la línea media. (La desviación de la tráquea suele indicar un problema agudo que requiere intervención inmediata.) Después se examina la pared torácica posterior en busca de zonas de sensibilidad o deformidad. Para evaluar la magnitud de la expansión torácica asimétrica, se colocan las manos —dedos juntos, con los pulgares en abducción hacia la columna vertebral— planas sobre ambas secciones de la pared torácica posterior. Se colocan los pulgares en la décima costilla, y se sujeta la parte lateral de la caja torácica con las manos. Mientras el paciente inhala, se nota la separación desigual de los pulgares, y se estima la distancia entre ellos. Después se repite esta técnica en la pared torácica posterior superior. A continuación se usa la superficie ulnar de la mano para palpar en busca de frémito vocal o táctil a ambos lados del tórax. Para determinar frémito vocal, se pide al paciente que repita "99" mientras se procede.

Se toma nota de vibraciones asimétricas y zonas de frémito más intenso, disminuido, o ausente.

Después, se percute y ausculta para detectar aire y líquido en los pulmones y espacios pleurales. Por último, se auscultan todos los campos pulmonares en busca de ruidos respiratorios normales y adventicios. Se examina la pared torácica anterior con las mismas técnicas de valoración.

Causas médicas

■ ***Obstrucción bronquial.*** La pérdida de la permeabilidad de las vías respiratorias, potencialmente letal, puede ser gradual o súbita. De manera característica, la falta de movimiento torácico indica obstrucción completa; el retraso torácico indica obstrucción parcial. Si queda aire atrapado en el tórax, es posible detectar combadura intercostal durante la espiración e hiperresonancia a la percusión. También se notará disnea; uso de músculos accesorios; disminución o ausencia de ruidos respiratorios; y retracciones supraesternales, subesternales o intercostales.

■ ***Tórax inestable.*** En el tórax inestable, una lesión potencialmente letal de las costillas o el esternón, la parte inestable de la pared torácica se colapsa hacia dentro durante la inspiración y se comba hacia fuera durante la espiración (movimiento paradójico). El paciente puede tener equimosis, dolor intenso localizado u otros signos de lesión traumática de la pared torácica. También puede presentar respiraciones superficiales rápidas, taquicardia y cianosis.

■ ***Hemotórax.*** El hemotórax es el sangrado potencialmente letal hacia el espacio pleural que causa retraso torácico durante la inspiración. Otros datos son signos de lesión traumática torácica, dolor punzante en el sitio de la lesión, ansiedad, matidez a la percusión, taquipnea, taquicardia e hipoxemia. Si ocurre hipovolemia, se notarán signos de choque, como hipotensión y pulso débil y rápido.

■ ***Cifoescoliosis.*** La curvatura anormal de la columna torácica en el sentido anteroposterior (cifosis) y el lateral (escoliosis) de manera gradual comprime un pulmón y distiende el otro. Esto reduce el movimiento de la pared torácica en el lado del pulmón comprimido y expande los músculos intercostales durante la inspiración en el lado opuesto. También puede dar por resultado tos ineficaz, disnea, dorsalgia y fatiga.

■ ***Miastenia grave.*** La miastenia grave es una enfermedad neuromuscular que se distingue por grados variables de debilidad de músculos voluntarios. Los músculos que controlan la respiración pueden verse afectados. La pérdida progresiva del funcionamiento de los músculos ventilatorios causa asincronía de tórax y abdomen durante la inspiración ("paradoja abdominal"), lo que puede llevar al inicio de dificultad respiratoria aguda. De manera característica, las respiraciones superficiales y la debilidad muscular creciente provocan disnea intensa, taquipnea y tal vez apnea.

■ ***Derrame pleural.*** Ocurre retraso torácico paulatino al final de la inspiración en esta acumulación de líquido, sangre o pus en el espacio pleural, con posible muerte del paciente. Por lo común alguna combinación de disnea, taquipnea y taquicardia precede al retraso torácico; también puede haber dolor pleurítico que empeora al toser o inhalar profundamente. La zona del derrame es delineada por matidez a la percusión y por egofonía, broncofonía, pectoriloquia susurrante, disminución o ausencia de ruidos respiratorios y disminución del frémito táctil. Hay fiebre si el derrame es causado por infección.

■ ***Neumonía.*** Dependiendo de si la consolidación de líquido en los pulmones es unilateral o bilateral, ocurre expansión torácica asimétrica como retraso torácico inspiratorio o como asincronía entre tórax y abdomen. Suele haber fiebre, escalofríos, taquicardia, taquipnea y disnea junto con estertores, roncus y dolor torácico que empeora durante la inspiración profunda. También son posibles fatiga, anorexia y tos productiva con esputo color óxido.

■ ***Neumotórax.*** El atrapamiento de aire en el espacio pleural puede causar retraso torácico al final de la inspiración. El neumotórax, un trastorno potencialmente letal, también produce dolor torácico punzante súbito que puede radiar a brazos, cara, espalda o abdomen y disnea sin relación con la intensidad del dolor torácico. Otros datos son taquipnea, disminución del frémito táctil, timpanismo a la percusión, disminución o ausencia de ruidos respiratorios sobre el aire atrapado, taquicardia, inquietud y ansiedad.

En el neumotórax a tensión ocurren los mismos signos y síntomas que en el neumotórax, pero son mucho más graves. El neumotórax a tensión comprime con rapidez el corazón y los grandes vasos, causando cianosis, hipotensión, taquicardia, inquietud y ansiedad. El paciente también puede presentar crepitación subcutánea en parte superior del tronco, cuello y cara, y desviación mediastínica y traqueal hacia el lado no afectado. Es posible auscultar un sonido de aplastamiento sobre el precordio con cada latido; esto indica neumomediastino.

■ ***Embolia pulmonar.*** La embolia pulmonar es un trastorno agudo potencialmente letal que causa retraso torácico; dolor punzante súbito; y taquicardia. Suele haber disnea intensa, esputo teñido de sangre, roce pleural y ansiedad aguda.

Otras causas

■ ***Tratamientos.*** La expansión torácica asimétrica puede deberse a neumonectomía y extirpación quirúrgica de varias costillas. El retraso torácico o la ausencia de movimiento torácico también pueden deberse a intubación de un bronquio principal, una grave complicación que suele resultar de la inserción incorrecta de una sonda endotraqueal o el movimiento de la sonda cuando se encuentra en la tráquea.

Consideraciones especiales

Si se está al cuidado de un paciente intubado, se auscultan con regularidad los ruidos respiratorios en la periferia pulmonar para ayudar a detectar una sonda mal colocada. Si esto ocurre, se prepara al paciente para una radiografía torácica a fin de reubicar la sonda con rapidez. Dado que la expansión torácica asimétrica incrementa en trabajo respiratorio, suele administrarse oxígeno complementario durante la crisis aguda.

Orientación al paciente

Se explica al paciente o cuidador cómo reconocer signos y síntomas tempranos de dificultad respiratoria y qué hacer si ocurren. Se enseña al paciente a toser así como ejercicios de respiración y técnicas para reducir la ansiedad.

CONSIDERACIONES PEDIÁTRICAS

Los niños tienen mayor riesgo que los adultos de intubación de bronquios principales (en especial del lado izquierdo). Sin embargo, dado que los ruidos respiratorios de los niños suelen referirse de un pulmón a otro a causa del pequeño tamaño de la caja torácica, se usa la expansión de la pared del tórax como un indicador de la posición correcta de la sonda. Los niños también presentan expansión torácica asimétrica, respiración paradójica y retracciones en caso de enfermedad respiratoria aguda, como bronquiolitis, asma y crup.

También pueden causar expansión torácica asimétrica algunas anomalías congénitas como parálisis cerebral y hernia diafragmática. En la parálisis cerebral, la asincronía entre tórax y abdomen se acompaña de asimetría de los músculos faciales. En la hernia diafragmática, potencialmente letal, suele ocurrir expansión asimétrica en el lado izquierdo del tórax.

CONSIDERACIONES GERIÁTRICAS

La expansión torácica asimétrica puede ser más difícil de determinar en esta población debido a las deformidades estructurales relacionadas con el envejecimiento.

BIBLIOGRAFÍA

Mohammad, A., Branicki, F., & Abu-Zidan, F. M. (2013). Educational and clinical impact of advanced trauma life support (ATLS) courses: A systematic review. *World Journal of Surgery 38*(2): 322–329.

Shere-Wolfe, R. F., Galvagno, S. M., & Grissom, T. E. (2012). Critical care considerations in the management of the trauma patient following initial resuscitation. *Scandinavian Journal of Trauma and Resuscitative Emergency Medicine*, *20*, 68.

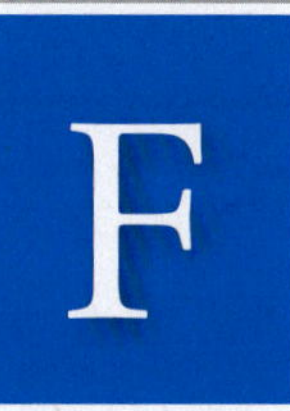

FARINGODINIA

La faringodinia —llamada comúnmente *dolor de garganta* o irritación faríngea— es la molestia en cualquier parte de la faringe: nasofaringe, bucofaringe o hipofaringe. Este síntoma común va de prurito a dolor intenso. A menudo se acompaña de dolor de oído porque los nervios craneales IX y X inervan la faringe así como el oído medio y el externo. (Véase *Anatomía de la garganta,* en la pág. 308.)

La faringodinia puede deberse a infección, traumatismo, alergia, cáncer o un trastorno sistémico. También puede ocurrir después de cirugía e intubación endotraqueal. Entre las causas no patológicas se incluyen sequedad de mucosas debido a respirar por la boca e irritación laríngea por consumo de alcohol, inhalación de humo o vapores químicos como amoniaco y esfuerzo de las cuerdas vocales.

Anamnesis y exploración física

Se pregunta al paciente cuándo notó por primera vez el dolor y se le pide que lo describa. ¿Ha tenido faringodinia antes? ¿Se acompaña de fiebre, otalgia o disfagia? Se revisan los antecedentes médicos del paciente en busca de problemas de garganta, alergias y trastornos sistémicos.

A continuación se examina con detenimiento la faringe, tomando nota de enrojecimiento, exudado o tumefacción. Se examina la bucofaringe, usando una espátula de metal entibiada o un abatelenguas y la nasofaringe, con un espejo laríngeo entibiado o un nasofaringoscopio fibróptico. Tal vez se requiera un examen laringoscópico de la hipofaringe. (Si es necesario, se rocía el paladar blando y la pared faríngea con un anestésico local para prevenir la sensación de ahogamiento.) Se observan las amígdalas en busca de enrojecimiento, tumefacción o exudado. Se obtiene una muestra de exudado para cultivo. Enseguida se examina la nariz con un espéculo nasal. También se revisan los oídos, en especial si el paciente informa otalgia. Por último, se palpan cuello y bucofaringe en busca de nódulos o crecimiento de nódulos linfáticos.

Causas médicas

■ ***Agranulocitosis.*** En la agranulocitosis, la faringodinia puede acompañar a otros signos y síntomas de infección, como fiebre, escalofríos y cefalea. Suele seguir a fatiga y debilidad progresivas. Otros datos son náusea y vómito, anorexia, y tendencias hemorrágicas. Pueden aparecer úlceras con bordes irregulares y membranas grises o negras en encías, paladar o zona perianal.

■ ***Influenza aviar.*** La faringodinia es un síntoma común de infección por el virus de la influenza aviar (H5N1), al igual que en la infección por los virus de influenza humanos ordinarios. Son síntomas asociados fiebre, secreción nasal, tos, cefalea, dolor muscular y conjuntivitis.

■ ***Bronquitis (aguda).*** La bronquitis aguda puede causar dolor de la parte baja de la garganta asociado con fiebre, escalofríos, tos y dolor muscular y de espalda. La auscultación revela roncus, sibilancia y, a veces, crepitaciones.

■ ***Síndrome de fatiga crónica.*** El síndrome de fatiga crónica es un complejo sintomático inespecífico que se caracteriza por fatiga discapacitante.

F

Anatomía de la garganta

La garganta o faringe se divide en tres zonas: nasofaringe (paladar blando y parte posterior de la cavidad nasal), bucofaringe (zona entre el paladar blando y el borde superior de la epiglotis), e hipofaringe (zona entre la epiglotis y el nivel del cartílago cricoides). Un trastorno que afecte cualquiera de estas zonas puede causar faringodinia. Para especificar el trastorno causal se comienza con una valoración precisa de las estructuras de la garganta, como se ilustra.

VISTA FRONTAL

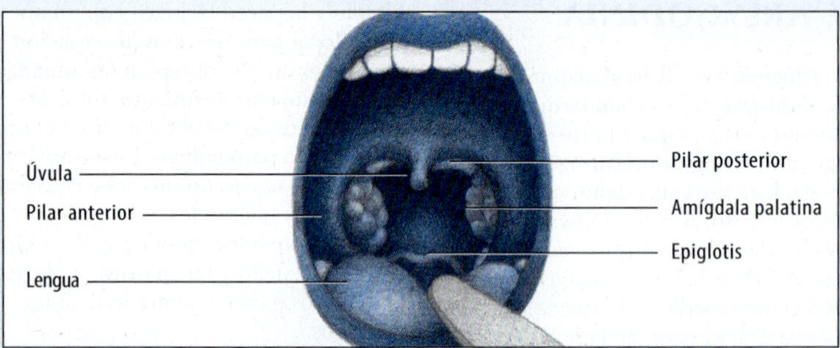

VISTA TRANSVERSAL

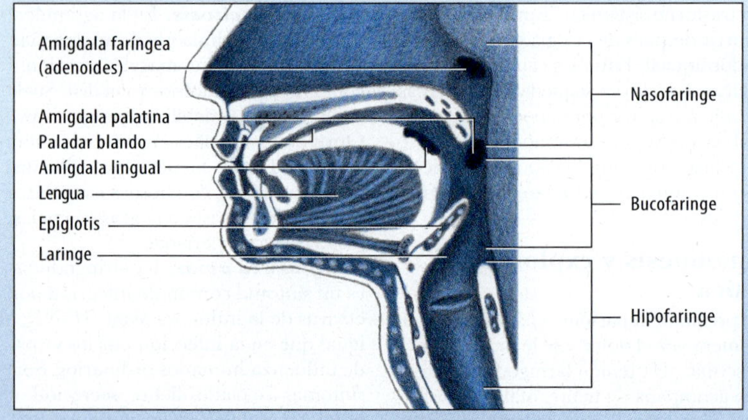

Otros datos asociados además de faringodinia son mialgia y disfunción cognitiva.

- ***Resfriado común.*** La faringodinia puede acompañar a tos, estornudos, congestión nasal, rinorrea, fatiga, cefalea, mialgia y artralgia.
- ***Úlceras por contacto.*** Comunes en hombres con trabajos estresantes, las úlceras por contacto se forman de manera simétrica en la parte posterior de las cuerdas vocales, con el resultado de faringodinia. El dolor se agrava al hablar y puede acompañarse de otalgia referida y, en ocasiones, hemoptisis. También suele haber el antecedente de aclaramiento crónico de garganta o reflujo ácido.
- ***Cuerpo extraño.*** Un cuerpo extraño alojado en la amígdala palatina o lingual

o el seno piriforme puede causar faringodinia localizada. El dolor puede persistir después de que el cuerpo extraño se desaloja o hasta que la irritación de la mucosa se resuelve.

■ ***Enfermedad por reflujo gastroesofágico (ERGE).*** En la ERGE, un esfínter gastroesofágico incompetente permite la entrada de jugos gástricos en la hipofaringe los cuales irritan la laringe, causando faringodinia y disfonía crónicas. Los aritenoides también pueden estar enrojecidos y tumefactos, y producir la sensación de un nudo en la garganta.

■ ***Influenza.*** Los pacientes con influenza suelen informar faringodinia, fiebre con escalofríos, cefalea, debilidad, malestar general, dolor muscular, tos y, en ocasiones, disfonía y rinorrea.

■ ***Cáncer laríngeo.*** En el cáncer laríngeo extrínseco, el síntoma principal es dolor o ardor en la garganta al beber jugos de frutas cítricas o líquidos calientes o un nudo en la garganta; en el cáncer laríngeo intrínseco, el principal síntoma es disfonía que persiste más de 3 semanas. Son signos y síntomas posteriores de metástasis disfagia, disnea, tos, crecimiento de nódulos linfáticos cervicales y dolor que radia al oído.

■ ***Mononucleosis (infecciosa).*** La faringodinia es uno de los tres datos clásicos en esta infección. Los otros dos signos clásicos son linfadenopatía cervical y temperatura fluctuante con un máximo vespertino de 38.3 a 38.9 °C. También son posibles esplenomegalia y hepatomegalia.

■ ***Gingivitis ulceronecrosante (aguda).*** También llamada *boca de trinchera*, la gingivitis ulceronecrosante suele comenzar de manera abrupta con faringodinia y sensibilidad gingival; más tarde las encías se ulceran y sangran. Es posible que un exudado gris cubra las encías y las amígdalas faríngeas. Son signos y síntomas relacionados mal sabor de boca, halitosis, linfadenopatía cervical, cefalea, malestar general y fiebre.

■ ***Absceso periamigdalino.*** Una complicación de la amigdalitis bacteriana, este absceso suele causar faringodinia intensa que radia al oído. El dolor puede acompañarse de disfagia, sialorrea, disartria, halitosis, fiebre con escalofríos, malestar general y náusea. El paciente suele inclinar la cabeza hacia el lado del absceso. La exploración también puede revelar desviación de la úvula, trismo y linfadenopatía cervical sensible.

■ ***Faringitis.*** Sea bacteriana, micótica o viral, la faringitis puede causar faringodinia y eritema y edema localizados. La faringitis bacteriana comienza de manera abrupta con faringodinia unilateral. Son signos y síntomas asociados disfagia, fiebre, malestar general, cefalea, dolor abdominal, mialgia y artralgia. La inspección revela un exudado en la amígdala o las fosas amigdalinas, edema uvular, eritema del paladar blando, y sensibilidad de nódulos linfáticos cervicales.

También llamada *candidosis bucofaríngea*, la faringitis micótica causa faringodinia difusa —comúnmente descrita como ardor— acompañada de eritema faríngeo y edema. Placas blancas marcan faringe, amígdala, pilares amigdalinos, base de la lengua y mucosa bucal; el raspado de estas placas descubre una base hemorrágica.

En la faringitis viral ocurren faringodinia difusa, malestar general, fiebre y eritema y edema leves de la pared bucofaríngea posterior. Puede haber aumento de tamaño amigdalino junto con linfadenopatía cervical anterior.

■ ***Sinusitis (aguda).*** La sinusitis puede causar faringodinia con secreción nasal purulenta y goteo posnasal, de lo que resulta halitosis. Otros efectos son cefalea, malestar general, tos, fiebre y dolor y tumefacción faciales por congestión nasal.

■ ***Cáncer de lengua.*** En el cáncer de lengua, el paciente presenta faringodinia localizada que puede ocurrir alrededor de una lesión blanca elevada o úlcera. El dolor puede radiar al oído y acompañarse de disfagia.

■ ***Cáncer amigdalino.*** La faringodinia es el síntoma de presentación en el cáncer amigdalino. Desafortunadamente, el cáncer suele estar muy avanzado antes de que este síntoma aparezca. El dolor puede radiar al oído y se acompaña de una úlcera superficial de la amígdala o una que se extiende a la base de la lengua.

- ***Amigdalitis.*** En la amigdalitis aguda, una faringodinia leve a intensa suele ser el primer síntoma. El dolor puede radiar a los oídos y acompañarse de disfagia y cefalea. Son datos relacionados malestar general, fiebre con escalofríos, halitosis, mialgia, artralgia y linfadenopatía cervical sensible. La exploración revela edema y enrojecimiento de amígdalas con un exudado purulento.

La amigdalitis crónica causa faringodinia leve, malestar general y sensibilidad de nódulos linfáticos cervicales. Las amígdalas se ven lisas, rosadas y, quizá, crecidas, con un residuo purulento en las criptas. Halitosis y mal sabor de boca son otros datos comunes.

Ocurre faringodinia unilateral o bilateral inmediatamente arriba del hueso hioides en la amigdalitis lingual. Las amígdalas linguales están enrojecidas, tumefactas y cubiertas de exudado. Otros datos son voz amortiguada, disfagia y linfadenopatía cervical sensible en el lado afectado.

- ***Uvulitis.*** La uvulitis puede causar faringodinia o una sensación de tener algo en la garganta. La úvula suele estar tumefacta y enrojecida pero en la uvulitis alérgica está pálida.

Otras causas

- ***Tratamientos.*** Intubación endotraqueal y cirugía local, como amigdalectomía y adenoidectomía, suelen causar faringodinia.

Consideraciones especiales

Se proporciona analgésico en aerosol o trociscos para aliviar la faringodinia. También se prepara al paciente para cultivo faríngeo, biometría hemática completa y prueba rápida para mononucleosis.

Orientación al paciente

Se explica la importancia de completar el tratamiento antibiótico y se discuten maneras de suavizar la garganta.

CONSIDERACIONES PEDIÁTRICAS

La faringodinia es una molestia común en niños y puede deberse a muchos de los mismos trastornos que afectan a los adultos. Otras causas pediátricas de faringodinia son epiglotitis aguda, herpangina, escarlatina, amigdalitis folicular aguda y absceso retrofaríngeo.

Bibliografía

Berkowitz, C. D. (2012). *Berkowitz's pediatrics: A primary care approach* (4th ed.). USA: American Academy of Pediatrics.

Buttaro, T. M., Tybulski, J., Bailey, P. P., & Sandberg-Cook, J. (2008). *Primary care: A collaborative practice* (pp. 444–447). St. Louis, MO: Mosby Elsevier.

Sommers, M. S., & Brunner, L. S. (2012). *Pocket diseases*. Philadelphia, PA: F.A. Davis.

Fasciculaciones

Las fasciculaciones son contracciones musculares locales que representan la descarga espontánea de un haz de miofibrillas inervado por un solo filamento nervioso motor. Estas contracciones causan la formación visible de hoyuelos u ondas en la piel, pero no son lo suficientemente fuertes para hacer que una articulación se mueva. Ocurren de manera irregular a frecuencias que van de una vez cada varios segundos a 2 o 3 veces por segundo; raras veces se produce miocimia —fasciculaciones rápidas continuas que causan un efecto de rizamiento. Dado que las fasciculaciones son breves e indoloras, por lo común pasan inadvertidas o son ignoradas.

Las fasciculaciones no patológicas benignas son comunes y normales. Suelen ocurrir en personas tensas, ansiosas o muy cansadas y de manera característica afectan párpado, pulgar o pantorrilla. Sin embargo, las fasciculaciones también pueden indicar un trastorno neurológico grave, más notablemente un trastorno difuso de motoneuronas que causa pérdida del control sobre la descarga de fibras musculares. También son un signo temprano de intoxicación por plaguicida.

INTERVENCIONES EN CASO DE URGENCIA

Se comienza por preguntar al paciente acerca de naturaleza, inicio y duración de las fasciculaciones. Si el inicio fue repentino, se pregunta sobre sucesos precipitantes como exposición a plaguicidas. La intoxicación por plaguicida, si bien es rara, es una urgencia médica que requiere intervención expedita y enérgica. Tal vez sea necesario mantener la permeabilidad de las vías respiratorias, vigilar los signos vitales, administrar oxígeno y realizar lavado gástrico o inducir el vómito.

Anamnesis y exploración física

Si el paciente no tiene malestar intenso, se determina si ha experimentado cambios sensitivos, como parestesia, o cualquier dificultad para hablar, deglutir, respirar o controlar defecación o micción. Se le pregunta si tiene dolor.

Se exploran los antecedentes médicos en busca de trastornos neurológicos, cáncer e infecciones recientes. También se interroga sobre el estilo de vida, en especial estrés en casa y trabajo o escuela. Se indaga sobre hábitos alimentarios y sobre el consumo de alimentos y líquido en el pasado reciente, porque los desequilibrios electrolíticos también pueden causar espasmos musculares.

Se realiza una exploración física, buscando fasciculaciones mientras el músculo afectado está en reposo. Se observa y prueba para detectar anomalías motoras y sensitivas, en particular atrofia y debilidad musculares, y disminución de reflejos tendinosos profundos. Si se notan estos signos y síntomas, se sospecha enfermedad de motoneuronas y se realiza un examen neurológico exhaustivo.

Causas médicas

- ***Esclerosis lateral amotrófica.*** Ocurren fasciculaciones gruesas, que suelen comenzar en los músculos pequeños de manos y pies y después se propagan a antebrazos y piernas. Atrofia y debilidad musculares simétricas generalizadas pueden dar por resultado disartria; dificultad para masticar, deglutir y respirar; y, en ocasiones, atragantamiento y sialorrea.
- ***Parálisis bulbar.*** Fasciculaciones de cara y lengua suelen ser datos tempranos. Entre los signos y síntomas progresivos están disartria, disfagia, disfonía y sialorrea. Al final, la debilidad se propaga a los músculos respiratorios.
- ***Poliomielitis (paralítica espinal).*** Fasciculaciones gruesas, por lo común transitorias pero a veces persistentes, acompañan a debilidad muscular progresiva, espasmos y atrofia. También puede haber disminución de reflejos, parestesia, frialdad y cianosis de las extremidades afectadas, parálisis vesical, disnea, hipertensión y taquicardia.
- ***Tumores de la médula espinal.*** Pueden ocurrir fasciculaciones junto con atrofia muscular y calambres, de manera asimétrica al principio y después bilateralmente, a medida que la compresión avanza. Entre los cambios motores y sensitivos distales al tumor se incluyen debilidad o parálisis, arreflexia, parestesia y dolor en banda apretada. Es posible que se pierda el control de defecación y micción.

Otras causas

- ***Intoxicación por plaguicida.*** La ingestión de plaguicidas a base de organofosfato o carbamato suele causar el inicio agudo de fasciculaciones ondulatorias largas y debilidad muscular que avanza con rapidez a parálisis flácida. Otros efectos comunes son náusea, vómito, diarrea, pérdida del control de defecación y micción, hiperactividad de borborigmos, y cólicos abdominales. Entre los datos cardiopulmonares están bradicardia, disnea o bradipnea, y palidez o cianosis. También son posibles convulsiones, alteraciones visuales (constricción pupilar o visión borrosa), y aumento de las secreciones (lagrimeo, salivación, secreciones pulmonares, o diaforesis).

F

Consideraciones especiales

Se prepara al paciente para estudios diagnósticos, como radiografía de columna, mielografía, tomografía computarizada, resonancia magnética y electromiografía con pruebas de velocidad de conducción nerviosa. Se prepara al paciente para pruebas de laboratorio, como concentración sérica de electrolitos. Se ayuda al paciente con degeneración muscular progresiva a enfrentar las actividades cotidianas y se proporcionan dispositivos auxiliares apropiados.

F

Orientación al paciente

Se explica la causa subyacente de la enfermedad, su avance y las opciones terapéuticas. Se instruye al paciente sobre el uso de los dispositivos auxiliares. Se le remite a grupos de apoyo según esté indicado.

CONSIDERACIONES PEDIÁTRICAS

Las fasciculaciones, en particular de la lengua, son un signo temprano importante de la enfermedad de Werdnig-Hoffmann.

BIBLIOGRAFÍA

De Beaumont, L., Mongeon, D., Tremblay, S., Messier, J., Prince, F., Leclerc, S., … Théoret, H. (2011). Persistent motor system abnormalities in formerly concussed athletes. *Journal of Athletic Training*, *46*(3),234–240.

De Beaumont, L., Theoret, H., Mongeon, D., Messier, J., Leclerc, S., Tremblay, S., … Lassonde, M. (2009). Brain function decline in healthy retired athletes who sustained their last sports concussion in early adulthood. *Brain*, *132*, 695–708.

FATIGA

La fatiga es la sensación de cansancio excesivo, falta de energía o agotamiento acompañada de un intenso deseo de descansar o dormir. Este signo común es distinto de la debilidad, que afecta los músculos, pero puede ocurrir junto con ella.

La fatiga es una reacción normal e importante al esfuerzo físico excesivo, el estrés emocional prolongado y la privación de sueño. Sin embargo, también puede ser un síntoma inespecífico de un trastorno psicológico o fisiológico —en especial infección viral o bacteriana y enfermedad endocrina, cardiovascular o neurológica.

La fatiga refleja estados hipermetabólicos e hipometabólicos en que faltan los nutrimentos necesarios para generación de energía celular y crecimiento debido a agotamiento excesivamente rápido, mecanismos de reposición alterados, producción hormonal insuficiente, o consumo o metabolismo inadecuados de nutrimentos.

Anamnesis y exploración física

Se realiza una anamnesis detallada para identificar el patrón de la fatiga del paciente. La fatiga que empeora con la actividad y mejora con el reposo suele indicar un trastorno físico; el patrón opuesto, un trastorno psicológico. La fatiga que dura más de 4 meses, la fatiga constante que no se alivia con reposo y el agotamiento transitorio que pronto da paso a oleadas de energía son otros datos asociados con trastornos psicológicos.

Se pregunta sobre síntomas relacionados y enfermedad viral o bacteriana recientes o cambios estresantes en el estilo de vida. Se exploran los hábitos nutricionales y cambios en apetito o peso. Se revisan con cuidado los antecedentes médicos y psiquiátricos del paciente en busca de afecciones crónicas que suelen causar fatiga, como anemia y trastornos del sueño. Se interroga sobre antecedentes familiares de esas afecciones.

Se obtienen los antecedentes medicamentosos completos, incluidos fármacos de prescripción y de venta libre, tomando nota del uso de cualquier medicamento que incluya fatiga en sus efectos adversos. Se indaga sobre patrones de uso de alcohol y drogas. Se determina el riesgo de intoxicación por monóxido de carbono, y se averigua si el paciente tiene un detector de este gas.

Se observa el aspecto general del paciente en busca de signos manifiestos de depresión o enfermedad orgánica. ¿Está desarreglado o inexpresivo? ¿Luce cansado o enfermo o tiene postura desgarbada? Si está indicado, se evalúa el estado mental, tomando nota en especial de obnubilación, déficit de atención, agitación o retraso psicomotor.

Causas médicas

■ ***Síndrome de inmunodeficiencia adquirida (SIDA).*** Además de fatiga, el SIDA puede causar fiebre, sudoración nocturna, pérdida de peso, diarrea y tos, seguidas de varias infecciones oportunistas simultáneas.

■ ***Insuficiencia adrenocortical.*** La fatiga leve, que es la marca distintiva de la insuficiencia adrenocortical, al principio aparece después de esfuerzo y estrés pero después se hace más intensa y persistente. Debilidad y pérdida de peso suelen acompañar a trastornos GI, como náusea, vómito, anorexia, dolor abdominal y diarrea crónica; hiperpigmentación; hipotensión ortostática; y pulso débil e irregular.

■ ***Anemia.*** Fatiga después de actividad ligera suele ser el primer síntoma de anemia. Los datos asociados varían pero entre ellos se incluyen a menudo palidez, taquicardia y disnea.

■ ***Ansiedad.*** La ansiedad crónica sostenida de manera invariable produce fatiga, por lo común caracterizada como colapso nervioso. Otros datos persistentes son aprensión, indecisión, inquietud, insomnio, temblor y aumento de la tensión muscular.

■ ***Cáncer.*** La fatiga inexplicable suele ser el primer signo de cáncer. Los datos relacionados reflejan tipo, localización y etapa del tumor, y entre ellos suelen incluirse dolor, náusea, vómito, anorexia, pérdida de peso, sangrado anómalo y una masa palpable.

■ ***Síndrome de fatiga crónica.*** El síndrome de fatiga crónica, cuya causa se desconoce, se caracteriza por fatiga discapacitante. Otros datos son irritación laríngea, mialgia y disfunción cognitiva. Se han determinado criterios diagnósticos, pero continúan la investigación y la recabación de datos. Estos hallazgos pueden modificar los criterios diagnósticos.

■ ***Enfermedad pulmonar obstructiva crónica (EPOC).*** Los síntomas más tempranos y persistentes de EPOC son fatiga y disnea progresivas. También puede haber tos crónica y por lo común productiva, pérdida de peso, tórax en tonel, cianosis, ligero edema postural y escasa tolerancia al esfuerzo.

■ ***Depresión.*** Casi siempre hay fatiga persistente no relacionada con esfuerzo que acompaña a la depresión. Son molestias somáticas asociadas cefalea, anorexia (o en ocasiones aumento del apetito), estreñimiento y disfunción sexual. También puede haber insomnio, habla lenta, agitación o bradicinesia, irritabilidad, pérdida de la capacidad de concentración, sentimientos de escasa valía e ideación persistente de muerte.

■ ***Diabetes mellitus.*** La fatiga, el síntoma más común en la diabetes mellitus, puede comenzar de manera insidiosa o abrupta. Son datos relacionados pérdida de peso, visión borrosa, poliuria, polidipsia y polifagia.

■ ***Insuficiencia cardiaca.*** Fatiga persistente y letargo caracterizan la insuficiencia cardiaca. La insuficiencia cardiaca izquierda produce disnea de esfuerzo y paroxística nocturna, ortopnea y taquicardia. La insuficiencia cardiaca derecha causa ingurgitación yugular y, quizá, tos seca leve pero persistente. En ambos tipos, cambios del estado mental acompañan a signos y síntomas posteriores, como náusea, anorexia, aumento de peso y, tal vez, oliguria. Son datos cardiopulmonares taquipnea, estertores inspiratorios, palpitaciones y opresión en el pecho, hipotensión, disminución de la presión diferencial, galope ventricular, palidez, diaforesis, hipocratismo digital y edema postural.

■ ***Hipercortisolismo.*** El hipercortisolismo suele causar fatiga, relacionada en parte con alteraciones del sueño acompañantes. Son signos inconfundibles obesidad troncal con extremidades delgadas, giba de búfalo, cara de luna, estrías púrpuras, acné e hirsutismo; otros datos son hipertensión y debilidad muscular.

■ ***Hipotiroidismo.*** Ocurre fatiga en una fase temprana del hipotiroidismo, junto con olvido, intolerancia al frío, aumento de peso, metrorragia y estreñimiento.

■ ***Infección.*** En la infección crónica, la fatiga suele ser el síntoma más prominente y a veces el único. Febrícula y pérdida de peso pueden acompañar a signos y síntomas que reflejan el tipo y lugar de la infección, como ardor al orinar o tumefacción y dolor de encías. La endocarditis bacteriana subaguda es un ejemplo de infección crónica que causa fatiga y descompensación hemodinámica aguda.

En la infección aguda, una fatiga breve suele acompañar a cefalea, anorexia, artralgia, escalofríos, fiebre alta y signos específicos de infección como tos, vómito o diarrea.

■ ***Enermedad de Lyme.*** Además de fatiga y malestar general, entre los signos y síntomas de enfermedad de Lyme se incluyen cefalea intermitente, fiebre, escalofríos, exantema rojo que se expande y dolor muscular y articular. En etapas posteriores puede ocurrir artritis, meningoencefalitis fluctuante y anomalías cardiacas como un bloqueo atrioventricular fluctuante breve.

■ ***Desnutrición.*** Es común la fatiga bilidad en pacientes con desnutrición proteinocalórica, junto con letargo y apatía. También puede haber pérdida de peso, emaciación muscular, sensación de frialdad, palidez, edema y sequedad y escamosidad de la piel.

■ ***Síndrome metabólico.*** La fatiga es una molestia común en pacientes con síndrome metabólico, en especial los obesos con glucemia descontrolada. El síndrome metabólico, también llamado síndrome X, es un grupo de factores de riesgo metabólicos y cardiovasculares que predispone al paciente a cardiopatía, evento vascular cerebral y diabetes. Cuatro factores de riesgo —obesidad central, hiperglucemia, valores anómalos de triglicéridos y HDL, e hipertensión— caracterizan el síndrome metabólico. Los pacientes también pueden sentirse lentos o deprimidos, tener dificultad para bajar de peso y presentar marcha de ánade.

■ ***Miastenia grave.*** Los síntomas cardinales de la miastenia grave son fatigabilidad y debilidad muscular, que empeoran conforme avanza el día. También empeoran con el esfuerzo y ceden con el reposo. Los datos relacionados dependen de los músculos específicos afectados.

■ ***Insuficiencia renal.*** La insuficiencia renal aguda suele causar fatiga repentina, somnolencia y letargo. La oliguria, un signo temprano, es seguida por efectos sistémicos graves: aliento urémico, náusea, vómito, diarrea o estreñimiento, y sequedad de piel y mucosas. Son datos neurológicos fasciculaciones y cambios de personalidad y nivel de conciencia, que podrían avanzar a convulsiones y coma.

En la insuficiencia renal crónica ocurren fatiga insidiosa y letargo con cambios notables en todos los aparatos y sistemas, incluidos trastornos GI, aliento urémico, respiraciones de Kussmaul, tendencias hemorrágicas, escasa turgencia cutánea, prurito intenso, parestesia, alteraciones visuales, confusión, convulsiones y coma.

■ ***Lupus eritematoso sistémico.*** La fatiga suele ocurrir junto con dolor generalizado, malestar general, febrícula, cefalea e irritabilidad. Entre los signos y síntomas primarios se incluyen dolor y rigidez articulares, exantema en mariposa y fotosensibilidad. También son comunes fenómeno de Raynaud, alopecia en placas y úlceras de mucosas.

■ ***Valvulopatía.*** Todos los tipos de valvulopatías suelen producir fatiga progresiva y soplo cardiaco. Los signos y síntomas adicionales varían pero por lo general incluyen disnea de esfuerzo, tos y hemoptisis.

Otras causas

■ ***Intoxicación por monóxido de carbono.*** Ocurre fatiga junto con cefalea, disnea y confusión, y con el tiempo puede avanzar a inconciencia y apnea.

- ***Fármacos.*** La fatiga puede deberse a diversos fármacos, notablemente antihipertensivos, sedantes y antihistamínicos. En quienes reciben tratamiento con glucósidos cardiacos, la fatiga puede indicar toxicidad.
- ***Cirugía.*** La mayoría de los tipos de cirugía causan fatiga temporal, debido quizá a los efectos combinados de hambre, anestesia y privación de sueño.

Consideraciones especiales

Si la fatiga se debe a enfermedad orgánica, se ayuda al paciente a determinar en cuáles actividades cotidianas podría requerir auxilio y qué ritmo debe adoptar para asegurar un descanso suficiente. Puede ayudársele a reducir la fatiga crónica aliviando el dolor, que podría interferir en el reposo, o náusea, que puede ocasionar desnutrición. El paciente tal vez se beneficie de servicios de salud comunitarios o ayuda doméstica. Si la fatiga tiene una causa psicógena, se remite al paciente a que reciba orientación psicológica.

Orientación al paciente

Se educa al paciente acerca de modificaciones en el estilo de vida, incluidos alimentación y ejercicio. Se pone de relieve la importancia de establecer un ritmo para las actividades y planear periodos de reposo. Se discuten técnicas de manejo del estrés.

CONSIDERACIONES PEDIÁTRICAS

Cuando se evalúa a un niño por fatiga, se pregunta a los padres si han notado un cambio en su nivel de actividad. La fatiga sin una causa orgánica es normal en las fases de crecimiento acelerado de la edad preescolar y la prepubertad.

Sin embargo, deben considerarse causas psicológicas de fatiga; por ejemplo, un niño deprimido podría tratar de escapar de problemas en casa o la escuela refugiándose en el sueño. En la pubertad, se considera la posibilidad de uso de drogas, en particular hipnóticos y tranquilizantes.

CONSIDERACIONES GERIÁTRICAS

Siempre debe preguntarse sobre fatiga a los pacientes mayores, porque este síntoma puede ser insidioso y enmascarar problemas subyacentes más graves en este grupo de edad. La artritis temporal, que es mucho más común en personas mayores de 60 años, suele caracterizarse por fatiga, pérdida de peso, claudicación mandibular, debilidad de músculos proximales, cefalea, alteraciones de la visión y anemia asociada.

BIBLIOGRAFÍA

Froyd, C., Millet, G. Y., & Noakes, T. D. (2012). The development of peripheral fatigue and short-term recovery during self-paced high-intensity exercise. *Journal of Physiology, 591*, 1339–1346.

Goodall, S., Gonzalez-Alonso, J., Ali, L., Ross, E. Z., & Romer, L. M. (2012). Supraspinal fatigue after normoxic and hypoxic exercise in humans. *Journal of Physiology, 590*, 2767–2782.

FIEBRE
[Pirexia]

La fiebre es un signo común que puede presentarse en muchos trastornos. Dado que estos trastornos pueden afectar virtualmente cualquier aparato y sistema, la fiebre en ausencia de otros signos suele tener escaso valor diagnóstico. Sin embargo, una fiebre elevada persistente representa una urgencia.

La fiebre puede clasificarse como baja (lectura oral de 37.2 a 38 °C), moderada (38 a 40 °C), o alta (más de 40 °C). Una fiebre de más de 41.1 °C causa inconciencia y, si es sostenida, daño cerebral permanente.

La fiebre también puede clasificarse como remitente, intermitente, sostenida, recurrente u ondulante. La *fiebre remitente*, el tipo más común, se caracteriza por fluctuaciones diarias de temperatura por arriba del intervalo normal. La *fiebre intermitente* es marcada por una caída diaria de la temperatura al intervalo normal y después un aumento de vuelta superior al normal. Una fiebre intermitente que fluctúa mucho, que suele producir escalofríos y sudoración, se denomina *fiebre hética* o *séptica*.

La *fiebre sostenida* implica elevación persistente de la temperatura, con poca fluctuación. La *fiebre recurrente* consiste en periodos alternantes febriles y afebriles. La *fiebre ondulante* es un aumento gradual de la temperatura que permanece alta por unos días y después disminuye de modo gradual.

Una clasificación más se basa en la duración: breve (menos de 3 semanas) o prolongada. Entre las fiebres prolongadas se incluye la fiebre de origen desconocido, una clasificación que se usa cuando la evaluación cuidadosa no detecta una causa subyacente.

INTERVENCIONES EN CASO DE URGENCIA

Si se detecta una fiebre mayor de 41.1 °C, se toman los otros signos vitales y se determina el nivel de conciencia (NDC). Se administra un antipirético y se inician medidas de enfriamiento rápido. Se aplican compresas de hielo en axilas e ingles, se dan baños de esponja con agua tibia o se aplica una frazada de enfriamiento. Estos métodos pueden inducir una reacción al enfriamiento; para prevenirlo, de manera constante se toma la temperatura rectal.

Anamnesis y exploración física

Si la fiebre sólo es leve a moderada, se pregunta al paciente cuándo empezó y a cuánto ascendió la temperatura. ¿Desapareció la fiebre sólo para reaparecer más tarde? ¿Hubo otros síntomas, como escalofríos, fatiga o dolor? Se realiza una anamnesis completa, tomando nota en especial de tratamientos o trastornos inmunosupresores, infección, traumatismo, cirugía, pruebas diagnósticas y uso de anestesia u otros fármacos. Se interroga sobre viajes recientes, porque algunas enfermedades son endémicas.

Los datos de la anamnesis deben dirigir la exploración física. Dado que puede haber fiebre en diversos trastornos, la exploración puede ir de una breve evaluación de un aparato o sistema a una revisión exhaustiva de todos los aparatos y sistemas. (Véase *Cómo se produce la fiebre*, en la pág. 317.)

Causas médicas

- ***Carbunco cutáneo.*** El paciente puede experimentar fiebre junto con linfadenopatía, malestar general y cefalea. Después de que la bacteria *Bacillus anthracis* entra en una cortadura o abrasión en la piel, la infección comienza como una pequeña lesión macular o papular indolora o prurítica parecida a una mordedura de insecto. En 1 o 2 días, la lesión se convierte en una vesícula y después en una úlcera indolora con centro necrótico negro característico.
- ***Carbunco GI.*** Después de la ingestión de carne de un animal infectado por la bacteria *B. anthracis*, el paciente presenta fiebre, anorexia, náusea y vómito. También puede haber dolor abdominal, diarrea sanguinolenta grave y hematemesis.
- ***Carbunco por inhalación.*** Los signos y síntomas iniciales de carbunco por inhalación son gripales, como fiebre, escalofríos, debilidad, tos y dolor torácico. La enfermedad suele ocurrir en dos etapas, con un periodo de recuperación después de los síntomas iniciales. La segunda etapa se presenta de manera abrupta, con deterioro rápido marcado por fiebre, disnea, estridor e hipotensión, que suelen causar la muerte en un lapso de 24 horas.
- ***Influenza aviar.*** La fiebre es un síntoma común en la infección por el virus de la influenza aviar A (H5N1, la cepa más virulenta). La influenza aviar se detectó por primera vez en seres humanos en 1996. Los signos y síntomas van de los gripales habituales en el ser humano, como tos, irritación laríngea, secreción nasal, cefalea y conjuntivitis, hasta infecciones más graves, neumonía viral y dificultad respiratoria aguda. Los pacientes deben estar al tanto del riesgo de contaminación cruzada por el líquido que se libera de la carne cruda de ave durante la preparación de alimentos, y de la necesidad de lavar todas las superficies que entran en contacto con carne de ave cruda.
- **Escherichia coli *O157:H7.*** Ocurren fiebre, diarrea sanguinolenta, náusea, vómito y cólicos abdominales después de ingerir carne de res poco cocida u otros alimentos contaminados

Cómo se produce la fiebre

La temperatura corporal es regulada por el termostato hipotalámico, que tiene un valor predeterminado específico en condiciones normales. Puede resultar fiebre si este valor predeterminado se reprograma o a causa de un defecto en el sistema termorregulador en sí, como se muestra en el diagrama de flujo.

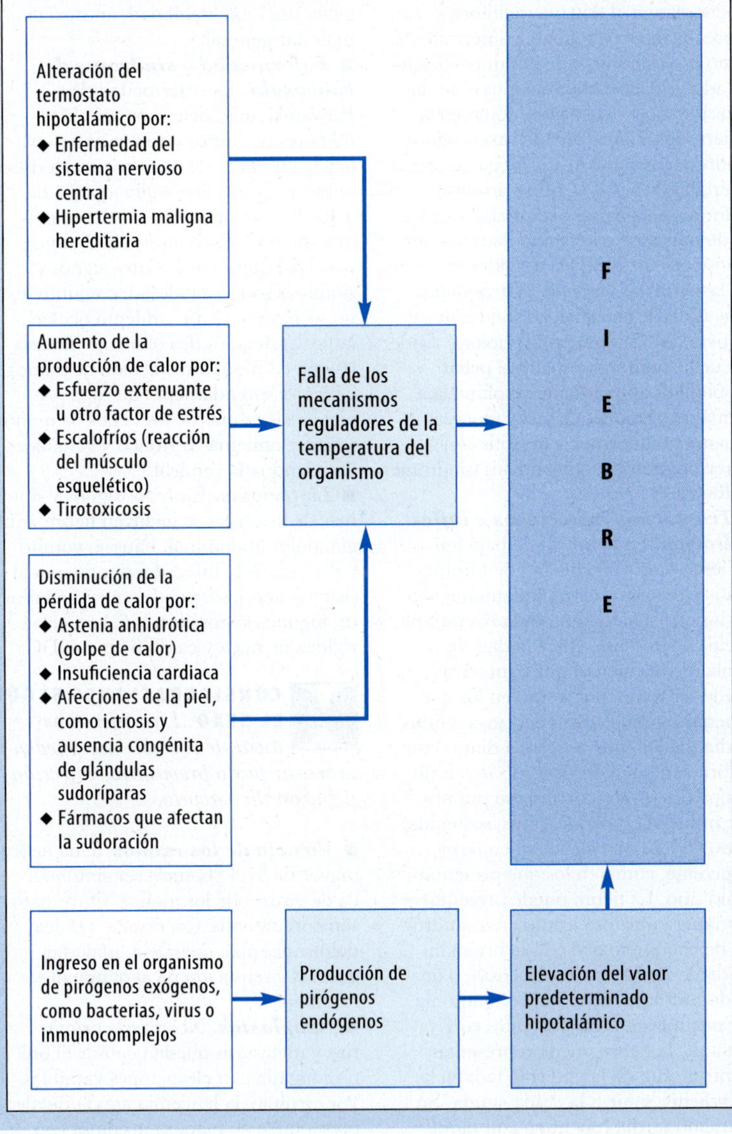

con esta cepa de la bacteria. En niños menores de 5 años y en adultos mayores puede ocurrir el síndrome hemolítico-urémico (en el cual se destruyen los eritrocitos), que en última instancia puede provocar insuficiencia renal aguda.

■ ***Disfunción de inmunocomplejos.*** Cuando hay fiebre, suele permanecer baja, aunque pueden ocurrir elevaciones moderadas en el eritema multiforme. La fiebre puede ser remitente o intermitente, como en el síndrome de inmunodeficiencia adquirida (SIDA) o el lupus eritematoso sistémico, o sostenida, como en la poliarteritis. Como uno de varios signos prodrómicos vagos (p. ej., fatiga, anorexia y pérdida de peso), la fiebre produce diaforesis nocturna y acompaña a signos y síntomas asociados como diarrea y tos persistente (en el SIDA) o rigidez matutina (en la artritis reumatoide). Otros datos específicos de enfermedad son cefalea y ceguera (arteritis temporal); dolor y rigidez de cuello, hombros, espalda o pelvis (espondilitis anquilosante y polimialgia reumática); lesiones de piel y mucosas (eritema multiforme); y uretritis con secreción uretral y conjuntivitis (síndrome de Reiter).

■ ***Trastornos infecciosos e inflamatorios.*** La fiebre va de baja (en pacientes con enfermedad de Crohn o colitis ulcerosa) a extremadamente alta (en los que tienen neumonía bacteriana, fascitis necrosante, enfermedad de Ébola o enfermedad por hantavirus). Puede ser remitente, como en los que tienen mononucleosis infecciosa u otitis media; hética (que recurre a diario con sudoración, escalofríos y rubor), como en quienes presentan absceso pulmonar, influenza o endocarditis; sostenida, como en los enfermos de meningitis; o recurrente, como en los que presentan paludismo. La fiebre puede presentarse de manera abrupta, como en el síndrome de choque tóxico o la fiebre manchada de las Montañas Rocosas, o de modo insidioso, como en la neumonía por micoplasma. En pacientes con hepatitis, la fiebre puede representar un pródromo de la enfermedad; en la apendicitis, sigue a la etapa aguda. Su aparición tardía repentina con taquicardia, taquipnea y confusión anuncia choque septicémico potencialmente letal en pacientes con peritonitis o bacteriemia por gramnegativos.

Los signos y síntomas asociados afectan todos los aparatos y sistemas. Las variaciones cíclicas de la fiebre hética suelen producir escalofríos alternantes y diaforesis. Entre las molestias sistémicas generales están debilidad, anorexia y malestar general.

■ ***Enfermedad o síndrome de Kawasaki.*** La enfermedad de Kawasaki, que suele verse en niños menores de 5 años y con mayor prevalencia en niños, de manera característica se presenta con fiebre alta (que va de 39 a 40 °C) que suele durar 5 días o más (o hasta que se administra globulina γ antes del quinto día). Otros signos y síntomas son irritabilidad, conjuntivitis no secretoria (enrojecimiento ocular), labios agrietados de color rojo intenso, lengua en fresa, tumefacción de manos y pies, desprendimiento de capas de piel en las puntas de los dedos de manos y pies, exantema de tronco y genitales y linfadenopatía cervical.

■ ***Listeriosis.*** Entre los signos y síntomas de listeriosis se incluyen fiebre, mialgia, dolor abdominal, náusea, vómito y diarrea. Si la infección se propaga al sistema nervioso, puede ocurrir meningitis; algunos síntomas son fiebre, cefalea, rigidez de nuca y cambio en el NDC.

CONSIDERACIONES SEGÚN EL SEXO *Las infecciones durante el embarazo pueden provocar parto prematuro, infección del neonato o aborto.*

■ ***Viruela de los monos.*** Una fiebre mayor de 37.4 °C suele ser sintomática de viruela de los monos. Otros datos son conjuntivitis, tos, disnea, cefalea, dolor muscular, dorsalgia, malestar general y sensación de agotamiento y exantema.

■ ***Neoplasias.*** Neoplasias primarias y metástasis pueden causar fiebre prolongada con elevaciones variables. Por ejemplo, la leucemia aguda puede presentarse de manera insidiosa con febrícula, palidez y tendencias hemorrágicas o de manera más abrupta con fiebre alta, sangrado franco y postración. En ocasiones, la enfermedad de Hodgkin produce fiebre ondulante o fiebre de Pel-Ebstein, una fiebre con recurrencia irregular.

Además de fiebre y diaforesis nocturna, las neoplasias suelen causar anorexia, fatiga, malestar general y pérdida de peso. La exploración puede revelar lesiones, linfadenopatía, masas palpables y hepatoesplenomegalia.

- ***Peste (Yersinia pestis).*** La forma bubónica de la peste (transmitida al ser humano por la mordedura de pulgas infectadas) causa fiebre, escalofríos y tumefacción, inflamación y sensibilidad de nódulos linfáticos cerca del sitio de la mordedura. La forma septicémica se desarrolla como una enfermedad fulminante, por lo general con la forma bubónica. La forma neumónica se manifiesta como un inicio súbito de escalofríos, fiebre, cefalea y mialgia después de la transmisión de persona a persona por las vías respiratorias. Otros signos y síntomas de la forma neumónica son tos productiva, dolor torácico, taquipnea, disnea, hemoptisis, dificultad respiratoria creciente e insuficiencia cardiopulmonar.
- ***Fiebre Q.*** La fiebre Q es una rickettsiosis causada por *Coxiella burnetii*. Provoca fiebre, escalofríos, cefalea intensa, malestar general, dolor torácico, náusea, vómito y diarrea. La fiebre puede durar hasta 2 semanas. En casos graves, el paciente puede sufrir hepatitis o neumonía.
- ***Virus sincicial respiratorio (VSR).*** La fiebre es un síntoma inicial de la infección por el VSR, un virus que causa enfermedad de las vías respiratorias superiores e inferiores en la mayoría de los niños hacia los 2 años de edad. Casi todos los niños y adultos sanos infectados por el VSR tienen una evolución sin contratiempos y se recuperan en 8 a 15 días. La mayoría de los pacientes tienen síntomas parecidos a las de un resfriado leve, con congestión, secreción nasal, tos, febrícula e irritación laríngea. Sin embargo, algunos pacientes con problemas respiratorios de fondo, en especial lactantes prematuros, desarrollan una infección por VSR más grave que requiere hospitalización. Pueden exhibir signos como fiebre alta, tos intensa, sibilancia, taquipnea, sibilancias espiratorias de tono alto, letargo, alimentación escasa, irritabilidad, dificultad para respirar e hipoxia.
- ***Rabdomiólisis.*** La rabdomiólisis causa degradación muscular y liberación del contenido de las células musculares (mioglobina) en el torrente sanguíneo, con signos y síntomas como fiebre, debilidad o dolor musculares, dolor, náusea, vómito, malestar general, u orina oscura. La insuficiencia renal aguda es la complicación más común del trastorno. Resulta de obstrucción de la estructura renal y lesión durante el intento de los riñones de filtrar la mioglobina del torrente sanguíneo.
- ***Fiebre del Valle del Rift.*** Entre los signos y síntomas típicos de la fiebre del Valle del Rift se incluyen fiebre, mialgia, debilidad, mareo y dorsalgia. Un pequeño porcentaje de los pacientes presenta encefalitis o avanzan a fiebre hemorrágica que puede desembocar en choque y hemorragia. La inflamación de la retina puede causar alguna pérdida permanente de la visión.
- ***Síndrome respiratorio agudo grave (SARS).*** El SARS (por sus siglas en inglés) es una enfermedad infecciosa aguda de etiología desconocida; sin embargo, un coronavirus recién descubierto se ha implicado como posible causa. Aunque la mayoría de los casos se han informado en Asia (China, Vietnam, Singapur, Tailandia), ha habido algunos en Europa y Norteamérica. El periodo de incubación es de 2 a 7 días, y la enfermedad suele comenzar con fiebre (por lo común mayor de 38 °C). Otros signos y síntomas son cefalea, malestar general, tos seca y disnea. La gravedad de la enfermedad es muy variable, y va de afección leve a neumonía y, en algunos casos, avanza a insuficiencia respiratoria y la muerte.
- ***Viruela (Variola major).*** Los signos y síntomas iniciales de la viruela son

fiebre alta, malestar general, postración, cefalea intensa, dorsalgia y dolor abdominal. Se produce un exantema maculopapular en mucosa bucal, faringe, cara y antebrazos, y enseguida se propaga a tronco y piernas. En 2 días, el exantema se hace vesicular y más tarde pustular. Las lesiones se forman al mismo tiempo, lucen idénticas, y son más prominentes en cara y extremidades. Las pústulas son redondas, firmes y profundamente embebidas en la piel. Después de 8 a 9 días, las pústulas forman una costra, y más tarde ésta se separa de la piel, dejando una cicatriz deprimida. En los casos letales, la muerte se debe a encefalitis, sangrado extenso o infección secundaria.

- ***Disfunción termorregulatoria.*** Este trastorno es marcado por el inicio súbito de fiebre que aumenta con rapidez y permanece elevada (41.7 °C). Ocurre en afecciones potencialmente letales como golpe de calor, tormenta tiroidea, síndrome neuroléptico maligno e hipertermia maligna, y en lesiones del sistema nervioso central (SNC). En pacientes deshidratados ocurre fiebre leve o moderada.

Una fiebre alta prolongada suele provocar vómito, anhidrosis, disminución del NDC, y calor y rubor de la piel. Son posibles efectos cardiovasculares relacionados taquicardia, taquipnea e hipotensión. Otros datos específicos de enfermedad son cambios cutáneos como sequedad de piel y mucosas, turgencia cutánea escasa, y oliguria con deshidratación; cianosis moteada con hipertermia maligna; diarrea con tormenta tiroidea; y signos ominosos de hipertensión intracraneal (disminución del NDC con bradicardia, aumento de la presión diferencial, y aumento de la presión sistólica) con tumor, traumatismo o hemorragia del SNC.

- ***Tularemia.*** La tularemia o fiebre de los conejos causa el inicio abrupto de fiebre, escalofríos, cefalea, mialgia generalizada, tos seca, disnea, dolor torácico pleurítico y empiema.
- ***Tifus.*** El tifus es una rickettsiosis en la cual el paciente experimenta al principio cefalea, mialgia, artralgia y malestar general. Estos signos y síntomas son seguidos por inicio abrupto de fiebre, escalofríos, náusea y vómito. En algunos casos hay un exantema maculopapular.
- ***Encefalitis nilooccidental.*** La encefalitis nilooccidental es una infección del encéfalo causada por el virus nilooccidental, un flavivirus transmitido por mosquitos que suele encontrarse en África, Asia occidental y Oriente Medio, y raras veces en Norteamérica. Es común la infección leve; entre los signos y síntomas se incluyen fiebre, cefalea y dolor corporal, por lo común con exantema y tumefacción de glándulas linfáticas. La infección más grave es marcada por fiebre alta, cefalea, rigidez de cuello, estupor, desorientación, coma, temblor, convulsiones ocasionales, parálisis y, raras veces, la muerte.

Otras causas

- ***Pruebas diagnósticas.*** En casos raros, la radiografía con medio de contraste ocasiona fiebre inmediata o tardía.
- ***Fármacos.*** Son comunes fiebre y exantema por hipersensibilidad a antimicóticos, sulfonamidas, penicilinas, cefalosporinas, tetraciclinas, barbitúricos, fenitoína, quinidina, yoduros, fenolftaleína, metildopa, procainamida y algunas antitoxinas. Puede ocurrir fiebre en la quimioterapia, en especial con bleomicina, vincristina y asparaginasa. También puede ser causada por fármacos que alteran la sudoración, como anticolinérgicos, fenotiazinas e inhibidores de la monoamina oxidasa. La fiebre medicamentosa suele desaparecer después de que el fármaco implicado se suspende. Ocurre fiebre asimismo con dosis tóxicas de salicilatos, anfetaminas y antidepresivos tricíclicos.

Anestésicos inhalables y relajantes musculares pueden inducir hipertermia maligna en pacientes con este rasgo heredado.

- ***Tratamientos.*** Puede ocurrir febrícula remitente o intermitente durante varios días después de cirugía. De manera característica, las reacciones transfusionales causan el inicio abrupto de fiebre y escalofríos.

Consideraciones especiales

Se mide con regularidad la temperatura, y se registra en una gráfica para facilitar el seguimiento de la curva de temperatura. Se eleva el ingreso de líquidos y nutricional. Cuando se administra un antipirético prescrito, los escalofríos y la diaforesis resultantes se minimizan siguiendo un programa regular de dosificación. Se promueve el confort del paciente manteniendo estable la temperatura de la habitación y realizando cambios frecuentes de ropa y ropa de cama. En caso de fiebre alta, el tratamiento inicial consiste en una frazada de hipotermia. Se prepara al paciente para pruebas de laboratorio, como biometría hemática completa y cultivos de sangre, orina, esputo y drenaje de heridas.

Orientación al paciente

Se instruye al paciente sobre la manera correcta de tomar su temperatura oral en casa. Se insiste en la importancia de aumentar el consumo de líquido (a menos que esté contraindicado). Se discute el uso de antipiréticos.

CONSIDERACIONES PEDIÁTRICAS

Los lactantes y niños pequeños experimentan fiebres más altas y prolongadas, aumentos más rápidos de temperatura, y mayores fluctuaciones de ésta que niños mayores y adultos.

Debe tenerse presente que son comunes las convulsiones en caso de fiebre extremadamente elevada, por lo que se toman las precauciones apropiadas. Se colocan paños fríos en frente, muñecas e ingles para reducir la fiebre. Nunca se aplican baños de alcohol. Asimismo, se instruye a los padres para que no den ácido acetilsalicílico a un niño con varicela o síntomas gripales, debido al riesgo de precipitar síndrome de Reye.

Son causas pediátricas comunes de fiebre varicela, síndrome de laringotraqueobronquitis aguda, deshidratación, meningitis, paperas, otitis media, tos ferina, roséola infantil, rubéola, sarampión y amigdalitis. También puede ocurrir fiebre como reacción a inmunizaciones y antibióticos.

CONSIDERACIONES GERIÁTRICAS

Los adultos mayores pueden tener alterado el mecanismo de la sudoración, lo cual los predispone a un golpe de calor cuando se exponen a altas temperaturas; también pueden tener alterado el mecanismo termorregulador, lo cual hace al cambio de temperatura corporal un indicador mucho menos confiable de la gravedad de una enfermedad.

Bibliografía

Graham, J. G., MacDonald, L. J., Hussain, S. K., Sharma, U. M., Kurten, R. C., & Voth, D. E. (2013). Virulent Coxiella burnetii pathotypes productively infect primary human alveolar macrophages. *Cellular Microbiology, 15*(6), 1012–1025.

Van der Hoek, W., Dijkstra, F., Schimmer, B., Schneeberger, P. M., Vellema, P., Wijkmans, C., … van Duynhoven, Y. (2010). Q fever in the Netherlands: An update on the epidemiology and control measures. *European Surveillance, 15*, 19520.

Flacidez muscular

[Hipotonicidad muscular]

Los músculos flácidos son muy débiles y blandos, con baja resistencia al movimiento, alta movilidad, y arco de movimiento (ADM) mayor de lo normal. La flacidez, que resulta de inervación muscular alterada, puede limitarse a una extremidad o un grupo muscular o ser generalizada en todo el cuerpo. Su inicio puede ser agudo, como en caso de traumatismo, o crónico, como en una enfermedad neurológica.

INTERVENCIONES EN CASO DE URGENCIA

Si la flacidez muscular es resultado de traumatismo, se toman medidas para asegurar que la espina cervical se estabilice. Se determina con rapidez el estado respiratorio. Si se observan signos y síntomas de insuficiencia respiratoria —disnea, respiraciones superficiales, aleteo nasal, cianosis y disminución de la saturación de oxígeno— se administra oxígeno por cánula nasal o mascarilla. Tal vez se requiera intubación y ventilación mecánica.

Anamnesis y exploración física

Si el paciente no tiene malestar, se pregunta sobre inicio y duración de la flacidez muscular y factores precipitantes. Se interroga acerca de síntomas asociados, en particular debilidad, otros cambios musculares, y pérdida sensitiva o parestesia.

Se examinan los músculos afectados en busca de atrofia, que indica un problema crónico. Se examina la fuerza muscular, y se revisan los reflejos tendinosos profundos (RTP) en todas las extremidades.

F

Causas médicas

- ***Esclerosis lateral amiotrófica.*** La debilidad muscular progresiva y parálisis se acompañan de flacidez generalizada. Estos efectos suelen comenzar en una mano, propagarse al brazo, y después comenzar en la mano y el brazo opuestos. Con el tiempo se propagan a tronco, cuello, lengua, laringe, faringe y piernas; la debilidad progresiva de músculos respiratorios conduce a insuficiencia respiratoria. Otros datos son calambres y fasciculaciones gruesas, RTP hiperactivos, leve espasticidad de músculos de la pierna, disfagia, disartria, sialorrea excesiva y depresión.
- ***Lesiones encefálicas.*** Las lesiones de los lóbulos frontal y parietal pueden causar flacidez contralateral, debilidad o parálisis y, con el tiempo, espasticidad y tal vez contracturas. Otros datos son RTP hiperactivos, signo de Babinski positivo, pérdida de a cinestesia, estereognosis, grafestesia, anestesia y termoanestesia.
- ***Síndrome de Guillain-Barré.*** El síndrome de Guillain-Barré causa flacidez muscular. El avance suele ser simétrico y ascendente, desde los pies hacia los brazos y nervios faciales en las 24 a 72 horas que siguen al inicio. Son datos asociados pérdida sensitiva o parestesia, ausencia de RTP, taquicardia (con menor frecuencia, bradicardia), hipertensión fluctuante e hipotensión ortostática, diaforesis, incontinencia, disfagia, disartria, hipernasalidad y diplejia facial. La debilidad puede avanzar a parálisis motora total e insuficiencia respiratoria.
- ***Enfermedad de Huntington.*** Además de flacidez, los principales síntomas son cambios progresivos en el estado mental hasta demencia y movimientos coreiformes. Otros son problemas de equilibrio, habla titubeante o explosiva, disfagia, deterioro de las respiraciones e incontinencia.
- ***Enfermedad muscular.*** La debilidad y flacidez musculares son características de las miopatías y distrofias musculares.
- ***Traumatismo de nervios periféricos.*** Son posibles flacidez, parálisis y pérdida de sensibilidad y reflejos en la zona inervada.
- ***Neuropatía periférica.*** Suele ocurrir flacidez en las piernas como resultado de debilidad muscular progresiva crónica y parálisis. Otras posibles consecuencias son dolor leve a quemante y penetrante, rubor, liodermia, anhidrosis, y pérdida del sentido de la vibración. Parestesia, hiperestesia o anestesia pueden afectar manos y pies. Los RTP pueden ser hipoactivos o ausentes.
- ***Trastorno convulsivo.*** Suelen ocurrir breves periodos de síncope y flacidez generalizada después de una convulsión tonicoclónica generalizada.
- ***Lesión de médula espinal.*** El choque espinal puede causar flacidez muscular aguda o espasticidad abajo del nivel de la lesión. También ocurren signos y síntomas asociados abajo de este nivel, como parálisis; ausencia de RTP; analgesia; termoanestesia; pérdida de cinestesia y sentidos de vibración, tacto y presión; y anhidrosis (por lo común unilateral). Asimismo son posibles hipotensión, disfunción intestinal y vesical e impotencia o priapismo. La lesión en la región de C1 a C5 puede provocar parálisis respiratoria y bradicardia.

Consideraciones especiales

Se prescriben ejercicios de ADM pasivos sistemáticos con regularidad para preservar la movilidad articular e incrementar la circulación. El paciente con flacidez generalizada debe ser cambiado de posición cada 2 horas para proteger la piel de daños. La acolchan las prominencias óseas y otros puntos de presión, y se previene el daño térmico probando el agua del baño en uno mismo antes de bañar al paciente. La flacidez aislada se trata sosteniendo la extremidad afectada con un cabestrillo o férula. Se garantiza la seguridad del paciente y se reduce el riesgo de caídas mostrando dispositivos auxiliares y enseñando su uso correcto. Se consulta a un médico y a un terapeuta ocupacional para que formulen un régimen de tratamiento personalizado y fomenten la independencia.

Se prepara al paciente para pruebas diagnósticas, como radiografía craneal y espinal, tomografía computarizada y electromiografía.

Orientación al paciente

Se enseña al paciente a usar los dispositivos auxiliares, y se revisa con él el régimen de ejercicio prescrito.

CONSIDERACIONES PEDIÁTRICAS

Entre las causas pediátricas de flacidez muscular se incluyen mielomeningocele, enfermedad de Lowe, enfermedad de Werdnig-Hoffmann y distrofia muscular. Un lactante o niño pequeño con flacidez generalizada puede yacer en una posición de rana, con caderas y rodillas en abducción.

Bibliografía

Ageno, W., Agnelli, G., & Checchia, G., Cimminiello, C., Paciaroni, M., Palareti, G., … Testa, S.; Italian Society for Haemostasis and Thrombosis. (2009). Prevention of venous thromboembolism in immobilized neurological patients: Guidelines of the Italian Society for Haemostasis and Thrombosis (SISET). *Thrombosis Research*, *124*(5), 26–31.

van Hedel, H. J., & Dietz, V. (2010). Rehabilitation of locomotion after spinal cord injury. *Restoration Neurology and Neuroscience*, *28*(1), 123–134.

Fontanelas, depresión

La depresión de la fontanela anterior por abajo de los rebordes óseos circundantes del cráneo es un signo de deshidratación. Esta última es un trastorno común de la lactancia y la niñez temprana, y puede deberse a ingreso hídrico insuficiente, pero suele reflejar pérdida hídrica excesiva por vómito o diarrea intensos. También puede reflejar pérdida insensible de agua, estenosis pilórica o fístula traqueoesofágica. Es mejor evaluar la fontanela con el lactante en posición vertical y cuando no llora.

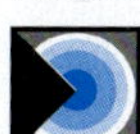

INTERVENCIONES EN CASO DE URGENCIA

Si se detecta depresión notable de fontanela, se toman los signos vitales, se pesa al lactante y se buscan signos de choque: taquicardia, taquipnea y humedad fría de la piel. Si están presentes estos signos, se coloca una línea IV y se administran líquidos. Se tiene a la mano equipo de urgencia de tamaño apropiado. Se prevé la necesidad de administrar oxígeno. Se vigila la diuresis pesando los pañales mojados.

Anamnesis y exploración física

Se obtienen los antecedentes médicos detallados del paciente a través de un progenitor o cuidador, concentrándose en fiebre, vómito, diarrea y cambios conductuales recientes. Se determina el ingreso de líquido del lactante y la diuresis durante las últimas 24 horas, incluido el número de pañales mojados en ese tiempo. Se indaga el peso del niño antes de enfermar, y se le compara con el actual; la pérdida de peso en un lactante refleja pérdida hídrica.

Causas médicas

- ***Deshidratación.*** En la deshidratación leve (5% de pérdida de peso), la fontanela anterior se ve ligeramente deprimida. Hay palidez y sequedad de piel y mucosas; disminución de la diuresis; pulso normal o ligeramente elevado; y, quizá, irritabilidad.

F

La deshidratación moderada (10% de pérdida de peso) causa depresión de fontanelas ligeramente más pronunciada, junto con tono gris y escasa turgencia de la piel, sequedad de mucosas, disminución de la lagrimación, y descenso de la diuresis. La presión arterial es normal o baja, el pulso está acelerado, y quizá haya letargo.

La deshidratación grave (15% o más de pérdida de peso) puede hacer que la fontanela esté notablemente hundida, con turgencia cutánea muy reducida, mucosas apergaminadas, oliguria notable o anuria, letargo, y signos de choque, como pulso filiforme rápido, muy baja presión arterial y obnubilación.

F

Consideraciones especiales

Se continúa vigilando los signos vitales e ingreso y egreso, y se observa en busca de signos de aumento de la deshidratación. Se obtienen valores de electrolitos séricos para determinar si ha habido aumento o disminución de sodio, cloruro o potasio. En caso de deshidratación leve, se dan pequeñas cantidades de líquidos claros con frecuencia o se suministra solución de rehidratación oral. Si el lactante no puede ingerir líquido suficiente, se inicia la nutrición parenteral IV.

En caso de deshidratación moderada a grave, la mayor prioridad es la restauración rápida del volumen extracelular para tratar o prevenir el choque. Se continúa administrando solución IV con bicarbonato de sodio agregado para combatir la acidosis. Cuando el funcionamiento renal mejora, se administran complementos de potasio IV. Cuando el estado hídrico del lactante se estabiliza, se comienza a reponer las reservas agotadas de grasa y proteína mediante la alimentación.

Entre las pruebas para evaluar deshidratación están densidad relativa en el análisis de orina y, quizá, pruebas sanguíneas para determinar nitrógeno ureico sanguíneo y creatinina sérica, osmolalidad y estado acidobásico.

Orientación al paciente

Se explican todos los tratamientos e intervenciones a los padres del lactante, y se de apoyo emocional. Se explican maneras de prevenir la deshidratación.

Bibliografía

Alonso-Coello, P., Irfan, A., Sola, I., Gich, I., Delgado-Noguera, M., Rigau, D., & Schunemann, H. (2010). The quality of clinical practice guidelines over the last two decades: A systematic review of guideline appraisal studies. *Quality and Safety in Health Care, 19*:58.

National Collaborating Centre for Women's and Children's Health. (2009). *Diarrhoea and vomiting caused by gastroenteritis. Diagnosis, assessment and management in children younger than 5 years*. London, United Kingdom: RCOG Press, 200.

Fontanelas, protrusión

En un lactante normal, la fontanela anterior (el "punto blando") es plana y blanda aunque firme, y bien delimitada contra los huesos craneales circundantes. La fontanela posterior no debe estar fusionada al nacer, y puede estar superpuesta después del proceso del parto. Esta fontanela suele cerrarse a los 3 meses de edad. (Véase *Localización de las fontanelas,* en la pág. 325.) Pueden ser visibles pulsaciones sutiles, que reflejan el pulso arterial.

La protrusión de fontanela —ensanchada, tensa y con pulsaciones notables— es un signo cardinal de meningitis asociada con aumento de la presión intracraneal (PIC), una urgencia médica. También puede ser una indicación de encefalitis o sobrecarga hídrica, como en la hidrocefalia. Dado que tos, llanto o decúbito prolongados pueden causar protrusión fisiológica transitoria, para detectar protrusión patológica debe observarse y palparse la cabeza del lactante con éste vertical y relajado.

Intervenciones en caso de urgencia

Si se detecta protrusión de fontanela, se mide su tamaño y la circunferencia de la cabeza, y se toma nota de la forma general de ésta. Se toman los signos vitales y se determina

PARA FACILITAR LA EXPLORACIÓN

Localización de las fontanelas

La fontanela anterior se encuentra en la unión de las suturas sagital, coronal y frontal. Normalmente mide alrededor de 2.5 × 4 a 5 cm al nacer y suele cerrarse hacia los 18 a 20 meses de edad.

La fontanela posterior se halla en la unión de las suturas sagital y lambdoidea. Mide 1 a 2 cm de circunferencia y normalmente se cierra a los 3 meses de edad.

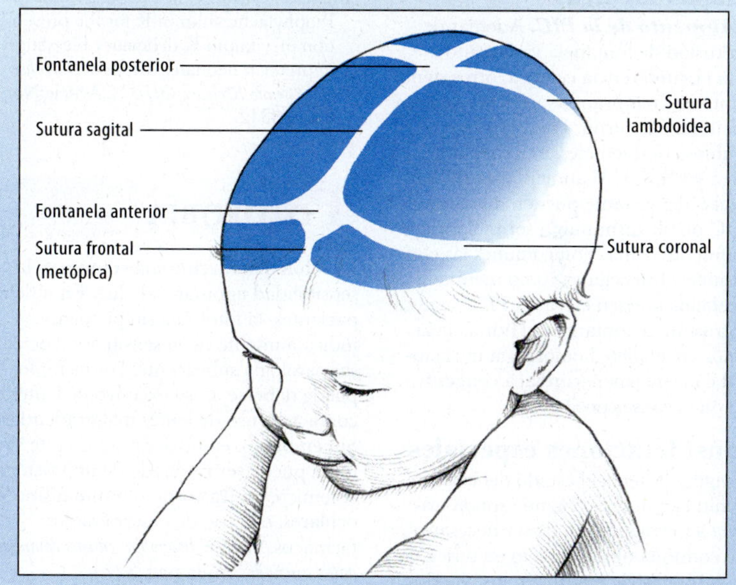

el nivel de conciencia (NDC) observando actividad espontánea, actividad refleja postural, y respuestas sensoriales. Se observa si el lactante asume una postura flexionada normal o una de extensión extrema, opistótonos, o hipotonía. Se observan los movimientos de brazos y piernas; temblor excesivo o espasmos frecuentes pueden anunciar el inicio de una convulsión. Se buscan otros signos de aumento de la PIC: patrones respiratorios anómalos y llanto de tono alto característico.

Se asegura la permeabilidad de las vías respiratorias, y se tiene a la mano equipo de urgencia del tamaño apropiado. Se administra oxígeno, se establece un acceso IV, y si el lactante se encuentra enmedio de una convulsión, se permanece a su lado para prevenir lesiones y administrar un anticonvulsivo. Se administran antibiótico, antipirético y diurético osmótico para ayudar a reducir el edema cerebral y abatir la PIC. Si estas medidas no reducen la PIC, tal vez se requieran bloqueo neuromuscular, intubación, ventilación mecánica y, en casos raros, coma barbitúrico e hipotermia corporal total.

Anamnesis y exploración física

Cuando el estado del lactante se estabiliza, puede comenzarse a investigar la causa subyacente del aumento de la PIC. Se obtienen los antecedentes médicos de un progenitor del niño o un cuidador, prestando especial atención a infección o traumatismo recientes, incluido traumatismo del parto. ¿Han tenido el lactante o un familiar exantema o fiebre recientemente? Se pregunta sobre cambios en la conducta del lactante, como vómito frecuente, letargo, o falta de interés en el alimento.

Causas médicas

- ***Aumento de la PIC.*** Además de protrusión de fontanela y aumento de la circunferencia cefálica, otros signos y síntomas tempranos suelen ser sutiles y difíciles de discernir. Pueden incluir cambios conductuales, irritabilidad, fatiga y vómito. Al aumentar la PIC, las pupilas del lactante pueden dilatarse y su NDC puede disminuir a somnolencia y finalmente coma. Son comunes las convulsiones. Infecciones como meningitis y encefalitis pueden elevar la PIC y causar protrusión de fontanelas. Hidrocefalia, tumor encefálico, hemorragia intracraneal e insuficiencia cardiaca congestiva son otras causas posibles.

Consideraciones especiales

Se vigila de cerca el estado del lactante, incluida la diuresis (vía una sonda urinaria a permanencia, de ser necesario), y se continúa observándolo en busca de convulsiones. Se restringen los líquidos, y se coloca al lactante en decúbito supino, con el cuerpo inclinado 30° y la cabeza arriba, para favorecer el drenaje venoso cerebral y reducir el volumen sanguíneo intracraneal.

Se aclaran todas las pruebas diagnósticas y valoraciones a los padres o el cuidador. Entre estas pruebas pueden incluirse tomografía computarizada intracraneal o radiografía de cráneo, angiografía cerebral, y estudio completo para septicemia, incluidos estudios de sangre y cultivos de orina.

Orientación al paciente

Se explican el objetivo y el procedimiento de las pruebas diagnósticas y los tratamientos a los padres. Se les da apoyo emocional, y se les indica cómo pueden participar mejor en la atención del lactante.

Bibliografía

American Academy of Pediatrics. (2011). Urinary tract infection: Clinical practice guideline for the diagnosis and management of the initial UTI in febrile infants and children 2 to 24 months. *Pediatrics, 128*(3), 595–610.

Ardell, S., Offringa, M., & Soll, R. (2010). Prophylactic vitamin K for the prevention of vitamin K deficiency bleeding in preterm neonates. *Cochrane Database of Systemic Reviews, 2010*(1). Article No. CD008342.

Fotofobia

La fotofobia, un síntoma común, es la sensibilidad anómala a la luz. En muchos pacientes, la fotofobia simplemente indica aumento de la sensibilidad ocular sin patología subyacente. Por ejemplo, puede deberse a uso excesivo de lentes de contacto o uso de lentes mal graduados. Sin embargo, en otros pacientes este síntoma puede ser resultado de un trastorno sistémico, un trastorno o traumatismo oculares, o el uso de determinados fármacos. (Véase *Fotofobia: causas comunes y datos asociados,* en la pág. 327.)

Anamnesis y exploración física

Si el paciente informa fotofobia, se determina cuándo comenzó y qué tan grave es. ¿Siguió a traumatismo ocular, salpicadura química o exposición a los rayos de una lámpara solar? Si la fotofobia se debe a traumatismo, se evita manipular los ojos. Se interroga al paciente acerca de dolor ocular y se le pide que describa su sitio, duración e intensidad. ¿Tiene la sensación de un cuerpo extraño en el ojo? ¿Presenta otros signos y síntomas, como aumento del lagrimeo y cambios visuales?

A continuación se toman los signos vitales y se evalúa el estado neurológico. Se valora la actividad visual, a menos que la causa sea una quemadura química. A lo anterior sigue un cuidadoso examen ocular, en el que se inspeccionan las estructuras externas en busca de anomalías. Se examinan conjuntivas y escleróticas, tomando nota de su color. Se caracterizan cantidad y consistencia de cualquier secreción. Enseguida se revisa la reacción pupilar a la luz. Se evalúa el funcionamiento de los músculos oculares examinando los seis campos cardinales de la mirada, y se examina la agudeza visual en ambos ojos.

Durante la evaluación, se tiene presente que aunque la fotofobia puede acompañar a la meningitis, potencialmente letal, no es un signo cardinal de irritación meníngea.

Causas médicas

■ ***Quemaduras.*** En el caso de una quemadura química, fotofobia y dolor ocular pueden acompañarse de eritema y ampollas en cara y párpados, miosis, inyección conjuntival difusa, y cambios corneales. El paciente experimenta visión borrosa y puede ser incapaz de mantener los ojos abiertos. En una quemadura por radiación ultravioleta, ocurre fotofobia con dolor ocular moderado a intenso. Estos síntomas se presentan alrededor de12 horas después de la exposición a los rayos de un arco de soldar o una lámpara solar.

■ ***Conjuntivitis.*** La conjuntivitis moderada a intensa puede causar fotofobia. Otros datos comunes en la conjuntivitis son inyección conjuntival, aumento del lagrimeo, sensación de cuerpo extraño, sensación de llenura alrededor de los ojos, y dolor, ardor y prurito

Fotofobia: causas comunes y datos asociados

SIGNOS Y SÍNTOMAS

CAUSAS COMUNES	PRINCIPALES SIGNOS Y SÍNTOMAS ASOCIADOS: Inyección conjuntival	Cambios corneales	Secreción ocular	Dolor ocular	Sensación de cuerpo extraño	Rigidez de nuca	Cambios pupilares	Lagrimeo aumentado	Cambios visuales	Manchas flotantes	Vómito
Quemaduras (químicas)	♦	♦		♦	♦		♦	♦	♦		
Quemaduras (rayos ultravioleta)	♦	♦		♦	♦			♦			
Conjuntivitis	♦		♦	♦	♦			♦			
Abrasión corneal	♦	♦		♦	♦			♦	♦		
Úlcera corneal	♦	♦	♦	♦			♦		♦		
Iritis (aguda)	♦			♦			♦		♦		
Queratitis (intersticial)	♦	♦		♦					♦		
Meningitis (bacteriana aguda)						♦	♦				♦
Migraña									♦		♦
Uveítis (anterior)	♦		♦				♦				
Uveítis (posterior)	♦		♦				♦		♦	♦	

oculares. La conjuntivitis alérgica se distingue por una secreción ocular blanca filamentosa e inyección roja lechosa. La conjuntivitis bacteriana tiende a causar un color rojo brillante de la conjuntiva y una secreción ocular mucopurulenta escamosa abundante que puede hacer que los párpados se adhieran entre sí. La conjuntivitis micótica produce una secreción purulenta espesa, enrojecimiento extremo, y adhesión y costras palpebrales. La conjuntivitis viral causa lagrimeo copioso con poca secreción, así como crecimiento de los nódulos linfáticos preauriculares.

F

■ ***Abrasión corneal.*** La fotofobia, un dato común en la abrasión corneal, suele acompañarse de lagrimeo excesivo, inyección conjuntival, daño corneal visible y sensación de cuerpo extraño en el ojo. También pueden ocurrir visión borrosa y dolor ocular.

■ ***Úlcera corneal.*** Una úlcera corneal es un trastorno que pone en peligro la visión el cual provoca fotofobia intensa y dolor ocular agravado por el parpadeo. El deterioro de la agudeza visual puede acompañarse de secreción ocular turbia y adhesión palpebral. Puede ocurrir inyección conjuntival aunque una zona de la córnea luzca blanca y opaca. Una úlcera bacteriana puede tener forma irregular, y una micótica, estar rodeada por anillos progresivamente más claros.

■ ***Iritis (aguda).*** Puede ocurrir fotofobia intensa por iritis aguda, junto con notable inyección conjuntival, dolor ocular moderado a intenso, y visión borrosa. La pupila puede estar constreñida y reaccionar escasamente a la luz.

■ ***Queratitis (intersticial).*** La queratitis es una inflamación corneal que causa fotofobia, dolor ocular, visión borrosa, impresionante inyección conjuntival y turbidez corneal.

■ ***Meningitis (bacteriana aguda).*** La fotofobia, un síntoma común de meningitis, puede ocurrir con otros signos de irritación meníngea, como rigidez de nuca, hiperreflexia y opistótonos. Pueden inducirse los signos de Brudzinski y Kernig. La fiebre, un dato temprano, puede acompañarse de escalofríos. Son posibles signos y síntomas cefalea, vómito, parálisis ocular, debilidad facial, anomalías pupilares y pérdida auditiva. En la meningitis grave pueden ocurrir convulsiones junto con estupor que avanza a coma.

■ ***Migraña.*** Fotofobia y sensibilidad al ruido son características prominentes de la migraña común. Típicamente grave, esta cefalea insidiosa o palpitante también puede causar fatiga, visión borrosa, náusea y vómito.

■ ***Uveítis.*** La uveítis anterior y posterior puede causar fotofobia. De manera característica, la uveítis anterior también provoca dolor ocular moderado a grave, intensa inyección conjuntival, y pequeñez y arreactividad pupilares. La uveítis posterior se desarrolla lentamente, causando manchas flotantes, dolor ocular, distorsión pupilar, inyección conjuntival y visión borrosa.

Otras causas

■ ***Fármacos.*** Los midriáticos —como fenilefrina, atropina, escopolamina, ciclopentolato y tropicamida— pueden causar fotofobia por dilatación pupilar. Anfetaminas, cocaína y antimicóticos oftálmicos —como trifluridina e idoxuridina —también pueden provocar fotofobia.

Consideraciones especiales

Se promueve el confort del paciente oscureciendo la habitación e indicándole que cierre los ojos. Si la fotofobia persiste en casa, se le sugiere que use anteojos oscuros. Se le prepara para pruebas diagnósticas, como raspado corneal y examen con lámpara de hendidura.

Orientación al paciente

Se explican el trastorno y el plan de tratamiento, y se discuten maneras de aliviar el malestar. Se enseña al paciente cómo instilar gotas y aplicar ungüentos oftálmicos según se ordene.

CONSIDERACIONES PEDIÁTRICAS

Se sospecha fotofobia en cualquier niño que mira de soslayo, se frota los ojos con frecuencia o usa anteojos para sol en interiores y exteriores. Trastornos congénitos como albinismo, y enfermedades de la niñez como sarampión y rubéola pueden causar fotofobia.

Bibliografía

Gerstenblith, A. T., & Rabinowitz, M. P. (2012). *The wills eye manual*. Philadelphia, PA: Lippincott Williams & Wilkins.

Holland, E. J., Mannis, M. J., & Lee, W. B. (2013). *Ocular surface disease: Cornea, conjunctiva, and tear film*. London, UK: Elsevier Saunders.

Huang, J. J., & Gaudio, P. A. (2010). *Ocular inflammatory disease and uveitis manual: Diagnosis and treatment*. Philadelphia, PA: Lippincott Williams & Wilkins.

Levin, L. A., & Albert, D. M. (2010). *Ocular disease: Mechanisms and management*. London, UK: Saunders, Elsevier.

Roy, F. H. (2012). *Ocular differential diagnosis*. Clayton, Panama: Jaypee—Highlights Medical Publishers, Inc.

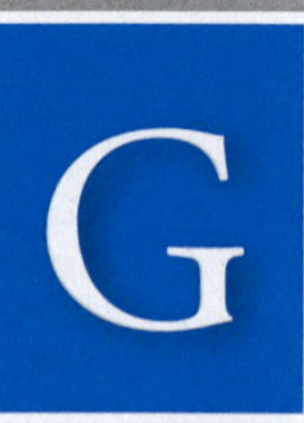

GALOPE AURICULAR [S_4]

Un galope auricular (atrial) o presistólico es un ruido cardiaco extra (conocido como S_4) que se oye o —más a menudo— se palpa inmediatamente antes del primero (S_1), en una etapa tardía de la diástole. Este ruido de tono bajo se escucha mejor con la campana del estetoscopio colocada con ligera presión contra el ápex cardiaco. Algunos médicos dicen que un S_4 tiene el rítmo de la sílaba "Ten" de Tennessee (Ten = S_4; nes = S_1; see = S_2).

Este galope suele deberse a hipertensión, defectos de la conducción, trastornos valvulares u otros problemas como isquemia. En ocasiones, ayuda a diferenciar la angina de otras causas de dolor torácico. Es resultado de contracción auricular forzada anómala por aumento del llenado ventricular o disminución de la distensibilidad del ventrículo izquierdo. Un galope auricular comúnmente se origina de la contracción de la aurícula (atrio) izquierda, se escucha en el ápex cardiaco, y no varía con la inspiración. Puede ocurrir un S_4 izquierdo en cardiopatía hipertensiva, arteriopatía coronaria, estenosis aórtica y cardiomiopatía. También puede originarse en la contracción auricular derecha. Un S_4 derecho es indicativo de hipertensión pulmonar y estenosis pulmonar. En tal caso, se ausculta mejor en el borde esternal inferior izquierdo y se intensifica con la inspiración.

Un galope auricular rara vez ocurre en un corazón normal; sin embargo, puede ocurrir en adultos mayores y en atletas con hipertrofia fisiológica del ventrículo izquierdo.

INTERVENCIONES EN CASO DE URGENCIA

Se sospecha isquemia de miocardio si se ausculta un galope auricular en un paciente con dolor torácico. (Véase Localización de los ruidos cardiacos, *en la pág. 331. Véase también* Interpretación de los ruidos cardiacos, *en la pág. 332.) Se toman los signos vitales y se valora con rapidez en busca de signos de insuficiencia cardiaca, como disnea, estertores e ingurgitación yugular. Si se detectan estos signos, se conecta al paciente a un monitor cardiaco y se realiza un electrocardiograma (ECG). Se administra un antianginoso y oxígeno. Si el paciente tiene disnea, se eleva la cabecera de la cama. Entonces se ausculta en busca de ruidos respiratorios anómalos. Si se detectan estertores gruesos, se asegura un acceso IV permeable y se dan oxígeno y diuréticos según se requiera. Si el paciente tiene bradicardia, tal vez requiera atropina y un marcapasos.*

Anamnesis y exploración física

Cuando el estado del paciente lo permite, se pregunta sobre antecedentes de hipertensión, angina, estenosis valvular o cardiomiopatía. Si es apropiado, se le pide que describa la frecuencia e intensidad de las crisis anginosas.

Causas médicas

- ***Angina.*** De manera característica, durante una crisis anginosa ocurre un galope auricular intermitente y desaparece cuando la angina cede. Este galope puede acompañarse de un ruido S_2 paradójico o un nuevo soplo. Es típico que el paciente informe dolor torácico anginoso: una sensación tensa, opresiva, de dolor insidioso o de ardor que puede radiar de la zona retroesternal al cuello, maxilares, hombro izquierdo y brazo. También puede haber disnea, taquicardia, palpitaciones, hipertensión, mareo, diaforesis, eructos, náusea y vómito.

■ ***Insuficiencia aórtica (aguda).*** La insuficiencia aórtica aguda causa un galope auricular acompañado de un soplo diastólico corto a lo largo del borde esternal izquierdo. S_2 puede ser suave o estar ausente. A veces se ausculta un soplo mesosistólico suave en el segundo espacio intercostal derecho. Son posibles datos cardiopulmonares incluidos taquicardia, S_3, disnea, ingurgitación yugular, estertores y, quizá, angina. También puede haber fatiga y frialdad de extremidades.

■ ***Estenosis aórtica.*** La estenosis aórtica suele causar un galope auricular, en especial cuando la obstrucción valvular es grave. La auscultación revela un soplo de expulsión sistólico áspero en crescendo-decrescendo, que tiene intensidad máxima en el borde esternal derecho cerca del segundo espacio intercostal. Los signos asociados cardinales son disnea, dolor torácico anginoso y síncope. También puede haber estertores, palpitaciones, fatiga y disminución de los pulsos carotídeos.

■ ***Bloqueo auriculoventricular (AV).*** El bloqueo AV de primer grado puede causar un galope auricular acompañado de un S_1 tenue. Aunque el paciente puede tener bradicardia, suele ser asintomático. En el bloqueo AV de segundo grado se escucha con facilidad un galope auricular. Si ocurre bradicardia, también puede haber hipotensión, mareo leve e intenso y fatiga. Asimismo

G

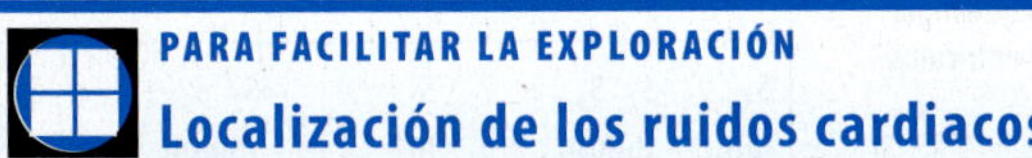

PARA FACILITAR LA EXPLORACIÓN

Localización de los ruidos cardiacos

Cuando se ausculten ruidos cardiacos, debe recordarse que algunos de ellos se escuchan mejor en zonas específicas. Se recomienda usar los puntos auscultatorios que se muestran para localizar los ruidos cardiacos de manera rápida y precisa. Después se amplía la auscultación a zonas cercanas. Nótese que los números indican espacios intercostales pertinentes.

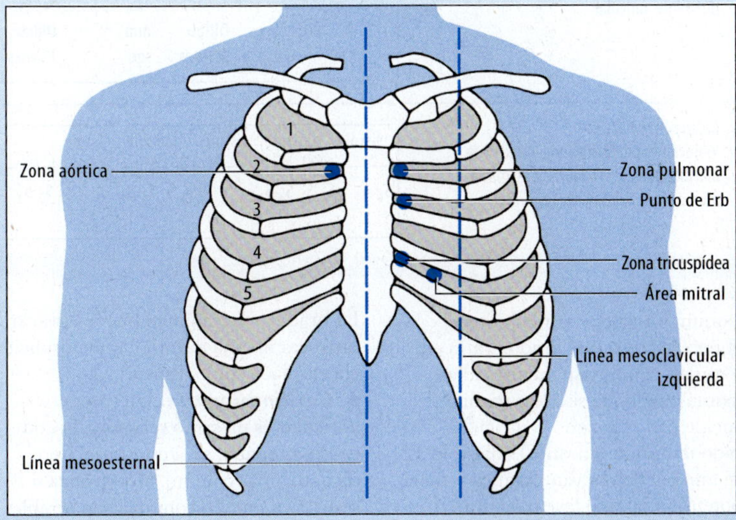

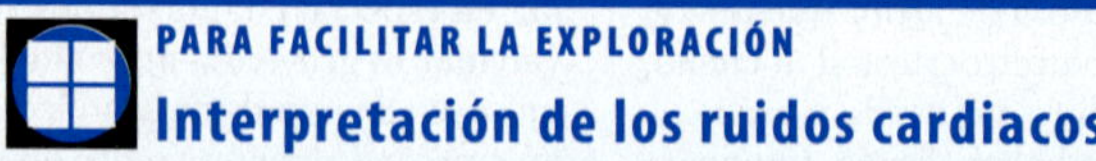

PARA FACILITAR LA EXPLORACIÓN

Interpretación de los ruidos cardiacos

Para detectar variaciones sutiles en los ruidos cardiacos se requiere concentración y práctica. Cuando pueden reconocer los ruidos normales, los anómalos resultan más evidentes.

RUIDO CARDIACO Y CAUSA	MOMENTO Y CADENCIA
Primer ruido cardiaco (S_1) Vibraciones asociadas con el cierre de las válvulas mitral y tricúspide	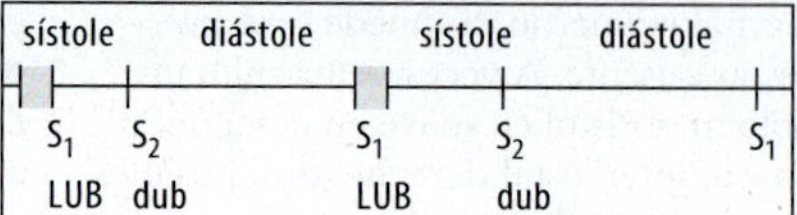
Segundo ruido cardiaco (S_2) Vibraciones asociadas con el cierre de las válvulas aórtica y pulmonar	sístole diástole sístole diástole S_1 S_2 S_1 S_2 S_1 lub DUB lub DUB
Galope ventricular (S_3) Vibraciones producidas por el flujo sanguíneo rápido hacia dentro de los ventrículos	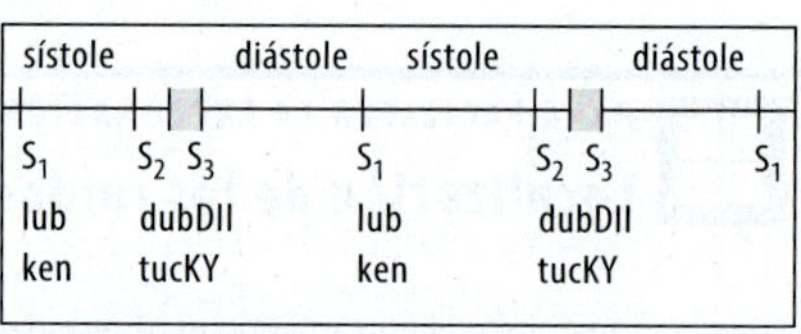
Galope auricular (S_4) Vibraciones producidas por aumento de la resistencia a la expulsión forzada repentina de sangre auricular	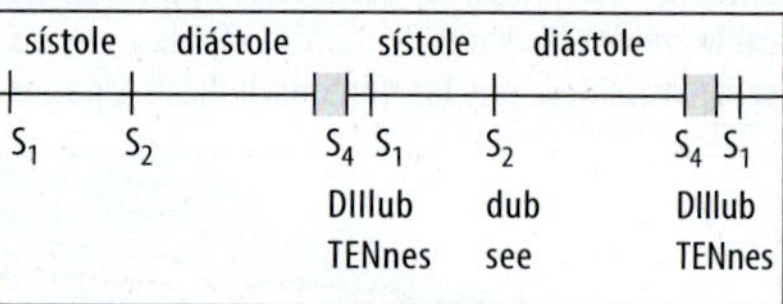
Galope de sumación Vibraciones producidas a la mitad de la diástole por S_3 y S_4 simultáneos, más a menudo causados por taquicardia	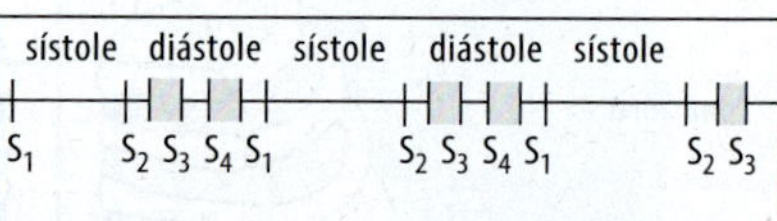

es común un galope auricular en el bloqueo AV de tercer grado. Varía en intensidad con S_1 y su intensidad es máxima cuando la sístole auricular coincide con el llenado ventricular rápido temprano durante la diástole. El paciente puede ser asintomático o tener hipotensión, mareo leve o intenso, o síncope, según la frecuencia ventricular. La bradicardia también puede agravar o provocar angina o síntomas de insuficiencia cardiaca como disnea.

- ***Cardiomiopatía.*** Un galope auricular es un signo relacionado con cardiomiopatía, sin importar el tipo: dilatada (más común), hipertrófica o restrictiva (menos común). Son posibles datos adicionales disnea, ortopnea,

PARA FACILITAR LA AUSCULTACIÓN

Se escucha mejor con el diafragma del estetoscopio en el ápex cardiaco (área mitral)

Se oye mejor con el diafragma del estetoscopio en el segundo o tercer espacios intercostales paraesternales derechos e izquierdos con el paciente sentado o en decúbito supino

Se ausculta mejor con la campana del estetoscopio en el ápex del corazón con el paciente en decúbito lateral izquierdo; puede ser visible y palpable al principio de la diástole en la línea mesoclavicular entre el cuarto y el quinto espacios intercostales

Se escucha mejor con la campana del estetoscopio en el ápex del corazón con el paciente en decúbito semilateral izquierdo; puede ser visible al final de la diástole en la línea mesoclavicular entre el cuarto y quinto espacios intercostales; también puede ser palpable en la zona mesoclavicular con el paciente en decúbito lateral izquierdo

Se oye mejor con la campana del estetoscopio en el ápex del corazón con el paciente en decúbito lateral izquierdo; puede ser más intenso que S_1 o S_2; puede ser visible y palpable durante la diástole

estertores, fatiga, síncope, dolor torácico, palpitaciones, edema, ingurgitación yugular, S_3 y bradicardia transitoria o sostenida usualmente asociada con taquicardia.

■ ***Hipertensión.*** Uno de los datos más tempranos en la hipertensión arterial sistémica es un galope auricular. El paciente puede ser asintomático o experimentar cefalea, debilidad, epistaxis, acúfenos, mareo y fatiga.

■ ***Infarto de miocardio (IM).*** Un galope auricular es un signo clásico de IM potencialmente letal; de hecho, puede persistir incluso después de que el infarto se cura. De manera característica, el paciente informa dolor subesternal aplastante que puede radiar a espalda, cuello, mandíbula, hombro y brazo izquierdo. Son posibles signos y síntomas asociados disnea, inquietud, ansiedad, sensación de desgracia inminente, diaforesis, palidez, humedad fría de la piel, náusea, vómito, y aumento o descenso de la presión arterial.

■ ***Embolia pulmonar.*** La embolia pulmonar es un trastorno potencialmente letal que causa un galope auricular derecho el cual suele escucharse a lo largo del borde esternal inferior izquierdo con un intenso ruido de cierre de la válvula pulmonar. Otras características son taquicardia, taquipnea, fiebre, dolor torácico, disnea, disminución de los ruidos respiratorios, estertores, roce pleural torácico, aprensión, diaforesis, síncope y cianosis. Puede haber tos productiva con esputo teñido de sangre o tos seca.

■ ***Tirotoxicosis.*** Pueden auscultarse un galope auricular y un S_3 en caso de sobreproducción de hormona tiroidea. Otras manifestaciones cardinales son taquicardia, pulso saltón, presión diferencial grande, palpitaciones, pérdida de peso a pesar del aumento del apetito, diarrea, temblor, crecimiento tiroideo, disnea, nerviosismo, dificultad para concentrarse, diaforesis, intolerancia al calor, exoftalmia, debilidad, fatiga y atrofia muscular.

Consideraciones especiales

Se prepara al paciente para pruebas diagnósticas, como ECG, ecocardiografía, cateterismo cardiaco, pruebas de laboratorio como CK-MB y troponina y, quizá, gammagrafía pulmonar.

G

Orientación al paciente

Se discuten con el paciente las formas de reducir su riesgo cardiaco. Se le enseña la manera correcta de medir su pulso. Se ponen de relieve situaciones que requieren atención médica. Se hace hincapié en la importancia de acudir a las citas de seguimiento.

CONSIDERACIONES PEDIÁTRICAS

Es normal el galope auricular en niños, en especial después de ejercicio. Sin embargo, también puede deberse a cardiopatías congénitas, como comunicación interauricular o interventricular, conducto arterial permeable y estenosis de válvula pulmonar grave.

G

CONSIDERACIONES GERIÁTRICAS

Dado que la intensidad absoluta de un galope auricular no disminuye con la edad, como ocurre con S_1, la intensidad relativa de S_4 aumenta comparada con S_1. Esto explica la mayor frecuencia de un S_4 audible en adultos mayores y que este sonido pueda considerarse un dato normal en adultos mayores.

Bibliografía

Chen, J., Dharmarajan, K., Wang, Y., & Krumholz, H. M. (2013). National trends in heart failure hospital stay rates, 2001 to 2009. *Journal of the American College of Cardiology*, *61*(10), 1078–1088.

Jhund, P. S., Macintyre, K., Simpson, C. R., Lewsey, J. D., Stewart, S., Redpath, A., … McMurray, J. J. (2009). Long-term trends in first hospitalization for heart failure and subsequent survival between 1986 and 2003: A population study of 5.1 million people. *Circulation*, *119*(4), 515–523.

Galope ventricular [S_3]

Un galope ventricular es un ruido cardiaco (llamado S_3) asociado con llenado ventricular rápido al principio de la diástole. Usualmente palpable, este ruido de baja frecuencia ocurre alrededor de 0.15 segundos después del segundo ruido cardiaco (S_2). Puede originarse en el ventrículo izquierdo o el derecho. Un galope del lado derecho suele ser más intenso a la inspiración y se escucha mejor a lo largo del borde esternal inferior izquierdo o en la región xifoidea. Un galope izquierdo suele ser más intenso a la espiración y se oye mejor en el ápex cardiaco.

Los galopes ventriculares se pasan por alto con facilidad debido a que suelen ser débiles. Por fortuna, existen técnicas que mejoran su detección, como auscultar en un ambiente silencioso; examinar al paciente en decúbito lateral izquierdo y posición de semi-Fowler; y pedir al paciente que tosa o levante las piernas para incrementar el sonido. Es normal un galope ventricular en niños y adultos de menos de 40 años de edad; sin embargo, la mayoría de las personas pierden este tercer ruido cardiaco hacia los 40 años. Dicho galope también puede ocurrir durante el tercer trimestre del embarazo. Un S_3 anómalo (en adultos mayores de 40 años) puede ser un signo de disminución de la contractilidad del miocardio, insuficiencia miocárdica, y sobrecarga de volumen en el ventrículo, como en caso de insuficiencia de las válvulas mitral y tricúspide. Aunque el S_3 fisiológico ocurre en el mismo momento que el patológico, su intensidad aumenta y disminuye con la respiración. También se escucha más débilmente si la persona está sentada o de pie.

Un galope ventricular patológico puede ser uno de los signos más tempranos de insuficiencia ventricular. Puede ocurrir por uno de dos mecanismos: desaceleración rápida de la sangre que entra en un ventrículo rígido no distensible o aceleración rápida de la sangre por aumento del flujo hacia el interior del ventrículo. Un galope que persiste pese al tratamiento indica pronóstico adverso.

Los pacientes con cardiomiopatía o insuficiencia cardiaca pueden desarrollar galope ventricular y auricular, un trastorno llamado galope de sumación. (Véase *Galope de sumación: dos galopes en uno,* en la pág. 335.)

Galope de sumación: dos galopes en uno

Cuando ocurren de manera simultánea un galope auricular y uno ventricular, producen un ruido breve de tono bajo llamado *galope de sumación*. Este ruido relativamente raro ocurre durante la mitad de la diástole (entre S_2 y S_1) y se ausculta mejor con la campana del estetoscopio aplicada con presión ligera contra el ápex del corazón. Puede ser más intenso que S_1 o S_2 y causar movimiento apical visible durante la diástole.

CAUSAS

Un galope de sumación puede deberse a taquicardia o demora o bloqueo de la conducción auriculoventricular (AV). La taquicardia acorta el tiempo de llenado ventricular durante la diástole, haciendo que coincida con la contracción auricular. Cuando la frecuencia cardiaca disminuye, el galope de sumación es sustituido por galopes auricular y ventricular separados, lo cual produce un ritmo cuádruple muy parecido al medio galope de un caballo. La demora de la conducción AV también acerca la contracción auricular al llenado ventricular, creando un galope de sumación.

El galope de sumación suele ser resultado de insuficiencia cardiaca o cardiomiopatía congestiva dilatada. También puede acompañar a otros trastornos cardiacos. En ocasiones, indica ulterior deterioro cardiaco. Por ejemplo, considérese el paciente hipertenso con un galope auricular crónico quien desarrolla taquicardia y un galope ventricular superpuesto. Si este paciente exhibe de manera abrupta un galope de sumación, la causa probable es insuficiencia cardiaca.

Anamnesis y exploración física

Después de auscultar un galope ventricular, la anamnesis y la exploración se concentran en el aparato cardiovascular. Se comienza la anamnesis preguntando al paciente si ha tenido dolor torácico. En caso afirmativo, se le pide que describa su carácter, sitio, frecuencia, duración y factores que lo alivian o agravan. También se interroga sobre palpitaciones, mareo o síncope. ¿Tiene el paciente dificultad para respirar después de realizar actividad física? ¿Cuando está acostado? ¿En reposo? ¿Tiene tos? Se le interroga acerca de antecedentes de trastornos cardiacos. ¿Recibe en la actualidad tratamiento para insuficiencia cardiaca? En caso afirmativo, ¿cuáles medicamentos toma?

Durante la exploración física, se ausculta de manera cuidadosa en busca de soplos o anomalías en el primero y segundo ruidos cardiacos. Se buscan estertores pulmonares. A continuación se valoran los pulsos periféricos, tomando nota de pulsos fuertes y débiles alternantes. Por último, se palpa el hígado para detectar crecimiento o sensibilidad, y se valora para determinar si hay ingurgitación yugular y edema periférico.

G

Causas médicas

- ***Insuficiencia aórtica.*** Ocurre insuficiencia aórtica secundaria a disminución de la fracción de expulsión y aumento del volumen telesistólico. La insuficiencia aórtica aguda y la crónica pueden provocar un S_3. De manera característica, la insuficiencia aórtica aguda también causa un galope auricular y un soplo diastólico breve y suave sobre el borde esternal izquierdo. S_2 puede ser suave o ausente. A veces se escucha un soplo mesosistólico breve y suave en el segundo espacio intercostal derecho. Son datos relacionados taquicardia, disnea, ingurgitación yugular y estertores.

La insuficiencia aórtica crónica produce un galope ventricular y un soplo diastólico de tono alto en decrescendo que se escucha mejor sobre el segundo o tercer espacios intercostales derechos o el borde esternal izquierdo. También puede ocurrir un soplo de Austin Flint —un soplo apical retumbante mesodiastólico a telediastólico. Son datos relacionados típicos palpitaciones, taquicardia, dolor torácico anginoso, fatiga, disnea, ortopnea y estertores.

■ ***Cardiomiopatía.*** Un galope ventricular es característico en la cardiomiopatía. Cuando se acompaña de un pulso alternante y S_1 y S_2 alterados, este galope suele indicar cardiopatía avanzada. Otros efectos pueden ser fatiga, disnea, ortopnea, dolor torácico, palpitaciones, síncope, estertores, edema periférico, ingurgitación yugular y galope auricular.

■ ***Insuficiencia cardiaca.*** Un signo cardinal de la insuficiencia cardiaca es un galope ventricular. Cuando es intenso y se acompaña de taquicardia sinusal, este galope puede indicar insuficiencia cardiaca grave. El paciente con insuficiencia cardiaca izquierda también exhibe fatiga, disnea de esfuerzo, disnea paroxística nocturna, ortopnea y, quizá, tos seca; en la insuficiencia cardiaca derecha ocurre ingurgitación yugular. Otras manifestaciones tardías son taquipnea, opresión torácica, palpitaciones, anorexia, náusea, edema postural, aumento de peso, reacción mental lenta, diaforesis, palidez, hipotensión, disminución de la presión diferencial y, posiblemente, oliguria. En algunos casos hay estertores inspiratorios, hipocratismo digital y sensibilidad del hígado, palpable. Conforme la insuficiencia cardiaca avanza, pueden desarrollarse hemoptisis, cianosis, edema compresible intenso y notable hepatomegalia.

■ ***Insuficiencia mitral.*** La insuficiencia mitral aguda y crónica puede provocar un galope ventricular. En la forma aguda, la auscultación también revela un soplo en decrescendo temprano u holosistólico en el ápex, un galope auricular, y un S_2 ampliamente desdoblado. De manera característica, el paciente exhibe taquicardia sinusal, taquipnea, ortopnea, disnea, estertores, ingurgitación yugular y fatiga.

En la insuficiencia mitral crónica es típico un galope ventricular progresivamente más grave. La auscultación también revela un soplo apical holosistólico sonoro de tono alto. El paciente puede informar fatiga, disnea de esfuerzo y palpitaciones, o ser asintomático.

■ ***Tirotoxicosis.*** La tirotoxicosis puede causar galopes ventricular y auricular, pero sus características cardinales son crecimiento tiroideo, pérdida de peso a pesar del aumento del apetito, intolerancia al calor, diaforesis, nerviosismo, temblor, taquicardia, palpitaciones, diarrea y disnea.

Consideraciones especiales

Se vigila al paciente con un galope ventricular; se buscan —y en su caso se informan— taquicardia, disnea, estertores e ingurgitación yugular. Se administran oxígeno, diuréticos y otros fármacos, como digoxina e inhibidores de la enzima convertidora de angiotensina, para prevenir el edema pulmonar.

Se prepara al paciente para electrocardiografía, ecocardiografía, visualización de sangre embalsada y cateterismo cardiaco.

Orientación al paciente

Se explican las restricciones alimentarias y de líquidos que el paciente necesita. Se hace hincapié en la importancia de periodos de reposo programados. Se explican los signos y síntomas de sobrecarga hídrica que deben informarse, y se enseña al paciente a vigilar su peso diario.

CONSIDERACIONES PEDIÁTRICAS

En niños es normal escuchar un galope ventricular. Sin embargo, puede acompañar a anomalías congénitas asociadas con insuficiencia cardiaca, como una gran comunicación interventricular y conducto arterial persistente. También puede resultar de anemia drepanocítica. Este galope debe correlacionarse con los signos y síntomas asociados del paciente para tener utilidad diagnóstica.

Bibliografía

Go, A. S., Mozaffarian, D., Roger, V. L., Benjamin, E. J., Berry, J. D., Borden, W. B., … Turner, M. B. (2013). Heart disease and stroke statistics—2013 update: A report from the American Heart Association. *Circulation*, *127*(1), e6–e245.

McMurray, J. J., Adamopoulos, S., Anker, S. D., Auricchio, A., Böhm, M., Dickstein,

K., … Ponikowski, P. (2012). ESC Guidelines for the diagnosis and treatment of acute and chronic heart failure 2012: The task force for the diagnosis and treatment of acute and chronic heart failure 2012 of the European society of cardiology developed in collaboration with the Heart Failure Association (HFA) of the ESC. *European Heart Journal*, *33*(14), 1787–1847.

Ginecomastia

La ginecomastia ocurre sólo en el sexo masculino y es el aumento del tamaño de la mama a causa de desarrollo excesivo de la glándula mamaria. Este cambio de tamaño puede ser apenas palpable o inmediatamente evidente. Suele ser bilateral, y puede asociarse a sensibilidad de la mama y secreción de leche.

Normalmente, varias hormonas regulan el desarrollo mamario. Estrógenos, somatotropina y corticoesteroides estimulan el crecimiento de los conductos, y progesterona y prolactina, el de los túbulos alveolares. Aunque no se comprende del todo la fisiopatología de la ginecomastia, es probable que contribuya un desequilibrio hormonal, en particular un cambio en el cociente estrógeno/andrógeno y un aumento de la prolactina. Esto explica por qué la ginecomastia suele ser resultado de los efectos de estrógenos y otros fármacos. También puede deberse a tumores secretores de hormonas y a trastornos endocrinos, genéticos, hepáticos o suprarrenales. Es posible una ginecomastia fisiológica en neonatos del sexo masculino, púberes y adultos mayores a causa de fluctuaciones normales en las concentraciones hormonales.

Anamnesis y exploración física

Se comienza la anamnesis preguntando al paciente cuándo notó por primera vez el crecimiento mamario. ¿Qué edad tenía en ese tiempo? Desde entonces, ¿esta mama se ha hecho progresivamente más grande o más pequeña o ha permanecido igual? ¿Tiene sensibilidad o secreción en esa mama? Se le pide que describa la secreción, en su caso. Se le pregunta si se ha sometido a perforación (*piercing*) de los pezones. En tal caso, ¿hubo complicaciones? A continuación se recaban los antecedentes farmacológicos detallados, incluidos fármacos de prescripción y de venta libre y productos botánicos y drogas. Después se exploran signos y síntomas asociados, como masa o dolor testiculares, pérdida de la libido, baja potencia sexual, y caída del vello torácico, axilar o facial.

La exploración física se concentra en mamas, testículos y pene. Al examinar las mamas, se toma nota de asimetría, hoyuelos, pigmentación anómala o ulceración. Se observan los testículos en cuanto a tamaño y simetría. Después se les palpa para detectar nódulos, sensibilidad o consistencia inusual. Se observa si el desarrollo peneano es normal después de la pubertad y se busca hipospadias.

Causas médicas

- ***Carcinoma suprarrenal.*** La producción de estrógeno por un tumor suprarrenal puede inducir un síndrome de feminización en hombres, caracterizado por ginecomastia bilateral, pérdida de la libido, disfunción eréctil, atrofia testicular y menor crecimiento del vello facial. También se presentan signos cushingoides, como cara de luna llena y estrías púrpuras.
- ***Cáncer mamario.*** En hombres con cáncer mamario ocurre rápidamente ginecomastia unilateral dolorosa. La palpación puede revelar una masa dura, incluso como piedra, sugerente de tumor maligno. La exploración mamaria también puede detectar cambios en la simetría de las mamas; cambios cutáneos, como engrosamiento, hoyuelos, piel de naranja y ulceración; una zona enrojecida caliente; y cambios del pezón, como prurito, ardor, erosión, desviación, aplanamiento, retracción y una secreción acuosa, sanguinolenta o purulenta.
- ***Hipertiroidismo.*** Puede ocurrir ginecomastia cuando el delicado equilibrio entre las concentraciones de estrógeno y testosterona se altera. Esto

sucede por ejemplo cuando la glándula tiroides se torna hiperactiva y produce demasiada tiroxina. Otros síntomas son pérdida de peso repentina, frecuencia cardiaca elevada, nerviosismo, sensibilidad al calor, dificultad para dormir, debilidad muscular y fatiga.

■ ***Síndrome de Klinefelter.*** En el síndrome de Klinefelter, una enfermedad genética, se presenta ginecomastia bilateral indolora durante la adolescencia. Antes de la pubertad, entre los síntomas también se incluyen testículos anormalmente pequeños y ligera deficiencia mental; después de la pubertad, hay vello facial escaso, pene pequeño, disminución de la libido y disfunción eréctil.

■ ***Cáncer hepático.*** El cáncer hepático puede causar ginecomastia bilateral y otras características de feminización, como atrofia testicular, disfunción eréctil y crecimiento escaso del vello facial. Es posible que el paciente informe dolor intenso en epigastrio o cuadrante superior derecho relacionado con una masa en este cuadrante. Un tumor grande también puede causar un soplo vascular a la auscultación. Son posibles datos relacionados anorexia, pérdida de peso, edema postural, fiebre, caquexia y, quizá, ictericia o ascitis.

■ ***Tumor hipofisario.*** Un tumor hipofisario secreta hormona y causa ginecomastia bilateral acompañada de galactorrea, disfunción eréctil y disminución de la libido. Otros posibles efectos hormonales son crecimiento de manos y pies, caracteres faciales gruesos con prognatismo, profundización de la voz, aumento de peso, hipertensión, diaforesis, intolerancia al calor, hiperpigmentación y engrosamiento y carácter grasoso de la piel. Suele haber parestesia o pérdida sensitiva y debilidad muscular en las extremidades. Si el tumor se expande, puede causar visión borrosa, diplopía, cefalea o hemianopsia bilateral parcial que tal vez avance a ceguera.

■ ***Síndrome de Reifenstein.*** El síndrome de Reifenstein es un trastorno genético que causa ginecomastia bilateral indolora en la pubertad. Son posibles signos asociados hipospadias, atrofia testicular y subdesarrollo del pene.

Otras causas

■ ***Fármacos.*** Cuando la ginecomastia es causada por fármacos, suele ser dolorosa y unilateral. Los estrógenos usados para tratar el cáncer de próstata, como dietilestilbestrol, estramustina y clorotrianiseno, afectan directamente el cociente estrógeno-andrógeno. Lo mismo se aplica a los fármacos que tienen un efecto parecido al de los estrógenos, como glucósidos cardiacos y coriogonadotropina. El uso habitual de alcohol, marihuana o heroína reduce la concentración plasmática de testosterona, causando ginecomastia. Otros fármacos —como flutamida, ciproterona, espironolactona, cimetidina y cetoconazol— producen este signo al interferir en la producción y actividad de los andrógenos. Algunos fármacos comunes, como fenotiazinas, antidepresivos tricíclicos y antihipertensivos, provocan ginecomastia por un mecanismo desconocido.

■ ***Tratamientos.*** Puede ocurrir ginecomastia en las semanas que siguen al comienzo de la hemodiálisis para insuficiencia renal crónica. También puede seguir a cirugía mayor o radioterapia testicular.

Consideraciones especiales

Para que el paciente esté lo más confortable posible, se aplican compresas frías a las mamas y se administran analgésicos. Se le prepara para pruebas diagnósticas como radiografías torácicas y de cráneo y concentraciones sanguíneas de hormonas.

Dado que la ginecomastia puede alterar la imagen corporal del paciente, se le da apoyo emocional. Se le explica que el tratamiento puede reducir la ginecomastia. Algunos pacientes se benefician del tamoxifeno, un antiestrógeno, o de la testolactona, un inhibidor de la conversión de testosterona en estrógeno. La extirpación quirúrgica del tejido mamario es una opción si el tratamiento farmacológico falla.

Orientación al paciente

Se explican el tratamiento y las intervenciones que el paciente requiere.

CONSIDERACIONES PEDIÁTRICAS

En neonatos, la ginecomastia puede relacionarse con galactorrea ("leche de brujas"). Este signo suele desaparecer en unas pocas semanas pero puede persistir hasta los 2 años de edad.

La mayoría de los hombres tienen ginecomastia fisiológica en algún momento durante la adolescencia, por lo común a los 14 años. Esta ginecomastia suele ser asimétrica y sensible; suele resolverse en los 2 años siguientes y rara vez persiste más allá de los 20 años de edad.

Bibliografía

Block, S. L. (2012). The possible link between gynecomastia, topical lavender, and tea tree oil. *Pediatric Annals*, *41*, 56–58.

Deepinder, F., & Braunstein, G. D. (2012). Drug-induced gynecomastia: An evidence-based review. *Expert Opinion on Drug Safety*, *11*, 779–795.

Gingivorragia

[Sangrado gingival]

La gingivorragia suele deberse a problemas dentales; con menor frecuencia es resultado de una discrasia sanguínea o los efectos de determinados fármacos. Entre las causas fisiológicas de este signo común se incluyen embarazo, que puede provocar tumefacción gingival en el primero o segundo trimestres (épulis del embarazo); cambios de presión atmosférica, que suele afectar a buzos y aviadores; y traumatismo bucal. El sangrado va de ligero a hemorragia potencialmente letal. Puede ser espontáneo o deberse a traumatismo. En ocasiones puede controlarse por presión directa.

INTERVENCIONES EN CASO DE URGENCIA

Si se detecta sangrado profuso espontáneo en la cavidad bucal, se revisan con rapidez las vías respiratorias y se buscan signos de colapso cardiovascular, como taquicardia e hipotensión. Se realiza aspiración. Se aplica presión directa al sitio sangrante. Se espera tener que insertar una vía aérea, administrar líquidos IV, y tomar muestras de suero para evaluación diagnóstica.

Anamnesis y exploración física

Si la gingivorragia no es una urgencia, se realiza la anamnesis. Se determina cuándo comenzó el sangrado. ¿Ha sido continuo o intermitente? ¿Ocurre de manera espontánea o cuando el paciente se cepilla los dientes o utiliza hilo dental? Se pide al paciente que señale el sitio del sangrado, si es posible.

Se determina si el paciente o cualquier familiar tienen tendencias hemorrágicas; por ejemplo, se pregunta sobre tendencia a la equimosis y epistaxis frecuente. ¿Cuánto sangra el paciente después de una extracción dental? ¿Tiene antecedentes de enfermedad hepática o esplénica? A continuación se revisan los antecedentes dentales del paciente. Se determina con cuánta frecuencia se cepilla los dientes, se aplica hilo dental, y va al dentista, y qué tipo de cepillo e hilo usa. ¿Ha visto a un dentista en fecha reciente? Para evaluar el estado nutricional, se pide al paciente que describa su alimentación normal y su consumo de alcohol. Finalmente, se toma nota de los fármacos de prescripción y de venta libre que utiliza.

Acto seguido se realiza una inspección bucal completa. Si el paciente usa dentaduras, se le pide que las retire. Se examinan las encías para determinar el sitio y la cantidad del sangrado. Las encías normalmente son rosadas y onduladas, con sus márgenes apretados contra los dientes. Se buscan inflamación, huecos alrededor de los dientes, tumefacción, retracción, hipertrofia, cambio de color e hiperplasia gingival. Se toma nota de caries evidente, cambio de color, materia extraña —como alimento— y dientes faltantes.

Causas médicas

■ ***Agranulocitosis.*** Pueden ocurrir gingivorrea espontánea y otras hemorragias sistémicas en la agranulocitosis, que suele causar fatiga y debilidad progresivas, seguidas de signos de infección, como fiebre y escalofríos. La inspección puede revelar lesiones bucales y perianales, que suelen tener el borde áspero con una membrana gris o negra.

■ ***Anemia aplásica.*** En la anemia aplásica, un traumatismo puede ir seguido por gingivorragia profusa o escasa. Otros signos de sangrado, como epistaxis y equimosis, también son característicos. El paciente exhibe debilidad y fatiga progresivas, disnea, cefalea, palidez y, quizá, fiebre. Con el tiempo también se producen taquicardia y signos de insuficiencia cardiaca, como ingurgitación yugular y disnea.

■ ***Síndrome de Ehlers-Danlos.*** En el síndrome de Ehlers-Danlos, las encías sangran con facilidad después del cepillado dental. También son típicos tendencia a la equimosis y otros signos de sangrado anómalo. La piel es frágil e hiperelástica; las articulaciones son hiperextensibles.

■ ***Gingivitis.*** El enrojecimiento y edema de encías son característicos de la gingivitis. La zona gingival entre los dientes se hace bulbosa y sangra con facilidad al menor traumatismo. Sin embargo, en la gingivitis ulcerosa necrosante aguda, el sangrado es espontáneo y las encías son tan dolorosas que el paciente puede verse impedido para comer. Se forma una seudomembrana amarilla grisácea característica sobre erosiones en sacabocado. Es típica una halitosis ofensiva, y puede acompañarse de cefalea, malestar general, fiebre y adenopatía cervical.

■ ***Hemofilia.*** Ocurren hemorragias en muchos sitios de la cavidad bucal, en particular las encías. La hemofilia leve causa tendencia a la equimosis, hematomas, epistaxis, gingivorragia y sangrado prolongado incluso en cirugía menor y hasta 8 días después. La hemofilia moderada produce episodios más frecuentes de sangrado anómalo y a veces en las articulaciones, que puede causar tumefacción y dolor. La hemofilia grave ocasiona sangrado espontáneo o intenso después de traumatismo menor, con el posible resultado de grandes hematomas subcutáneos e intramusculares. El sangrado en articulaciones y músculos causa dolor, tumefacción, sensibilidad extrema y, quizá, deformidad permanente. El que ocurre cerca de nervios periféricos causa neuropatías periféricas, dolor, parestesia y atrofia muscular. Tras el sangrado son posibles signos de anemia y fiebre. La pérdida de sangre extensa puede provocar choque y la muerte.

■ ***Telangiectasia hemorrágica hereditaria.*** La telangiectasia hemorrágica hereditaria se caracteriza por zonas hemorrágicas parecidas a arañas rojas a violetas en las encías, que se blanquean bajo presión y sangran de modo espontáneo. Estas telangiectasias también pueden ocurrir en labios, mucosa bucal y paladar; en cara, orejas, piel cabelluda, manos, brazos y pies; y bajo las uñas. Comúnmente ocurre epistaxis al principio, y es difícil de controlar. Son posibles hemoptisis y signos de sangrado GI.

■ ***Leucemia.*** La tendencia a la gingivorragia, un signo temprano de leucemia monocítica, linfocítica o mielocítica aguda, se acompaña de tumefacción, necrosis y petequias gingivales. Las encías, blandas y sensibles, tienen aspecto vidrioso y azulado. La leucemia aguda causa postración grave marcada por fiebre alta y tendencias hemorrágicas, como epistaxis y menstruación prolongada. También puede causar disnea, taquicardia, palpitaciones y dolor abdominal u óseo. Son posibles efectos ulteriores confusión, cefaleas, vómito, convulsiones, papiledema y rigidez de nuca.

La leucemia crónica suele desarrollarse de manera insidiosa, causando tendencias hemorrágicas menos graves. Otros efectos pueden ser anorexia, pérdida de peso, febrícula, escalofríos, erupciones cutáneas y crecimiento de bazo, amígdalas y nódulos linfáticos. Son posibles signos de anemia, como fatiga y palidez.

- ***Penfigoide (mucoso benigno).*** Más común en mujeres de 40 a 50 años de edad, el penfigoide suele causar lesiones gingivales de pared gruesa que se rompen, descaman y después sangran con facilidad. Se forman extensas cicatrices que sanan, y las encías pueden permanecer enrojecidas por meses. También pueden ocurrir lesiones en otras partes de la mucosa bucal, las conjuntivas y, menos a menudo, la piel. Bandas fibrosas secundarias pueden causar disfagia, disfonía o ceguera.
- ***Enfermedad periodontal.*** Suele ocurrir gingivorragia después de cepillarse los dientes o sondar las encías, pero también de manera espontánea. Cuando las encías se separan del hueso, se forman huecos llenos de pus alrededor de los dientes; en ocasiones puede exprimirse la pus. Otros datos son sabor desagradable con halitosis, dolor facial, flojedad dental, y sarro y placa dentales.
- ***Policitemia verdadera.*** En la policitemia verdadera, las encías tumefactas rezuman sangre incluso después de traumatismo leve. Este trastorno suele impartir un color rojo violeta intenso a la mucosa bucal, en particular a encías y lengua. Entre los datos asociados están cefalea, disnea, mareo, fatiga, parestesia, acúfenos, visión doble o borrosa, prurito acuágeno, malestar epigástrico, pérdida de peso, hipertensión, cianosis roja, equimosis y hepatoesplenomegalia.
- ***Trombocitopenia.*** Suele rezumar sangre entre los dientes y las encías; sin embargo, puede ocurrir sangrado intenso después de traumatismo menor. Entre los signos de hemorragia asociados se incluyen grandes ampollas llenas de sangre en la boca, petequias, equimosis, epistaxis y hematuria. Con el tiempo se presentan malestar general, fatiga, debilidad y letargo.
- ***Púrpura trombocitopénica (idiopática).*** Ocurre gingivorragia profusa en la púpura trombocitopénica idiopática. Sin embargo, su característica clásica son lesiones hemorrágicas espontáneas de la piel que van de petequias puntiformes a hemorragias masivas. El paciente tiene tendencia a la equimosis, presenta petequias en la mucosa bucal, y puede exhibir melena, epistaxis o hematuria.
- ***Deficiencia de vitamina K.*** El primer signo de deficiencia de vitamina K suele ser sangrado gingival al cepillarse los dientes. También son posibles otros signos de sangrado anómalo, como equimosis, epistaxis y hematuria. El sangrado GI puede provocar hematemesis y melena; el sangrado intracraneal a veces ocasiona disminución del nivel de conciencia y déficit neurológicos focales.

Otras causas

- ***Fármacos.*** Warfarina y heparina interfieren en la coagulación sanguínea y pueden causar gingivorragia prolongada. El abuso de ácido acetilsalicílico (AAS) y antiinflamatorios no esteroideos puede alterar las plaquetas, con el resultado de gingivorragia. También puede ocurrir gingivorragia localizada en la "quemadura por AAS" de la mucosa, que ocurre al disolver AAS cerca de un diente que duele.

Consideraciones especiales

Se prepara al paciente para pruebas diagnósticas, como estudios sanguíneos o radiografía facial. Se le prepara para la posible transfusión de sangre o un hemoderivado, si es necesaria (plaquetas o plasma reciente congelado). Cuando se dan cuidados bucales, debe evitarse usar enjuagues de limón y glicerina, que pueden quemar o secar las encías.

Orientación al paciente

Se instruye al paciente en el cuidado correcto de boca y encías.

CONSIDERACIONES PEDIÁTRICAS

En neonatos, la gingivorragia puede deberse a deficiencia de vitamina K asociada con falta de flora intestinal normal o nutrición materna deficiente. En lactantes que beben principalmente

G

leche de vaca y no reciben complementos vitamínicos, la gingivorragia puede ser resultado de carencia de vitamina C.

Se alienta a los padres a enseñar pronto una higiene bucal adecuada. El cepillado diario en la mañana y antes de acostarse debe comenzar con la erupción del primer diente. Cuando el niño tiene toda su primera dentición, debe comenzar a recibir revisiones dentales con regularidad.

CONSIDERACIONES GERIÁTRICAS

En pacientes desdentados, el traumatismo y sangrado gingivales constantes pueden deberse al uso de prótesis dentales.

Bibliografía

Epstein, J. B., Raber-Durlacher, J. E., Wilkins, A., Chavarria, M. G., & Myint, H. (2009). Advances in hematologic stem cell transplant: An update for oral health care providers. *Oral Surgery Oral Medicine Oral Pathology Oral Radiology Endod*, *107*, 301–312.

Kashiwazaki, H., Matsushita, T., Sugita, J., Shigematsu, A., Kasashi, K., Yamazaki, Y., … Inoue, N. (2012). Professional oral health care reduces oral mucositis and febrile neutropenia in patients treated with allogeneic bone marrow transplantation. *Support Care Cancer*, *20*, 367–373.

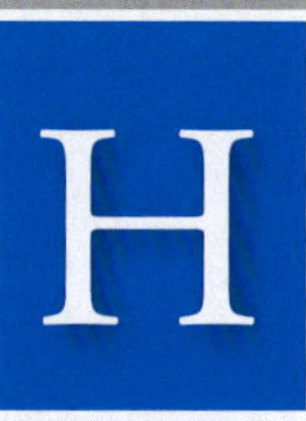

HALO VISUAL

El halo visual es la percepción de anillos coloreados como arco iris alrededor de las luces o los objetos brillantes. Este efecto puede ser explicado por el siguiente principio de la física: cuando la luz pasa por el agua (y, en el ojo, a través de las lágrimas o las células de diversos medios anterretinianos) se descompone en los colores del espectro óptico.

El halo visual suele producirse de manera repentina; su duración depende del trastorno causal. Puede ocurrir con trastornos relacionados con lagrimeo excesivo y edema del epitelio corneal. Entre estas causas, la más común e importante es glaucoma agudo de ángulo cerrado, que puede ocasionar ceguera. En este trastorno, el aumento de la presión intraocular (PIO) fuerza la entrada de líquido a los tejidos corneales anteriores a la membrana de Bowman, causando edema. El halo visual es también un síntoma temprano de cataratas, en cuyo caso resulta de la dispersión de la luz por opacidades anómalas en el cristalino.

Entre las causas no patológicas de lagrimeo excesivo asociado con halo visual se incluyen lentes de contacto con ajuste deficiente o demasiado gastados, extremos emocionales, y exposición a luz intensa, como en la nifablepsia.

Anamnesis y exploración física

Primero se pregunta al paciente por cuánto tiempo ha visto halos alrededor de las luces y cuándo suele verlos. El paciente con glaucoma casi siempre ve halos en la mañana, cuando la PIO es más elevada. Se pregunta al paciente si la luz le lastima los ojos. ¿Tiene dolor ocular? En tal caso, se le pide que lo describa. Debe recordarse que los halos relacionados con dolor ocular insufrible o cefalea intensa pueden apuntar a glaucoma agudo de ángulo cerrado, una urgencia oftalmológica. Se toma nota de antecedente de glaucoma o cataratas.

Después se examinan los ojos del paciente, tomando nota de inyección conjuntival, lagrimeo excesivo y cambios en el cristalino. Se examinan tamaño, forma y reacción a la luz de las pupilas.

Causas médicas

- ***Cataratas.*** Un halo visual puede ser un síntoma temprano de cataratas progresivas indoloras. El resplandor de la luz artificial puede cegar al paciente, imposibilitándolo para conducir de noche. Otras características son visión borrosa, deterioro de la agudeza visual, y opacidad del cristalino, todo lo cual ocurre gradualmente.
- ***Distrofia del endotelio corneal.*** El halo visual suele ser un síntoma tardío. También puede ocurrir deterioro de la agudeza visual.
- ***Glaucoma.*** El halo visual caracteriza todos los tipos de glaucoma. El glaucoma agudo de ángulo cerrado —una urgencia oftalmológica— también causa visión borrosa, seguida de cefalea intensa o dolor insufrible en el ojo afectado y a su alrededor. La exploración revela una pupila fija moderadamente dilatada que no reacciona a la luz, inyección conjuntival, turbidez corneal, deterioro de la agudeza visual y, quizá, náusea y vómito.

El glaucoma crónico de ángulo cerrado suele ser asintomático hasta que ocurren dolor y ceguera en una etapa avanzada. A veces, halos y visión borrosa se desarrollan con lentitud.

En el glaucoma crónico de ángulo abierto, el halo visual es un síntoma tardío que se acompaña de dolor ocular leve, pérdida de la visión periférica y deterioro de la agudeza visual.

Otras causas

- ***Fármacos.*** Es bien sabido que, en la intoxicación por digoxina, los pacientes suelen informar halos visuales, manchas brillantes o anillos de luz amarilla a verde alrededor de los objetos. Los pacientes también pueden quejarse de otras alteraciones visuales, como visión borrosa, diplopía, destellos de luz, fotofobia, cambios en la percepción cromática y puntos ciegos.

Consideraciones especiales

Para ayudar a minimizar el halo visual, se recuerda al paciente no mirar directamente las luces intensas.

Orientación al paciente

Se enseña al paciente a instilar las gotas oftálmicas, si se les prescribe. Se discute la importancia de informar secreción ocular, lagrimeo, visión borrosa o turbia, halos, manchas flotantes, destellos de luz o dolor ocular.

CONSIDERACIONES PEDIÁTRICAS

El halo visual en niños suele deberse a cataratas congénitas o glaucoma. En niños pequeños, la capacidad verbal limitada puede hacer difíciles de valorar los halos visuales.

CONSIDERACIONES GERIÁTRICAS

El glaucoma primario, la causa más común de halo visual, es más frecuente en pacientes mayores de 60 años de edad.

Bibliografía

Biswas, J., Krishnakumar, S., & Ahuja, S. (2010). *Manual of ocular pathology*. New Delhi, India: Jaypee—Highlights Medical Publishers.

Gerstenblith, A. T., & Rabinowitz, M. P. (2012). *The wills eye manual*. Philadelphia, PA: Lippincott Williams & Wilkins.

Roy, F. H. (2012). *Ocular differential diagnosis*. Clayton, Panama: Jaypee—Highlights Medical Publishers, Inc.

Hedor hepático

El hedor hepático, un olor dulzón mohoso característico del aliento, es típico de la encefalopatía hepática, una complicación potencialmente letal de la enfermedad hepática grave. El olor se debe a la incapacidad del hígado dañado de metabolizar y desintoxicar mercaptanos producidos por la degradación bacteriana de la metionina, un aminoácido azufrado. Estas sustancias circulan en la sangre y son expulsadas por los pulmones, lo que da su olor al aliento.

INTERVENCIONES EN CASO DE URGENCIA

Si se detecta hedor hepático, se determina con rapidez el nivel de conciencia (NDC) del paciente. Si está comatoso, se evalúa su estado respiratorio. Se hacen los preparativos para intubar y dar apoyo ventilatorio, en caso necesario. Se coloca una línea IV periférica para administrar líquidos, se inicia la monitorización cardiaca y se inserta una sonda urinaria a permanencia para vigilar el egreso. Se obtienen muestras de sangre arterial y venosa para análisis de gases en sangre, amoniaco y electrolitos.

Anamnesis y exploración física

Si el paciente está consciente, se le observa de cerca en busca de signos de coma inminente. Se evalúan los reflejos tendinosos profundos y se buscan asterixis y signo de Babinski. Se está alerta a signos de sangrado GI y choque, complicaciones comunes de insuficiencia hepática en fase terminal. También se observa en busca de aumento de ansiedad, inquietud, taquicardia, taquipnea, hipotensión, oliguria, hematemesis, melena o humedad fría y palidez de la piel. Se coloca al paciente en decúbito supino con la cabecera de la cama a 30° o más. Se administra oxígeno en caso necesario, y se determina la necesidad del paciente de líquidos IV o reposición de albúmina. Se toman muestras de sangre para pruebas de funcionamiento hepático, electrolitos séricos, hepatitis, contenido de alcohol en sangre, biometría hemática completa, grupo y compatibilidad cruzada, perfil de coagulación y amoniemia. Tal vez se requieran intubación, ventilación o reanimación cardiopulmonar. Se evalúa el grado de ictericia y distensión abdominal, y se palpa el hígado para valorar su crecimiento.

Se realiza una historia clínica completa, basándose en información proporcionada por la familia del paciente en caso necesario. Se hace hincapié en factores que pueden haber precipitado la hepatopatía o el coma, como infección grave reciente; abuso de sedantes, analgésicos (en especial paracetamol), alcohol o diuréticos; consumo excesivo de proteína; o transfusión sanguínea, cirugía, o sangrado del tubo digestivo recientes.

Causas médicas

- ***Encefalopatía hepática.*** Suele ocurrir hedor hepático en la etapa comatosa final de este trastorno, pero a veces se presenta antes. El temblor avanza a asterixis en la etapa inminente; también se producen letargo, conducta aberrante y apraxia. Hiperventilación y estupor marcan la etapa estuporosa, durante la cual el paciente está agitado cuando se le estimula. Convulsiones y coma anuncian la etapa final, junto con disminución de las frecuencias del pulso y respiratoria, signo de Babinski positivo, hiperactividad de reflejos, postura de descerebración y opistótonos.

Consideraciones especiales

El tratamiento eficaz de la encefalopatía hepática reduce la amoniemia al eliminar amoniaco del tubo digestivo. Tal vez se tenga que administrar neomicina o lactulosa para suprimir la producción bacteriana de amoniaco, dar solución de sorbitol para inducir diarrea osmótica, proporcionar complementos de potasio para corregir la alcalosis, aplicar aspiración gástrica continua de sangre, o mantener al paciente con una dieta baja en proteína. Si estas medidas son infructuosas, puede realizarse hemodiálisis o plasmaféresis.

Durante el tratamiento se vigilan de cerca NDC, ingreso y egreso y equilibrio hidroelectrolítico.

Orientación al paciente

Se indica al paciente que restrinja su consumo de proteína, según se requiera. Se le enseña sobre tratamientos actuales y signos y síntomas que debe informar.

CONSIDERACIONES PEDIÁTRICAS

Un niño que está a punto de entrar en coma hepático puede llorar, ser desobediente o preocuparse por una actividad.

CONSIDERACIONES GERIÁTRICAS

Junto con hedor hepático, los adultos mayores con encefalopatía hepática pueden presentar alteraciones en conciencia y actividad mental, como olvido y confusión.

Bibliografía

Devictor, D., Tissieres, P., Afanetti, M., & Debray, D. (2011). Acute liver failure in children. *Clinical Research Hepatology and Gastroenterology, 35*, 430–437.

Shanmugam, N. P., Bansal, S., Greenough, A., Verma, A., & Dhawan, A. (2011). Neonatal liver failure: Aetiologies and management. *European Journal of Pediatrics, 170*, 573–581.

Hematemesis

La hematemesis, o vómito de sangre, suele indicar sangrado GI arriba del ligamento de Treitz, que suspende el duodeno en su unión con el yeyuno. El vómito color rojo intenso o con estrías de sangre indica sangrado nuevo o reciente. El vómito rojo oscuro, pardo o negro (con el color y la consistencia de los posos de café) indica que la sangre se ha retenido en el estómago y digerido parcialmente.

Aunque la hematemesis suele deberse a un trastorno GI, puede ser causada por un trastorno de la coagulación o un tratamiento que irrita el tubo digestivo. Las várices esofágicas también pueden causar hematemesis. La sangre deglutida tras epistaxis o erosión bucofaríngea también puede ocasionar el vómito de sangre. La hematemesis puede ser precipitada por pujo, estrés emocional y uso de un antiinflamatorio o alcohol. En un paciente con várices esofágicas, la hematemesis puede deberse a traumatismo por deglutir con fuerza o alimento parcialmente masticado. (Véase *Causas raras de hematemesis*.)

La hematemesis siempre es un signo importante, pero su gravedad depende de la cantidad, fuente e intensidad del sangrado. La hematemesis masiva (vómito de 500 a 1 000 mL de sangre) es potencialmente letal.

INTERVENCIONES EN CASO DE URGENCIA

Si el paciente tiene hematemesis masiva, se revisan los signos vitales. Si se detectan signos de choque —como taquipnea, hipotensión y taquicardia— se coloca al paciente en decúbito supino y se le elevan los pies a 20 o 30°. Se coloca una línea IV de gran calibre para reposición de líquidos de urgencia. También se envía una muestra de sangre para determinación de grupo y compatibilidad cruzada, concentración de hemoglobina y hematocrito, y se administra oxígeno. Tal vez se requiera endoscopia de urgencia para ubicar la fuente del sangrado. Se hacen los preparativos para insertar una sonda nasogástrica (NG) con fines de aspiración o lavado con solución helada. Puede usarse una sonda de Sengstaken-Blakemore para comprimir várices esofágicas. (Véase Manejo de hematemesis con intubación, *en la pág. 347.)*

Anamnesis y exploración física

Si la hematemesis no pone en peligro inmediato la vida, se comienza con una anamnesis exhaustiva. Primero, se pide al paciente que describa la cantidad, color y consistencia del vómito. ¿Cuándo notó por primera vez este signo? ¿Ha tenido hematemesis antes? Se determina si también sus heces son sanguinolentas o negras alquitranadas. Se observa si la hematemesis suele ir precedida por náusea, flatulencia, diarrea o debilidad. ¿Ha tenido recientemente accesos de arcadas con o sin vómito?

A continuación se interroga sobre antecedentes de úlceras o trastornos hepáticos o de la coagulación. Se deter-

Causas raras de hematemesis

Dos trastornos raros suelen causar hematemesis. El *paludismo* produce éste y otros signos GI, pero sus efectos más característicos son escalofríos, fiebre, cefalea, dolor muscular y esplenomegalia. La *fiebre amarilla* también provoca hematemesis así como fiebre repentina, bradicardia, ictericia y postración grave.

Dos trastornos relativamente comunes pueden causar hematemesis en casos raros. Cuando la *diverticulitis aguda* afecta el duodeno, ocurren sangrado GI y hematemesis resultante, con dolor abdominal y fiebre. En caso de afección GI, la *sífilis secundaria* puede causar hematemesis; entre los signos y síntomas más característicos están un chancro primario, exantema, fiebre, pérdida de peso, malestar general, anorexia y cefalea.

mina cuánto alcohol bebe el paciente, en su caso. ¿Usa con regularidad ácido acetilsalicílico u otro antiinflamatorio no esteroideo (AINE), como fenilbutazona o indometacina? Estos fármacos pueden causar gastritis erosiva o úlceras. ¿Usa warfarina u otros fármacos con propiedades anticoagulantes? Estos fármacos elevan el riesgo de sangrado.

Se comienza la exploración física buscando hipotensión ortostática, un signo de advertencia temprano de

Manejo de hematemesis con intubación

Un paciente con hematemesis requerirá tener una sonda GI colocada para permitir el drenaje de sangre, aspirar el contenido gástrico, o facilitar el lavado gástrico, de ser necesario. He aquí las sondas más comunes y sus usos.

SONDAS NASOGÁSTRICAS

La sonda Salem-Sump (derecha), una sonda nasogástrica (NG) de doble luz, se usa para extraer líquido y gas del estómago o para aspirar el contenido gástrico. También puede usarse para lavado gástrico, administración de fármacos, o alimentación. Su principal ventaja sobre la sonda de Levin —una sonda NG de una luz— es que permite la entrada de aire atmosférico al estómago del paciente, así que la sonda puede flotar libremente, sin riesgo de adhesión y daño a la mucosa gástrica.

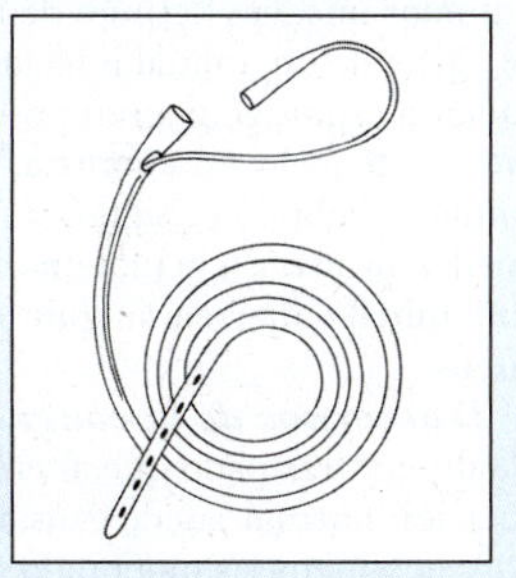

SONDAS GÁSTRICAS DE GRAN CALIBRE

La sonda Edlich (derecha) tiene una luz de gran calibre con cuatro aberturas cerca de la punta distal, cerrada. Es posible conectar un embudo o jeringa en el extremo proximal. Como las otras sondas, la Edlich puede usarse para lavado gástrico y para aspirar con rapidez un gran volumen de contenido gástrico.

La sonda Ewald, de gran calibre, permite el paso rápido de una gran cantidad de líquidos y coágulos, y es especialmente útil para lavado gástrico en pacientes con sangrado GI profuso y en los que ingirieron un agente tóxico no ácido ni alcalino. Otra sonda de gran calibre y doble luz, Levacuator, tiene una luz grande para evacuación del contenido gástrico y otra pequeña para lavado.

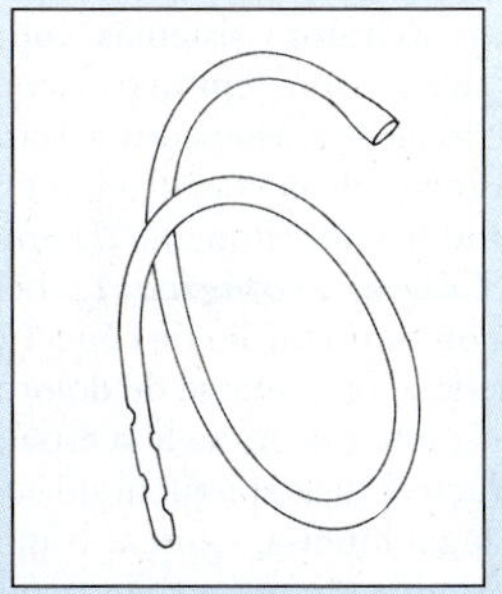

SONDAS ESOFÁGICAS

La sonda Sengstaken-Blakemore (derecha), una sonda esofágica de triple luz y doble balón, proporciona un puerto de aspiración gástrica que permite el drenaje desde abajo del balón gástrico. También puede usarse para instilar medicamento. Una sonda similar, la Linton-Nachlas, puede aspirar contenido esofágico y gástrico sin riesgo de necrosis porque no tiene un balón esofágico. La sonda de taponamiento esofagogástrico Minnesota, con cuatro luces y dos balones, tiene puertos para vigilancia de la presión sin necesidad de conectores en Y.

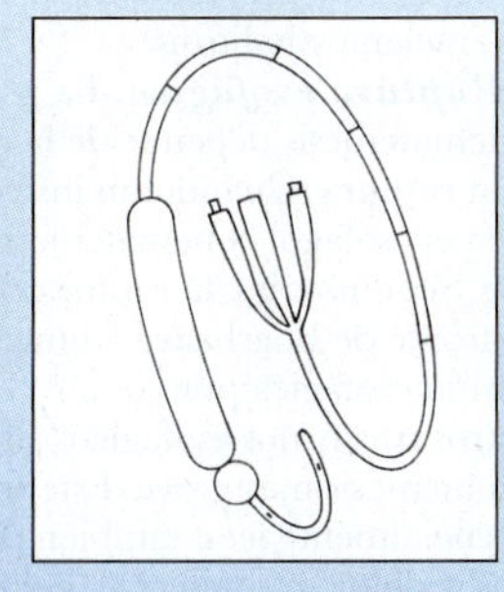

hipovolemia. Se toman presión arterial y pulso con el paciente acostado, sentado y de pie. Una disminución de 10 mm Hg o más en la presión sistólica o un aumento de 10 latidos/minuto o más en el pulso indican hipovolemia. Después de obtener otros signos vitales, se inspeccionan membranas mucosas, nasofaringe y piel en busca de signos de sangrado u otras anomalías. Por último, se palpa el abdomen para detectar sensibilidad, dolor o masas. Se toma nota de linfadenopatía.

Causas médicas

■ ***Carbunco (GI).*** Entre los signos y síntomas iniciales después de la ingestión de carne de un animal infectado con la bacteria esporógena grampositiva *Bacillus anthracis* se incluyen anorexia, náusea, vómito y fiebre. Los signos y síntomas pueden avanzar a hematemesis, dolor abdominal y diarrea sanguinolenta intensa.

■ ***Trastornos de la coagulación.*** Cualquier trastorno que altere la coagulación normal puede causar sangrado GI y hematemesis moderada a grave. También puede ocurrir sangrado en otros aparatos y sistemas, con el resultado de signos como epistaxis y equimosis. Otros efectos asociados varían, según el trastorno de la coagulación específico, como trombocitopenia o hemofilia.

■ ***Cáncer esofágico.*** La hematemesis, un signo tardío de cáncer esofágico, puede acompañarse de dolor torácico constante que radia a la espalda. Otras características son plenitud subesternal, disfagia intensa, náusea, vómito con regurgitación nocturna y aspiración, hemoptisis, fiebre, hipo, irritación laríngea, melena y halitosis.

■ ***Ruptura esofágica.*** La gravedad de la hematemesis depende de la causa de la ruptura. Cuando un instrumento daña el esófago, la hematemesis suele ser leve. Sin embargo, la ruptura debida a síndrome de Boerhaave (aumento de la presión esofágica por vómito o arcadas) u otros trastornos esofágicos suele causar hematemesis más grave. Este trastorno potencialmente letal también puede causar dolor retroesternal, epigástrico, cervical o escapular grave acompañado de edema torácico y cervical. La exploración revela crepitación subcutánea en pared torácica, fosa supraclavicular y cuello. También puede haber signos de dificultad respiratoria, como disnea y cianosis.

■ ***Várices esofágicas (rotas).*** La ruptura de várices esofágicas, potencialmente letal, puede causar vómito en posos de café o color rojo brillante masivo. Puede haber signos de choque, como hipotensión o taquicardia, después o incluso antes de la hematemesis si el estómago se llena de sangre antes de que ocurra el vómito. Otros síntomas posibles son distensión abdominal y melena o rectorragia indolora, que va de ligero escurrimiento a hemorragia rectal masiva.

■ ***Cáncer gástrico.*** Vómito rojo brillante o pardo oscuro indoloro es un signo tardío de cáncer gástrico, que suele comenzar de manera insidiosa con malestar en la parte alta del abdomen. Entonces se presentan anorexia, náusea leve y dispepsia crónica que no se alivia con antiácidos y se exacerba con alimento. Entre los posibles síntomas tardíos están fatiga, debilidad, pérdida de peso, sensación de llenura, melena, cambio de los hábitos intestinales y signos de desnutrición, como emaciación muscular y sequedad cutánea.

■ ***Gastritis (aguda).*** Hematemesis y melena son los signos más comunes de gastritis aguda. Incluso pueden ser los únicos signos, aunque también pueden ocurrir malestar epigástrico leve, náusea, fiebre y malestar general. La pérdida sanguínea masiva precipita signos de choque. De manera característica, el paciente tiene antecedentes de abuso de alcohol o ha usado ácido acetilsalicílico o algún otro AINE. La gastritis también puede ser secundaria a infección por *Helicobacter pylori*.

■ ***Síndrome de Mallory-Weiss.*** Caracterizado por desgarro no perforante de la mucosa en la unión de esófago y estómago, este síndrome puede causar hematemesis y melena. Suele ser inducido por vómito intenso, arcadas, o tensión (como al toser), más a menudo en alcohólicos o en personas con el píloro obstruido. El sangrado intenso puede precipitar signos de choque, como taquicardia, hipotensión, disnea y humedad fría de la piel.

■ ***Úlcera péptica.*** Puede ocurrir hematemesis cuando una úlcera péptica penetra una arteria, vena o tejido muy vascularizado. Es típica la hematemesis masiva —y quizá potencialmente letal— cuando se penetra una arteria. Otras manifestaciones son melena o rectorragia, escalofríos, fiebre y signos y síntomas de choque y deshidratación, como taquicardia, hipotensión, escasa turgencia cutánea, y sed. El paciente puede tener antecedentes de náusea, vómito, sensibilidad epigástrica y dolor epigástrico que se alivia con alimento o antiácidos. También puede haber el antecedente de uso habitual de tabaco, alcohol o AINE.

Otras causas

■ ***Tratamientos.*** La intubación NG o endotraqueal traumática puede causar hematemesis de sangre deglutida. La cirugía de nariz o garganta también puede provocar este signo de la misma manera.

Consideraciones especiales

Se vigilan de cerca los signos vitales, y se observa en busca de signos de choque. Se revisan con regularidad las heces del paciente para detectar sangre oculta, y se llevan registros precisos de ingreso y egreso. Se coloca al paciente en reposo en cama en posición de Fowler baja o semi-Fowler para prevenir la aspiración de vómito. Se tiene a la mano equipo de aspiración, y se le usa según se requiera. Se proporciona higiene bucal frecuente y apoyo emocional, porque la vista de vómito sanguinolento puede ser muy atemorizante. Se administra un antagonista de receptores de histamina 2 por vía IV; tal vez se requiera vasopresina en caso de hemorragia de várices. Cuando el sangrado cede, se vigila el pH del contenido gástrico, y se dan dosis horarias de antiácidos por sonda NG, según sea necesario.

Orientación al paciente

Se explica cuáles alimentos y líquidos debe evitar el paciente, y se hace hincapié en la importancia de abstenerse de alcohol.

CONSIDERACIONES PEDIÁTRICAS

La hematemesis es mucho menos común en niños que en adultos y puede relacionarse con la ingestión de cuerpos extraños. En ocasiones, los neonatos presentan hematemesis después de deglutir sangre materna durante el parto o al alimentarse de un pezón agrietado. La enfermedad hemorrágica del neonato y erosión esofágica también pueden causar hematemesis en lactantes; tales casos requieren reposición inmediata de líquido.

CONSIDERACIONES GERIÁTRICAS

En adultos mayores, la hematemesis puede deberse a anomalía vascular, fístula aortoentérica, o cáncer digestivo alto. Además, la enfermedad pulmonar obstructiva crónica, insuficiencia hepática o renal crónicas, y uso prolongado de AINE predisponen a los adultos mayores a hemorragia por trastornos ulcerosos coexistentes.

Bibliografía

Al-Ebrahim, F., Khan, K. J., Alhazzani, W., Alnemer, A., Alzahrani, A., Marshall, J., & Armstrong, D. (2012). Safety of esophagogastroduodenoscopy within 30 days of myocardial infarction: A retrospective cohort study from a Canadian tertiary centre. *Canadian Journal of Gastroenterology*, *26*, 151–154.

Cappell, M. S. (2009). Problems with combining together EGD, PEG, flexible sigmoidoscopy, and colonoscopy to analyze risks of endoscopic procedures after MI: A call for stratifying risk according to individual endoscopic procedures. *Journal of Clinical Gastroenterology*, *43*, 98–99.

H

Hematuria

La hematuria, un signo cardinal de trastornos renales y de vías urinarias, es la presencia anómala de sangre en la orina. En términos estrictos, significa la presencia de tres o más eritrocitos por campo de gran aumento en el análisis de orina al microscopio. La hematuria microscópica se confirma con una prueba de sangre oculta, mientras que la hematuria macroscópica es visible de inmediato. Sin embargo, la hematuria macroscópica debe distinguirse de la seudohematuria. (Véase *Confirmación de hematuria*.) La hematuria macroscópica puede ser continua o intermitente, suele acompañarse de dolor, y puede ser agravada por bipedestación o caminata prolongadas.

La hematuria puede clasificarse por la etapa de la micción que más afecta.

Confirmación de hematuria

Si la orina parece estar teñida de sangre, es necesario asegurarse de descartar seudohematuria, o sea color rojo o rosado de la orina a causa de pigmentos urinarios. Primero se observa minuciosamente la muestra de orina. Si contiene un sedimento rojo, es probable que se trate de hematuria *verdadera*.

Después se revisan los antecedentes del paciente en busca de uso de fármacos relacionados con seudohematuria, como rifampicina, clorzoxazona, fenazopiridina, fenotiazinas, doxorrubicina, fensuximida, fenitoína, daunomicina y laxantes con fenolftaleína.

Se pregunta si el paciente ha comido betabel (remolacha), bayas u otros alimentos que podrían ocasionar color rojo a la orina. Se tiene presente que la porfirinuria y la excreción excesiva de urato también pueden causar seudohematuria.

Por último, se examina la orina con una tira reactiva. Esta prueba puede confirmar incluso hematuria microscópica y estimar la cantidad de sangre presente.

El sangrado al comienzo de la micción —*hematuria inicial*— suele indicar patología uretral; el sangrado al final de la micción —*hematuria terminal*— por lo común indica patología de cuello vesical, parte posterior de la uretra, o próstata; el sangrado durante toda la micción —*hematuria total*— más a menudo es indicativo de patología por arriba del cuello de la vejiga.

La hematuria puede ocurrir por uno de dos mecanismos: ruptura o perforación de vasos en el sistema renal o las vías urinarias, o deterioro de la filtración glomerular, que permite el arrastre de eritrocitos hacia la orina. El color de la orina sanguinolenta da un indicio sobre la fuente del sangrado. Por lo general, la sangre oscura o pardusca indica sangrado renal o de vías urinarias altas, mientras que la sangre de color rojo intenso revela sangrado de vías urinarias inferiores.

Aunque la hematuria suele deberse a trastornos renales y de vías urinarias, también puede ser resultado de determinadas afecciones GI, prostáticas, vaginales o de la coagulación o de los efectos de algunos fármacos. Tratamientos con penetración corporal y pruebas diagnósticas que implican manipulación instrumental del aparato urinario también pueden causar hematuria. Fiebre y estados hipercatabólicos pueden provocar hematuria no patológica. Es posible observar hematuria transitoria después de ejercicio extenuante. (Véase *Hematuria: causas comunes y datos asociados*, en la pág. 352.)

Anamnesis y exploración física

Después de detectar hematuria, se realiza una anamnesis pertinente. Si la hematuria es macroscópica, se pregunta al paciente cuándo comenzó a notar sangre en la orina. ¿Varía en intensidad de una micción a otra? ¿Es mayor al principio, a la mitad o al final de la micción? ¿Ha ocurrido antes? ¿Ha observado coágulos en la orina? Para descartar hematuria provocada, se pregunta sobre hemorroides sangrantes o el inicio de la menstruación, en su caso. Se pregunta si hay dolor o ardor en los episodios de hematuria.

Se interroga sobre traumatismo abdominal o de flanco reciente. ¿Ha realizado el paciente ejercicio extenuante? Se toma nota de antecedentes de trastornos renales, urinarios, prostáticos o de la coagulación. Después se recaban los antecedentes medicamentosos, en especial uso de anticoagulantes o ácido acetilsalicílico (AAS).

Se comienza la exploración física palpando y percutiendo abdomen y flancos. A continuación se percute el ángulo costovertebral (ACV) para inducir sensibilidad. Se examina el meato urinario en busca de sangrado u otras anomalías. Con una tira reactiva se examina una muestra de orina en busca de proteína. Tal vez se requiera una exploración vaginal o rectal digital.

Causas médicas

■ ***Cáncer vesical.*** El cáncer vesical, una causa importante de hematuria macroscópica en hombres, también puede provocar dolor en vejiga, recto, pelvis, flanco, espalda o pierna. Otras manifestaciones comunes son nicturia, disuria, polaquiuria y urgencia urinaria, vómito, diarrea e insomnio.

■ ***Traumatismo vesical.*** La hematuria macroscópica es característica en ruptura traumática o perforación de la vejiga. La hematuria suele acompañarse de dolor de abdomen bajo y, en ocasiones, anuria pese a una intensa urgencia de orinar. También puede haber tumefacción de escroto, glúteos o perineo y signos de choque, como taquicardia e hipotensión.

■ ***Cálculos.*** Los cálculos vesicales y renales provocan hematuria, que puede relacionarse con signos de infección de vías urinarias (IVU), como disuria, urgencia urinaria y polaquiuria. Los cálculos vesicales suelen causar hematuria macroscópica, dolor referido a espalda baja, pene o vulva y, en algunos pacientes, distensión vesical.

Los cálculos renales pueden inducir hematuria microscópica o macroscópica. Sin embargo, el síntoma cardinal es dolor colicoso que viaja del ACV a flanco, región suprapúbica y genitales externos cuando se expulsa un cálculo. El dolor puede ser insufrible en su punto máximo. Otros signos y síntomas posibles son náusea, vómito, inquietud, fiebre, escalofríos, distensión abdominal y, quizá, disminución de los borborigmos.

■ ***Trastornos de la coagulación.*** Puede haber hematuria macroscópica en trastornos de la coagulación, como trombocitopenia o coagulación intravascular diseminada. Otras manifestaciones son epistaxis, púrpura (petequias y equimosis), y signos de sangrado GI.

■ ***Necrosis cortical (aguda).*** En la necrosis cortical aguda, la hematuria macroscópica se acompaña de dolor de flanco intenso, anuria, leucocitosis y fiebre.

■ ***Cistitis.*** La hematuria es un signo revelador en todos los tipos de cistitis. La cistitis bacteriana suele causar hematuria macroscópica con urgencia urinaria y polaquiuria, disuria, nicturia y tenesmo. El paciente informa dolor perineal y lumbar, molestia suprapúbica y fatiga, con febrícula ocasional.

Más común en mujeres, la cistitis intersticial crónica a veces causa hematuria macroscópica intensa. Son manifestaciones asociadas frecuencia urinaria, disuria, nicturia y tenesmo. Puede ocurrir hematuria microscópica y macroscópica en la cistitis tuberculosa, que a veces causa además urgencia urinaria, polaquiuria, disuria, tenesmo, dolor de flanco, fatiga y anorexia. La cistitis viral suele provocar hematuria, urgencia urinaria, polaquiuria, disuria, nicturia, tenesmo y fiebre.

■ ***Diverticulitis.*** Cuando la diverticulitis afecta la vejiga, suele causar hematuria microscópica, polaquiuria, urgencia urinaria, disuria y nicturia. Son datos característicos dolor del cuadrante inferior izquierdo, sensibilidad abdominal, estreñimiento o diarrea y, a veces, una masa abdominal palpable, firme, fija y sensible. También puede haber ligera náusea, flatulencia y febrícula.

■ ***Glomerulonefritis.*** La glomerulonefritis aguda suele comenzar con hematuria macroscópica que se reduce a hematuria microscópica y cilindros de

(Continúa en la pág. 354.)

Hematuria: causas comunes y datos asociados

SIGNOS Y SÍNTOMAS

CAUSAS COMUNES	Distensión abdominal	Dolor abdominal	Anuria	Distensión vesical	Hipertensión	Borborigmos hipoactivos	Dolor colicoso	Sensibilidad del ángulo costovertebral	Disuria	Edema generalizado	Edema de las piernas
	PRINCIPALES SIGNOS Y SÍNTOMAS ASOCIADOS										
Cáncer vesical									♦		
Traumatismo vesical	♦	♦	♦								
Cálculos (vesicales)		♦		♦					♦		
Cálculos (renales)	♦	♦				♦	♦	♦	♦		
Trastornos de la coagulación											
Necrosis cortical (aguda)			♦								
Cistitis (bacteriana)		♦							♦		
Cistitis (intersticial crónica)									♦		
Cistitis (tuberculosa)		♦						♦	♦		
Cistitis (viral)		♦							♦		
Diverticulitis		♦							♦		
Glomerulonefritis (aguda)		♦	♦		♦					♦	
Glomerulonefritis (crónica)					♦					♦	
Nefritis (intersticial aguda)											
Nefritis (intersticial crónica)					♦						
Nefropatía (obstructiva)		♦	♦				♦	♦			
Poliquistosis renal		♦			♦		♦		♦		
Prostatitis (aguda)				♦					♦		
Prostatitis (crónica)				♦					♦		
Pielonefritis (aguda)	♦	♦				♦		♦	♦		
Cáncer renal					♦		♦	♦			♦

	Fiebre	Masa en el flanco	Dolor de flanco	Dolor lumbar	Soplos	Náusea	Nicturia	Oliguria	Dolor perineal	Poliartralgia	Poliuria	Proteinuria	Púrpura	Exantema	Secreción uretral	Frecuencia urinaria	Disuria inicial	Urgencia urinaria	Vómito
			◆				◆		◆							◆	◆	◆	
																	◆		
							◆		◆							◆	◆	◆	
	◆		◆			◆										◆		◆	
													◆	◆					
	◆		◆																
	◆			◆			◆		◆							◆		◆	
							◆									◆		◆	
			◆													◆		◆	
	◆						◆									◆		◆	
	◆					◆	◆									◆		◆	
	◆		◆			◆		◆				◆							◆
												◆							
	◆							◆						◆					
								◆			◆								
			◆					◆			◆								
				◆							◆	◆				◆		◆	
	◆			◆		◆			◆	◆						◆		◆	◆
	◆						◆		◆						◆	◆		◆	
	◆		◆			◆	◆									◆	◆	◆	◆
	◆	◆	◆			◆													◆

(continúa)

H

Hematuria: causas comunes y datos asociados *(continuación)*

SIGNOS Y SÍNTOMAS

CAUSAS COMUNES	PRINCIPALES SIGNOS Y SÍNTOMAS ASOCIADOS										
	Distensión abdominal	*Dolor abdominal*	*Anuria*	*Distensión vesical*	*Hipertensión*	*Borborigmos hipoactivos*	*Dolor colicoso*	*Sensibilidad del ángulo costovertebral*	*Disuria*	*Edema generalizado*	*Edema de las piernas*
Infarto renal		♦	♦		♦	♦		♦			
Necrosis papilar renal (aguda)		♦	♦			♦	♦	♦			
Traumatismo renal						♦					
Tuberculosis renal		♦					♦		♦		
Trombosis de vena renal			♦					♦			♦
Esquistosomosis							♦		♦		
Anemia drepanocítica											
Lupus eritematoso sistémico											
Traumatismo uretral											
Vasculitis			♦		♦						

eritrocitos, que pueden persistir meses. También puede causar oliguria o anuria, proteinuria, febrícula, fatiga, dolor de flanco y abdominal, edema generalizado, hipertensión, náusea, vómito y signos de congestión pulmonar, como estertores y tos productiva.

La glomerulonefritis crónica por lo común causa hematuria microscópica acompañada de proteinuria, edema generalizado e hipertensión. También puede haber signos y síntomas de uremia en la enfermedad avanzada.

■ ***Nefritis (intersticial).*** De manera característica, la nefritis causa hematuria microscópica. Sin embargo, el paciente con nefritis intersticial aguda puede experimentar hematuria macroscópica. Otros datos son fiebre, exantema maculopapular y oliguria o anuria. En la nefritis intersticial crónica, la orina es diluida —casi incolora— y puede haber poliuria e hipertensión.

■ ***Nefropatía (obstructiva).*** La nefropatía obstructiva puede causar hematuria microscópica o macroscópica, pero la orina rara vez es intensamente sanguinolenta. Puede haber dolor colicoso de flanco y abdominal, sensibilidad del ACV y anuria u oliguria que alternan con poliuria.

■ ***Poliquistosis renal.*** La poliquistosis renal es un trastorno hereditario que puede causar hematuria microscópica o macroscópica recurrentes. Aunque suele ser asintomática antes de los 40 años de edad, puede inducir hipertensión, poliuria, dolor de flanco sordo y signos

	Fiebre	Masa en el flanco	Dolor de flanco	Dolor lumbar	Soplos	Náusea	Nicturia	Oliguria	Dolor perineal	Poliartralgia	Poliuria	Proteinuria	Púrpura	Exantema	Secreción uretral	Frecuencia urinaria	Disuria inicial	Urgencia urinaria	Vómito
	♦		♦			♦		♦				♦							♦
	♦		♦					♦											♦
		♦	♦			♦		♦					♦						♦
				♦								♦				♦			
	♦		♦	♦				♦				♦							
					♦					♦									
	♦											♦		♦					
									♦										
	♦									♦			♦	♦					

de IVU, como disuria, polaquiuria y urgencia urinaria. Más tarde ocurren tumefacción y sensibilidad abdominales y dolor lumbar agravado por esfuerzo y aliviado por decúbito. También puede haber proteinuria y dolor abdominal colicoso por el paso ureteral de coágulos o cálculos.

■ ***Prostatitis.*** Sea aguda o crónica, la prostatitis puede causar hematuria macroscópica, por lo común al final de la micción. También puede provocar polaquiuria, urgencia urinaria y disuria seguidas de distensión vesical visible.

La prostatitis aguda también ocasiona fatiga, malestar general, mialgia, poliartralgia, fiebre con escalofríos, náusea, vómito, dolor perineal, dorsalgia baja y disminución de la libido. La palpación rectal revela una próstata firme, llena de líquido, tumefacta y sensible.

La prostatitis crónica suele ocurrir después de una crisis aguda. Puede causar secreción uretral persistente, dolor perineal sordo, dolor al eyacular y disminución de la libido.

■ ***Pielonefritis (aguda).*** De manera característica, la pielonefritis aguda provoca hematuria microscópica o macroscópica que avanza a hematuria macroscópica muy intensa. Después de que la infección se resuelve, puede persistir hematuria microscópica por algunos meses. Son signos y síntomas relacionados fiebre alta persistente, dolor de flanco unilateral o bilateral, sensibilidad del ACV, escalofríos agitantes, debilidad, fatiga, disuria, polaquiuria,

H

urgencia urinaria, nicturia y tenesmo. También puede haber náusea, anorexia, vómito y signos de íleo, como borborigmos hipoactivos o ausentes y distensión abdominal.

- ***Cáncer renal.*** Son síntomas comunes hematuria macroscópica intensa, dolor de costado persistente, y una masa al lado del abdomen. Puede haber dolor colicoso con el paso de coágulos. Otros datos son fiebre, ACV e hipertensión. En la enfermedad avanzada son posibles pérdida de peso, náusea y vómito.
- ***Infarto renal.*** De manera característica, el infarto renal produce hematuria macroscópica. Puede haber dolor de flanco, intenso constante y dolor abdominal superior acompañados de sensibilidad del ACV, anorexia, náusea y vómito. Otros datos son oliguria o anuria, proteinuria, borborigmos hipoactivos y, 1 o 2 días después del infarto, fiebre e hipertensión.
- ***Necrosis papilar renal (aguda).*** La necrosis papilar renal aguda suele provocar hematuria macroscópica intensa, quizá acompañada de dolor de flanco intenso, sensibilidad del ACV, rigidez y dolor colicoso abdominales, oliguria o anuria, piuria, fiebre, escalofríos, vómito y borborigmos hipoactivos. Son comunes artralgia e hipertensión.
- ***Traumatismo renal.*** Alrededor de 80% de los pacientes con traumatismo renal tienen hematuria microscópica o macroscópica. Son posibles signos y síntomas acompañantes dolor de flanco, una masa palpable en el flanco, oliguria, hematoma o equimosis en la parte alta del abdomen o el flanco, náusea y vómito, y borborigmos hipoactivos. El traumatismo grave puede precipitar signos de choque, como taquicardia e hipotensión.
- ***Tuberculosis renal.*** El primer signo de tuberculosis renal suele ser hematuria macroscópica. Puede acompañarse de polaquiuria, disuria, piuria, tenesmo, dolor abdominal colicoso, dolor lumbar y proteinuria.
- ***Trombosis de vena renal.*** Suele ocurrir hematuria macroscópica intensa en la trombosis de vena renal. En caso de obstrucción venosa abrupta, el paciente experimenta dolor de flanco intenso y dolor lumbar así como sensibilidad epigástrica y del ACV. Otras manifestaciones son fiebre, palidez, proteinuria, edema periférico y, cuando la obstrucción es bilateral, oliguria o anuria y otros signos urémicos. Los riñones son fácilmente palpables. La obstrucción venosa gradual provoca signos de síndrome nefrótico, proteinuria y, en ocasiones, edema periférico.
- ***Esquistosomosis.*** La esquistosomosis suele causar hematuria intermitente al final de la micción. Puede acompañarse de disuria, dolor colicoso renal y vesical, y masas palpables en la parte baja del abdomen.
- ***Anemia drepanocítica.*** La anemia drepanocítica es un trastorno hereditario en el cual la hematuria macroscópica puede deberse a congestión de las papilas renales. Son signos y síntomas asociados palidez, deshidratación, fatiga crónica, poliartralgia, úlceras en las piernas, disnea, dolor torácico, deterioro de crecimiento y desarrollo, hepatomegalia y, quizá, ictericia. La auscultación revela taquicardia y soplos sistólicos y diastólicos.
- ***Lupus eritematoso sistémico (LES).*** Pueden ocurrir hematuria macroscópica y proteinuria cuando el LES afecta los riñones. Son características cardinales asociadas dolor y rigidez articulares no deformantes, exantema en mariposa, fotosensibilidad, fenómeno de Raynaud, convulsiones o psicosis, fiebre recurrente, linfadenopatía, úlceras bucales o nasofaríngeas, anorexia y pérdida de peso.
- ***Traumatismo uretral.*** Puede haber hematuria inicial, quizá con sangre en el meato urinario, dolor local y equimosis peneanas o vulvares.
- ***Vasculitis.*** En la vasculitis la hematuria suele ser microscópica. Son signos y síntomas asociados malestar general, mialgia, poliartralgia, fiebre, hipertensión, palidez y, en ocasiones, anuria. Otras manifestaciones, como urticaria y púrpura, pueden reflejar la etiología de la vasculitis.

Otras causas

- ***Pruebas diagnósticas.*** La biopsia renal es la prueba diagnóstica que más a menudo se relaciona con hematuria. Este signo también puede deberse a biopsia o manipulación instrumental de las vías urinarias, como en la cistoscopia.
- ***Fármacos.*** Los fármacos que suelen causar hematuria son anticoagulantes, ácido acetilsalicílico (en dosis tóxicas), analgésicos, ciclofosfamida, metirosina, fenilbutazona, oxifenbutazona, penicilina, rifampicina y tiabendazol.

ALERTA HERBOLARIA *Cuando se usan junto con un anticoagulante, remedios herbales como ajo y Ginkgo biloba pueden inducir reacciones adversas, por ejemplo sangrado excesivo y hematuria.*

- ***Tratamientos.*** Cualquier tratamiento que implique la manipulación instrumental en las vías urinarias, como la prostatectomía transuretral, puede causar hematuria microscópica o macroscópica. Después de un trasplante renal, es posible que el paciente experimente hematuria con o sin coágulos, que quizá haga necesaria la irrigación por sonda urinaria a permanencia.

Consideraciones especiales

Dado que la hematuria puede atemorizar y perturbar al paciente, es necesario asegurarse de brindar apoyo emocional. Se revisan los signos vitales al menos cada 4 horas y se vigilan ingreso y egreso, incluida la cantidad y el patrón de la hematuria. Si el paciente tiene una sonda urinaria a permanencia, se asegura su permeabilidad y se le irriga de ser necesario para eliminar coágulos y tejidos que pudieran impedir el drenaje de orina. Se administran los analgésicos prescritos, y se fomenta el reposo en cama según esté indicado. Se prepara al paciente para pruebas diagnósticas, como estudios de sangre y orina, cistoscopia y radiografías o biopsia renales.

Orientación al paciente

Se instruye al paciente en la técnica de los tres vasos para colectar muestras seriadas de orina. Se hace hincapié en la necesidad de incrementar su ingreso de líquido.

CONSIDERACIONES PEDIÁTRICAS

Muchas de las causas descritas en esta sección también producen hematuria en niños. Sin embargo, la ciclofosfamida tiene mayor probabilidad de causar hematuria en niños que en adultos.

Entre las causas comunes de hematuria que afectan en mayor medida a niños se incluyen anomalías congénitas como uropatía obstructiva y displasia renal; traumatismo del nacimiento; trastornos hematológicos, como deficiencia de vitamina K, hemofilia y síndrome hemolítico urémico; determinadas neoplasias, como tumos de Wilms, cáncer vesical y rabdomiosarcoma; alergias; y cuerpos extraños en las vías urinarias. Puede ocurrir hematuria provocada a causa de circuncisión reciente.

CONSIDERACIONES GERIÁTRICAS

La evaluación de hematuria en adultos mayores debe incluir cultivo de orina, urografía excretoria o ecografía, y consulta con un urólogo.

BIBLIOGRAFÍA

Berthoux, F., Suzuki, H., Thibaudin, L., Yanagawa, H., Maillard, N., Mariat, C., … Novak, J. (2012). Autoantibodies targeting galactose-deficient IgA1 associate with progression of IgA nephropathy. *Journal of the American Society of Nephrology*, *23*, 1579–1587.

Roberts, I. S., Cook, H. T., Troyanov, S., Alpers, C. E., Amore, A., Barratt, J., … Zhang, H. (2009). The Oxford classification of IgA nephropathy: Pathology definitions, correlations, and reproducibility. *Kidney International*, *76*, 546–556.

H

HEMIANOPSIA

La hemianopsia es la pérdida de la visión en la mitad del campo visual normal (por lo común la mitad derecha o izquierda) de uno o ambos ojos. Sin embargo, si los defectos de campos visuales son idénticos en ambos ojos, pero afectan menos de la mitad del campo de visión en cada ojo (hemianopsia equilateral incompleta), la lesión puede estar en el lóbulo occipital; en caso contrario, tal vez afecta el lóbulo parietal o temporal. (Véase *Reconocimiento de los tipos de hemianopsia,* en la pág. 359.)

La hemianopsia es causada por una lesión que afecta el quiasma, la cintilla o la radiación ópticos. Los defectos en la percepción visual debidos a lesiones cerebrales suelen relacionarse con deterioro de la visión cromática.

Anamnesis y exploración física

Se sospecha un defecto de campos visuales si el paciente parece sobresaltarse cuando se le aborda desde un lado o si no ve objetos que se colocan directamente enfrente de él. Para ayudar a determinar el tipo de defecto, se comparan los campos visuales del paciente con los propios del examinador, suponiendo que éstos son normales. Primero, se pide al paciente que se cubra el ojo derecho mientras el examinador se cubre el izquierdo. Después se mueve una pluma o algún objeto similarmente aguzado desde la periferia de su ojo descubierto (y el del examinador) hacia su campo de visión. Se pide al paciente que indique cuando comience a ver el objeto. ¿Lo ve al mismo tiempo que el examinador? ¿Después? Se repite esta prueba en cada cuadrante de ambos ojos. Después, para cada ojo, se grafica el defecto sombreando el área de un círculo que corresponde al área de pérdida de visión.

A continuación, se evalúa el nivel de conciencia (NDC) del paciente, se toman los signos vitales, y se revisa su reacción pupilar y su respuesta motora. Se pregunta si hace poco experimentó cefalea, disartria o convulsiones. ¿Tiene ptosis o debilidad facial o de extremidad? ¿Alucinaciones o pérdida de la visión cromática? ¿Cuándo comenzaron los síntomas neurológicos? Se realiza la anamnesis, tomando nota en especial de trastornos oculares, hipertensión, diabetes mellitus y traumatismo craneoencefálico reciente.

Causas médicas

- ***Aneurisma de arteria carótida.*** Un aneurisma en la arteria carótida interna puede causar defectos contralaterales o bilaterales en los campos visuales. También puede provocar hemiplejia, disminución del NDC, cefalea, afasia, alteraciones conductuales e hipoestesia unilateral.
- ***Lesión del lóbulo occipital.*** Los síntomas más comunes de una lesión en un lóbulo occipital son hemianopsia ipsilateral incompleta, escotomas y deterioro de la visión cromática. El paciente también puede experimentar alucinaciones visuales: destellos de luz o color o visiones de objetos, personas, animales o formas geométricas. Las alucinaciones pueden aparecer en el campo defectuoso o moverse hacia éste desde el campo intacto.
- ***Lesión del lóbulo parietal.*** La lesión del lóbulo parietal produce hemianopsia ipsilateral y déficit sensitivos, como incapacidad de percibir la posición corporal o el movimiento pasivo o de localizar estímulos táctiles, térmicos o vibratorios. También puede causar apraxia y agnosia visual o táctil.
- ***Tumor hipofisario.*** Un tumor que comprime fibras nerviosas que inervan la mitad nasal de ambas retinas causa hemianopsia externa bilateral completa o parcial que ocurre primero en los campos visuales superiores, pero que puede avanzar a ceguera. Son datos relacionados visión borrosa, diplopía, cefalea y, raras veces, somnolencia, hipotermia y convulsiones.
- ***Evento vascular cerebral (EVC).*** Puede ocurrir hemianopsia cuando un evento vascular cerebral hemorrágico, trombótico o embólico afecta parte de la vía óptica. Los signos y síntomas asociados varían con el sitio y el tamaño

Reconocimiento de los tipos de hemianopsia

Las lesiones de las vías ópticas causan defectos de campos visuales. El sitio de la lesión determina el tipo de defecto. Por ejemplo, una lesión del quiasma óptico que afecte sólo las fibras que cruzan hasta el lado opuesto causa hemianopsia externa bilateral (pérdida de la visión en la mitad temporal de cada campo). Sin embargo, una lesión de la cintilla óptica o una lesión completa de la radiación óptica producen pérdida de la visión en la misma mitad de cada campo (hemianopsia equilateral izquierda o derecha).

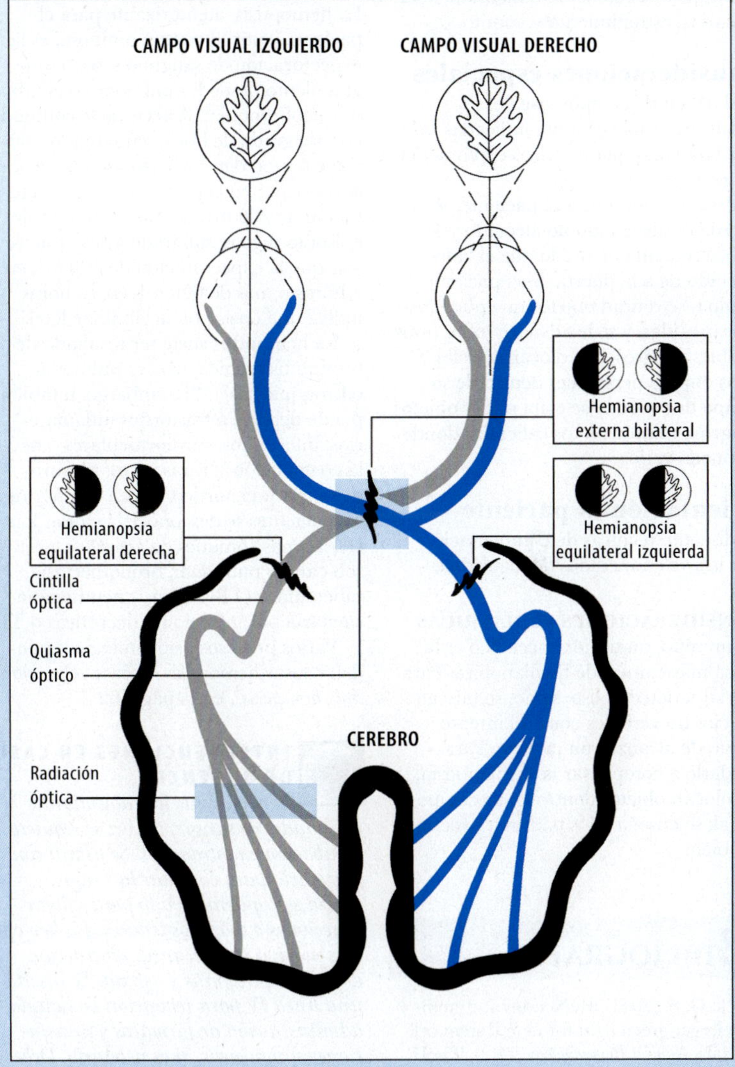

del EVC, y pueden ser disminución del NDC; déficit intelectuales, como pérdida de la memoria y juicio deficiente; cambios de personalidad; labilidad emocional; cefalea; y convulsiones. También puede ocurrir hemiplejia contralateral, disartria, disfagia, ataxia, pérdida sensitiva unilateral, apraxia, agnosia, afasia, visión borrosa, disminución de la agudeza visual, y diplopía. Son posibles asimismo retención o incontinencia urinarias, estreñimiento y vómito.

Consideraciones especiales

Si el déficit de campos visuales es significativo, tal vez estén indicadas más pruebas, como perimetría o exploración tangencial.

Para no sobresaltar al paciente, se le aborda desde el lado no afectado y se coloca su cama de modo que el lado no afectado de a la puerta. Si el paciente camina, se retiran objetos que pudieran causar caídas, y se le advierte sobre otros posibles peligros. Se colocan su reloj y otros objetos personales dentro de su campo de visión, y se evita poner objetos peligrosos (como platos calientes) donde no pueda verlos.

Orientación al paciente

Se discuten técnicas de compensación y se insiste en medidas de seguridad.

CONSIDERACIONES PEDIÁTRICAS

En un niño, un tumor encefálico es la causa más común de hemianopsia. Para ayudar a detectar este signo, se buscan indicios no verbales como el intento fallido de alcanzar un juguete. Para ayudarlo a compensar la hemianopsia, se colocan objetos dentro de su campo visual; se enseña a los padres a hacerlo también.

Bibliografía

Mack, G. S. (2011). ReNeuron and stem cells get green light for neural stem cell trials. *Natural Biotechnology*, *29*(2), 95–97.

Ohira, K., Furuta, T., Hioki, H., Nakamura, K. C., Kuramoto, E., Tanaka, Y., … Nakamura, S. (2010). Ischemia-induced neurogenesis of neocortical layer 1 progenitor cells. *Natural Neuroscience*, *13*(2), 173–179.

Hemoptisis

La hemoptisis, atemorizante para el paciente y por lo común ominosa, es la expectoración de sangre o esputo sanguinolento desde los pulmones o el árbol traqueobronquial. A veces se le confunde con sangrado de boca, garganta, nasofaringe o tubo digestivo. (Véase *Identificación de hemoptisis*, en la pág. 361.) La expectoración de 200 mL de sangre en un solo episodio sugiere sangrado grave, mientras que la expectoración de 400 mL en 3 horas o más de 600 mL en 16 horas indica una crisis potencialmente letal.

La hemoptisis suele ser resultado de bronquitis crónica, cáncer pulmonar o bronquiectasia. Sin embargo, también puede deberse a trastornos inflamatorios, infecciosos, cardiovasculares o de la coagulación y, raras veces, ruptura de aneurisma aórtico. Hasta en 15% de los pacientes se desconoce la causa. Las causas más comunes de *hemoptisis masiva* son cáncer pulmonar, bronquiectasia, tuberculosis (TB) activa, y neumopatía cavitaria por infecciones necróticas o TB.

Varios procesos fisiopatológicos pueden causar hemoptisis. (Véase *¿Qué ocurre en la hemoptisis?*, en la pág. 362)

INTERVENCIONES EN CASO DE URGENCIA

Si el paciente tose abundantes cantidades de sangre, tal vez se requiera intubación endotraqueal. Se aspira con frecuencia para eliminar la sangre. Quizá se requiera lavado para aflojar secreciones o coágulos tenaces. La hemoptisis masiva puede causar obstrucción de vías respiratorias y asfixia. Se inserta una línea IV para reposición de líquido, administración de fármacos y transfusiones sanguíneas, si es necesario. Debe

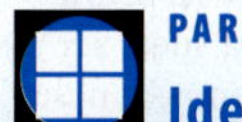

PARA FACILITAR LA EXPLORACIÓN

Identificación de hemoptisis

Los lineamientos que siguen son útiles para distinguir hemoptisis de epistaxis, hematemesis y esputo pardo, rojo o rosado.

HEMOPTISIS

La hemoptisis, por lo común espumosa por la mezcla con aire, suele ser de color rojo brillante con pH alcalino (el cual se determina con papel de nitrazina). Es fuertemente sugerida por la presencia de signos y síntomas respiratorios, como tos, sensación de cosquilleo en la garganta, y sangre producida por accesos repetidos de tos. (Es posible descartar epistaxis porque las vías nasales y la parte posterior de la faringe suelen estar despejados.)

HEMATEMESIS

El sitio habitual de hematemesis es el tubo digestivo; el paciente vomita o regurgita material con aspecto de posos de café que contiene partículas de alimento, da resultado positivo en la prueba para sangre oculta, y tiene pH ácido. Sin embargo, puede vomitar sangre color rojo brillante o sangre deglutida desde cavidad bucal y nasofaringe. Después de un episodio de hematemesis, puede haber restos de sangre en las heces y dispepsia.

ESPUTO PARDO, ROJO O ROSADO

El esputo pardo, rojo o rosado puede deberse a oxidación de broncodilatadores inhalados. El esputo con aspecto de sangre vieja puede deberse a ruptura de un absceso amibiano en el bronquio. Puede ocurrir esputo rojo o pardo en un paciente con neumonía causada por la enterobacteria *Serratia marcescens*.

H

realizarse broncoscopia de urgencia para identificar el sitio de sangrado. Se vigilan presión arterial y pulso para detectar hipotensión y taquicardia, y se extrae una muestra de sangre arterial para análisis de laboratorio a fin de vigilar el estado respiratorio.

Anamnesis y exploración física

Si la hemoptisis es leve, se pregunta al paciente cuándo comenzó. ¿Ha tosido sangre antes? ¿Aproximadamente cuánta sangre está tosiendo ahora, y con qué frecuencia? Se pregunta sobre antecedentes de trastornos cardiacos, pulmonares o hemorrágicos. Si está recibiendo tratamiento anticoagulante, se determinan el fármaco, su dosis y horario, y la duración del tratamiento. ¿Está tomando otros fármacos de prescripción? ¿Fuma? Se pregunta al paciente si tuvo una infección reciente. ¿Ha estado expuesto a TB? ¿Cuándo se le realizó la última prueba tuberculínica y cuáles fueron los resultados?

Se toman los signos vitales y se examinan nariz, boca y faringe en busca de fuentes de sangrado. Se inspecciona la configuración del tórax y se busca movimiento anómalo durante la respiración, uso de músculos accesorios, y retracciones. Se observan frecuencia, profundidad y ritmo respiratorios. Por último, se examina la piel en busca de lesiones.

A continuación, se palpa el tórax para determinar el nivel del diafragma y en busca de sensibilidad, excursión respiratoria, frémito y pulsaciones anómalas; después se percute en busca de sonido hueco, matidez, resonancia, hiperresonancia y timpanismo. Por último se auscultan los pulmones, tomando nota en especial de la calidad e intensidad de los ruidos respiratorios. También se ausculta en busca de soplos cardiacos y vasculares y roce pleural.

Se obtiene una muestra de esputo y se le examina en cuanto a cantidad total, cantidad de sangre que contiene, color, olor y consistencia.

¿Qué ocurre en la hemoptisis?

La hemoptisis se debe al sangrado en las vías respiratorias desde vasos bronquiales o pulmonares. El sangrado indica alteraciones en las paredes vasculares y en los mecanismos de coagulación. Puede ser resultado de cualquiera de los siguientes procesos fisiopatológicos:

- Hemorragia y diapédesis de eritrocitos desde la microvasculatura pulmonar hacia los alveolos
- Necrosis de tejido pulmonar que causa inflamación y ruptura de vasos sanguíneos o hemorragia hacia los espacios alveolares
- Ruptura de un aneurisma aórtico hacia el árbol traqueobronquial
- Ruptura de un vaso sanguíneo traqueobronquial distendido por hipertensión pulmonar debida a estenosis mitral
- Ruptura de una fístula arteriovenosa pulmonar o de arteria bronquial o pulmonar o conductos colaterales de vena pulmonar
- Esfacelación de una lesión caseosa dentro del árbol traqueobronquial
- Ulceración y erosión del epitelio bronquial

H

Causas médicas

■ ***Adenoma bronquial.*** El adenoma bronquial es un trastorno insidioso que causa hemoptisis recurrente hasta en 30% de los pacientes, junto con tos crónica y sibilancia local.

■ ***Bronquiectasia.*** Inflamación de superficies bronquiales y erosión de vasos sanguíneos bronquiales causan hemoptisis, la cual va de esputo teñido de sangre a sangre (en alrededor de 20% de los casos). El esputo puede ser copioso, maloliente y purulento. Son posibles tos crónica, estertores gruesos, hipocratismo digital (un signo tardío), fiebre, pérdida de peso, fatiga, debilidad, malestar general y disnea de esfuerzo.

■ ***Bronquitis (crónica).*** El primer signo de bronquitis crónica suele ser tos productiva que dura al menos 3 meses. Con el tiempo, la tos se hace productiva de esputo con estrías de sangre; es rara la hemorragia masiva. Otros efectos respiratorios son disnea, espiraciones prolongadas, sibilancia, roncus dispersos, uso de músculos accesorios, tórax en tonel, taquipnea e hipocratismo digital (un signo tardío).

■ ***Trastornos de la coagulación.*** Trastornos como trombocitopenia y coagulación intravascular diseminada pueden causar hemoptisis. Además de sus datos relacionados específicos, estas afecciones pueden compartir signos generales como hemorragia en múltiples aparatos y sistemas (p. ej., sangrado GI o epistaxis) y lesiones purpúricas.

■ ***Absceso pulmonar.*** En alrededor de 50% de los pacientes, el absceso pulmonar produce esputo con estrías de sangre por ulceración bronquial, necrosis y tejido de granulación. Son datos comunes asociados tos con grandes cantidades de esputo purulento maloliente; fiebre con escalofríos; diaforesis; anorexia; pérdida de peso; cefalea; debilidad; disnea; dolor torácico pleurítico o sordo; e hipocratismo digital. La auscultación revela ruidos respiratorios tubulares o cavernosos y estertores. La percusión revela matidez en el lado afectado.

■ ***Cáncer pulmonar.*** La ulceración de los bronquios suele causar hemoptisis recurrente (un signo temprano), que va de esputo con estrías de sangre a sangre. Son datos relacionados tos productiva, disnea, fiebre, anorexia, pérdida de peso, sibilancia y dolor torácico (un síntoma tardío).

■ ***Peste* (Yersinia pestis).** La forma neumónica de esta infección bacteriana aguda provoca hemoptisis, tos productiva, dolor torácico, taquipnea, disnea, dificultad respiratoria creciente e insuficiencia cardiopulmonar, junto con inicio súbito de escalofríos, fiebre, cefalea y mialgia.

■ ***Neumonía.*** Hasta en 50% de los casos, *Klebsiella pneumoniae* produce esputo rojo o pardo oscuro (mermelada de grosella), tan tenaz que el paciente tiene dificultad para expulsarlo de la boca. Este tipo de neumonía comienza de modo abrupto con escalofríos, fiebre, disnea, tos productiva y dolor pleurítico intenso. Son posibles datos asociados cianosis, postración, taquicardia, disminución de los ruidos respiratorios y estertores.

La neumonía neumocócica produce esputo mucoide rosado o herrumbroso. Comienza con escalofríos agitantes repentinos, aumento rápido de la temperatura, y, en más de 80% de los casos, taquicardia y taquipnea. En pocas horas, el paciente suele experimentar tos productiva junto con dolor pleurítico punzante intenso. El dolor torácico atormentador causa respiraciones superficiales rápidas parecidas a gruñidos con rigidez muscular antiálgica. La exploración revela dificultad respiratoria con disnea y uso de músculos accesorios, estertores y matidez a la percusión sobre el pulmón afectado. Malestar general, debilidad, mialgia y postración acompañan a fiebre alta.

■ ***Edema pulmonar.*** El edema pulmonar cardiógeno o no cardiógeno grave suele causar esputo rosado espumoso teñido de sangre, que acompaña a disnea grave, ortopnea, jadeo, ansiedad, cianosis, estertores difusos, galope ventricular y humedad fría de la piel. Este trastorno potencialmente letal también puede provocar taquicardia, letargo, arritmias cardiacas, taquipnea, hipotensión y pulso filiforme.

■ ***Embolia pulmonar con infarto.*** La hemoptisis es un dato común en la embolia pulmonar en caso de infarto, un trastorno potencialmente letal, aunque es rara la hemoptisis masiva. Son síntomas iniciales típicos disnea y dolor anginoso o pleurítico. Otras manifestaciones clínicas comunes son taquicardia, taquipnea, febrícula y diaforesis. Menos a menudo hay rigidez muscular antiálgica de tórax, edema de piernas y, en caso de un émbolo grande, cianosis, síncope e ingurgitación yugular. La exploración revela disminución de los ruidos respiratorios, roce pleural, estertores, sibilancia difusa, matidez a la percusión, y signos de colapso circulatorio (pulso débil y rápido; hipotensión), isquemia cerebral (pérdida transitoria de la conciencia, convulsiones), e hipoxemia (inquietud y, en particular en adultos mayores, hemiplejia y otros déficit neurológicos focales).

■ ***Hipertensión pulmonar (primaria).*** Las manifestaciones suelen ser tardías. Son comunes hemoptisis, disnea de esfuerzo y fatiga. Suele ocurrir dolor tipo angina con el esfuerzo, y puede radiar al cuello pero no a los brazos. Otros datos son arritmias, síncope, tos y disfonía.

■ ***TB pulmonar.*** Suele producirse esputo con estrías de sangre o teñido de sangre en la TB pulmonar; es posible una hemoptisis masiva en la TB cavitaria avanzada. Son datos respiratorios acompañantes tos productiva crónica, estertores finos después de toser, disnea, matidez a la percusión, aumento del frémito táctil, y quizá ruidos respiratorios anfóricos. También puede haber sudoración nocturna, malestar general, fatiga, fiebre, anorexia, pérdida de peso y dolor torácico pleurítico.

■ ***Lupus eritematoso sistémico (LES).*** En 50% de los pacientes con LES, pleuritis y neumonitis causan hemoptisis, tos, disnea, dolor torácico pleurítico y estertores. Son datos relacionados un exantema en mariposa en la fase aguda, dolor y rigidez articulares no deformantes, fotosensibilidad, fenómeno de Raynaud, convulsiones o psicosis, anorexia con pérdida de peso y linfadenopatía.

■ ***Traumatismo traqueal.*** El desgarro de la mucosa traqueal puede causar hemoptisis, disfonía, disfagia, dolor cervical, oclusión de vías respiratorias y dificultad respiratoria.

Otras causas

■ ***Pruebas diagnósticas.*** La lesión pulmonar o de vías respiratorias por broncoscopia, laringoscopia, mediastinoscopia o biopsia pulmonar puede inducir sangrado y hemoptisis.

Consideraciones especiales

Se conforta y tranquiliza al paciente, quien puede reaccionar a este alarmante signo con ansiedad y aprensión. Si es necesario, para proteger el pulmón no sangrante se coloca al paciente en decúbito lateral, con el pulmón que se sospecha que sangra abajo. Se realiza esta maniobra con cautela, porque la hipoxemia puede empeorar con el pulmón sano arriba.

Se prepara al paciente para pruebas diagnósticas a fin de determinar la causa del sangrado. Entre ellas pueden estar biometría hemática completa, cultivo y frotis de esputo, radiografía torácica, estudios de coagulación, broncoscopia, biopsia pulmonar, arteriografía pulmonar y gammagrafía de pulmón.

Orientación al paciente

Se explica la importancia de informar episodios recurrentes. Se dan al paciente instrucciones para la colecta de muestras de esputo.

CONSIDERACIONES PEDIÁTRICAS

En niños, la hemoptisis puede deberse a síndrome de Goodpasture, fibrosis quística o, raras veces, hemosiderosis pulmonar primaria idiopática. A veces no es posible determinar una causa de la hemorragia pulmonar que ocurre en las 2 primeras semanas de vida; en tales casos, el pronóstico es adverso.

CONSIDERACIONES GERIÁTRICAS

Si el paciente recibe anticoagulantes, se determina cualquier cambio que deba hacerse en su alimentación o medicación (incluidos fármacos de venta libre y complementos naturales), porque estos factores pueden afectar la coagulación.

Bibliografía

Menchini, L., Remy-Jardin, M., Faivre, J. B., Copin, M. C., Ramon, P., Matran, R., … Remy, J. (2009). Cryptogenic hemoptysis in smokers: Angiography and results of embolization in 35 patients. *European Respiratory Journal*, *34* (5), 1031–1039.

Shigemura, N., Wan, I. Y., Yu, S. C., Wong, R. H., Hsin, M. K., Thung, H. K., … Yim, A. P. (2009). Multidisciplinary management of life-threatening massive hemoptysis: A 10 year experience. *Annals of Thoracic Surgery*, *87*, 849–853.

Hepatomegalia

La hepatomegalia, o crecimiento del hígado, indica enfermedad hepática primaria o secundaria potencialmente reversible. Este signo puede aparecer por diversos mecanismos fisiopatológicos, incluidos dilatación de sinusoides hepáticos (en insuficiencia cardiaca), presión venosa persistentemente elevada que ocasiona congestión hepática (en pericarditis constrictiva crónica), disfunción y tumefacción de hepatocitos (en hepatitis), infiltración adiposa de células del parénquima la cual causa fibrosis de tejido (en cirrosis), distensión de células hepáticas con glucógeno (en diabetes) e infiltración de amiloide (en amiloidosis).

La hepatomegalia puede confirmarse por palpación, percusión o pruebas radiológicas. Es posible que se le confunda con desplazamiento del hígado por el diafragma en un trastorno respiratorio; por un tumor abdominal; por una deformidad espinal, como cifosis; por la vesícula biliar; o por materia fecal o un tumor en el colon.

Anamnesis y exploración física

La hepatomegalia rara vez es la molestia principal de un paciente. Suele salir a la luz durante la palpación y percusión del abdomen.

Si se sospecha hepatomegalia, se pregunta al paciente sobre su consumo de alcohol y exposición a hepatitis. También se le pregunta si se siente mal o si toma fármacos prescritos. Si se queja de dolor abdominal, se le pide que lo localice y describa.

Se inspeccionan piel y escleróticas en busca de ictericia, dilatación venosa (que sugiere congestión generalizada), cicatrices de cirugía previa y hemangiomas aracneiformes (que suelen ocurrir en la cirrosis). A continuación, se inspecciona el contorno del abdomen. ¿Es protuberante sobre el hígado o está distendido (quizá por ascitis)? Se mide la cintura abdominal.

Se percute el hígado, pero se tiene cuidado de identificar estructuras y condiciones que pueden oscurecer notas mate a la percusión, como esternón, costillas, tejido mamario, derrames pleurales y gas en el colon. (Véase *Percusión para determinar tamaño y posición del hígado.*) Durante la inspiración, se palpa el borde hepático; es sensible y redondeado en hepatitis y descompensación cardiaca, rocoso en carcinoma, y firme en cirrosis.

Se toman los signos vitales de referencia del paciente y se valora su estado nutricional. Un hígado crecido que funciona de modo deficiente causa emaciación muscular, prominencias óseas exageradas, pérdida de peso, adelgazamiento del cabello y edema.

Se evalúa el nivel de conciencia. Cuando un hígado crecido pierde su capacidad de desintoxicar productos de desecho, el resultado es la acumulación de sustancias metabólicas que son tóxicas para las células encefálicas. Como resultado, deben buscarse cambios de personalidad, irritabilidad, agitación, pérdida de memoria, incapacidad de concentrarse, procesos mentales deficientes y, en un paciente muy enfermo, coma.

Causas médicas

- ***Amiloidosis.*** La amiloidosis es un trastorno raro que puede causar hepatomegalia e ictericia leve así como otros efectos GI, renales y cardiacos.
- ***Cirrosis.*** En la cirrosis avanzada el hígado está crecido, nodular y duro. Otros signos y síntomas tardíos afectan todos los aparatos y sistemas. Son datos respiratorios expansión torácica limitada por ascitis abdominal, con el resultado de hipoxia. Entre los datos del sistema nervioso central están signos y síntomas de encefalopatía hepática, como letargo, habla farfullante, asterixis, neuritis periférica, paranoia, alucinaciones, obnubilación extrema y coma. Entre los signos hematológicos se incluyen epistaxis, tendencia a las equimosis y gingivorragia. Son datos endocrinos atrofia testicular, ginecomastia, caída del vello torácico y axilar, e irregularidades menstruales. Entre los efectos tegumentarios están pigmentación anómala, ictericia, prurito intenso, sequedad extrema,

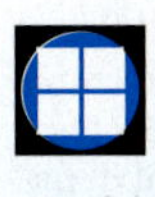

PARA FACILITAR LA EXPLORACIÓN

Percusión para determinar tamaño y posición del hígado

Con el paciente en decúbito supino, se comienza en la cresta iliaca derecha para percutir hacia la línea mesoclavicular (LMC) derecha, como se muestra. La nota de percusión se hace mate cuando se llega al borde inferior del hígado: por lo común en el margen costal, pero a veces en un punto inferior en un paciente con enfermedad hepática. Se marca este punto y se percute hacia abajo desde la clavícula derecha, una vez más a lo largo de la LMC derecha. El borde superior del hígado suele encontrarse entre el quinto y el séptimo espacios intercostales. Se marca el borde superior.

La distancia entre las dos marcas representa la posición aproximada del lóbulo derecho del hígado, que normalmente abarca 6 a 12 cm.

A continuación se valora de modo similar el lóbulo izquierdo, percutiendo a lo largo de la línea media esternal. Una vez más, se marcan los puntos en que se oyen notas mate a la percusión. También se mide la anchura del lóbulo izquierdo en ese sitio, que normalmente es de 4 a 8 cm. Se registran las observaciones para usarlas como referencia.

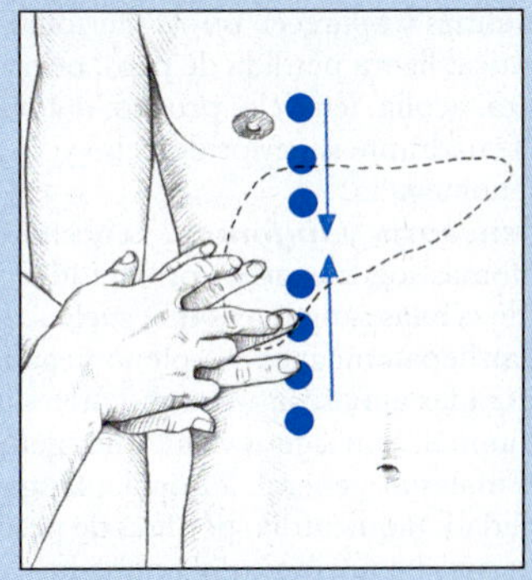

H

escasa turgencia cutánea, hemangiomas aracneiformes y eritema palmar.

También puede haber hedor hepático, prominencia de venas abdominales superficiales, atrofia muscular, dolor en el cuadrante superior derecho que empeora al sentarse o inclinarse al frente y bazo palpable. La hipertensión portal —presión elevada en la vena porta— causa sangrado por várices esofágicas.

■ ***Diabetes mellitus.*** La diabetes mal controlada en pacientes obesos suele provocar infiltración adiposa del hígado, hepatomegalia y sensibilidad en el cuadrante superior derecho junto con polidipsia, polifagia y poliuria. Estas manifestaciones son más comunes en la diabetes tipo 2 que en la tipo 1. La hepatomegalia crónica suele ser asintomática, excepto por ligera sensibilidad.

■ ***Trastornos granulomatosos.*** Sarcoidosis, histoplasmosis y trastornos similares suelen hacer que el hígado esté firme y ligeramente crecido.

■ ***Absceso hepático.*** Puede haber hepatomegalia con fiebre (un signo primario), náusea, vómito, escalofríos, debilidad, diarrea, anorexia, hemidiafragma derecho elevado, y dolor y sensibilidad en el cuadrante superior derecho.

■ ***Hepatitis.*** En la hepatitis viral, son signos y síntomas tempranos náusea, anorexia, vómito, fatiga, malestar general, fotofobia, irritación laríngea, tos y cefalea. Ocurre hepatomegalia en la fase ictérica y continúa durante la fase de recuperación. Asimismo, durante la fase ictérica disminuyen los primeros signos y síntomas y aparecen otros: sensibilidad hepática, ligera pérdida de peso, orina oscura, acolia, ictericia, prurito, dolor en el cuadrante superior derecho y esplenomegalia.

■ ***Leucemia y linfomas.*** Leucemia y linfomas son trastornos proliferativos de células sanguíneas que suelen causar hepatomegalia y esplenomegalia moderadas a masivas así como molestia abdominal. Son signos y síntomas generales malestar general, febrícula, fatiga, debilidad, taquicardia, pérdida de peso, trastornos hemorrágicos y anorexia.

■ ***Cáncer hepático.*** Los tumores primarios suelen causar hepatomegalia firme nodular irregular, con dolor o sensibilidad en el cuadrante superior derecho y un roce o soplo sobre el hígado. Son datos relacionados comunes pérdida de peso, anorexia, caquexia, náusea y vómito. También puede haber edema periférico, ascitis, ictericia y una masa palpable en el cuadrante superior derecho. Cuando un tumor hepático metastásico causa hepatomegalia, los signos y síntomas acompañantes reflejan este cáncer primario.

■ ***Mononucleosis (infecciosa).*** En ocasiones, la mononucleosis infecciosa causa hepatomegalia. Entre los síntomas prodrómicos están cefalea, malestar general y fatiga. Después de 3 a 5 días, el paciente suele presentar irritación laríngea, linfadenopatía cervical y fluctuaciones de temperatura. También puede haber estomatitis, petequias palatales, edema periorbitario, esplenomegalia, amigdalitis exudativa, faringitis y, quizá, exantema maculopapular.

■ ***Obesidad.*** Puede ocurrir hepatomegalia por infiltración adiposa del hígado. Al disminuir el peso se reduce el tamaño hepático.

■ ***Cáncer pancreático.*** En el cáncer pancreático, la hepatomegalia acompaña a signos y síntomas clásicos como anorexia, pérdida de peso, dolor abdominal o de espalda e ictericia. Otros datos son náusea, vómito, fiebre, fatiga, debilidad, prurito y lesiones cutáneas (por lo común en las piernas).

■ ***Pericarditis.*** En la pericarditis constrictiva crónica, un aumento de la presión venosa sistémica causa notable hepatomegalia congestiva. La ingurgitación yugular (más prominente a la inspiración) es un dato común. Suelen estar ausentes los signos habituales de cardiopatía; otras manifestaciones son edema periférico, ascitis, fatiga y disminución de la masa muscular.

Consideraciones especiales

Se prepara al paciente para estudios de enzimas hepáticas, fosfatasa alcalina, bilirrubina, albúmina y globulina a fin de evaluar el funcionamiento hepático y para radiografías, gammagrafía hepática, arteriografía celiaca, tomografía computarizada y ecografía con objeto de confirmar la hepatomegalia.

Reposo en cama, alivio del estrés y nutrición adecuada son importantes para el paciente con hepatomegalia a fin de ayudar a proteger las células hepáticas contra daño ulterior y permitir al hígado regenerar células funcionales. Suele ser necesario vigilar la proteína del alimento, y tal vez restringirla. El amoniaco, una causa importante de encefalopatía hepática, es un subproducto del metabolismo de las proteínas. Los fármacos hepatotóxicos o que son metabolizados por el hígado deben administrarse en dosis muy pequeñas, cuando mucho. Estas medidas terapéuticas deben explicarse al paciente.

Orientación al paciente

Se explica el plan de tratamiento para el trastorno subyacente. Se insiste en la necesidad de evitar alcohol y exposición a personas con infecciones. Se discute la importancia de programar las actividades y el reposo.

CONSIDERACIONES PEDIÁTRICAS

La hepatomegalia en niños se valora igual que en los adultos. La hepatomegalia de la niñez puede deberse a síndrome de Reye; atresia biliar; trastornos raros, como enfermedad de Wilson, de Gaucher y de Niemann-Pick; o diabetes mellitus tipo 1 mal controlada.

Bibliografía

Musso, G., Gambino, R., & Cassader, M. (2011). Need for a three-focused approach to nonalcoholic fatty liver disease. *Hepatology*, *53*(5), 1773.

Stepanova, M., & Younossi, Z. M. (2012). Independent association between nonalcoholic fatty liver disease and cardiovascular disease in the US population. *Clinical Gastroenterology and Hepatology*, *10*(6), 646–650.

Hiperpnea

La hiperpnea indica aumento del esfuerzo respiratorio por un lapso sostenido: frecuencia normal (al menos 12 respiraciones/minuto) con aumento de la profundidad (un volumen corriente mayor de 7.5 mL/kg), aumento de la frecuencia (más de 20 respiraciones/minuto) con profundidad normal, o aumento de frecuencia y profundidad. Este signo difiere de la respiración suspirosa (inspiraciones profundas intermitentes) y puede relacionarse o no con taquipnea (aumento de la frecuencia respiratoria).

El paciente típico con hiperpnea respira con frecuencia normal o aumentada e inhala profundamente, con notable expansión torácica. Puede informar disnea si un trastorno respiratorio le causa hipoxemia, o no estar consciente de su respiración si un trastorno metabólico, psiquiátrico o neurológico le provoca hiperpnea involuntaria. Otras causas de hiperpnea son diarrea profusa o deshidratación, pérdida de jugo pancreático o bilis por drenaje GI, y ureterosigmoidostomía. Todas estas condiciones inducen pérdida de iones bicarbonato, con el resultado de acidosis metabólica. Por supuesto, la hiperpnea también puede acompañar al esfuerzo extenuante, y la hiperpnea voluntaria puede promover la relajación en el paciente con estrés o dolor; por ejemplo, una mujer en trabajo de parto.

La *hiperventilación*, una consecuencia de la hiperpnea, se caracteriza por alcalosis (pH arterial arriba de 7.45 y presión parcial del dióxido de carbono arterial abajo de 35 mm Hg). En la hiperventilación neurógena central, la disfunción del tallo encefálico (como la que resulta de lesión craneal grave) incrementa la frecuencia y profundidad de las respiraciones. En la hiperventilación intermitente aguda, el patrón respiratorio puede ser una respuesta a hipoxemia, ansiedad, temor, dolor o excitación. La hiperpnea también puede ser un mecanismo compensatorio a la acidosis metabólica. En estas condiciones, se conoce como *respiraciones de Kussmaul*. (Véase *Respiraciones de Kussmaul: un mecanismo compensatorio*.)

Anamnesis y exploración física

Si se observa hiperpnea en un paciente cuyos otros signos y síntomas indican una urgencia potencialmente letal, se debe intervenir de manera rápida y eficaz. (Véase *Manejo de la hiperpnea,* en la pág. 369.) Sin embargo, si el estado del paciente no es grave, primero se determina su nivel de conciencia (NDC). Si está alerta (y si la hiperpnea no interfiere con el habla), se pregunta sobre enfermedades o infecciones recientes, ingestión de ácido acetilsalicílico e ingestión o inhalación de otros fármacos o agentes químicos. Se determina si el paciente tiene diabetes mellitus, enfermedad renal, o un problema pulmonar. ¿Tiene sed o hambre excesivas? ¿Ha tenido hace poco diarrea intensa o una infección de vías respiratorias superiores?

A continuación se observa al paciente en busca de indicios sobre su patrón respiratorio anómalo. ¿Puede hablar, o habla sólo con frases breves entrecortadas? ¿Es su respiración anormalmente rápida? Se examina al paciente en busca de cianosis (en especial de boca, labios, mucosas y lóbulos auriculares), inquietud, y ansiedad, signos de disminución de la oxigenación tisular, como ocurre en el choque. Además, se observa al paciente en busca de tiros intercostales y abdominales, uso de músculos accesorios, y diaforesis, todo lo cual puede indicar respiración profunda relacionada con suministro insuficiente de oxígeno. A continuación, se inspecciona en busca de heridas que drenan o signos de infección, y se pregunta sobre náusea y vómito. Se miden los signos vitales, incluida la saturación de oxígeno, tomando nota de fiebre, y se examinan piel y mucosas en cuanto a turgencia, que podría indicar deshidratación. Se auscultan corazón y pulmones.

Respiraciones de Kussmaul: un mecanismo compensatorio

Las respiraciones de Kussmaul —rápidas y profundas, sin pausas— de manera característica suenan laboriosas, y son profundas como suspiros. Este patrón respiratorio se produce cuando los centros respiratorios de la médula detectan disminución del pH sanguíneo, por lo que inducen respiraciones rápidas y profundas compensatorias para eliminar el exceso de dióxido de carbono y establecer el equilibrio del pH.

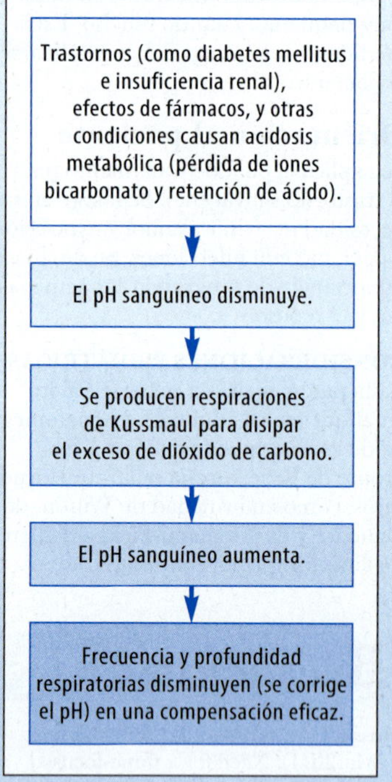

Causas médicas

- ***Traumatismo craneoencefálico.*** La hiperpnea que resulta de un traumatismo craneoencefálico grave se denomina

PARA FACILITAR LA EXPLORACIÓN

Manejo de la hiperpnea

Se examina con cuidado al paciente con hiperpnea en busca de signos asociados de condiciones potencialmente letales, como aumento de la presión intracraneal (PIC), acidosis metabólica, cetoacidosis diabética y uremia. Se está preparado para una intervención rápida.

AUMENTO DE LA PIC

Si se observa hiperpnea en un paciente con signos de traumatismo craneoencefálico (lesión de tejidos blandos, edema o equimosis en cara o cabeza) por un accidente reciente y pérdida de la conciencia, se actúa con rapidez para prevenir daño ulterior del tallo encefálico y deterioro irreversible. Después se miden los signos vitales, tomando nota de bradicardia, aumento de la presión arterial sistólica, de la presión diferencial, signos de aumento de la PIC.

Se examina la reacción pupilar. Se eleva la cabecera de la cama 30° (a menos que se sospeche lesión de médula espinal), y se inserta una vía aérea. Se conecta al paciente a un monitor cardiaco, y se registra de manera continua su patrón respiratorio. (Las respiraciones irregulares indican deterioro.) Se coloca una línea IV a baja velocidad de infusión, y se hacen los preparativos para administrar un diurético osmótico, como manitol, a fin de reducir el edema cerebral. Se sondea al paciente para medir la diuresis, se administra oxígeno complementario y se tiene a la mano equipo de reanimación de urgencia. Se ordena un análisis de gases en sangre arterial para ayudar a guiar los tratamientos.

ACIDOSIS METABÓLICA

Si el paciente con hiperpnea no tiene una lesión craneoencefálica, el aumento de la frecuencia respiratoria probablemente indica acidosis metabólica. Si el nivel de conciencia está disminuido, se revisa el expediente en busca de datos que ayuden a determinar la causa de la acidosis metabólica, y se interviene de manera apropiada. Se sospecha choque si el paciente tiene humedad fría en la piel. Se palpa en busca de pulso filiforme rápido y se mide la presión arterial, tomando nota de hipotensión. Se elevan las piernas del paciente 30°, se aplican compresas a presión a cualquier hemorragia evidente, se colocan varias líneas IV de gran calibre y se hacen los preparativos para administrar líquidos, vasopresores y transfusiones de sangre.

Un paciente con hiperpnea que tiene antecedentes de abuso de alcohol, vomita profusamente, tiene diarrea o drenaje abdominal abundante, ha ingerido una sobredosis de ácido acetilsalicílico o está caquéctico y tiene antecedentes de inanición puede tener acidosis metabólica. Se inspecciona la piel en busca de sequedad y escasa turgencia, que indicarían deshidratación. Se toman los signos vitales, buscando febrícula e hipotensión. Se coloca una línea IV para reposición de líquido. Se extrae sangre para estudios de electrolitos, y se hacen los preparativos para administrar bicarbonato de sodio.

CETOACIDOSIS DIABÉTICA

Si el paciente tiene antecedentes de diabetes mellitus, vomita y tiene aliento cetónico (afrutado), se sospecha cetoacidosis diabética. Se le coloca una sonda para detectar aumento de la diuresis. Se infunde solución salina IV. Se realiza una prueba con tira reactiva para estimar la glucemia. Se obtiene una muestra de orina para medir glucosa y acetona, y se extrae sangre para pruebas de glucosa y cuerpos cetónicos. Asimismo se administran líquidos, insulina, potasio y bicarbonato de sodio IV.

UREMIA

Si el paciente tiene el antecedente de enfermedad renal, aliento urémico (olor a amoniaco) y un polvo fino blanco en la piel (escarcha urémica), se sospecha uremia. Se coloca una línea IV con goteo lento y se hacen los preparativos para administrar bicarbonato de sodio. Se vigila el electrocardiograma en busca de arritmias por hiperpotasemia. Se vigilan los valores de electrolitos séricos, nitrógeno de urea sanguínea y creatinina hasta que se inicien la hemodiálisis o la diálisis peritoneal.

hiperventilación neurógena central. Ya sea que se inicie de manera aguda o gradual, este tipo de hiperpnea indica daño de mesencéfalo inferior o parte superior de la protuberancia pontina. Los signos acompañantes reflejan el sitio y la magnitud de la lesión, y entre ellos pueden incluirse pérdida de la conciencia; lesión de tejidos blandos o deformidad ósea de cara, cabeza o cuello; edema facial; drenaje claro o sanguinolento de boca, nariz u oídos; equimosis periorbitaria; signo de Battle; signo de ojos de muñeca negativo; y alteraciones motoras y sensitivas.

Son signos de aumento de la presión intracraneal disminución de la respuesta a estimulación dolorosa, pérdida de la reacción pupilar, bradicardia, aumento de la presión sistólica y de la presión diferencial.

H

■ ***Síndrome de hiperventilación.*** La ansiedad aguda induce hiperpnea episódica, que causa alcalosis respiratoria. Otros datos posibles son agitación, vértigo, síncope, palidez, parestesia circumoral y periférica, fasciculaciones musculares, espasmo carpopedal, debilidad y arritmias.

■ ***Hipoxemia.*** Muchos trastornos pulmonares que causan hipoxemia —por ejemplo neumonía, edema pulmonar, enfermedad pulmonar obstructiva crónica y neumotórax— pueden provocar hiperpnea y episodios de hiperventilación con dolor torácico, mareo y parestesia. Otros efectos son disnea, tos, estertores, roncus, sibilancia y disminución de los ruidos respiratorios.

■ ***Cetoacidosis.*** La cetoacidosis alcohólica (que ocurre más a menudo en mujeres con antecedentes de abuso de alcohol) suele seguir al cese de la bebida después de que un notable aumento del consumo de alcohol ha causado vómito intenso. Comienzan de manera abrupta respiraciones de Kussmaul y se acompañan de vómito por varios días, aliento cetónico, ligera deshidratación, dolor y distensión abdominales, y ausencia de borborigmos. El paciente está alerta y normoglucémico, a diferencia del paciente con cetoacidosis diabética.

La cetoacidosis diabética es potencialmente letal y suele inducir respiraciones de Kussmaul. Por lo común el paciente presenta polidipsia, polifagia y poliuria antes del inicio de la acidosis; puede tener o no el antecedente de diabetes mellitus. Otras manifestaciones clínicas son aliento cetónico (afrutado); hipotensión ortostática; pulso filiforme rápido; debilidad generalizada; disminución del NDC (letargo a coma); náusea; vómito; anorexia; y dolor abdominal.

La cetoacidosis por inanición también es potencialmente letal y puede causar respiraciones de Kussmaul. Su inicio es gradual; son datos típicos signos de caquexia y deshidratación, disminución del NDC, bradicardia, y antecedente de limitación grave del consumo de alimentos.

■ ***Insuficiencia renal.*** La insuficiencia renal aguda o crónica puede causar acidosis potencialmente letal con respiraciones de Kussmaul. Son signos y síntomas de insuficiencia renal grave oliguria o anuria, hedor urémico y piel escamosa, seca y amarilla. Otros signos cutáneos son prurito intenso, escarcha urémica, púrpura y equimosis. El paciente puede informar náusea, vómito, debilidad, dolor quemante en piernas y pies, y diarrea o estreñimiento.

Al avanzar la acidosis, son manifestaciones clínicas correspondientes esputo espumoso, dolor torácico pleurítico, y signos de insuficiencia cardiaca y derrame pleural o pericárdico. Son signos neurológicos alteración del NDC (letargo a coma), fasciculaciones y convulsiones. Hiperpotasemia e hipertensión, si se presentan, requieren intervención rápida para prevenir el colapso cardiovascular.

■ ***Septicemia.*** Una infección grave puede causar lactoacidosis, con el resultado de respiraciones de Kussmaul. Otros datos son taquicardia, fiebre o hipotermia, escalofríos, cefalea, letargo, diaforesis profusa, anorexia, tos, drenaje de heridas, ardor al orinar, confusión o cambio en el estado mental, y otros signos de infección local.

■ ***Choque.*** La acidosis metabólica, potencialmente letal, produce respiraciones de Kussmaul, hipotensión, taquicardia, disminución de la presión diferencial, pulso débil, disnea, oliguria, ansiedad, inquietud, estupor que puede avanzar a coma, y humedad fría de la piel. Otras manifestaciones clínicas pueden ser sangrado externo o interno (en choque hipovolémico); dolor torácico o arritmias y signos de insuficiencia cardiaca (en choque cardiógeno); fiebre elevada, escalofríos y, raras veces, hipotermia (en choque septicémico); o estridor debido a edema laríngeo (en choque anafiláctico). El inicio suele ser agudo en el choque hipovolémico, cardiógeno o anafiláctico, pero gradual en el choque septicémico.

Otras causas

■ ***Fármacos.*** Las concentraciones tóxicas de salicilatos, cloruro de amonio, acetazolamida y otros inhibidores de la anhidrasa carbónica pueden causar respiraciones de Kussmaul. Lo mismo la ingestión de metanol y etilenglicol, presentes en las soluciones anticongelantes.

Consideraciones especiales

Se vigilan los signos vitales, incluida la saturación de oxígeno, en todo paciente con hiperpnea, y se observa en busca de dificultad respiratoria creciente, un patrón respiratorio irregular, o hipoxia, todo lo cual indica deterioro. Se hacen los preparativos para la intervención inmediata a fin de prevenir el colapso cardiovascular: se coloca una línea IV para administración de líquidos, transfusiones sanguíneas, y fármacos vasopresores con fines de estabilización hemodinámica, según se ordene, y se está preparado para dar apoyo ventilatorio. Se prepara al paciente para el análisis de gases en sangre arterial y estudios de química sanguínea.

Orientación al paciente

Se enseña al paciente a vigilar su glucemia, y se insiste en la importancia de apegarse al tratamiento de la diabetes, en su caso. Se explica cuáles alimentos y líquidos debe evitar. Se le enseña a prevenir las infecciones respiratorias. Se pone de relieve la importancia de evitar el alcohol, y se proporciona información sobre grupos de apoyo u otros recursos para dejar de beber si el paciente tiene el antecedente de abuso de alcohol.

CONSIDERACIONES PEDIÁTRICAS

En niños, la hiperpnea indica las mismas causas metabólicas o neurológicas que en adultos y requiere la misma intervención expedita. La causa más común de acidosis metabólica en niños es diarrea, que puede causar una crisis potencialmente letal. En lactantes, las respiraciones de Kussmaul pueden acompañar a la acidosis debida a metabolopatías congénitas.

Bibliografía

Hayward, J. (2011). Common genetic conditions in primary care. *Pulse*, *26*, 824–825.

McCahon, D., Holder, R., Metcalfe, A., Clifford, S., Gill, P., Cole, T., … Wilson, S. (2009). General practitioners' attitudes to assessment of genetic risk of common disorders in routine primary care. *Clinical Genetics*, *76*, 544–551.

Hipertensión

[Presión arterial alta]

La hipertensión —un valor intermitente o sostenido de la presión arterial mayor de 140/90 mm Hg— afecta a más hombres que mujeres y al doble de afroamericanos que de caucásicos. Por sí mismo, este signo común con frecuencia no recibe atención del paciente; después de todo, él no puede verlo o sentirlo. Sin embargo, algunas de sus causas son potencialmente letales.

La hipertensión puede presentarse de manera repentina o gradual. Un aumento súbito grave de la presión (a más de 180/110 mm Hg) puede indicar una crisis hipertensiva poten-

CONSIDERACIONES SEGÚN EL SEXO *Se ha informado que la hipertensión es 2 a 3 veces más común en mujeres que usan anticonceptivos hormonales que en las que no los usan. Las mujeres de 35 años o más que fuman deben ser alentadas a dejar de hacerlo; si siguen fumando, se les aconseja no usar anticonceptivos hormonales.*

cialmente letal. Sin embargo, incluso un aumento menos pronunciado puede ser igualmente significativo si antecede a aneurisma aórtico disecante, aumento de la presión intracraneal, infarto de miocardio, eclampsia o tirotoxicosis.

La presión arterial alta, más a menudo relacionada con hipertensión esencial, también puede deberse a un trastorno renal o endocrino; un tratamiento que afecta el estado hídrico, como diálisis; o el efecto adverso de un fármaco. La ingestión de grandes cantidades de determinados alimentos, como regaliz y queso cheddar, puede elevar temporalmente la presión arterial. (Véase *Fisiopatología de la hipertensión*, en la pág. 373.)

A veces, la hipertensión simplemente refleja una medición incorrecta de la presión arterial. (Véase *Para una lectura precisa de la presión arterial*, en la pág. 381.) Sin embargo, la medición cuidadosa por sí sola no asegura una lectura de utilidad clínica. Para ser útil, cada lectura de la presión arterial debe compararse con el valor de referencia del paciente. Asimismo, pueden ser necesarias mediciones seriadas para establecer hipertensión.

Anamnesis y exploración física

Si se detecta hipertensión, deben descartarse con rapidez posibles causas potencialmente letales. (Véase *Manejo de la hipertensión*, en la pág. 374.)

Después de descartar causas potencialmente letales, se completan la anamnesis y la exploración física de manera más tranquila. Se determina si el paciente tiene antecedentes de enfermedad cardiovascular o cerebrovascular, diabetes o enfermedad renal. Se busca un antecedente familiar de presión arterial alta, lo cual es probable en caso de hipertensión esencial, feocromocitoma o poliquistosis renal. Después se interroga sobre su inicio. ¿Apareció de manera abrupta la hipertensión? Se pregunta la edad del paciente. El inicio súbito de hipertensión en pacientes adultos o adultos mayores sugiere estenosis nefrovascular. Aunque la hipertensión esencial puede comenzar en la niñez, por lo común no se le diagnostica sino hasta los 35 años de edad. Feocromocitoma y aldosteronismo primario suelen ocurrir entre los 40 y 60 años de edad. Si se sospecha alguno de ellos, se busca hipotensión ortostática. Se toma la presión arterial en el paciente acostado, sentado y después de pie. Normalmente, la presión sistólica disminuye y la diastólica aumenta al estar de pie. En la hipotensión ortostática, ambas presiones disminuyen.

Se toma nota de cefalea, palpitaciones, visión borrosa y sudoración. Se interroga sobre color vino de la orina y disminución de la diuresis; estos signos sugieren glomerulonefritis, que puede causar hipertensión.

Se recaban los antecedentes medicamentosos, incluidas prescripciones pasadas y actuales, remedios herbales y fármacos de venta libre (en especial descongestivos). Si el paciente ya está tomando un antihipertensivo, se determina su apego al régimen. Se interroga sobre su percepción de la hipertensión. ¿Qué tan grave piensa que es? ¿Espera que la farmacoterapia lo ayude? Se exploran los factores psicosociales o ambientales que podrían afectar el control de la presión arterial.

A la anamnesis sigue una exploración física exhaustiva. Con un oftalmoscopio se busca hemorragia intraocular, exudado y papiledema, que caracterizan la hipertensión grave. Se realiza una valoración cardiovascular exhaustiva. Se buscan roces carotídeos e ingurgitación yugular. Se valoran color, temperatura y turgencia de la piel. Se palpan los pulsos periféricos. Se ausculta en busca de ruidos cardiacos anómalos (galopes, segundo ruido más intenso, soplos),

Fisiopatología de la hipertensión

La presión arterial —la fuerza que la sangre ejerce en los vasos al fluir por ellos— depende de gasto cardiaco, resistencia periférica y volumen sanguíneo. Una breve revisión de sus mecanismos regulatorios —control por el sistema nervioso, desplazamientos de líquido capilar, excreción renal y cambios hormonales— ayudarán a entender cómo se produce la hipertensión.

- En el *control por el sistema nervioso* interviene el sistema simpático, principalmente barorreceptores y quimiorreceptores, que promueven vasoconstricción moderada para mantener la presión arterial normal. Cuando este sistema reacciona de manera inapropiada, un aumento de la vasoconstricción eleva la resistencia periférica, con el resultado de hipertensión.
- Los *desplazamientos de líquido capilar* regulan el volumen sanguíneo al reaccionar a la presión arterial. El aumento de la presión fuerza líquido hacia el espacio intersticial; el descenso de la presión permite drenarlo de vuelta a las arterias por ósmosis. Sin embargo, este desplazamiento de líquido puede tardar varias horas en ajustar la presión arterial.
- La *excreción renal* también ayuda a regular el volumen sanguíneo al incrementar o reducir la formación de orina. Normalmente, una presión arterial de alrededor de 60 mm Hg mantiene la diuresis. Cuando la presión desciende respecto de este valor, la formación de orina cesa, con lo que aumenta el volumen sanguíneo. A la inversa, cuando la presión arterial excede de esta lectura, la formación de orina aumenta, con lo que disminuye el volumen sanguíneo. Como los desplazamientos de líquido capilar, este mecanismo puede tardar varias horas en ajustar la presión arterial.
- Los *cambios hormonales* reflejan estimulación del sistema renina-angiotensina-aldosterona renal en respuesta a hipertensión. Este sistema afecta la vasoconstricción, que eleva la presión arterial, y estimula la liberación de aldosterona, que regula la retención de sodio (un determinante clave del volumen sanguíneo).

La hipertensión indica la desregulación o respuesta inapropiada de estos mecanismos reguladores de la presión. Sus signos y síntomas asociados se concentran en los órganos y tejidos específicos que se indican en la imagen.

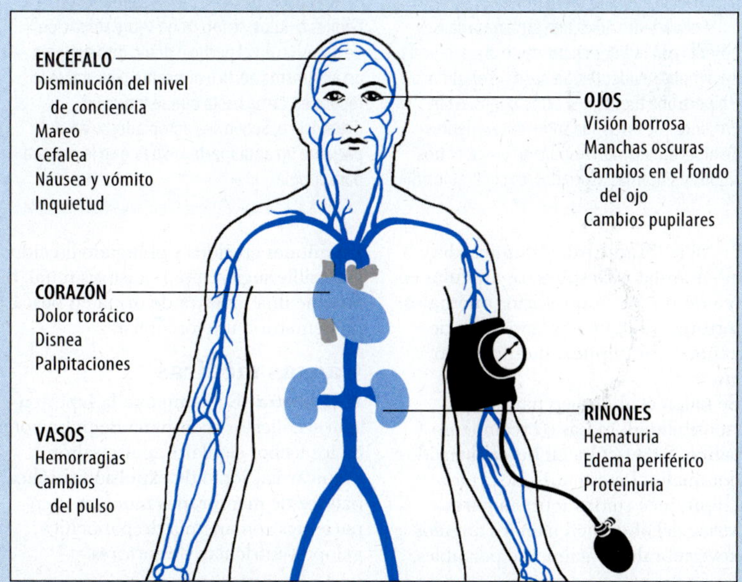

H

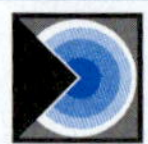

INTERVENCIONES EN CASO DE URGENCIA

Manejo de la hipertensión

La hipertensión puede indicar diversos trastornos potencialmente letales. Sin embargo, Si la presión excede los 180/110 mm Hg, el paciente puede estar experimentando una crisis hipertensiva y requerir tratamiento inmediato. Se mantiene una vía aérea en caso de vómito, y se mantienen precauciones para convulsiones. Se hacen los preparativos para administrar un antihipertensivo IV y un diurético. También será necesario insertar una sonda urinaria a permanencia para vigilar de manera precisa la diuresis.

Si la hipertensión es menos grave, se continúa descartando otras causas potencialmente letales. En el caso de una embarazada, se sospecha pre-eclampsia o eclampsia. Se le coloca en reposo en cama y se inserta una línea IV. Se administra sulfato de magnesio (para reducir la irritabilidad neuromuscular) y un antihipertensivo. Se vigilan los signos vitales de cerca las siguientes 24 horas. Si la presión arterial diastólica continúa por arriba de los 100 mm Hg pese a la farmacoterapia, tal vez se deba preparar a la paciente para inducción del trabajo de parto y parto natural o para cesárea. Se ofrece apoyo emocional si debe enfrentar el parto de un neonato prematuro.

Si el paciente no es una embarazada, se observa con rapidez en busca de otros indicios igualmente evidentes. Se busca exoftalmos e hipertrofia tiroidea. Si estos signos están presentes, se interroga sobre antecedentes de hipertiroidismo. Después se buscan otros signos y síntomas asociados, como taquicardia, aumento de la presión diferencial, palpitaciones, debilidad intensa, diarrea, fiebre mayor de 37.8 °C, y nerviosismo. Se hacen los preparativos para administrar un antitiroideo por vía oral o por sonda nasogástrica, de ser necesario.

También se evalúa el estado hídrico y se buscan signos de deshidratación como escasa turgencia cutánea. Se prepara al paciente para suministro de líquidos IV y control de la temperatura con una frazada de enfriamiento en caso necesario.

Si el paciente muestra signos de aumento de la presión intracraneal (como disminución del nivel de conciencia y pupilas fijas o dilatadas), se le pregunta a él o a un familiar si recientemente sufrió un traumatismo craneoencefálico. Después se busca aumento de la frecuencia respiratoria y bradicardia. Se necesitará mantener una vía aérea en caso de que el paciente vomite. Además se instituyen precauciones anticonvulsivas, y se hacen los preparativos para administrar un diurético IV. Se inserta una sonda urinaria a permanencia, y se vigilan ingreso y egreso. Se toman los signos vitales cada 15 minutos hasta que el paciente esté estable.

Si el paciente tiene pulsos periféricos débiles o nulos, se interroga sobre sensación de opresión en el pecho o dolor, que sugieren un aneurisma aórtico disecante. Se establece reposo en cama hasta que se tenga un diagnóstico. Según sea apropiado, se da al paciente un antihipertensivo IV o se le prepara para cirugía.

frecuencia (bradicardia, taquicardia), o ritmo anómalo. Después, se ausculta en busca de ruidos respiratorios anómalos (estertores, sibilancia) y anomalía de frecuencia (bradipnea, taquipnea) o ritmo.

Se palpa el abdomen para detectar sensibilidad, masas o crecimiento hepático. Se ausculta en busca de ruidos abdominales. La estenosis de arteria renal produce ruidos sobre la parte superior del abdomen o en los ángulos costovertebrales. Fácilmente palpables, los riñones crecidos y el hígado crecido y sensible sugieren poliquistosis renal. Se obtiene una muestra de orina en busca de hematuria microscópica.

Causas médicas

■ ***Anemia.*** En la anemia la hipertensión sistólica se acompaña de pulsaciones en los lechos capilares, pulso saltón, taquicardia, soplo de expulsión sistólica, palidez de membranas mucosas y, en pacientes con anemia drepanocítica, galope ventricular y estertores.

■ ***Aneurisma aórtico (disecante).*** Al principio, este trastorno potencialmente letal causa un aumento súbito de la presión sistólica (que puede ser el suceso precipitante), pero sin cambio en la presión diastólica. Sin embargo, este aumento es breve. La capacidad del organismo de compensar disminuye, con el resultado de hipotensión.

Otros signos y síntomas varían con el tipo de aneurisma aórtico. Un aneurisma abdominal puede causar dolor abdominal y de espalda persistentes, debilidad, sudoración, taquicardia, disnea, una masa abdominal pulsátil, inquietud, confusión y humedad fría de la piel. Un aneurisma torácico puede causar una sensación de desgarro o rotura en el tórax, que puede radiarse a cuello, hombros, espalda baja o abdomen; palidez; síncope; ceguera; pérdida de la conciencia; sudoración; disnea; taquicardia; cianosis; debilidad de piernas; soplo; y ausencia de pulsos radiales y femorales.

■ ***Ateroesclerosis.*** En la ateroesclerosis, la presión sistólica aumenta mientras que la diastólica suele permanecer normal o ligeramente elevada. Es posible que el paciente no muestre otros signos, o que tenga pulso débil, rubor, taquicardia, angina y claudicación.

■ ***Síndrome de Cushing.*** Dos veces más común en mujeres que en hombres, el síndrome de Cushing causa hipertensión y aumento de la presión diferencial así como obesidad troncal, facies de luna y otros signos cushingoides. Suele ser causado por uso de corticoesteroides.

■ ***Hipertensión.*** Se desarrolla de manera insidiosa hipertensión esencial y se caracteriza por aumento gradual de la presión arterial de una década a otra. Excepto por esta presión arterial elevada, el paciente puede ser asintomático o (rara vez) quejarse de cefalea suboccipital, mareo, acúfenos y fatiga.

En caso de hipertensión maligna, la presión diastólica aumenta de manera abrupta por encima de los 120 mm Hg y la sistólica puede superar los 200 mm Hg. Suele haber edema pulmonar marcado por ingurgitación yugular, disnea, taquipnea, taquicardia o tos con esputo espumoso rosado. Otros signos y síntomas característicos son cefalea intensa, confusión, visión borrosa, acúfenos, epistaxis, fasciculaciones musculares, dolor torácico, náusea y vómito.

■ ***Aumento de la presión intracraneal (PIC).*** El aumento de la PIC eleva la frecuencia respiratoria al principio, y después la presión sistólica y la presión diferencial. El incremento de la PIC afecta al final la frecuencia cardiaca, con el resultado de bradicardia (reflejo de Cushing). Entre los signos y síntomas asociados están cefalea, vómito en proyectil, disminución del nivel de conciencia y pupilas fijas y dilatadas.

■ ***Síndrome metabólico.*** Según la American Heart Association (AHA), una presión arterial de 135/85 mm Hg o más es sintomática de síndrome metabólico. Este término se refiere a un grupo de afecciones: hipertensión, valores elevados de glucosa e insulina, exceso de grasa en la cintura, y valores anómalos de colesterol que colocan al paciente en mayor riesgo de sufrir cardiopatía, evento vascular cerebral, vasculopatía periférica y diabetes tipo 2. Tener dos o más de éstas coloca al paciente en mucho mayor riesgo. Se estima que más de 50 millones de estadounidenses tienen síndrome metabólico. Adoptar un estilo de vida más sano, que incorpore mejores hábitos de alimentación, pérdida de peso y aumento de la actividad física, es una manera de reducir o demorar los riesgos relacionados con el síndrome metabólico.

■ ***Infarto de miocardio (IM).*** El IM es un trastorno potencialmente letal que puede causar hipertensión o hipotensión. Son datos comunes dolor torácico aplastante que puede radiar a mandíbula, hombros, brazos o epigastrio. Otros datos son disnea, ansiedad, náusea, vómito, debilidad, diaforesis, galope auricular y soplos.

■ ***Feocromocitoma.*** Una presión arterial paroxística o sostenida caracteriza al feocromocitoma y puede acompañarse de hipotensión ortostática. Son signos y síntomas asociados la ansiedad, diaforesis, palpitaciones, temblor, palidez, náusea, pérdida de peso y cefalea.

■ ***Poliquistosis renal.*** La hipertensión suele ser precedida por dolor de flanco. Otros signos y síntomas son hipertrofia de riñones; hígado crecido y sensible; y hematuria macroscópica intermitente.

■ ***Pre-eclampsia y eclampsia.*** Potencialmente letales para la madre y el feto, la pre-eclampsia y eclampsia de manera característica elevan la presión arterial. Se definen como una lectura de 140/90 mm Hg o más en el primer trimestre, una de 130/80 mm Hg o más en el segundo o tercero, y un aumento de 30 mm Hg por arriba de la presión sistólica de referencia para el paciente o un aumento de 15 mm Hg por arriba de la diastólica. La hipertensión se acompaña de edema generalizado, aumento repentino de peso de 1.4 kg o más por semana durante el segundo o tercer trimestre, cefalea frontal intensa, visión borrosa o doble, disminución de la diuresis, proteinuria, dolor mesoabdominal, irritabilidad neuromuscular, náusea, y quizá convulsiones (eclampsia).

■ ***Estenosis nefrovascular.*** La estenosis nefrovascular produce elevación abrupta de las presiones sistólica y diastólica. Otros signos y síntomas característicos son ruidos en la parte superior del abdomen o en los ángulos costovertebrales, hematuria y dolor agudo de flanco.

■ ***Tirotoxicosis.*** La hipertensión sistólica asociada con la tirotoxicosis (un trastorno potencialmente letal) se acompaña de aumento de la presión diferencial, taquicardia, pulso saltón, pulsaciones en los lechos ungueales capilares, palpitaciones, pérdida de peso, exoftalmos, crecimiento de la glándula tiroides, debilidad, diarrea, fiebre mayor de 37.8 °C y humedad caliente de la piel. El paciente puede lucir nervioso y emocionalmente inestable, con estallidos ocasionales o incluso comportamiento psicótico. También son posibles intolerancia al calor, disnea de esfuerzo y, en mujeres, disminución o ausencia de las menstruaciones.

Otras causas

■ ***Fármacos.*** Estimulantes del sistema nervioso central (como las anfetaminas), simpatomiméticos, corticoesteroides, antiinflamatorios no esteroideos, anticonceptivos hormonales, inhibidores de la monoamina oxidasa y antigripales de venta libre pueden elevar la presión arterial, al igual que la cocaína.

ALERTA HERBOLARIA

Ginseng y regaliz (orozuz) pueden causar hipertensión o latido cardiaco irregular. La hierba de San Juan también puede elevar la presión arterial, en particular cuando se usa junto con sustancias que antagonizan la hipericina, como anfetaminas, medicamentos para el resfriado y la fiebre del heno, descongestivos nasales, alimentos encurtidos, cerveza, café, vino y chocolate.

■ ***Tratamientos.*** Diálisis y trasplante renales causan hipertensión transitoria.

Consideraciones especiales

Si en la investigación de rutina se detecta hipertensión, se insta al paciente sobre la necesidad de pruebas diagnósticas de seguimiento. Después se le prepara para pruebas sanguíneas de rutina y análisis de orina. Según la causa sospechada del aumento de la presión arterial, pueden requerirse estudios radiográficos, en especial de los riñones.

En caso de hipertensión esencial, se explican al paciente la importancia del control a largo plazo de la presión arterial elevada y objetivo, dosis, horario, vía y efectos adversos de los antihipertensivos prescritos. Se le tranquiliza explicándole que hay otros fármacos que puede usar en caso de que el que toma no sea eficaz o cause reacciones adversas intolerables. Se le indica que no suspenda medicamentos sin contactar antes al médico. Se le alienta a que informe reacciones adversas; quizá simplemente se requiera ajustar la dosis o el horario del fármaco.

Debe tenerse presente que es posible que el paciente sólo manifieste hipertensión cuando está en el consultorio del médico (lo que se conoce como *hipertensión de bata blanca*). En tales casos, está indicada una vigilancia de la presión arterial de 24 horas para confirmar lecturas elevadas en otros ambientes. Además, deben abordarse otros factores de riesgo para arteriopatía coronaria, como tabaquismo y valores elevados de colesterol.

Orientación al paciente

Se informa de la importancia de perder peso y hacer ejercicio. Se explica la necesidad de restricción de sodio. Se discuten el manejo del estrés y maneras de reducir otros factores de riesgo para arteriopatía coronaria. Se expone la importancia de las mediciones regulares de la presión arterial, y se explica el uso correcto de los antihipertensivos prescritos. Se indica cuáles reacciones medicamentosas debe informar el paciente, y se subraya la importancia de la atención de seguimiento a largo plazo.

CONSIDERACIONES PEDIÁTRICAS

Normalmente, la presión arterial es menor en niños que en adultos, un punto esencial que debe reconocerse cuando se valora al paciente en busca de hipertensión. (Véase *Presión arterial pediátrica normal*, en la pág. 384.)

La hipertensión en niños puede deberse a intoxicación por plomo o mercurio, hipertensión esencial, estenosis nefrovascular, pielonefritis crónica, coartación de la aorta, conducto arterial persistente, glomerulonefritis, síndrome genitosuprarrenal, o neuroblastoma. El tratamiento suele comenzar con fármacos. Después puede seguir la cirugía en pacientes con conducto arterial persistente, coartación de la aorta, neuroblastoma, y algunos casos de estenosis nefrovascular. Se usan diuréticos y antibióticos para tratar glomerulonefritis y pielonefritis crónica; se usa tratamiento hormonal para el síndrome genitosuprarrenal.

CONSIDERACIONES GERIÁTRICAS

La ateroesclerosis suele provocar hipertensión sistólica aislada en adultos mayores. Está indicado el tratamiento para prevenir complicaciones a largo plazo.

Bibliografía

Myers, M. G., Godwin, M., Dawes, M., Kiss, A., Tobe, S. W., Grant, F. C., Kaczorowski, J. (2011). Conventional versus automated measurement of blood pressure in primary care patients with systolic hypertension: Randomised parallel design controlled trial. *British Medical Journal, 342*, d286.

Hipocratismo digital

El hipocratismo digital (también llamado acropaquia, dedos hipocráticos y dedos en palillo de tambor), un signo inespecífico de trastornos pulmonares y cardiovasculares cianóticos, es el aumento indoloro y habitualmente bilateral del tejido blando alrededor de las falanges terminales de los dedos de manos y pies. (Véase *Causas raras de hipocratismo digital*, en la pág. 378.) No implica cambios en el hueso subyacente. En el hipocratismo digital temprano, el ángulo normal de 160° entre la uña y su base se aproxima a 180°. Conforme el trastorno avanza, este ángulo aumenta y la base de la uña está visiblemente tumefacta. En la fase tardía, el ángulo donde la uña se encuentra con su base ahora convexa se extiende más de la mitad de la distancia a la uña.

Anamnesis y exploración física

Es probable detectar hipocratismo digital cuando se evalúan otros signos de enfermedad pulmonar o cardiovascular conocida. Por lo tanto, debe revisarse el plan de tratamiento actual del paciente, porque el hipocratismo digital puede resolverse con la corrección del trastorno subyacente. Asimismo, se evalúa la magnitud del hipocratismo digital en manos y pies. (Véase *Inspección del hipocratismo digital*, en la pág. 378.)

Causas raras de hipocratismo digital

El hipocratismo digital es típicamente un signo de enfermedad pulmonar o cardiovascular, pero también puede deberse a determinados trastornos hepáticos y GI, como cirrosis, enfermedad de Crohn y colitis ulcerosa. Sin embargo, sólo raras veces ocurre en estos trastornos, por lo que primero deben buscarse signos y síntomas más comunes. Por ejemplo, en la cirrosis suele haber dolor en el cuadrante superior derecho y hepatomegalia, en la enfermedad de Crohn de manera característica ocurren cólicos y sensibilidad abdominales, y en la colitis ulcerosa pueden presentarse dolor abdominal difuso y diarrea con rastros de sangre.

Causas médicas

- ***Bronquiectasia.*** Es común el hipocratismo digital en la fase terminal de la bronquiectasia. Otro signo clásico es tos productiva con esputo copioso, maloliente y mucopurulento. También son característicos hemoptisis y estertores gruesos sobre la zona afectada, que se escuchan durante la inspiración. El paciente suele informar pérdida de peso, fatiga, debilidad y disnea de esfuerzo. Asimismo son posibles roncus, fiebre, malestar general y halitosis.
- ***Bronquitis.*** En la bronquitis crónica, el hipocratismo digital puede ocurrir como un signo tardío cuando el paciente experimenta cambios inadecuados en ventilación-perfusión. Hay tos productiva crónica y tal vez tórax en tonel, disnea, sibilancia, mayor uso de músculos accesorios, cianosis, taquipnea, estertores, roncus dispersos y espiración prolongada.
- ***Enfisema.*** El hipocratismo digital ocurre tardíamente en el enfisema. El paciente puede tener anorexia, malestar general, disnea, taquipnea, disminución de los ruidos respiratorios, cianosis periférica y respiración con los labios apretados. También son posibles uso de músculos accesorios, tórax en tonel y tos productiva.
- ***Endocarditis.*** En la endocarditis infecciosa subaguda, el hipocratismo digital puede acompañarse de fiebre,

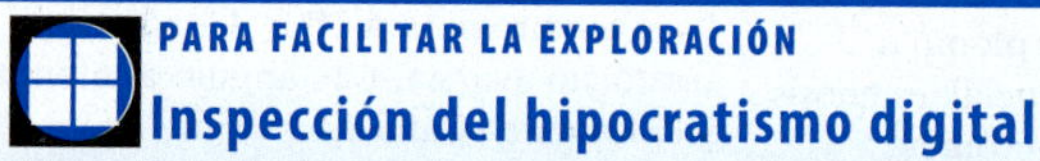

Para valorar al paciente en busca de hipoxia crónica, se determina si tiene dedos hipocráticos. Normalmente, el ángulo entre la uña y el punto en que ésta entra en la piel es de alrededor de 160°. Ocurre hipocratismo digital cuando el ángulo aumenta a 180° o más, como se muestra.

DEDOS NORMALES

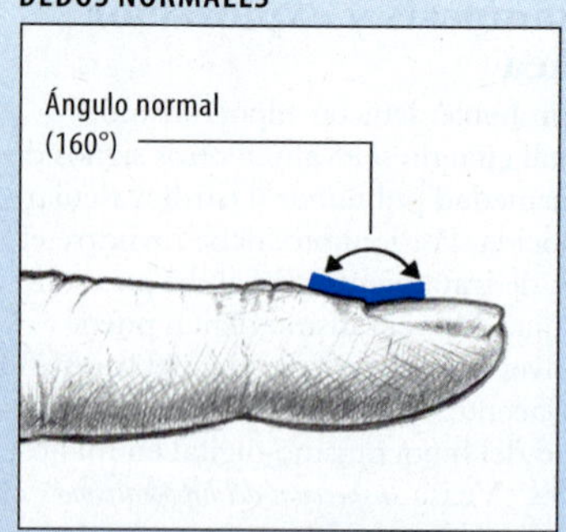

DEDOS HIPOCRÁTICOS

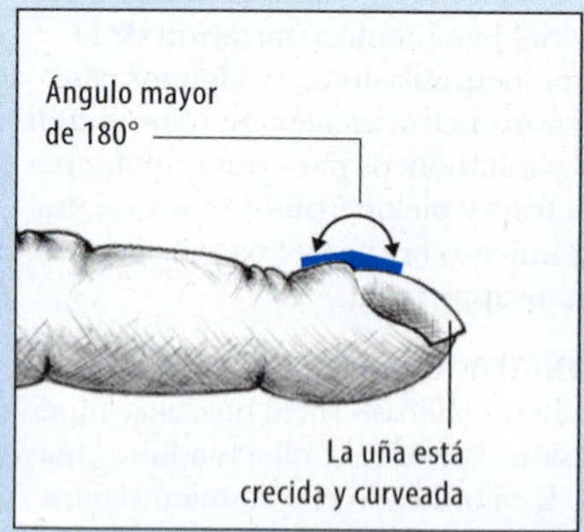

anorexia, palidez, debilidad, sudoración nocturna, fatiga, taquicardia y pérdida de peso. El paciente también puede presentar artralgia, petequias, nódulos de Osler, hemorragias en astillas, lesiones de Janeway, esplenomegalia y manchas de Roth. Suele haber soplos cardiacos.

- ***Insuficiencia cardiaca.*** El hipocratismo digital ocurre como un signo tardío en la insuficiencia cardiaca junto con sibilancia, disnea y fatiga. Otros datos son ingurgitación yugular, hepatomegalia, taquipnea, palpitaciones, edema postural, aumento de peso inexplicable, náusea, anorexia, opresión en el pecho, respuesta mental lenta, hipotensión, diaforesis, presión diferencial baja, palidez, oliguria, ritmo de galope (un tercer ruido cardiaco) y estertores a la inspiración.
- ***Fibrosis intersticial.*** Suele ocurrir hipocratismo digital en el paciente con fibrosis intersticial avanzada. Por lo común también hay dolor torácico intermitente, disnea, estertores, fatiga, pérdida de peso y posible cianosis.
- ***Absceso pulmonar.*** Al principio, el absceso pulmonar produce hipocratismo digital, que puede revertirse al resolverse el absceso. También puede causar dolor torácico pleurítico; disnea; estertores; tos productiva con abundante esputo purulento, maloliente y por lo común sanguinolento; y halitosis. Asimismo son posibles debilidad, fatiga, anorexia, cefalea, malestar general, pérdida de peso y fiebre con escalofríos. A veces los ruidos respiratorios están disminuidos.
- ***Cáncer pulmonar y pleural.*** El hipocratismo digital es común en los cánceres pulmonar y pleural. Son datos asociados hemoptisis, disnea, sibilancia, dolor torácico, pérdida de peso, anorexia, fatiga y fiebre.

Consideraciones especiales

No deben confundirse las uñas curvas —una variación normal— con hipocratismo digital. Simplemente se recuerda que el ángulo entre la uña y su base permanece normal en las uñas curvas, pero no en las hipocráticas.

Orientación al paciente

Se enseña al paciente sobre la causa del hipocratismo digital y se le explica que éste puede no desaparecer una vez que la causa se ha resuelto.

CONSIDERACIONES PEDIÁTRICAS

En niños, el hipocratismo digital suele ocurrir en los que tienen cardiopatía congénita cianótica o fibrosis quística. La corrección quirúrgica de los defectos cardiacos puede revertir el hipocratismo digital.

CONSIDERACIONES GERIÁTRICAS

Las deformidades artríticas de los dedos de manos o pies pueden enmascarar la presencia de hipocratismo digital.

H

BIBLIOGRAFÍA

Seifert, W., Kühnisch, J., Tüysüz, B., Specker, C., Brouwers, A., & Horn, D. (2012). Mutations in the prostaglandin transporter encoding gene SLCO2A1 cause primary hypertrophic osteoarthropathy and isolated digital clubbing. *Human Mutations*, *33*, 660–664.

Tariq, M., Azeem, Z., Ali, G., Chisti, M. S. & Ahmad, W. (2009) Mutation in the HPGD gene encoding NAD+ dependent 15-hydroxuprotaglandin dehydrogenase underlines isolated congenital nail clubbing (ICNC) *Journal of Medical Genetics*, 46(1), 14-20

HIPOTENSIÓN

[Presión arterial baja]

La hipotensión o presión arterial baja es la presión intravascular insuficiente para mantener las necesidades de oxígeno de los tejidos del organismo. Aunque suele relacionarse con choque, este signo también puede resultar de un trastorno cardiovascular, respiratorio, neurológico o metabólico. Los estados de hipoperfusión afectan en especial riñones, encéfalo y corazón y pueden causar insuficiencia renal, cambio en el nivel de conciencia (NDC) o isquemia del miocardio. La hipotensión puede ser inducida por fármacos o pruebas diagnósticas, más a menudo las que usan medios de contraste. Puede ocurrir por estrés o cambio de posición, específicamente, levantarse de manera abrupta de una posición acostado o sentado (hipotensión ortostática).

La presión arterial normal varía mucho; lo que representa hipotensión para una persona puede ser presión arterial normal para otra. En consecuencia, cada lectura de presión arterial debe compararse contra el nivel de referencia de ese paciente. De manera típica, una lectura menor de 90/60 mm Hg, o un descenso de 30 mm Hg respecto al valor de referencia, se consideran hipotensión.

La hipotensión puede reflejar expansión del espacio intravascular (como en infecciones graves, reacciones alérgicas o insuficiencia suprarrenal), reducción del volumen intravascular (como en deshidratación y hemorragia), o disminución del gasto cardiaco (como en deterioro de la contractilidad del músculo cardiaco). Dado que los mecanismos reguladores de la presión del organismo son complejos e interrelacionados, una combinación de estos factores suele contribuir a hipotensión.

INTERVENCIONES EN CASO DE URGENCIA

Si la presión sistólica es menor de 80 mm Hg, o 30 mm Hg menos que el valor de referencia, se sospecha choque. Se evalúa con rapidez al paciente en busca de disminución del NDC. Se revisan el pulso apical en busca de taquicardia y las respiraciones en busca de taquipnea. También se observa si la piel es húmeda y fría. Se elevan las piernas del paciente por arriba del nivel del corazón, o se le coloca en la posición de Trendelenburg si la cama no puede ajustarse. Después se inicia una línea IV con aguja de gran calibre para reponer líquidos o sangre o administrar fármacos. Se hacen los preparativos para administrar oxígeno con ventilación mecánica en caso necesario. Se vigilan ingreso y egreso, y se inserta una sonda urinaria a permanencia para medir de manera precisa la diuresis. Tal vez se requiera también una línea venosa central o un catéter de arteria pulmonar para facilitar la vigilancia de su estado hídrico. Se hacen los preparativos para la monitorización cardiaca a fin de evaluar el ritmo cardiaco. Se está listo para insertar una sonda nasogástrica con objeto de prevenir la aspiración en el paciente comatoso. Mediante intervenciones de urgencia se mantiene la columna vertebral inmóvil hasta que no se descarte traumatismo de la médula espinal.

Anamnesis y exploración física

Si el paciente está consciente, se le interroga sobre síntomas asociados. Por ejemplo, ¿se siente inusualmente débil o fatigado? ¿Ha tenido náusea, vómito o eliminación de heces oscuras o sanguinolentas? ¿Ve borroso? ¿Es inestable su marcha? ¿Tiene palpitaciones? ¿Sufre dolor torácico o abdominal o dificultad para respirar? ¿Ha tenido episodios de mareo o desmayo? ¿Ocurren estos episodios cuando se pone de pie con rapidez? En caso afirmativo, se mide la presión arterial con el paciente acostado, sentado y de pie, y se comparan las lecturas. (Véase *Para una lectura precisa de la presión arterial,* en la pág. 381.) Una caída de la presión sistólica o diastólica de 10 a 20 mm Hg o más y un aumento en la frecuencia cardiaca mayor de 15 latidos/minuto entre los cambios de posición sugieren hipotensión ortostática.

Se continúa la exploración física. Se inspecciona la piel en cuanto a palidez, sudoración y humedad fría. Se palpan los pulsos periféricos. Se toma nota de pulso paradójico —un descenso pronunciado en la presión sistólica durante la inspiración—, que sugiere taponamiento pericárdico. Después se ausculta en busca de ruidos cardiacos (galopes, soplos), frecuencia (bradicardia, taquicardia) o ritmo anómalos. Se auscultan los pulmones y se está atento a ruidos respiratorios (disminuidos, o estertores, sibilancia), frecuencia (bradipnea, taquipnea) o ritmo (agónico o respiraciones de Cheyne-Stokes) anómalos. Se buscan signos de hemorragia, como sangrado

PARA FACILITAR LA EXPLORACIÓN

Para una lectura precisa de la presión arterial

Cuando se toma la presión arterial, se comienza aplicando el manguito de manera apropiada, como se muestra.

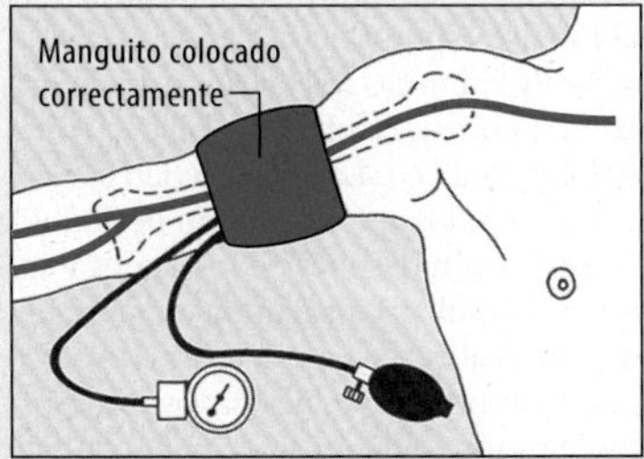

Después, se está alerta para evitar los siguientes errores comunes, que llevan a registrar una medida errónea de presión arterial.

- *Manguito de tamaño incorrecto.* Seleccionar el manguito del tamaño apropiado para el paciente. Esto asegura que se aplique la presión adecuada para comprimir la arteria braquial durante la inflación del manguito. Si la bolsa del manguito es demasiado estrecha, se obtendrá una lectura falsamente elevada; si es demasiado amplia, una lectura falsamente baja. La anchura de la bolsa debe ser de alrededor de 40% de la circunferencia del punto medio de la extremidad; la longitud debe ser el doble de la anchura. Si la circunferencia del brazo es menor de 33 cm, se selecciona un manguito de tamaño regular; si está entre 33 y 40.5 cm, un manguito de tamaño grande; si es mayor de 40.5 cm, un manguito pequeño. También se dispone de manguitos pediátricos.
- *Desinflación lenta del manguito, que causa congestión venosa en la extremidad.* No desinflar el manguito a un ritmo menor de 2 mm Hg/latido, porque se obtendrá una lectura falsamente elevada.
- *Colocación demasiado holgada del manguito, lo que reduce su anchura efectiva.* Apretar el manguito para evitar una lectura falsamente elevada.
- *Desalineación de la columna de mercurio y el ojo.* Leer la columna de mercurio al nivel del ojo. Si la columna está abajo del nivel del ojo, tal vez se registre una lectura falsamente baja; si está arriba del nivel del ojo, una falsamente alta.
- *Columna de mercurio inclinada.* Mantener la columna de mercurio vertical para evitar una lectura falsamente elevada.
- *Medición en mal momento.* No tomar la presión arterial si el paciente luce ansioso o acaba de comer o ambular; en tales casos se obtiene una lectura falsamente elevada.
- *Posición incorrecta del brazo.* Mantener el brazo del paciente al nivel del corazón para evitar una lectura falsamente baja.
- *Inflación excesiva del manguito, que causa venoespasmo o dolor.* No inflar en exceso el manguito, porque se obtendrá una lectura falsamente elevada.
- *Inadvertencia de una brecha auscultatoria* (el ruido se desvanece por 10 a 15 mm Hg, y después retorna). Para no perder el ruido de Korotkoff superior, primero se estima la presión sistólica por palpación. Enseguida se infla con rapidez el manguito —a un ritmo de 2 a 3 mm Hg/s— hasta aproximadamente 30 mm Hg arriba de la presión sistólica palpable.
- *Ruidos inaudibles o tenues.* Antes de volver a inflar el manguito, pedir al paciente que eleve el brazo para reducir la presión venosa y amplificar los ruidos de bajo volumen. Después de inflar el manguito, se baja el brazo; después se desinfla el manguito y se escucha. Como alternativa, con el brazo del paciente al nivel del corazón, se infla el manguito y se pide al paciente que empuñe la mano. Después se le pide que la abra y cierre con rapidez 10 veces antes de comenzar a desinflar el manguito, y entonces se escucha. Es necesario asegurarse de documentar que se indujo el aumento en la lectura de presión arterial.

visible y masas palpables, equimosis y sensibilidad. Se valora al paciente en cuanto a rigidez abdominal y sensibilidad de rebote; se ausculta en busca de borborigmos anómalos. También se buscan de manera minuciosa posibles fuentes de infección como heridas abiertas.

Causas médicas

■ ***Insuficiencia suprarrenal aguda.*** La hipotensión ortostática es característica en caso de insuficiencia suprarrenal aguda, y se acompaña de fatiga, debilidad, náusea, vómito, malestar abdominal, pérdida de peso, fiebre y taquicardia. También puede haber hiperpigmentación de dedos, uñas, pezones, cicatrices y pliegues corporales; palidez y humedad fría de la piel; inquietud; disminución de la diuresis; taquipnea; y coma.

■ ***Intoxicación alcohólica.*** Es rara la hipotensión; más a menudo la intoxicación alcohólica produce aliento alcohólico característico, taquicardia, bradipnea, hipotermia, disminución del NDC, convulsiones, marcha tambaleante, náusea, vómito, diuresis y respiración estertorosa lenta.

■ ***Choque anafiláctico.*** Después de la exposición a un alérgeno, como penicilina o veneno de insecto, un notable descenso de la presión arterial y una disminución de la presión diferencial indican una reacción anafiláctica. Al principio, el choque anafiláctico causa ansiedad, inquietud, sensación de desgracia inminente, prurito intenso (en especial de manos y pies), y cefalea retumbante. Después puede haber también debilidad, sudoración, congestión nasal, tos, dificultad para respirar, náusea, cólicos abdominales, defecación involuntaria, convulsiones, rubor, cambio o pérdida de la voz por edema laríngeo, incontinencia urinaria y taquicardia.

■ ***Carbunco (por inhalación).*** El carbunco es una enfermedad infecciosa aguda causada por la bacteria esporógena grampositiva *Bacillus anthracis*. Aunque la enfermedad es más común en animales de pastoreo silvestres y domésticos, como bovinos, ovinos y caprinos, las esporas sobreviven en el piso por muchos años. Pueden enfermar a las personas expuestas a animales infectados, a tejidos de animales infectados, o a esporas usadas como armas biológicas. La mayoría de los casos naturales ocurren en regiones agrícolas de todo el mundo. El carbunco existe en las formas cutánea, por inhalación y GI.

El carbunco por inhalación se produce al inhalar esporas aerosolizadas. Los signos y síntomas iniciales son gripales, como fiebre, escalofríos, debilidad, tos y dolor torácico. La enfermedad suele ocurrir en dos etapas, con un periodo de recuperación después de los signos y síntomas iniciales. La segunda etapa se inicia de modo abrupto con deterioro rápido marcado por fiebre, disnea, estridor e hipotensión, que por lo general conduce a la muerte en 24 horas. Entre los datos radiológicos están mediastinitis y ensanchamiento mediastínico simétrico.

■ ***Arritmias cardiacas.*** En caso de arritmia, la presión arterial puede fluctuar entre lecturas normales y bajas. También son posibles mareo, dolor torácico, dificultad para respirar, debilidad, fatiga y palpitaciones. La auscultación suele revelar ritmo irregular y pulso mayor de 100 latidos/minuto o menos de 60 latidos/minuto.

■ ***Contusión cardiaca.*** En caso de contusión cardiaca se presenta hipotensión junto con taquicardia y, a veces, dolor anginoso y disnea.

■ ***Taponamiento cardiaco.*** En pacientes con taponamiento cardiaco es característico un descenso acentuado de la presión sistólica (más de 10 mm Hg) durante la inspiración, conocido como *pulso paradójico*. Este trastorno también causa inquietud, cianosis, taquicardia, ingurgitación yugular, amortiguamiento de los ruidos cardiacos, disnea y signo de Kussmaul (aumento de la distensión venosa con la inspiración).

■ ***Choque cardiógeno.*** En pacientes con choque cardiógeno es característico un descenso de la presión sistólica a menos de 80 mm Hg o a 30 mm Hg menos del valor de referencia del paciente por disminución de la contractilidad cardiaca. La hipertensión se acompaña de taquicardia, disminución de la presión diferencial y de los ruidos de Korotkoff, cianosis periférica y palidez y humedad fría de la piel. El choque cardiógeno también causa inquietud y ansiedad, que puede avanzar a desorientación y confusión. Entre los signos y síntomas asociados están angina, disnea, ingurgitación yugular, oliguria, galope ventricular, taquipnea y pulso débil y rápido.

■ ***Cólera.*** Esta infección aguda, causada por la bacteria *Vibrio cholerae*, puede ser leve con diarrea no complicada o grave y potencialmente letal. El cólera se propaga al ingerir agua o alimentos contaminados, en especial mariscos. Entre los signos están diarrea acuosa abrupta y vómito. La pérdida hidroelectrolítica grave ocasiona sed, debilidad, calambres musculares, disminución de la turgencia cutánea, oliguria, taquicardia e hipotensión. Sin tratamiento es posible la muerte en horas.

■ ***Cetoacidosis diabética.*** La hipovolemia inducida por diuresis osmótica en la hiperglucemia es responsable de la hipertensión en la cetoacidosis diabética, que suele observarse en pacientes con diabetes mellitus tipo 1. También suele producir polidipsia, poliuria, polifagia, deshidratación, pérdida de peso, dolor abdominal, náusea, vómito, aliento cetónico, respiraciones de Kussmaul, taquicardia, convulsiones, confusión y estupor que puede avanzar a coma.

■ ***Insuficiencia cardiaca.*** En la insuficiencia cardiaca, la presión arterial puede fluctuar entre lecturas normales y bajas. Sin embargo, una caída drástica de la presión arterial puede indicar choque cardiógeno. Otros signos y síntomas de insuficiencia cardiaca son disnea de esfuerzo, disnea de inicio abrupto o gradual, disnea paroxística nocturna o dificultad para respirar en decúbito supino (ortopnea), fatiga, aumento de peso, palidez o cianosis, sudoración y ansiedad. La auscultación revela galope ventricular, taquicardia, crepitaciones bilaterales y taquipnea. También son posibles edema postural, ingurgitación yugular, aumento del tiempo de llenado capilar y hepatomegalia.

■ ***Síndrome hiperglucémico hiperosmolar no cetósico (SHHN).*** El SHHN, común en pacientes con diabetes mellitus tipo 2, reduce la presión arterial —a veces en grado notable— si hay pérdida significativa de líquido por diuresis a causa de hiperglucemia e hiperosmolaridad graves. También provoca xerostomía, pérdida de la turgencia cutánea, taquicardia, confusión que avanza a coma, y, en ocasiones, convulsiones tonicoclónicas generalizadas.

■ ***Choque hipovolémico.*** En el choque hipovolémico es característico un descenso de la presión sistólica a menos de 80 mm Hg o 30 mm Hg menos que el valor de referencia del paciente a causa de hemorragia aguda o deshidratación. Se acompaña de disminución de los ruidos de Korotkoff, descenso de la presión diferencial, y pulso rápido, débil e irregular. La vasoconstricción periférica causa cianosis de las extremidades y palidez y humedad fría de la piel. Otros signos y síntomas son oliguria, confusión, desorientación, inquietud y ansiedad.

■ ***Hipoxemia.*** Al principio, la presión arterial puede ser normal o ligeramente elevada, pero a medida que la hipoxemia se hace más pronunciada, la presión arterial desciende. También puede haber taquicardia, taquipnea, disnea y confusión, y puede avanzar de estupor a coma.

■ ***Infarto de miocardio (IM).*** En el IM, un trastorno potencialmente letal, la presión arterial puede ser alta o baja. Sin embargo, un descenso precipitado de la presión arterial puede indicar choque cardiógeno. Son signos y síntomas asociados dolor torácico que tal vez radie a mandíbula, hombro, brazo o epigastrio; disnea; ansiedad; náusea o vómito; sudoración; y frialdad, palidez o cianosis de la piel. La auscultación puede revelar galope auricular, soplo y, en ocasiones, pulso irregular.

■ ***Choque neurógeno.*** El choque neurógeno, que resulta de denervación simpática por lesión cervical o anestesia, causa hipotensión y bradicardia. Sin embargo, la piel permanece tibia y seca por vasodilatación cutánea y denervación de glándulas sudoríparas. Según la causa del choque, también puede haber debilidad motora de extremidades o diafragma.

■ ***Embolia pulmonar.*** La embolia pulmonar causa dolor torácico penetrante repentino y disnea acompañada de tos y, en ocasiones, febrícula. Ocurre hipertensión con descenso de la presión diferencial y de los ruidos de Korotkoff. Son signos asociados taquicardia, taquipnea, pulso paradójico, ingurgitación yugular y hemoptisis.

■ ***Choque septicémico.*** Inicialmente, el choque septicémico produce fiebre y escalofríos. También pueden ocurrir hipotensión, taquicardia y taquipnea en fase temprana, pero la piel del paciente permanece tibia. Más tarde la hipotensión se hace cada vez más grave —menos de 80 o 30 mm Hg por debajo del valor de referencia del paciente— y se acompaña de disminución de la presión diferencial. Otros signos y síntomas tardíos son palidez cutánea, cianosis de extremidades, aprensión, sed, oliguria y coma.

■ ***Síncope vasovagal.*** El síncope vasovagal es la pérdida transitoria parcial o completa de la conciencia después de experiencias estresantes, dolorosas o claustrofóbicas. Se caracteriza por hipotensión, palidez, sudoración fría, náusea, palpitaciones o baja frecuencia cardiaca, y debilidad.

Otras causas

■ ***Pruebas diagnósticas.*** Entre las pruebas diagnósticas se incluyen la prueba de estimulación del ácido gástrico con histamina y las radiografías con medios de contraste. Estos últimos pueden inducir una reacción alérgica, que causa hipotensión.

■ ***Fármacos.*** Pueden causar hipotensión bloqueadores de los canales de calcio, diuréticos, vasodilatadores, bloqueadores adrenérgicos α y β, anestésicos generales, analgésicos opioides, inhibidores de la monoamina oxidasa, ansiolíticos (como benzodiacepinas), tranquilizantes y la mayoría de los antiarrítmicos IV (en especial tosilato de bretilio).

Consideraciones especiales

Se toman con frecuencia los signos vitales para determinar si la hipotensión es constante o intermitente. Si la presión arterial es extremadamente baja, puede insertarse un catéter arterial para una monitorización estrecha de las presiones. De manera alternativa, puede usarse un flujómetro Doppler.

Si el paciente es sintomático, se le coloca en reposo absoluto y se mantienen elevados los barandales de la cama. Si el paciente es asintomático y ambulatorio, se le ayuda según se requiera. Para evitar caídas, no se deja desatendido a un paciente hipotenso cuando ambula o está sentado.

Presión arterial pediátrica normal

EDAD	PRESIÓN SISTÓLICA NORMAL	PRESIÓN DIASTÓLICA NORMAL
Nacimiento a 3 meses	40 a 80 mm Hg	Varía con el sexo y el percentil de estatura
3 meses a 1 año	80 a 100 mm Hg	Varía con el sexo y el percentil de estatura
1 a 4 años	100 a 108 mm Hg	60 mm Hg
4 a 12 años	108 a 120 mm Hg	60 a 70 mm Hg

Se prepara al paciente para pruebas de laboratorio, como análisis de orina, estudios hemáticos de rutina, electrocardiografía y radiografías torácicas, cervicales y abdominales.

Orientación al paciente

Se recomienda al paciente con hipotensión ortostática que se incorpore con lentitud desde la silla o la cama, y se insiste en la importancia de suspender los pies y levantarse lentamente de la cama. En pacientes con síncope vasovagal, se discute el modo de evitar factores desencadenantes, así como la necesidad de un bastón o andador.

CONSIDERACIONES PEDIÁTRICAS

En niños, la presión arterial normal es menor que en adultos. (Véase *Presión arterial pediátrica normal*, en la pág. 384.)

Dado que los accidentes son comunes en niños, se sospecha traumatismo o choque primero como posible causa de hipotensión. Debe recordarse que la hipotensión no es común en la lesión craneoencefálica en adultos porque la hemorragia intracraneal es insuficiente para causar hipovolemia. Sin embargo, sí acompaña a la lesión craneoencefálica en lactantes y niños pequeños; su bóveda craneal expansible permite una pérdida sanguínea significativa hacia el espacio craneal, de lo que resulta hipovolemia.

Otra causa común de hipertensión en niños es deshidratación, que resulta por falta de alimentación o diarrea y vómito persistentes durante 24 horas.

CONSIDERACIONES GERIÁTRICAS

En adultos mayores, la hipotensión se debe a menudo al uso de múltiples fármacos con su efecto adverso potencial, un problema que es necesario abordar. Otra causa común es hipotensión ortostática por disfunción neurovegetativa.

Bibliografía

Fan, C. W., Walsh, C., & Cunningham, C. J. (2011). The effect of sleeping with the head of the bed elevated six inches on elderly patients with orthostatic hypotension: An open randomised controlled trial. *Age and Ageing*, *40*, 187–192.

Freeman, R., Wieling, W., Axelrod, F. B., Benditt, D. G., Benarroch, E., Biaggioni, I., … van Dijk, J. G. (2011). Consensus statement on the definition of orthostatic hypotension, neurally medicated syncope and the postural tachycardia syndrome. *Clinical Autonomic Research*, *21*, 69–72.

Hipotensión ortostática

[Hipotensión postural]

En la hipotensión ortostática, la presión arterial desciende 15 a 20 mm Hg o más —con o sin un aumento en la frecuencia cardiaca de al menos 20 latidos/minuto— cuando el paciente se levanta del decúbito supino a una posición sedente o de pie. (La presión arterial debe medirse 5 minutos después de que el paciente ha cambiado de posición.) Este signo común indica incapacidad de las respuestas vasomotoras compensatorias de ajustarse a los cambios de posición. Suele asociarse con mareo, síncope o visión borrosa y puede ocurrir en un paciente hipotenso, normotenso o hipertenso. Aunque suele ser un signo no patológico en adultos mayores, la hipotensión ortostática puede deberse a reposo prolongado en cama, desequilibrio hidroelectrolítico, trastornos sistémicos y los efectos de fármacos.

Para detectar hipotensión ortostática, se toman y comparan lecturas de presión arterial con el paciente en decúbito supino, sentado y después de pie.

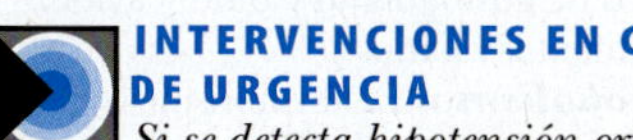

INTERVENCIONES EN CASO DE URGENCIA

Si se detecta hipotensión ortostática, se revisa con rapidez en busca de taquicardia, alteración del nivel de conciencia (NDC), palidez y humedad fría de la piel. En presencia de estos signos se sospecha choque hipovolémico. Se inserta una línea IV de gran calibre para reposición de líquidos o san-

gre. Se toman los signos vitales cada 15 minutos, y se vigilan ingreso y egreso. Se alienta el reposo en cama.

Anamnesis y exploración física

Si el paciente no corre peligro, se realiza la anamnesis. Se le pregunta si a menudo experimenta mareo, debilidad o desmayo cuando se incorpora. También se interroga acerca de síntomas asociados, en particular fatiga, ortopnea, impotencia, náusea, cefaleas, molestia abdominal o torácica y sangrado GI. Después se obtienen los antecedentes medicamentosos completos.

Se comienza la exploración física examinando la turgencia cutánea. Se palpan los pulsos periféricos y se auscultan corazón y pulmones. Se revisa la fuerza muscular y se observa al paciente en busca de inestabilidad de la marcha.

H

Causas médicas

- ***Insuficiencia suprarrenal.*** La insuficiencia suprarrenal suele comenzar de manera insidiosa, con signos y síntomas progresivamente mas graves. La hipotensión ortostática puede acompañarse de fatiga, debilidad muscular, falta de coordinación, anorexia, náusea, vómito, hipoglucemia en ayunas, pérdida de peso, dolor abdominal, irritabilidad y pulso débil e irregular. Otra característica común es hiperpigmentación —tonalidad bronceada de la piel— especialmente notable en cara, labios, encías, lengua, mucosa bucal, codos, palmas, nudillos, cintura y rodillas. También pueden ocurrir diarrea, estreñimiento, disminución de la libido, amenorrea y síncope junto con intensificación de los sentidos de gusto, olfato y oído y avidez por alimentos salados.
- ***Alcoholismo.*** El alcoholismo crónico puede causar el desarrollo de neuropatía periférica, que a veces se presenta como hipotensión ortostática. Impotencia es otra preocupación importante en estos pacientes. Otros síntomas son entumecimiento, hormigueo, náusea, vómito, cambios en los hábitos de defecación y conducta extravagante.
- ***Amiloidosis.*** La hipotensión ortostática suele asociarse con infiltración de amiloide en el sistema nervioso autónomo. Los signos y síntomas asociados varían mucho, y entre ellos se incluyen angina, taquicardia, disnea, ortopnea, fatiga y tos.
- ***Hiperaldosteronismo.*** El hiperaldosteronismo suele causar hipotensión ortostática con hipertensión sostenida. La mayoría de los otros efectos clínicos del hiperaldosteronismo se deben a hipopotasemia, que incrementa la irritabilidad neuromuscular y provoca debilidad muscular, parálisis flácida intermitente, fatiga, cefalea, parestesia y, quizá, tetania con signos de Trousseau y Chvostek positivos. También puede haber trastornos visuales, nicturia, polidipsia y cambios de personalidad. Es común la diabetes mellitus.
- ***Hiponatremia.*** En la hiponatremia, la hipotensión ortostática suele acompañarse de cefalea, sed intensa, taquicardia, náusea, vómito, cólicos abdominales, fasciculaciones y debilidad musculares, fatiga, oliguria o anuria, humedad fría de la piel, escasa turgencia cutánea, irritabilidad, convulsiones y disminución del NDC. En caso de déficit grave de sodio pueden ocurrir cianosis, pulso filiforme y, con el tiempo, colapso vasomotor. Son causas comunes insuficiencia suprarrenal, hipotiroidismo, síndrome de secreción insuficiente de vasopresina, y uso de diuréticos tiazídicos.
- ***Hipovolemia.*** La hipovolemia leve a moderada puede causar hipotensión ortostática asociada con apatía, fatiga, debilidad muscular, anorexia, náusea y sed intensa. También puede haber mareo, oliguria, ojos hundidos, escasa turgencia cutánea y sequedad de mucosas.

Otras causas

- ***Fármacos.*** Determinados fármacos pueden causar hipotensión ortostática al reducir el volumen de sangre circulante, con el resultado de dilatación vascular, o al deprimir el sistema nervioso simpático. Entre estos fármacos se incluyen antihipertensivos (en especial monosulfato de guanetidina y la dosis inicial de hidrocloruro de prazosina), antidepresivos tricíclicos, fenotiazinas, levodopa, nitratos, inhibidores de la monoamina oxidasa, morfina, tosilato de bretilio y anestesia espinal. Las grandes dosis de diuréticos también pueden provocar hipotensión ortostática.

■ ***Tratamientos.*** La hipotensión ortostática suele asociarse con reposo prolongado en cama (24 horas o más). También puede deberse a simpatectomía, que altera los mecanismos vasoconstrictivos normales.

Consideraciones especiales

Se vigila el estado hídrico registrando con cuidado ingreso y egreso y peso diario. Para ayudar a minimizar la hipotensión ortostática, se recomienda al paciente que cambie de posición de manera gradual. Se eleva la cabecera de la cama y se le ayuda a sentarse con los pies suspendidos al costado de la cama. Si tolera esta posición, se le sienta en una silla por periodos breves. Se le vuelve a acostar de inmediato si se marea, palidece o exhibe otros signos de hipotensión.

Siempre se tiene presente la seguridad del paciente. Nunca se le deja solo mientras esté sentado o caminando; se evalúa su necesidad de dispositivos auxiliares, como bastón o andador.

Se prepara al paciente para pruebas diagnósticas, como hematocrito, electrolitos y concentración de fármacos en suero, análisis de orina, electrocardiograma de 12 derivaciones, y radiografía torácica.

Orientación al paciente

Se explica la importancia de evitar la hipovolemia, y cómo cambiar de posición de manera gradual.

CONSIDERACIONES PEDIÁTRICAS

Dado que la presión arterial normal es menor en niños que en adultos, es necesario familiarizarse con los valores normales específicos para cada edad a fin de detectar hipotensión ortostática. Del nacimiento a los 3 meses, la presión sistólica normal es de 40 a 80 mm Hg; de 3 meses a 1 año, es de 80 a 100 mm Hg; y de 1 a 12 años, de 100 mm Hg más 2 mm Hg por cada año después del primero. La presión arterial diastólica comienza a escucharse hacia los 4 años; normalmente es de 60 mm Hg a esta edad y de manera gradual aumenta a 70 mm Hg a los 12 años.

Las causas de hipotensión ortostática en niños suelen ser las mismas que en adultos.

CONSIDERACIONES GERIÁTRICAS

Es común que los adultos mayores sufran disfunción neurovegetativa, que puede manifestarse como hipotensión ortostática. Ocurre hipotensión posprandial 45 a 60 minutos después de una comida, y se ha documentado hasta en un tercio de los residentes de casas de retiro.

H

Bibliografía

Berkowitz, C. D. (2012). *Berkowitz's pediatrics: A primary care approach* (4th ed.). USA: American Academy of Pediatrics.

Buttaro, T. M., Tybulski, J., Bailey, P. P., & Sandberg-Cook, J. (2008). *Primary care: A collaborative practice* (pp. 444–447). St. Louis, MO: Mosby Elsevier.

Colyar, M. R. (2003). *Well-child assessment for primary care providers*. Philadelphia, PA: F.A. Davis.

Sommers, M. S., & Brunner, L. S. (2012). *Pocket diseases*. Philadelphia, PA: F.A. Davis.

Homans, signo

El signo de Homans es positivo cuando ocurre dolor intenso de pantorrilla con la dorsiflexión forzada y abrupta del tobillo. Este dolor se debe a trombosis venosa o inflamación de los músculos de la pantorrilla. Sin embargo, dado que el signo de Homans es positivo en sólo 35% de los pacientes con esos trastornos, es un indicador poco confiable. (Véase *Inducción del signo de Homans*, en la pág. 388.) Aun

PARA FACILITAR LA EXPLORACIÓN

Inducción del signo de Homans

Para inducir el signo de Homans, primero se apoya el muslo del paciente con una mano y el pie con la otra. Se flexiona la pierna ligeramente en la rodilla, y después, de manera firme y abrupta, se realiza la dorsiflexión del tobillo. Un dolor intenso de pantorrilla resultante indica un signo de Homans positivo. (El paciente también puede resistir la dorsiflexión del tobillo o flexionar la rodilla de manera involuntaria si el signo de Homans es positivo.)

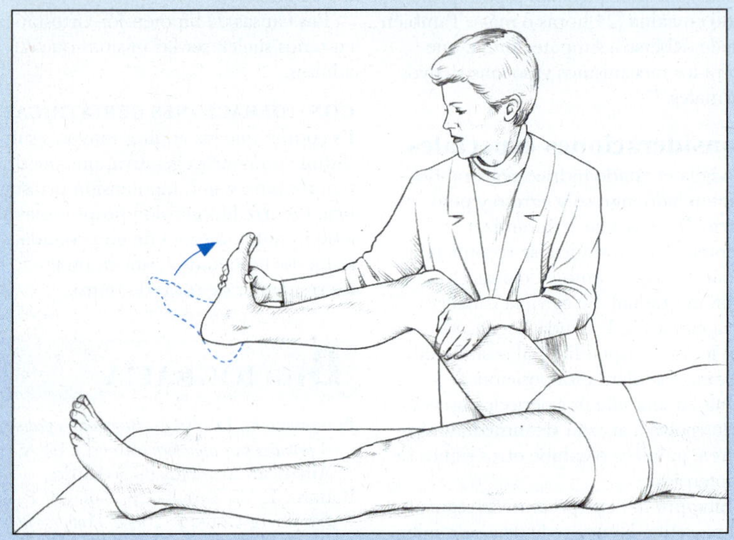

cuando es preciso, el signo de Homans positivo no indica la magnitud del trastorno venoso.

Este signo inducido puede confundirse con el dolor de pantorrilla continuo, que puede resultar de distensión muscular, contusión, celulitis u oclusión arterial, o con dolor de la parte posterior del tobillo o el tendón de Aquiles (p. ej., en una mujer con acortamiento del tendón de Aquiles por usar tacones altos).

Anamnesis y exploración física

Cuando se detecta un signo de Homans positivo, la anamnesis se enfoca en signos y síntomas que pueden acompañar a trombosis venosa profunda (TVP) o tromboflebitis. Entre ellos se incluyen sensaciones palpitante, insidiosa, pesada o apretada en la pantorrilla y dolor de pierna durante el ejercicio o las actividades rutinarias o después. También se pregunta sobre disnea o dolor torácico, que pueden indicar embolia pulmonar. Es necesario asegurarse de preguntar sobre sucesos predisponentes, como lesión de pierna, cirugía reciente, parto, uso de anticonceptivos hormonales, enfermedades asociadas (cáncer, nefrosis, estados hipercoagulables) e inactividad o reposo en cama prolongados.

A continuación se inspecciona y palpa la pantorrilla en busca de calor, sensibilidad, enrojecimiento, tumefacción y presencia de una vena palpable. Si se sospecha fuertemente TVP, se induce el signo de Homans con gran cuidado para no desalojar el coágulo, lo que podría causar embolia pulmonar, un problema potencialmente letal.

Además, se mide la circunferencia de ambas pantorrillas. La pantorrilla con el signo de Homans positivo puede ser más grande debido a edema y tumefacción.

Causas médicas

■ ***Tromboflebitis venosa profunda.*** Signo de Homans positivo y sensibilidad de la pantorrilla suelen ser las únicas manifestaciones clínicas de la tromboflebitis venosa profunda. Sin embargo, también puede haber dolor intenso, pesantez, calor y tumefacción de la pierna afectada; venas superficiales congestionas y visibles o parecidas a cordones y palpables; y fiebre, escalofríos y malestar general.

■ ***TVP.*** La TVP produce signo de Homans positivo junto con sensibilidad sobre las venas profundas de la pantorrilla, edema ligero de pantorrillas y muslos, febrícula, y taquicardia. Si la TVP afecta las venas femoral e iliaca, se apreciarán notables tumefacción y sensibilidad locales. Si la TVP causa obstrucción venosa, se observará cianosis y quizá frialdad de la piel en la pierna afectada.

■ ***Quiste poplíteo (ruptura).*** La ruptura de este quiste sinovial puede causar un signo de Homans positivo así como inicio súbito de sensibilidad de la pantorrilla, tumefacción y enrojecimiento.

■ ***Celulitis (superficial).*** La celulitis superficial suele afectar las piernas pero también puede afectar los brazos, con el resultado de dolor, enrojecimiento, sensibilidad y edema. Algunos pacientes experimentan además fiebre, escalofríos, taquicardia, cefalea e hipotensión.

Consideraciones especiales

Es necesario asegurarse de colocar al paciente en reposo en cama, con la pierna afectada por arriba del nivel del corazón. Se aplican compresas húmedas tibias a la zona afectada, y se administran analgésicos orales suaves. Además, se prepara al paciente para pruebas diagnósticas adicionales, como estudios Doppler y venografía.

Cuando el paciente es ambulatorio, se le recomienda que use medias elásticas después de que disminuya su molestia (por lo común en 5 a 10 días) y que continúe usándolas por un mínimo de 3 meses. Además, se le instruye para que mantenga la pierna afectada elevada cuando esté sentado, y que evite cruzar las piernas al nivel de las rodillas, para no afectar la circulación hacia la zona poplítea. (Es aceptable cruzar los tobillos.)

Orientación al paciente

Se explica cuáles signos de tiempo de coagulación prolongado debe informar el paciente si se le prescribe un anticoagulante. Se explican los beneficios y el uso de medias elásticas. Se ponen de relieve las restricciones alimentarias necesarias (vegetales de hoja verde), la necesidad de evitar el alcohol, y la importancia de verificar con el médico antes de tomar cualquier fármaco nuevo. Se insiste en la importancia de acudir a las citas de seguimiento.

CONSIDERACIONES PEDIÁTRICAS

El signo de Homans rara vez se valora en niños, que pocas veces tienen TVP o tromboflebitis.

H

BIBLIOGRAFÍA

Kuipers, S., Cannegieter, S. C., Doggen, C. M., & Rosendaal, F. R. (2009). Effect of elevated levels of coagulation factors on the risk of venous thrombosis in long-distance travelers. *Blood*, *113*, 2064–2069.

Silverman, D., & Gendreau, M. (2009). Medical issues associated with commercial flights. *Lancet*, *373*, 2067–2077.

HOYUELOS MAMARIOS

(Véase también Nódulo mamario, Dolor mamario, Úlcera mamaria)

Los hoyuelos mamarios —plegamientos o retracciones de la piel de la mama— resultan de la inserción anómala de la piel al tejido subyacente. Sugieren una masa inflamatoria o maligna bajo la superficie de la piel y por lo común representan un signo tardío de cáncer mamario; las lesiones benignas no suelen producir este efecto. Los hoyuelos se forman más a menudo en mujeres mayores de 40 años, pero en ocasiones también en hombres.

Dado que los hoyuelos mamarios se forman sobre una masa o induración, el paciente suele descubrir otros signos antes de advertir los hoyuelos. Sin embargo, por lo común una exploración mamaria cuidadosa los revela y alerta a la paciente y la enfermera sobre el problema.

Anamnesis y exploración física

Se obtienen los antecedentes médicos, reproductivos y familiares, y se toma nota de factores que colocan a la paciente en mayor riesgo de cáncer mamario. Se pregunta sobre paridad, porque las mujeres que no han tenido un embarazo a término antes de los 30 años de edad están en mayor riesgo de sufrir cáncer mamario. ¿Tuvieron su madre o una hermana cáncer mamario? ¿Ha tenido ella misma una neoplasia previa, en especial cáncer en la otra mama? Se interroga acerca de los hábitos alimentarios de la paciente, porque una alimentación rica en grasa predispone a las mujeres a cáncer mamario.

Se pregunta a la paciente si ha notado cambios en la forma de sus mamas. ¿Alguna zona es dolorosa o sensible, y es cíclico el dolor? Si alimenta a su hijo al seno, ¿ha experimentado recientemente fiebre alta, escalofríos, malestar general, dolor muscular, fatiga u otros signos o síntomas gripales? ¿Recuerda haber sufrido algún traumatismo en la mama?

Se inspecciona con cuidado la zona del hoyuelo. ¿Está inflamada, roja o caliente al tacto? ¿Se observan equimosis o contusiones? Se pide a la paciente que tense los músculos pectorales ejerciendo presión contra sus caderas con ambas manos o elevando las manos arriba de la cabeza. ¿Aumenta el fruncimiento? Se tira gentilmente de la piel hacia arriba hacia la clavícula. ¿Se exagera el hoyuelo?

Se observa la mama en busca de retracción del pezón. ¿Apuntan ambos pezones en la misma dirección? Están los pezones aplanados o invertidos? ¿Informa la paciente secreción por el pezón? En caso afirmativo, se le pide que describa el color y carácter del líquido. Se observa el contorno de ambas mamas. ¿Son simétricas?

Se examinan ambas mamas con la paciente acostada, sentada y después inclinada al frente. ¿Se mueve libremente la piel sobre ambas mamas? Si se palpa una masa, se describe su tamaño, sitio, consistencia, movilidad y contorno. ¿Qué relación tiene la masa con el hoyuelo mamario? Se moldea gentilmente la piel de la mama alrededor de la masa. ¿Se exagera el hoyuelo? También se examinan los nódulos linfáticos mamarios y axilares, y se toma nota de cualquier crecimiento.

Causas médicas

- ***Absceso mamario.*** El hoyuelo mamario a veces acompaña a un absceso mamario crónico. Son datos asociados una masa irregular y firme no sensible y signos de retracción del pezón, como desviación, inversión o aplanamiento. Pueden estar crecidos nódulos linfáticos axilares.
- ***Cáncer de mama.*** Los hoyuelos mamarios son un signo importante, pero tardío de cáncer mamario. Una neoplasia que provoca un hoyuelo suele estar cerca de la piel y tener al menos 1 cm de diámetro. Al tacto se siente de forma irregular y fija al tejido subyacente, y suele ser indolora. Otros signos de cáncer mamario son "piel de naranja", cambios en la simetría o el tamaño de la mama, retracción del pezón, y secreción espontánea unilateral no láctea por el pezón la cual es serosa o sanguinolenta. (Una secreción sanguinolenta por el pezón en presencia de una masa es un signo clásico de cáncer mamario.) Es posible que haya nódulos linfáticos axilares crecidos. Puede haber dolor, pero no es un síntoma confiable de cáncer

de mama. Una úlcera mamaria es un posible signo tardío.

- ***Esteatonecrosis.*** Se forma un hoyuelo mamario por esteatonecrosis después de inflamación y traumatismo del tejido adiposo de la mama (aunque la paciente no suele recordar ese traumatismo). Son posibles sensibilidad, eritema, equimosis y contusiones. Otros datos son una masa indurada mal delineada, fibrótica y fija al tejido subyacente o la piel que la cubre así como signos de retracción del pezón. La esteatonecrosis es difícil de diferenciar del cáncer mamario.
- ***Mastitis.*** Un hoyuelo mamario puede indicar mastitis bacteriana, que por lo común resulta de obstrucción ductal y estasis de leche durante la lactación. Calor, eritema, tumefacción, induración, dolor y sensibilidad suelen acompañar la mastitis. Es más probable la formación de hoyuelos en caso de induración difusa que de una sola masa dura. La piel de la mama puede sentirse fija al tejido subyacente. Otros posibles datos son retracción del pezón, grietas en el pezón, secreción purulenta y crecimiento de nódulos linfáticos axilares. Son comunes signos y síntomas gripales (como fiebre, malestar general, fatiga y dolor).

Consideraciones especiales

Debe tenerse presente que cualquier problema mamario puede causar temores de alteración de la imagen corporal, mutilación, pérdida de la sexualidad, y muerte. Se permite a la paciente expresar sus sentimientos.

Orientación al paciente

Se explica qué esperar durante las pruebas diagnósticas, y la importancia del examen mamario clínico y la mamografía conforme a las guías de la American Cancer Society. Se enseña a la paciente a realizar el autoexamen de mamas y sobre la causa de los hoyuelos mamarios. También se le enseña sobre el plan de tratamiento una vez que se establece un diagnóstico. Si la paciente da el seno a un bebé y tiene mastitis, se le recomienda extraerse la leche para prevenir la estasis láctea, desecharla y dar leche de formula al bebé mientras se resuelve la infección.

CONSIDERACIONES PEDIÁTRICAS

Dado que el cáncer de mama, la causa más probable de hoyuelos mamarios, es extremadamente raro en niñas, en ellas se considera traumatismo como causa probable. Como en las mujeres adultas, en las adolescentes los hoyuelos pueden deberse a esteatonecrosis por traumatismo.

Bibliografía

Jemal, A., Bray, F., Center, M. M., Ferlay, J., Ward, E., & Forman, D. (2011). Global cancer statistics. *CA: Cancer Journal Clinicians*, *61*(2), 69–90.

Moyer, V. A. (2013). Risk assessment, genetic counseling, and genetic testing for BRCA-related cancer in women: U.S. preventive services task force recommendation statement. *Annals of Internal Medicine*, *160*: 271–281.

H

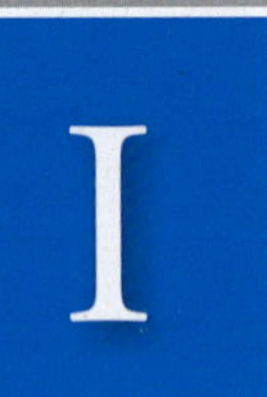

Ictericia

La ictericia, una coloración amarilla de piel, mucosas o escleróticas, indica concentraciones excesivas de bilirrubina conjugada o no conjugada en la sangre. En pacientes de tez clara, es más notable en cara, tronco y escleróticas; en pacientes de tez oscura, en paladar duro, escleróticas y conjuntivas.

La ictericia es más evidente a la luz solar natural. De hecho, suele ser indetectable con luz artificial o iluminación deficiente. Por lo común se acompaña de prurito (porque el pigmento biliar daña nervios sensitivos), coluria (orina oscura) y acolia (heces color arcilla).

La ictericia puede deberse a uno de tres procesos fisiopatológicos. (Véase *Ictericia: deterioro del metabolismo, de la bilirrubina* en la pág. 393.) Puede ser el único signo de advertencia de algunos trastornos, como cáncer pancreático.

Anamnesis y exploración física

Documentar los antecedentes de la ictericia del paciente es crítico para determinar su causa. Se comienza por preguntar al paciente cuándo notó la ictericia por primera vez. ¿Tiene prurito, acolia o coluria? Se pregunta sobre episodios o antecedente familiar de ictericia. ¿Tiene signos o síntomas inespecíficos, como fatiga, fiebre o escalofríos; signos o síntomas GI, como anorexia, dolor abdominal, náusea, pérdida de peso o vómito; o síntomas cardiopulmonares, como disnea o palpitaciones? Se pregunta sobre uso de alcohol o antecedentes de cáncer hepático o enfermedad vesicular. ¿Ha perdido peso el paciente recientemente? También se obtienen los antecedentes medicamentosos. Se pregunta sobre hepatitis, cálculos biliares o enfermedad hepática o pancreática.

Se realiza la exploración física en un sitio con luz natural. Es necesario asegurarse de que el tono amarillo-anaranjado es ictericia y no se debe a hipercarotenemia, más prominente en las palmas y plantas y que no afecta las escleróticas. Se inspecciona la piel en cuanto a textura y sequedad y en busca de hiperpigmentación y xantomas. Se buscan hemangiomas aracneiformes o petequias, hipocratismo digital y ginecomastia. Si el paciente tiene insuficiencia cardiaca, se ausculta para detectar arritmias, soplos y galopes, así como estertores y borborigmos anómalos. Se palpan los nódulos linfáticos en busca de tumefacción y el abdomen en busca de sensibilidad, dolor y tumefacción. Se palpan y percuten hígado y bazo para detectar aumento de tamaño, y se determina si hay ascitis con las técnicas de matidez cambiante y onda de líquido. Se obtienen datos de referencia sobre el estado mental del paciente: cambios ligeros en el sensorio pueden ser un signo temprano de deterioro del funcionamiento hepático.

Causas médicas

■ ***Carcinoma.*** El cáncer de la ampolla de Vater al principio causa ictericia fluctuante, dolor abdominal leve, fiebre recurrente y escalofríos. Sangrado oculto puede ser su primer signo. Otros datos son pérdida de peso, prurito y dorsalgia.

El cáncer hepático (cáncer hepático primario u otro cáncer que ha metastatizado al hígado) puede causar ictericia al obstruir el conducto biliar. Incluso el cáncer avanzado provoca signos y síntomas

Ictericia: deterioro del metabolismo de la bilirrubina

La ictericia ocurre en tres formas: prehepática, hepática y poshepática. En las tres, los valores sanguíneos de bilirrubina aumentan debido a deterioro del metabolismo.

En la *ictericia prehepática*, determinadas condiciones y afecciones, como reacciones transfusionales y anemia drepanocítica, causan hemólisis masiva. Los eritrocitos se rompen más rápido de lo que el hígado puede conjugar la bilirrubina, de modo que grandes cantidades de bilirrubina no conjugada pasan a la sangre, causando una mayor conversión intestinal de esta bilirrubina en urobilinógeno, hidrosoluble, para su excreción en orina y heces. (La bilirrubina no conjugada es insoluble en agua, por lo que no puede excretarse directamente en la orina.)

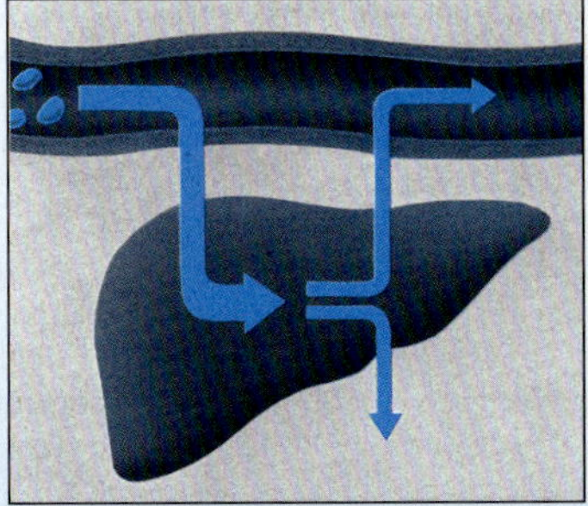

La *ictericia hepática* se debe a la incapacidad del hígado de conjugar o excretar bilirrubina, lo que ocasiona aumento de las concentraciones sanguíneas de bilirrubina conjugada y no conjugada. Esto ocurre en trastornos como hepatitis, cirrosis y cáncer metastásico y durante el uso prolongado de fármacos que son metabolizados por el hígado.

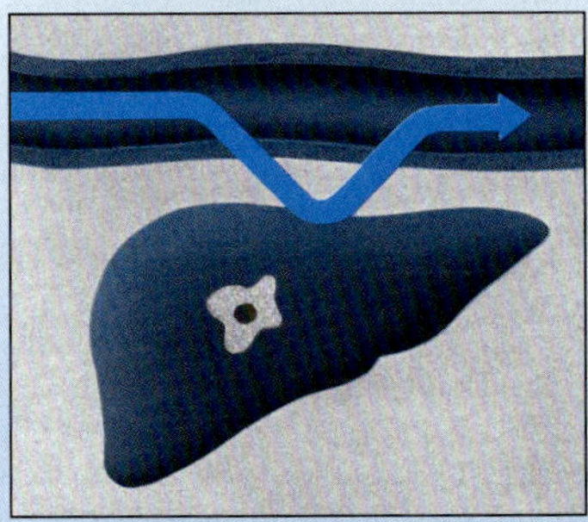

En la *ictericia poshepática*, que ocurre en pacientes con un trastorno biliar o pancreático, la bilirrubina se forma al ritmo normal, pero inflamación, tejido cicatrizal, un tumor o cálculos biliares bloquean el flujo de bilis hacia el intestino. Esto causa la acumulación de bilirrubina conjugada en la sangre. La bilirrubina conjugada, hidrosoluble, se excreta en la orina.

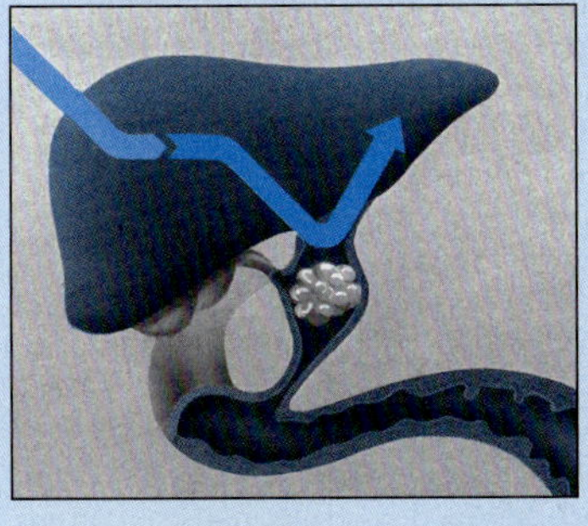

inespecíficos, como molestia y sensibilidad en el cuadrante superior derecho, náusea, pérdida de peso y febrícula. La exploración puede revelar hepatomegalia firme nodular irregular; ascitis; edema periférico; un soplo que se ausculta sobre el hígado; y una masa en el cuadrante superior derecho.

En el cáncer pancreático, es posible que el único signo sea ictericia progresiva, quizá con prurito. Los datos relacionados tempranos son inespecíficos, como pérdida de peso y dolor de espalda o abdominal. Otros signos y síntomas son anorexia, náusea, vómito, fiebre, esteatorrea, fatiga, debilidad, diarrea, prurito y lesiones cutáneas (por lo común en las piernas).

■ ***Colangitis.*** La obstrucción e infección del conducto colédoco causa la tríada de Charcot: ictericia, dolor en el cuadrante superior derecho y fiebre alta con escalofríos.

■ ***Colecistitis.*** La colecistitis provoca ictericia no obstructiva en alrededor de 25% de los pacientes. El cólico biliar suele alcanzar su máximo de manera abrupta y persiste por 2 a 4 horas. Entonces el dolor se restringe al cuadrante superior derecho y se hace constante. Inflamación local o paso de cálculos al conducto colédoco causan ictericia. Otros datos son náusea, vómito (que suele indicar la presencia de un cálculo), fiebre, diaforesis profusa, escalofríos, sensibilidad a la palpación, signo de Murphy positivo y, quizá, distensión y rigidez abdominales.

■ ***Colelitiasis.*** La colelitiasis suele causar ictericia y cólico biliar. Se caracteriza por dolor intenso continuo en el cuadrante superior derecho o epigastrio que radia a omóplato u hombro derechos y se intensifica después de varias horas. Son signos y síntomas acompañantes náusea y vómito, taquicardia e inquietud. La oclusión del conducto colédoco causa fiebre, escalofríos, ictericia, acolia y sensibilidad abdominal. Después de una comida grasosa, es posible que el paciente tenga una sensación vaga de llenura epigástrica y dispepsia.

■ ***Cirrosis.*** En la cirrosis de Laënnec, una ictericia leve a moderada con prurito suele indicar necrosis hepatocelular o insuficiencia hepática progresiva. Son datos tempranos comunes ascitis, debilidad, edema de piernas, náusea, vómito, diarrea o estreñimiento, anorexia, pérdida de peso, y dolor en el cuadrante superior derecho. También son posibles hematemesis masiva y otras tendencias hemorrágicas. Otros datos son crecimiento de hígado y glándula parótida, hipocratismo digital, contractura de Dupuytren, cambios mentales, asterixis, hedor hepático, hemangiomas aracneiformes y eritema palmar. Los hombres pueden presentar ginecomastia, escaso vello torácico y axilar, y atrofia testicular; en mujeres son posibles irregularidades menstruales.

En la cirrosis biliar primaria, puede ocurrir ictericia fluctuante años después del inicio de otros signos y síntomas, como prurito que empeora a la hora de dormir (por lo común el primer signo), debilidad, fatiga, pérdida de peso y dolor abdominal vago. El prurito puede provocar excoriación cutánea. Son datos asociados hiperpigmentación; indicaciones de absorción deficiente, como diarrea nocturna, esteatorrea, púrpura y osteomalacia; hematemesis por várices esofágicas; ascitis; edema; xantelasmas; xantomas en palmas, plantas y codos; y hepatomegalia.

■ ***Síndrome de Dubin-Johnson.*** En el raro síndrome hereditario crónico de Dubin-Johnson, el principal signo es ictericia fluctuante que aumenta con el estrés y aparece tardíamente, hacia los 40 años de edad. Son datos relacionados ligeros crecimiento y sensibilidad hepáticos, dolor en la parte alta del abdomen, náusea y vómito.

■ ***Insuficiencia cardiaca.*** Ocurre ictericia por disfunción hepática en pacientes con insuficiencia cardiaca derecha grave. Otros efectos son ingurgitación yugular, cianosis, edema postural de piernas y sacro, aumento continuo de peso, confusión, hepatomegalia, náusea, vómito, molestia abdominal y anorexia por edema visceral. La ascitis es un signo tardío. También son posibles oliguria, debilidad intensa y ansiedad. Si ocurre primero insuficiencia cardiaca izquierda, otros datos pueden ser fatiga, disnea, ortopnea, disnea paroxística nocturna, taquipnea, arritmias y taquicardia.

■ ***Absceso hepático.*** Cuando hay muchos abscesos pueden causar ictericia, pero los principales efectos son fiebre persistente con escalofríos y sudoración. Otros datos son dolor intenso constante en el cuadrante superior derecho o el mesoepigastrio que puede referirse al hombro; náusea y vómito; anorexia;

hepatomegalia; elevación del hemidiafragma derecho; y ascitis.

■ ***Hepatitis.*** Coluria y acolia suelen ocurrir antes que la ictericia en las etapas tardías de la hepatitis viral aguda. Los signos y síntomas sistémicos tempranos varían, y entre ellos se incluyen fatiga, náusea, vómito, malestar general, artralgia, milgia, cefalea, anorexia, fotofobia, faringitis, tos, diarrea o estreñimiento, y febrícula asociada con crecimiento de hígado y nódulos linfáticos. Durante la fase ictérica (que cede en 2 a 3 semanas a menos que ocurran complicaciones), los signos sistémicos aminoran, pero el hígado puede estar crecido y palpable y acompañarse de pérdida de peso, anorexia y dolor y sensibilidad en el cuadrante superior derecho.

■ ***Pancreatitis (aguda).*** El edema de la cabeza del páncreas y la obstrucción del conducto colédoco pueden causar ictericia; sin embargo, el principal síntoma de pancreatitis aguda suele ser dolor epigástrico intenso que por lo común radia a la espalda. Se obtiene alivio al acostarse con las rodillas flexionadas contra el pecho o sentarse inclinado al frente. Son signos y síntomas asociados tempranos náusea, vómito persistente, distensión abdominal y signo de Turner (equimosis en los flancos abdominales) o de Cullen (existencia de equimosis periumbilical). Otros datos son fiebre, taquicardia, rigidez y distensión abdominales, borborigmos hipoactivos y estertores.

La pancreatitis grave produce inquietud extrema; piel moteada; extremidades diaforéticas y frías; parestesia; y tetania; los dos últimos son síntomas de hipocalcemia. La pancreatitis fulminante causa hemorragia masiva.

■ ***Anemia drepanocítica.*** La hemólisis provoca ictericia en el paciente con anemia drepanocítica. Otros datos son deterioro de crecimiento y desarrollo, aumento de la susceptibilidad a infecciones, complicaciones trombóticas potencialmente letales y, a menudo, úlceras en las piernas, tumefacción (dolorosa) de articulaciones, fiebre y escalofríos. También son posibles dolores de huesos y torácico. La hemólisis grave puede causar hematuria y palidez, fatiga crónica, debilidad, disnea (o disnea de esfuerzo), y taquicardia. También puede haber esplenomegalia. Durante una crisis drepanocítica, el paciente puede tener dolor intenso de huesos, abdominal, torácico y muscular; febrícula; y aumento de debilidad, ictericia y disnea.

Otras causas

■ ***Fármacos.*** Muchos fármacos pueden causar lesión hepática e ictericia resultante. Son ejemplos paracetamol, fenilbutazona, tetraciclina IV, isoniazida, anticonceptivos hormonales, sulfonamidas, mercaptopurina, estolato de eritromicina, niacina, troleandomicina, esteroides androgénicos, inhibidores de la 3-hidroxi-3-metilglutaril-reductasa, fenotiazinas, etanol, metildopa, rifampicina y fenitoína.

■ ***Tratamientos.*** La cirugía de la parte superior del abdomen puede causar ictericia posoperatoria, secundaria a daño hepatocelular por la manipulación de órganos, que ocasiona edema y obstrucción del flujo biliar; por la administración de halotano; o por la cirugía prolongada, que ocasiona choque, pérdida de sangre o transfusión sanguínea.

La derivación quirúrgica usada para reducir la hipertensión porta (como una derivación portacava) también puede provocar ictericia.

Consideraciones especiales

Para ayudar a reducir el prurito, se baña al paciente con frecuencia; se aplica una loción antipruriginosa, como la de calamina; y se administra difenhidramina o hidroxizina. Se prepara al paciente para pruebas diagnósticas a fin de evaluar el funcionamiento biliar y hepático. Entre los posibles estudios de laboratorio están urobilinógeno urinario y fecal, bilirrubina sérica, enzimas hepáticas y valores de colesterol; tiempo de protrombina; y biometría hemática completa. Otras pruebas son ecografía, colangiografía, biopsia de hígado y laparotomía exploratoria.

Orientación al paciente

Se enseñan al paciente cambios alimentarios apropiados que puede realizar, y se discuten maneras de reducir el prurito.

CONSIDERACIONES PEDIÁTRICAS
La ictericia fisiológica es común en neonatos, y ocurre 3 a 5 días después del parto. En lactantes, la ictericia obstructiva suele ser resultado de atresia biliar congénita. Un quiste del conducto colédoco —dilatación quística congénita de ese conducto— también puede causar ictericia en niños, en particular los de ascendencia japonesa.

La lista de otras causas de ictericia es extensa e incluye síndrome de Crigler-Najjar, enfermedad de Gilbert, síndrome de Rotor, talasemia mayor, esferocitosis hereditaria, eritroblastosis fetal, enfermedad de Hodgkin, mononucleosis infecciosa, enfermedad de Wilson, amiloidosis y síndrome de Reye.

CONSIDERACIONES GERIÁTRICAS
En pacientes mayores de 60 años, la ictericia suele ser causada por colestasis a consecuencia de obstrucción extrahepática.

Bibliografía

Liebel, F., Kaur, S., Ruvolo, E., Kollias, N., & Southall, M. D. (2012). Irradiation of skin with visible light induces reactive oxygen species and matrix-degrading enzymes. *Journal of Investigative Dermatology*, *132*, 1901–1907.

Stokowski, L. A. (2011). Fundamentals of phototherapy for neonatal jaundice. *Advances in Neonatal Care*, *11*, 10–21.

Incontinencia fecal
[Encopresis]

La incontinencia fecal, o defecación involuntaria, ocurre por pérdida o deterioro del control del esfínter anal externo. Puede deberse a muchos trastornos GI, neurológicos y psicológicos; los efectos de fármacos; o cirugía. En algunos pacientes, incluso puede ser una conducta manipulativa deliberada.

La incontinencia fecal puede ser temporal o permanente; su inicio puede ser gradual, como en la demencia, o repentino, como en el traumatismo de la médula espinal. Aunque no suele ser un signo de enfermedad grave, puede afectar mucho el bienestar físico y psicológico del paciente.

Anamnesis y exploración física

Se pregunta al paciente con incontinencia fecal sobre inicio, duración y gravedad y sobre cualquier patrón discernible; por ejemplo, ¿ocurre en la noche o sólo con episodios de diarrea? Se toma nota de la frecuencia, consistencia y volumen de las heces de las últimas 24 horas y se obtiene una muestra. La anamnesis se concentra en trastornos GI, neurológicos y psicológicos.

La anamnesis debe guiar la exploración física. Si se sospecha una lesión encefálica o de médula espinal, se realiza un examen neurológico completo. (Véase *Control neurológico de la defecación*, en la pág. 397.) Si parece probable un trastorno GI, se inspecciona el abdomen en busca de distensión, se auscultan los borborigmos y se percute y palpa para determinar si existe una masa. Se inspecciona la zona anal en busca de signos de excoriación o infección. Si no está contraindicado, se revisa en busca de heces retenidas, que pueden relacionarse con incontinencia fecal.

Causas médicas

- ***Estreñimiento.*** Podría parecer extraña la posibilidad de que el estreñimiento sea una causa de incontinencia fecal, pero esto ocurre cuando se retienen heces en el recto, causando que los músculos rectales se estiren y debiliten. Entonces las heces líquidas pueden escurrir alrededor de las heces retenidas y el paciente no puede impedir su salida.
- ***Demencia.*** Cualquier enfermedad cerebral degenerativa crónica puede provocar incontinencia fecal y urinaria. Son signos y síntomas asociados deterioro del juicio y el pensamiento abstracto, amnesia, labilidad emocional, hiperactividad de reflejos tendinosos profundos, afasia o disartria y, quizá, movimientos coreoatetoides difusos.

Control neurológico de la defecación

Tres mecanismos neurológicos controlan normalmente la defecación: el reflejo de defecación intrínseco del colon, el reflejo de defecación parasimpático en el que participan segmentos sacros de la médula espinal, y control voluntario. He aquí cómo interactúan.

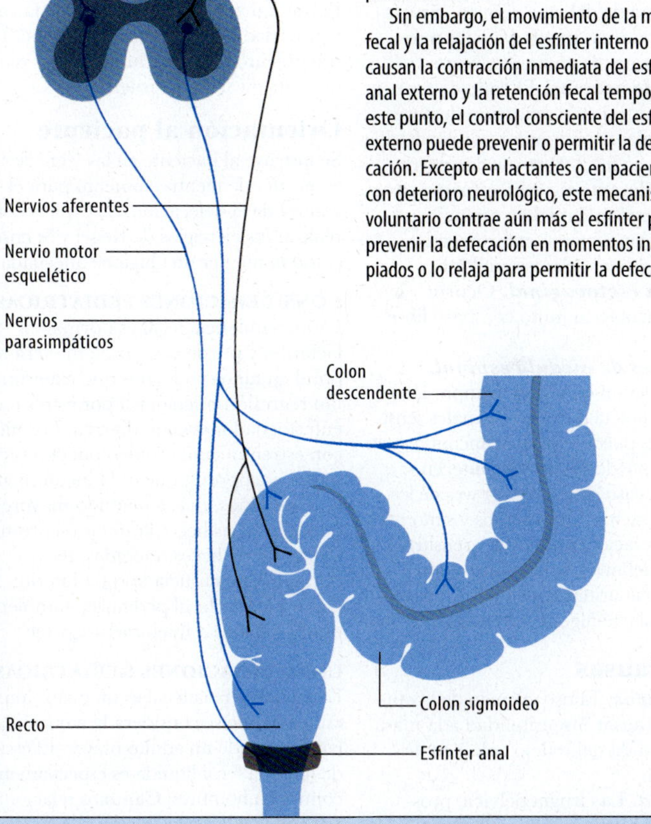

La distensión del recto por materia fecal activa el reflejo intrínseco, relativamente débil, lo cual hace que impulsos aferentes se propaguen por el plexo mientérico, iniciando el peristaltismo en el colon descendente y sigmoideo y el recto. El movimiento ulterior de las heces hacia el ano causa la relajación receptiva del esfínter anal interno.

Para asegurar la defecación, el reflejo parasimpático amplifica el reflejo intrínseco. La estimulación de nervios aferentes en la pared rectal envía impulsos por la médula espinal y de vuelta al colon descendente y sigmoideo, recto y ano para intensificar el peristaltismo.

Sin embargo, el movimiento de la materia fecal y la relajación del esfínter interno causan la contracción inmediata del esfínter anal externo y la retención fecal temporal. En este punto, el control consciente del esfínter externo puede prevenir o permitir la defecación. Excepto en lactantes o en pacientes con deterioro neurológico, este mecanismo voluntario contrae aún más el esfínter para prevenir la defecación en momentos inapropiados o lo relaja para permitir la defecación.

- ***Traumatismo craneoencefálico.*** El trastorno de las vías neurológicas que controlan la defecación puede causar incontinencia fecal. La presencia de otros datos depende del sitio y la gravedad de la lesión, y entre ellos pueden incluirse disminución del nivel de conciencia, convulsiones, vómito y una amplia gama de deterioros motores y sensitivos.
- ***Enfermedad inflamatoria intestinal.*** En ocasiones ocurre incontinencia fecal nocturna con diarrea. Son datos relacionados dolor abdominal, anorexia, pérdida de peso, presencia de sangre en las heces, e hiperactividad de los borborigmos.
- ***Daño muscular.*** Puede ocurrir incontinencia fecal en caso de daño de los músculos esfínteres anales interno y externo, cuando las heces pueden escapar. Esto puede deberse a parto, cirugía de hemorroides o intervenciones más complejas que afectan ano o recto.
- ***Daño de nervios.*** El daño de los nervios que controlan la sensación de necesidad de defecar podría dar por resultado incontinencia fecal. Esto puede ocurrir por lesión durante el parto, esfuerzo para defecar o lesión de médula espinal y a causa de determinadas enfermedades, como diabetes o esclerosis múltiple.
- ***Fístula rectovaginal.*** Ocurre incontinencia fecal junto con paso libre de flatos.
- ***Lesiones de médula espinal.*** Cualquier lesión que cause compresión o sección completa de haces espinales sensitivomotores puede ocasionar incontinencia fecal. Ésta puede ser permanente, en especial en caso de lesiones graves de los segmentos sacros. Otros signos y síntomas reflejan alteraciones motoras y sensitivas por abajo del nivel de la lesión, como incontinencia urinaria, debilidad o parálisis, parestesia, analgesia y termoanestesia.

Otras causas

- ***Fármacos.*** El uso crónico de laxantes puede causar insensibilidad a la masa fecal o pérdida del reflejo colónico de defecación.
- ***Cirugía.*** La cirugía pélvica, prostática o rectal en ocasiones produce incontinencia fecal temporal. Colostomía o ileostomía causan incontinencia fecal permanente o temporal.

Consideraciones especiales

Se mantienen medidas higiénicas adecuadas, incluido el control de olores. Se proporciona cuidado meticuloso de la piel, y se instruye al paciente para que haga lo mismo si puede hacerlo. También se da apoyo emocional al paciente, porque puede sentirse profundamente avergonzado. En el caso del paciente con incontinencia intermitente o temporal, se alientan los ejercicios de Kegel para fortalecer los músculos abdominales y perirrectales. En el caso del paciente neurológicamente capaz con incontinencia crónica, se proporciona reentrenamiento para el control de la defecación. El tratamiento eficaz depende de la causa y gravedad de la incontinencia fecal. El tratamiento puede incluir cambios dietéticos, medicación o cirugía.

Orientación al paciente

Se instruye al paciente en las técnicas esenciales de reentrenamiento para el control de la defecación. Se explica cómo realizar los ejercicios de Kegel y se enseña cómo mantener una higiene adecuada.

CONSIDERACIONES PEDIÁTRICAS

La incontinencia fecal es normal en lactantes y puede ocurrir de manera temporal en niños pequeños que experimentan regresión psicológica por estrés o una enfermedad física con diarrea. Los niños con estreñimiento crónico pueden presentar encopresis, que es la incontinencia fecal en niños, más a menudo mayores de 4 años. Las heces líquidas escurren alrededor de heces retenidas, secas y duras, lo que ensucia la ropa interior. La incontinencia fecal pediátrica también puede deberse a mielomeningocele.

CONSIDERACIONES GERIÁTRICAS

La incontinencia fecal es un factor importante cuando se considera la atención a largo plazo de un adulto mayor. El escape de materia fecal líquida es especialmente común en hombres. Cambios relacionados con la edad que afectan células de músculo liso del colon pueden modificar la motilidad GI y ocasionar incontinencia fecal. Sin embargo, antes de determinar que la causa es la edad, debe descartarse cualquier patología.

Bibliografía

Bongers, M. E., van Dijk, M., Benninga, M. A., & Grootenhuis, M. A. (2009). Health related quality of life in children with constipation associated fecal incontinence. *Journal of Pediatrics, 154*, 749–753.

Wald, A., & Sigurdsson, L., (2011). Quality of life in children and adults with constipation. *Best Practice Research in Clinical Gastroenterology, 25*, 19–27.

Incontinencia urinaria

La incontinencia urinaria, que es la expulsión incontrolable de orina, puede deberse a defecto vesical, trastorno neurológico, o cambio en la fuerza de los músculos pélvicos. Es un signo urológico común, la incontinencia puede ser transitoria o permanente e implicar grandes volúmenes de orina o un goteo escaso. Puede clasificarse como incontinencia por esfuerzo, por desbordamiento, por urgencia o total. La *incontinencia por esfuerzo* es el escape intermitente de orina que resulta de un esfuerzo físico repentino, como tos, estornudo, risa o movimiento rápido. La *incontinencia por rebosamiento* es el goteo debido a retención urinaria, que llena la vejiga e impide que se contraiga con suficiente fuerza para expulsar un chorro de orina. La *incontinencia por urgencia* es la incapacidad de suprimir una urgencia súbita de orinar. La *incontinencia total* es el escape continuo que resulta de la incapacidad de la vejiga de retener la orina.

Anamnesis y exploración física

Se pregunta al paciente cuándo notó por primera vez la incontinencia y si comenzó de manera súbita o gradual. Se le pide que describa su patrón de micción típico. ¿Suele ocurrir la incontinencia durante el día o por la noche? ¿Tiene algún control urinario, o es del todo incontinente? Si en ocasiones es capaz de controlar la micción, se le preguntan los momentos habituales en que orina y las cantidades. Se determina el consumo normal de líquido. Se pregunta sobre otros problemas urinarios, como disuria inicial, polaquiuria, urgencia, nicturia y disminución de la fuerza o interrupción del chorro de orina. También se le pregunta si alguna vez buscó tratamiento para la incontinencia o encontró por su cuenta una manera de enfrentarla.

Se obtienen los antecedentes médicos, tomando nota en especial de infección de vías urinarias, afecciones prostáticas, lesión o tumor espinales, evento vascular cerebral (EVC), o cirugía que afecte vejiga, próstata o piso pélvico. En el caso de una mujer, se pregunta cuántos embarazos ha tenido y cuántos partos.

Después de completar la anamnesis, se pide al paciente que vacíe la vejiga. Se inspecciona el meato uretral en busca de inflamación o defecto anatómico evidentes. En el caso de una mujer, se le pide que puje, y se toma nota de cualquier escape de orina. Se palpa con suavidad el abdomen en busca de distensión vesical, que indica retención urinaria. Se realiza una valoración neurológica completa, tomando nota de funcionamiento motor y sensitivo y atrofia muscular evidente.

Causas médicas

- ***Hiperplasia prostática benigna (HPB).*** La incontinencia por rebosamiento es común en la HPB como resultado de obstrucción uretral y retención urinaria. La HPB comienza con un grupo de signos y síntomas conocidos como prostatismo: reducción del calibre y la fuerza del chorro urinario, disuria inicial, y una sensación de micción incompleta. A medida que la obstrucción aumenta, la micción se hace más frecuente, con nicturia y, quizá, hematuria. La exploración revela distensión vesical y crecimiento de la próstata.
- ***Cáncer vesical.*** El paciente suele presentar incontinencia por urgencia

I

y hematuria; la obstrucción por un tumor puede causar incontinencia por rebosamiento. Las fases tempranas pueden ser asintomáticas. Otros signos y síntomas urinarios son polaquiuria, disuria, nicturia, goteo posmiccional y dolor suprapúbico por espasmos vesicales después de orinar. Tal vez se palpe una masa en la exploración bimanual.

■ ***Neuropatía diabética.*** La neuropatía neurovegetativa puede causar distensión vesical indolora con incontinencia por rebosamiento. Son datos relacionados estreñimiento o diarrea (ésta por lo común nocturna) episódicos, disfunción eréctil y eyaculación retrógrada, hipotensión ortostática, síncope y disfagia.

■ ***Esclerosis múltiple (EM).*** Incontinencia urinaria, urgencia y polaquiuria son datos urológicos comunes en la EM. En la mayoría de los pacientes, ocurren problemas visuales y deterioro sensitivo en fase temprana. Otros datos son estreñimiento, debilidad muscular, parálisis, espasticidad, hiperreflexia, temblor de intención, marcha atáxica, disartria, disfunción eréctil y labilidad emocional.

■ ***Cáncer prostático.*** Sólo suele ocurrir incontinencia urinaria en las etapas avanzadas de este cáncer. Polaquiuria, disuria inicial, nicturia, disuria, distensión vesical, dolor perineal, estreñimiento y una próstata nodular dura con forma irregular son otros datos tardíos comunes.

■ ***Prostatitis (crónica).*** Puede ocurrir incontinencia urinaria como resultado de obstrucción uretral por crecimiento prostático. Otros datos son polaquiuria, urgencia, disuria, hematuria, distensión vesical, secreción uretral persistente, dolor perineal sordo que tal vez radie, dolor eyaculatorio y disminución de la libido.

■ ***Lesión de médula espinal.*** La sección medular completa arriba del nivel sacro causa parálisis flácida de la vejiga. La incontinencia por rebosamiento sigue a la distensión vesical rápida. Otros datos son paraplejia, disfunción sexual, pérdida sensitiva, atrofia muscular, anhidrosis y pérdida de reflejos distal a la lesión.

■ ***Evento vascular cerebral (EVC).*** La incontinencia urinaria puede ser transitoria o permanente. Los datos asociados reflejan el sitio y la magnitud de la lesión y entre ellos se incluyen deterioro de los procesos mentales, labilidad emocional, cambios conductuales, alteración del nivel de conciencia y convulsiones. Son posibles cefalea, vómito, déficit visuales y disminución de la agudeza visual. Entre los efectos sensitivomotores se incluyen hemiplejia contralateral, disartria, disfagia, ataxia, apraxia, agnosia, afasia y pérdida sensitiva unilateral.

■ ***Estenosis uretral.*** Con el tiempo puede ocurrir incontinencia por rebosamiento en este trastorno. A medida que la obstrucción aumenta, la extravasación de orina puede inducir la formación de urinomas y urosepsis.

■ ***Infección de vías urinarias (IVU).*** Además de incontinencia, las IVU pueden causar urgencia urinaria, disuria, hematuria, turbiedad urinaria y, en hombres, secreción uretral. Pueden ocurrir espasmos vesicales o una sensación de calor durante la micción.

Otras causas

■ ***Cirugía.*** Puede ocurrir incontinencia urinaria después de prostatectomía como resultado de daño del esfínter uretral.

Consideraciones especiales

Se prepara al paciente para pruebas diagnósticas, como cistoscopia, cistometría y estudios neurológicos completos. Se obtiene una muestra de orina.

Se comienza el manejo de la incontinencia estableciendo un programa de readiestramiento vesical. (Véase *Corrección de la incontinencia con readiestramiento vesical*, en la pág. 401.)

Si la incontinencia tiene una base neurológica, se vigila al paciente en busca de retención urinaria, que puede requerir cateterización periódica. Un paciente con incontinencia urinaria permanente puede requerir la creación quirúrgica de una desviación urinaria.

Orientación al paciente

Se enseñan al paciente los ejercicios de Kegel y técnicas de autocateterización, si es apropiado. Se revisan con el paciente los fármacos que usa.

Corrección de la incontinencia con readiestramiento vesical

El paciente con incontinencia suele sentirse frustrado, avergonzado y, a veces, desesperado. Pero por fortuna, su problema puede corregirse con readiestramiento vesical, un programa encaminado a establecer un patrón de micción regular. He aquí algunos lineamientos para establecer tal programa:

- Antes de iniciar el programa, se valoran patrón de ingreso, patrón de micción y conducta (p. ej., inquietud o habla continua) antes de cada episodio de micción.
- Se alienta al paciente a ir al baño 30 minutos antes de la hora en que suele sufrir incontinencia. Si esto no tiene éxito, se reajusta la hora. Una vez que puede permanecer seco por 2 horas, se aumenta el tiempo entre micciones en 30 minutos cada día hasta que logra un horario de micción cada 3 a 4 horas.
- Es necesario asegurar que la secuencia de estímulos condicionantes sea la misma siempre que el paciente orine.
- Es necesario asegurar que el paciente tenga privacidad para orinar; debe evitarse cualquier estímulo inhibitorio.
- Se lleva un registro de continencia e incontinencia por 5 días; esto puede reforzar los esfuerzos del paciente por permanecer continente.

CLAVES PARA EL ÉXITO

Recuérdese que una actitud positiva del paciente y del prestador de servicios de salud es crucial para su readiestramiento vesical exitoso. Se presentan otras sugerencias que pueden ayudar al éxito del paciente:

- Se asegura que el paciente esté cerca de un cuarto de baño o un baño portátil. Se deja encendida una luz por la noche, y se asegura un camino despejado al baño.
- Si el paciente necesita ayuda para levantarse de la cama o silla, se atiende con prontitud su llamado.
- Se alienta al paciente a usar su ropa acostumbrada, como una indicación de que el profesional de la salud confía en que puede permanecer continente. Son alternativas aceptables a los pañales preservativos para los hombres y toallas femeninas para incontinencia, o pantaletas, para las mujeres.
- Se alienta al paciente a beber 2 a 2.5 L de líquido al día. Una menor cantidad no previene la incontinencia y sí favorece la infección vesical. Sin embargo, limitar el ingreso después de las 5 de la tarde ayudará a permanecer continente durante la noche.
- Se tranquiliza al paciente indicándole que los episodios de incontinencia no indican un fracaso del programa. Se le alienta a mantener una actitud persistente y tolerante.

I

CONSIDERACIONES PEDIÁTRICAS

Entre las causas de incontinencia en niños se incluye micción infrecuente o incompleta. Esto también puede ocasionar IVU. El orificio ureteral ectópico es una anomalía congénita rara asociada con incontinencia. Suele ser necesaria una evaluación diagnóstica completa para descartar enfermedad orgánica.

CONSIDERACIONES GERIÁTRICAS

Puede ser problemático diagnosticar una IVU en adultos mayores, porque muchos presentan sólo incontinencia urinaria o cambios en el estado mental, anorexia o malestar general. Asimismo, muchos adultos mayores sin IVU presentan disuria, polaquiuria, urgencia o incontinencia.

Bibliografía

Buttaro, T. M., Tybulski, J., Bailey, P. P., & Sandberg-Cook, J. (2008). *Primary care: A collaborative practice* (pp. 444–447). St. Louis, MO: Mosby Elsevier.

Colyar, M. R. (2003). *Well-child assessment for primary care providers*. Philadelphia, PA: F.A. Davis.

Schuiling, K. D. (2013). *Women's gynecologic health*. Burlington, MA: Jones & Bartlett Learning.

Sommers, M. S., & Brunner, L. S. (2012). *Pocket diseases*. Philadelphia, PA: F.A. Davis.

INGURGITACIÓN YUGULAR

La ingurgitación yugular es la plenitud y altura anómalas de las ondas del pulso en las venas yugulares interna o externa. Para un paciente en decúbito supino con la cabeza elevada a 45°, una altura de la onda del pulso mayor de 3 a 4 cm por arriba del ángulo de Louis indica distensión. La plenitud y distensión venosas reflejan aumento de la presión venosa en el lado derecho del corazón, lo cual a su vez indica aumento de la presión venosa central. Este signo común de manera característica ocurre en insuficiencia cardiaca y otros trastornos cardiovasculares, como pericarditis constrictiva, estenosis tricuspídea y obstrucción de la vena cava superior.

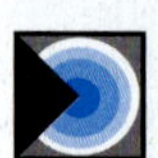

INTERVENCIONES EN CASO DE URGENCIA

Para evaluar ingurgitación yugular se requiere visualizar y valorar las pulsaciones venosas. (Véase Evaluación de ingurgitación yugular, *en la pág. 403.) Si se detecta ingurgitación yugular en un paciente con palidez y humedad fría de la piel que de manera repentina luce ansioso y disneico, se mide la presión arterial. Si se nota hipotensión y pulso paradójico, se sospecha taponamiento cardiaco. Se elevan los pies de la cama 20 a 30°, se administra oxígeno complementario y se vigilan estado y ritmo cardiacos, saturación de oxígeno y estado mental. Se coloca una línea IV para administrar fármacos, y se tiene a la mano equipo de reanimación cardiopulmonar. Se ensambla en equipo necesario para pericardiocentesis de urgencia (a fin de aliviar la presión en el corazón). Durante todo el procedimiento se vigilan presión arterial, ritmo cardiaco y respiraciones.*

Anamnesis y exploración física

Si el paciente tiene malestar intenso se realiza la anamnesis. ¿Ha aumentado de peso recientemente? ¿Tiene dificultad para ponerse los zapatos? ¿Tiene los tobillos inflamados? Se interroga sobre dolor torácico, disnea, disnea paroxística nocturna, anorexia, náusea, vómito y antecedentes de cáncer o enfermedad cardiacos, pulmonares, hepáticos o renales. Se recaban los antecedentes medicamentosos, tomando nota de uso de diuréticos y dosis. ¿Usa el paciente los fármacos tal como se le prescribieron? Se pregunta sobre los patrones de alimentación, tomando nota de consumo alto de sodio.

Después se realiza la exploración física, comenzando con los signos vitales. Taquicardia, taquipnea e hipertensión indican sobrecarga hídrica que impone estrés al corazón. Se inspeccionan y palpan las extremidades y la cara en busca de edema. Se pesa al paciente y se compara ese peso con el valor de referencia.

Se auscultan los pulmones en busca de crepitaciones y el corazón en busca de galopes, roce pericárdico y ruidos cardiacos amortiguados. Se inspecciona el abdomen para detectar distensión, y se palpa y percute en busca de crecimiento hepático. Por último, se vigila la diuresis y se toma nota de un decremento.

Causas médicas

- ***Taponamiento cardiaco.*** El taponamiento cardiaco es un problema potencialmente letal que causa ingurgitación yugular junto con ansiedad, inquietud, cianosis, dolor torácico, disnea, hipotensión y humedad fría de la piel. También causa taquicardia, taquipnea, amortiguamiento de los ruidos cardiacos, roce pericárdico, debilidad o ausencia de pulsos periféricos o disminución de los pulsos durante la inspiración (pulso paradójico), y hepatomegalia. Es posible que el paciente se siente erguido o se incline al frente para facilitar la respiración.
- ***Insuficiencia cardiaca.*** El desarrollo súbito o gradual de insuficiencia cardiaca

PARA FACILITAR LA EXPLORACIÓN

Evaluación de ingurgitación yugular

Con el paciente en decúbito supino, se le coloca de modo que el examinador pueda visualizar las pulsaciones de la vena yugular reflejadas en el atrio derecho. Se eleva la cabecera de la cama 45 a 90°. (En el paciente sano, las venas sólo se distienden cuando el paciente se acuesta.)

A continuación se localiza el ángulo de Louis (escotadura esternal), el punto de referencia para medir la presión venosa. Para hacerlo, se palpan las clavículas donde se unen al esternón (la escotadura supraesternal). Se colocan los dedos índice y medio en la escotadura supraesternal. Después, sin levantarlos de la piel, se les desliza hacia abajo por el esternón hasta sentir una protuberancia ósea, el ángulo de Louis.

Se encuentra la vena yugular interna (que indica la presión venosa de modo más confiable que la yugular externa). Se proyecta una luz hacia el cuello del paciente para crear sombras que resalten el pulso venoso. Es necesario asegurarse de distinguir las pulsaciones de la vena yugular de las propias de la arteria carótida. Una manera de conseguirlo es palpar el vaso: las pulsaciones arteriales continúan, mientras que las venosas desaparecen con presión ligera del dedo. Además, las pulsaciones venosas aumentan o disminuyen con los cambios en la posición del cuerpo; las pulsaciones arteriales permanecen constantes.

A continuación se localiza el punto más alto a lo largo de la vena en que pueden verse pulsaciones. Con una regla se mide la distancia entre ese punto alto y la escotadura esternal. Se registra este dato así como el ángulo al cual el paciente se encontraba. Un valor mayor de 3 o 4 cm arriba de la escotadura esternal, con la cabecera de la cama a un ángulo de 45°, indica ingurgitación yugular.

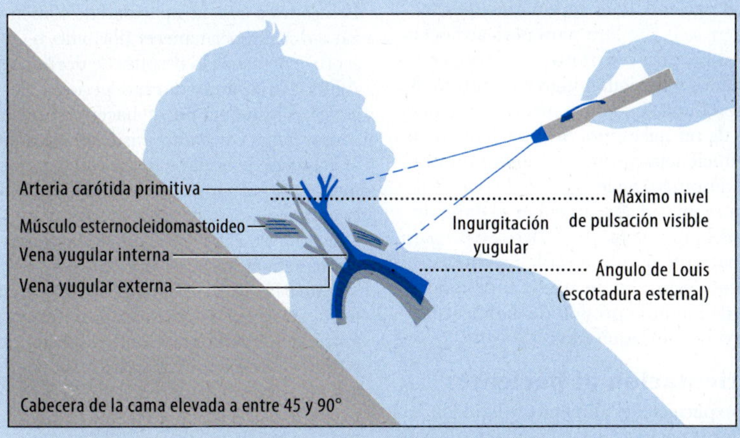

derecha suele causar ingurgitación yugular junto con debilidad, ansiedad, cianosis, edema postural de piernas y sacro, aumento continuo de peso, confusión y hepatomegalia. Otros datos son náusea, vómito, molestia abdominal y anorexia por edema visceral. La ascitis es un signo tardío. La insuficiencia cardiaca derecha masiva puede provocar anasarca y oliguria. Si la insuficiencia cardiaca izquierda precede a la derecha, la ingurgitación yugular es un signo tardío. Otros signos y síntomas son fatiga, disnea, ortopnea, disnea paroxística nocturna, taquipnea, taquicardia y arritmias. La auscultación revela crepitaciones y un galope ventricular.

■ ***Hipervolemia.*** Un aumento notable del volumen de líquido intravascular causa ingurgitación yugular, junto con aumento rápido de peso, hipertensión, pulso saltón, edema periférico, disnea y crepitaciones.

- ***Pericarditis (constrictiva crónica).*** La ingurgitación yugular más prominente a la inspiración (signo de Kussmaul) es un signo progresivo de llenado cardiaco restringido. El paciente suele informar dolor torácico. Otros signos y síntomas son retención de líquido con edema postural, hepatomegalia, ascitis y roce pericárdico.
- ***Obstrucción de vena cava superior.*** Un tumor o, raras veces, trombosis, puede provocar de manera gradual ingurgitación yugular cuando las venas de cabeza, cuello y brazos dejan de vaciarse de modo eficaz, causando edema facial, cervical y braquial. La metástasis al mediastino de un tumor maligno puede causar disnea, tos, dolor torácico subesternal y disfonía.

I

Consideraciones especiales

Si el paciente tiene taponamiento cardiaco, se le prepara para pericardiocentesis. En caso contrario, se restringen los líquidos y se vigilan ingreso y egreso. Se inserta una sonda urinaria a permanencia de ser necesario. Si el paciente tiene insuficiencia cardiaca, se la administra un diurético. Se le cambia de posición con regularidad para evitar el daño de la piel por edema periférico. Se prepara al paciente para insertarle un catéter venoso central o de arteria pulmonar a fin de medir la presión del hemicardio derecho y el izquierdo.

Orientación al paciente

Se explica cuáles alimentos y líquidos debe evitar el paciente, y cuál aumento de peso debe informar. Se le enseña la importancia de los periodos de reposo programados, y se le ayuda a planearlos. También se le enseña a pesarse todos los días.

CONSIDERACIONES PEDIÁTRICAS

La ingurgitación yugular es difícil (a veces imposible) de evaluar en la mayoría de los lactantes y preescolares, debido a su cuello corto y grueso. Incluso en los escolares, la medición de la ingurgitación yugular puede ser poco confiable porque el ángulo esternal no suele estar a la misma distancia (5 a 7 cm) del atrio derecho que en los adultos.

BIBLIOGRAFÍA

Nikolaou, M., Parissis, J., Yilmaz, M. B., Seronde, M. F., Kivikko, M., Laribi, S., & Mebazaa, A. (2013). Liver function abnormalities, clinical profile, and outcome in acute decompensated heart failure. *European Heart Journal, 34*, 742–749.

Raurich, J. M., Llompart-Pou, J. A., Ferreruela, M., Colomar, A., Molina, M., Royo, C., … Ibáñez, J. (2011). Hypoxic hepatitis in critically ill patients: Incidence, etiology and risk factors for mortality. *Journal of Anesthesia, 25*, 50–56.

INSOMNIO

El insomnio es la incapacidad de comenzar a dormir, permanecer dormido, o sentirse descansado después de dormir. Agudo y transitorio durante periodos de estrés, el insomnio puede hacerse crónico y causar fatiga constante, ansiedad extrema al acercarse la hora de ir a la cama, y trastornos psiquiátricos. Esta molestia común es experimentada ocasionalmente por alrededor de 25% de los estadounidenses y de manera crónica por otro 10%.

Entre las causas fisiológicas del insomnio se incluyen desfasamiento horario (por vuelo intercontinental), discusiones y falta de ejercicio. Las causas fisiopatológicas van de trastornos médicos y psiquiátricos a dolor, efectos de un fármaco o droga, y factores idiopáticos. El informe de insomnio es subjetivo y requiere estrecha investigación; por ejemplo, el paciente puede atribuir erróneamente a insomnio su fatiga por una causa orgánica, como anemia.

Anamnesis y exploración física

Se realiza una anamnesis exhaustiva de sueño y salud. Se determina cuándo comenzó el insomnio del paciente y las circunstancias que lo rodean. ¿Está el paciente tratando de dejar de usar un sedante? ¿Usa un estimulante del sistema nervioso central (SNC), como una anfetamina, seudoefedrina, derivado de teofilina, fenilpropanolamina, cocaína o un fármaco que contiene cafeína, o consume bebidas cafeinadas?

Se determina si el paciente tiene un trastorno crónico o agudo, cuyos efectos podrían estar alterándole el sueño, en particular enfermedad cardiaca o respiratoria o afecciones dolorosas o pruriginosas. Se le pregunta si tiene un trastorno endocrino o neurológico, o antecedente de abuso de drogas o alcohol. ¿Viaja con frecuencia y sufre desfasamiento horario *(jet lag)*? ¿Usa mucho las piernas durante el día y se siente inquieto por la noche? Se pregunta sobre fatiga diurna y realización regular de ejercicio. También se pregunta si suele jadear por falta de aire, experimentar apnea, o cambiar de posición con frecuencia. De ser posible, se consulta al compañero de cama del paciente, porque éste puede desconocer su propia conducta. Se pregunta cuántas almohadas usa el paciente para dormir.

Se valora el estado emocional del paciente, y se trata de estimar su nivel de autoestima. Se interroga sobre problemas personales y profesionales y estrés psicológico. También se indaga si sufre alucinaciones, y se toma nota de conductas que podrían indicar supresión de alcohol. Después de revisar molestias del paciente que sugieren un trastorno no diagnosticado, se realiza una exploración física.

Causas médicas

■ ***Síndrome de supresión de alcohol.*** El cese abrupto del consumo de alcohol después de usarlo por largo tiempo causa insomnio que puede persistir hasta por 2 años. Otros efectos tempranos de este síndrome agudo son diaforesis excesiva, taquicardia, hipertensión, temblor, inquietud, irritabilidad, cefalea, náusea, rubor y pesadillas. El avance a *delirium tremens* produce confusión, desorientación, paranoia, ideas delirantes, alucinaciones y convulsiones.

■ ***Trastorno de ansiedad generalizada.*** La ansiedad puede causar insomnio crónico así como síntomas de tensión, como fatiga e inquietud; signos de hiperactividad neurovegetativa, como diaforesis, dispepsia y frecuencias respiratorias y pulso en reposo altos; y signos de aprensión.

■ ***Trastornos del estado de ánimo (afectivos).*** La depresión suele causar insomnio crónico en el que el paciente tiene dificultad para conciliar el sueño, despierta y no puede volver a dormir, o despierta demasiado temprano por la mañana. Son datos relacionados disforia (un síntoma primario), disminución del apetito con pérdida de peso o aumento del apetito con aumento de peso, y agitación o retardo psicomotores. El paciente experimenta pérdida del interés por sus actividades habituales, sensación de escasa valía y culpa, fatiga, dificultad para concentrarse, indecisión, y pensamientos recurrentes de muerte.

Los episodios de manía inducen una menor necesidad de dormir, con estado de ánimo exaltado e irritabilidad. Son datos relacionados aumento de energía y actividad, habla rápida, pensamiento acelerado, autoestima inflada, distractibilidad y participación en actividades de alto riesgo, como conducción temeraria.

■ ***Mioclono nocturno.*** En el mioclono nocturno, un trastorno convulsivo, ocurren sacudidas musculares involuntarias y fugaces de las piernas cada 20 a 40 segundos, alterando el sueño.

■ ***Síndrome de apnea hípnica.*** Los periodos apneicos comienzan con el inicio del sueño, continúan por 10 a 90 segundos, y terminan con una serie de jadeos y hasta despertar. En la apnea hípnica central, el movimiento respiratorio cesa durante el periodo apneico; en la apnea hípnica obstructiva, la obstrucción de las vías respiratorias superiores bloquea el aire entrante, aunque los movimientos respiratorios continúan. Algunos pacientes exhiben ambos tipos de apnea. Repetido quizá cientos de veces durante la noche, este ciclo alterna con bradicardia y taquicardia. Son datos asociados cefalea matutina, fatiga diurna,

Consejos para aliviar el insomnio

PROBLEMAS COMUNES	CAUSAS	INTERVENCIONES
Acroparestesia	Una postura incorrecta puede comprimir nervios superficiales (ulnares, radiales y peroneos), alterando la circulación hacia el nervio comprimido. Esto causa entumecimiento, hormigueo y rigidez de brazo o pierna.	Se enseña al paciente a asumir una posición confortable en cama, sin restricción para las extremidades. Si tiende a despertar con un brazo o una pierna entumidos, se le indica que se aplique masaje y mueva la extremidad hasta que la sensibilidad se recupere por completo, y después asuma una posición no restringida.
Ansiedad	El estrés físico y emocional produce ansiedad, que causa estimulación neurovegetativa.	Se alienta al paciente a discutir sus temores y preocupaciones y se le enseñan técnicas de relajación, como imaginación guiada y respiración profunda. Si se ordena, se administra un sedante ligero, como temazepam u otro sedante-hipnótico, antes de la hora de dormir. Se pone de relieve que estos fármacos sólo deben usarse a corto plazo.
Disnea	En muchos trastornos cardiacos y pulmonares, el decúbito y la inactividad restringen la expansión torácica, causan el depósito de secreciones e inducen la congestión vascular pulmonar, con el resultado de tos y disnea.	Se eleva la cabecera de la cama o se proporcionan al menos dos almohadas o una silla reclinable para ayudar al paciente a dormir. Se le aspira cuando despierta, y se alienta la respiración profunda y la espirometría de incentivo cada 2 a 4 horas. Asimismo, se administra oxígeno complementario por cánula nasal. Si se trata de una paciente embarazada, se le alienta a dormir del lado izquierdo con una elevación confortable para aminorar la disnea.
Dolor	El dolor crónico o agudo por cualquier causa puede impedir o alterar el sueño.	Se administra medicación para el dolor, según se ordene, 20 minutos antes de la hora de dormir, y se enseña respiración profunda, regular y lenta para promover la relajación. Si el paciente tiene dorsalgia baja, se le ayuda a colocarse de lado con las piernas flexionadas. Si tiene dolor epigástrico, se le alienta a tomar un antiácido antes de la hora de dormir y a acostarse con la cabecera de la cama elevada. Si tiene incisiones, se le instruye para que las proteja durante la tos o el movimiento.

hipertensión, edema de tobillos y cambios de personalidad, como hostilidad, paranoia y depresión agitada.

■ ***Tirotoxicosis.*** Dificultad para conciliar el sueño y después un periodo breve de sueño es uno de los síntomas característicos de la tirotoxicosis. Las manifestaciones cardiopulmonares incluyen disnea, taquicardia, palpitaciones y galope auricular o ventricular. Otros datos son pérdida de peso no obstante el aumento del apetito, diarrea, temblor, nerviosismo, diaforesis, hipersensibilidad al calor, hipertrofia tiroidea y exoftalmía.

Otras causas

- ***Fármacos.*** El uso, abuso o supresión de sedantes o hipnóticos pueden causar insomnio. Los estimulantes del SNC —incluidos anfetaminas, derivados de teofilina, seudoefedrina, fenilpropanolamina, cocaína y bebidas cafeinadas— también pueden producir insomnio.

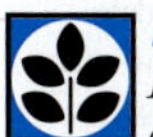

ALERTA HERBOLARIA
Los remedios herbales, como ginseng y té verde, también pueden causar insomnio.

Consideraciones especiales

Se prepara al paciente para pruebas a fin de evaluar su insomnio, como estudios de sangre y orina para 17-hidroxicorticoesteroides y catecolaminas, polisomnografía (incluidas EEG, electrooculografía y electrocardiografía), y EEG durante el sueño.

Se enseñan al paciente técnicas de confort y relajación para promover el sueño natural. (Véase *Consejos para aliviar el insomnio*, en la pág. 406.) Se le recomienda levantarse y acostarse todos los días a la misma hora y hacer ejercicio con regularidad, pero no cerca de la hora de dormir.

Orientación al paciente

Se enseñan al paciente técnicas para promover el confort y la relajación. Se discute el uso apropiado de tranquilizantes o sedantes. Se remite al paciente a una clínica de trastornos del sueño según se requiera.

CONSIDERACIONES PEDIÁTRICAS

El insomnio en la niñez temprana puede ocurrir junto con ansiedad por separación a los 2 o 3 años de edad, después de un día estresante o agotador, o durante enfermedad o dentición. En niños de 6 a 11 años, el insomnio suele reflejar excitación residual de las actividades del día; algunos niños continúan teniendo temores a la hora de dormir. Los problemas de sueño son comunes en niños adoptados.

Bibliografía

Lapierre, S., Boyer, R., Desjardins, S., Dubé, M., Lorrain, D., Préville, M., … Brassard, J. (2012). Daily hassles, physical illness, and sleep problems in older adults with wishes to die. *Internation Psychogeriatrics*, *24*, 243–252.

Li, S., Lam, S., Yu, M., Zhang, J., & Wing, Y. (2010). Nocturnal sleep disturbances as a predictor of suicide attempts among psychiatric outpatients: A clinical, epidemiologic, prospective study. *Journal of Clinical Psychiatry*, *71*, 1440–1446.

Intolerancia al calor

La intolerancia al calor es la incapacidad de soportar altas temperaturas o de mantener una temperatura corporal confortable. Este síntoma produce una continua sensación de estar excesivamente caliente y, a veces diaforesis profusa. Suele ocurrir de manera gradual y es crónica.

La tirotoxicosis es una causa común de intolerancia al calor. En este trastorno, el exceso de hormona tiroidea estimula tejidos periféricos, elevando el metabolismo basal y produciendo calor excesivo. Si bien es rara, la enfermedad hipotalámica también puede causar intolerancia a calor y frío.

Anamnesis y exploración física

Se pregunta al paciente cuándo advirtió por primera vez su intolerancia al calor. ¿Gradualmente ha venido usando cada vez menos frazadas en la noche? ¿Tiene que encender el aire acondicionado para mantenerse fresco? ¿Le resulta difícil adaptarse al tiempo cálido? ¿Suda en un ambiente cálido? Se determina si han cambiado apetito o peso. También se interroga sobre nerviosismo inusual u otros cambios de personalidad. Se recaban los antecedentes de medicación, tomando nota en especial del uso de anfetaminas o fármacos similares. Se pregunta al paciente si usa un fármaco tiroideo. En tal caso, ¿cuál es la dosis diaria? ¿Cuándo tomó la última?

Al iniciar la exploración, se observa cuánta ropa viste el paciente. Después de tomar los signos vitales, se inspecciona la piel en busca de rubor y diaforesis. Asimismo se toma nota de temblor y asinergia oculopalpebral.

Causas médicas

- ***Enfermedad hipotalámica.*** En la enfermedad hipotalámica, la temperatura corporal fluctúa mucho, causando intolerancia alternante a calor y frío. Son características relacionadas amenorrea, alteración de los patrones de sueño, aumento de sed y micción, incremento del apetito con ganancia de peso, deterioro de la agudeza visual, cefalea y cambios de personalidad, como accesos de ira o risa. Son causas comunes de enfermedad hipotalámica adenoma hipofisario y pinealomas.
- ***Menopausia.*** Durante la menopausia, los valores de estrógeno y progesterona declinan. Alrededor de 75% de las mujeres experimentan intolerancia al calor que se describe como "bochornos". Durante un bochorno, la piel se torna caliente y roja, a lo que sigue profusa sudoración que puede durar hasta 5 minutos o más. Pueden presentarse también otros síntomas, como sudoración nocturna, cambios de estado de ánimo, aumento de peso e insomnio.
- ***Tirotoxicosis.*** La intolerancia al calor, un signo clásico de tirotoxicosis, puede acompañarse de crecimiento tiroideo, nerviosismo, pérdida de peso a pesar de aumento del apetito, diaforesis, diarrea, temblor y palpitaciones. Aunque la exoftalmía es característica, muchos pacientes no la presentan. Los datos asociados pueden afectar virtualmente cada aparato y sistema. Algunos datos comunes son irritabilidad, dificultad para concentrarse, cambios de estado de ánimo, insomnio, debilidad, muscular, fatiga, asinergia oculopalpebral, taquicardia, pulso pleno y saltón, aumento de la presión del pulso, disnea, amenorrea y ginecomastia. De manera característica, la piel está caliente y roja; ocurre encanecimiento prematuro y alopecia en ambos sexos.

Otras causas

- ***Fármacos.*** Anfetaminas, supresores del apetito tipo anfetamina, y dosis excesivas de hormona tiroidea pueden causar intolerancia al calor. Los anticolinérgicos pueden interferir en la sudoración, con el resultado de intolerancia al calor.

Consideraciones especiales

Se ajusta la temperatura de la habitación para que el paciente esté confortable. En caso de diaforesis, se cambia la ropa del paciente y la ropa de cama según se requiera, y se alienta la ingestión de abundantes líquidos.

Orientación al paciente

Se enseña al paciente sobre la enfermedad y sus tratamientos. Se discute la importancia de higiene adecuada e ingestión de abundantes líquidos.

CONSIDERACIONES PEDIÁTRICAS

Raras veces, la tirotoxicosis materna se transfiere al neonato, con el resultado de intolerancia al calor. Más a menudo, ocurre tirotoxicosis adquirida entre los 12 y 14 años de edad, aunque esto también es raro. La deshidratación también puede hacer a un niño sensible al calor.

Bibliografía

Brothers, R. M., Wingo, J. E., Hubing, K. A., & Crandall, C. G. (2009). The effects of reduced end-tidal carbon dioxide tension on cerebral blood flow during heat stress. *Journal of Physiology*, *587*, 3921–3927.

Bundgaard-Nielsen, M., Wilson, T. E., Seifert, T., Secher, N. H., & Crandall C. G. (2010). Effect of volume loading on the Frank-Starling relation during reductions in central blood volume in heat stressed humans. *Journal of Physiology*, *588*, 3333–3339.

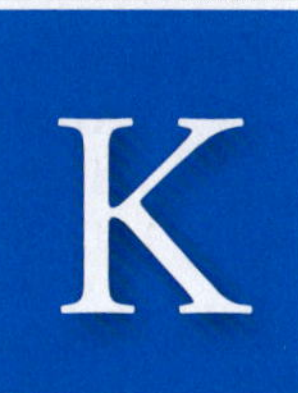

Kehr, signo

Un signo cardinal de hemorragia dentro de la cavidad peritoneal, el signo de Kehr es dolor referido al hombro izquierdo debido a la irritación diafragmática por sangre intraperitoneal. El dolor suele originarse cuando el paciente se coloca en decúbito supino o baja la cabeza. Esta posición incrementa el contacto de sangre libre o coágulos con la parte izquierda del diafragma, afectando el nervio frénico.

El signo de Kehr suele ocurrir inmediatamente después de la hemorragia; sin embargo, a veces su inicio se demora hasta 48 horas. Es un signo clásico de ruptura del bazo, y también ocurre en la ruptura de embarazo ectópico.

INTERVENCIONES EN CASO DE URGENCIA

Una vez que se detecta el signo de Kehr, se toman rápidamente los signos vitales. Si hay además signos de hipovolemia, se elevan los pies 30°. También se inserta una línea IV de gran calibre para reposición de líquido y sangre, y una sonda urinaria a permanencia. Se comienza la vigilancia de ingreso y egreso. Se extrae sangre para determinar el hematocrito, y se administra oxígeno complementario.

Se inspecciona el abdomen del paciente en busca de equimosis y distensión, y se palpa en busca de sensibilidad. Se percute para detectar el signo de Ballance, un indicador de coagulación periesplénica masiva y sangre libre en la cavidad peritoneal desde un bazo roto.

Causas médicas

- ***Hemorragia intraabdominal.*** El signo de Kehr suele acompañar a dolor abdominal intenso, rigidez abdominal y espasmo muscular. Otros datos varían con la causa del sangrado. Muchos pacientes tienen un antecedente de lesiones abdominales contusas o penetrantes.

Consideraciones especiales

En previsión de cirugía, se suspende el ingreso oral, y se prepara al paciente para radiografía abdominal, tomografía computarizada, ecografía y, quizá, paracentesis, lavado peritoneal y culdocentesis. Se administra un analgésico en caso necesario.

Orientación al paciente

Se explican todos los tratamientos al paciente y se discute cualquier restricción de alimentos o líquidos.

CONSIDERACIONES PEDIÁTRICAS

Dado que un niño puede tener dificultad para describir el dolor, se observa en busca de indicios no verbales, como frotamiento del hombro.

Bibliografía

Khan, S., Muhammad, I., Laabei, F., & Rothwell, J. (2009). An unusual presentation of non-pathological delayed splenic rupture: A case report. *Cases Journal*, *2*, 6450.

Kodikara, S. (2009). Death due to hemorrhagic shock after delayed rupture of spleen: A rare phenomenon. *American Journal of Forensic Medical Pathology*, *30*, 382–383.

Kernig, signo

El signo de Kernig, un instrumento e indicador temprano confiable que se usa para diagnosticar irritación meníngea, induce resistencia y dolor del músculo de la corva cuando el examinador intenta extender le rodilla mientras la cadera y rodilla están flexionadas 90°. Sin embargo, cuando el muslo no está flexionado contra el abdomen, el paciente suele ser capaz de extender por completo la pierna. (Véase *Inducción del signo de Kernig*.) Este signo suele inducirse en meningitis o hemorragia subaracnoidea. En estos trastornos potencialmente letales, la resistencia del músculo de la corva se debe a estiramiento de las meninges irritadas por sangre o exudado que rodean raíces nerviosas espinales.

El signo de Kernig también puede indicar hernia discal o tumor espinal. En estos trastornos, la ciática resulta de la presión ejercida por el disco o tumor contra las raíces nerviosas espinales.

Anamnesis y exploración física

Si se induce un signo de Kernig positivo y se sospecha meningitis o hemorragia subaracnoidea, potencialmente letales, de inmediato se hacen los preparativos para intervención de urgencia. (Véase *Cuando el signo de Kernig indica crisis del SNC*, en la pág. 411.)

Si no se sospecha irritación meníngea, se pregunta al paciente si tiene dorsalgia que radia a una o ambas piernas. ¿Tiene además entumecimiento, hormigueo o debilidad en la pierna? Se pregunta acerca de otros signos y síntomas, y se determina si tiene el antecedente de cáncer o lesión de espalda. Después se realiza una exploración física, concentrándose en funcionamiento motor y sensitivo.

Causas médicas

- ***Hernia de disco lumbosacro.*** Puede inducirse un signo de Kernig positivo en pacientes con hernia de disco lumbosacro, pero la manifestación cardinal y más temprana es ciática en el lado afectado o ambos lados. Son datos

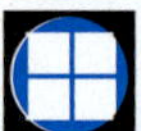

PARA FACILITAR LA EXPLORACIÓN

Inducción del signo de Kernig

Para inducir el signo de Kernig, se coloca al paciente en decúbito supino. Se flexiona su pierna en cadera y rodilla, como se muestra. Después se intenta extender la pierna mientras el examinador mantiene la cadera flexionada. Si el paciente experimenta dolor y, quizá, espasmo en el músculo de la corva y resiste la extensión ulterior, puede suponerse que ha ocurrido irritación meníngea.

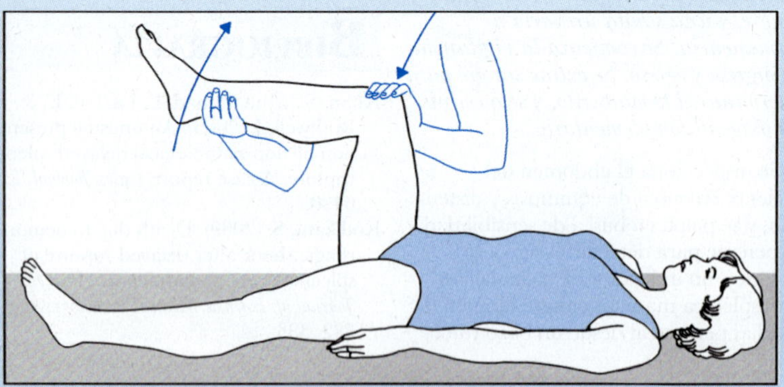

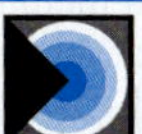

INTERVENCIONES EN CASO DE URGENCIA

Cuando el signo de Kernig indica crisis del SNC

Dado que el signo de Kernig puede indicar meningitis o hemorragia subaracnoidea —trastornos potencialmente letales del sistema nervioso central (SNC)—, se toman los signos vitales pronto para obtener información de referencia. Después se busca el signo de Brudzinski para obtener más indicios de irritación meníngea. (Véase en Brudzinski, signo, *Inducción del signo de Brudzinski*, en la pág. 79.) A continuación, se pide al paciente o su familia que describan el inicio de la enfermedad. Por lo común, el inicio progresivo de cefalea, fiebre, rigidez de nuca y confusión sugiere meningitis. A la inversa, el inicio súbito de cefalea intensa, rigidez de nuca, fotofobia y, quizá, pérdida de la conciencia, suele indicar hemorragia subaracnoidea.

MENINGITIS

Si se sospecha un diagnóstico de meningitis, se interroga sobre infecciones recientes, en especial abscesos dentales. Se pregunta acerca de exposición a personas infectadas o sitios en que la meningitis es endémica. La meningitis suele ser una complicación de otra infección bacteriana, por lo que se extrae sangre para cultivo a fin de determinar el microorganismo causal. Se prepara al paciente para punción lumbar (si es posible descartar un tumor o absceso). Asimismo, se determina si hay el antecedente de abuso de una droga IV, lesión encefálica abierta o endocarditis. Se inserta una línea IV, y de inmediato se comienza a administrar un antibiótico.

HEMORRAGIA SUBARACNOIDEA

Si el diagnóstico sospechado es hemorragia subaracnoidea, se interroga sobre antecedentes de hipertensión, aneurisma cerebral, traumatismo craneoencefálico o malformación arteriovenosa. También se interroga acerca de supresión súbita de un antihipertensivo.

Se revisan las pupilas en busca de dilatación, y se valora para detectar signos de aumento de la presión intracraneal, como bradicardia, hipertensión sistólica y aumento de la presión diferencial. Se inserta una línea IV, y se administra oxígeno complementario.

K

asociados deformidad postural (lordosis o escoliosis), parestesia, reflejos tendinosos profundos hipoactivos en la pierna afectada y debilidad del músculo dorsiflexor.

■ ***Meningitis.*** Un signo de Kernig positivo suele presentarse al principio de la meningitis, junto con fiebre y, quizá, escalofríos. Otros signos y síntomas de irritación meníngea son rigidez de nuca, hiperreflexia, signo de Brudzinski y opistótonos. Al aumentar la presión intracraneal (PIC), son posibles cefalea y vómito. En la meningitis grave el paciente puede experimentar estupor, coma y convulsiones. La afección de los nervios craneales puede provocar parálisis ocular, debilidad facial, sordera y fotofobia. En la meningitis viral puede ocurrir un exantema maculopapular eritematoso; en la meningitis meningocócica puede verse un exantema purpúrico.

■ ***Tumor de médula espinal.*** El signo de Kernig puede inducirse a veces, pero el síntoma más temprano suele ser dolor local o a lo largo del nervio espinal, comúnmente en la pierna. Son datos asociados debilidad o parálisis distales al tumor, parestesia, retención de orina, incontinencia urinaria o fecal, y disfunción sexual.

■ ***Hemorragia subaracnoidea.*** Pueden inducirse los signos de Kernig y Brudzinski en los minutos que siguen al sangrado inicial. El paciente experimenta el inicio súbito de una cefalea intensa que inicia en una zona localizada y después se propaga, desigualdad pupilar, rigidez de nuca y disminución del nivel de conciencia. Son posibles fotofobia, fiebre, náusea, vómito, mareo y convulsiones. Entre los signos focales se incluyen hemiparesia o hemiplejia, afasia y alteraciones sensitivas o visuales. El aumento de la PIC puede provocar bradicardia, hipertensión, cambio del patrón respiratorio y avance rápido a coma.

Consideraciones especiales

Se prepara al paciente para pruebas diagnósticas, como tomografía computarizada, resonancia magnética, radiografía de columna, mielografía y punción lumbar. Se vigilan de cerca signos vitales, PIC y estado cardiopulmonar y neurológico. Se aseguran reposo en cama, un ambiente tranquilo y estrés mínimo.

Si el paciente tiene hemorragia subaracnoidea, se oscurece la habitación y se eleva la cabecera de la cama al menos 30° para reducir la PIC. En caso de hernia de disco o tumor espinal, tal vez se requiera tracción pélvica.

Orientación al paciente

Se enseñan al paciente los signos y síntomas de meningitis y cómo colocarse el corsé o collarín, según se requiera. Se discuten maneras de prevenir la meningitis. Se explica cuáles actividades debe evitar un paciente con hernia discal.

CONSIDERACIONES PEDIÁTRICAS

El signo de Kernig se considera ominoso en niños debido a su mayor potencial de deterioro rápido.

K

Bibliografía

Dalmau, J., Lancaster, E., Martinez-Hernandez, E., Rosenfeld, M. R., & Balice-Gordon, R. (2010). Clinical experience and laboratory investigations in patients with anti-NMDAR encephalitis. *Lancet Neurology*, *10*, 63–74.

Kneen, R., Jakka, S., Mithyantha, R., Riordan, A., & Solomon, T. (2010). The management of infants and children treated with acyclovir for suspected viral encephalitis. *Archives of Diseases in Children*, *95*, 100–106.

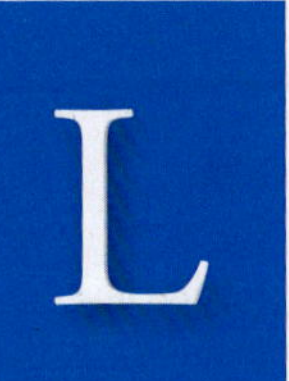

Lesiones bucales

Las lesiones bucales son úlceras (el tipo más común), quistes, nódulos firmes, lesiones hemorrágicas, pápulas, vesículas, ampollas y lesiones eritematosas. Pueden ocurrir en cualquier parte de los labios, carrillos, paladar duro y blando, glándulas salivales, lengua, encías o mucosas. Muchas son dolorosas y pueden detectarse con facilidad. Sin embargo, otras son asintomáticas; cuando se encuentran en un sitio profundo de la boca, sólo pueden descubrirse mediante una exploración bucal completa. (Véase *Lesiones bucales comunes*, en la pág. 414.)

Las lesiones bucales pueden ser resultado de traumatismo, infección, enfermedad sistémica, uso de fármacos o radioterapia.

Anamnesis y exploración física

Se comienza la evaluación con una anamnesis detallada. Se pregunta al paciente cuándo aparecieron las lesiones y si ha advertido dolor, olor o drenaje. También se interroga sobre molestias asociadas, en particular lesiones cutáneas. Se obtienen los antecedentes medicamentosos completos, incluidas alergias alimentarias y medicamentosas y uso de antibióticos, y los antecedentes médicos completos. Se toma nota en especial de cáncer, infecciones de transmisión sexual, uso de drogas IV, infección reciente, o traumatismo. Se interroga sobre antecedentes dentales, incluidos hábitos de higiene bucal, frecuencia de exámenes dentales y fecha de la última visita al dentista.

A continuación se realiza un examen bucal completo, tomando nota de sitios de lesión y carácter de las lesiones. Se examinan los labios del paciente en cuanto a color y textura. Se inspeccionan y palpan mucosa bucal y lengua en cuanto a color, textura y contorno; se toma nota en especial de úlceras indoloras en los lados o la base de la lengua. Se sujeta la lengua con gasa, se le levanta y se examina el aspecto inferior y el piso de la boca. Se deprime la lengua con un abatelenguas, y se examina la bucofaringe. Se inspeccionan dientes y encías, tomando nota de piezas faltantes, rotas o con cambio de color; caries dental; detritos excesivos; y sangrado, inflamación, tumefacción o cambio de color de las encías.

Se palpa el cuello en busca de adenopatía, en especial en pacientes que fuman o beben en exceso.

Causas médicas

■ ***Síndrome de inmunodeficiencia adquirida (SIDA).*** Las lesiones bucales pueden ser una indicación temprana de la inmunosupresión característica del SIDA. Son posibles infecciones micóticas, y la candidosis bucal es la más común. También pueden ocurrir infecciones bacterianas o virales de mucosa bucal, lengua, encías y tejido periodontal.

La principal neoplasia bucal asociada con SIDA es el sarcoma de Kaposi. Este tumor suele encontrarse en el paladar duro y puede aparecer inicialmente como una lesión plana o elevada asintomática, con color que va de rojo a azul o púrpura. Conforme estos tumores crecen, pueden ulcerarse y hacerse dolorosos.

■ ***Actinomicosis (cervicofacial).*** La actinomicosis es una infección micótica crónica que suele causar pequeñas tume-

Lesiones bucales comunes

CARCINOMA ESCAMOCELULAR

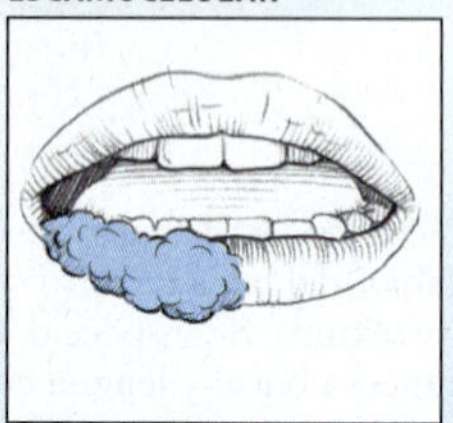

ULCERACIÓN POR MORDEDURA LINGUAL

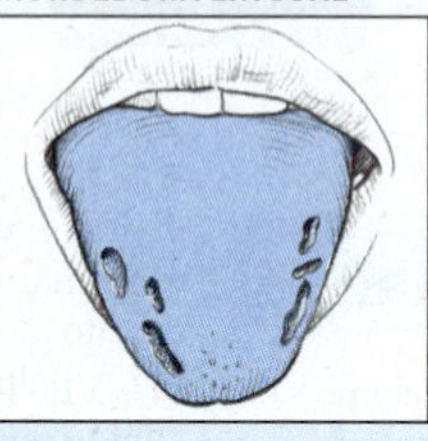

ESTOMATITIS AFTOSA RECURRENTE

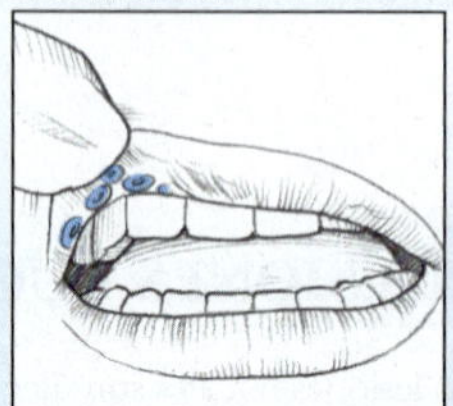

LIQUEN PLANO

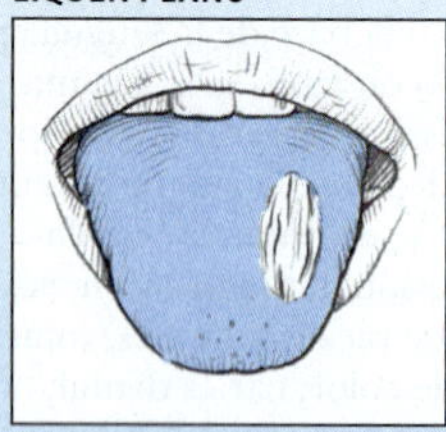

HIPERPLASIA GINGIVAL

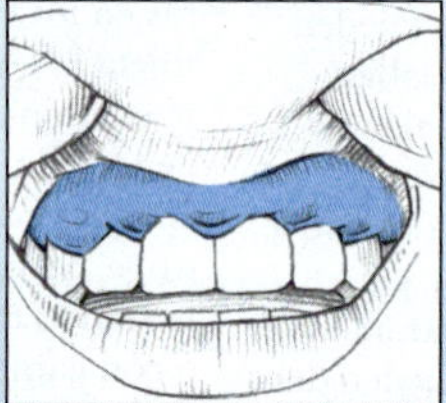

CHANCRO SIFILÍTICO (RARO)

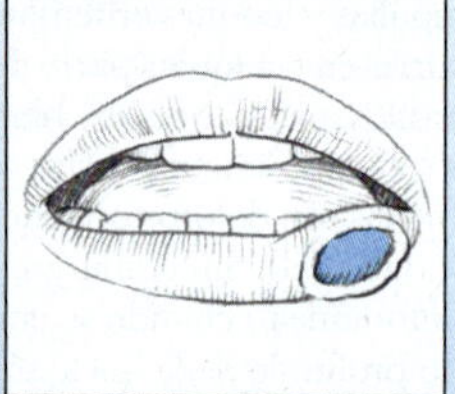

facciones planas firmes, por lo común indoloras, en la mucosa bucal y bajo la piel de mandíbula y cuello. Las tumefacciones pueden indurarse y abscesarse, para producir fístulas con una secreción amarilla purulenta característica.

■ ***Síndrome de Behçet.*** El síndrome de Behçet es un trastorno progresivo crónico que suele afectar a hombres jóvenes y produce pequeñas úlceras dolorosas en labios, encías, mucosa bucal y lengua. En casos graves, también se forman úlceras en paladar, faringe y esófago. Las úlceras suelen tener un borde enrojecido y están cubiertas por un exudado gris o amarillo. Aparecen lesiones similares en escroto y pene o labios mayores; pequeñas pústulas o pápulas en tronco y extremidades; y nódulos eritematosos dolorosos en las sienes. También son posibles lesiones oculares.

■ ***Candidosis.*** La candidosis es una infección micótica común que de manera característica produce placas elevadas blandas en mucosa bucal, lengua y a veces en paladar, encías y piso de la boca; las placas pueden desaparecer al frotarse. Las lesiones de la candidosis atrófica aguda son rojas y dolorosas. Las lesiones de la candidosis hiperplásica crónica son blancas y firmes. Puede haber zonas localizadas de enrojecimiento, prurito y mal olor.

■ ***Lupus eritematoso discoide.*** Son comunes las lesiones bucales, que suelen aparecer en lengua, mucosa bucal y paladar como zonas eritematosas con puntos blancos que radian estrías blancas. Son datos asociados lesiones cutáneas en la cara, que quizá se extienden a cuello, orejas y piel cabelluda; si esta última está afectada, puede ocurrir alopecia. Los folículos capilares están crecidos y llenos de escamas.

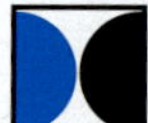

CONSIDERACIONES SEGÚN EL SEXO *Esta enfermedad recurrente crónica es más común en mujeres de 30 a 40 años de edad.*

■ ***Eritema multiforme.*** El eritema multiforme es una enfermedad cutánea inflamatoria aguda que causa el inicio súbito de vesículas y ampollas en labios y mucosa bucal. Además, se forman máculas y pápulas eritematosas simétricas en manos, brazos, pies, piernas, cara y cuello y, quizá, ojos y genitales. También puede ocurrir linfadenopatía. En caso de afección visceral, otros datos son fiebre, malestar general, tos, dolor de garganta y tórax, vómito, diarrea, mialgia, artralgia, pérdida de las puntas de los dedos, ceguera, hematuria y signos de insuficiencia renal.

■ ***Gingivitis (ulcerosa necrosante aguda).*** La gingivitis es un trastorno periodontal recurrente que causa el inicio súbito de úlceras gingivales cubiertas con una seudomenbrana blanca grisácea. Otros datos son sensibilidad o dolor gingivales, gingivorragia intermitente, halitosis, crecimiento de nódulos linfáticos cervicales y fiebre.

■ ***Herpes simple 1.*** En la infección primaria, un breve periodo de hormigueo y prurito prodrómicos, que se acompaña de fiebre y faringitis, es seguido por la erupción de pequeñas vesículas irritantes en parte de la mucosa bucal, en especial lengua, encías y carrillos. Las vesículas se forman sobre una base eritematosa y después se rompen, dejando una úlcera dolorosa, seguida de una costra amarillenta. Otros datos son linfadenopatía submaxilar, aumento de la salivación, halitosis, anorexia y queratoconjuntivitis.

■ ***Herpes zóster.*** El herpes zóster es una infección viral común que puede producir vesículas dolorosas en mucosa bucal, lengua, úvula, faringe y laringe. Pequeños nódulos rojos suelen hacer erupción de manera unilateral alrededor del tórax o verticalmente en brazos y piernas, y con rapidez se convierten en vesículas llenas de líquido claro o pus; las vesículas se secan y forman costras alrededor de 10 días después de la erupción. Fiebre y malestar general acompañan a prurito, parestesia o hiperestesia, y sensibilidad a lo largo del nervio sensitivo implicado.

■ ***Hiperplasia fibrosa inflamatoria.*** La hiperplasia fibrosa inflamatoria es una tumefacción nodular indolora de la mucosa bucal que suele ser resultado de traumatismo o irritación del carrillo y se caracteriza por zonas pedunculadas lisas de color rosado en el tejido blando.

■ ***Leucoplaquia, eritroplaquia.*** La leucoplaquia es una lesión blanca que no puede eliminarse simplemente frotando la superficie mucosa, a diferencia de la candidosis. Puede ocurrir en respuesta a la irritación crónica por dentaduras o por fumar cigarrillos o pipa, o bien puede representar displasia o carcinoma escamocelular incipiente.

La eritroplaquia es roja y edematosa y tiene superficie aterciopelada. Alrededor de 90% de todos los casos de eritroplaquia son displasia o cáncer.

■ ***Penfigoide (mucoso benigno).*** El penfigoide es una enfermedad autoinmunitaria rara que se caracteriza por vesículas de pared gruesa en las mucosas bucales, la conjuntiva y, menos a menudo, la piel. Las lesiones bucales suelen desarrollarse meses o incluso años antes que otras manifestaciones, y pueden presentarse como gingivitis descamativa en placas o como una erupción vesicoampollosa. Bandas fibrosas secundarias pueden ocasionar disfagia, disfonía y ceguera. Entre las lesiones cutáneas recurrentes se incluyen erupciones vesicoampollosas, por lo común en la zona inguinal y las extremidades, y una placa vesicoampollosa eritematosa en piel cabelluda y cara cerca de las mucosas afectadas.

■ ***Pénfigo.*** El pénfigo es una enfermedad cutánea crónica que se caracteriza por vesículas y ampollas de pared delgada que aparecen en ciclos en piel o mucosas por lo demás de aspecto normal. En la mucosa bucal, las ampollas se rompen, dejando lesiones dolorosas y placas denudadas que sangran con facilidad. Son datos asociados ampollas en otras partes del cuerpo, denudación de la piel y prurito.

■ ***Granuloma piógeno.*** Típicamente el resultado de lesión, traumatismo o irritación, el granuloma piógeno —un nódulo, pápula o masa polipoide sensibles y blandos consistentes en tejido de granulación excesivo— suele aparecer en las encías pero también puede hacer erupción en labios, lengua o mucosa bucal. Las lesiones sangran con facilidad porque contienen muchos capilares. La zona afectada puede estar lisa o tener superficie verrucosa; se desarrolla eritema en la mucosa circundante. Las lesiones se ulceran a veces, y secretan un exudado purulento.

■ ***Carcinoma escamocelular.*** El carcinoma escamocelular suele ser una úlcera indolora con borde indurado elevado. A veces hace erupción en zonas de leucoplaquia y es más común en el labio inferior, pero también ocurre en el borde de la lengua o el piso de la boca. Entre los factores de alto riesgo se incluyen tabaquismo crónico y consumo de alcohol.

■ ***Estomatitis (aftosa).*** La estomatitis, una enfermedad común, se caracteriza por ulceraciones dolorosas de la mucosa bucal, por lo común en dorso de la lengua, encías y paladar duro.

En la estomatitis aftosa recurrente menor, la úlcera comienza como una o más erosiones cubiertas por una membrana gris y rodeadas por un halo rojo. Por lo común la úlcera se encuentra en la mucosa bucal y labial y en comisuras, lengua, paladar blando, faringe, encías y en todos los sitios no unidos al periostio.

En la estomatitis aftosa recurrente mayor, suelen producirse grandes úlceras dolorosas en labios, carrillos, lengua y paladar blando; pueden durar hasta 6 semanas y dejar una cicatriz.

L

■ ***Sífilis.*** La sífilis primaria de manera característica produce una úlcera roja solitaria indolora (chancro) en labio, lengua, paladar, amígdala o encía. La úlcera aparece como un cráter con bordes elevados ondulados y centro brillante; los chancros labiales pueden formar una costra. Son posibles lesiones similares en dedos, mamas o genitales, y los nódulos linfáticos regionales pueden aumentar de tamaño y hacerse sensibles.

Durante la etapa secundaria, múltiples úlceras indoloras cubiertas por una placa blanca grisácea pueden hacer erupción en lengua, encías o mucosa bucal. Aparece un exantema macular, papular, pustular o nodular, con mayor frecuencia en brazos, tronco, palmas, plantas, cara y piel cabelluda; las lesiones genitales suelen desaparecer. Otros datos son linfadenopatía generalizada, cefalea, malestar general, anorexia, pérdida de peso, náusea, vómito, irritación laríngea, febrícula, metrorragia y sangrado poscoital.

En la etapa terciaria, se producen lesiones (por lo común gomas, que son nódulos superficiales indoloros crónicos o lesiones granulomatosas profundas) en piel y mucosas, en especial de lengua y paladar.

■ ***Lupus eritematoso sistémico.*** Son comunes las lesiones bucales y aparecen como zonas eritematosas asociadas con edema, petequias y úlceras superficiales con un halo rojo y tendencia a sangrar. Entre los principales efectos están artritis no deformante, exantema en mariposa que cruza de lado a lado de la nariz y en las mejillas, y fotosensibilidad.

Otras causas

■ ***Fármacos.*** Diversos agentes quimioterapéuticos pueden causar estomatitis de manera directa. Asimismo, las reacciones alérgicas a penicilina, sulfonamidas, oro, quinina, estreptomicina, fenitoína, ácido acetilsalicílico y barbitúricos suelen causar el desarrollo y la erupción de lesiones. Los esteroides inhalables que se usan en trastornos pulmonares también pueden causar lesiones bucales.

■ ***Radioterapia.*** La radioterapia puede provocar lesiones bucales.

Consideraciones especiales

Si las úlceras bucales son dolorosas, se administra un anestésico tópico, como lidocaína.

Orientación al paciente

Se explica cuáles irritantes debe evitar el paciente y los signos y síntomas que debe informar. Se enseña al paciente el cuidado y la higiene bucales apropiados.

CONSIDERACIONES PEDIÁTRICAS

Son causas de úlceras bucales en niños varicela, sarampión, escarlatina, difteria y enfermedad de mano, pie y boca. En neonatos, las úlceras de la boca pueden deberse a candidosis o sífilis congénita.

Bibliografía

American Dental Association Survey Center. *Survey of dental practice: Income from the private practice of dentistry*. Chicago, IL: American Dental Association, 2011.

Selvi, F., & Ozerkan A. G. (2012). Information-seeking patterns of dentists in Istanbul, Turkey. *Journal of Dental Education*, *66*(8), 977–980.

LESIONES GENITALES MASCULINAS

Entre las diversas lesiones que pueden afectar los genitales masculinos se encuentran verrugas, pápulas, úlceras, escamas y pústulas. Estas lesiones comunes son dolorosas o indoloras, aisladas o múltiples. Se limitan a los genitales o también se presentan en otras partes del cuerpo. (Véase *Reconocimiento de lesiones genitales masculinas comunes*, en la pág. 418.)

Las lesiones genitales son resultado de infección, neoplasias, parásitos, alergia o los efectos de fármacos. Pueden afectar profundamente la autoimagen del paciente y sus relaciones. De hecho, el paciente puede dudar en buscar atención médica porque teme tener cáncer o una infección de transmisión sexual (ITS).

Las lesiones genitales debidas a una ITS podrían significar que el paciente está en riesgo de infección por el virus de la inmunodeficiencia humana (VIH). Las úlceras genitales hacen más probable la transmisión del VIH entre compañeros sexuales. Desafortunadamente, si el paciente se trata por su cuenta, puede alterar las lesiones, haciendo el diagnóstico diferencial especialmente difícil.

Anamnesis y exploración física

Se comienza por preguntar al paciente cuándo notó por primera vez la lesión. ¿Surgió después de que el paciente comenzó a usar un fármaco nuevo o después de un viaje al extranjero? ¿Ha tenido lesiones similares antes? En caso afirmativo, ¿recibió tratamiento médico? Se determina si ha estado tratando las lesiones por su propia cuenta. En caso afirmativo, ¿cómo? ¿Causa prurito la lesión? En tal caso, ¿es constante el prurito o molesta sólo por la noche? Se determina si la lesión es dolorosa. Se pide una descripción de cualquier exudado. A continuación se recaban los antecedentes sexuales completos, tomando nota de frecuencia de las relaciones, número de parejas sexuales, y patrón de uso de preservativo.

Antes de examinar al paciente, se observa su atuendo. ¿Es apropiada la talla de los pantalones? Los pantalones o la ropa interior apretados, en especial si son de tela no absorbente, pueden promover la proliferación de bacterias y hongos. Se examina toda la superficie de la piel, tomando nota de sitio, tamaño, color y patrón de las lesiones. ¿Semejan las lesiones genitales a otras presentes en otras partes del cuerpo? Se palpa en busca de nódulos, masas y sensibilidad. También se busca sangrado, edema o signos de infección, como secreción purulenta o eritema. Por último se toman los signos vitales.

Causas médicas

- ***Balanitis y balanopostitis.*** De manera característica, la balanitis (infección del glande del pene) y la postitis (infección del prepucio) ocurren juntas (balanopostitis), y causan ulceración dolorosa de glande, prepucio o tallo del pene. La ulceración suele ir precedida por 2 a 3 días de irritación y dolor del prepucio, seguidos por secreción maloliente y edema. Entonces suelen presentarse manifestaciones de infección aguda, como fiebre con escalofríos, malestar general y disuria. Sin tratamiento, las úlceras pueden profundizarse y multiplicarse. Con el tiempo, puede gangrenarse la totalidad del pene y el escroto, lo que causa septicemia, potencialmente letal.
- ***Enfermedad de Bowen.*** La enfermedad de Bowen es una lesión premaligna indolora que suele ocurrir en el pene o escroto pero también puede presentarse en cualquier otro sitio. Aparece como una placa roja pardusca, elevada, escamosa e indurada con bordes bien definidos, la cual puede ulcerarse en su centro.
- ***Chancroide.*** El chancroide es una ITS que se caracteriza por la erupción de una o más lesiones, por lo común en ingle, parte

Reconocimiento de lesiones genitales masculinas comunes

Muchas lesiones afectan los genitales masculinos. Se presentan algunas de las más comunes y sus causas.

Cáncer peneano: produce una lesión ulcerosa indolora de glande o prepucio, quizá acompañada de una secreción maloliente.

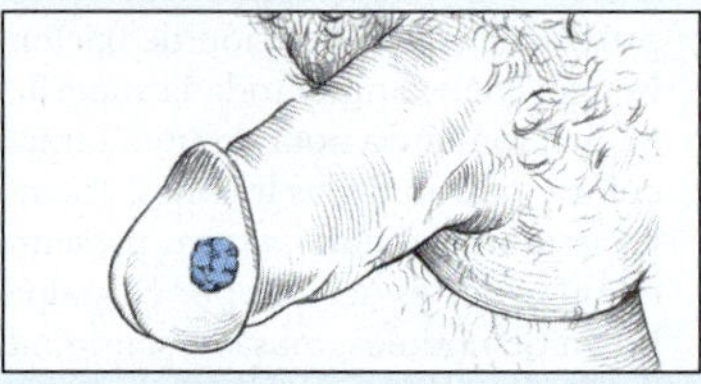

Erupción medicamentosa fija: causa una lesión roja brillante a púrpura en el glande.

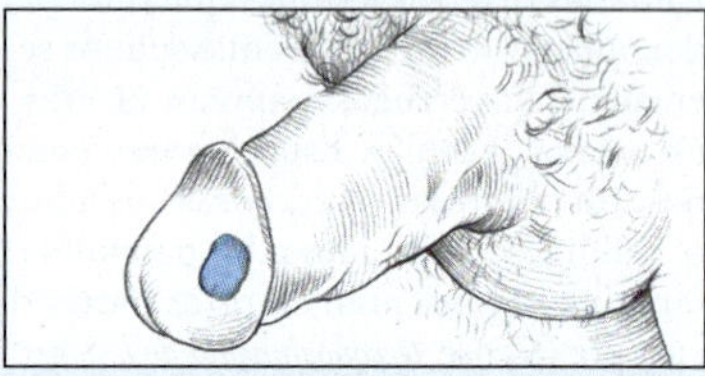

Verrugas genitales: marcadas por grupos de masas papilares color carne que pueden ser apenas visibles o tener varios centímetros de diámetro.

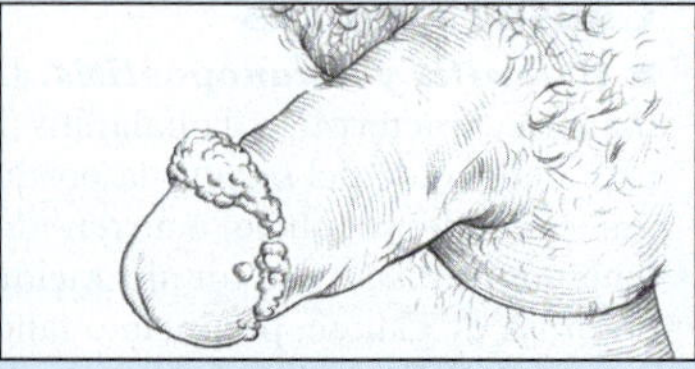

Herpes genital: comienza como una roncha elevada ligeramente prurítica y más tarde se convierte en un grupo de pequeñas vesículas o ampollas en prepucio, glande o tallo del pene.

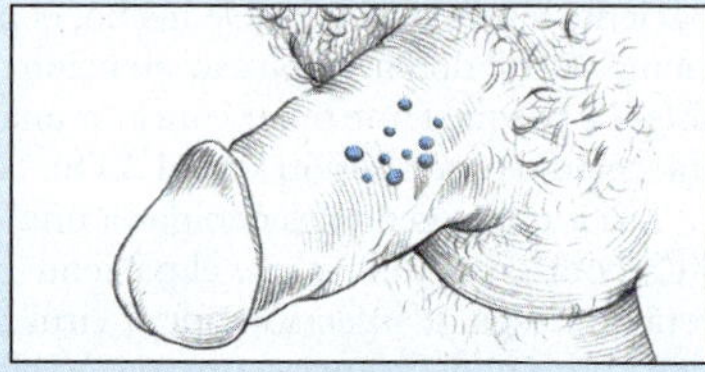

Tiña crural (o inguinal): produce placas pruriginosas bien definidas, ligeramente elevadas y escamosas que suelen afectar la parte interna de las piernas y las ingles.

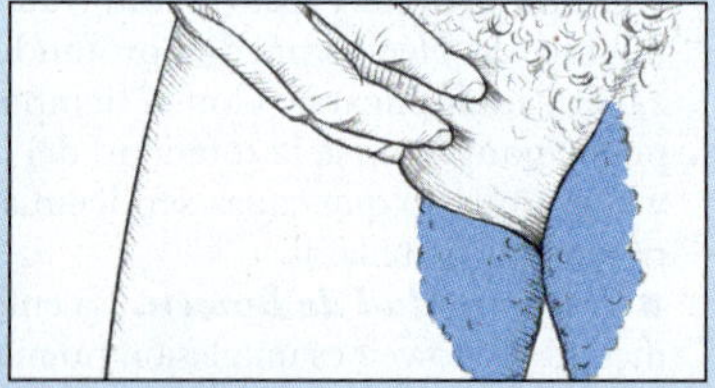

Chancroide: causa una úlcera dolorosa que suele ser menor de 2 cm de diámetro y sangra con facilidad. La lesión puede ser profunda y estar cubierta por un exudado gris o amarillo en su base.

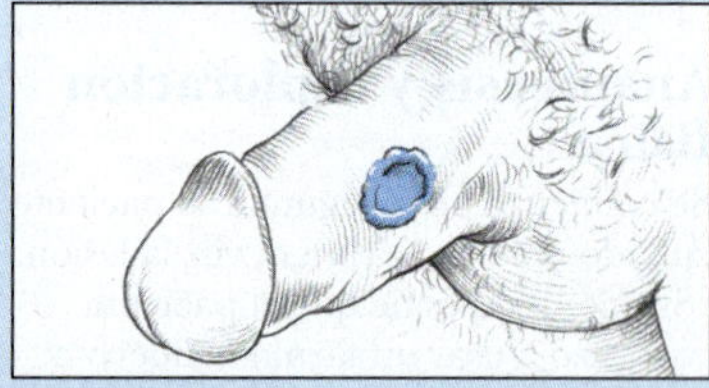

interna de la pierna, o pene. En 24 horas, la lesión cambia de una zona enrojecida a una pequeña pápula. (Una pápula similar puede hacer erupción en lengua, labio, mama u ombligo.) Entonces se convierte en una pústula inflamada que se ulcera con rapidez. Esta úlcera dolorosa —y por lo común profunda— sangra con facilidad y con frecuencia tiene un exudado purulento gris o amarillo que cubre su base. Rara vez de más de 2 cm de diámetro, suele tener forma irregular. Los nódulos linfáticos inguinales también crecen, se hacen muy sensibles y pueden drenar pus.

- ***Foliculitis y furunculosis.*** La infección de los folículos capilares puede producir lesiones rojas en punta, sensibles y tumefactas con pústulas centrales. Si la foliculitis avanza a furunculosis, las lesiones se convierten en nódulos duros y dolorosos que pueden crecer gradualmente y romperse, liberando pus y material necrótico. La ruptura alivia el dolor, pero el eritema y el edema pueden persistir por días o semanas.
- ***Herpes genital.*** Causado por el herpesvirus tipo 1 o 2, el herpes genital es una ITS que produce vesículas llenas de líquido en glande, prepucio o tallo peneano y, en ocasiones, en boca o ano. Usualmente indoloras al principio, estas vesículas pueden romperse y convertirse en úlceras dolorosas superficiales extensas acompañadas de enrojecimiento, edema intenso, y sensibilidad de nódulos linfáticos inguinales. Otros datos son fiebre, malestar general y disuria. Si las vesículas recurren en la misma zona, el paciente suele sentir entumecimiento y hormigueo localizados antes de que hagan erupción. La inflamación asociada suele ser menos intensa.
- ***Verrugas genitales.*** Más comunes en hombres sexualmente activos, las verrugas genitales inicialmente se desarrollan en el saco subprepucial o el meato uretral, y menos a menudo en el tallo peneano; después se propagan a perineo y zona perianal. Estas verrugas indoloras comienzan como diminutas tumefacciones rojas o rosadas que pueden alcanzar los 10 cm y se hacen pedunculadas. Es común que haya múltiples tumefacciones, lo que da a las verrugas el aspecto de coliflor. Las verrugas infectadas son malolientes.
- ***Leucoplaquia.*** La leucoplaquia es un trastorno precanceroso caracterizado por placas escamosas blancas en glande y prepucio, acompañadas de engrosamiento cutáneo y fisuras ocasionales.
- ***Pediculosis púbica.*** La pediculosis púbica es una infestación parasitaria caracterizada por pápulas eritematosas pruriginosas en la zona púbica, alrededor del ano, en el abdomen, y en los muslos. La inspección puede detectar puntos blancos grisáceos (huevecillos de piojos) adheridos a los tallos pilosos. Es común la irritación de la piel por rascar estas zonas.
- ***Cáncer peneano.*** El cáncer peneano suele producir una lesión verrucosa creciente indolora en glande o prepucio. Sin embargo, si el prepucio pierde la capacidad de retraerse, el paciente puede experimentar dolor localizado. La exploración puede revelar una secreción maloliente del prepucio, una masa firme en el glande, y nódulos linfáticos crecidos. Son posibles signos y síntomas tardíos disuria, dolor, sangrado desde la lesión, y retención urinaria y distensión vesical asociadas con obstrucción de vías urinarias.
- ***Sarna.*** Los ácaros que excavan bajo la piel en la sarna pueden causar lesiones encostradas o grandes pápulas en glande y tallo del pene y en el escroto. También pueden ocurrir lesiones en muñecas, codos, axilas y cintura. Suelen ser elevadas, filiformes, de 1 a 10 cm de largo, y tienen un nódulo inflamado o pápula roja que contiene el ácaro. Es típico el prurito nocturno, que suele causar excoriación.
- ***Sífilis.*** Dos a cuatro semanas después de la exposición a la espiroqueta *Treponema pallidum*, pueden hacer erupción una o más lesiones primarias, o chancros, en los genitales; en ocasiones, también hacen erupción en cualquier otra parte del cuerpo, más a menudo boca o zona perianal. El chancro suele comenzar como una pequeña pápula roja llena de líquido que se erosiona para formar una úlcera superficial indurada, firme e indolora con base bien definida y secreción serosa amarilla escasa o, con menor frecuencia, una pápula dura. Esta lesión involuciona gradualmente y desaparece. También es típica la linfadenopatía regional unilateral indolora.
- ***Tiña crural (o inguinal).*** Es una lesión micótica superficial que suele producir placas pruriginosas bien definidas, ligeramente elevadas y escamosas en la parte interna de las piernas y las ingles (más común de manera bilateral) y, con menor frecuencia, en escroto y pene. El prurito puede ser intenso.

■ ***Urticaria.*** La urticaria es una reacción alérgica común caracterizada por ronchas intensamente pruríticas que pueden aparecer en los genitales, en especial prepucio o tallo del pene. Estas ronchas evanescentes elevadas bien delimitadas están rodeadas por eritema.

Otras causas

■ ***Fármacos.*** Fenolftaleína, barbitúricos y determinados antibióticos de amplio espectro, como tetraciclina y sulfonamidas, pueden causar una erupción medicamentosa fija y una lesión genital.

Consideraciones especiales

Muchos trastornos causan lesiones peneanas parecidas a las de la sífilis. Debe investigar a cada paciente con lesiones peneanas en busca de ITS mediante examen en campo oscuro y la prueba VDRL (*Venereal Disease Research Laboratory*). Además, tal vez sea necesario preparar al paciente para una biopsia a fin de confirmar o descartar cáncer de pene. Se da apoyo emocional, en particular si se sospecha cáncer.

Para prevenir la contaminación cruzada, el examinador debe lavarse las manos antes y después de cada contacto con el paciente. Se usan guantes cuando se manipula orina o se dan cuidados a una sonda. Se eliminan con precaución las agujas, y se coloca en bolsas dobles todo el material contaminado por secreciones.

Orientación al paciente

Se explican el uso de ungüentos y cremas y los métodos para aliviar el encostramiento y el prurito. Se insiste en los cambios de las lesiones que el paciente debe informar. Se discute y enseña el uso correcto de los preservativos.

CONSIDERACIONES PEDIÁTRICAS

En lactantes, la dermatitis por contacto (exantema del pañal) puede causar irritación menor de lesiones color rojo intenso, exudativas y excoriadas. Usar pañales desechables y limpiar cuidadosamente el pene y escroto ayuda a reducir el exantema del pañal.

En niños, el impétigo puede causar pústulas con costras amarillas exudativas gruesas. Como los adultos, los niños pueden sufrir verrugas genitales, pero ellos necesitan más seguridades de que el tratamiento (excisión) no los dañará ni castrará. Los niños con una ITS deben ser evaluados en busca de signos de abuso sexual.

Los adolescentes de 15 a 19 años tienen alta incidencia de ITS y lesiones genitales relacionadas. La espiroqueta que causa sífilis puede atravesar la placenta humana y causar sífilis congénita.

CONSIDERACIONES GERIÁTRICAS

Los adultos mayores sexualmente activos con múltiples parejas tienen el mismo riesgo de ITS que adultos más jóvenes. Sin embargo, debido a inmunidad disminuida, higiene deficiente, informe sesgado de síntomas y, quizá, varias afecciones concurrentes, pueden presentar diferente sintomatología. La dermatitis seborreica dura más y es más extensa en pacientes postrados en cama y los que tienen enfermedad de Parkinson.

Bibliografía

Batista, C. S., Attallah, A. N., Saconato, H., & da Silva, E. M. (2009). 5-FU for genital warts in non-immunocompromised individuals. *Cochrane Database Systematic Review*, *4*, CD006562.

Garland, S. M., Steben, M., Sings, H. L., James, M., Lu, S., Railkar, R., … Joura, E. A.. (2009). Natural history of genital warts: Analysis of the placebo arm of 2 randomized Phase III trials of a quadrivalent human papillomavirus (types 6, 11, 16, and 18) vaccine. *Journal of Infectious Disease*, *199*(6), 805–814.

Lesiones vulvares

Las lesiones vulvares son masas, nódulos, pápulas, vesículas o úlceras cutáneos que resultan de tumores benignos o malignos, distrofias, dermatosis o infección. Pueden presentarse en cualquier parte de la vulva y no advertirse sino hasta el momento de un examen ginecológico. Sin embargo, la paciente suele advertir las lesiones debido a los síntomas asociados, como prurito, disuria o dispareunia.

Anamnesis y exploración física

Se pregunta a la paciente cuándo notó por primera vez una lesión vulvar, y se indaga sobre manifestaciones asociadas, como tumefacción, dolor, sensibilidad, prurito o secreción. ¿Tiene lesiones en alguna parte del cuerpo? Se pregunta sobre signos y síntomas de enfermedad sistémica, como malestar general, fiebre o exantema en otras zonas corporales. ¿Es la paciente sexualmente activa? ¿Podría haber estado expuesta a infecciones de transmisión sexual?

También se examina la lesión, se realiza una exploración pélvica y se obtienen muestras para cultivo. (Véase *Reconocimiento de lesiones vulvares comunes*, en la pág. 422.)

Causas médicas

- ***Carcinoma de células basales.*** Más común en mujeres posmenopáusicas, este tumor nodular tiene una úlcera central y un borde elevado, poco enrollado. Típicamente asintomático, el tumor en ocasiones causa prurito, sangrado, secreción y ardor.
- ***Quistes benignos.*** Los quistes de inclusión epidérmicos, que son los quistes vulvares más comunes, aparecen principalmente en los labios mayores y suelen ser redondos y asintomáticos. En ocasiones se hacen eritematosos y sensibles.

  Los quistes de conductos de Bartholin suelen ser unilaterales, tensos, no sensibles y palpables; aparecen en la parte posterior de los labios menores y pueden causar molestia mínima durante el coito o, cuando son grandes, dificultad para el coito o incluso para caminar. El absceso de Bartholin, que consiste en la infección de un quiste de conductos de Bartholin, causa dolor y sensibilidad graduales y quizá tumefacción, enrojecimiento y deformidad vulvares.
- ***Tumores vulvares benignos.*** Los tumores vulvares quísticos o sólidos suelen ser asintomáticos.
- ***Chancroide.*** El chancroide, una rara infección de transmisión sexual, causa lesiones vulvares dolorosas. Pueden ocurrir cefalea, malestar general y fiebre de 39 °C, con crecimiento y sensibilidad de nódulos linfáticos inguinales.
- ***Verrugas genitales.*** Las verrugas genitales, una infección de transmisión sexual, son verrugas indoloras en vulva, vagina y cuello uterino. Comienzan como diminutas tumefacciones rojas o rosadas que crecen y se hacen pedunculadas. Es común que haya múltiples tumefacciones con aspecto de coliflor. Otros datos son prurito, eritema y una secreción vaginal mucopurulenta profusa. Las pacientes a menudo informan ardor o parestesia en el vestíbulo vaginal.
- ***Gonorrea.*** Las lesiones vulvares, que suelen limitarse a las glándulas de Bartholin, pueden ocurrir junto con prurito, ardor, dolor y una secreción vaginal verde amarillenta, pero la mayoría de las pacientes son asintomáticas. Otros datos son disuria e incontinencia urinaria; enrojecimiento, tumefacción, sangrado e inflamación vaginales; e intenso dolor pélvico y de la parte baja del abdomen.
- ***Granuloma inguinal.*** Al principio, una única mácula o pápula indolora aparece en la vulva, que se ulcera hasta formar una lesión elevada color rojo carne con borde friable granulado. Pueden ocurrir otras lesiones indoloras y posiblemente malolientes en labios vaginales, vagina o cuello uterino. Estas lesiones se infectan y duelen, y los nódulos linfáticos regionales crecen y pueden hacerse sensibles. Entre los efectos sistémicos se incluyen fiebre, pérdida de peso y malestar general.
- ***Herpes simple (genital).*** En el herpes simple, aparecen vesículas llenas de líquido en el cuello uterino y quizá en vulva, labios vaginales, piel perianal, vagina o boca. Las vesículas, al principio indoloras, pueden romperse y transformarse en extensas úlceras superficiales dolorosas, con enrojecimiento, edema intenso y nódulos linfáticos inguinales sensibles. Otros datos son fiebre, malestar general y disuria.

Reconocimiento de lesiones vulvares comunes

Diversos trastornos pueden causar lesiones vulvares. Por ejemplo, las infecciones de transmisión sexual causan la mayoría de las lesiones vulvares en mujeres premenopáusicas, mientras que tumores y quistes vulvares representan la mayoría de las lesiones en mujeres de 50 a 70 años de edad. Las ilustraciones siguientes ayudarán a reconocer algunas de las más comunes.

El **herpes genital primario** produce múltiples lesiones ulceradas rodeadas por halos rojos.

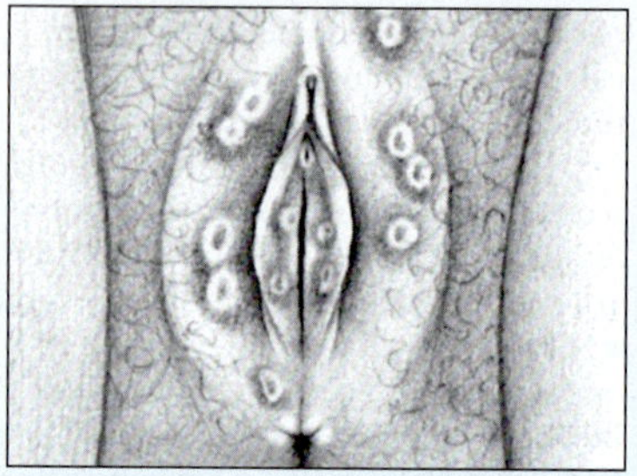

El **carcinoma de células basales** puede producir una lesión ulcerada con bordes elevados poco enrollados.

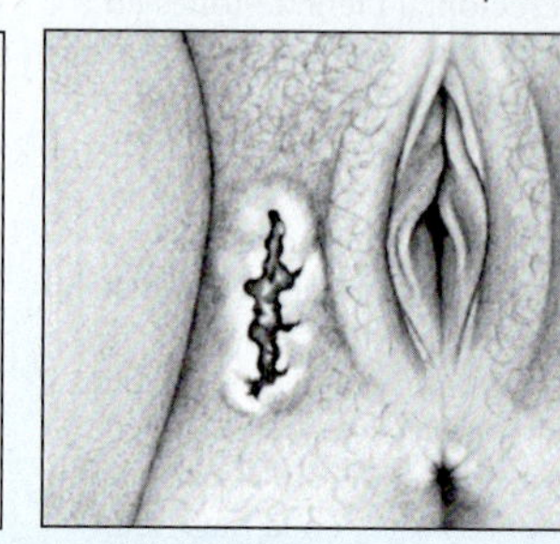

La **sífilis primaria** forma chancros que se ven como lesiones ulceradas con bordes elevados.

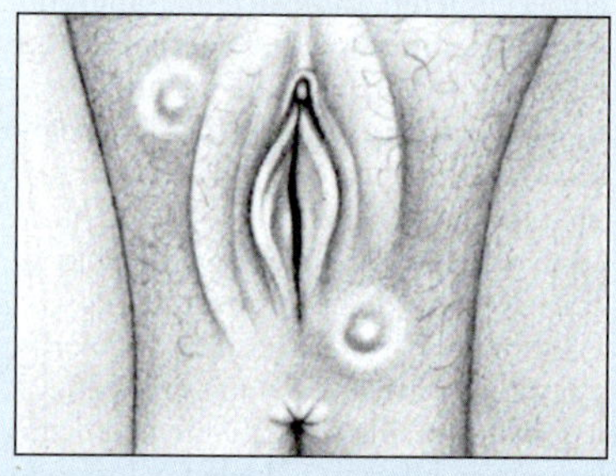

Los **quistes de inclusión epidérmicos** producen una masa redondeada que suele aparecer en los labios mayores.

El **carcinoma escamocelular** puede formar una úlcera grande de aspecto granulomatoso.

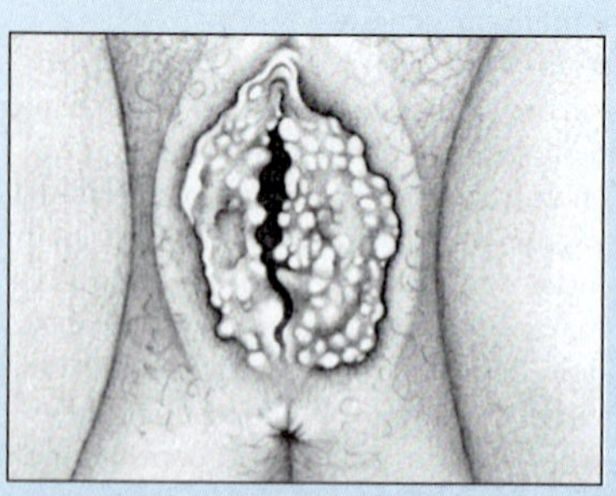

Los **quistes de conductos de Bartholin** producen una masa palpable tensa no sensible que suele verse en los labios menores.

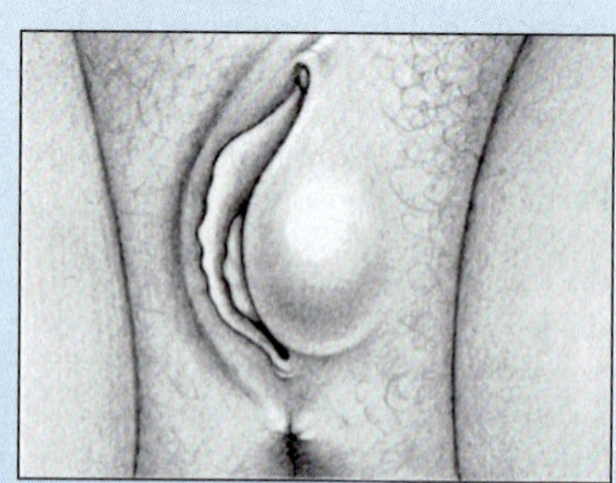

- ***Linfogranuloma venéreo.*** Las pacientes con linfogranuloma venéreo, una infección bacteriana, suelen presentar una sola pápula o úlcera indolora en la parte posterior de la vulva que cicatriza en pocos días. Dos a seis semanas más tarde se observan nódulos linfáticos tumefactos y dolorosos, por lo común unilateralmente. Otros datos son fiebre, escalofríos, cefalea, anorexia, mialgias, artralgias, pérdida de peso y edema perineal.
- ***Carcinoma escamocelular.*** El carcinoma invasor ocurre principalmente en mujeres posmenopáusicas y puede causar prurito vulvar, dolor y una masa vulvar. Al crecer el tumor, puede abarcar vagina, ano y uretra, causando sangrado, secreción o disuria. El carcinoma *in situ* es más común en mujeres premenopáusicas, y causa una lesión vulvar que puede ser blanca o roja, elevada, bien definida, húmeda, costrosa y aislada.
- ***Hiperplasia escamocelular.*** Antes llamada distrofia hiperplásica, esta lesión vulvar puede ser bien delineada o mal definida; localizada o extensa; y roja, parda, blanca o roja y blanca. Sin embargo, prurito intenso (quizá con dolor vulvar), ardor intenso y dispareunia constituyen el síntoma cardinal. En el liquen escleroso, un tipo de distrofia vulvar, la piel de la vulva tiene aspecto apergaminado. Pueden formarse fisuras entre el clítoris y la uretra o en otras zonas vulvares.
- ***Sífilis.*** Los chancros, las principales lesiones vulvares de la sífilis, pueden aparecer en vulva, vagina o cuello uterino 10 a 90 días después del contacto inicial. Comúnmente indoloros, comienzan como pápulas que después se erosionan, con bordes elevados e indurados y bases claras. Los condilomas latos, lesiones vulvares secundarias altamente contagiosas, son elevados, grises, con la parte superior plana y por lo común ulcerados. Otros datos son un exantema maculopapular, pustular o nodular; cefalea; malestar general; anorexia; pérdida de peso; fiebre; náusea; vómito; linfadenopatía generalizada; e irritación faríngea.
- ***Enfermedad viral (sistémica).*** Varicela, sarampión y otras enfermedades virales sistémicas pueden causar lesiones vulvares.

Consideraciones especiales

Debe esperarse la necesidad de administrar de manera sistémica un antibiótico, antiviral, corticoesteroide tópico, testosterona tópica o antiprurítico.

Orientación al paciente

Se explica que los baños de asiento pueden hacer que la paciente se sienta más confortable. Se instruye sobre prácticas sexuales seguras.

CONSIDERACIONES PEDIÁTRICAS

Las lesiones vulvares en niñas pueden deberse a sífilis o gonorrea congénitas. Se evalúa en busca de abuso sexual.

CONSIDERACIONES GERIÁTRICAS

Distrofias y neoplasia vulvares aumentan en frecuencia con la edad. Todas las lesiones vulvares deben considerarse potencialmente malignas mientras no se demuestre lo contrario. Asimismo, muchas mujeres siguen siendo sexualmente activas a edad muy avanzadas y pueden estar acostumbradas a no hablar abiertamente de infecciones de transmisión sexual. Estas pacientes deben ser interrogadas acerca de actividades sexuales y recibir educación sobre prácticas sexuales seguras.

BIBLIOGRAFÍA

Schuiling, K. D. (2013). *Women's gynecologic health*. Burlington, MA: Jones & Bartlett Learning.

Sommers, M. S., & Brunner, L. S. (2012). *Pocket diseases*. Philadelphia, PA: F.A. Davis.

LINFADENOPATÍA

La linfadenopatía —crecimiento de uno o más nódulos linfáticos— puede deberse a mayor producción de linfocitos o células reticuloendoteliales o a infiltración de células cuya presencia no es normal.

Este signo puede ser generalizado (y afectar tres o más grupos de nódulos) o localizado. La linfadenopatía generalizada puede deberse a un proceso inflamatorio, como infección bacteriana o viral, enfermedad del tejido conectivo, un trastorno endocrino o neoplasia. La linfadenopatía localizada más a menudo resulta de infección o traumatismo que afectan un área específica. (Véase *Zonas de linfadenopatía localizada,* en la pág. 425. Véase también *Causas de linfadenopatía localizada,* en la pág. 426.)

Normalmente, los nódulos linfáticos son bien delimitados, móviles, blandos, no sensibles y, excepto en niños, no palpables. (Sin embargo, en algunos casos los nódulos palpables son normales en adultos.) Los nódulos de más de 1 cm de diámetro son causa de preocupación. Pueden ser sensibles, y la piel que cubre el nódulo linfático puede estar eritematosa, lo cual sugiere una lesión que drena. De manera alternativa, pueden ser duros y fijos, sensibles o no, lo cual sugiere un tumor maligno.

Anamnesis y exploración física

Se pregunta al paciente cuándo notó por primera vez la tumefacción y si se localiza en un lado del cuerpo o en ambos. ¿Están adoloridas, duras o rojas las zonas inflamadas? Se pregunta al paciente si recientemente tuvo una infección u otro problema de salud. También se pregunta si alguna vez se le ha realizado una biopsia de algún nódulo, porque esto podría indicar un diagnóstico previo de cáncer. Se determina si el paciente tiene antecedentes familiares de cáncer.

Se palpa todo el sistema linfático para determinar la magnitud de la linfadenopatía y para detectar otras zonas de crecimiento local. Se usan las yemas de los dedos índice y medio para mover la piel sobre los tejidos subyacentes en la zona de los nódulos. Si se detectan nódulos crecidos, se anota su tamaño en centímetros y si están fijos o móviles, sensibles o no sensibles, y eritematosos o no. Se toma nota de su textura: ¿es el nódulo bien delimitado, o la zona se siente acolchada? Si se detectan nódulos linfáticos eritematosos sensibles, se revisa la zona drenada por esa parte del sistema linfático en busca de signos de infección, como eritema y tumefacción. También se palpa y se percute el bazo.

Causas médicas

■ ***Síndrome de inmunodeficiencia adquirida.*** Además de linfadenopatía, los datos incluyen antecedentes de fatiga, sudoración nocturna, fiebres vespertinas, diarrea, pérdida de peso, y tos con varias infecciones concurrentes que ocurren poco después.

■ ***Carbunco (cutáneo).*** Pueden ocurrir linfadenopatía, malestar general, cefalea y fiebre junto con una lesión que avanza a una úlcera con centro necrótico indolora.

■ ***Brucelosis.*** La linfadenopatía generalizada suele afectar nódulos linfáticos cervicales y axilares, lo cual los hace sensibles. Por lo común la brucelosis comienza de modo insidioso con fatigabilidad, malestar general, cefalea, dorsalgia, anorexia, pérdida de peso y artralgia; también puede iniciarse de manera abrupta con escalofríos, fiebre que suele aumentar en la mañana y cede durante el día, y diaforesis.

■ ***Infección por citomegalovirus.*** Ocurre linfadenopatía generalizada en el sujeto inmunodeficiente y se acompaña de fiebre, malestar general, exantema y hepatoesplenomegalia.

■ ***Enfermedad de Hodgkin.*** La magnitud de la linfadenopatía refleja la etapa del cáncer: desde la etapa I, afección de una sola región de nódulos linfáticos, hasta la etapa IV, linfadenopatía generalizada. Son signos y síntomas tempranos comunes prurito y, en pacientes mayores, fatiga, debilidad, sudoración nocturna, malestar general, pérdida de peso y fiebre inexplicable (por lo común hasta de 38.3 °C). Además, si hay crecimiento de nódulos linfáticos mediastínicos, la presión traqueal y esofágica produce disnea y disfagia.

■ ***Enfermedad o síndrome de Kawasaki.*** Esta enfermedad también se conoce como *síndrome de nódulos linfáticos mucocutáneos* porque de manera caracterís-

Zonas de linfadenopatía localizada

Cuando se detecta un nódulo linfático crecido, se palpa todo el sistema linfático para determinar la magnitud de la linfadenopatía. Se incluyen en la valoración los nódulos linfáticos que se muestran.

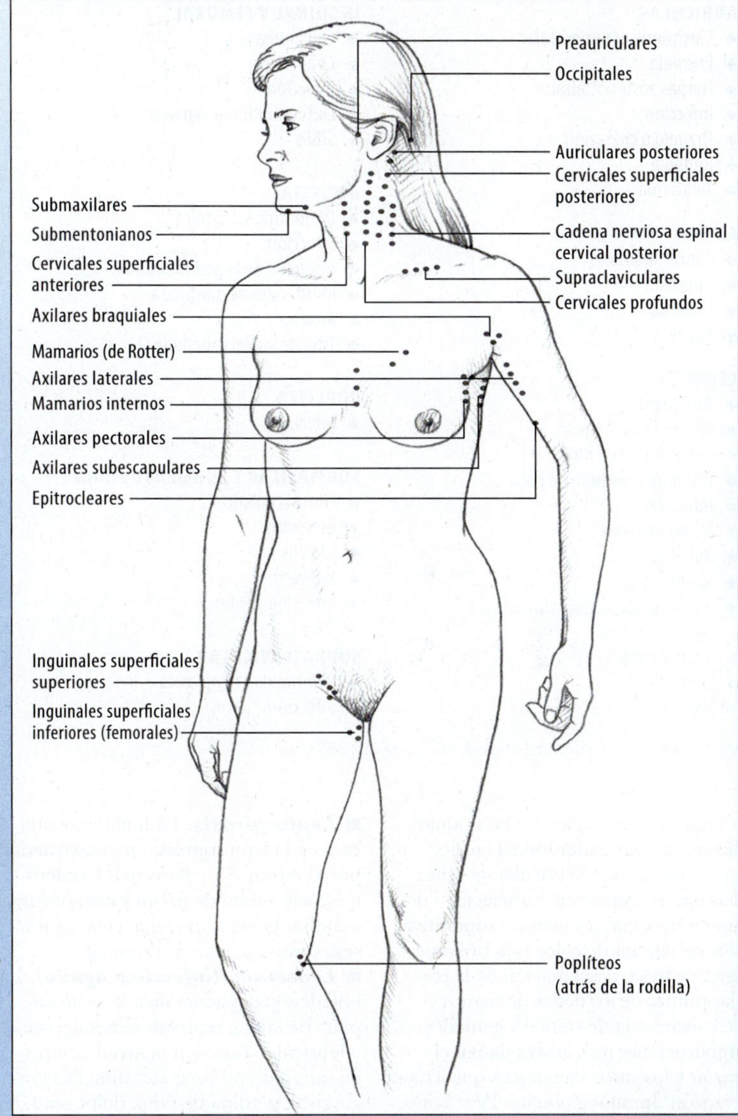

Causas de linfadenopatía localizada

Diversos trastornos pueden causar linfadenopatía localizada, pero este signo suele ser resultado de infección o traumatismo que afectan la zona específica. Aquí se presentan algunas causas comunes de linfadenopatía, agrupadas conforme a las zonas afectadas.

AURICULAR
- Carcinoma escamocelular
- Erisipela
- Herpes zóster oftálmico
- Infección
- Orzuelo o chalazión
- Rubéola
- Tularemia

AXILAR
- Cáncer mamario
- Infección
- Linfoma
- Mastitis

CERVICAL
- Amigdalitis
- Cáncer facial o bucal
- Enfermedad de Kawasaki
- Fiebre por rasguño de gato
- Infección
- Mononucleosis
- Rubéola
- Sarampión
- Síndrome de nódulos linfáticos mucocutáneos
- Tirotoxicosis
- Tuberculosis
- Varicela

INGUINAL Y FEMORAL
- Carcinoma
- Chancroide
- Infección
- Linfogranuloma venéreo
- Sífilis

OCCIPITAL
- Dermatitis seborreica
- Infección
- Infección de la piel cabelluda
- Mordedura de garrapata
- Roséola
- Tiña de la piel cabelluda

POPLÍTEA
- Infección

SUBMAXILAR Y SUBMENTONIANA
- Fibrosis quística
- Gingivitis
- Glositis
- Infección
- Infección dental

SUPRACLAVICULAR
- Enfermedad neoplásica
- Infección

tica implica tumefacción de los nódulos linfáticos, en particular los del cuello. Otros síntomas son fiebre alta que dura 5 días o más, exantema, tumefacción de manos y pies, conjuntivitis no supurativa, labios agrietados de color rojo brillante, lengua de fresa, descamación de la piel de las puntas de los dedos de manos y pies, y exantema de tronco y genitales. Complicaciones más graves dañan el corazón y los vasos sanguíneos que irrigan el corazón. Inmunoglobulina IV y ácido acetilsalicílico son el tratamiento estándar.

■ ***Leptospirosis.*** La linfadenopatía es rara en la leptospirosis, una enfermedad poco común. Son datos más frecuentes inicio súbito de fiebre y escalofríos, malestar general, mialgia, cefalea, náusea, vómito y dolor abdominal.

■ ***Leucemia (linfocítica aguda).*** La linfadenopatía generalizada se acompaña de fatiga, malestar general, palidez y febrícula. También ocurren tiempo de sangrado prolongado, tumefacción gingival, pérdida de peso, dolor óseo o articular, y hepatoesplenomegalia.

L

■ ***Leucemia (linfocítica crónica).*** Ocurre linfadenopatía generalizada en fase temprana, junto con fatiga, malestar general y fiebre. Cuando la enfermedad avanza se presentan hepatoesplenomegalia, fatiga intensa y pérdida de peso. Otros datos tardíos son sensibilidad ósea, edema, palidez, disnea, taquicardia, palpitaciones, sangrado, anemia y lesiones maculares o nodulares.

■ ***Enfermedad de Lyme.*** Transmitida por la mordedura de determinadas garrapatas, le enfermedad de Lyme comienza con una lesión cutánea llamada eritema crónico migratorio. Al avanzar el trastorno, el paciente puede sufrir linfadenopatía, malestar general y fatiga constantes, y cefalea, fiebre, escalofríos y dolores intermitentes. También puede avanzar a artralgia y, finalmente, problemas neurológicos y cardiacos.

■ ***Viruela de los monos.*** Los pacientes infectados por el virus de la viruela de los monos refieren tumefacción de nódulos linfáticos aproximadamente 12 días después. Otros síntomas son fiebre, conjuntivitis, tos, disnea, cefalea, dolor muscular, dorsalgia, sensación general de malestar y agotamiento, y exantema. El tratamiento debe enfocarse en aliviar los síntomas.

■ ***Mononucleosis (infecciosa).*** Una linfadenopatía dolorosa característica afecta nódulos cervicales, axilares e inguinales. También es común la adenopatía cervical posterior. Suelen ocurrir síntomas prodrómicos —como cefalea, malestar general y fatiga— 3 a 5 días antes de la aparición de la tríada clásica de linfadenopatía, irritación laríngea y fluctuaciones de la temperatura con un máximo vespertino de alrededor de 38.9 °C. Puede presentarse hepatoesplenomegalia, junto con datos de estomatitis, amigdalitis exudativa o faringitis.

■ ***Micosis fungoide.*** Ocurre linfadenopatía en la etapa III de la micosis fungoide, un linfoma maligno crónico raro. Se acompaña de tumores rojos parduscos ulcerados, dolorosos y pruríticos.

■ ***Linfoma no Hodgkin.*** El crecimiento indoloro de uno o más nódulos linfáticos periféricos es el signo más común de linfoma no Hodgkin, en el cual linfadenopatía generalizada caracteriza la etapa IV. Ocurren disnea, tos y hepatoesplenomegalia, junto con molestias sistémicas de fiebre hasta de 38.37 °C, sudoración nocturna, fatiga, malestar general y pérdida de peso.

■ ***Peste* (Yersinia pestis).** Los signos y síntomas de la forma bubónica de la peste, una infección bacteriana, incluyen linfadenopatía, fiebre y escalofríos.

■ ***Artritis reumatoide.*** La linfadenopatía es un dato inespecífico temprano relacionado con fatiga, malestar general, febrícula continua, pérdida de peso y artralgia y mialgia vagas. Más tarde se presentan sensibilidad, tumefacción y calor articulares; rigidez articular seguida de periodos de inactividad (en especial en la mañana); y nódulos subcutáneos en los codos. Con el tiempo puede ocurrir deformidad articular, debilidad muscular, y atrofia.

■ ***Sarcoidosis.*** Son comunes las formas hiliar bilateral generalizada y paratraqueal derecha de linfadenopatía (que se observan en radiografías torácicas) con esplenomegalia. Son datos iniciales artralgia, fatiga, malestar general, pérdida de peso y síntomas pulmonares. Otros datos varían con el sitio y la magnitud de la fibrosis. Son datos cardiopulmonares típicos disnea, tos, dolor torácico subesternal y arritmias. Alrededor de 90% de los pacientes tienen manifestaciones anómalas en la radiografía torácica en algún momento de la enfermedad. Son características musculoesqueléticas y cutáneas posibles debilidad y dolor musculares, lesiones de falanges y mucosas nasales, y nódulos subcutáneos. Entre los datos oftálmicos comunes están dolor ocular, fotofobia y arreactividad pupilar. La afección del sistema nervioso central puede provocar parálisis de nervios craneales o periféricos y convulsiones.

■ ***Síndrome de Sjögren.*** En el síndrome de Sjögren, un trastorno raro, puede ocurrir linfadenopatía de los nódulos parotídeos y submaxilares. La valoración revela signos cardinales de sequedad de boca, ojos y mucosas, la cual puede acompañarse de fotosensibilidad, visión deficiente, fatiga ocular, costras nasales y epistaxis.

L

- ***Sífilis (secundaria).*** Ocurre linfadenopatía generalizada en la segunda etapa y puede acompañarse de un exantema macular, papular, pustular o nodular en brazos, tronco, palmas, plantas, cara y piel cabelluda. Un exantema palmar es un signo diagnóstico importante. Pueden ocurrir cefalea, malestar general, anorexia, pérdida de peso, náusea, vómito, irritación laríngea y febrícula.
- ***Lupus eritematoso sistémico.*** La linfadenopatía generalizada suele acompañar al exantema en mariposa característico y a fotosensibilidad, fenómeno de Raynaud y dolor y rigidez articulares. Son posibles dolor torácico pleurítico y tos con datos sistémicos como fiebre, anorexia y pérdida de peso.
- ***Linfadenitis tuberculosa.*** La linfadenopatía puede ser generalizada o restringida a nódulos linfáticos superficiales. Los nódulos afectados pueden hacerse fluctuantes y drenar al tejido que los rodea. La linfadenopatía puede acompañarse de fiebre, escalofríos, debilidad y fatiga.
- ***Macroglobulinemia de Waldenström.*** Puede ocurrir linfadenopatía junto con hepatoesplenomegalia. Son datos asociados hemorragia retiniana, palidez y signos de insuficiencia cardiaca, como ingurgitación yugular y crepitaciones. Ocurren disminución del nivel de conciencia, reflejos anómalos y signos de neuritis periférica. También son posibles debilidad, fatiga, pérdida de peso, epistaxis y sangrado GI. Se presenta deterioro circulatorio por aumento de la viscosidad sanguínea.

Otras causas

- ***Fármacos.*** La fenitoína puede causar linfadenopatía generalizada.
- ***Inmunizaciones.*** La vacunación contra la tifoidea a veces provoca linfadenopatía generalizada.

Consideraciones especiales

Si el paciente tiene fiebre mayor de 38.3 °C, no debe suponerse de manera automática que debe reducirse la temperatura. Un paciente con infección bacteriana o viral debe tolerar la fiebre, que puede ayudar a la recuperación. Se administra un antipirético si el paciente tiene malestar. También pueden usarse baños de esponja tibios o una frazada de hipotermia.

Se está preparado para obtener sangre con miras a la investigación sanguínea de rutina, recuentos de plaquetas y leucocitos, estudios del funcionamiento hepático y renal, tasa de sedimentación eritrocítica, y cultivos de sangre. Se prepara al paciente para otras pruebas diagnósticas programadas, como radiografía de tórax, gammagrafía de hígado y bazo, biopsia de nódulos linfáticos, o linfografía, para visualizar el sistema linfático. Si las pruebas revelan infección, se revisa la política de la institución acerca de control de infecciones y precauciones de aislamiento.

Orientación al paciente

Se enseñan al paciente modos de prevenir la infección. Se explica cuáles signos y síntomas de infección debe informar el paciente. Se explican las razones del aislamiento, según se apliquen, y se insiste en la importancia de alimentación saludable y reposo.

CONSIDERACIONES PEDIÁTRICAS

La infección es la causa más común de linfadenopatía en niños. El trastorno suele relacionarse con otitis media y faringitis.

Se administra un antipirético si el niño tiene el antecedente de convulsiones febriles.

Bibliografía

Kalungi, S., Wabinga, H., & Bostad, L. (2009). Reactive lymphadenopathy in Ugandan patients and its relationship to EBV and HIV infection. *APMIS*, *117*, 302–307.

Ramos, C. G., & Goldani, L. Z. (2011). Biopsy of peripheral lymph nodes: A useful tool to diagnose opportunistic diseases in HIV-infected patients. *Tropical Doctor*, *41*, 26–27.

Llanto de gato

[Cri du chat]

El llanto parecido a un maullido, que ocurre durante la lactancia, es el principal indicador de síndrome del maullido.

Este síndrome afecta a alrededor de 1 de cada 50 000 neonatos y causa retraso mental profundo y en el crecimiento. La mayoría de las personas afectadas pueden tener un lapso de vida normal; sin embargo, algunas presentan defectos orgánicos graves y otras afecciones médicas potencialmente letales.

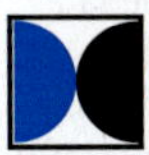

CONSIDERACIONES SEGÚN EL SEXO *El síndrome del maullido afecta más a mujeres que al sexo masculino.*

El defecto cromosómico responsable (deleción del brazo corto del cromosoma 5) suele ocurrir de manera espontánea, pero puede heredarse de un progenitor que lo porte. Se piensa que el llanto característico resulta de desarrollo laríngeo anómalo. Otros datos son microcefalia, peso bajo al nacer, rasgos faciales distintivos e hipotonía.

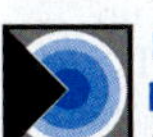

INTERVENCIONES EN CASO DE URGENCIA *Se sospecha síndrome del maullido si se detecta llanto de gato en un neonato. Se está alerta a signos de dificultad respiratoria, como aleteo nasal; respiraciones superficiales irregulares; y frecuencia respiratoria mayor de 60 respiraciones/minuto. Se está preparado para aplicar aspiración al neonato y para administrar oxígeno calentado. Se tiene a la mano equipo de reanimación de urgencia, porque puede producirse bradicardia.*

Anamnesis y exploración física

Se realiza exploración física y se toma nota de anomalías. Si se detecta llanto de gato en un lactante mayor, se pregunta a los padres cuándo apareció. El inicio súbito de llanto anómalo en un lactante en el que era normal y vigoroso sugiere otros trastornos. (Véase *Llanto de tono alto* [llanto cerebral], en la pág. 430.)

Causas médicas

- ***Síndrome del maullido.*** El llanto de gato comienza al nacer o poco después. Se acompaña de profundo retraso mental, microcefalia, bajo peso al nacer, hipotonía, retraso en el desarrollo y dificultades para el aprendizaje. Por lo común el neonato tiene cara redonda con ojos separados, estrabismo, nariz de base amplia con pliegues epicánticos oblicuos o descendentes; orejas de forma anómala e implantación baja; y mandíbula inusualmente pequeña. También puede tener cuello corto, dedos palmeados y pliegue simiesco. Otras anomalías son defectos cardiacos y anomalías GI.

Consideraciones especiales

Se conecta al neonato al monitor de apnea y se buscan signos de dificultad respiratoria. Se tiene a la mano equipo de aspiración y oxígeno calentado. Se obtiene una muestra de sangre para análisis cromosómico. Se prepara al neonato para tomografía computarizada a fin de descartar otras causas de microcefalia y para una exploración de oídos, nariz y garganta con el objetivo de evaluar las cuerdas vocales.

Dado que el neonato con síndrome del maullido suele comer poco, se vigilan ingreso, egreso y peso.

Orientación al paciente

Se enseña a los padres sobre el trastorno del bebé y las opciones terapéuticas. Se les indica que ofrezcan al neonato raciones pequeñas frecuentes. Se les prepara para trabajar a largo plazo con un equipo de especialistas de campos como genética, neurología, cardiología y habla y lenguaje. Se indican los consejeros o grupos de apoyo disponibles.

BIBLIOGRAFÍA

Torun, D., Bahce, M., Alanbay, I., Guran, S., & Baser, I. (2009). Prenatal diagnosis of Cri-du chat syndrome following high maternal serum human chorionic gonadotropin and choroid plexus cysts. *Prenatal Diagnosis*, *29*(5), 536–537.

Ye, Y. Luo, Y., Qian, Y, Xu, C, & Jin F. (2011). Ciri du chat syndrome after preimplatation genetic diagnosis for reciprocal translocation. *Fetility and Sterility 96*(1), e71-e75.

L

Llanto de tono alto
[Llanto cerebral]

Un llanto de tono alto es un sonido vocal breve, agudo y taladrante producido por un neonato o lactante. Sea agudo o crónico, este llanto es un signo tardío de aumento de la presión intracraneal (PIC). El inicio agudo de llanto de tono alto demanda tratamiento de urgencia para prevenir daño cerebral permanente o la muerte.

Un cambio en el volumen de uno de los componentes del encéfalo —tejido encefálico, líquido cerebroespinal y sangre— puede causar aumento de la PIC. En neonatos, este aumento puede deberse a sangrado intracraneal relacionado con parto traumático o defectos congénitos, como craneostenosis y deformidad de Arnold-Chiari. De hecho, el llanto de tono alto puede ser un signo temprano de una malformación congénita. En lactantes, el aumento de la PIC puede deberse a meningitis, traumatismo craneoencefálico o abuso infantil.

L

Anamnesis y exploración física

Se toman los signos vitales del lactante, y se realiza una anamnesis breve. ¿Se cayó hace poco el lactante o sufrió un traumatismo craneoencefálico, incluso uno menor? Es necesario asegurarse de preguntar a la madre acerca de cambios en el comportamiento del lactante en las últimas 24 horas. ¿Ha vomitado? Parece inquieto o diferente de como suele ser? ¿Ha disminuido su reflejo de succión? ¿Llora cuando se le mueve? Se sospecha abuso infantil si la anamnesis es inconsistente con los datos físicos.

Acto seguido se realiza un examen neurológico. Debe recordarse que las reacciones neurológicas de un neonato o lactante pequeño son en mayor medida respuestas reflejas. Se determina el nivel de conciencia (NDC) del lactante. ¿Está despierto, irritable o letárgico? ¿Extiende la mano para tomar un objeto atractivo o se vuelve hacia el sonido de una sonaja? Se observa su postura. ¿Se encuentra en la posición flexionada normal o en extensión u opistótonos? Se examina el tono muscular y se observa al lactante en busca de signos de convulsiones, como temblores y fasciculación.

Se examinan tamaño y forma de la cabeza del lactante. ¿Hay combadura de la fontanela anterior? Se mide la circunferencia cefálica, y se observan el tamaño pupilar y la respuesta a la luz. Dilatación unilateral o bilateral y respuesta lenta a la luz pueden acompañar al aumento de la PIC. Por último, se examinan los reflejos del lactante; debe esperarse que el reflejo de Moro esté disminuido.

Después de completar el examen, se eleva la cabeza del lactante para promover el drenaje venoso del encéfalo y reducir la PIC. Se coloca una línea IV, y se administra un diurético y un corticoesteroide para reducir la PIC. Es necesario asegurarse de tener a la mano equipo de intubación endotraqueal (ET) para asegurar la permeabilidad de las vías respiratorias.

Causas médicas

- ***Aumento de la PIC.*** Un llanto de tono alto es un signo tardío de aumento de la PIC. Por lo común, el lactante también exhibe combadura de fontanelas, aumento de la circunferencia cefálica a ensanchamiento de suturas. Entre los signos y síntomas tempranos de aumento de la PIC están convulsiones, bradicardia, posible vómito, dilatación pupilar, disminución del NDC, aumento de la presión arterial sistólica, aumento de la presión diferencial y patrón respiratorio alterado.

Consideraciones especiales

El lactante con aumento de la PIC requiere atención especializada y vigilancia en la unidad de cuidados intensivos. Por ejemplo, será necesario vigilar sus signos vitales y estado neurológico para detectar cambios sutiles en su estado. También se vigilan ingreso y egreso. Se monitorea la PIC, se restringen líquidos y se administra un diurético. Se eleva la cabecera de la cama 30°, si el estado del paciente lo permite, y se mantiene la línea media de la cabeza. Se administra atención de enfermería de manera juiciosa, porque las intervenciones pueden causar un aumento adicional de la PIC. En un lactante con aumento grave de la PIC tal vez se requieran intubación ET e hiperventilación mecánica para reducir la concentración de dióxido de carbono y constreñir los vasos sanguíneos encefálicos. Se aplica hiperventilación en caso de aumentos agudos de la PIC, y deben ponderarse con cuidado los riesgos y beneficios de hacerlo. De manera alternativa, tal vez se requiera coma barbitúrico o hipotermia para reducir la tasa metabólica del lactante.

Debe recordarse evitar los juegos bruscos con el lactante, porque pueden agravar el aumento de la PIC. Se le conforta y se mantiene un ambiente tranquilo y silencioso, porque el llanto del lactante o su exposición a estímulos ambientales también pueden empeorar la PIC elevada.

Orientación al paciente

Se explican a los padres el diagnóstico y el plan de tratamiento. Se les orienta en la unidad de cuidados intensivos y se les muestra cómo confortar al lactante y mantener un ambiente tranquilo para evitar aumentar la PIC.

Bibliografía

Tiskumara, R., Fakharee, S. H., Liu, C-Q., Nuntnarumit, P., Lui, K-M., Hammoud, M., Nuntnarumit, P., Lui, K. M., Hammoud, M., … Isaacs, D.; Asia-Pacific Neonatal Infections Study. (2009). Neonatal infections in Asia. *Archives of Disease in Child Fetal and Neonatal Education*, *94*, 144–148.

Zaidi, A. K., Thaver, D., Ali, S. A., & Khan, T. A. (2009). Pathogens associated with sepsis in newborns and young infants in developing countries. *Pediatric Infectious Disease Journal*, *28*, S10–S18.

Llenado capilar lento

El tiempo de llenado capilar es lo que tarda el color en volver al lecho ungueal de un dedo después de aplicarle presión ligera, que lo hace palidecer. Este tiempo refleja la calidad del funcionamiento vasomotor periférico. El tiempo de llenado capilar normal es de menos de 3 segundos.

Un llenado capilar lento no es diagnóstico de un trastorno, sino que debe evaluarse junto con otros signos y síntomas. Sin embargo, este signo suele indicar vasculopatía periférica obstructiva, en especial en las extremidades inferiores, o disminución del gasto cardiaco.

El llenado capilar suele evaluarse durante una valoración cardiovascular de rutina. No se examina cuando se sospechan trastornos potencialmente letales porque otros signos y síntomas más característicos aparecen antes.

Anamnesis y exploración física

Si se detecta llenado capilar lento, se toman los signos vitales y se revisan los pulsos en la extremidad afectada. ¿Se siente fría o luce cianótica? ¿Informa el paciente dolor, sensaciones inusuales o disminución de la sensibilidad en los dedos de manos o pies, en especial después de exponerse al frío?

Se realiza una breve anamnesis, en particular acerca de vasculopatía periférica previa. Se determina cuáles medicamentos toma el paciente. Se le pregunta si fuma.

Causas médicas

- ***Aneurisma aórtico (disecante).*** El tiempo de llenado capilar aumenta en los dedos de manos y pies en caso de aneurisma disecante de la aorta torácica, y sólo en los dedos de los pies en caso de aneurisma disecante de la aorta abdominal. Son signos y síntomas acompañantes una masa abdominal pulsante, un soplo sistólico y dolor subesternal, de espalda o de abdomen.

L

■ ***Síndrome del arco aórtico.*** Ocurre llenado capilar lento de los dedos de las manos en una fase temprana de este síndrome. Los pulsos carotídeos están ausentes, y es probable que los pulsos radiales sean desiguales. Otros signos y síntomas suelen preceder a la pérdida de pulsos e incluyen fiebre, sudoración nocturna, artralgia, pérdida de peso, anorexia, náusea, malestar general, exantema cutáneo, esplenomegalia y palidez.

■ ***Oclusión arterial (aguda).*** El llenado capilar es lento tempranamente en la extremidad afectada. Los pulsos arteriales suelen estar ausentes en el extremo distal a la obstrucción; la extremidad está fría y pálida o cianótica. Pueden ocurrir claudicación intermitente, dolor moderado a intenso, entumecimiento y parestesia o parálisis de la extremidad afectada.

■ ***Enfermedad de Buerger.*** El llenado capilar es lento en los dedos de los pies. La exposición a bajas temperaturas hace que los dedos de los pies están fríos, cianóticos y entumidos; más tarde presentan enrojecimiento, calor y hormigueo. Otros datos son claudicación intermitente del empeine y pulsos periféricos débiles; en fases ulteriores, el paciente puede experimentar ulceración, atrofia muscular y gangrena. Si la enfermedad afecta las manos, el llenado capilar lento puede acompañarse de ulceraciones dolorosas en las puntas de los dedos.

■ ***Taponamiento cardiaco.*** El llenado capilar lento es un signo tardío de disminución del gasto cardiaco. Entre los signos asociados están pulso paradójico, taquicardia, cianosis, disnea, ingurgitación yugular e hipotensión.

■ ***Hipotermia.*** Es posible el llenado capilar lento en fase temprana como una respuesta compensatoria. Los signos y síntomas asociados dependen del grado de hipotermia, y entre ellos pueden estar escalofríos, fatiga, debilidad, disminución del nivel de conciencia (NDC), habla farfullante, ataxia, rigidez muscular, taquicardia o bradicardia, hiporreflexia o arreflexia, diuresis, oliguria, bradipnea, hipotensión y frialdad y palidez de la piel.

■ ***Traumatismo de arteria periférica.*** El traumatismo de una arteria periférica que reduce el flujo sanguíneo distal también eleva el tiempo de llenado capilar en la extremidad afectada. Son signos relacionados en esa extremidad equimosis o sangrado pulsante, pulso débil, cianosis, parestesia, pérdida de sensibilidad y frialdad y palidez de la piel.

■ ***Vasculopatía periférica.*** El llenado capilar lento en las extremidades afectadas es un signo tardío. Los pulsos periféricos se debilitan gradualmente hasta desaparecer. Claudicación intermitente, frialdad, palidez y crecimiento capilar lento son signos asociados. Puede haber impotencia por oclusión arterial en la aorta descendente o partes de la femoral.

■ ***Enfermedad de Raynaud.*** El llenado capilar es lento en los dedos de las manos, el sitio habitual del vasoespasmo arterial episódico característico de esta enfermedad. La exposición a frío o estrés produce palidez de los dedos, seguida por cianosis y eritema antes de que los dedos vuelvan a su temperatura normal. El calor alivia los síntomas, entre los cuales puede estar parestesia. La enfermedad crónica puede causar cambios tróficos, como esclerodactilia, ulceraciones o paroniquia crónica.

■ ***Contractura de Volkmann.*** Hay llenado capilar lento como resultado del vasoespasmo característico de esta contractura. Son signos asociados pérdida de movilidad y pérdida de la fuerza en la extremidad afectada.

Otras causas

■ ***Pruebas diagnósticas.*** El cateterismo cardiaco puede generar hematoma o coágulos y llenado capilar lento.

■ ***Fármacos.*** Los fármacos que causan vasoconstricción (en particular bloqueadores adrenérgicos α) incrementan el tiempo de llenado capilar.

■ ***Tratamientos.*** Es posible un llenado capilar lento a causa de una línea arterial o umbilical (la cual puede crear un hematoma arterial y obstruir el flujo sanguíneo distal) o de un enyesado apretado (que constriñe la circulación).

Consideraciones especiales

Se valoran con frecuencia signos vitales, NDC y extremidad afectada, y se informa cualquier cambio, como cianosis progresiva o pérdida de un pulso existente. También se examinan las arterias pedias y posteriores de las extremidades inferiores. Se prepara al paciente para pruebas diagnósticas, por ejemplo arteriografía o ecografía Doppler, para ayudar a confirmar o descartar oclusión arterial.

Orientación al paciente

Se explican los signos y síntomas que el paciente debe informar, y se le instruye sobre maneras de promover la circulación. Se discuten modos de reducir el riesgo de agravar o reinducir el trastorno subyacente. Se hace hincapié en la importancia de dejar de fumar.

CONSIDERACIONES PEDIÁTRICAS

El llenado capilar puede ser lento en neonatos con acrocianosis; sin embargo, es un dato normal. Por lo común el llenado capilar lento se relaciona con los mismos trastornos en niños que en adultos. Sin embargo, su causa pediátrica más común es cirugía cardiaca, como la reparación de defectos cardiacos congénitos.

BIBLIOGRAFÍA

Akre, M., Finkelstein, M., Erickson, M., Liu, M., Vanderbilt, L., & Billman, G. (2010). Sensitivity of the pediatric early warning score to identify patient deterioration. *Pediatrics*, *125*(4), e763–e769.

Al Salloum, A. A., El Mouzan, M. I., Al Herbish, A. S., Al Omar, A. A., & Qurashi, M. M. (2009). Blood pressure standards for Saudi children and adolescents. *Annals of Saudi Medicine*, *29*(3), 173–178.

Archbold, K. H., Johnson, N. L., Goodwin, J. L., Rosen, C. L., & Quan, S. F. (2010). Normative heart rate parameters during sleep for children aged 6 to 11 years. *Journal of Clinical Sleep Medicine*, *6*(1), 47–50.

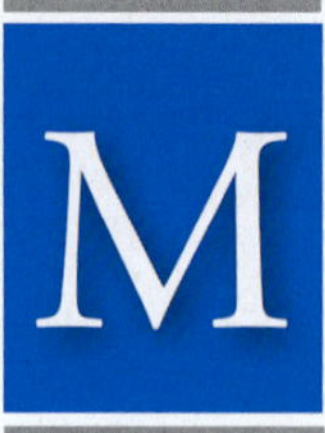

Manchas flotantes

Las manchas flotantes son partículas de sangre o desechos celulares que se mueven libremente en el humor vítreo. Cuando entran en el campo visual, se perciben como manchas o puntos. Las manchas flotantes crónicas pueden ser normales en adultos mayores o pacientes miopes. Sin embargo, el inicio súbito de manchas flotantes suele indicar desprendimiento de retina, una urgencia ocular.

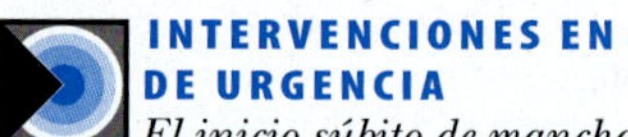

INTERVENCIONES EN CASO DE URGENCIA

El inicio súbito de manchas flotantes puede indicar desprendimiento de retina. ¿Ve el paciente además luces destellantes o puntos en el ojo afectado? ¿Experimenta una pérdida de visión a manera de cortina? En tal caso, se notifica de inmediato a un oftalmólogo. Se restringen los movimientos oculares mientras se establece el diagnóstico.

Anamnesis y exploración física

Si el estado del paciente lo permite, se obtienen los antecedentes medicamentosos y de alergias. Se interroga sobre cualquier grado de miopía (un factor predisponente), uso de lentes correctoras, traumatismo ocular, u otros trastornos oftalmológicos. También se pregunta sobre antecedentes de enfermedad granulomatosa, diabetes mellitus o hipertensión, que pueden haber predispuesto a desprendimiento de retina, hemorragia en el humor vítreo o uveítis. Si es apropiado, se inspeccionan los ojos en busca de signos de lesión, como equimosis o edema, y se determina la agudeza visual. (Véase *Examen de agudeza visual* en la entrada *Ceguera*, en la pág. 89.)

Causas médicas

- ***Desprendimiento de retina.*** Manchas flotantes y destellos de luz aparecen de manera repentina en la porción del campo visual en que la retina se desprende del coroides. Conforme la retina se desprende más (un proceso indoloro), ocurre ceguera gradual, que se compara con una nube o una cortina que desciende enfrente de los ojos. El examen oftalmoscópico revela una retina desprendida opaca y gris con margen indefinido. Los vasos retinianos se ven casi negros.
- ***Uveítis (posterior).*** La uveítis puede causar manchas flotantes acompañadas de dolor ocular gradual, fotofobia, visión borrosa e inyección conjuntival.
- ***Hemorragia hacia el humor vítreo.*** La ruptura de vasos retinianos produce una lluvia de puntos rojos o negros o una niebla roja a través del campo visual. La visión se torna borrosa de manera repentina en el ojo afectado, y la agudeza visual puede reducirse en gran medida.

Consideraciones especiales

Se alienta el reposo en cama y se proporciona un ambiente tranquilo. Según la causa, el paciente puede requerir un parche, cirugía, o tratamiento con corticoesteroides o de otro tipo. Si se requieren parches en ambos ojos —como en caso de desprendimiento de retina—, será necesario garantizar la seguridad del paciente. Es necesario identificarse al acercarse al paciente, y orientarlo en el tiempo con frecuencia. Se da estimulación sensorial, por ejemplo con un radio o reproductor de música. Se colocan almohadas o toallas bajo la cabeza para mantener la posición apropiada del paciente. Es necesario advertirle que no se toque o frote los ojos, y que evite realizar esfuerzos o movimientos repentinos.

Orientación al paciente

Se indica al paciente que no se toque ni frote los ojos y que evite realizar esfuerzos o movimientos repentinos.

CONSIDERACIONES PEDIÁTRICAS

Las manchas flotantes en niños suelen ocurrir después de traumatismo que causa desprendimiento de retina o hemorragia hacia el humor vítreo. Sin embargo, también pueden deberse a presencia de detritos en el humor vítreo, un trastorno congénito benigno sin otros signos o síntomas.

BIBLIOGRAFÍA

Biswas, J., Krishnakumar, S., & Ahuja, S. (2010). *Manual of ocular pathology*. New Delhi, India: Jaypee — Highlights Medical Publishers.

Eagle, R. C. Jr. (2011). *Eye pathology: An atlas and text*. Philadelphia, PA: Lippincott Williams & Wilkins.

Gerstenblith, A. T., & Rabinowitz, M. P. (2012). *The wills eye manual*. Philadelphia, PA: Lippincott Williams & Wilkins.

Levin, L. A., & Albert, D. M. (2010). *Ocular disease: Mechanisms and management*. London, UK: Saunders Elsevier.

Roy, F. H. (2012). *Ocular differential diagnosis*. Clayton, Panama: Jaypee — Highlights Medical Publishers, Inc.

MARCHA DISTRÓFICA

[Marcha de ánade]

La marcha distrófica, de ánade o "de pato" es un importante signo de distrofia muscular, atrofia de músculos espinales o, raras veces, desplazamiento congénito de la cadera. Puede estar presente cuando el niño empieza a caminar o aparecer más tarde en la vida. Esta marcha se debe a deterioro de los músculos de la cintura pélvica —principalmente glúteo mediano y flexores y extensores de la cadera. La debilidad en estos músculos afecta la estabilización de la cadera al llevar peso durante la marcha, lo cual hace que la cadera opuesta descienda y el tronco se incline hacia ese lado en un intento de mantener el equilibrio. (Véase *Identificación de anomalías de la marcha*, en la pág. 444.)

Las piernas adoptan una postura abierta, y el tronco se lanza atrás para mejorar la estabilidad, exagerando lordosis y protrusión abdominal. En casos graves, las contracturas de músculos de pierna y pie pueden causar deformidad en equinovaro del pie combinada con circunducción o arqueo de las piernas.

Anamnesis y exploración física

Se pregunta al paciente (o a un familiar si el paciente es un niño pequeño) cuándo comenzó esa marcha y si ha empeorado recientemente. Para determinar el grado de debilidad de los músculos de cintura pélvica y piernas, se pregunta si el paciente se cae con frecuencia o si tiene dificultad para subir escaleras, levantarse de una silla o caminar. También se determina si aprendió tardíamente a caminar o sostener la cabeza erguida. Se obtienen los antecedentes familiares, concentrándose en problemas de debilidad muscular y marcha y en trastornos motores congénitos.

Se inspeccionan y palpan los músculos de las piernas, en especial las pantorrillas, en cuanto a tamaño y tono. Se busca un signo de Gowers positivo, que indica debilidad de músculos pélvicos. (Véase *Identificación del signo de Gowers*, en la pág. 436.) A continuación, se valoran fuerza y funcionamiento motores en hombros, brazos y manos, buscando debilidad o movimientos asimétricos.

Causas médicas

- ***Displasia congénita de cadera.*** La dislocación bilateral de cadera causa marcha distrófica con lordosis y dolor.

PARA FACILITAR LA EXPLORACIÓN

Identificación del signo de Gowers

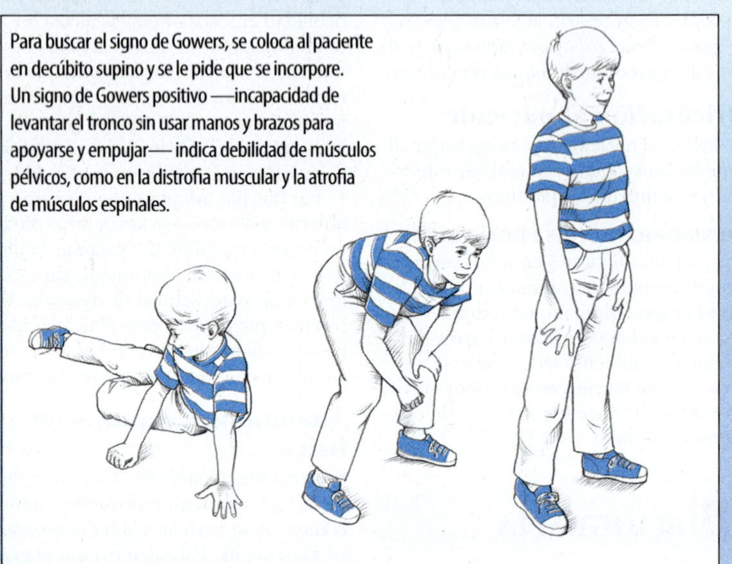

Para buscar el signo de Gowers, se coloca al paciente en decúbito supino y se le pide que se incorpore. Un signo de Gowers positivo —incapacidad de levantar el tronco sin usar manos y brazos para apoyarse y empujar— indica debilidad de músculos pélvicos, como en la distrofia muscular y la atrofia de músculos espinales.

■ ***Distrofia muscular.*** En la distrofia muscular de Duchenne, la marcha distrófica se hace clínicamente evidente entre los 3 y 5 años de edad. La marcha empeora conforme la enfermedad avanza, hasta que el niño pierde la capacidad de caminar y requiere una silla de ruedas, por lo general entre los 10 y 12 años de edad. Los signos tempranos suelen ser sutiles: demora en aprender a caminar, caídas frecuentes, anomalías de marcha o postura y dolor de pantorrilla intermitente.

Son datos posteriores comunes lordosis con protrusión abdominal, signo de Gowers positivo y pie equinovaro. A medida que la enfermedad avanza, los efectos se hacen más notables; suelen incluir emaciación muscular rápida que comienza en las piernas y se propaga a los brazos (aunque los músculos de pantorrillas y brazos pueden hipertrofiarse y adquirir consistencia firme y ahulada), contracturas musculares, dorsiflexión limitada de los pies y extensión de rodillas y codos, obesidad y, quizá, ligero retraso mental. Se producen complicaciones graves cuando se presenta cifoescoliosis, que ocasiona disfunción respiratoria y, con el tiempo, la muerte por insuficiencia cardiaca o respiratoria.

En la distrofia muscular de Becker, la marcha distrófica suele hacerse evidente al final de la adolescencia, empeora con lentitud durante la tercera década, y culmina en pérdida total de la ambulación. Primero ocurre debilidad muscular en los músculos pélvicos y del brazo. La emaciación progresiva con hipertrofia de músculos selectos provoca lordosis con protrusión abdominal, problemas de equilibrio, signo de Gowers positivo y, quizá, retraso mental.

En la distrofia muscular facioescapulohumeral, que suele ocurrir al final de la niñez y durante la adolescencia, la marcha distrófica aparece después de que la emaciación muscular se ha propagado hacia abajo, desde cara y cintura escapular a cintura pélvica y piernas. Entre los primeros efectos están debilidad progresiva y atrofia de músculos de cara, hombro y brazo; ligera lordosis; e inestabilidad pélvica.

■ ***Atrofia de músculos espinales.*** En el síndrome de Kugelberg-Welander, la marcha distrófica ocurre en fase temprana (por lo común después de los 2 años de edad) y suele avanzar con lentitud, para culminar en la pérdida total de la ambulación hasta 20 años más tarde. Son posibles datos relacionados atrofia muscular en piernas y pelvis, que avanza a los hombros; signo de Gowers positivo; oftalmoplejia; y fasciculaciones linguales.

En la enfermedad de Werdnig-Hoffmann, la marcha distrófica suele comenzar cuando el niño aprende a caminar. Puede haber arreflexia. La marcha empeora de manera progresiva, hasta culminar en la pérdida completa de la ambulación hacia la adolescencia. Son datos asociados lordosis con protrusión abdominal y debilidad muscular en caderas y muslos.

Consideraciones especiales

Aunque no hay cura para este trastorno de la marcha, deben realizarse diariamente ejercicios pasivos y activos de estiramiento muscular de brazos y piernas. De ser posible, el paciente debe caminar al menos 3 horas al día (con aparatos ortopédicos en las piernas, de ser necesario) para mantener la fuerza muscular, reducir contracturas, y retrasar el ulterior deterioro de la marcha. Se debe acompañar al paciente durante la marcha, en especial si está en suelo irregular o que le es desconocido. Se proporciona una alimentación equilibrada para mantener los niveles de energía y prevenir la obesidad. Debido al pronóstico desfavorable de la distrofia muscular y la atrofia de músculos espinales, se da apoyo emocional al paciente y su familia.

Orientación al paciente

Se advierte al paciente contra los periodos largos e ininterrumpidos de reposo en cama, que aceleran el deterioro muscular. Se remite al paciente a un capítulo local de la Muscular Dystrophy Association o su equivalente, según esté indicado. Se sugiere la orientación genética a los padres, en caso de que consideren tener más hijos.

Bibliografía

Huang, Y., Meijer, O. G., Lin, J., Bruijn, S. M., Wu, W., Lin, X., … van Dieën, J. H. (2010). The effects of stride length and stride frequency on trunk coordination in human walking. *Gait Posture*, *31*, 444–449.

Hurt, C. P., Rosenblatt, N., Crenshaw, J. R., & Grabiner, M. D. (2010). Variation in trunk kinematics influences variation in step width during treadmill walking by older and younger adults. *Gait Posture*, *31*, 461–464.

Marcha en tijeras

La marcha en tijeras, que resulta de paresia espástica bilateral (diplejia), afecta ambas piernas y tiene escaso o nulo efecto en los brazos. Las piernas del paciente se flexionan un poco en caderas y rodillas, de modo que luce como si estuviera agachado. En cada paso, los muslos hacen aducción y las rodillas chocan o se cruzan en un movimiento parecido al de unas tijeras. (Véase *Identificación de anomalías de la marcha*, en la pág. 444.) Los pasos son cortos, regulares y laboriosos, como si vadeara en agua hasta la cintura. Es posible que los pies estén en flexión plantar y vueltos hacia dentro, con tendón de Aquiles acortado; en consecuencia, camina sobre los dedos o la bola del pie y puede raspar el suelo con los dedos.

Anamnesis y exploración física

Se pregunta al paciente (o, si éste no puede contestar, a un familiar) sobre inicio y duración de la marcha. ¿Ha empeorado

M

progresivamente o permanecido constante? Se interroga sobre antecedentes de traumatismo, incluido traumatismo del nacimiento, y trastornos neurológicos. Se evalúan en detalle el funcionamiento motor y el sensitivo y los reflejos tendinosos profundos (RTP) en las piernas.

Causas médicas

- ***Parálisis cerebral.*** En la forma espástica de la parálisis cerebral, los pacientes caminan con los dedos en una marcha en tijeras. Otras características son hiperactividad de RTP, aumento de los reflejos de estiramiento, contracción y relajación musculares alternadas rápidas, debilidad muscular, subdesarrollo de las extremidades afectadas, y tendencia a las contracturas.
- ***Espondilosis cervical con mielopatía.*** Ocurre marcha en tijeras en las etapas finales de la espondilosis cervical con mielopatía y empeora de manera continua. Los datos relacionados imitan los de una hernia discal: dorsalgia baja intensa, que puede radiar a glúteos, piernas y pies; espasmos musculares; pérdida sensitivomotora; y debilidad y atrofia musculares.
- ***Esclerosis múltiple.*** La marcha en tijeras progresiva suele desarrollarse de manera gradual, con remisiones raras. La debilidad muscular característica, por lo común en las piernas, va de fatigabilidad menor a paraparesia con urgencia urinaria y estreñimiento. Son datos relacionados dolor facial, alteraciones visuales, parestesia, falta de coordinación, y pérdida de cinestesia y percepción de vibración en tobillo y dedos.
- ***Tumor de médula espinal.*** Puede ocurrir marcha en tijeras de manera gradual a causa de un tumor torácico o lumbar. Otros datos reflejan el sitio del tumor y entre ellos se incluyen dolor radicular, subescapular, de hombro, de ingle, de pierna o de flanco; espasmos o fasciculaciones musculares; atrofia muscular; déficit sensitivos, como parestesia y sensación opresiva en abdomen y tórax; hiperactividad de RTP; reflejo de Babinski bilateral; vejiga neurógena espástica; y disfunción sexual.
- ***Siringomielia.*** La marcha en tijeras suele ocurrir en una fase tardía de la siringomielia, junto con analgesia y termoanestesia, atrofia y debilidad musculares, y articulaciones de Charcot. Otros posibles efectos son pérdida de uñas o dedos de pies y manos; contractura de Dupuytren de las palmas; escoliosis; y pie equino. La piel de las zonas afectadas suele estar seca, escamosa y agrietada.

Consideraciones especiales

Debido a la pérdida sensitiva asociada con la marcha en tijeras, se suministra cuidado meticuloso de la piel para prevenir daños y úlceras por decúbito. Asimismo, se dan al paciente y sus familiares instrucciones completas para el cuidado de la piel. Si es apropiado, se da reentrenamiento de esfínteres.

Se realizan ejercicios diarios de arco de movimiento activo y pasivo. Tal vez se requiera remitir a un fisioterapeuta para reentrenamiento de la marcha y quizá para que prescriba férulas dentro de los zapatos o dispositivos ortopédicos para las piernas a fin de mantener la alineación correcta del pie en la bipedestación y la caminata.

Orientación al paciente

Se hacen recomendaciones al paciente y su familia sobre el cuidado completo de la piel. Se les enseña acerca del reentrenamiento de esfínteres, de ser apropiado. Se refuerza el uso correcto de férulas y aparatos ortopédicos, según se requiera.

CONSIDERACIONES PEDIÁTRICAS

Las principales causas de marcha en tijeras en niños son parálisis cerebral, paraplejia espástica hereditaria y lesión espinal al nacer. Si hay paraplejia espástica al nacimiento, la marcha en tijeras se hace evidente cuando el niño comienza a caminar, lo que suele ocurrir más tarde de lo normal.

Bibliografía

Callisaya, M. L., Blizzard, L., Schmidt, M. D., McGinley, J. L., & Srikanth, V. K. (2010). Ageing and gait variability—a

population-based study of older people. *Age Ageing*, *39*(2), 191–197.
De Laat, K. F., van Norden, A. G., Gons, R. A., van Oudheusden, L. J., van Uden, I. W., Bloem, B. R., … de Leeuw, F. E. (2010). Gait in elderly with cerebral small vessel disease. *Stroke*, *41*(8), 1652–1658.

MARCHA ESPÁSTICA

[Marcha hemipléjica]

La marcha espástica o hemipléjica —a veces llamada marcha parética o débil— es una marcha en la que se arrastran rígidamente los pies, causada por hipertonicidad unilateral de los músculos de la pierna. Esta marcha indica daño focal del fascículo corticoespinal. La pierna afectada se torna rígida, con notable disminución de la flexión en cadera y rodilla y quizá flexión plantar y deformidad en equinovaro del pie. Dado que la pierna no oscila normalmente en la cadera o la rodilla, la pierna tiende a arrastrar, y los dedos raspan el piso. (Véase *Identificación de anomalías de la marcha*, en la pág. 444.) Para compensar, la pelvis del lado afectado se inclina hacia arriba en un intento de levantar los dedos del pie, lo cual hace que la pierna se coloque en abducción y circunducción. Además, está afectada la oscilación del brazo del lado de la pierna afectada.

La marcha espástica suele presentarse después de un periodo de flacidez (hipotonicidad) en la pierna afectada. Cualquiera que sea la causa, esta marcha suele ser permanente una vez que se produce.

Anamnesis y exploración física

Se determina cuándo notó el paciente por primera vez el deterioro de la marcha y si se presentó de manera repentina o gradual. Se le pregunta si va y viene, o si ha empeorado de manera progresiva. ¿Empeora la marcha con fatiga, tiempo cálido o baños calientes? Tal exacerbación ocurre de manera típica en la esclerosis múltiple. La anamnesis se concentra en trastornos neurológicos, traumatismo craneoencefálico reciente y enfermedades degenerativas.

Durante la exploración física, se prueban y comparan fuerza, arco de movimiento (ADM) y funcionamiento sensitivo en todas las extremidades. Asimismo, se observa y palpa en busca de flacidez o atrofia musculares.

Causas médicas

- ***Absceso cerebral.*** En caso de un absceso cerebral, la marcha espástica suele ocurrir con lentitud después de un periodo de flacidez muscular y fiebre. Los signos y síntomas tempranos de absceso reflejan aumento de la presión intracraneal (PIC): cefalea, náusea, vómito y convulsiones focales o generalizadas. Más tarde, son posibles manifestaciones específicas de sitio hemiparesia, temblor, alteraciones visuales, nistagmo y desigualdad pupilar. El nivel de conciencia puede variar de somnolencia a estupor.
- ***Tumor encefálico.*** Según el sitio y tipo de tumor, la marcha espástica suele desarrollarse de manera gradual y empeora con el tiempo. Son efectos acompañantes signos de aumento de la PIC (cefalea, náusea, vómito y convulsiones focales o generalizadas), papiledema, pérdida sensitiva en el lado afectado, disartria, parálisis oculares, afasia y cambios de personalidad.
- ***Traumatismo craneoencefálico.*** Suele ocurrir marcha espástica después de la fase aguda del traumatismo craneoencefálico. También puede haber convulsiones focales o generalizadas, cambios de personalidad, cefalea y signos neurológicos focales, como afasia y déficit de campos visuales.
- ***Esclerosis múltiple.*** La marcha espástica comienza de manera insidiosa y sigue el ciclo característico de remisión y exacerbación de la esclerosis múltiple. La marcha, así como otros signos y síntomas, suele empeorar en tiempo cálido o después de un baño caliente. La debilidad característica, que suele afectar las piernas, va de fatigabilidad mínima a paraparesia con urgencia urinaria y estreñimiento. Otros efectos son dolor facial, parestesia, falta de coordinación,

pérdida de los sentidos de cinestesia y vibración en tobillo y dedos del pie, y trastornos visuales.

- ***Evento vascular cerebral (EVC).*** Suele ocurrir marcha espástica después de un periodo de debilidad muscular e hipotonicidad en el lado afectado. Son posibles efectos asociados atrofia muscular unilateral, pérdida sensitiva y pie péndulo; afasia; disartria; disfagia; déficit de campos visuales; diplopía; y parálisis oculares.

Consideraciones especiales

Debido a que las contracturas de músculos de la pierna comúnmente se asocian con marcha espástica, se promueven ejercicio diario y ejercicios de ADM activo y pasivo. Puede haber problemas de equilibrio y tendencia a caer hacia el lado paralizado, de modo que se permanece con el paciente cuando camina. Se le proporciona un bastón o andador, según esté indicado. Si es apropiado, se le remite a un fisioterapeuta para reentrenamiento de la marcha y quizá prescripción de férulas en el calzado o aparatos ortopédicos para las piernas a fin de mantener la alineación correcta de los pies en la bipedestación y la ambulación.

M

Orientación al paciente

Se insiste en la importancia de ambular con ayuda. Se enseña al paciente a usar un bastón o andador, según esté indicado.

CONSIDERACIONES PEDIÁTRICAS

Entre las causas de marcha espástica en niños se incluyen crisis drepanocíticas, parálisis cerebral, quistes porencefálicos y malformación arteriovenosa que ocasiona hemorragia o isquemia.

Bibliografía

Ahmari, S. E., Spellman, T., Douglass, N. L., Kheirbek, M. A., Simpson, H. B., Deisseroth, K., … Hen, R. (2013). Repeated cortico-striatal stimulation generates persistent OCD-like behavior. *Science*, *340*, 1234–1239.

Air, E. L., Ostrem, J. L., Sanger, T. D., & Starr, P. A. (2011). Deep brain stimulation in children: Experience and technical pearls. *Journal of Neurosurgical Pediatrics*, *8*, 566–574.

Marcha extravagante

[Marcha histérica]

La marcha extravagante no tiene una base orgánica evidente; más bien, la produce de manera inconsciente una persona con trastorno somatomorfo (neurosis histérica) o de manera consciente alguien que finge. Esta marcha no tiene un patrón consistente. Puede imitar una afección orgánica, pero de manera característica tiene una calidad más teatral o caprichosa con ausencia de elementos clave, como marcha espástica sin circunducción de la cadera, o "parálisis" de la pierna con reflejos y fuerza motora normales. Entre sus manifestaciones pueden incluirse giros, estepaje exagerado, arrastre de la pierna, o imitación de marchas inusuales, por ejemplo la de un equilibrista en una cuerda tensa.

Anamnesis y exploración física

Si se sospecha que el deterioro de la marcha no tiene causa orgánica, se comienza a investigar otras posibilidades. Se pregunta al paciente cuándo presentó el deterioro por primera vez y si coincidió con un periodo o suceso estresante, como la muerte de un ser querido o la pérdida del empleo. Se interroga sobre síntomas asociados, y se exploran informes de enfermedades inexplicables frecuentes y múltiples visitas al médico. Con sutileza, se intenta determinar si el paciente obtendría algo al simular; por ejemplo, más atención o el pago de un seguro.

Se inicia la exploración física revisando los reflejos y la actividad sensitivomotora, tomando nota de patrones de respuesta anómalos. Para corroborar con rapidez los informes del paciente de debilidad o parálisis de las piernas, se busca el signo de Hoover: se coloca al paciente en decúbito supino y el observador se sitúa a sus pies. Se sostiene un talón en cada palma y se apoyan las manos en la mesa. Se pide al paciente que eleve la pierna afectada. En la debilidad motora verdadera, el talón de la otra pierna empujará hacia abajo, mientras que en la histeria no ocurre este movimiento. Como una prueba adicional, sin que el paciente lo advierta se le observa en busca de movimientos normales.

Causas médicas

- ***Trastorno de conversión.*** El trastorno de conversión es un trastorno somatomorfo raro en el cual pueden presentarse marcha o parálisis extravagantes después de estrés intenso sin otros síntomas acompañantes. El paciente suele mostrar indiferencia hacia su deterioro.
- ***Simulación.*** La simulación es una causa rara de marcha extravagante, en la cual el paciente puede informar además cefalea y dolor de pecho y de espalda.
- ***Trastorno de somatización.*** La marcha extravagante es una de muchas molestias somáticas posibles. El paciente puede presentar cualquier combinación de signos y síntomas seudoneurológicos como desmayo, debilidad, pérdida de memoria, disfagia, problemas visuales (diplopía, ceguera, visión borrosa), pérdida de la voz, convulsiones y disfunción vesical. También puede informar dolor de espalda, articulaciones y extremidades (con mayor frecuencia las piernas) y molestias en casi cada aparato y sistema. Por ejemplo, son molestias GI características dolor, meteorismo, náusea y vómito.

Los reflejos y la fuerza motora permanecen normales, pero son posibles contracturas peculiares y rigidez de brazos o piernas. La supuesta pérdida sensorial no corresponde a un dermatoma sensitivo conocido. En algunos casos, no se pondrá de pie ni caminará (astasia/abasia), y permanecerá en cama aunque aún es capaz de mover las piernas ahí.

Consideraciones especiales

Tal vez se requiera una investigación neurológica exhaustiva para descartar por completo una causa orgánica de la marcha anómala. Debe recordarse que si bien la marcha extravagante no tiene una base orgánica, es real para el paciente (a menos, por supuesto, que esté simulando). Se evita expresar juicios sobre las acciones o los motivos del paciente; será necesario dar apoyo y reforzar los progresos. Dado que pueden ocurrir atrofia muscular y desmineralización ósea en un paciente postrado, se alienta la ambulación y la reanudación de las actividades normales. Se considera el envío para orientación psiquiátrica según sea apropiado.

Orientación al paciente

Se instruye al paciente en el uso de dispositivos auxiliares según se requiera. Se revisan medidas de seguridad, como el uso de calzado apropiado.

CONSIDERACIONES PEDIÁTRICAS

La marcha extravagante es rara en pacientes menores de 8 años. Más común en prepúberes, en éstos suele ser resultado de trastorno de conversión.

Bibliografía

Debi, R., Mor, A., Segal, G., Segal, O., Agar, G., Debbi, E., … Elbaz A. (2011). Correlation between single limb support phase and self-evaluation questionnaires in knee osteoarthritis populations. *Disability and Rehabilitation*, *33*, 1103–1109.

Elbaz, A., Mor, A., Segal, O., Agar, G., Halperin, N., Haim, A., … Debi, R. (2012). Can single limb support objectively assess the functional severity of knee osteoarthritis? *Knee*, *12*(1), 32–35.

Marcha parética, en “caballo de estepaje”

[Marcha equina]

La marcha en estepaje suele deberse a pie péndulo causado por debilidad o parálisis de los músculos pretibiales y peroneos, con mayor frecuencia por lesiones de motoneurona inferior. En el pie péndulo, el pie pende con los dedos hacia el piso, lo cual hace que éstos raspen el suelo durante la ambulación. Para compensar, la cadera rota hacia afuera y la cadera y rodilla se flexionan de modo exagerado para levantar del piso la pierna que avanza. El pie se lanza al frente, y los dedos golpean el suelo con un golpe audible. (Véase *Identificación de anomalías de la marcha,* en la pág. 444.) El ritmo de la marcha suele ser regular, con pasos uniformes y postura del tronco y braceo normales. La marcha en estepaje puede ser unilateral o bilateral y permanente o transitoria, según el sitio y tipo de daño neural.

Anamnesis y exploración física

Se comienza preguntando al paciente sobre el inicio de la marcha anómala y cambios recientes en su carácter. ¿Tiene una marcha similar algún miembro de su familia? Se determina si el paciente ha sufrido una lesión traumática de glúteos, caderas o rodillas. Se pregunta acerca de antecedentes de trastornos crónicos que pudieran relacionarse con polineuropatía, como diabetes mellitus, panarteritis nodular, y alcoholismo. Mientras se realiza la anamnesis, se observa si el paciente cruza las piernas al estar sentado, porque esto puede ejercer presión en el nervio peroneo.

Se inspeccionan y palpan las pantorrillas y pies en busca de atrofia y emaciación musculares. Con un alfiler se buscan déficit sensitivos a todo lo largo de ambas piernas.

Causas médicas

- ***Síndrome de Guillain-Barré.*** La marcha en estepaje, que suele ocurrir después de recuperarse de la etapa aguda del síndrome de Guillain-Barré, puede ser leve o intensa y unilateral o bilateral; invariablemente es permanente. La debilidad muscular suele comenzar en las piernas, se extiende a brazos y cara en 72 horas, y puede avanzar a parálisis motora total e insuficiencia respiratoria. Otros efectos son pie péndulo, parestesia transitoria, hipernasalidad, disfagia, diaforesis, taquicardia, hipotensión ortostática e incontinencia.
- ***Hernia de disco lumbar.*** Suelen ocurrir marcha en estepaje unilateral y pie péndulo en la etapa final de debilidad y atrofia de músculos de la pierna. Sin embargo, el síntoma más notable es dorsalgia baja intensa, que puede radiar a glúteos, piernas y pies, por lo común de modo unilateral. A lo anterior sigue ciática, a menudo acompañada de espasmos musculares y pérdida sensitivomotora. Son posibles parestesia y fasciculaciones.
- ***Esclerosis múltiple.*** Marcha en estepaje y pie péndulo suelen fluctuar en intensidad en el ciclo característico de exacerbación y remisión de la esclerosis múltiple. La debilidad muscular, que suele afectar las piernas, va de fatigabilidad mínima a paraparesia con urgencia urinaria y estreñimiento. Son datos relacionados dolor facial, alteraciones visuales, parestesia, falta de coordinación y pérdida sensitiva en tobillo y dedos del pie.
- ***Atrofia de músculos peroneos.*** Marcha en estepaje y pie péndulo bilaterales comienzan de modo insidioso con atrofia de músculos peroneos. Son afectados primero los músculos dorsiflexores de pie, peroneos y de tobillo. Otros signos y síntomas tempranos son parestesia, dolor y calambres en pies y piernas junto con frialdad, tumefacción y cianosis. A medida que el trastorno avanza, todos los músculos de la pierna se debilitan y atrofian, con reflejos tendinosos profundos (RTP) hipoactivos o ausentes. Más tarde, atrofia y pérdidas sensitivas se propagan a manos y brazos.
- ***Traumatismo de nervio peroneo.*** Ocurre marcha en estepaje ipsilateral temporal de manera repentina, pero se resuelve cuando se libera la presión en el nervio peroneo. Esa marcha se relaciona con pie péndulo y debilidad y pérdida sensitiva en la superficie lateral de pantorrilla y pie.

Consideraciones especiales

El paciente con marcha en estepaje puede cansarse rápido al caminar debido al esfuerzo extra que debe realizar para levantar el pie del suelo. Cuando se cansa, es posible que no levante lo suficiente los dedos y tropiece. Para prevenir esto, se le ayuda a reconocer sus límites de esfuerzo físico y se le alienta a reposar lo suficiente. Se le remite a un fisioterapeuta, si es apropiado, para reentrenamiento de la marcha y la posible aplicación de férulas en los zapatos o aparatos ortopédicos en las piernas a fin de mantener la alineación correcta de los pies.

Orientación al paciente

Se ayuda al paciente a reconocer sus límites de esfuerzo físico y se le alienta para que descanse lo suficiente. Se le enseña a usar férulas y aparatos ortopédicos.

Bibliografía

Kallmes, D. F., Comstock, B. A., Heagerty, P. J., Turner, J. A., Wilson, D. J., Diamond, T. H., … Jarvik J. G. (2009). A randomized trial of vertebroplasty for osteoporotic spinal fractures. *New England Journal of Medicine*, *361*, 569–579.

Kumar, G., Goyal, M. K., Lucchese, S., & Dhand, U. (2011). Copper deficiency myelopathy can also involve the brain stem. *American Journal of Neuroradiology*, *32*, 14–15.

Marcha propulsiva

[Marcha festinante]

La marcha propulsiva se caracteriza por una postura desgarbada y rígida en la cual la cabeza y el cuello se dirigen al frente; los brazos flexionados y rígidos se mantienen alejados del cuerpo; los dedos están extendidos; y las rodillas y caderas están rígidamente flexionadas. Durante la ambulación, esta postura da por resultado un desplazamiento del cuerpo adelante del centro de gravedad, con deterioro resultante del equilibrio y pasos cada vez más rápidos, cortos y arrastrados, aceleración involuntaria (festinación) y falta de control sobre el movimiento hacia adelante (propulsión) o hacia atrás (retropropulsión). (Véase *Identificación de anomalías de la marcha,* en la pág. 444.)

La marcha propulsiva es un signo cardinal de la enfermedad de Parkinson avanzada; es resultado de la degeneración progresiva de los ganglios nerviosos, que son los principales responsables del movimiento del músculo liso. Dado que este signo se desarrolla de manera gradual y sus efectos acompañantes por lo común se atribuyen erróneamente a la edad, la marcha propulsiva suele pasar inadvertida o no informarse sino hasta que hay discapacidad grave.

Anamnesis y exploración física

Se pregunta al paciente cuándo comenzó su deterioro de la marcha y si ha empeorado a últimas fechas. Dado que puede tener dificultad para recordar, o atribuir la marcha a "la edad" o procesos patológicos, tal vez sea necesario obtener información de familiares o amigos, en especial los que sólo ven de manera esporádica al paciente.

También se obtienen antecedentes medicamentosos exhaustivos, incluidos tipo de medicación y dosis. Se pregunta al paciente si ha estado usando tranquilizantes, en especial fenotiazinas. Si sabe que tiene enfermedad de Parkinson y ha estado usando levodopa, se presta particular atención a la dosis, porque una sobredosis puede causar una exacerbación aguda de los signos y síntomas. Si la enfermedad de Parkinson no es un diagnóstico conocido o sospechado, se pregunta al paciente si se ha expuesto de manera aguda o rutinaria a monóxido de carbono o manganeso.

Se comienza la exploración física revisando los reflejos y la actividad sensitivomotora, con atención a patrones de respuesta anómalos.

Causas médicas

- ***Enfermedad de Parkinson.*** La marcha propulsiva, característica y permanente, comienza como arrastre de los pies. A medida que la enfermedad avanza, la marcha se hace lenta. Los signos cardi nales de la enfermedad son rigidez muscular progresiva, que puede ser uniforme

Identificación de anomalías de la marcha

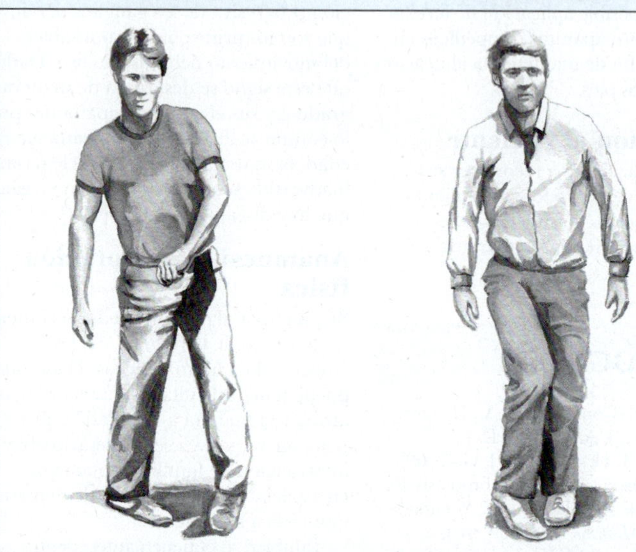

(rigidez en tubo de plomo) o a sacudidas (rigidez en rueda dentada); acinesia; y un temblor insidioso que comienza en los dedos, aumenta durante estrés o ansiedad, y disminuye con movimiento deliberado y sueño. Además de la marcha propulsiva, la acinesia también suele provocar voz monótona, sialorrea, facies en máscara, postura desgarbada, y disartria, disfagia o ambas. En ocasiones también causa crisis oculógiras o blefaroespasmo.

Otras causas

- ***Fármacos.*** Pueden presentarse marcha propulsiva y quizá otros efectos extrapiramidales por el uso de fenotiazinas, otros antipsicóticos (notablemente haloperidol, tiotixeno y loxapina) y, raras veces, metoclopramida y metirosina. Dichos efectos suelen ser temporales, y desaparecen en las pocas semanas que siguen a la suspensión del tratamiento.
- ***Intoxicación por monóxido de carbono.*** Suele presentarse marcha propulsiva varias semanas después de intoxicación aguda por monóxido de carbono. Entre los efectos anteriores están rigidez muscular, movimientos coreoatetoides, convulsiones generalizadas, sacudidas mioclónicas, facies en máscara y demencia.
- ***Intoxicación por manganeso.*** La exposición excesiva crónica a manganeso puede causar marcha propulsiva insidiosa, por lo común permanente. Son datos tempranos típicos fatiga, debilidad y rigidez musculares, distonía, temblor en reposo, movimientos coreoatetoides, facies en máscara y cambios de personalidad. Están en riesgo de intoxicación por manganeso soldadores, trabajadores ferroviarios, mineros, trabajadores del acero y quienes manipulan plaguicida.

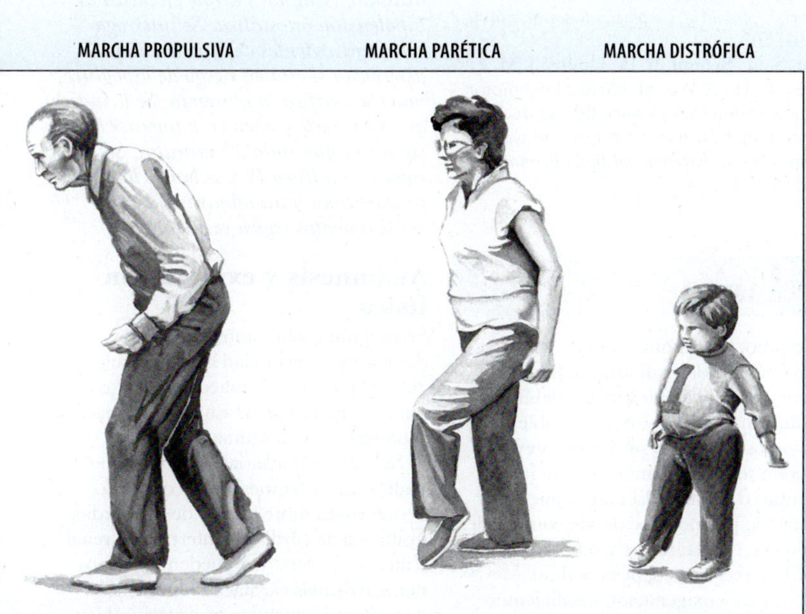

Consideraciones especiales

Dado que esta marcha se relaciona con deterioro motor, el paciente puede tener problemas para realizar actividades cotidianas. Se le ayuda según sea apropiado, al tiempo que se alientan independencia, confianza y concepto de valía propia. Se recomienda al paciente y su familia reservar tiempo de sobra para estas actividades, en especial caminar, porque es especialmente susceptible a caídas por festinación y equilibrio deficiente. Se alienta al paciente a que mantenga la ambulación; por razones de seguridad, debe recordarse permanecer con él cuando camina, en especial en suelo con el que no está familiarizado o irregular. Tal vez deba remitírsele a un fisioterapeuta para asignación de ejercicios y reentrenamiento de la marcha.

Orientación al paciente

Se recomienda al paciente y su familia que dediquen mucho tiempo a la caminata, para evitar caídas. Se instruye al paciente sobre el uso de dispositivos auxiliares, si es apropiado.

CONSIDERACIONES PEDIÁTRICAS

La marcha propulsiva, por lo común con temblor intenso, suele ocurrir en el parkinsonismo juvenil, raro. Otras causas posibles pero poco frecuentes son enfermedad de Hallervorden-Spatz e ictericia nuclear.

Bibliografía

Dean, C. M., Ada, L., Bampton, J., Morris, M. E., Katrak P. H., & Potts, S. (2010). Treadmill walking with body weight

M

support in sub acute non-ambulatory stroke improves walking capacity more than overground walking: A randomised trial. *Journal of Geophysics Research*, *56*(2), 97–103.

Yen, S. C., Schmit, B. D., Landry, J. M., Roth, H., & Wu, M. (2012). Locomotor adaptation to resistance during treadmill training transfers to overground walking in human. *Experimental Brain Research*, *216*(3), 473–482.

MAREO

El mareo, un síntoma común, es la sensación de desequilibrio o desmayo, a veces asociada con vértigo, debilidad, confusión y visión borrosa o doble. Los episodios de mareo suelen ser breves; pueden ser leves o intensos, con inicio abrupto o gradual. El mareo puede ser agravado por ponerse de pie con rapidez, y aliviarse acostándose y reposando.

El mareo suele deberse a flujo sanguíneo y oxigenación insuficientes del encéfalo y la médula espinal. Puede ocurrir con ansiedad, trastornos respiratorios y cardiovasculares, y síndrome posconmoción. Es un síntoma clave en determinados trastornos graves, como hipertensión e insuficiencia de la arteria vertebrobasilar.

Es común que el mareo se confunda con vértigo —la sensación de girar en el espacio o de que los alrededores giran alrededor de uno. Sin embargo, a diferencia del mareo, el vértigo suele acompañarse de náusea, vómito, nistagmo, marcha tambaleante y acúfenos o pérdida auditiva. El mareo y vértigo pueden ocurrir juntos, como en el síndrome posconmoción.

INTERVENCIONES EN CASO DE URGENCIA

Si el paciente informa mareo, primero se garantiza su seguridad ayudándolo a volver a la cama y previniendo caídas. Después se determinan la gravedad y el momento de inicio del mareo. Se le pide que lo describa. ¿Se relaciona el mareo con cefalea o visión borrosa? Después se toma la presión arterial con el paciente acostado, sentado y de pie en busca de hipotensión ortostática. Se interroga sobre antecedentes de hipertensión. Se determina si está en riesgo de hipoglucemia. Se verifica la glucemia. Se le indica que se acueste y vuelven a tomarse los signos vitales cada 15 minutos. Se coloca una línea IV y se hacen los preparativos para administrar medicamentos según se ordene.

Anamnesis y exploración física

Se pregunta sobre antecedentes de diabetes y enfermedad cardiovascular. ¿Usa el paciente fármacos prescritos para la hipertensión? En caso afirmativo, ¿cuándo tomó la última dosis?

Si la presión arterial es normal, se realiza una anamnesis más completa. Se interroga sobre infarto de miocardio, insuficiencia cardiaca, enfermedad renal o ateroesclerosis, que pueden predisponer a arritmias cardiacas, hipertensión y accidente isquémico transitorio. ¿Hay antecedentes de anemia, enfermedad pulmonar obstructiva crónica, trastornos de ansiedad o lesión cefálica? Se realiza una anamnesis medicamentosa completa.

A continuación se explora el mareo ¿Con qué frecuencia ocurre? ¿Cuánto dura cada episodio? ¿Cede el mareo espontáneamente? ¿Desemboca en pérdida de la conciencia? Se determina si el mareo es inducido por sentarse o pararse súbitamente o ponerse en cuclillas. ¿Se marea el paciente en las multitudes? Se pregunta sobre estrés emocional. ¿Ha estado el paciente irritable o ansioso últimamente? ¿Tiene insomnio o dificultad para concentrarse? Se observa en busca de jugueteo con los dedos o fasciculaciones palpebrales. ¿Se sobresalta el paciente con facilidad? También se interroga sobre palpitaciones, dolor torácico, diaforesis, disnea y tos crónica.

Después se realiza una exploración física. Se comienza con una valoración neurológica rápida, revisando nivel de conciencia (NDC), funciones motora y sensitiva y reflejos. Después se inspecciona en busca de escasa turgencia cutánea y sequedad de mucosas, signos de deshidratación. Se auscultan frecuencia y ritmo cardiacos. Se inspecciona para detectar tórax en tonel, hipocratismo digital, cianosis y uso de músculos accesorios. También se auscultan los ruidos respiratorios. Se toma la presión arterial al paciente acostado, sentado y de pie en busca de hipotensión ortostática. Se examina el tiempo de llenado capilar en las extremidades, y se palpa en busca de edema.

Causas médicas

■ ***Anemia.*** De manera característica, la anemia causa mareo que es agravado por cambios posturales o esfuerzo. Otros signos y síntomas son palidez, disnea, fatiga, taquicardia y pulso saltón. El llenado capilar es lento.

■ ***Arritmias cardiacas.*** El mareo dura algunos segundos o más y puede preceder al desmayo en caso de arritmias. Puede haber palpitaciones; pulso irregular, rápido o filiforme; y, quizá, hipotensión. También son posibles debilidad, visión borrosa, nerviostesia y confusión.

■ ***Enfisema.*** El mareo puede seguir a esfuerzo o tos productiva crónica en pacientes con enfisema. Son signos y síntomas asociados disnea, anorexia, pérdida de peso, malestar general, uso de músculos accesorios, respiración con los labios apretados, taquipnea, cianosis periférica y disminución de los ruidos respiratorios. Son posibles tórax en tonel e hipocratismo digital.

■ ***Trastorno de ansiedad generalizada.*** El trastorno de ansiedad generalizada produce mareo continuo que puede intensificarse a medida que el trastorno empeora. Son signos y síntomas asociados ansiedad persistente (por un mínimo de 1 mes), insomnio, dificultad para concentrarse, e irritabilidad. Puede haber signos de tensión motora —por ejemplo, fasciculaciones o jugueteo con los dedos, dolores musculares, ceño fruncido y tendencia a sobresaltarse. También son posibles signos de hiperactividad neurovegetativa, como diaforesis, palpitaciones, humedad fría de las manos, xerostomía, nerviostesia, indigestión, bochornos y frío repentino, polaquiuria, diarrea, globo faríngeo, palidez y aumento de las frecuencias del pulso y respiratoria.

■ ***Hipertensión.*** En la hipertensión, el mareo puede preceder al desmayo, pero también puede aliviarse con reposo. Otros signos y síntomas comunes son cefalea y visión borrosa. Entre los cambios de la retina están hemorragia, esclerosis de vasos sanguíneos retinianos, exudado y papiledema.

■ ***Síndrome de hiperventilación.*** Los episodios de hiperventilación causan mareo que suele durar pocos minutos; sin embargo, si estos episodios son frecuentes, el mareo puede persistir entre ellos. Otros efectos son aprensión, diaforesis, palidez, disnea, opresión en el pecho, palpitaciones, temblor, fatiga y nerviostesia periférica y peribucal.

■ ***Hipovolemia.*** El mareo es causado por falta de volumen circulante y puede acompañarse de otros signos de déficit de volumen hídrico (sequedad de mucosas, hipotensión, aumento de la frecuencia cardiaca).

■ ***Hipotensión ortostática.*** La hipotensión ortostática produce mareo que puede terminar en desmayo o desaparecer con reposo. Son datos relacionados oscurecimiento de la visión, percepción de manchas, palidez, diaforesis, hipotensión, taquicardia y, quizá, signos de deshidratación.

■ ***Síndrome posconmoción.*** Este síndrome ocurre 1 a 3 semanas después de lesión craneoencefálica y es marcado por mareo, cefalea (palpitante, insidiosa, en banda o punzante), labilidad emocional, intolerancia al alcohol, fatiga, ansiedad y, quizá, vértigo. Mareo y otros síntomas son intensificados por estrés mental o físico. El síndrome puede persistir por años, pero los síntomas finalmente ceden.

■ ***Fiebre del Valle del Rift.*** Son signos y síntomas típicos mareo, fiebre, mialgia, debilidad y dorsalgia. Un pequeño porcentaje de los pacientes desarrollan encefalitis o avanzan a fiebre hemorrágica que puede desembocar en choque y hemorragia. La inflamación de la retina puede dar por resultado alguna pérdida permanente de la visión.

■ ***Accidente isquémico transitorio (AIT).*** Un AIT, que dura de algunos segundos a 24 horas, suele indicar evento vascular cerebral inminente y puede inducirse al volver la cabeza a un lado. Además de mareo de intensidad variable, los AIT se acompañan de diplopía unilateral o bilateral, ceguera o déficit de campos visuales, ptosis, acúfenos, pérdida auditiva, paresia y entumecimiento. Otros datos son disartria, disfagia, vómito, hipo, confusión, disminución del NDC y palidez.

Otras causas

■ ***Fármacos.*** Ansiolíticos, depresores del sistema nervioso central, opioides, descongestionantes, antihistamínicos, antihipertensivos y vasodilatadores suelen causar mareo.

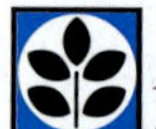

ALERTA HERBOLARIA
Remedios herbales como la hierba de San Juan pueden inducir mareo.

Consideraciones especiales

Se prepara al paciente para pruebas diagnósticas, como estudios sanguíneos, arteriografía, tomografía computarizada, EEG, resonancia magnética y mesa de inclinación.

M

Orientación al paciente

Se enseña al paciente sobre su trastorno subyacente y tratamiento. Se discuten medidas de seguridad y cómo controlar el mareo.

CONSIDERACIONES PEDIÁTRICAS

El mareo es menos común en niños que en adultos. Muchos niños tienen dificultad para describir este síntoma y en cambio se quejan de cansancio, dolor de estómago o sentirse enfermos. Si se sospecha mareo, también se valora en busca de vértigo. El vértigo, un síntoma más común en niños, puede deberse a un trastorno de la vista, una infección ótica o antibioticoterapia.

Bibliografía

Fife, T. D. (2009). Benign paroxysmal positional vertigo. *Seminars in Neurology*, *29*(5), 500–508.

Fife, T. D. (2012). Positional dizziness. *Neurology*, *18*, 1060–1085.

Masa abdominal

(Véase también Distensión abdominal, Dolor abdominal, Rigidez abdominal)

Una masa abdominal, que suele detectarse en una exploración física sistemática, es una protuberancia localizada en un cuadrante abdominal. Por lo común este signo se desarrolla de manera insidiosa y puede representar crecimiento de un órgano, neoplasia, absceso, defecto vascular, o una masa fecal.

Para distinguir una masa abdominal de una estructura normal se requiere palpación hábil. A veces, la palpación debe repetirse con el paciente en una posición distinta o a manos de un segundo examinador para verificar los datos iniciales. Una masa abdominal palpable es un signo clínico importante y suele representar un trastorno grave y quizá potencialmente letal.

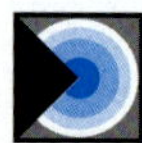

INTERVENCIONES EN CASO DE URGENCIA
Si el paciente tiene una masa pulsátil a la mitad del abdomen y dolor abdominal o dorsal intenso, debe sospecharse un aneurisma aórtico. Se le toman con rapidez los signos vitales. Dado que el paciente puede requerir cirugía de urgencia, se suspenden alimentos o líquidos hasta que no se le examine. Se hacen los preparativos para administrar oxígeno y para iniciar una infusión IV a fin de reponer líquidos y sangre. Se toman muestras para pruebas preoperatorias sistemáticas, y se prepara al paciente para angiografía. Se realizan mediciones frecuentes de presión arterial, pulso, respiraciones y diuresis.

Es necesario estar alerta en busca de signos de choque, como taquicardia, hipotensión y humedad fría de la piel, que podrían indicar pérdida sanguínea significativa.

Anamnesis y exploración física

Si la masa abdominal no sugiere un aneurisma aórtico, se continúa con una anamnesis detallada. Se pregunta al paciente si la masa es dolorosa. En tal caso, se pregunta si el dolor es constante o si ocurre sólo a la palpación. ¿Es localizado o generalizado? Se determina si el paciente ya había advertido la masa, y en caso afirmativo, si notó algún cambio de tamaño o localización.

Después, se revisan los antecedentes médicos del paciente, prestando especial atención a trastornos digestivos. Se interroga sobre síntomas digestivos, como estreñimiento, diarrea, sangrado rectal, color peculiar de las heces y vómito. ¿Ha notado el paciente un cambio en su apetito? Si es mujer, se le pregunta si sus ciclos menstruales son regulares y cuándo fue el primer día de su último periodo menstrual.

Debe realizarse una exploración física completa. A continuación, se auscultan los borborigmos en cada cuadrante. Se escucha en busca de soplos o roces, y se trata de encontrar venas crecidas. Se palpa el abdomen de manera superficial y profunda, evaluando al final cualquier zona dolorosa o sospechosa. Se toma nota de la posición del paciente cuando se localiza la masa. Algunas masas pueden detectarse sólo con el paciente en decúbito supino; otras requieren una posición de costado.

Se estima el tamaño de la masa en centímetros. Se determina su forma. ¿Es redonda o alargada como una salchicha? Se describe su contorno como suave, rugoso, agudo, nodular o irregular. Se determina la consistencia de la masa. ¿Es pastosa, blanda, sólida o dura? También se le percute. Un sonido mate indica una masa llena de líquido, y un sonido timpánico, una masa llena de aire.

Acto seguido se determina si la masa se mueve con la mano del examinador o en respuesta a la respiración del paciente. ¿Flota libremente, o está unida a estructuras intraabdominales? Para determinar si la masa se localiza en la pared o la cavidad abdominales, se pide al paciente que levante la cabeza y los hombros de la mesa de exploración, con lo cual contraerá los músculos abdominales. Mientras estos músculos están contraídos, se intenta palpar la masa. Si esto es posible, la masa está en la pared abdominal; en caso contrario, está dentro de la cavidad abdominal. (Véase *Masas abdominales: sitios y causas comunes*, en la pág. 450.)

Después de terminar la exploración abdominal, se realizan exploraciones pélvica, genital y rectal.

Causas médicas

■ ***Aneurisma aórtico abdominal.*** El aneurisma aórtico abdominal puede persistir por años, y producir sólo una masa periumbilical pulsátil con un soplo sistólico sobre la aorta. Sin embargo, puede hacerse potencialmente letal si el aneurisma se expande y sus paredes se debilitan. En tales casos, el paciente informa al principio un dolor constante en la parte superior del abdomen o, menos a menudo, dorsalgia o dolor abdominal sordo. Si el aneurisma se rompe, informará dolor abdominal y de espalda intenso. Después de la ruptura el aneurisma deja de ser pulsátil.

Entre los signos y síntomas relacionados de la ruptura se incluyen piel moteada abajo de la cintura, ausencia de pulsos femoral y pedio, presión arterial más baja en las piernas que en los brazos, sensibilidad leve a moderada con defensa muscular y rigidez abdominal. En caso de pérdida significativa de sangre se presentan signos de choque, como taquicardia y humedad fría de la piel.

■ ***Colecistitis.*** La palpación profunda bajo el borde hepático puede revelar una masa lisa y firme en forma de salchicha. Sin embargo, en caso de inflamación aguda, la vesícula biliar suele ser demasiado sensible para poder palparla. La colecistitis puede causar dolor intenso en el cuadrante superior derecho que puede radiarse al hombro derecho, pecho o espalda; rigidez y sensibilidad abdominales; fiebre; palidez; diaforesis; anorexia; náusea; y vómito. Suelen ocurrir ataques recurrentes 1 a 6 horas después

Masas abdominales: sitios y causas comunes

La localización de una masa abdominal es un indicio importante del trastorno causal. Se presentan los trastornos con mayor frecuencia responsables de masas abdominales en cada uno de los cuatro cuadrantes abdominales.

CUADRANTE SUPERIOR DERECHO

- Absceso o seudoquistes pancreáticos
- Aneurisma aórtico (área epigástrica)
- Carcinoma renal
- Carcinoma vesicular, gástrico o hepático
- Colecistitis o colelitiasis
- Hepatomegalia
- Hernia (incisional o umbilical)
- Hidronefrosis

CUADRANTE SUPERIOR IZQUIERDO

- Absceso pancreático (área epigástrica)
- Aneurisma aórtico (área epigástrica)
- Carcinoma gástrico (área epigástrica)
- Carcinoma renal
- Esplenomegalia
- Hernia (incisional o umbilical)
- Hidronefrosis
- Seudoquistes pancreáticos (área epigástrica)

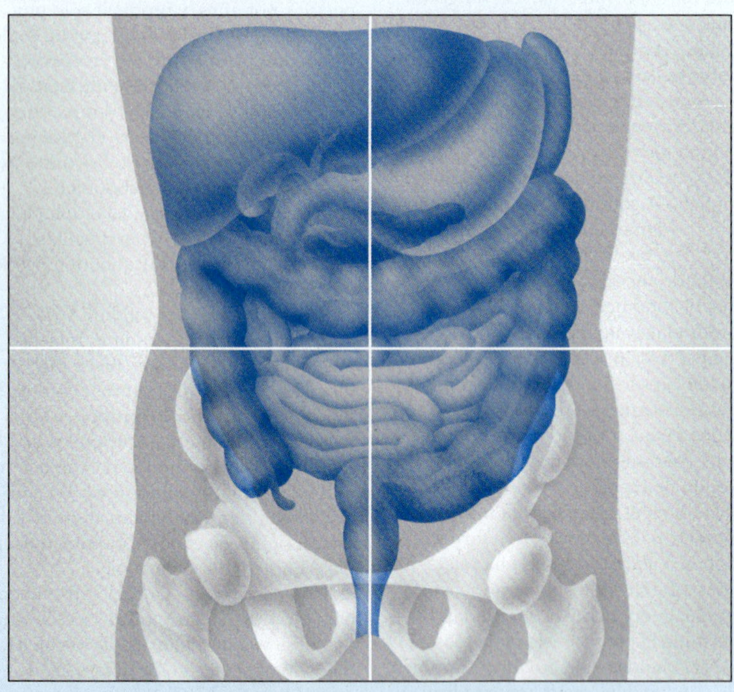

CUADRANTE INFERIOR DERECHO

- Cáncer de colon
- Distensión vesicular (área suprapúbica)
- Enfermedad de Crohn
- Hernia (incisional o inguinal)
- Leiomiomas uterinos (área suprapúbica)
- Quiste ovárico (área suprapúbica)

CUADRANTE INFERIOR IZQUIERDO

- Cáncer de colon
- Distensión vesicular (área suprapúbica)
- Diverticulitis
- Hernia (incisional o inguinal)
- Leiomiomas uterinos (área suprapúbica)
- Quiste ovárico (área suprapúbica)
- Vólvulo

M

de las comidas. Es común el signo de Murphy (cese de la inspiración cuando el observador palpa el cuadrante superior derecho mientras el paciente inhala profundamente).

■ ***Cáncer de colon.*** Es posible una masa en el cuadrante inferior derecho en caso de cáncer de colon derecho, que también puede causar sangrado oculto con anemia y dolor, presión o cólicos sordos abdominales. Otros datos pueden ser debilidad, fatiga, disnea de esfuerzo, vértigo y signos y síntomas de obstrucción intestinal, como estreñimiento resistente al tratamiento y vómito.

En ocasiones, el cáncer del colon izquierdo también causa una masa palpable. Suele provocar sangrado rectal, sensación intermitente de plenitud abdominal o cólicos y presión rectal. Es posible que el paciente también informe frémito y malestar pélvico. Más tarde, presenta estreñimiento resistente al tratamiento; diarrea; o evacuación de heces en forma de lápiz, muy sanguinolentas, o con restos de moco. Es común que la defecación alivie el dolor.

■ ***Enfermedad de Crohn.*** En la enfermedad de Crohn, suelen palparse masas sensibles en forma de salchicha en el cuadrante inferior derecho y, a veces, en el cuadrante inferior izquierdo. Son comunes los accesos de dolor colicoso del cuadrante inferior derecho y diarrea. Entre los signos y síntomas relacionados se incluyen fiebre, anorexia, pérdida de peso, borborigmos hiperactivos, náusea, sensibilidad abdominal con defensa muscular, y fístulas perirrectales, cutáneas o vaginales.

■ ***Diverticulitis.*** Más común en el colon sigmoide, la diverticulitis puede producir una masa en el cuadrante inferior izquierdo que suele ser sensible, firme y fija. También provoca dolor abdominal intermitente que se alivia con la defecación o el paso de gases. Otros datos posibles son estreñimiento y diarrea alternantes, náusea, febrícula y distensión y timpanismo abdominales.

■ ***Cáncer gástrico.*** El cáncer gástrico avanzado puede producir una masa epigástrica. Entre las observaciones tempranas están dispepsia crónica y malestar epigástrico, mientras que entre las observaciones tardías están sensación de plenitud después de comer, fatiga y, en ocasiones, vómito en pozos de café o melena.

■ ***Hepatomegalia.*** La hepatomegalia produce una masa irregular redondeada y firme en la región epigástrica o bajo el margen costal derecho. Los signos y síntomas relacionados varían con el trastorno causal, pero entre ellos suelen incluirse ascitis, dolor y sensibilidad en el cuadrante superior derecho, anorexia, náusea, vómito, edema de extremidad inferior, ictericia, eritema palmar, hemangiomas aracneiformes, ginecomastia, atrofia testicular y, tal vez, esplenomegalia.

■ ***Hernia.*** La masa, blanda y por lo común sensible, suele deberse a aumento prolongado de la presión intraabdominal o debilitamiento de zonas de la pared abdominal. Una hernia umbilical suele localizarse alrededor del ombligo, y una hernia inguinal, en la ingle derecha o izquierda. Una hernia incisional puede ocurrir en cualquier sitio a lo largo de una incisión previa. La hernia puede ser el único signo hasta que ocurre estrangulación.

■ ***Hidronefrosis.*** La hidronefrosis, que incrementa el tamaño de uno o ambos riñones, produce una masa suave y blanda en uno o ambos flancos. Otros datos varían con el grado de hidronefrosis. El paciente puede sufrir dolor renal colicoso intenso o dolor sordo de flanco que se radia a ingle, vulva o testículos. También son posibles hematuria, piuria, disuria, oliguria y poliuria alternantes, nicturia, hipertensión acelerada, náusea y vómito.

■ ***Quiste ovárico.*** Un quiste ovárico grande puede producir una masa fluctuante redondeada y lisa que recuerda una vejiga distendida en la región suprapúbica. Los quistes grandes o múltiples también pueden causar malestar pélvico ligero, dorsalgia baja, irregularidades menstruales e hirsutismo. La torsión o ruptura de un quiste a veces provoca sensibilidad, distensión y rigidez abdominales.

■ ***Esplenomegalia.*** Linfomas, leucemias, anemias hemolíticas y enfermedades inflamatorias están entre los muchos trastornos capaces de causar esplenomegalia. Típicamente, el borde liso del bazo crecido es palpable en el cuadrante superior izquierdo. Los signos y síntomas asociados varían con el trastorno causal pero entre ellos suelen incluirse una sensación de plenitud abdominal, dolor y sensibilidad en el cuadrante superior izquierdo, roce esplénico, soplos esplénicos y febrícula.

- ***Leiomiomas uterinos (fibroides).*** Si son lo suficientemente grandes, estos tumores uterinos benignos comunes producen una masa multinodular redondeada en la región suprapúbica. La molestia principal de la paciente suele ser menorragia; también puede experimentar una sensación de pesantez en el abdomen, y la presión en los órganos circundantes puede causar dorsalgia, estreñimiento y polaquiuria o tenesmo urinario. Son posibles edema y varicosidades de las extremidades inferiores. El crecimiento rápido de fibroides en mujeres perimenopáusicas o posmenopáusicas requiere evaluación ulterior.

Consideraciones especiales

El descubrimiento de una masa abdominal suele causar ansiedad. Se ofrece apoyo emocional al paciente y su familia mientras se espera el diagnóstico. Se coloca al paciente en una posición confortable, y se le administran analgésicos o ansiolíticos según se requiera.

Si una masa abdominal causa obstrucción intestinal, se observa en busca de indicaciones de peritonitis —dolor abdominal y sensibilidad de rebote— y signos de choque, como taquicardia e hipotensión.

Orientación al paciente

Se explica cualquier prueba diagnóstica que sea necesaria, y se enseña al paciente acerca de la causa de la masa abdominal una vez que se establece el diagnóstico. Se explican el tratamiento y los resultados posibles.

CONSIDERACIONES PEDIÁTRICAS

La detección de una masa abdominal en un lactante puede ser un gran desafío. Sin embargo, las siguientes sugerencias facilitarán la palpación: dar al lactante el biberón o un chupón para prevenir el llanto, que causa rigidez abdominal e interfiere en la palpación. Evitar hacerle cosquillas, porque la risa también causa rigidez abdominal. Reducir su aprensión distrayéndolo con conversación alegre. Apoyar la mano en su abdomen por unos momentos antes de la palpación. Si sigue sensible, colocar la mano del paciente bajo la del examinador mientras se palpa. Considerar permitir al niño que permanezca en el regazo del progenitor o cuidador. También debe realizarse una exploración rectal gentil.

En neonatos, la mayoría de las masas abdominales resultan de trastornos renales, como poliquistosis renal o hidronefrosis congénita. En lactantes mayores y niños, las masas abdominales suelen ser causadas por expansión de órganos, como hígado y bazo.

Otras causas comunes son tumor de Wilms, neuroblastoma, invaginación, vólvulo, enfermedad de Hirschsprung (megacolon congénito), estenosis pilórica y absceso abdominal.

CONSIDERACIONES GERIÁTRICAS

Debe usarse ecografía para evaluar una masa mesoepigástrica prominente en adultos mayores delgados.

BIBLIOGRAFÍA

Dultz, L., Vivar, K., MacFarland, S., & Hopkins, M. (2011). An abdominal mass with related premenstrual pain. *Medscape*, June 02, 2011.

Gourgiotis, S., Veloudis, G., Pallas, N., Lagos P., Salemis N. S., & Villias C. (2008). Abdominal wall endometriosis: Report of two cases. *Romanian Journal of Morphology and Embryology*, *l49*(4), 553–555.

MCBURNEY, SIGNO

Un indicador revelador de inflamación peritoneal localizada en la apendicitis aguda, el signo de McBurney es sensibilidad inducida al palpar el cuadrante inferior derecho sobre el punto de McBurney, que se encuentra alrededor de 5 cm arriba de la espina superior anterior del ilion, en la línea entre la espina y el ombligo, donde la presión causa dolor y sensibilidad en la apendicitis aguda. Antes de inducir el signo de McBurney, se inspecciona el abdomen en busca de distensión, se ausculta para determinar hipoactividad o ausencia de borborigmos, y se hacen pruebas para timpanismo.

Anamnesis y exploración física

Se pide al paciente que describa el dolor abdominal. ¿Cuándo comenzó? ¿Lo empeoran o ayudan a aliviarlo tos, movimiento, comida o excreción? También se pregunta sobre otros signos y síntomas, como vómito y febrícula. Se pide al paciente que señale con el dedo el punto en que el dolor es más intenso.

Se continúa la palpación ligera del abdomen para detectar sensibilidad, rigidez, defensa muscular o dolor adicionales. Se observa la expresión facial del paciente en busca de signos de dolor, como gestos y retroceso. (Véase *Inducción del signo de McBurney*.) Se ausculta el abdomen, tomando nota de disminución de los borborigmos.

Causas médicas

■ ***Apendicitis.*** El signo de McBurney aparece en el transcurso de las primeras 2 a 12 horas que siguen al inicio de la apendicitis, después de que el dolor inicial en las zonas epigástrica y periumbilical se desplaza al cuadrante inferior derecho (punto de McBurney). Este dolor persistente aumenta al caminar o toser. Pueden ocurrir náusea y vómito desde el principio. Rigidez espástica de los músculos de la pared abdominal y sensibilidad de rebote que empeoran al avanzar el trastorno acompañan a hiperalgesia cutánea, fiebre, estreñimiento o diarrea, taquicardia, retracción respiratoria, anorexia y malestar general moderado.

La ruptura del apéndice causa el cese súbito del dolor. Entonces se producen signos y síntomas de peritonitis, como dolor abdominal intenso, palidez, hipoactividad o ausencia de borborigmos, diaforesis y fiebre alta.

Consideraciones especiales

Se extrae sangre para pruebas de laboratorio como biometría hemática completa, incluidos recuento de leucocitos, tasa de sedimentación eritrocítica y cultivos de sangre, y se prepara al paciente para radiografía abdominal

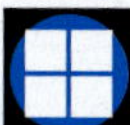

PARA FACILITAR LA EXPLORACIÓN

Inducción del signo de McBurney

Para inducir el signo de McBurney, se ayuda al paciente a colocarse en decúbito supino, con las rodillas ligeramente flexionadas y los músculos abdominales relajados. Después se palpa profundamente con lentitud en el cuadrante inferior derecho sobre el punto de McBurney, localizado alrededor de 5 cm de la espina superior anterior derecha del ilion, en una línea entre la espina y el ombligo. Dolor y sensibilidad puntuales, el signo de McBurney positivo, indican apendicitis.

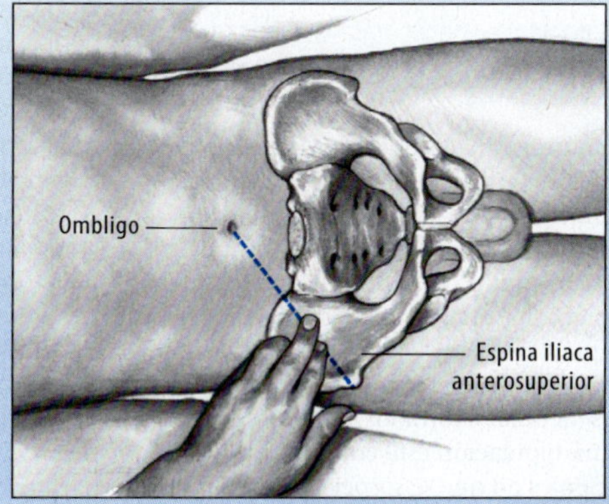

para confirmar la apendicitis. Se toman medidas para que el paciente no reciba nada por vía oral, y se espera la necesidad de preparar al paciente para una apendectomía. La administración de un catártico o un enema puede causar la ruptura del apéndice, y debe evitarse.

Orientación al paciente

Se explica cuáles signos y síntomas posoperatorios debe informar el paciente. Se le instruye sobre el cuidado de la herida y se le explica cualquier restricción necesaria a la actividad.

CONSIDERACIONES PEDIÁTRICAS

El signo de McBurney también se induce en niños con apendicitis.

CONSIDERACIONES GERIÁTRICAS

En adultos mayores, el signo de McBurney (así como otros signos peritoneales) puede estar disminuido o ausente.

Bibliografía

Ilves, I., Paajanen, H. E., Herzig, K. H., Fagerstrom, A., & Miettinen, P. J. (2011). Changing incidence of acute appendicitis and nonspecific abdominal pain between 1987 and 2007 in Finland. *World Journal of Surgery*, *35*(4), 731–738.

Wilms, I. M., De Hoog, D. E., De Visser, D. C., & Janzing, H. M. (2011). Appendectomy versus antibiotic treatment for acute appendicitis. *Cochrane Database Systematic Review*, *9*(11), CD008359.

McMurray, signo

Comúnmente un indicador de lesión de menisco medial, el signo de McMurray es un chasquido audible y palpable que se induce al rotar la tibia en el fémur. Ocurre cuando la manipulación gentil de la pierna atrapa cartílago desgarrado y después lo libera. Dado que la inducción de este signo fuerza la superficie de la meseta tibial contra los cóndilos femorales, tal manipulación está contraindicada en pacientes en que se sospechan fracturas de la meseta tibial o los cóndilos femorales.

Un signo de McMurray positivo incrementa otros datos comúnmente relacionados con lesión de meniscos, como sensibilidad intensa de la línea articular, trabamiento o chasquido de la articulación, y disminución del arco de movimiento (ADM).

Anamnesis y exploración física

Una vez que se ha inducido el signo de McMurray, se determina si el paciente tiene dolor agudo de rodilla. Entonces se le pide que describa alguna lesión de rodilla reciente. Por ejemplo, ¿impuso esta lesión fuerza de rotación externa o interna sobre la rodilla, o experimentó el paciente traumatismo contuso de rodilla por una caída? También se interroga sobre lesión, cirugía, remplazo protésico u otros problemas previos de rodilla, como artritis, que pudieran haberla debilitado. Se pregunta si algo agrava o alivia el dolor y si se requiere asistencia para caminar.

Se pide al paciente que señale la zona exacta del dolor. Se valora el ADM de la pierna, tanto pasivo como con resistencia. Después se busca estabilidad del ligamento cruzado tomando nota de movimiento anterior o posterior de la tibia en el fémur (signo del cajón). Por último, se miden los músculos cuadríceps en ambas piernas para determinar su simetría. (Véase *Inducción del signo de McMurray*, en la pág. 455.)

Causas médicas

- ***Desgarro de meniscos.*** Suele ser posible inducir el signo de McMurray en una lesión de desgarro de meniscos. Son signos y síntomas asociados dolor agudo de rodilla en la línea articular medial o lateral (según el sitio lesionado) y disminución del ADM o trabamiento de la articulación de la rodilla. También son posibles debilitamiento y atrofia del cuadríceps.

Consideraciones especiales

Se prepara al paciente para radiografías de rodilla, artroscopia y artrografía, y se recaban todas las radiografías previas para comparación. Si un traumatismo precipitó el dolor de rodilla y el signo

PARA FACILITAR LA EXPLORACIÓN

Inducción del signo de McMurray

Para inducir el signo de McMurray se requiere capacitación especial y manipulación gentil de la pierna del paciente para evitar extender un desgarro de menisco o trabar la rodilla. Si se tiene preparación para inducir el signo de McMurray, se coloca al paciente en decúbito supino y se flexiona la rodilla afectada hasta que el talón casi toque el glúteo. El examinador coloca sus dedos pulgar e índice a los lados del espacio articular de la rodilla y sujeta el talón con la otra mano. Después rota el pie y la parte inferior de la pierna lateralmente para examinar el aspecto posterior del menisco medial.

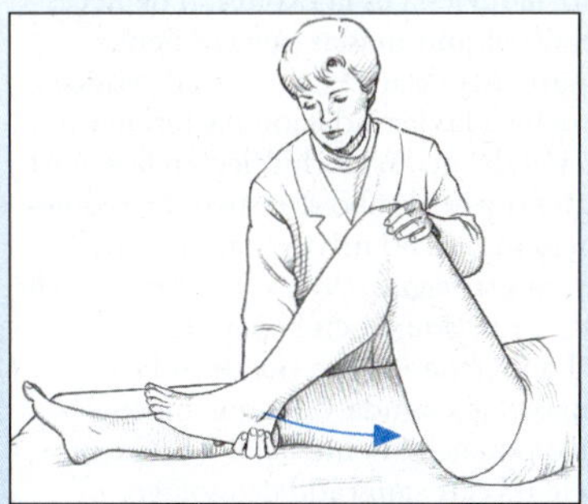

Manteniendo el pie del paciente en una posición lateral, se extiende la rodilla a un ángulo de 90° para examinar el aspecto anterior del menisco medial. Un chasquido palpable o audible —que representa un signo de McMurray positivo— indica lesión de las estructuras de los meniscos.

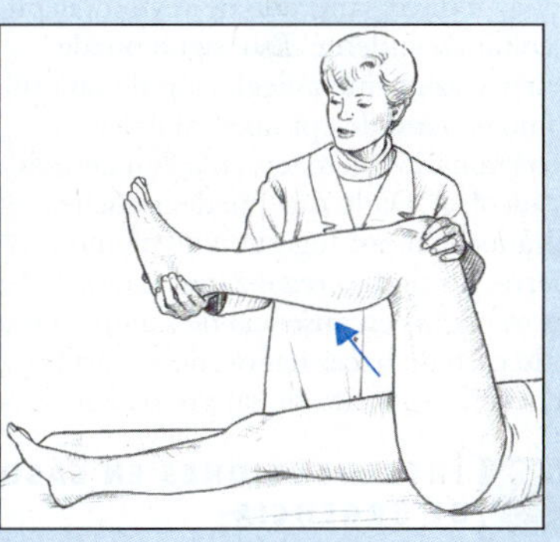

de McMurray, puede ocurrir derrame o hemartrosis. Se prepara al paciente para aspirar la articulación. Se inmoviliza la rodilla y se le aplica hielo, y se coloca un enyesado o inmovilizador de rodilla.

Orientación al paciente

Se explica la finalidad de elevar la pierna afectada, el uso correcto de cualquier dispositivo auxiliar requerido, y el uso apropiado de analgésicos y antiinflamatorios. Se enseñan ejercicios para las rodillas y se discute cualquier cambio en el estilo de vida que el paciente deba hacer.

CONSIDERACIONES PEDIÁTRICAS

En adolescentes, el signo de McMurray suele inducirse en caso de desgarro de meniscos por una lesión deportiva. También puede inducirse en niños con menisco discoide congénito.

Bibliografía

Amorim, J. A., Remigio, D. S., Damazio Filho, O., Barros, M. A., Carvalho, V. N., & Valenca, M. M. (2010). Intracranial subdural hematoma post-spinal anesthesia: Report of two cases and review of 33 cases in the literature. *Brazilian Journal of Anesthesiology*, *60*, 620–629.

Machurot, P. Y., Vergnion, M., Fraipont, V., Bonhomme, V., & Damas, F. (2010). Intracranial subdural hematoma following spinal anesthesia: Case report and review of the literature. *Acta Anaesthesiology Belgium*, *61*, 63–66.

MELENA

Un signo común de sangrado digestivo alto, la melena es la expulsión de heces negras alquitranadas que contienen sangre digerida. El color característico se debe a la degradación bacteriana y acción del ácido clorhídrico en la sangre al pasar por el tubo digestivo. Se requieren al menos 60 mL de sangre para causar este signo. (Véase *Comparación entre melena y rectorragia*, en la pág. 457.)

La melena intensa puede indicar hemorragia aguda y choque hipovolémico potencialmente letal. La melena suele revelar sangrado de esófago, estómago o duodeno, aunque también puede indicar sangrado de yeyuno, íleon o colon ascendente. Este signo puede deberse asimismo a deglución de sangre, como en caso de epistaxis; al uso de determinados fármacos; o a la ingestión de alcohol. Dado que puede inducirse falsa melena por ingestión de plomo, hierro, bismuto o regaliz (que causa heces negras en ausencia de sangre), en todo caso de heces negras debe hacerse la prueba en busca de sangre oculta.

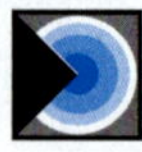

INTERVENCIONES EN CASO DE URGENCIA

Si el paciente tiene melena intensa, rápidamente se toman los signos vitales ortostáticos para detectar choque hipovolémico. Un descenso de 10 mm Hg o más en la presión sistólica o un aumento de 10 latidos/minuto o más en la frecuencia del pulso indican hipovolemia. Se examina con rapidez al paciente en busca de otros signos de choque, como taquicardia, taquipnea y humedad fría de la piel. Se inserta una línea IV de gran calibre para reponer líquidos y transfundir sangre. Se determinan hematocritos, tiempo de protrombina, cociente internacional normalizado y tiempo parcial de tromboplastina. Se acuesta al paciente con la cabeza vuelta a un lado y los pies elevados. Se administra oxígeno complementario según se requiera.

Anamnesis y exploración física

Si el estado del paciente lo permite, se le pregunta cuándo descubrió que sus heces son negras y alquitranadas. Se interroga sobre frecuencia y cantidad de evacuaciones. ¿Ha tenido melena antes? Se indaga sobre otros signos y síntomas, en especial hematemesis o rectorragia, y acerca del uso de antiinflamatorios, alcohol u otros irritantes GI. Asimismo se determina si hay antecedentes de lesiones GI. Se pregunta si el paciente toma complementos de hierro, que también pueden causar heces negras. Se obtienen los antecedentes medicamentosos, tomando nota del uso de warfarina u otros anticoagulantes prescritos y botánicos.

A continuación, se inspeccionan boca y nasofaringe en busca de indicios de sangrado. Se realiza una inspección abdominal que incluya auscultación, palpación y percusión.

Causas médicas

- ***Cáncer de colon.*** En el lado derecho del colon, el crecimiento temprano de un tumor puede causar melena acompañada de dolor, presión o cólicos abdominales. Conforme el trastorno avanza, se presentan debilidad, fatiga y anemia. Con el tiempo también hay diarrea o estreñimiento resistente al tratamiento, anorexia, pérdida de peso, vómito y otros signos y síntomas de obstrucción intestinal.

  Si el tumor está del lado izquierdo, la melena es un signo raro antes del final del trastorno. El crecimiento temprano del tumor suele causar sangrado rectal con plenitud abdominal intermitente o cólico y presión rectal. Al avanzar la enfermedad puede haber estreñimiento resistente al tratamiento, diarrea, o heces en forma de lápiz. En esta etapa, el sangrado del colon se manifiesta como melena o heces sanguinolentas.
- ***Virus de Ébola.*** Pueden ocurrir melena, hematemesis y sangrado nasal, gingival y vaginal en la infección por el virus de Ébola. Los pacientes suelen

Comparación entre melena y rectorragia

En caso de sangrado GI, el sitio, la cantidad y el ritmo de flujo de sangre por el tubo digestivo determinan si el paciente presentará melena (heces negras alquitranadas) o rectorragia (heces con sangre de color rojo intenso). Por lo común, la melena indica sangrado de la parte *alta* del tubo digestivo, y la rectorragia indica sangrado de la parte *baja*. Sin embargo, en algunos trastornos, la melena alterna con rectorragia. El siguiente diagrama ayuda a diferenciar estos dos signos comúnmente relacionados.

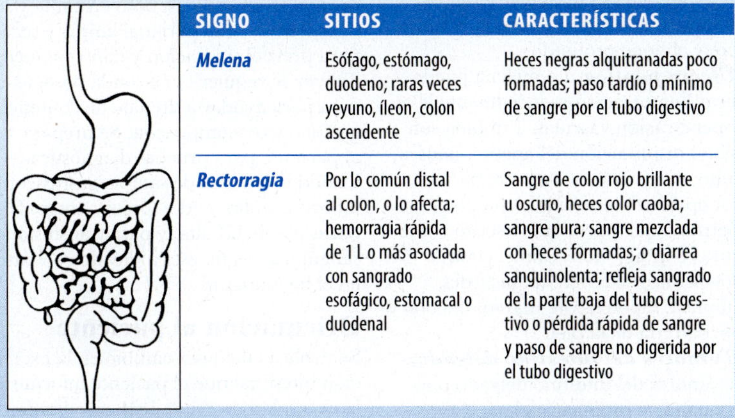

SIGNO	SITIOS	CARACTERÍSTICAS
Melena	Esófago, estómago, duodeno; raras veces yeyuno, íleon, colon ascendente	Heces negras alquitranadas poco formadas; paso tardío o mínimo de sangre por el tubo digestivo
Rectorragia	Por lo común distal al colon, o lo afecta; hemorragia rápida de 1 L o más asociada con sangrado esofágico, estomacal o duodenal	Sangre de color rojo brillante u oscuro, heces color caoba; sangre pura; sangre mezclada con heces formadas; o diarrea sanguinolenta; refleja sangrado de la parte baja del tubo digestivo o pérdida rápida de sangre y paso de sangre no digerida por el tubo digestivo

informar el inicio abrupto de cefalea, malestar general, mialgia, fiebre alta, diarrea, dolor abdominal, deshidratación y letargo en el quinto día de la enfermedad. También se han observado dolor torácico pleurítico, tos seca superficial y faringitis. Se produce un exantema maculopapular entre los días 5 y 7 de la enfermedad.

■ ***Cáncer esofágico.*** La melena es un signo tardío en el cáncer esofágico, una neoplasia maligna tres veces más común en hombres que en mujeres. La obstrucción creciente primero provoca disfagia indolora y después pérdida de peso rápida. El paciente puede experimentar dolor torácico constante con llenura subesternal, náusea, vómito y hematemesis. Otros datos son disfonía, tos persistente (quizá hemoptisis), hipo, irritación laríngea y halitosis. En las fases posteriores, los signos y síntomas incluyen disfagia dolorosa, anorexia y regurgitación.

■ ***Várices esofágicas (ruptura).*** La ruptura de várices esofágicas es un problema potencialmente letal que puede causar melena, rectorragia y hematemesis. La melena es precedida por signos de choque, como taquicardia, taquipnea, hipotensión y humedad fría de la piel. Agitación o confusión anuncian encefalopatía hepática en desarrollo.

■ ***Gastritis.*** Son comunes melena y hematemesis. El paciente también puede experimentar malestar epigástrico o abdominal leve exacerbado por comer, eructos, náusea, vómito y malestar general.

■ ***Síndrome de Mallory-Weiss.*** El síndrome de Mallory-Weiss se caracteriza por sangrado masivo de la parte alta del tubo digestivo a causa de un desgarro de la mucosa del esófago o la unión de esófago y estómago. Melena y hematemesis siguen al vómito. El sangrado de la parte superior del abdomen causa signos y síntomas de choque, como taquicardia, taquipnea, hipotensión y humedad fría de la piel. El paciente también puede informar dolor epigástrico o dorsalgia.

■ ***Oclusión vascular mesentérica.*** La oclusión vascular mesentérica es un trastorno potencialmente letal que produce melena leve con 2 a 3 días de dolor abdominal ligero persistente. Más tarde, el dolor abdominal se hace intenso y puede acompañarse de sensibilidad, distensión, defensa muscular y rigidez. También puede haber anorexia, vómito, fiebre y choque profundo.

■ ***Úlcera péptica.*** La melena puede indicar hemorragia potencialmente letal por penetración vascular. También son posibles disminución del apetito, náusea, vómito, hematemesis, rectorragia y dolor epigástrico izquierdo quemante o penetrante que puede ser descrito como agruras o indigestión. Con el choque hipovolémico se refiere taquicardia, taquipnea, hipotensión, mareo, síncope y humedad fría de la piel.

■ ***Tumores del intestino delgado.*** Los tumores del intestino delgado pueden sangrar y producir melena. Otros signos y síntomas son dolor abdominal, distensión y aumento de la frecuencia y el tono de los borborigmos.

M

■ ***Trombocitopenia.*** Melena o rectorragia pueden acompañar otras manifestaciones de tendencia hemorrágica: hematemesis, epistaxis, petequias, equimosis, hematuria, sangrado vaginal, y ampollas bucales llenas de sangre características. El paciente suele tener malestar general, fatiga, debilidad y letargo.

■ ***Fiebre tifoidea.*** Ocurren melena o rectorragia en una fase tardía de la fiebre tifoidea y pueden acompañarse de hipotensión e hipotermia. Otros datos tardíos son embotamiento mental o delirio, distensión abdominal notable y diarrea, pérdida de peso considerable y fatiga profunda.

■ ***Fiebre amarilla.*** Melena, rectorragia y hematemesis son signos ominosos de hemorragia, una manifestación clásica, que ocurre junto con ictericia. Otros datos son fiebre, cefalea, náusea, vómito, epistaxis, albuminuria, petequias y hemorragia de mucosas y mareo.

Otras causas

■ ***Fármacos y alcohol.*** Ácido acetilsalicílico (AAS), otros antiinflamatorios no esteroideos (AINE) y alcohol pueden causar melena por irritación gástrica.

Consideraciones especiales

Se vigilan los signos vitales y se buscan con cuidado signos de choque hipovolémico. Como medida de confort general se alienta el reposo en cama y se mantiene la zona perianal limpia y seca para prevenir irritación y daño cutáneos. Tal vez se requiera una sonda nasogástrica para ayudar a drenaje de contenido gástrico y descompresión. Se prepara al paciente para pruebas diagnósticas, incluidos estudios de sangre, gastroscopia u otros estudios endoscópicos, trago de bario y serie GI alta, y para transfusiones sanguíneas según esté indicado con base en el hematocrito.

Orientación al paciente

Se explica cualquier cambio en la excreción intestinal que el paciente informe y la necesidad de evitar ácido acetilsalicílico, otros AINE y alcohol. Se insiste en la importancia de someterse a la prueba para detección de cáncer colorrectal.

CONSIDERACIONES PEDIÁTRICAS

Los neonatos pueden experimentar melena neonatal por extravasación de sangre al tubo digestivo. En niños mayores, la melena suele deberse a úlcera péptica, gastritis o divertículo de Meckel.

CONSIDERACIONES GERIÁTRICAS

En adultos mayores con sangrado GI intermitente recurrente sin una etiología clara, deben considerarse angiografía o laparotomía exploratoria cuando se espera que el riesgo de anemia continua exceda el riesgo de las intervenciones.

Bibliografía

Miheller, P., Kiss, L. S., Juhasz, M., Mandel, M., & Lakatos, P. L. (2013). Recommendations for identifying Crohn's disease patients with poor prognosis. *Expert Review Clinical Immunology*, *9*, 65–76.

Pariente, B., Cosnes, J., Danese, S., Sandborn, W. J., Lewin, M., Fletcher, J. G., … Lémann, M. (2011). Development of the Crohn's disease digestive damage score, the Lémann score. *Inflammatory Bowel Diseases*, *17*(6), 1415–1422.

MENORRAGIA
(Véase también Metrorragia)

La menorragia, el sangrado menstrual anormalmente intenso o prolongado, puede ocurrir como un episodio aislado o ser un signo crónico. En la menorragia, el sangrado es más intenso que el flujo menstrual normal para la paciente; la pérdida de sangre menstrual es de 80 mL o más por periodo mensual. Este trastorno es una forma de sangrado uterino disfuncional y puede deberse a problemas endocrinos y hematológicos, estrés y determinados fármacos e intervenciones.

INTERVENCIONES EN CASO DE URGENCIA

Se evalúa el estado hemodinámico de la paciente tomando los signos vitales ortostáticos. Se inserta una línea IV de gran calibre para comenzar la reposición de líquido en caso de un aumento de 10 latidos/minuto en la frecuencia del pulso, disminución de 10 mm Hg en la presión arterial sistólica, u otros signos de choque hipovolémico, como palidez, taquicardia, taquipnea y humedad fría de la piel. Se coloca a la paciente en decúbito supino con los pies elevados, y se administra oxígeno complementario según se requiera.

Se usan apósitos sanitarios para obtener información relacionada con calidad y cantidad del sangrado. Después se prepara a la paciente para una exploración pélvica a fin de ayudar a determinar la causa del sangrado.

Anamnesis y exploración física

Cuando el estado de la paciente lo permita, se realiza la anamnesis. Se determinan edad de la menarca, duración de los periodos menstruales, e intervalo entre ellos. Se establecen las fechas de las últimas menstruaciones, y se pregunta sobre cambios recientes en su patrón menstrual normal. Se pide a la paciente que describa carácter y cantidad del sangrado. Por ejemplo, ¿cuántas toallas sanitarias o tampones usa la paciente? ¿Ha notado coágulos o tejido en la sangre? También se interroga sobre el desarrollo de otros signos y síntomas antes de su periodo y durante él.

A continuación, se pregunta si la paciente es sexualmente activa. ¿Usa un método de control natal? En caso afirmativo, ¿de qué tipo? ¿Podría estar embarazada? Se toma nota de número de embarazos, desenlace de cada uno, y cualquier complicación relacionada con el embarazo. Se determinan las fechas de la exploración pélvica y el frotis de Papanicolaou más recientes y los detalles de cualquier infección o neoplasia ginecológicas previas. Asimismo es necesario asegurarse de preguntar sobre episodios previos de sangrado anómalo y el resultado del tratamiento. De ser posible, se obtiene un relato de la gestación de la paciente por parte de la madre, y se determina si la paciente estuvo expuesta *in utero* a dietilestilbestrol. (Este fármaco se ha relacionado con adenosis vaginal.)

Se pregunta a la paciente sobre su salud general y su historia médica. Se determina en particular si ella o algún familiar tienen antecedentes de enfermedad tiroidea, suprarrenal o hepática; discrasias sanguíneas; o tuberculosis, porque éstas pueden predisponer a menorragia. También se interroga sobre antecedentes quirúrgicos y estrés emocional reciente. Se determina si la paciente se ha sometido a radiografía o radioterapia, porque esto puede indicar tratamiento previo de la menorragia. Se obtienen los antecedentes detallados de uso de fármacos y alcohol, tomando nota del uso de anticoagulantes o ácido acetilsalicílico. Se realiza una exploración pélvica, y se obtienen muestras de sangre y orina para pruebas de embarazo.

Causas médicas

■ ***Discrasias sanguíneas.*** Discrasias sanguíneas es un término general que hace referencia a cualquier componente anómalo de las células sanguíneas o sus elementos esenciales que controlan el sangrado. La menorragia es uno de varios posibles signos de un trastorno hemorrágico. Otros posibles datos asociados son epistaxis, gingivorragia, púrpura, hematemesis, hematuria y melena.

■ ***Hipotiroidismo.*** La menorragia es un signo temprano común y se acompaña de datos inespecíficos como fatiga, intolerancia al frío, estreñimiento y aumento de peso no obstante la anorexia. Al avanzar el hipotiroidismo, la actividad intelectual y motora disminuye; la piel se torna seca, pálida, fría y con la consistencia de masa; el cabello se torna seco y ralo; y las uñas se hacen gruesas y quebradizas. Son comunes mialgia, disfonía, disminución de la libido e infertilidad. Con el tiempo, la paciente presenta un rostro inexpresivo y apagado característico y edema de cara, manos y pies.

También se manifiesta retraso en los reflejos tendinosos profundos, y pueden ocurrir bradicardia y distensión abdominal.

M

■ ***Fibroides uterinos.*** Menorragia es el signo más común, pero también pueden ocurrir otras formas de sangrado uterino anómalo así como dismenorrea o leucorrea. Son posibles datos relacionados dolor abdominal, sensación de pesantez abdominal, dorsalgia, estreñimiento, urgencia urinaria o polaquiuria, y crecimiento del útero, sin sensibilidad anómala.

Otras causas

■ ***Fármacos.*** El uso de anticonceptivos hormonales puede causar inicio súbito de menorragia prolongada profusa. Los anticoagulantes también se han relacionado con flujo menstrual excesivo. En algunas mujeres los anticonceptivos inyectables o implantados causan menorragia.

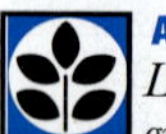

ALERTA HERBOLARIA

Los remedios herbales, como el ginseng, pueden causar sangrado posmenopáusico.

■ ***Dispositivos intrauterinos.*** Puede ocurrir menorragia con el uso de dispositivos anticonceptivos intrauterinos.

Consideraciones especiales

Se continúa vigilando a la paciente de cerca en busca de signos de hipovolemia. Se le alienta para que mantenga un ingreso adecuado de líquido. Se vigila su ingreso y egreso, y se estima la pérdida de sangre uterina registrando el número de toallas sanitarias o tampones que usa durante un periodo anómalo y comparándolo con el número que usa durante un periodo normal. Para ayudar a reducir el flujo de sangre, se alienta a la paciente a reposar y evitar actividades extenuantes. Se obtienen muestras de sangre para determinación de hematocrito, tiempo de protrombina, tiempo parcial de tromboplastina y cociente internacional normalizado.

Orientación al paciente

Se explican todos los tratamientos e intervenciones a la paciente y se le enseña cuáles signos y síntomas requieren atención médica inmediata. Se discute la necesidad de reposo y de evitar actividades extenuantes hasta que el sangrado cese.

CONSIDERACIONES PEDIÁTRICAS

El funcionamiento menstrual irregular en adolescentes puede acompañarse de hemorragia y anemia resultante.

CONSIDERACIONES GERIÁTRICAS

En mujeres posmenopáusicas no ocurre menorragia. En tales pacientes, el sangrado vaginal suele deberse a atrofia endometrial. Debe descartarse cáncer.

Bibliografía

Farage, M. A., Neill, S., & MacLean, A. B. (2009). Physiological changes associated with the menstrual cycle. *Obstetrics and Gynecology Survey*, *64*, 58–72.

Mitchell, S. C., Smith, R. L., & Waring, R. H. (2009). The menstrual cycle and drug metabolism. *Current Drug Metabolism*, *10*, 499–507.

Metrorragia
(Véase también Menorragia)

La metrorragia —sangrado uterino irregular entre periodos menstruales— suele ser ligera, aunque puede ir de manchado a hemorragia. Con frecuencia este signo común refleja ligero sangrado fisiológico del endometrio durante la ovulación. Sin embargo, la metrorragia puede ser la única indicación de un trastorno ginecológico subyacente y también puede deberse a estrés, fármacos, tratamientos y dispositivo intrauterino.

Anamnesis y exploración física

Se comienza la evaluación realizando una anamnesis menstrual exhaustiva. Se pregunta a la paciente cuándo comenzó a menstruar y sobre la duración de los periodos menstruales, en intervalo entre ellos, y el número promedio de toallas sanitarias o tampones que usa. ¿Cuándo suele ocurrir la metrorragia en relación con el periodo? ¿Experimenta otros signos o síntomas? Se determina la fecha de la última menstruación, y se interroga sobre otros cambios recientes en su patrón menstrual normal. Se obtienen detalles de problemas ginecológicos previos. Si procede, se recaban los antecedentes de uso de anticonceptivos y obstétricos. Se registran las fechas de los últimos frotis de Papanicolaou y exploración pélvica. Se pregunta a la paciente cuándo tuvo el último coito y si lo hizo con protección. También se pregunta sobre salud general y cualquier cambio reciente. ¿Se encuentra bajo estrés emocional? Si es posible, se obtiene de la madre de la paciente un relato sobre la gestación de ésta. ¿Se expuso la paciente *in utero* a dietilestilbestrol? (Este fármaco se ha relacionado con adenosis vaginal.)

Se realiza una exploración pélvica si está indicado, y se obtienen muestras de sangre y orina para pruebas de embarazo.

Causas médicas

- ***Cervicitis.*** La cervicitis es una infección inespecífica que puede causar sangrado espontáneo, manchado o sangrado postraumático. La valoración revela lesiones granulares irregulares rojas en la parte externa del cuello uterino. Puede haber secreción vaginal purulenta (con o sin olor), dolor en la parte baja del abdomen y fiebre.
- ***Sangrado uterino disfuncional.*** El sangrado uterino anómalo no causado por embarazo o trastornos ginecológicos mayores suele presentarse como metrorragia, aunque es posible la menorragia. El sangrado puede ser profuso o escaso, intermitente o constante.
- ***Pólipos endometriales.*** En la mayoría de las pacientes, los pólipos endometriales causan sangrado anómalo, por lo común intermenstrual o posmenopáusico; sin embargo, algunas pacientes permanecen asintomáticas.
- ***Endometriosis.*** La metrorragia (por lo común premenstrual) puede ser la única indicación de endometriosis o puede acompañar a molestia pélvica cíclica, esterilidad y dispareunia. En la exploración bimanual puede ser palpable una masa fija sensible en los anexos.
- ***Endometritis.*** La endometritis causa metrorragia, secreción vaginal purulenta y aumento de tamaño del útero. También produce fiebre, dolor en la parte baja del abdomen, y espasmo de músculos abdominales.
- ***Cáncer ginecológico.*** La metrorragia suele ser un signo temprano de cáncer uterino o cervicouterino. Más tarde, la paciente puede experimentar pérdida de peso, dolor pélvico, fatiga y, quizá, una masa abdominal.
- ***Leiomiomas uterinos.*** Además de metrorragia, los leiomiomas uterinos pueden causar aumento de la circunferencia abdominal y pesantez del abdomen, estreñimiento, y urgencia urinaria y polaquiuria. Es posible que haya dolor si el útero intenta expulsar el tumor mediante contracciones y si los tumores se tuercen o necrosan después de oclusión circulatoria o infección, pero la paciente con leiomiomas suele ser asintomática.
- ***Adenosis vaginal.*** La adenosis vaginal comúnmente causa metrorragia.

La palpación revela rugosidad o nódulos en las zonas vaginales afectadas.

Otras causas

- ***Fármacos.*** Anticoagulantes y anticonceptivos orales, inyectables o implantados pueden causar metrorragia.

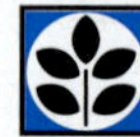

ALERTA HERBOLARIA *Los remedios herbales, como el ginseng, pueden causar sangrado posmenopáusico.*

- ***Cirugía y otras intervenciones.*** La conización y cauterización cervicouterinas pueden causar metrorragia.

Consideraciones especiales

Se alienta el reposo en cama para reducir el sangrado. Se administra un analgésico para las molestias.

Orientación al paciente

Se explican todos los tratamientos, intervenciones, y signos y síntomas que requieren atención inmediata. Se discute la importancia de las exploraciones ginecológicas y los frotis de Papanicolaou con regularidad.

Bibliografía

Brosens, I., & Benagiano, G. (2013). Is neonatal uterine bleeding involved in the pathogenesis of endometriosis as a source of stem cells? *Fertility and Sterility*, doi:10.1016/j.fertnstert.2013.04.046

Brosens, I., Gordts, S., & Benagiano, G. (2013). Endometriosis in adolescents is a hidden, progressive and severe disease that deserves attention, not just compassion. *Human Reproduction*, *28*, 2016–2031.

Midriasis

La midriasis —dilatación pupilar causada por contracción del dilatador del iris— es una reacción normal a luz escasa, estímulos emocionales intensos, y administración tópica de fármacos midriáticos y ciclopléjicos. También puede ser resultado de trastornos oculares y neurológicos, traumatismo ocular, y trastornos que reducen el nivel de conciencia (NDC). La midriasis puede ser un efecto adverso de antihistamínicos u otros fármacos.

Anamnesis y exploración física

Se comienza por preguntar al paciente sobre otros problemas oculares, como dolor, visión borrosa, diplopía o defectos de campos visuales. Se obtienen los antecedentes de salud, concentrándose en traumatismo ocular o encefálico, glaucoma y otros problemas oculares, y trastornos neurológicos y vasculares. Además, se obtienen los antecedentes medicamentosos completos.

A continuación se realiza un examen ocular y pupilar exhaustivo. Se inspeccionan y comparan tamaño, color y forma de las pupilas; muchas personas normalmente tienen pupilas ligeramente desiguales. (Véase *Determinación del tamaño pupilar*, en la pág. 463.) También se examina cada pupila en cuanto a reflejo a la luz, reacción consensual y acomodación. Se realiza una prueba de luz oscilante para determinar una respuesta disminuida a la luz directa aunada a una reacción consensual normal (pupila de Marcus Gunn). Es necesario asegurarse de buscar ptosis, tumefacción y equimosis. Se examina la agudeza visual en ambos ojos con y sin corrección. Se evalúa el funcionamiento de los músculos oculares revisando los seis campos cardinales de la mirada.

Debe recordarse que ocurre midriasis en dos urgencias oftalmológicas: glaucoma agudo de ángulo cerrado e iridoplejia traumática.

Causas médicas

- ***Síndrome de Adie.*** El síndrome de Adie se caracteriza por midriasis unilateral abrupta reflejos pupilares deficientes o nulos, visión borrosa, y dolor ocular parecido a calambres. Los reflejos tendinosos profundos pueden ser hiperactivos o ausentes, en especial los reflejos aquíleo y rotuliano.
- ***Síndrome del arco aórtico.*** En este síndrome comúnmente ocurre

midriasis bilateral en una fase tardía. Otros datos oculares son visión borrosa, ceguera transitoria y diplopía. Son datos relacionados mareo y síncope; dolor de cuello, hombro y tórax; frémitos; pérdida de los pulsos radial y carotídeo; parestesia; y claudicación intermitente. La presión arterial puede estar disminuida en los brazos.

■ ***Botulismo.*** La toxina botulínica causa midriasis bilateral, por lo común 12 a 36 horas después de la ingestión. Otros datos tempranos son pérdida de los reflejos pupilares, visión borrosa, diplopía, ptosis, estrabismo y parálisis de músculos extraoculares, anorexia, náusea, vómito, diarrea y xerostomía. Poco después se presentan vértigo, pérdida auditiva, disfonía, hipernasalidad, disartria, disfagia, debilidad muscular progresiva y pérdida de RTP.

■ ***Aneurisma de arteria carótida.*** En el aneurisma de arteria carótida, puede haber midriasis unilateral acompañada de hemianopsia bitemporal, disminución de la agudeza visual, hemiplejia, disminución del NDC, cefalea, afasia, cambios conductuales e hipoestesia.

■ ***Glaucoma (agudo de ángulo cerrado).*** El glaucoma agudo de ángulo cerrado es una urgencia oftalmológica caracterizada por midriasis moderada y pérdida del reflejo pupilar en el ojo afectado, junto con inicio abrupto de dolor insufrible, enrojecimiento, disminución de la agudeza visual, visión borrosa, halo visual, inyección conjuntival y turbidez corneal. Sin tratamiento, ocurre ceguera permanente en 2 a 5 días.

■ ***Parálisis del nervio motor ocular común.*** La midriasis unilateral suele ser el primer signo de parálisis del nervio motor ocular común. Pronto es seguida por ptosis, diplopía, disminución de reflejos pupilares, exotropía y pérdida completa de la acomodación. Puede haber signos neurológicos focales acompañados de signos de aumento de la presión intracraneal (PIC).

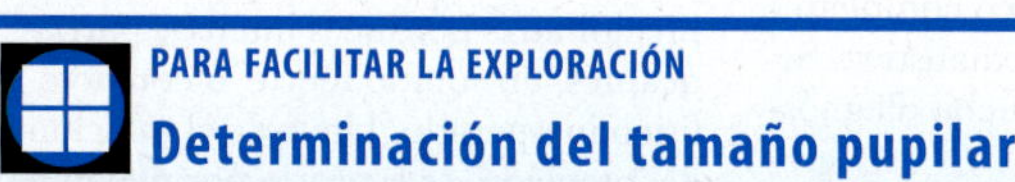

PARA FACILITAR LA EXPLORACIÓN

Determinación del tamaño pupilar

Para evaluar de manera exacta el tamaño de la pupila, se comparan ambas pupilas con la escala que se muestra. Debe tenerse presente que la máxima constricción puede ser menor de 1 mm y la máxima dilatación, mayor de 9 mm.

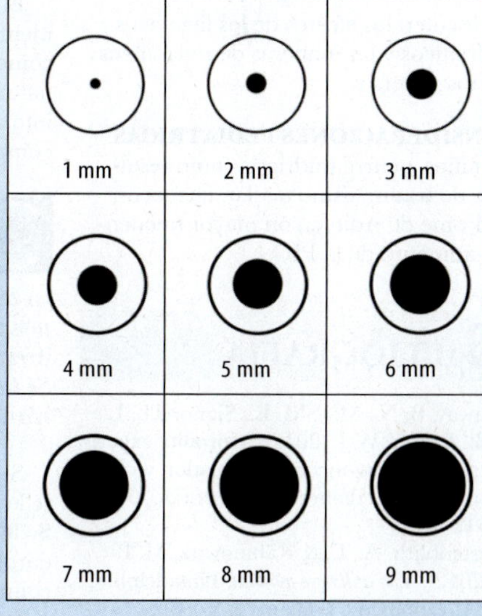

- ***Iridoplejia traumática.*** Un traumatismo ocular puede paralizar el esfínter del iris, causando midriasis y pérdida del reflejo pupilar; esto suele ser transitorio. Son datos asociados temblor del iris (iridodonesis), equimosis, dolor y tumefacción.

Otras causas

- ***Fármacos.*** La midriasis puede ser causada por anticolinérgicos, antihistamínicos, simpatomiméticos, barbitúricos (en sobredosis), estrógenos y antidepresivos tricíclicos; también es común al principio de la inducción de anestesia. Los midriáticos tópicos y ciclopléjicos, como fenilefrina, atropina, homatropina, escopolamina, ciclopentolato y tropicamida, se administran de manera específica por sus efectos midriáticos.
- ***Cirugía.*** La midriasis traumática suele deberse a cirugía ocular.

Consideraciones especiales

Las pruebas diagnósticas pueden variar, según los datos observados, pero pueden incluir examen oftalmológico completo e investigación neurológica exhaustiva. Se explica al paciente cada prueba diagnóstica que se requiera.

M

Orientación al paciente

Se discuten los efectos de los fármacos midriáticos y las maneras de reducir sus efectos adversos.

CONSIDERACIONES PEDIÁTRICAS

En niños, ocurre midriasis como resultado de traumatismo ocular, fármacos, síndrome de Adie y, con mayor frecuencia, aumento de la PIC.

Bibliografía

Conway, B. N., May, M. E., Signorello, L. B., & Blot, W. J. (2012). Mortality experience of a low-income population with young-onset diabetes. *Diabetes Care, 35*, 542–548.

Gerstenblith, A. T., & Rabinowitz, M. P. (2012). *The wills eye manual*. Philadelphia, PA: Lippincott Williams & Wilkins.

Huang, J. J., & Gaudio, P. A. (2010). *Ocular inflammatory disease and uveitis manual: Diagnosis and treatment*. Philadelphia, PA: Lippincott Williams & Wilkins.

Rhodes, E. T., Prosser, L. A., Hoerger, T. J., Lieu, T., Ludwig, D. S., & Laffel, L. M. (2012). Estimated morbidity and mortality in adolescents and young adults diagnosed with type 2 diabetes mellitus. *Diabetic Medicine, 29*, 453–463.

Roy, F. H. (2012). *Ocular differential diagnosis*. Clayton, Panama: Jaypee–Highlights Medical Publishers, Inc.

Mioclono

El mioclono —contracciones agitantes súbitas de un músculo individual o un grupo de músculos— ocurre en diversos trastornos neurológicos y puede anunciar el inicio de una convulsión. Estas contracciones pueden ser aisladas o repetitivas, rítmicas o arrítmicas, simétricas o asimétricas, sincrónicas o asincrónicas, y generalizadas o focales. Pueden ser precipitadas por luces intensas parpadeantes, un sonido fuerte, o contacto físico inesperado. Un tipo, el mioclono de intención, es evocado por movimiento muscular intencional.

El mioclono es normal inmediatamente antes de quedarse dormido y como parte de la reacción de sobresalto natural. También se presenta en algunas intoxicaciones y, raras veces, como una complicación de la hemodiálisis.

INTERVENCIONES EN CASO DE URGENCIA

Si se observa mioclono, se revisa en busca de actividad convulsiva. Se toman los signos vitales para descartar arritmias o bloqueo de vías respiratorias. Se tiene a la mano equipo de reanimación.

Si el paciente tiene una convulsión, se le ayuda con gentileza a acostarse. Se le coloca una almohada o una toalla enrollada bajo la cabeza para prevenir conmoción cerebral. Se afloja la ropa ceñida, en especial alrededor del cuello, y se vuelve la cabeza (con suavidad, de ser posible) a un lado para prevenir oclusión de vías respiratorias o aspiración de secreciones.

Anamnesis y exploración física

Si el paciente está estable, se evalúa su nivel de conciencia (NDC) y su estado mental. Se pregunta sobre frecuencia, gravedad, sitio y circunstancias del mioclono. ¿Ha tenido antes una convulsión? En caso afirmativo, ¿la precedió un mioclono? ¿Alguna vez el mioclono es precipitado por un estímulo sensorial? Durante la exploración física se buscan rigidez y emaciación musculares, y se examinan los reflejos tendinosos profundos.

Causas médicas

- ***Enfermedad de Alzheimer.*** Puede ocurrir mioclono generalizado en las etapas avanzadas de la enfermedad de Alzheimer, una demencia lentamente progresiva. Otros datos tardíos son movimientos ligeramente coreoatetoides, rigidez muscular, incontinencia fecal y urinaria, ideas delirantes y alucinaciones.
- ***Enfermedad de Creutzfeldt-Jakob.*** Ocurren sacudidas mioclónicas difusas en una fase temprana de la enfermedad de Creutzfeldt-Jakob, una demencia rápidamente progresiva. Al principio aleatorias, de manera gradual se hacen más rítmicas y simétricas, y suelen ocurrir en respuesta a estímulos sensitivos. Son efectos asociados ataxia, afasia, pérdida auditiva, rigidez y emaciación musculares, fasciculaciones, hemiplejia y alteraciones visuales o, quizá, ceguera.
- ***Encefalitis (viral).*** En la encefalitis viral, el mioclono suele ser intermitente y localizado o generalizado. Los datos asociados varían, pero entre ellos pueden estar disminución rápida del NDC, fiebre, cefalea, irritabilidad, rigidez de nuca, vómito, convulsiones, afasia, ataxia, hemiparesia, debilidad muscular facial, nistagmo, parálisis oculares y disfagia.
- ***Encefalopatía.*** La encefalopatía hepática en ocasiones produce sacudidas mioclónicas en asociación con asterixis y convulsiones focales o generalizadas.

  La encefalopatía hipóxica puede causar mioclono generalizado o convulsiones casi inmediatamente después de que se restablece el funcionamiento cardiopulmonar. También puede haber un mioclono de intención residual.

  La encefalopatía urémica suele provocar sacudidas mioclónicas y convulsiones. Otros signos y síntomas son apatía, fatiga, irritabilidad, cefalea, confusión, disminución gradual del NDC, náusea, vómito, oliguria, edema y papiledema. También puede haber hipertensión, disnea, arritmias y respiraciones anómalas.
- ***Epilepsia.*** En la epilepsia idiopática, el mioclono localizado suele confinarse a un brazo o una pierna y ocurre una sola vez o en descargas cortas, por lo común al despertar. Suele ser más frecuente e intenso durante la etapa prodrómica de una convulsión generalizada mayor, después de lo cual disminuye en frecuencia e intensidad.

  Casi siempre las sacudidas mioclónicas son los primeros signos de epilepsia mioclónica, la causa más común de mioclono progresivo. Al principio, el mioclono es poco frecuente y localizado, pero en un periodo de meses se hace más frecuente y afecta todo el cuerpo, alterando el movimiento voluntario (mioclono de intención). Al avanzar la enfermedad, el mioclono se acompaña de convulsiones generalizadas y demencia.

Otras causas

- ***Supresión de fármacos.*** Puede observarse mioclono en pacientes con abstinencia de alcohol, opioides o sedantes o *delirium tremens*.
- ***Intoxicación.*** La intoxicación aguda con bromuro de metilo, bismuto o estricnina puede causar el inicio agudo de mioclono y confusión.

Consideraciones especiales

Si el mioclono es progresivo, se toman precauciones para convulsiones. Se tiene a la mano una vía aérea oral y equipo de aspiración, y se acolchan los barandales de la cama. Dado que el mioclono puede causar caídas, se retiran del entorno del paciente objetos potencialmente

M

peligrosos, y se le acompaña al caminar. Es necesario asegurarse de instruir al paciente y su familia acerca de la necesidad de precauciones de seguridad.

Según se requiera, se administran fármacos que suprimen el mioclono: etosuximida, l-5-hidroxitriptófano, fenobarbital, clonazepam o carbidopa. Tal vez se requiera un EEG para evaluar el mioclono y la actividad cerebral relacionada.

Orientación al paciente

Se discuten con el paciente medidas de seguridad y precauciones para convulsiones. Se le remite a servicios sociales o recursos comunitarios, según se requiera.

CONSIDERACIONES PEDIÁTRICAS

Aunque el mioclono es relativamente raro en lactantes y niños, puede ser resultado de panencefalitis esclerosante subaguda, meningitis grave, polidistrofia progresiva, epilepsia mioclónica de la niñez y encefalopatías como el síndrome de Reye.

Bibliografía

Civardi, C., Collini, A., Stecco, A., Carriero, A., & Monaco, F. (2010). Neurological picture. Putamen hyperperfusion in subcortical-supraspinal myoclonus. *Journal of Neurology, Neurosurgery and Psychiatry*, *81*, 330.

Dijk, J. M., & Tijssen, M. A. (2010). Management of patients with myoclonus: Available therapies and the need for an evidence-based approach. *Lancet Neurology*, *9*, 1028–1036.

Miosis

La miosis —constricción pupilar causada por la contracción del músculo esfínter del iris— ocurre normalmente en respuesta al aumento de la luz o la administración de un miótico; como parte del reflejo de acomodación del ojo; y como parte del proceso de envejecimiento (el tamaño pupilar disminuye de manera continua desde la adolescencia hasta alrededor de los 60 años). Sin embargo, también puede deberse a un trastorno ocular o neurológico, traumatismo, o uso de un fármaco sistémico. Una forma rara de miosis, la pupila de Argyll Robertson, puede ser causada por tabes dorsal y diversos trastornos neurológicos. En la miosis, bilateral, las pupilas (a menudo puntiformes) están desiguales y tienen forma irregular, no se dilatan adecuadamente con midriáticos y no reaccionan a la luz, aunque sí se constriñen en la acomodación.

Anamnesis y exploración física

Se comienza por preguntar al paciente si ha experimentado otros síntomas oculares, y se le pide que describa su inicio, duración e intensidad. Durante la anamnesis, es necesario asegurarse de preguntar sobre traumatismo, enfermedad sistémica grave y uso de fármacos tópicos y sistémicos.

Después se realiza un examen oftalmológico exhaustivo. Se prueba la agudeza visual en cada ojo, con y sin corrección, prestando especial atención a visión borrosa o disminuida en el ojo miótico. Se examinan y comparan las pupilas en cuanto a tamaño (muchas personas tienen una pequeña discrepancia normal), color, forma, reacción a la luz, acomodación y respuesta consensual a la luz. Se examinan los ojos en busca de signos adicionales, y se evalúa el funcionamiento de los músculos oculares examinando los seis campos cardinales de la mirada.

Causas médicas

- ***Arterioesclerosis cerebrovascular.*** La miosis suele ser unilateral, según el sitio y la magnitud del daño vascular. Otros datos son visión borrosa, habla farfullante o quizá afasia, pérdida del tono muscular, pérdida de la memoria, vértigo y cefalea.
- ***Cefalea histamínica.*** Miosis ipsilateral, lagrimeo, inyección conjuntival y ptosis suelen acompañar a la cefalea histamínica intensa, junto con rubor facial

y sudoración, bradicardia, inquietud y congestión nasal o rinorrea.

■ ***Cuerpo extraño corneal.*** La miosis en el ojo afectado se presenta con dolor, sensación de cuerpo extraño, ligera pérdida de la visión, inyección conjuntival, fotofobia y lagrimeo profuso.

■ ***Úlcera corneal.*** La miosis en el ojo afectado ocurre con dolor moderado, visión borrosa y quizá alguna pérdida visual, e inyección conjuntival difusa.

■ ***Síndrome de Horner.*** Es común una miosis moderada en el síndrome de Horner, un trastorno neurológico, y ocurre ipsilateralmente a la lesión de la médula espinal. Son datos ipsilaterales relacionados reflejo pupilar lento, ligera enoftalmía, ptosis moderada, anhidrosis facial, inyección conjuntival transitoria y cefalea vascular. Cuando el síndrome es congénito, el iris del lado afectado puede verse más claro.

■ ***Hifema.*** El hifema, que suele ser el resultado de traumatismo contuso, puede causar miosis con dolor moderado, visión borrosa, inyección conjuntival difusa y ligera tumefacción palpebral. El globo ocular puede sentirse más duro de lo normal.

■ ***Iritis (aguda).*** Suele ocurrir miosis en el ojo afectado junto con disminución del reflejo pupilar, dolor ocular intenso, fotofobia, visión borrosa, inyección conjuntival y, quizá, acumulación de pus en la cámara anterior. El ojo se ve turbio, el iris se comba y la pupila está constreñida al examen oftálmico.

■ ***Neuropatía.*** Dos formas de neuropatía en ocasiones producen pupilas de Argyll Robertson. En la neuropatía diabética, entre los efectos relacionados se incluyen parestesia y otras alteraciones sensitivas, dolor de extremidad, hipotensión ortostática, impotencia, incontinencia y debilidad y atrofia de músculos de la pierna.

En la neuropatía alcohólica, son efectos relacionados debilidad y emaciación musculares variables progresivas; diversas alteraciones sensitivas; e hipoactividad de reflejos tendinosos profundos.

■ ***Síndrome de Parry-Romberg.*** El síndrome de Parry-Romberg es una hemiatrofia facial que suele causar miosis, reflejos pupilares lentos, enoftalmía, nistagmo, ptosis y diferente color de los iris.

■ ***Hemorragia pontina.*** La miosis bilateral es característica, junto con inicio rápido de coma, parálisis total, postura de descerebración, reflejo de ojos de muñeca ausente y signo de Babinski positivo.

■ ***Uveítis.*** La uveítis anterior suele causar miosis en el ojo afectado, dolor ocular moderado a intenso, inyección conjuntival intensa, fotofobia y a veces pus en la cámara anterior.

En la uveítis posterior, la miosis se acompaña de inicio gradual de dolor ocular, fotofobia, manchas flotantes, visión borrosa, inyección conjuntival y, con frecuencia, forma distorsionada de la pupila.

Otras causas

■ ***Quemaduras químicas.*** Una córnea opaca puede hacer la miosis difícil de detectar. Sin embargo, las quemaduras químicas también pueden causar dolor moderado a intenso, inyección conjuntival difusa, e incapacidad de mantener el ojo abierto, visión borrosa y flictenas.

■ ***Fármacos.*** Fármacos tópicos como acetilcolina, carbacol, bromuro de demecario, yoduro de ecotiofato y pilocarpina se usan para tratar trastornos oculares específicamente por su efecto miótico. Fármacos sistémicos como barbitúricos, colinérgicos, anticolinesterásicos, clonidina (sobredosis), monosulfato de guanetidina, opiáceos y reserpina también causan miosis, al igual que la anestesia profunda.

Consideraciones especiales

Dado que un defecto ocular puede ser causa de temor y ansiedad, se tranquiliza y apoya al paciente. Se le explican con claridad las pruebas diagnósticas ordenadas, entre las que pueden incluirse un examen oftalmológico completo o una investigación neurológica.

Orientación al paciente

Se demuestra la forma correcta de instilar gotas oftálmicas. Se explican las medidas para aliviar el dolor o la molestia de los ojos.

CONSIDERACIONES PEDIÁTRICAS
La miosis es común en neonatos, simplemente porque están dormidos o somnolientos casi todo el tiempo. Ocurre miosis bilateral en la microcoria congénita, una enfermedad bilateral rara que se transmite como un rasgo autosómico dominante y es marcada por la ausencia del músculo dilatador de la pupila. Al nacer, estos lactantes tienen pupilas de menos de 2 mm y parecen estar mirando muy lejos.

Bibliografía

Dexl, A. K., Seyeddain, O., Riha, W., Hohensinn, M., Hitzl, W., & Grabner, G. (2011). Reading performance after implantation of a small-aperture corneal inlay for the surgical correction of presbyopia: Two-year follow-up. *Journal of Cataract and Refractive Surgery*, *37*(3), 525–531.

Epstein, R. L., & Gurgos, M. A. (2009). Presbyopia treatment by monocular peripheral presbyLASIK. *Journal of Refractive Surgery*, *25*(6), 516–523.

Gerstenblith, A. T., & Rabinowitz, M. P. (2012). *The wills eye manual*. Philadelphia, PA: Lippincott Williams & Wilkins.

Huang, J. J., & Gaudio, P. A. (2010). *Ocular inflammatory disease and uveitis manual: Diagnosis and treatment*. Philadelphia, PA: Lippincott Williams & Wilkins.

Roy, F. H. (2012). *Ocular differential diagnosis*. Clayton, Panama: Jaypee–Highlights Medical Publishers, Inc.

M

Músculos accesorios, uso

Cuando la respiración requiere esfuerzo extra, los músculos accesorios —esternocleidomastoideo, escaleno, pectoral mayor, trapecio, intercostales internos y abdominales— estabilizan el tórax durante el proceso. Normalmente ocurre algún uso de músculos accesorios durante actividades como cantar, hablar, toser, defecar y realizar esfuerzo físico. (Véase *Músculos accesorios: ubicaciones y funciones*, en la pág. 469.) Sin embargo, un uso más pronunciado de estos músculos puede indicar dificultad respiratoria aguda, debilidad del diafragma o fatiga. También puede deberse a enfermedad respiratoria crónica. Por lo común, el grado de uso de músculos accesorios refleja la gravedad de la causa subyacente.

INTERVENCIONES EN CASO DE URGENCIA
Si el paciente hace mayor uso de músculos accesorios, de inmediato se buscan signos de dificultad respiratoria aguda. Entre ellos se incluyen disminución del nivel de conciencia, disnea al hablar, taquipnea, tiros intercostales y esternales, cianosis, ruidos respiratorios adventicios (como sibilancia o estridor), diaforesis, aleteo nasal y aprensión o agitación extremas. Se ausculta con rapidez en busca de ruidos respiratorios anómalos, disminuidos o ausentes. Se busca obstrucción de vías respiratorias, y si se le detecta, se intenta restablecer su permeabilidad. Se inserta una vía aérea o se intuba al paciente. Después se inician aspiración y ventilación manual o mecánica. Se valora la saturación de oxígeno mediante oximetría de pulso, si está disponible. Se administra oxígeno; si el paciente tiene enfermedad pulmonar obstructiva crónica (EPOC), se usa sólo un gasto bajo en caso de exacerbaciones leves del trastorno. Tal vez deba usarse al principio un gasto alto, pero se debe estar atento al impulso respiratorio del paciente. Si a una persona con EPOC se le suministra demasiado oxígeno puede reducirse su impulso respiratorio. Tal vez se requiera una línea IV.

Anamnesis y exploración física

Si el estado del paciente lo permite, se le examina más de cerca. Se le interroga sobre inicio, duración y gravedad de los signos y síntomas asociados, como disnea, dolor torácico, tos o fiebre.

Se exploran sus antecedentes médicos, concentrándose en trastornos respiratorios, como infección o EPOC. Se

Músculos accesorios: ubicaciones y funciones

La actividad física y enfermedad pulmonar suelen incrementar el trabajo respiratorio, lo que impone un mayor esfuerzo al diafragma y los músculos intercostales externos. Cuando esto ocurre, los músculos accesorios aportan el esfuerzo extra necesario para mantener las respiraciones. Los músculos accesorios superiores ayudan con la inspiración, mientras que parte superior del pecho, esternón, músculos intercostales internos y músculos abdominales ayudan en la espiración.

En la inspiración, los músculos escalenos elevan, fijan y expanden el pecho. Los músculos esternocleidomastoideos elevan el esternón, con lo que expanden las dimensiones anteroposterior y longitudinal del tórax. El pectoral mayor eleva el pecho, de modo que incrementa su dimensión anteroposterior, y el trapecio eleva la caja torácica.

En la espiración, los intercostales internos deprimen las costillas, con lo que reducen el tamaño del tórax. Los músculos abdominales tiran hacia abajo de la parte inferior del pecho, deprimen las costillas inferiores y comprimen el contenido abdominal, que ejerce presión contra el tórax.

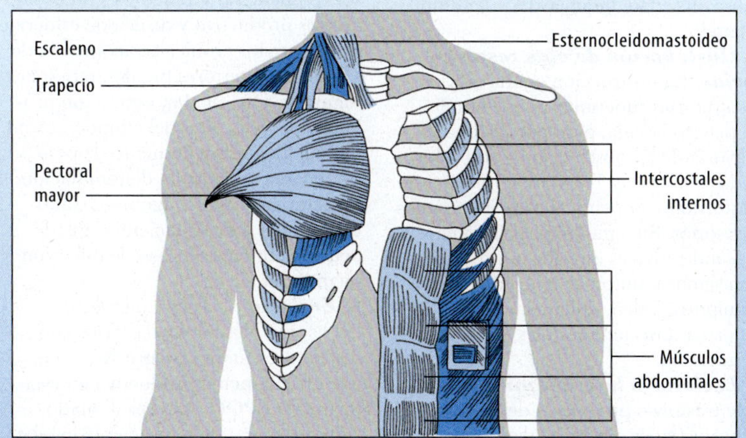

interroga sobre afecciones cardiacas, como insuficiencia cardiaca, que puede ocasionar edema pulmonar; también se indaga sobre trastornos neuromusculares, como esclerosis lateral amiotrófica, que puede afectar el funcionamiento de los músculos respiratorios. Se toma nota de antecedentes de alergias o asma. Dado que las colagenopatías vasculares pueden causar enfermedad pulmonar infiltrante difusa, se interroga sobre afecciones como artritis reumatoide y lupus eritematoso.

Se pregunta acerca de traumatismos recientes, en especial de columna vertebral o tórax. Se determina si el paciente se sometió en fecha reciente a pruebas del funcionamiento pulmonar o recibió terapia respiratoria. Se cuestiona sobre tabaquismo y exposición ocupacional a humos químicos o polvos minerales, como asbesto. Se exploran antecedentes familiares de trastornos como fibrosis quística y neurofibromatosis, que pueden causar enfermedad pulmonar infiltrante difusa.

Se realiza una exploración torácica detallada, tomando nota de anomalías en frecuencia, patrón o profundidad respiratorias. Se valoran color, temperatura y turgencia de la piel del paciente y se inspecciona en busca de hipocratismo digital.

Causas médicas

■ ***Síndrome de insuficiencia respiratoria aguda (SIRA).*** En el SIRA, un trastorno potencialmente letal, el uso de músculos accesorios aumenta en respuesta a la hipoxia. Se acompaña de retracciones intercostales, supracostales y esternales a la inspiración y de gruñidos a la espiración. Otras características son taquipnea, disnea, diaforesis, estertores difusos y tos con esputo espumoso rosado. El empeoramiento de la hipoxia causa ansiedad, taquicardia y lentitud mental.

■ ***Obstrucción de vías respiratorias.*** La obstrucción aguda de vías respiratorias superiores puede poner en peligro la vida, pero por fortuna la mayoría de las obstrucciones son subagudas o crónicas. De manera típica, este trastorno incrementa el uso de músculos accesorios. Sin embargo, su síntoma más indicativo es estridor inspiratorio. Son signos y síntomas asociados disnea, taquipnea, jadeo, sibilancia, tos, sialorrea, tiros intercostales, cianosis y taquicardia.

M

■ ***Esclerosis lateral amiotrófica.*** Este trastorno progresivo de las motoneuronas suele afectar el diafragma más que los músculos accesorios. Como resultado, es característico un aumento en el uso de músculos accesorios. Otros signos y síntomas son fasciculaciones, atrofia y debilidad musculares, espasticidad, reflejo de Babinski bilateral e hiperactividad de reflejos tendinosos profundos. La falta de coordinación dificulta al paciente la realización de sus actividades cotidianas. Son signos y síntomas asociados deterioro del habla, dificultad para masticar o deglutir y respirar, polaquiuria y tenesmo vesical y, en ocasiones, atragantamiento y sialorrea excesiva. (*Nota:* otros trastornos neuromusculares pueden producir signos y síntomas similares.) Aunque el estado mental del paciente se conserva intacto, su mal pronóstico puede causar depresión periódica.

■ ***Asma.*** Durante las crisis asmáticas agudas, el paciente suele exhibir aumento del uso de músculos accesorios, que se acompaña de disnea intensa, taquipnea, sibilancia, tos productiva, aleteo nasal y cianosis. La auscultación revela ruidos respiratorios tenues o tal vez ausentes, estertores musicales y roncus. Otros signos y síntomas son taquicardia, diaforesis y aprensión causada por la disnea. El asma crónico también puede provocar tórax en tonel.

■ ***Bronquitis crónica.*** En la bronquitis crónica, una forma de EPOC, el aumento en el uso de los músculos accesorios puede ser crónico y es precedido por tos productiva y disnea de esfuerzo. La bronquitis crónica se acompaña de sibilancia, estertores basales, taquipnea, ingurgitación yugular, espiración prolongada, tórax en tonel e hipocratismo digital. Cianosis y aumento de peso por edema explican la denominación característica de "congestivos cianóticos" dada a estos pacientes. Puede ocurrir febrícula en caso de infección secundaria.

■ ***Enfisema.*** Ocurre aumento del uso de músculos accesorios con disnea de esfuerzo progresiva y una tos mínimamente productiva en esta forma de EPOC. A veces llamado "*disneico acianótico*", el paciente exhibe respiración con los labios apretados y taquipnea. Entre los signos y síntomas asociados se incluyen cianosis periférica, anorexia, pérdida de peso, malestar general, tórax en tonel e hipocratismo digital. La auscultación revela ruidos cardiacos distantes; la percusión detecta hiperresonancia.

■ ***Neumonía.*** La neumonía bacteriana suele incrementar el uso de músculos accesorios. Al principio, esta infección produce fiebre alta repentina con escalofríos. Entre sus signos y síntomas asociados se incluyen dolor torácico, tos productiva, disnea, taquipnea, taquicardia, gruñido espiratorio, cianosis, diaforesis y estertores finos.

■ ***Edema pulmonar.*** En el edema pulmonar agudo, el aumento en el uso de músculos accesorios se acompaña de disnea, taquipnea, ortopnea, estertores crepitantes, sibilancia y tos con esputo espumoso rosado. Otros datos son inquietud, taquicardia, galope ventricular y cianosis cutánea con humedad fría.

■ ***Embolia pulmonar.*** Aunque los signos y síntomas varían con tamaño, número y ubicación de los émbolos, la embolia pulmonar es un trastorno potencialmente letal que puede elevar el uso de músculos accesorios. Suele producir disnea y taquipnea, a veces acompañadas de dolor torácico pleurítico o subesternal. Otros signos y síntomas son inquietud, ansiedad, taquicardia, tos productiva, febrícula y, en caso de un émbolo grande, hemoptisis, cianosis, síncope, ingurgitación yugular, estertores dispersos y sibilancia focal.

■ ***Lesión de médula espinal.*** Puede ocurrir aumento del uso de músculos accesorios, según el sitio y la gravedad de la lesión. Una lesión por debajo de L1 no suele afectar el diafragma o los músculos accesorios, mientras que una lesión entre C3 y C5 afecta los músculos respiratorios superiores y el diafragma, lo que incrementa el uso de los músculos accesorios.

Entre los signos y síntomas asociados de lesión de médula espinal están reflejo de Babinski unilateral o bilateral, hiperactividad de reflejos tendinosos profundos, espasticidad y pérdida variable o total de la percepción de dolor y temperatura, cinestesia y funcionamiento motor. Puede ocurrir síndrome de Horner (ptosis unilateral, constricción pupilar, anhidrosis facial) en caso de lesión de la médula cervical inferior.

■ ***Lesión torácica.*** Puede ocurrir aumento del uso de músculos accesorios, según el tipo y la magnitud de la lesión. Algunos signos y síntomas asociados de esta lesión potencialmente letal son herida o equimosis torácica evidentes, dolor torácico, disnea, cianosis y agitación. En caso de pérdida sanguínea significativa ocurren signos de choque, como taquicardia e hipotensión.

Otras causas

■ ***Pruebas diagnósticas y tratamientos.*** Pruebas del funcionamiento pulmonar (PFP), espirometría de incentivo y respiración a presión positiva intermitente pueden incrementar el uso de músculos accesorios.

Consideraciones especiales

Si el paciente está alerta, se eleva la cabecera de la cama para facilitarle la respiración en la medida de lo posible. Se le alienta a reposar mucho y a tomar abundantes líquidos para licuar las secreciones. Se le administra oxígeno. Se le prepara para pruebas como PFP, radiografía torácica, visualización pulmonar, análisis de gases en sangre arterial, biometría hemática completa y cultivo de esputo.

Si es apropiado, se explica el daño que el tabaquismo hace a la salud del paciente, y se le remite a un programa organizado para dejar de fumar. También se le enseña a prevenir la infección. Se le explica el objetivo de los fármacos prescritos, como broncodilatadores y mucolíticos, y se asegura que conozca la dosis y la hora de administración.

Orientación al paciente

Se enseñan al paciente técnicas de relajación para reducir su aprensión, respiración diafragmática con los labios fruncidos a fin de facilitar el trabajo respiratorio (en pacientes con neumopatías crónicas), y ejercicios de toser y respiración profunda para mantener las vías respiratorias limpias. Se le explican medidas para prevenir la infección y el modo de usar los fármacos prescritos, y se le proporcionan recursos para dejar de fumar.

CONSIDERACIONES PEDIÁTRICAS

Dado que los lactantes y niños se cansan más rápido que los adultos, la dificultad respiratoria puede precipitar insuficiencia respiratoria más rápido en ellos. La obstrucción de vías respiratorias superiores —causada por edema, broncoespasmo o un cuerpo extraño— suele producir dificultad respiratoria y aumento en el uso de músculos accesorios. Entre los trastornos relacionados con obstrucción de vías respiratorios se incluyen epiglotitis aguda, difteria, tos ferina, fibrosis quística y asma. Las retracciones supraventriculares, intercostales u abdominales indican el uso de músculos accesorios.

CONSIDERACIONES GERIÁTRICAS
Debido a la pérdida de elasticidad de la caja torácica con la edad, el uso de músculos accesorios puede ser parte del patrón respiratorio normal de la persona mayor.

BIBLIOGRAFÍA

Groth, S. S., & Andrade, R. S. (2010). Diaphragm plication for eventration or paralysis: A review of the literature, *Annals of Thoracic Surgery*, *89*(6), S2146–S2150.

Weiss, C., Witt, T., Grau, S., & Tonn, J. C. (2011). Hemidiaphragmatic paralysis with recurrent lung infections due to degenerative motor root compression of C3 and C4. *Acta Neurochirurgica*, *153*(3), 597–599.

M

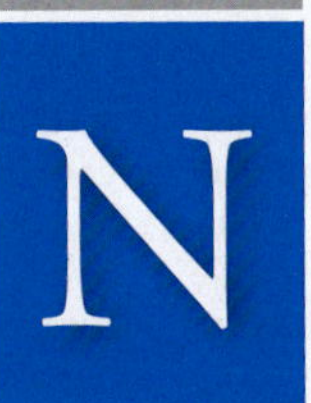

Náusea

La náusea es una sensación de profundo rechazo al alimento o de vómito inminente. Suele acompañarse de signos neurovegetativos, como hipersalivación, diaforesis, taquicardia, palidez y taquipnea, y se relaciona estrechamente con anorexia y vómito.

La náusea, un síntoma común de trastorno digestivo, también ocurre en caso de desequilibrio hidroelectrolítico; infección; trastornos metabólicos, endocrinos, del laberinto y cardiacos; y como resultado de farmacoterapia, cirugía y radiación. Suele presentarse durante el primer trimestre del embarazo, y también puede ocurrir en caso de dolor intenso, ansiedad, intoxicación alcohólica, consumo excesivo de comida o ingestión de alimentos o líquidos que para la persona son desagradables.

Anamnesis y exploración física

Se comienza con una anamnesis médica completa enfocada en trastornos digestivos, endocrinos y metabólicos; infecciones recientes; y cáncer y su tratamiento. Se pregunta sobre uso de drogas y alcohol. En el caso de una mujer en edad reproductiva, se le pregunta si está o podría estar embarazada. Se pide al paciente que describa inicio, duración e intensidad de la náusea así como los factores que la causan o alivian. Se interroga sobre molestias relacionadas, en particular vómito (color, cantidad), dolor abdominal, anorexia y pérdida de peso, cambios en hábitos de defecación o carácter de las heces, eructos o flatos excesivos, y sensación de meteorismo.

Se inspecciona la piel en busca de ictericia, equimosis y hemangiomas aracneiformes, y se valora la turgencia cutánea. Después se inspecciona el abdomen en busca de distensión, se auscultan los borborigmos y en busca de frémitos, se palpa para detectar rigidez y sensibilidad, y se hacen pruebas para sensibilidad de rebote. Se palpa y percute el hígado para detectar crecimiento. Se valoran otros aparatos y sistemas según sea apropiado.

Causas médicas

- ***Insuficiencia suprarrenal.*** Son datos GI comunes en la insuficiencia suprarrenal náusea, vómito, anorexia y diarrea. Otros datos son debilidad; fatiga; pérdida de peso; piel bronceada; hipotensión; pulso débil e irregular; vitiligo; y depresión.
- ***Carbunco (GI).*** Son signos y síntomas iniciales náusea, vómito, pérdida del apetito y fiebre. Los signos y síntomas pueden avanzar a dolor abdominal, diarrea sanguinolenta intensa y hematemesis.
- ***Apendicitis.*** En la apendicitis aguda, un breve periodo de náusea puede acompañar al inicio de dolor abdominal. El dolor suele comenzar como una vaga molestia epigástrica o periumbilical y avanza con rapidez a dolor punzante intenso localizado en el cuadrante inferior derecho (signo de McBurney). Entre los datos asociados suelen estar rigidez y sensibilidad abdominales, hiperalgesia cutánea, fiebre, estreñimiento o diarrea, taquicardia, anorexia, malestar general moderado, y signos del psoas (aumento del dolor abdominal cuando el examinador coloca su mano arriba de la rodilla derecha del paciente y éste flexiona la

cadera derecha contra resistencia) y del obturador (rotación interna de la pierna derecha cuando está flexionada a 90° en la cadera y la rodilla, con tensión resultante del músculo obturador interno que causa molestia abdominal) positivos.

- ***Colecistitis (aguda).*** En la colecistitis aguda, suele ocurrir náusea después de dolor intenso del cuadrante superior derecho que puede radiar a espalda u hombros, por lo común después de las comidas. Son datos asociados vómito leve, flatulencia, sensibilidad abdominal y, quizá, rigidez y distensión, fiebre con escalofríos, diaforesis y signo de Murphy positivo.
- ***Colelitiasis.*** En la colelitiasis, la náusea acompaña a episodios de dolor intenso del cuadrante superior derecho o epigástrico después de ingerir alimentos grasosos. Otros datos asociados son vómito, sensibilidad y defensa muscular abdominales, flatulencia, eructos, ardor epigástrico, taquicardia e inquietud. La oclusión del conducto colédoco puede causar ictericia, acolia, fiebre y escalofríos.
- ***Cirrosis.*** Entre los signos y síntomas tempranos insidiosos de cirrosis suelen incluirse náusea, vómito, anorexia, dolor abdominal y estreñimiento o diarrea. Al avanzar la enfermedad es posible que haya ictericia y hepatomegalia con distensión abdominal, hemangiomas aracneiformes, eritema palmar, prurito intenso, sequedad cutánea, hedor hepático, crecimiento de venas abdominales superficiales, cambios mentales, ginecomastia bilateral y atrofia testicular o irregularidades menstruales.
- ***Diverticulitis.*** Además de náusea, la diverticulitis causa dolor abdominal colicoso intermitente, estreñimiento o diarrea, febrícula, y por lo común una masa fija palpable, sensible y firme.
- **Escherichia coli *O157:H7.*** Entre los signos y síntomas se incluyen náusea, diarrea acuosa o sanguinolenta, vómito, fiebre y cólicos abdominales. En niños menores de 5 años y en adultos mayores puede desarrollarse el síndrome hemolítico urémico, con destrucción de eritrocitos y el posible desenlace de insuficiencia renal aguda.
- ***Gastritis.*** La náusea es común en la gastritis, en especial después de ingerir alcohol, ácido acetilsalicílico, alimentos muy condimentados o cafeína. También son posibles vómito de moco o sangre, dolor epigástrico, eructos, fiebre y malestar general.
- ***Gastroenteritis.*** Por lo común viral, la gastroenteritis causa náusea, vómito, diarrea y cólicos abdominales. También son posibles fiebre, malestar general, borborigmos hiperactivos, dolor y sensibilidad abdominales, y quizá deshidratación y desequilibrios electrolíticos.
- ***Insuficiencia cardiaca.*** La insuficiencia cardiaca puede provocar náusea y vómito, en particular la del lado derecho. Son datos asociados taquicardia, galope ventricular, fatiga profunda, disnea, crepitaciones, edema periférico, ingurgitación yugular, ascitis, nicturia e hipertensión diastólica.
- ***Hepatitis.*** La náusea es un síntoma temprano insidioso de hepatitis viral. Al principio en la fase preictérica también ocurren vómito, fatiga, mialgia y artralgia, cefalea, anorexia, fotofobia, faringitis, tos y fiebre.
- ***Hiperemesis gravídica.*** Náusea y vómito refractarios que persisten más allá del primer trimestre son característicos de la hiperemesis gravídica, un trastorno del embarazo. El vómito va de alimento no digerido, moco y bilis al principio del trastorno a un aspecto de posos de café en fases posteriores. Entre los datos asociados se incluyen pérdida de peso, signos de deshidratación, cefalea y delirio.
- ***Obstrucción intestinal.*** Suele haber náusea, en especial en caso de obstrucción alta del intestino delgado. El vómito puede ser bilioso o fecal; el dolor abdominal suele ser episódico y colicoso pero puede hacerse intenso y estable en caso de estrangulación. Ocurre estreñimiento en una fase temprana en la obstrucción del intestino grueso, y más tarde en la del intestino delgado; el estreñimiento refractario puede indicar obstrucción completa. Los borborigmos suelen ser hiperactivos en la obstrucción parcial, e hipoactivos o ausentes

en la completa. Ocurren distensión y sensibilidad abdominales, quizá con ondas peristálticas visibles y una masa abdominal palpable.

- ***Laberintitis.*** Náusea y vómito son comunes en la laberintitis, una inflamación aguda del oído medio. Son datos más significativos vértigo intenso, sordera progresiva, nistagmo, acúfenos y, quizá, otorrea.
- ***Listeriosis.*** Entre los signos y síntomas se incluyen náusea, vómito, diarrea, fiebre, mialgia y dolor abdominal. Si la listeriosis se propaga al sistema nervioso y causa meningitis, se presentan fiebre, cefalea, rigidez de nuca y cambio del nivel de conciencia (NDC).

CONSIDERACIONES SEGÚN EL SEXO *La listeriosis durante en embarazo puede ocasionar parto prematuro, infección del neonato o aborto.*

- ***Enfermead de Ménière.*** La enfermedad de Ménière causa episodios súbitos, breves y recurrentes de náusea, vómito, vértigo, acúfenos, diaforesis y nistagmo. También provoca sordera y sensación de llenura en el oído.
- ***Trombosis venosa mesentérica.*** Ocurre un inicio insidioso o agudo de náusea, vómito y dolor abdominal, con diarrea o estreñimiento, distensión abdominal, hematemesis y melena.
- ***Acidosis metabólica.*** La acidosis metabólica es un desequilibrio acidobásico que puede causar náusea, vómito, anorexia, diarrea, respiraciones de Kussmaul y disminución del NDC.
- ***Migraña.*** Pueden ocurrir náusea y vómito en la etapa prodrómica, junto con fotofobia, destellos de luz, aumento de la sensibilidad al ruido, mareo y, quizá, ceguera parcial y parestesia de labios, cara y manos.
- ***Cinetosis.*** En la cinetosis el movimiento, a veces rítmico, causa náusea y vómito. También son posibles cefalea, mareo, fatiga, diaforesis, hipersalivación y disnea.
- ***Infarto de miocardio.*** Puede haber náusea y vómito, pero el síntoma cardinal es dolor subesternal intenso que quizá radie a brazo izquierdo, mandíbula o cuello. También ocurren disnea, palidez, humedad fría de la piel, diaforesis, trastornos de la presión arterial y arritmias.
- ***Norovirus.*** La náusea, junto con otros síntomas clásicos de gastroenteritis, son comunes en las infecciones por norovirus. Los síntomas duran alrededor de 24 a 60 horas y suelen ser autolimitados. Además, el paciente puede informar dolor abdominal, cólicos abdominales, diarrea, pérdida de peso, febrícula y malestar general. En adultos mayores, niños muy pequeños y pacientes con enfermedades subyacentes, los síntomas pueden ser graves. El paciente puede continuar liberando en virus en las heces hasta por varias semanas después de la infección.
- ***Pancreatitis (aguda).*** La náusea, por lo común seguida de vómito, es un síntoma temprano de pancreatitis. Otros datos comunes son dolor intenso continuo en epigastrio o cuadrante superior izquierdo que puede radiar a la espalda; sensibilidad y rigidez abdominales; anorexia; disminución de los borborigmos; y fiebre. En casos graves ocurren taquicardia, inquietud, hipotensión, moteado cutáneo y sudor frío de las extremidades.
- ***Úlcera péptica.*** En la úlcera péptica, puede haber náusea y vómito después de accesos de dolor epigástrico penetrante o quemante de retortijón. Los accesos suelen ocurrir cuando el estómago está vacío o después de la ingestión de alcohol, cafeína o ácido acetilsalicílico; se alivian con alimento, antiácido o antisecretor. También son posibles hematemesis o melena.
- ***Peritonitis.*** Náusea y vómito suelen acompañar a un dolor abdominal agudo localizado en la zona de la inflamación. Otros datos son fiebre alta con escalofríos; taquicardia; borborigmos hipoactivos o ausentes; distensión, rigidez y sensibilidad abdominales (incluida sensibilidad de rebote); signo del obturador positivo y debilidad del obturador; palidez y frialdad cutáneas; diaforesis; hipotensión; respiraciones superficiales; e hipo.

- ***Pre-eclampsia.*** Suele ocurrir náusea y vómito en la pre-eclampsia —un trastorno del embarazo— junto con aumento rápido de peso, dolor epigástrico, oliguria, cefalea frontal intensa, hiperreflexia, y visión borrosa o doble. La tríada diagnóstica clásica es hipertensión, proteinuria y edema.
- ***Fiebre Q.*** Entre los signos y síntomas están náusea, vómito, diarrea, fiebre, escalofríos, cefalea intensa, malestar general y dolor torácico. La fiebre puede durar hasta 2 semanas, y en casos graves, el paciente desarrolla hepatitis o neumonía.
- ***Rabdomiólisis.*** Son signos y síntomas náusea, vómito, debilidad o dolor musculares, fiebre, malestar general y coluria. La insuficiencia renal aguda es la complicación más común del trastorno. Se debe a obstrucción de estructuras renales y lesión durante el intento que hacen los riñones de filtrar la mioglobina del torrente sanguíneo.
- ***Tifus.*** Un inicio abrupto de náusea, vómito, fiebre y escalofríos sigue a los síntomas iniciales de cefalea, mialgia, artralgia y malestar general.

Otras causas

- ***Fármacos.*** Algunos fármacos comunes que provocan náusea son antineoplásicos, opiáceos, sulfato ferroso, levodopa, complementos de cloruro de potasio orales, estrógenos, sulfasalazina, antibióticos, quinidina, anestésicos, glucósidos cardiacos, teofilina (sobredosis) y antiinflamatorios no esteroideos.

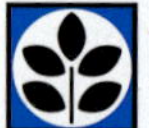

ALERTA HERBOLARIA
Los remedios herbales, como Ginkgo biloba y hierba de San Juan, pueden inducir reacciones adversas, incluida náusea.

- ***Radiación y cirugía.*** La radioterapia puede causar náusea y vómito. Son comunes la náusea y el vómito posoperatorios, en especial después de cirugía abdominal.

Consideraciones especiales

Si el paciente tiene náusea intensa, se le prepara para pruebas sanguíneas a fin de determinar su estado hidroelectrolítico y su equilibrio acidobásico. Se le pide que respire profundamente para aminorar la náusea; se mantiene el aire de su entorno limpio y libre de olores retirando cómodos y recipientes para vómito inmediatamente después de su uso y procurando una ventilación adecuada. Dado que fácilmente podría aspirar vómito en el decúbito supino, se eleva la cabecera de la cama o se le coloca de costado.

Como el dolor puede precipitar o intensificar la náusea, se administran analgésicos de manera expedita, según se requiera. De ser posible, se administran los medicamentos por inyección o supositorio para no exacerbar la náusea. Se está alerta a distensión abdominal y borborigmos hipoactivos cuando se administra un antiemético: esos signos pueden indicar retención gástrica. Si se detectan, se inserta de inmediato una sonda nasogástrica, según se requiera.

Se prepara al paciente para intervenciones como tomografía computarizada, ecografía, endoscopia y colonoscopia. Se consulta al nutriólogo para determinar las demandas metabólicas del paciente, como nutrición parenteral total o parcial.

Orientación al paciente

Se discute lo que agrava la náusea y cómo evitarlo.

CONSIDERACIONES PEDIÁTRICAS

La náusea, comúnmente descrita como dolor de estómago, es una de las quejas más comunes en niños. Suelen ser resultado de ingestión excesiva de alimentos, aunque también pueden ocurrir en diversos trastornos, que van de infecciones agudas a reacción de conversión por temor.

CONSIDERACIONES GERIÁTRICAS

Los adultos mayores tienen más caries y pérdida dentales; menor actividad de las glándulas salivales, lo que causa xerostomía; disminución de la producción de ácido estomacal y la motilidad gástrica; y disminución de los sentidos de gusto y olfato. Todo ello puede contribuir a náusea no patológica.

Bibliografía

Berkowitz, C. D. (2012) *Berkowitz's pediatrics: A primary care approach* (4th ed.). USA: American Academy of Pediatrics.

Buttaro, T. M., Tybulski, J., Bailey, P. P, & Sandberg-Cook, J. (2008). *Primary care: A collaborative practice* (pp. 444–447). St. Louis, MO: Mosby Elsevier.

Colyar, M. R. (2003). *Well-child assessment for primary care providers*. Philadelphia, PA: F.A. Davis.

Lehne, R. A. (2010). *Pharmacology for nursing care* (7th ed.). St. Louis, MO: Saunders Elsevier.

McCance, K. L., Huether, S. E., Brashers, V. L., & Rote, N. S. (2010). *Pathophysiology: The biologic basis for disease in adults and children*. Maryland Heights, MO: Mosby Elsevier.

Sommers, M. S., & Brunner, L. S. (2012). *Pocket Diseases*. Philadelphia, PA: F.A. Davis.

Nicturia

La nicturia —micción excesiva por la noche— puede deberse a alteración del patrón diurno normal de concentración de la orina o a estimulación excesiva de los nervios y músculos que controlan la micción. Normalmente, se concentra más orina durante la noche que durante el día. Como resultado, la mayoría de las personas excretan 3 a 4 veces más orina durante el día y pueden dormir 6 a 8 horas durante la noche sin tener que despertar. El paciente con nicturia quizá despierte una o más veces durante la noche para vaciar la vejiga y excretar 700 mL o más de orina.

Aunque la nicturia suele deberse a trastornos renales y de vías urinarias inferiores, puede ser resultado de determinados trastornos cardiovasculares, endocrinos y metabólicos. Este signo común también puede deberse a fármacos que inducen diuresis, en particular cuando se toman por la noche, y por beber grandes cantidades de líquidos, en especial bebidas cafeinadas o alcohol, antes de dormir.

Anamnesis y exploración física

Se comienza por explorar los antecedentes de la nicturia del paciente. ¿Cuándo comenzó? ¿Con cuánta frecuencia ocurre? ¿Puede el paciente identificar un patrón específico? ¿Factores precipitantes? También se toma nota del volumen de orina evacuado. Se pregunta al paciente acerca de cambios en color, olor o consistencia de la orina. ¿Ha cambiando el paciente su patrón o volumen habituales de consumo de líquidos? Enseguida se exploran síntomas asociados. Se pregunta sobre dolor o ardor al orinar, dificultad para iniciar el chorro de orina, urgencia urinaria, sensibilidad del ángulo costovertebral (ACV), y dolor de flanco, parte alta del abdomen, o suprapúbico.

Se determina si el paciente o su familia tienen antecedentes de trastornos renales o de vías urinarias o enfermedades endocrinas y metabólicas, en particular diabetes. ¿Usa el paciente un fármaco que incremente la diuresis, como un diurético, un glucósido cardiaco o un antihipertensivo?

La exploración física se centra en palpar y percutir riñones, ACV y vejiga. Se inspecciona con cuidado el meato urinario. Se inspecciona una muestra de orina en cuanto a color, olor y presencia de sedimento.

Causas médicas

- ***Hiperplasia prostática benigna (HPB).*** Común en hombres de más de 50 años de edad, la HPB produce nicturia en caso de obstrucción uretral significativa. De manera característica causa polaquiuria, disuria inicial, incontinencia, disminución de la fuerza y el calibre del chorro de orina y, quizá, hematuria. También puede haber oliguria. La palpación revela distensión vesical y crecimiento prostático. El paciente puede informar asimismo plenitud del abdomen bajo, dolor perineal y estreñimiento. La obstrucción puede ocasionar insuficiencia renal.

■ ***Cistitis.*** Las tres formas de cistitis pueden causar nicturia marcada por micciones pequeñas frecuentes y acompañada por disuria y tenesmo.

La cistitis bacteriana también puede causar urgencia urinaria; hematuria; fatiga; dolor suprapúbico, perineal, de flanco y de espalda baja; y, en ocasiones, febrícula. Más común en mujeres de 25 a 60 años de edad, la cistitis intersticial crónica se caracteriza por úlceras de Hunner, pequeñas lesiones punteadas sangrantes en la vejiga; también causa hematuria macroscópica. Dado que los síntomas recuerdan el cáncer vesical, éste debe descartarse.

La cistitis viral también causa urgencia urinaria, hematuria y fiebre.

■ ***Diabetes insípida.*** La diabetes insípida, que resulta de la deficiencia de la hormona antidiurética, suele causar nicturia en una fase temprana. Se caracteriza por micción periódica de cantidades moderadas a grandes de orina. La diabetes insípida también puede causar polidipsia y deshidratación.

■ ***Diabetes mellitus.*** Un signo temprano de diabetes mellitus, la nicturia implica micciones grandes frecuentes. Son manifestaciones asociadas poliuria diurna, polidipsia, polifagia, infecciones frecuentes de vías urinarias, infecciones recurrentes por levaduras, vaginitis, debilidad, fatiga, pérdida de peso y, quizá, signos de deshidratación, como sequedad de mucosas y escasa turgencia cutánea.

■ ***Nefropatía hipercalcémica.*** En la nefropatía hipercalcémica, la nicturia implica la micción periódica de cantidades moderadas a grandes de orina. Son datos relacionados poliuria diurna, polidipsia y, en ocasiones, hematuria y piuria.

■ ***Cáncer de próstata.*** El cáncer prostástico, segunda causa principal de muertes por cáncer en hombres, suele ser asintomático en sus primeras etapas. Más tarde produce nicturia caracterizada por micción poco frecuente de cantidades moderadas de orina. Otros efectos característicos son disuria (síntoma más común), dificultad para iniciar el chorro de orina, interrupción del chorro de orina, distensión vesical, frecuencia urinaria, pérdida de peso, palidez, debilidad, dolor perineal y estreñimiento. La palpación revela una próstata nodular dura con forma irregular.

■ ***Pielonefritis (aguda).*** La nicturia es común en la pielonefritis aguda y suele caracterizarse por micción poco frecuente de cantidades moderadas de orina, que puede lucir turbia. Son signos y síntomas asociados fiebre alta sostenida con escalofríos, fatiga, dolor de flanco unilateral o bilateral, sensibilidad del ACV, debilidad, disuria, hematuria, polaquiuria, urgencia urinaria y tenesmo. En ocasiones también ocurren anorexia, náusea, vómito, diarrea y borborigmos hipoactivos.

■ ***Insuficiencia renal (crónica).*** Ocurre nicturia en una fase relativamente temprana de la insuficiencia renal crónica y suele caracterizarse por micción poco frecuente de cantidades moderadas de orina. Al avanzar el trastorno, se presenta oliguria o incluso anuria. Otros efectos generalizados de la insuficiencia renal crónica son fatiga, aliento urémico, respiraciones de Kussmaul, edema periférico, hipertensión, disminución del nivel de conciencia, confusión, labilidad emocional, fasciculaciones musculares, anorexia, sabor metálico, estreñimiento o diarrea, petequias, equimosis, prurito, color amarillo o bronceado de la piel, náusea y vómito.

Otras causas

■ ***Fármacos.*** Cualquier fármaco que movilice líquido de edema o produzca diuresis (p. ej., un diurético o glucósido cardiaco) puede causar nicturia; es evidente que este efecto depende de cuándo se administre el fármaco.

Consideraciones especiales

El cuidado del paciente incluye mantener el equilibrio hídrico, asegurar un reposo adecuado y proporcionar educación. Se vigilan signos vitales, ingreso y egreso, y peso diario; se continúa documentando la frecuencia de la nicturia, y cantidad y densidad relativa de la orina. Se planea la administración de un diurético en las horas diurnas, de ser posible. También se planean periodos de reposo para compensar el sueño perdido a causa de la nicturia.

Se prepara al paciente para pruebas diagnósticas, entre las que pueden incluirse análisis de orina de rutina; estudios de concentración y dilución de orina; nitrógeno ureico sanguíneo, creatinina y electrolitos; y cistoscopia.

Orientación al paciente

Se explica la importancia de reducir el consumo de líquidos y de orinar antes de ir a la cama.

CONSIDERACIONES PEDIÁTRICAS

En niños, la nicturia puede ser voluntaria o involuntaria. La segunda se conoce comúnmente como enuresis nocturna. Con la excepción de los trastornos prostáticos, las causas de nicturia en general son las mismas en los niños que en adultos.

Sin embargo, los niños con pielonefritis son más susceptibles a la septicemia, que puede manifestarse como fiebre, irritabilidad y escasa perfusión cutánea. Además, las niñas pueden experimentar secreción vaginal y dolor o prurito vulvares.

CONSIDERACIONES GERIÁTRICAS

Las mujeres posmenopáusicas tienen menor elasticidad vesical, pero la diuresis permanece constante, lo que causa nicturia.

Bibliografía

Berkowitz, C. D. (2012). *Berkowitz's pediatrics: A primary care approach* (4th ed.). USA: American Academy of Pediatrics.

Colyar, M. R. (2003). *Well-child assessment for primary care providers*. Philadelphia, PA: F.A. Davis.

Sommers, M. S., & Brunner, L. S. (2012). *Pocket diseases*. Philadelphia, PA: F.A. Davis.

Nistagmo

El término nistagmo se refiere a las oscilaciones involuntarias de uno o, más a menudo, ambos globos oculares. Estas oscilaciones suelen ser rítmicas y pueden ser horizontales, verticales, rotatorias o mixtas. Pueden ser transitorias o sostenidas y ocurrir de manera espontánea o al desviar o fijar la vista. Son normales los grados menores de nistagmo en los extremos de la mirada. El nistagmo cuando los ojos están estacionarios y viendo al frente siempre es anormal. Aunque el nistagmo es muy fácil de identificar, el paciente puede no advertirlo a menos que afecte su visión.

El nistagmo puede clasificarse como pendular o rítmico. El *nistagmo pendular* consiste en oscilaciones horizontales (pendulares) o verticales (en vaivén) que tienen la misma frecuencia en ambas direcciones y semejan los movimientos del péndulo de un reloj. El *nistagmo rítmico* (de convergencia y retracción, descendente y vestibular), más común que el pendular, tiene un componente rápido y uno correctivo lento —quizá desigual— en el sentido opuesto. (Véase *Clasificación del nistagmo*, en la pág. 480.)

El nistagmo se considera una parálisis ocular *supranuclear* —esto es, resulta de patología en área perceptiva visual, sistema vestibular, cerebelo o tallo encefálico en vez de los músculos oculares o los nervios craneales III, IV y VI. Sus causas son diversas, y entre ellas se incluyen lesiones de tallo encefálico o cerebelo, esclerosis múltiple, encefalitis, enfermedad del laberinto e intoxicación por fármacos. En ocasiones, el nistagmo es del todo normal; también se considera una reacción normal en el paciente inconsciente durante la prueba del reflejo de ojos de muñeca (estimulación oculocefálica) o la prueba calórica con agua fría (estimulación oculovestibular).

Anamnesis y exploración física

Se comienza preguntando al paciente durante cuánto tiempo ha tenido nistagmo. ¿Ocurre éste de modo intermitente? ¿Afecta la visión? Se le interroga sobre infección reciente, en especial de oídos o vías respiratorias, y acerca de traumatismo craneoencefálico y cáncer. ¿Tienen el paciente o algún familiar el antecedente de evento vascular cerebral? Después se exploran signos y síntomas asociados. Se pregunta acerca de vértigo, mareo, acúfenos, náusea o vómito, entumecimiento, debilidad, disfunción vesical y fiebre.

Se comienza la exploración física valorando nivel de conciencia (NDC)

Clasificación del nistagmo

NISTAGMO RÍTMICO

El *nistagmo de convergencia y retracción* es la sacudida irregular de los ojos de vuelta a la órbita durante la mirada ascendente. Puede indicar daño del tegmento mesencefálico.

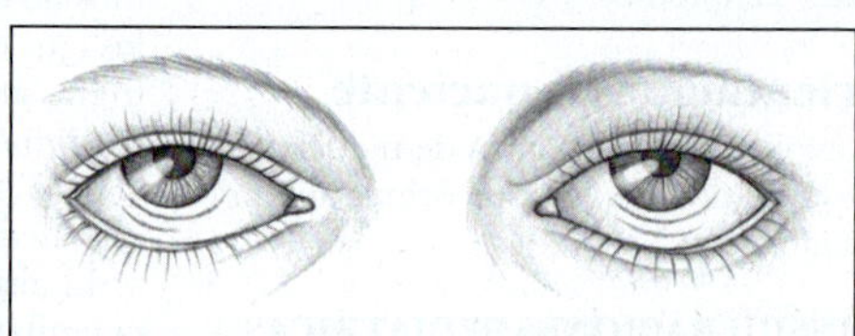

El *nistagmo descendente* es la sacudida descendente irregular de los ojos durante la mirada hacia abajo. Puede indicar daño medular bajo.

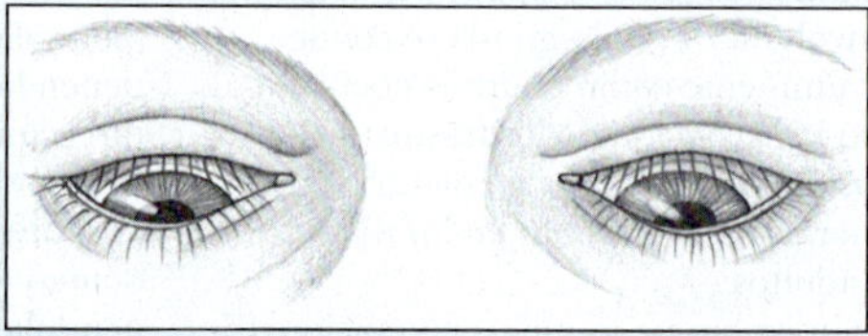

El *nistagmo vestibular*, el movimiento horizontal o rotatorio de los ojos, sugiere enfermedad vestibular o disfunción del caracol.

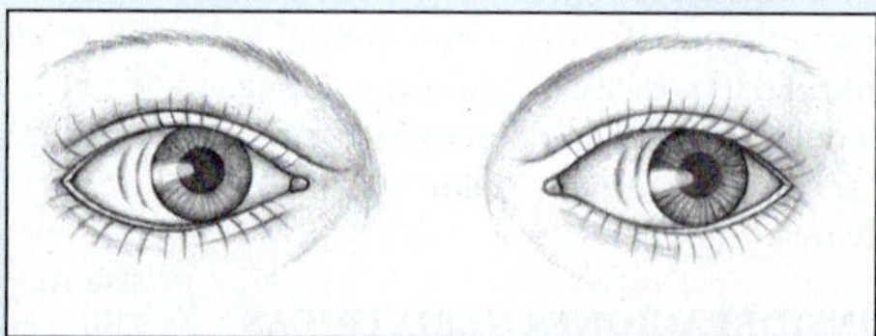

N

NISTAGMO PENDULAR

El *nistagmo horizontal* o *pendular* consiste en oscilaciones de igual velocidad alrededor de un punto central. Puede indicar pérdida congénita de la agudeza visual o esclerosis múltiple.

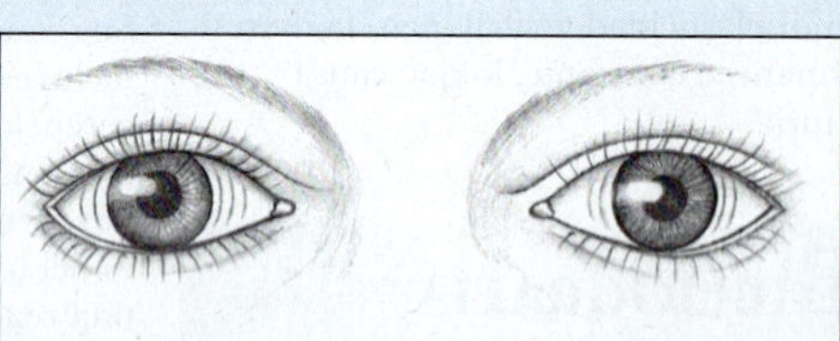

El *nistagmo vertical* o *de vaivén* es un movimiento de vaivén rápido de los ojos: un ojo sube mientras el otro baja. Sugiere lesión del quiasma óptico.

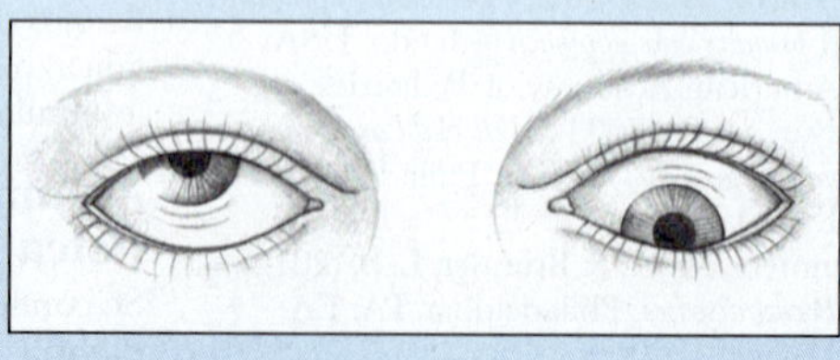

y signos vitales. Se está alerta a signos de aumento de la presión intracraneal (PIC), como cambios pupilares, somnolencia, hipertensión sistólica y patrón respiratorio alterado. Después se valora el nistagmo completo evaluando el funcionamiento de los músculos oculares: se pide al paciente que fije la mirada al frente y siga el dedo del examinador hacia arriba, abajo y en una "X" frente a su cara. Se toma nota de cuándo ocurre el nistagmo y de su velocidad y sentido. Por último se valoran reflejos, funcionamiento motor y sensitivo, y los nervios craneales.

Causas médicas

- ***Tumor encefálico.*** Es posible el inicio insidioso de nistagmo rítmico en caso de tumores de tallo encefálico y cerebelo. Son características asociadas sordera, disfagia, náusea, vómito, vértigo y ataxia. La compresión del tallo encefálico por el tumor puede causar signos de aumento de la PIC, como alteración del NDC, bradicardia, aumento de la presión diferencial e hipertensión sistólica.
- ***Encefalitis.*** En la encefalitis, el nistagmo rítmico suele acompañarse de alteración del NDC que va de letargo a coma. Por lo común va precedido por inicio súbito de fiebre, cefalea y vómito. Otras manifestaciones son rigidez de nuca, convulsiones, afasia, ataxia, fotofobia y signos de parálisis de nervios craneales, como disfagia y ptosis.
- ***Traumatismo craneoencefálico.*** La lesión del tallo encefálico puede causar nistagmo rítmico, que suele ser horizontal. También puede haber cambios pupilares, alteración del patrón respiratorio, coma y postura de descerebración.
- ***Laberintitis (aguda).*** La laberintitis aguda es una inflamación del oído interno que causa el inicio súbito de nistagmo rítmico, acompañado de mareo, vértigo, acúfenos, náusea y vómito. El componente rápido del nistagmo va hacia el oído no afectado. También puede ocurrir pérdida auditiva neurosensitiva gradual.
- ***Enfermedad de Ménière.*** La enfermedad de Ménière es un trastorno del oído interno que se caracteriza por episodios agudos de nistagmo rítmico, náusea y vómito intensos, mareos, vértigo, sordera progresiva, acúfenos y diaforesis. Por lo común el sentido del nistagmo rítmico varía de un episodio al siguiente. Los episodios pueden durar de 10 minutos a varias horas.
- ***Evento vascular cerebral (EVC).*** Un EVC que afecte las arterias cerebelosas posterior o inferior puede causar nistagmo rítmico horizontal o vertical repentino quizá dependiente de la mirada. Otros datos son disfagia, disartria, pérdida de la percepción de dolor y temperatura en el mismo lado de la cara y el lado opuesto de tronco y extremidades, síndrome de Horner ipsilateral (ptosis unilateral, constricción pupilar y anhidrosis facial), y signos cerebelosos, como ataxia y vértigo. También son posibles signos de aumento de la PIC (como alteración del NDC, bradicardia, aumento de la presión diferencial e hipertensión sistólica).

Otras causas

- ***Fármacos y alcohol.*** El nistagmo rítmico puede ser causado por barbitúricos, fenitoína o intoxicación por carbamazepina o alcohol.

Consideraciones especiales

Se prepara al paciente para pruebas diagnósticas, como electronistagmografía y tomografía computarizada encefálica.

Orientación al paciente

Se instruye al paciente acerca de medidas de seguridad y se le advierte sobre la importancia de evitar cambios de posición bruscos.

CONSIDERACIONES PEDIÁTRICAS

En niños, el nistagmo pendular puede ser idiopático o deberse a las primeras fases de deterioro visual relacionado con trastornos como atrofia del nervio óptico, albinismo, cataratas congénitas o astigmatismo grave.

Bibliografía

Ansons, A. M., & Davis, H. (2014). *Diagnosis and management of ocular motility disorders*. West Sussex, UK: Wiley Blackwell.

Biswas, J., Krishnakumar, S., & Ahuja, S. (2010). *Manual of ocular pathology*. New Delhi, India: Jaypee–Highlights Medical Publishers.

Gerstenblith, A. T., & Rabinowitz, M. P. (2012). *The wills eye manual*. Philadelphia, PA: Lippincott Williams & Wilkins.

Roy, F. H. (2012). *Ocular differential diagnosis*. Clayton, Panama: Jaypee–Highlights Medical Publishers, Inc.

Nódulo mamario

(Véase también Hoyuelos mamarios, Dolor mamario, Úlcera mamaria)

El nódulo mamario es un signo ginecológico frecuente y tiene dos causas principales: enfermedad mamaria benigna y cáncer. La enfermedad mamaria benigna, la causa más común de nódulos, puede iniciarse con la formación de quistes en conductos galactóforos obstruidos y dilatados, hipertrofia o formación de tumor en el sistema de conductos, inflamación o infección.

Aunque menos de 20% de los nódulos mamarios son malignos, los signos y síntomas de cáncer mamario no son fáciles de distinguir de los propios de enfermedad mamaria benigna. El cáncer de mama es una de las principales causas de muerte en mujeres, pero en ocasiones afecta a hombres, con signos y síntomas similares a los de las mujeres. Así, los nódulos mamarios en ambos sexos siempre deben evaluarse.

Una mujer que está familiarizada con la sensación de sus mamas y realiza el autoexamen mamario mensual puede detectar un nódulo de 6.4 mm o menos, un tamaño considerablemente menor que el de un nódulo de 1 cm, que es fácilmente detectable por un examinador experimentado. Sin embargo, una mujer puede no informar que tiene un nódulo por temor al cáncer de mama.

Anamnesis y exploración física

Si la paciente informa una masa, se le pregunta cómo y cuándo la descubrió. ¿Varían el tamaño de la masa y la sensibilidad con el ciclo menstrual? ¿Ha cambiado la masa desde que la notó por primera vez? ¿Ha notado otros signos mamarios, como cambio en forma, tamaño o contorno de la mama, secreción o cambios del pezón?

¿Está amamantando a un bebé? ¿Tiene fiebre, escalofríos, fatiga u otros signos o síntomas de influenza? Se le pide que describa cualquier dolor o sensibilidad relacionados con la masa. ¿Sólo tiene dolor en una mama? ¿Ha sufrido traumatismo reciente en la mama? Se exploran los antecedentes médicos del paciente y su familia en busca de factores que elevan el riesgo de cáncer de mama. Entre ellos se incluyen alimentación rica en grasa, madre o hermana con cáncer de mama, o antecedente de cáncer, en especial en la otra mama. Otros factores de riesgo son nuliparidad y primer embarazo después de los 30 años de edad.

CONSIDERACIONES CULTURALES *En Estados Unidos, la incidencia de cáncer de mama es mayor en mujeres caucásicas que en cualquier otro grupo racial o étnico. Sin embargo, la mortalidad por cáncer de mama es mayor entre mujeres afroamericanas.*

Después se realiza una exploración exhaustiva de mamas. Se presta especial atención al cuadrante superior externo de cada mama, donde se localiza la mitad del tejido ductal. Éste es el sitio más común de tumores mamarios malignos.

Se palpa con cuidado el posible nódulo mamario, tomando nota de su sitio, forma, tamaño, consistencia, movilidad y delineación. ¿Se siente el nódulo blando, ahulado y elástico o duro? ¿Es móvil, se desliza de los dedos al palparlo,

N

o está firmemente fijo al tejido adyacente? ¿Parece el nódulo limitar la movilidad de toda la mama? Se observa la delineación del nódulo. ¿Están los bordes claramente definidos o son indefinidos? ¿Se siente la zona más como una dureza o una induración difusa que como un nódulo con bordes definidos?

¿Se siente un nódulo o varios pequeños? ¿Es la forma redonda, ovalada, lobular o irregular? Se inspecciona y palpa la piel sobre el nódulo en busca de calor, enrojecimiento y edema. Se palpan los nódulos linfáticos de la mama y axila en busca de crecimiento.

Se observa el contorno de las mamas, buscando asimetría e irregularidades. Se está alerta a signos de retracción, como hoyuelos y desviación, retracción o aplanamiento del pezón. (Para exagerar los hoyuelos, se pide a la paciente que eleve los brazos sobre la cabeza o empuje con las manos contra las caderas.) Se tira con suavidad de la piel de la mama hacia la clavícula. ¿Es evidente un hoyuelo? Se vuelve a moldear la piel mamaria y se observa la zona en busca de un hoyuelo.

Se está alerta a secreción espontánea, unilateral y no láctea del pezón (serosa, sanguinolenta o purulenta). Debe

Nódulo mamario: causas comunes y datos relacionados

SIGNOS Y SÍNTOMAS

CAUSAS COMUNES	PRINCIPALES SIGNOS Y SÍNTOMAS RELACIONADOS							
	Hoyuelo mamario	*Dolor o sensibilidad mamarios*	*Eritema*	*Fiebre*	*Linfadenopatía*	*Secreción por el pezón*	*Retracción del pezón*	*"Piel de naranja"*
Adenofibroma		◆						
Absceso de glándula areolar		◆		◆				
Absceso mamario (agudo)		◆	◆	◆				◆
Absceso mamario (crónico)	◆		◆		◆		◆	◆
Cáncer de mama	◆	◆	◆		◆	◆	◆	◆
Mastopatía fibroquística		◆						
Ectasia de conducto mamario		◆	◆		◆	◆	◆	◆
Mastitis	◆	◆	◆	◆			◆	◆
Enfermedad de Paget			◆			◆		

tenerse cuidado de no confundirla con la secreción grisácea que puede inducirse en los pezones de una mujer que ha estado embarazada. (Véase *Nódulo mamario: causas comunes y datos relacionados*, en la pág. 483.)

Causas médicas

■ ***Adenofibroma.*** El tacto extremadamente móvil o "resbaloso" de esta neoplasia benigna ayuda a distinguirla de otros nódulos mamarios. El nódulo suele ser único y de manera característica se siente firme, elástico y redondo o lobular, con márgenes bien definidos. No causa dolor ni sensibilidad, puede variar en tamaño del de una cabeza de alfiler a uno muy grande, por lo común crece con rapidez, y suele encontrarse alrededor del pezón o en la cara lateral del cuadrante superior externo.

■ ***Absceso de glándula areolar.*** Este absceso es una masa palpable sensible en la periferia de la areola después de inflamación de las glándulas sebáceas de Montgomery. También puede haber fiebre.

■ ***Absceso mamario.*** Una masa fluctuante sensible caliente localizada con eritema y "piel de naranja" tipifica un absceso agudo. Son signos y síntomas asociados fiebre, escalofríos, malestar general y molestia generalizada. En el caso de un absceso crónico, el nódulo no es sensible, irregular y firme y puede sentirse como una pared gruesa de tejido fibroso. Por lo común se acompaña de hoyuelo cutáneo, "piel de naranja", retracción del pezón y, en ocasiones, linfadenopatía axilar.

N

■ ***Cáncer de mama.*** Un nódulo duro poco delineado que está fijo a la piel o el tejido subyacente sugiere cáncer de mama. Los nódulos malignos suelen causar hoyuelos mamarios, desviación o retracción del pezón, o aplanamiento del pezón o del contorno de la mama. Entre 40 y 50% de los nódulos malignos ocurren en el cuadrante superior externo.

Los nódulos suelen ser únicos, aunque el nódulo principal puede estar rodeado por nódulos satélites. Por lo común son no sensibles. La secreción del pezón puede ser serosa o sanguinolenta. (Una sanguinolenta en presencia de un nódulo es un signo clásico de cáncer de mama.) Otros datos son edema ("piel de naranja") de la piel sobre la masa, eritema, sensibilidad y linfadenopatía axilar. Puede formarse una úlcera mamaria como signo tardío. Quizá haya dolor mamario, pero es un síntoma poco confiable.

■ ***Mastopatía fibroquística.*** Este trastorno fibroquístico, la causa más común de nódulos mamarios, produce nódulos lisos, redondos y ligeramente elásticos, que aumentan de tamaño y sensibilidad inmediatamente antes de la menstruación. Los nódulos pueden ocurrir en racimos granulares finos en ambas mamas o ser masas generalizadas bien definidas de tamaño variable. Puede ser palpable un engrosamiento del tejido adyacente. Los nódulos quísticos son móviles, lo que ayuda a diferenciarlos de los malignos. Dado que los nódulos quísticos no están fijos al tejido mamario subyacente, no producen signos de retracción, como desviación del pezón u hoyuelos. También puede haber signos y síntomas de síndrome premenstrual —como cefalea, irritabilidad, meteorismo, náusea, vómito y cólicos abdominales.

■ ***Ectasia de conducto mamario.*** El nódulo mamario ahulado de la ectasia de conducto mamario, un trastorno de la menopausia o la posmenopausia, suele localizarse bajo la areola. Por lo común se acompaña de dolor transitorio, prurito, sensibilidad y eritema de la areola; secreción densa, adhesiva y multicolor por múltiples conductos del pezón; y retracción del pezón. La piel sobre la masa puede ser verde-azulada o "piel de naranja". Es posible que haya linfadenopatía axilar.

■ ***Mastitis.*** En la mastitis, los nódulos mamarios se sienten firmes e indurados o discretos, vellosos y sensibles. La palpación gentil define la zona de máxima acumulación purulenta. Puede haber hoyuelo cutáneo o desviación, retracción o aplanamiento del pezón, y éste puede presentar una grieta o abrasión. Entre los signos y síntomas acompañantes se incluyen calor, eritema, sensibilidad y "piel de naranja" en la mama, así como fiebre alta, escalofríos, malestar general y fatiga.

■ ***Enfermedad de Paget.*** La enfermedad de Paget es un carcinoma intraductal de crecimiento lento que comienza como una lesión eccematoide escamosa unilateral del pezón. Este último sufre más tarde enrojecimiento y excoriación y puede quedar completamente destruido. El proceso se extiende a lo largo de la piel así como en los conductos, y por lo común avanza a una masa de localización profunda.

Consideraciones especiales

Aunque muchas mujeres consideran que una masa mamaria es un signo de cáncer de mama, la mayoría de los nódulos son benignos. Como resultado, se trata de no alarmar más a la paciente. Se le da una explicación simple de la exploración, y se le alienta a expresar sus sentimientos.

Se prepara a la paciente para pruebas diagnósticas, que podrían incluir transiluminación, mamografía, termografía, aspiración con aguja o biopsia abierta del nódulo para estudio del tejido, y examen citológico de la secreción del pezón.

Se pospone la orientación al paciente sobre cómo realizar el autoexamen de mamas hasta que supere su ansiedad inicial por descubrir un nódulo. El autoexamen de mamas con regularidad es especialmente importante para mujeres con antecedente personal de cáncer, antecedente familiar de cáncer de mama, nuliparidad, o primer hijo después de los 30 años de edad.

Aunque la mayoría de los nódulos que ocurren en la paciente que amamanta a un bebé resultan de mastitis, la posibilidad de cáncer demanda una evaluación cuidadosa. Se recomienda a la paciente con mastitis que se extraiga la leche para prevenir la ulterior estasis láctea, que la elimine y que la sustituya por leche de fórmula hasta que la infección reaccione a los antibióticos.

Orientación al paciente

Se enseñan a la paciente las técnicas del autoexamen de mamas. Se explica el tratamiento de la mastitis.

CONSIDERACIONES PEDIÁTRICAS

La mayoría de los nódulos en niñas y adolescentes reflejan la respuesta normal del tejido mamario a las fluctuaciones hormonales. Por ejemplo, las mamas de las niñas que recién entran en la adolescencia pueden contener de manera normal nódulos en forma de cordón que se hacen sensibles inmediatamente antes de la menstruación.

Un nódulo mamario transitorio en adolescentes masculinos (al igual que en las mujeres de 20 a 30 años de edad) puede deberse a mastitis juvenil, que suele afectar una mama. Hay signos de inflamación en una masa firme atrás del pezón.

CONSIDERACIONES GERIÁTRICAS

En mujeres de 70 años o más, las tres cuartas partes de todas las masas mamarias son malignas.

BIBLIOGRAFÍA

Benner, C., Carabin, H., Sánchez-Serrano, L. P., Budke, C. M., & Carmena D. (2010). Analysis of the economic impact of cystic echinococcosis in Spain. *Bulletin of World Health Organization*, *88*(1), 49–57.

Masroor, I., Azeemuddin, M., Khan, S., & Barakzai, A. (2010). Hydatid disease of the breast. *Singapore Medical Journal*, *51*(4), 72–75.

N

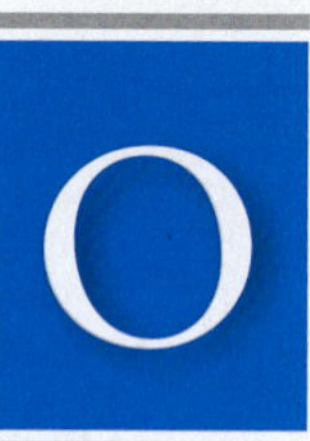

OBNUBILACIÓN

Una disminución del nivel de conciencia (NDC), que va de letargo a estupor y a coma, suele deberse a un trastorno neurológico y puede indicar una complicación potencialmente letal, como hemorragia, traumatismo o edema cerebral. Sin embargo, este signo también puede ser causado por un problema metabólico, digestivo, musculoesquelético, urológico o cardiopulmonar; déficit nutricional grave; efectos de toxinas; o uso de drogas. El NDC puede deteriorarse de modo súbito o gradual y permanecer alterado temporal o permanentemente.

La conciencia es afectada por el sistema activador reticular (SAR), una intrincada red de neuronas con axones que se extienden desde tallo encefálico, tálamo e hipotálamo hasta la corteza cerebral. Una alteración en cualquier parte de este sistema integrado impide la intercomunicación que hace posible la conciencia. La pérdida de la conciencia puede deberse a trastorno cerebral bilateral, alteración del SAR, o ambas cosas. De manera característica la disfunción cerebral produce disminución menos impresionante del NDC. En contraste, la disfunción del SAR causa la disminución más notable del NDC: coma.

El indicador más sensible de disminución del NDC es un cambio en el estado mental del paciente. La escala de coma de Glasgow, que mide la capacidad de un paciente de reaccionar a estimulación verbal, sensitiva y motora, puede usarse para evaluar con rapidez el NDC de un paciente.

INTERVENCIONES EN CASO DE URGENCIA

Después de evaluar las vías respiratorias, la respiración y la circulación, se usa la escala de coma de Glasgow para determinar con rapidez el NDC y obtener datos de referencia (Véase Escala de coma de Glasgow, *en la pág. 487.) Si el puntaje del paciente es de 13 o menos, tal vez se requiera cirugía de urgencia. Se coloca una vía aérea, se eleva 30° la cabecera de la cama, y si se ha descartado lesión de la médula espinal, se vuelve a un lado la cabeza del paciente. Se hacen los preparativos para aplicar aspiración en caso necesario. Tal vez se deba hiperventilar al paciente para reducir los valores de dióxido de carbono y la presión intracraneal (PIC). Se determinan frecuencia, ritmo y profundidad de las respiraciones espontáneas. Se apoya la respiración con una bolsa de reanimación, de ser necesario. Si el puntaje en la escala de coma de Glasgow del paciente es de 7 o menos, quizá se requiera intubación y reanimación.*

Se continúa vigilando los signos vitales, estando alerta a signos de aumento de la PIC, como bradicardia y ascenso de la presión diferencial. Cuando se estabilizan vías respiratorias, respiración y circulación, se realiza un examen neurológico.

Anamnesis y exploración física

Se intenta obtener el relato de los hechos del paciente, si está lúcido, y de su familia. ¿Informó el paciente cefalea, mareo, náusea, alteraciones de visión o audición, debilidad, fatiga u otros problemas antes de que su NDC disminuyera? ¿Ha

Escala de coma de Glasgow

Probablemente el lector ha oído términos como *letárgico, obnubilado* y *estuporoso* para describir una disminución progresiva en el nivel de conciencia (NDC) de un paciente. Sin embargo, la escala de coma de Glasgow constituye un método más preciso y menos subjetivo para registrar tales cambios, al asignar un puntaje a la conciencia en relación con apertura de ojos y respuestas motoras y verbales.

Para usar la escala de coma de Glasgow, se examina la capacidad del paciente de responder a estimulación verbal, motora y sensitiva. El sistema de puntaje no determina el NDC exacto, pero constituye una manera fácil de describir el estado básico del paciente y ayuda a detectar e interpretar cambios respecto a los datos de referencia. Un puntaje de reacción disminuida en una o más categorías puede indicar crisis neurológica inminente. Un puntaje de 7 o menos indica daño neurológico grave.

PRUEBA	REACCIÓN	PUNTAJE
Ojos	Apertura espontánea	4
	Apertura a orden verbal	3
	Apertura por dolor	2
	Sin reacción	1
Mejor respuesta motora	Obedece una orden verbal	6
	Localiza un estímulo doloroso	5
	Flexión: retiro	4
	Flexión: anómala (rigidez de decorticación)	3
	Extensión (rigidez de descerebración)	2
	Sin reacción	1
Mejor respuesta verbal	Orientado y conversa	5
	Desorientado y conversa	4
	Palabras inapropiadas	3
	Sonidos incomprensibles	2
	Sin reacción	1
Total		3 a 15

notado su familia cambios en conducta, personalidad, memoria o temperamento del paciente? También se interroga sobre un antecedente de enfermedad neurológica, cáncer o traumatismo o infecciones recientes; fármacos prescritos; uso de drogas y alcohol; y otros signos y síntomas.

Dado que algunos trastornos de virtualmente cualquier aparato o sistema puede reducir el NDC, el resto de la valoración debe ajustarse a la evaluación con base en los signos y síntomas asociados del paciente.

Causas médicas

■ ***Crisis suprarrenal.*** Una disminución en el NDC, de letargo a coma, puede ocurrir en las 8 a 12 horas que siguen a su inicio. Entre los datos asociados tempranos están debilidad progresiva, irritabilidad, anorexia, cefalea, náusea, vómito, diarrea, dolor abdominal y fiebre. Son signos y síntomas posteriores hipotensión; pulso filiforme rápido; oliguria; humedad fría de la piel; y flacidez de extremidades. El paciente con disfunción adrenocortical crónica puede tener hiperpigmentación de piel y mucosas.

■ ***Absceso cerebral.*** Un NDC disminuido va de somnolencia a estupor profundo, según el tamaño y sitio del absceso. Los signos y síntomas tempranos —cefalea refractaria constante, náusea, vómito y convulsiones— reflejan aumento de la PIC. Son manifestaciones posteriores típicas trastornos oculares (nistagmo, ceguera, desigualdad pupilar) y signos de infección como fiebre. Otros datos posibles son cambios de personalidad, confusión, conductas anómalas, mareo, debilidad facial, afasia, ataxia, temblor y hemiparesia.

■ ***Tumor cerebral.*** El NDC disminuye con lentitud, de letargo a coma. También puede haber apatía, cambios conductuales, pérdida de memoria, disminución del lapso de atención, cefalea matutina, mareo, ceguera, ataxia y alteraciones sensitivomotoras. Son posibles afasia y convulsiones, junto con signos de desequilibrio hormonal, como retención de líquido o amenorrea. Los signos y síntomas varían con el sitio y el tamaño del tumor. En etapas posteriores también ocurren papiledema, vómito, bradicardia y aumento de la presión diferencial. En las etapas finales puede presentarse postura de decorticación o de descerebración.

■ ***Aneurisma cerebral (ruptura).*** Somnolencia, confusión y, en ocasiones, estupor, caracterizan un sangrado moderado; ocurre coma profundo en caso de sangrado intenso, que puede ser letal. El inicio suele ser abrupto, con cefalea intensa repentina, náusea y vómito. Rigidez de nuca, dorsalgia, dolor de extremidad inferior, fiebre, inquietud, irritabilidad, convulsiones ocasionales y visión borrosa apuntan a irritación meníngea. El tipo y la gravedad de otros datos varían con el sitio y la gravedad de la hemorragia, y entre ellos se incluyen hemiparesia, defectos hemisensitivos, disfagia y defectos visuales.

■ ***Cetoacidosis diabética.*** La cetoacidosis diabética causa un rápida disminución del NDC, que va de letargo a coma, por lo común precedido por polidipsia, polifagia y poliuria. El paciente puede informar debilidad, anorexia, dolor abdominal, náusea y vómito. También puede exhibir hipotensión ortostática; aliento cetónico; respiraciones de Kussmaul; calor y sequedad cutáneos; y pulso filiforme rápido. Si no se trata, este trastorno invariablemente desemboca en coma y la muerte.

■ ***Encefalitis.*** En las 24 a 48 horas siguientes al inicio, el paciente puede presentar cambios en el NDC que van de letargo a coma. Otros datos posibles son inicio abrupto de fiebre, cefalea, rigidez de nuca, náusea, vómito, irritabilidad, cambios de personalidad, convulsiones, afasia, ataxia, hemiparesia, nistagmo, fotofobia, mioclono y parálisis de nervios craneales.

■ ***Encefalomielitis (posvacunal).*** La encefalomielitis posvacunal es un trastorno potencialmente letal que causa deterioro rápido en el NDC, de somnolencia a coma. También ocurren inicio rápido de fiebre, cefalea, rigidez de nuca, dorsalgia, vómito y convulsiones.

■ ***Encefalopatía.*** En la encefalopatía hepática, los signos y síntomas se desarrollan en cuatro etapas: en la etapa prodrómica, ligeros cambios de personalidad (desorientación, olvido, habla farfullante) y ligero temblor; en la etapa de inminencia, temblor que avanza a asterixis (el signo distintivo de la encefalopatía hepática), letargo, conducta aberrante y apraxia; en la etapa estuporosa, estupor e hiperventilación, con conducta ruidosa y abusiva del paciente cuando se excita; en la etapa comatosa, coma con postura de descerebración, reflejos hiperactivos, reflejo de Babinski positivo y hedor hepático.

En la encefalopatía hipertensiva, potencialmente letal, el NDC disminuye de manera progresiva de letargo a estupor a coma. Además de hipertensión considerable, el paciente puede experimentar cefalea intensa, vómito, convulsiones, alteraciones de la visión, parálisis transitoria y, al final, respiraciones de Cheyne-Stokes.

En la encefalopatía hipoglucémica, el NDC se deteriora con rapidez de letargo a coma. Son signos y síntomas tempranos nerviosismo, inquietud, agitación y confu-

O

sión; hambre; bochornos alternados con sudoración fría; y cefalea, temblor y palpitaciones. La visión borrosa avanza a debilidad motora, hemiplejia, dilatación pupilar, palidez, disminución de la frecuencia del pulso, respiraciones superficiales y convulsiones. Flacidez y postura de descerebración aparecen tarde.

Según la gravedad, la encefalopatía hipóxica produce disminución súbita o gradual del NDC, que lleva a coma y muerte cerebral. Desde una fase temprana, el paciente luce confundido e inquieto, con cianosis y aumento de las frecuencias cardiaca y respiratoria y la presión arterial. Más tarde el patrón respiratorio se hace anómalo, y la valoración revela disminución de pulso, presión arterial y reflejos tendinosos profundos (RTP); reflejo de Babinski positivo; reflejo de ojos de muñeca ausente; y pupilas fijas.

En la encefalopatía urémica, el NDC disminuye de manera gradual de letargo a coma. Desde una fase temprana, el paciente puede lucir apático, falto de atención, confundido e irritable y puede informar cefalea, náusea, fatiga y anorexia. Otros datos son vómito, temblor, edema, papiledema, hipertensión, arritmias cardiacas, disnea, crepitaciones, oliguria y respiraciones de Kussmaul y Cheyne-Stokes.

■ ***Golpe de calor.*** Al aumentar la temperatura, el NDC disminuye gradualmente de letargo a coma. Son signos y síntomas tempranos malestar general, taquicardia, taquipnea, hipotensión ortostática, calambres musculares, rigidez y síncope. El paciente puede estar irritable, ansioso y mareado y puede informar cefalea intensa. Al inicio del golpe de calor, la piel está caliente, roja y diaforética con cianosis manchada; más tarde, cuando la fiebre excede los 40.5 °C, la piel se torna caliente, roja y anhidrótica. Las frecuencias del pulso y respiratoria aumentan mucho, y la presión arterial cae drásticamente. Otros datos son vómito, diarrea, dilatación pupilar y respiraciones de Cheyne-Stokes.

■ ***Hipernatremia.*** La hipernatremia, potencialmente letal si es aguda, hace que el NDC se deteriore de letargo a coma. Hay irritabilidad y fasciculaciones que avanzan a convulsiones. Otros signos y síntomas asociados son pulso filiforme y débil; náusea; malestar general; fiebre; sed; rubor; y sequedad de mucosas.

■ ***Síndrome hiperglucémico hiperosmolar no cetósico.*** El NDC disminuye con rapidez de letargo a coma. Entre los datos tempranos se incluyen poliuria, polidipsia, pérdida de peso y debilidad. Más tarde pueden ocurrir hipotensión, escasa turgencia cutánea, sequedad de piel y mucosas, taquicardia, taquipnea, oliguria y convulsiones.

■ ***Hipopotasemia.*** El NDC disminuye gradualmente a letargo; el coma es raro. Otros datos son confusión, náusea, vómito, diarrea y poliuria; debilidad, disminución de reflejos y malestar general; y mareo, hipotensión, arritmias y electrocardiograma anómalo.

■ ***Hiponatremia.*** La hiponatremia, potencialmente letal si es aguda, causa reducción del NDC en etapas tardías. Náusea y malestar general tempranos pueden avanzar a cambios conductuales, confusión, letargo, falta de coordinación y, con el tiempo, convulsiones y coma.

■ ***Hipotermia.*** En la hipotermia grave (temperatura menor de 32.2 °C), el NDC disminuye de letargo a coma. Desaparecen los RTP, y ocurre fibrilación ventricular, quizá seguida de paro cardiopulmonar. En la hipotermia leve a moderada puede haber pérdida de la memoria y habla farfullante así como escalofríos, debilidad, fatiga y apatía. Otros signos y síntomas tempranos son ataxia, rigidez muscular y RTP hiperactivos; diuresis; taquicardia y baja frecuencia respiratoria y presión arterial; y humedad fría de la piel. Más tarde son posibles rigidez muscular y disminución de reflejos, junto con cianosis periférica, bradicardia, arritmias, hipotensión grave, disminución de la frecuencia respiratoria con respiraciones superficiales y oliguria.

■ ***Hemorragia intracerebral.*** La hemorragia intracerebral es un trastorno potencialmente letal que induce una pérdida rápida y continua de la conciencia en horas, por lo común acompañada de cefalea intensa, mareo, náusea y vómito. Los signos y síntomas asociados varían, y pueden incluir hipertensión, respiraciones irregulares, reflejo de Babinski positivo, convulsiones, afasia, disminución de la sensibilidad, hemiplejia, postura de decorticación o descerebración, y dilatación pupilar.

■ ***Listeriosis.*** Si la listeriosis se propaga al sistema nervioso y causa meningitis, los signos y síntomas incluyen disminución del NDC, fiebre, cefalea y rigidez de nuca. Son signos y síntomas tempranos de listeriosis fiebre, mialgia, dolor abdominal, náusea, vómito y diarrea.

CONSIDERACIONES SEGÚN EL SEXO *Las infecciones durante el embarazo pueden provocar parto prematuro, infección del neonato o aborto.*

■ ***Meningitis.*** Se espera que ocurran confusión e irritabilidad; sin embargo, en el paciente con meningitis grave también son posibles estupor, coma y convulsiones. Ocurre con rapidez fiebre, quizá acompañada de escalofríos. Son datos asociados cefalea intensa, rigidez de nuca, hiperreflexia y, quizá, opistótonos. El paciente exhibe signos de Kernig y Brudzinski y, tal vez, parálisis ocular, fotofobia, debilidad facial y sordera.

■ ***Hemorragia pontina.*** Ocurre en minutos un descenso rápido y repentino del NDC hasta el coma, y hasta la muerte en horas. También puede haber parálisis total, postura de descerebración, reflejo de Babinski positivo, reflejo de ojos de muñeca ausente, y miosis bilateral (sin embargo, las pupilas permanecen reactivas a la luz).

■ ***Trastornos convulsivos.*** Una convulsión compleja parcial induce disminución del NDC, que se manifiesta como mirada perdida, conducta sin sentido (pellizcarse la ropa, vagabundear, chasquear los labios o realizar movimientos de masticación), y habla ininteligible. La convulsión puede ir precedida por un aura y seguida por varios minutos de confusión mental.

Una crisis de ausencia suele implicar un cambio breve en el NDC, indicado por parpadeo o movimientos laterales de los ojos, mirada perdida, y ligeros movimientos de la boca.

Una convulsión tonicoclónica generalizada suele comenzar con un grito fuerte y pérdida repentina de la conciencia. Ocurren espasmos musculares alternados con relajación. También son posibles mordedura de la lengua, incontinencia, respiración laboriosa, apnea y cianosis. La conciencia vuelve después de la convulsión, pero el paciente permanece confundido y puede tener dificultad para hablar. Puede informar sonmolencia, fatiga, cefalea, dolor muscular y debilidad, y quedarse profundamente dormido.

Una convulsión atónica produce inconciencia repentina por algunos segundos. El estado epiléptico, consistente en convulsiones que recurren con rapidez sin periodos de recuperación fisiológica y retorno de la conciencia intermedios, es potencialmente letal.

■ ***Choque.*** En una fase avanzada del choque disminuye el NDC —letargo que avanza a estupor y coma. Son datos asociados confusión, ansiedad e inquietud; hipotensión; taquicardia; pulso débil con disminución de la presión diferencial; disnea; oliguria; y humedad fría de la piel.

El choque hipovolémico suele ser resultado de sangrado masivo o insidioso, ya sea interno o externo. El choque cardiógeno puede causar dolor torácico o arritmias y signos de insuficiencia cardiaca, como disnea, tos, edema, ingurgitación yugular y aumento de peso. El choque septicémico puede acompañarse de fiebre alta y escalofríos. En el choque anafiláctico suele haber estridor.

■ ***Evento vascular cerebral (EVC).*** Los cambios en el NDC varían en grado y momento de inicio, según el tamaño de la lesión, el sitio y la presencia de edema. Un EVC trombótico suele ocurrir después de múltiples accidentes isquémicos transitorios (AIT). Los cambios en el NDC pueden ser abruptos o tardar minutos, horas o días. Un EVC embólico ocurre de improviso, y los déficit alcanzan su máximo casi de inmediato.

Los déficit relacionados con el EVC hemorrágico por lo común se producen en minutos u horas.

Los datos asociados varían con el tipo y la gravedad del EVC, y entre ellos están desorientación; déficit intelectuales, como pérdida de la memoria y juicio deficiente; cambios de personalidad; y labilidad emocional. Otros datos posibles son disartria, disfagia, ataxia, afasia, apraxia, agnosia, pérdida neurosensitiva unilateral y trastornos visuales. Además, pueden ocurrir retención urinaria, incontinencia, estreñimiento, cefalea, vómito y convulsiones.

- ***Hemorragia subdural (aguda).*** La hemorragia subdural aguda es un trastorno potencialmente letal en el que agitación y confusión son seguidas por disminución progresiva del NDC desde somnolencia a coma. También puede haber cefalea, fiebre, dilatación pupilar unilateral, disminución de las frecuencias del pulso y respiratoria, aumento de la presión diferencial, convulsiones, hemiparesia y reflejo de Babinski positivo.
- ***Tormenta tiroidea.*** Ocurre disminución repentina del NDC y puede avanzar a coma. Irritabilidad, inquietud, confusión y conducta psicótica preceden al deterioro. Son signos y síntomas asociados temblor y debilidad; alteraciones visuales; taquicardia, arritmias, angina y dificultad respiratoria aguda; calor, humedad y rubor de la piel; y vómito, diarrea y fiebre hasta de 40.5 °C.
- ***AIT.*** El NDC disminuye de manera abrupta (con gravedad variable) y vuelve gradualmente a la normalidad en 24 horas. Entre los datos específicos de sitio pueden estar ceguera, nistagmo, afasia, mareo, disartria, hemiparesia unilateral o hemiplejia, acúfenos, parestesia, disfagia o marcha tambaleante o descoordinada.
- ***Encefalitis nilooccidental.*** La encefalitis nilooccidental es una infección cerebral causada por el virus nilooccidental, un flavivirus transmitido por mosquitos comunes en África, Asia occidental y Oriente Medio y, menos a menudo, Estados Unidos. Es frecuente la infección leve. Algunos signos y síntomas son fiebre, cefalea y dolor corporal, muchas veces con exantema cutáneo y tumefacción de glándulas linfáticas. La infección más grave es marcada por fiebre alta, cefalea, rigidez de cuello, estupor, desorientación, coma, temblor, convulsiones ocasionales, parálisis y, raras veces, la muerte.

Otras causas

- ***Alcohol.*** El uso de alcohol causa grados variables de sedación, irritabilidad y falta de coordinación; la intoxicación suele provocar estupor.
- ***Fármacos.*** Son posibles sedación y otros grados de disminución del NDC por sobredosis de un barbitúrico, un depresor del sistema nervioso central, ácido acetilsalicílico o insulina y otros fármacos hipoglucémicos.

Consideraciones especiales

Se vuelven a valorar NDC y estado neurológico al menos cada hora. Se vigilan con cuidado PIC e ingreso y egreso. Se aseguran una vía aérea permeable y nutrición adecuada. Se toman precauciones para ayudar a garantizar la seguridad del paciente. Se le mantiene en reposo en cama con los barandales puestos, y se continúan las precauciones para convulsiones. Se tiene al lado de la cama equipo de reanimación de urgencia. Se prepara al paciente para tomografía computarizada de cabeza, resonancia magnética de encéfalo, EEG, y punción lumbar. Se eleva la cabecera de la cama al menos 30°. No se administran opioides o sedantes, porque pueden reducir aún más el NDC y afectar un examen neurológico preciso y significativo. Se aplica sujeción sólo si es necesario, porque su uso puede incrementar la agitación y confusión. Se habla al paciente incluso si está comatoso; la voz puede ayudar a reorientarlo a la realidad.

Orientación al paciente

Se explican los tratamientos e intervenciones que el paciente requiere. Se le enseñan precauciones de seguridad y anticonvulsivas. Se discuten temas de calidad de vida. Se remite a fuentes de apoyo.

CONSIDERACIONES PEDIÁTRICAS

La principal causa de disminución del NDC en niños es traumatismo craneoencefálico, que suele deberse a abuso físico o accidente vehicular. Otras causas son intoxicación accidental, hidrocefalia y meningitis o absceso encefálico después de infección ótica o respiratoria. Para reducir la ansiedad de los padres, se les incluye en el cuidado del niño. Se les ofrecen apoyo y explicaciones realistas sobre el estado de su hijo.

Bibliografía

Laureys, S., Celesia, G. G., Cohadon, F., Lavrijsen, J., León-Carrión, J., Sannita, W. G., … The European Task Force on Disorders of Consciousness. (2010). Unresponsive wakefulness syndrome: A new name for the vegetative state or apallic syndrome. *BMC Medicine*, *8*, 6–8.

Wilde, E. G., Whiteneck, G. G., Bogner, J., Bushnik, T., Cifu, D. X., Dikmen, S., … von Steinbuechel, N., et al. (2010). Recommendations for the use of common outcome measures in traumatic brain injury research. *Archives of Physical Medicine and Rehabilitation*, *91*(11), 1650–1660.

Oftalmalgia

(Véase también Exoftalmia, Secreción ocular) [Dolor ocular]

0

La oftalmalgia puede describirse como una sensación quemante, palpitante, insidiosa o punzante en el ojo o a su alrededor. También puede caracterizarse como una sensación de cuerpo extraño. Este signo varía de leve a intenso; su duración y sitio exacto dan indicios sobre el trastorno causal.

La oftalmalgia a menudo se debe a abrasión corneal, pero también puede ser causada por glaucoma u otros trastornos oculares, traumatismo, y afecciones neurológicas o sistémicas. Cualquiera de estos problemas puede estimular terminaciones nerviosas en la córnea o la parte externa del ojo, y producir dolor.

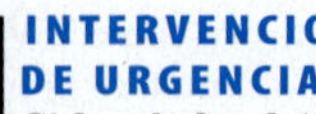

INTERVENCIONES EN CASO DE URGENCIA

Si la oftalmalgia resulta de una quemadura química, se retiran los lentes de contacto, si están presentes, y se irriga el ojo con un mínimo de 1 L de solución salina normal durante 10 minutos. Se evierten los párpados y se limpian los fondos de saco con un aplicador con punta de algodón para eliminar cualquier partícula o sustancias químicas. La oftalmalgia por glaucoma de ángulo cerrado aguda es una urgencia oftalmológica que requiere intervención inmediata a fin de reducir la presión intraocular (PIO). Si el tratamiento farmacológico no reduce la PIO, el paciente requerirá iridotomía láser o iridectomía periférica quirúrgica para salvar la visión.

Anamnesis y exploración física

Si la oftalmalgia no resulta de una quemadura química, se realiza una anamnesis completa. Se pide al paciente que describa el dolor en detalle. ¿Es un dolor insidioso o penetrante? ¿Cuánto tiempo ha durado? ¿Se acompaña de ardor, prurito o secreción? Se determina cuándo comenzó. ¿Es peor en la mañana o en la noche? Se interroga sobre traumatismo o cirugía recientes, en especial si el paciente informa dolor intenso repentino. ¿Sufre cefaleas? En caso afirmativo, se determina con qué frecuencia y a qué hora del día ocurren.

Durante la exploración física, *no* debe manipularse el ojo si se sospecha traumatismo. Se valoran con cuidado párpados y conjuntiva en busca de enrojecimiento, inflamación y tumefacción. Después se examinan los ojos para determinar si hay ptosis o exoftalmía. Por último, se revisa la agudeza visual con y sin corrección, y se valoran los movimientos oculares. Se caracteriza cualquier secreción. (Véase *Examen de la parte externa del ojo*, en la pág. 493.)

Causas médicas

- ***Glaucoma de ángulo cerrado agudo.*** Visión borrosa y dolor insufrible súbito en el ojo y a su alrededor caracterizan el glaucoma de ángulo cerrado agudo;

PARA FACILITAR LA EXPLORACIÓN

Examen de la parte externa del ojo

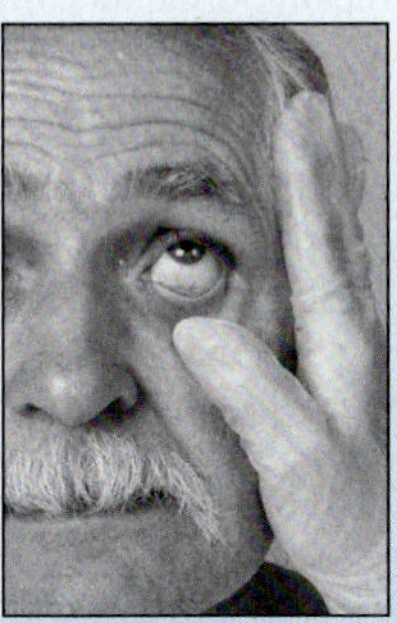

En el caso de pacientes con oftalmalgia u otros síntomas oculares, el examen de la parte externa del ojo forma parte importante de la valoración ocular. A continuación se indica cómo realizar dicho examen.

Primero se inspeccionan los párpados en busca de ptosis y cierre incompleto. También se observan los párpados para determinar si hay edema, eritema, cianosis, hematoma y masas. Se evalúan lesiones cutáneas, masas, tumefacción y sensibilidad por palpación gruesa. ¿Están los párpados evertidos o invertidos? ¿Se vuelven hacia dentro las pestañas? ¿Se han perdido algunas de ellas? ¿Se adhieren entre sí las pestañas o contienen una secreción? Después se examinan los márgenes palpebrales, tomando nota en especial de cualquier residuo, descamación, lesiones o secreciones inusuales. Además, se observa en busca de espasmos palpebrales.

Enseguida se retrae con suavidad el párpado con el pulgar y el índice, y se valora la conjuntiva en cuanto a enrojecimiento, turbiedad, folículos y ampollas u otras lesiones. Se revisa en busca de quemosis oprimiendo el párpado inferior contra el globo ocular y tomando nota de cualquier protuberancia arriba de este punto de compresión. Se observa la esclerótica, con atención a cualquier cambio respecto de su color blanco normal.

A continuación se hace incidir una luz de un lado a otro de la córnea para detectar cicatrices, abrasiones o úlceras. Se toma nota de cambios de color, puntos o zonas opacas o turbias. También se valora la cámara anterior del ojo, que debe ser limpia, profunda, libre de sombras y llena de humor acuoso, transparente.

Se inspeccionan color, forma, textura y patrón del iris. Después se valoran tamaño, forma e igualdad de las pupilas. Por último, se evalúa su reacción a la luz. ¿Son lentas, fijas o arreactivas? ¿Ocurren sólo en un lado la dilatación o constricción pupilares?

el dolor puede ser tan intenso que causa náusea, vómito y dolor abdominal. Otros datos son visión en halo, disminución rápida de la agudeza visual, y pupila fija, arreactiva, moderadamente dilatada.

- ***Blefaritis.*** Un dolor quemante en ambos párpados se acompaña de prurito, secreción viscosa e inyección conjuntival. Son datos relacionados sensación de cuerpo extraño, ulceraciones palpebrales, y pérdida de pestañas.
- ***Quemaduras.*** En caso de quemaduras químicas, puede ocurrir oftalmalgia intensa súbita con eritema y formación de ampollas en cara o párpados, fotofobia, miosis, inyección conjuntival, visión borrosa e incapacidad de mantener los párpados abiertos. En las quemaduras por radiación ultravioleta ocurre dolor moderado a intenso 12 horas después de la exposición, junto con fotofobia y cambios visuales.
- ***Chalazión.*** Un chalazión causa sensibilidad localizada y tumefacción en el párpado superior o el inferior. La eversión del párpado revela inyección conjuntival y una pequeña masa roja.
- ***Conjuntivitis.*** Ocurre algún grado de oftalmalgia y lagrimeo excesivo en cuatro tipos de conjuntivitis. La conjuntivitis alérgica causa dolor bilateral quemante leve acompañado de prurito, inyección conjuntival y una secreción filamentosa característica.

La conjuntivitis bacteriana causa dolor sólo cuando afecta la córnea. En caso contrario, produce ardor y sensación de cuerpo extraño. También son típicas secreción purulenta e inyección conjuntival.

Si está afectada la córnea, la conjuntivitis corneal puede causar dolor y fotofobia. Incluso sin afección corneal, produce prurito y ardor oculares; una secreción purulenta viscosa; e inyección conjuntival.

La conjuntivitis viral provoca prurito, enrojecimiento, sensación de cuerpo extraño, folículos conjuntivales visibles, lagrimeo y edema palpebral.

■ ***Abrasiones corneales.*** En este tipo de lesión, la oftalmalgia se caracteriza por sensación de cuerpo extraño. También son comunes lagrimeo excesivo, fotofobia e inyección conjuntival.

■ ***Úlceras corneales.*** Las úlceras bacterianas y micóticas de la córnea causan oftalmalgia intensa. También pueden ocasionar una secreción ocular purulenta, adhesión palpebral, fotofobia y deterioro de la agudeza visual. Las úlceras corneales bacterianas son blancas grisáceas con forma irregular y causan además constricción pupilar unilateral e inyección conjuntival. Las úlceras corneales micóticas producen inyección conjuntival, edema y eritema palpebrales, y una úlcera central turbia densa rodeada por anillos progresivamente más claros.

■ ***Dacriocistitis.*** La dacriocistitis aguda se caracteriza por dolor y sensibilidad cerca del saco lagrimal. Otros signos son lagrimeo excesivo, secreción purulenta, eritema palpebral y tumefacción en la zona del punto lagrimal.

■ ***Epiescleritis.*** Ocurre oftalmalgia profunda cuando los tejidos situados sobre la esclerótica se inflaman. Son efectos relacionados fotofobia, lagrimeo excesivo y edema conjuntival.

■ ***Eritema multiforme mayor.*** Este trastorno suele causar oftalmalgia intensa, entropión, triquiasis, conjuntivitis purulenta, fotofobia y la formación de lágrimas.

■ ***Cuerpos extraños en córnea y conjuntiva.*** Es común el dolor intenso súbito, pero la visión suele permanecer intacta. Otros datos son lagrimeo excesivo, fotofobia, miosis, sensación de cuerpo extraño, un punto oscuro en la córnea, y notable inyección conjuntival.

■ ***Orzuelo.*** El orzuelo suele producir oftalmalgia localizada que aumenta conforme crece. También son comunes eritema y edema palpebrales.

■ ***Iritis (aguda).*** Ocurre oftalmalgia moderada a intensa con fotofobia considerable, notable inyección conjuntival y visión borrosa. La pupila, constreñida, puede reaccionar poco a la luz.

■ ***Tumor de glándula lagrimal.*** Un tumor de glándula lagrimal es una lesión neoplásica que suele producir oftalmalgia unilateral, deterioro de la agudeza visual y algún grado de exoftalmía.

■ ***Migraña.*** Las migrañas pueden ser tan intensas que duelen los ojos. Además, son posibles náusea, vómito, visión borrosa y sensibilidad a luz y ruido.

■ ***Laceración ocular y cuerpos extraños intraoculares.*** Las lesiones oculares penetrantes suelen causar oftalmalgia unilateral leve a intensa y deterioro de la agudeza visual. También son posibles edema palpebral, inyección conjuntival y reacción pupilar anómala.

■ ***Neuritis óptica.*** En la neuritis óptica, ocurre dolor en el ojo y a su alrededor al moverlo. Se producen pérdida visual grave y visión en túnel, pero mejoran en 2 a 3 semanas. Las pupilas reaccionan con lentitud a la luz directa pero de modo normal a la luz consensual.

■ ***Escleritis.*** La escleritis produce oftalmalgia y sensibilidad intensas, junto con inyección conjuntival, color púrpura azulado de la esclerótica y, quizá, fotofobia y lagrimación excesiva.

■ ***Escleroqueratitis.*** La inflamación de esclerótica y córnea causa dolor, ardor, irritación y fotofobia.

■ ***Hematoma subdural.*** Después de traumatismo craneoencefálico, un hematoma subdural suele causar oftalmalgia y cefalea intensas. Los signos neurológicos relacionados dependen del sitio y tamaño del hematoma.

■ ***Tracoma.*** Junto con dolor en el ojo afectado, el tracoma causa lagrimeo excesivo, fotofobia, secreción ocular, edema y enrojecimiento palpebrales, y folículos conjuntivales visibles.

- ***Uveítis.*** La uveítis anterior causa el inicio súbito de dolor intenso, notable inyección conjuntival, fotofobia y pequeñez y arreactividad pupilares.

La uveítis posterior causa el inicio insidioso de manifestaciones similares así como visión borrosa gradual y distorsión de la forma pupilar.

La uveítis inducida por lente causa oftalmalgia moderada, inyección conjuntival, constricción pupilar y deterioro grave de la agudeza visual. De hecho, el paciente sólo suele percibir luz.

Otras causas

- ***Tratamientos.*** Los lentes de contacto pueden causar oftalmalgia y sensación de cuerpo extraño. La cirugía ocular también puede producir oftalmalgia, que va de molestia leve a dolor retumbante o punzante intenso.

Consideraciones especiales

Para ayudar a reducir la oftalmalgia, se acuesta al paciente en un ambiente oscurecido y tranquilo y se le indica que cierre los ojos. Se le prepara para estudios diagnósticos, incluidos tonometría y radiografía orbitaria.

Orientación al paciente

Se hace hincapié en la importancia de seguir las instrucciones para la farmacoterapia y se dan indicaciones detalladas acerca de la protección ocular. Se explica que el paciente siempre debe buscar atención médica en caso de oftalmalgia.

CONSIDERACIONES PEDIÁTRICAS

Traumatismo e infección son las causas más comunes de oftalmalgia en niños. Se está alerta a indicios no verbales de dolor, como cierre apretado de los párpados o frotamiento frecuente de los ojos.

CONSIDERACIONES GERIÁTRICAS

El glaucoma, que puede causar oftalmalgia, suele ser una enfermedad de pacientes mayores, y adquiere importancia clínica después de los 40 años de edad. Suele ser bilateral y causa pérdida lentamente progresiva de la vista, en especial en campos visuales periféricos.

Bibliografía

Eagle, R. C. Jr. (2011). *Eye pathology: An atlas and text*. Philadelphia, PA: Lippincott Williams & Wilkins.

Gerstenblith, A. T., & Rabinowitz, M. P. (2012). *The wills eye manual*. Philadelphia, PA: Lippincott Williams & Wilkins.

Huang, J. J., & Gaudio, P. A. (2010). *Ocular inflammatory disease and uveitis manual: Diagnosis and treatment*. Philadelphia, PA: Lippincott Williams & Wilkins.

Roy, F. H. (2012). *Ocular differential diagnosis*. Clayton, Panama: Jaypee–Highlights Medical Publishers, Inc.

Oliguria

Un signo cardinal de trastornos renales y de vías urinarias, la oliguria se define en clínica como una diuresis menor de 400 mL/24 horas. De manera característica, el inicio de este signo es abrupto y puede anunciar inestabilidad hemodinámica grave, tal vez potencialmente letal. Sus causas pueden clasificarse como prerrenales (disminución del flujo sanguíneo renal), intrarrenales (daño renal intrínseco) o posrenales (obstrucción de vías urinarias); la fisiopatología difiere para cada clasificación. (Véase *Cómo se produce la oliguria*, en la pág. 496.) La oliguria asociada con una causa prerrenal o posrenal suele ser rápidamente reversible con tratamiento, aunque puede causar daño intrarrenal si no se trata. Sin embargo, la oliguria asociada con una causa intrarrenal suele ser más persistente y puede ser irreversible.

Anamnesis y exploración física

Se comienza preguntando al paciente sobre su patrón diario de micción, incluidos frecuencia y cantidad. ¿Cuándo notó por primera vez cambios en este patrón y

O

en color, olor o consistencia de la orina? Se interroga sobre dolor o ardor al orinar. ¿Ha tenido fiebre el paciente? Se toma nota de su ingreso diario normal de líquido. ¿Ha ingerido más o menos de lo habitual? ¿Ha cambiado drásticamente su consumo de cafeína o alcohol? ¿Ha tenido episodios recientes de diarrea o vómito que pudieran causar pérdida de líquido? A continuación se exploran molestias relacionadas, en especial fatiga, pérdida de apetito, sed, disnea, dolor torácico o aumento o pérdida de peso recientes (en deshidratación).

Cómo se produce la oliguria

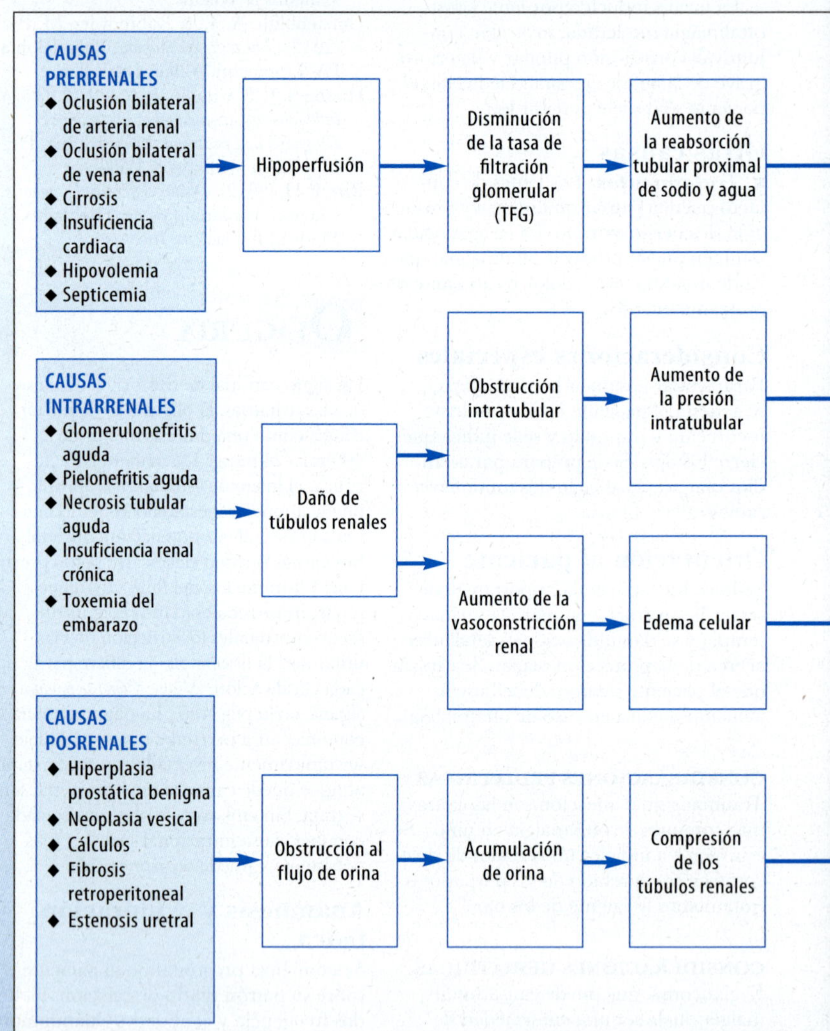

Se buscan antecedentes de trastornos renales, de vías urinarias, o cardiovasculares. Se toma nota de lesión traumática o cirugía recientes asociadas con pérdida sanguínea significativa así como de transfusiones sanguíneas recientes. ¿Se expuso el paciente a agentes nefrotóxicos, como metales pesados, solventes orgánicos, anestésicos o medios de contraste radiográfico? A continuación se interroga sobre todos los fármacos prescritos o de venta libre que el paciente toma.

Se comienza la exploración física tomando los signos vitales y el peso. Se

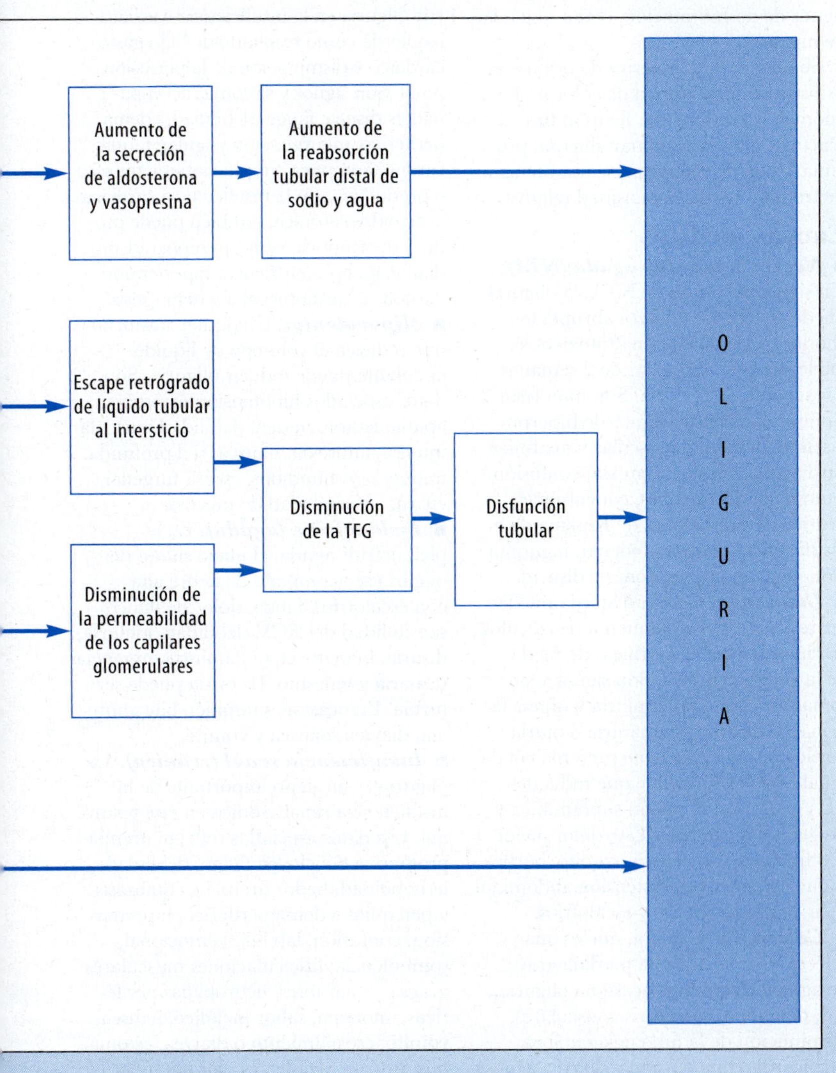

valora el aspecto general en busca de edema. Se palpan ambos riñones en busca de sensibilidad y crecimiento, y se percute para detectar sensibilidad del ángulo costovertebral (ACV). Asimismo se inspecciona la zona del flanco en busca de edema o eritema. Se auscultan corazón y pulmones para detectar ruidos anómalos y la zona del flanco para demostrar soplos de la arteria renal. Se valora al paciente en busca de edema o signos de deshidratación, como sequedad de mucosas.

Se obtiene una muestra de orina y se le inspecciona en busca de color u olor anómalos o sedimento. Se usan tiras reactivas para determinar glucosa, proteína y sangre. Asimismo se usa un urinómetro para medir la densidad relativa.

Causas médicas

- ***Necrosis tubular aguda (NTA).*** Un signo temprano de NTA, la oliguria puede ocurrir de manera abrupta (en choque) o gradual (en nefrotoxicosis). Suele persistir alrededor de 2 semanas e ir seguida de poliuria. Son manifestaciones relacionadas signos de hiperpotasemia (debilidad muscular y arritmias cardiacas), uremia (anorexia, confusión, letargo, fasciculaciones, convulsiones, prurito y respiraciones de Kussmaul), e insuficiencia cardiaca (edema, ingurgitación yugular, crepitaciones y disnea).
- ***Cálculos.*** Oliguria o anuria pueden ser resultado del alojamiento de cálculos en riñones, uréteres, orificio de salida de la vejiga, o uretra. Son signos y síntomas asociados polaquiuria y urgencia urinaria, disuria y hematuria o piuria. Por lo común el paciente presenta cólico renal —dolor insufrible que radia del ACV al flanco, la región suprapúbica y los genitales externos. Este dolor puede acompañarse de náusea, vómito, borborigmos hipoactivos, distensión abdominal y, en ocasiones, fiebre y escalofríos.
- ***Cólera.*** En el cólera, que es una infección bacteriana, la pérdida grave de agua y electrolitos ocasiona oliguria, sed, debilidad, calambres musculares, disminución de la turgencia cutánea, taquicardia, hipotensión y diarrea acuosa y vómito abruptos. Sin tratamiento, puede ocurrir la muerte en horas.
- ***Glomerulonefritis (aguda).*** La glomerulonefritis aguda produce oliguria o anuria. Otras manifestaciones son febrícula, fatiga, hematuria macroscópica, proteinuria, edema generalizado, hipertensión, cefalea, náusea, vómito, dolor de flanco y abdominal, y signos de congestión pulmonar (disnea y tos productiva).
- ***Insuficiencia cardiaca.*** Puede ocurrir oliguria en la insuficiencia cardiaca izquierda como resultado de bajo gasto cardiaco y disminución de la perfusión renal. Son signos y síntomas acompañantes disnea, fatiga, debilidad, edema periférico, ingurgitación yugular, taquicardia, taquipnea, crepitaciones y tos seca o productiva. En la insuficiencia cardiaca avanzada o crónica, también puede producirse ortopnea, cianosis, hipocratismo digital, galope ventricular, hipertensión diastólica, cardiomegalia y hemoptisis.
- ***Hipovolemia.*** Cualquier trastorno que reduzca el volumen de líquido circulante puede inducir oliguria. Son datos asociados hipotensión ortostática, apatía, letargo, fatiga, debilidad muscular intensa, anorexia, náusea, sed profunda, mareo, ojos hundidos, escasa turgencia cutánea y sequedad de mucosas.
- ***Pielonefritis (aguda).*** En la pielonefritis aguda, el inicio súbito de oliguria se acompaña de fiebre alta con escalofríos, fatiga, dolor de flanco, sensibilidad del ACV, debilidad, nicturia, disuria, hematuria, polaquiuria, urgencia urinaria y tenesmo. La orina puede ser turbia. En ocasiones también hay anorexia, diarrea, náusea y vómito.
- ***Insuficiencia renal (crónica).*** La oliguria es un signo importante de la insuficiencia renal crónica en fase terminal. Los datos asociados reflejan uremia progresiva e incluyen fatiga, debilidad, irritabilidad, hedor urémico, equimosis y petequias, edema periférico, hipertensión, confusión, labilidad emocional, somnolencia, fasciculaciones musculares gruesas, calambres, neuropatías periféricas, anorexia, sabor metálico, náusea, vómito, estreñimiento o diarrea, estomatitis, prurito, palidez y color amarillo o

bronceado de la piel. Con el tiempo son posibles convulsiones, coma y escarcha urémica.

■ ***Oclusión de vena renal (bilateral).*** La oclusión bilateral de la vena renal a veces causa oliguria acompañada de dorsalgia baja aguda y dolor de flanco, sensibilidad del ACV, fiebre, palidez, hematuria, riñones crecidos y palpables, edema y, quizá, signos de uremia.

■ ***Toxemia del embarazo.*** En la pre-eclampsia grave, la oliguria puede acompañarse de hipertensión, mareo, diplopía, visión borrosa, dolor epigástrico, náusea, vómito, irritabilidad y cefalea frontal intensa. De manera característica, la oliguria es precedida por edema generalizado y aumento de peso súbito de más de 1.4 kg por semana durante el segundo trimestre, o más de 0.45 kg por semana durante el tercer trimestre. Si la pre-eclampsia avanza a eclampsia, la paciente sufrirá convulsiones y puede entrar en coma.

■ ***Estenosis uretral.*** La estenosis uretral produce oliguria acompañada de secreción uretral crónica, polaquiuria, urgencia urinaria, disuria, piuria y disminución del chorro de orina. Cuando la obstrucción empeora, la extravasación de orina puede ocasionar la formación de urinomas y urosepsis.

Otras causas

■ ***Estudios diagnósticos.*** Los estudios radiográficos con medio de contraste pueden causar nefrotoxicosis y oliguria.

■ ***Fármacos.*** Puede ocurrir oliguria a causa de fármacos que provocan disminución de la perfusión renal (diuréticos), nefrotoxicosis (más notablemente aminoglucósidos y agentes de quimioterapia), retención urinaria (adrenérgicos y anticolinérgicos), u obstrucción urinaria asociada con precipitación de cristales urinarios (sulfonamidas y aciclovir).

Consideraciones especiales

Se vigilan signos vitales, ingreso y egreso, y peso diario. Según la causa de la oliguria, los líquidos suelen restringirse a entre 0.6 y 1 L más que el egreso de orina del paciente el día anterior. Se prescribe una dieta baja en sodio, potasio y proteína.

Tal vez se requieran pruebas de laboratorio para determinar si la oliguria es reversible. Entre tales pruebas se incluyen nitrógeno ureico sanguíneo y creatinina sérica, depuración de urea y creatinina, y sodio y osmolalidad urinarios. Quizá sean necesarias radiografía abdominal, ecografía, tomografía computarizada, cistografía y gammagrafía renal.

Orientación al paciente

Se explican las restricciones de líquidos y dietéticas que el paciente requiera.

CONSIDERACIONES PEDIÁTRICAS

En neonatos, la oliguria puede deberse a edema o deshidratación. Entre las principales causas se incluyen cardiopatía congénita, síndrome de insuficiencia respiratoria, septicemia, hidronefrosis congénita, necrosis tubular aguda y trombosis de vena renal. Son causas comunes de oliguria en niños de 1 a 5 años glomerulonefritis posestreptocócica aguda y síndrome hemolítico urémico. Después de los 5 años de edad, las causas de oliguria son similares a las que se observan en adultos.

CONSIDERACIONES GERIÁTRICAS

En adultos mayores, la oliguria puede ser resultado del avance gradual de un trastorno subyacente. También puede deberse a tono muscular general deficiente por inactividad, escaso ingreso de líquido e intentos infrecuentes de orinar.

Bibliografía

Berkowitz, C. D. (2012) *Berkowitz's pediatrics: A primary care approach* (4th ed.). USA: American Academy of Pediatrics.

Buttaro, T. M., Tybulski, J., Bailey, P. P., & Sandberg-Cook, J. (2008). *Primary care: A collaborative practice* (pp. 444–447). St. Louis, MO: Mosby Elsevier.

Colyar, M. R. (2003). *Well-child assessment for primary care providers*. Philadelphia, PA: F.A. Davis.

Lehne, R. A. (2010). *Pharmacology for nursing care* (7th ed.). St. Louis, MO: Saunders Elsevier.

Ondas peristálticas visibles

En la obstrucción intestinal, el peristaltismo aumenta temporalmente en fuerza y frecuencia cuando el intestino se contrae para forzar el paso de su contenido a través de la obstrucción. Como resultado, ondas peristálticas visibles pueden cruzar el abdomen. De manera característica, estas ondas aparecen de manera súbita y desaparecen con rapidez, debido a que el aumento del peristaltismo supera la obstrucción o el tubo digestivo se torna atónico. Las ondas peristálticas se detectan mejor colocándose al lado del paciente e inspeccionando su contorno abdominal mientras se encuentra en decúbito supino.

Las ondas peristálticas visibles también pueden reflejar contracciones estomacales e intestinales normales en pacientes delgados, o en pacientes desnutridos con atrofia de músculos abdominales.

Anamnesis y exploración física

Después de observar las ondas peristálticas, se realiza una anamnesis pertinente. Se pregunta sobre antecedentes de úlcera pilórica, cáncer estomacal o gastritis crónica, que pueden ocasionar obstrucción pilórica. También se interroga sobre trastornos que causan obstrucción intestinal, como tumores o pólipos intestinales, cálculos biliares, estreñimiento crónico y hernia. ¿Se sometió el paciente hace poco a cirugía abdominal? Es necesario asegurarse de obtener los antecedentes medicamentosos. Se determina si el paciente tiene síntomas relacionados. Por ejemplo, un dolor abdominal espasmódico acompaña a la obstrucción de intestino delgado, mientras que un dolor colicoso acompaña a la obstrucción pilórica. ¿Presenta el paciente náusea y vómito? Si ha vomitado, se indaga sobre consistencia, cantidad y color del vómito. El vómito con fragmentos sólidos puede contener partículas de alimento no digerido; el vómito verde o pardo puede contener bilis o materia fecal.

A continuación, con el paciente en decúbito supino, se inspecciona el abdomen en busca de distensión, cicatrices y adhesiones quirúrgicas, o asas visibles de intestino. Se ausculta en busca de borborigmos, tomando nota de sonidos tintineantes de tono alto. Después se sacude la cama del paciente (o se rueda a éste de lado a lado) y se ausculta en busca de oleaje de sucusión —un sonido de salpicadura en el estómago por secreciones retenidas a causa de obstrucción pilórica. Se palpa el abdomen para detectar rigidez y sensibilidad, y se percute en busca de timpanismo. Se revisan la piel y las mucosas en cuanto a sequedad y escasa turgencia, indicativas de deshidratación. Se miden los signos vitales, tomando nota en especial de taquicardia e hipotensión, que indican hipovolemia.

Causas médicas

- ***Obstrucción de intestino grueso.*** Las ondas peristálticas visibles en la parte alta del abdomen son un signo temprano de obstrucción de intestino grueso. Sin embargo, estreñimiento refractario puede ser el primer indicio. Otros signos y síntomas característicos aparecen con más lentitud que en la obstrucción de intestino delgado. Entre ellos se incluyen náusea, dolor abdominal colicoso (más leve que en la obstrucción de intestino delgado), distensión abdominal gradual y finalmente considerable, y borborigmos hiperactivos.
- ***Obstrucción pilórica.*** Pueden detectarse ondas peristálticas en un epigastrio inflamado o en el cuadrante superior izquierdo, que suelen comenzar cerca del margen costal izquierdo y avanzan de izquierda a derecha. Son datos relacionados molestia epigástrica vaga o dolor colicoso después de comer, náusea, vómito, anorexia y pérdida de peso. La auscultación revela un chapoteo de sucusión intenso.
- ***Obstrucción de intestino delgado.*** Entre los signos tempranos de obstrucción mecánica del intestino delgado se incluyen ondas peristálticas que viajan por la parte alta del abdomen y dolor periumbilical

colicoso intermitente. Son signos y síntomas asociados náusea, vómito de materia biliosa o, más tarde, fecal, y estreñimiento; en la obstrucción parcial puede haber diarrea. También ocurren en fase temprana borborigmos hiperactivos y ligera distensión abdominal.

Consideraciones especiales

Dado que las ondas peristálticas visibles son un signo temprano de obstrucción intestinal, se vigila el estado del paciente y se le prepara para evaluación diagnóstica y tratamiento. Se suspenden alimentos y líquidos, y se explica el objetivo y el procedimiento de las radiografías abdominales y los estudios de bario, que pueden confirmar la obstrucción.

Si las pruebas confirman la obstrucción, puede realizarse aspiración nasogástrica para descomprimir el estómago y el intestino delgado. Se realiza higiene bucal frecuente y se observa si la lengua se muestra inflamada y gruesa y las mucosas secas, lo cual indica deshidratación. Se revisan con frecuencia los signos vitales, así como ingreso y egreso.

Orientación al paciente

Se discuten las necesidades dietéticas y de líquidos. Se alienta el uso de ablandadores de heces y un mayor consumo de alimentos ricos en fibra en el caso de los pacientes con estreñimiento crónico.

CONSIDERACIONES PEDIÁTRICAS
En lactantes, las ondas peristálticas visibles pueden indicar estenosis pilórica. En niños pequeños, las ondas peristálticas pueden ser visibles de manera normal debido al abdomen protuberante, o bien las ondas visibles pueden indicar obstrucción intestinal a causa de anomalías congénitas, vólvulo o deglución de un cuerpo extraño.

CONSIDERACIONES GERIÁTRICAS
En adultos mayores con ondas peristálticas visibles, siempre debe buscarse retención de heces, que es un problema común en este grupo de edad. Asimismo, se obtienen los antecedentes medicamentosos detallados; antidepresivos y antipsicóticos pueden predisponer a estreñimiento y obstrucción intestinal.

Bibliografía

Buttaro, T. M., Tybulski, J., Bailey, P. P., & Sandberg-Cook, J. (2008). *Primary care: A collaborative practice* (pp. 444–447). St. Louis, MO: Mosby Elsevier.

Colyar, M. R. (2003). *Well-child assessment for primary care providers*. Philadelphia, PA: F.A. Davis.

McCance, K. L., Huether, S. E., Brashers, V. L., & Rote, N. S. (2010). *Pathophysiology: The biologic basis for disease in adults and children*. Maryland Heights, MO: Mosby Elsevier.

Sommers, M. S., & Brunner, L. S. (2012). *Pocket diseases*. Philadelphia, PA: F.A. Davis.

Opistótonos

Un signo de irritación meníngea grave, el opistótonos es un espasmo intenso prolongado que se caracteriza por arqueo considerable y rigidez de la espalda; hiperextensión del cuello; flexión de los talones hacia atrás; y flexión de brazos y manos en las articulaciones. Esta postura suele asumirse de manera espontánea y continua; sin embargo, puede ser agravada por el movimiento. Se supone que el opistótonos representa un reflejo protector, porque inmoviliza la columna, aliviando el dolor asociado con la irritación meníngea.

Usualmente causado por meningitis, el opistótonos también puede deberse a hemorragia subaracnoidea, síndrome de Arnold-Chiari y tétanos. En ocasiones ocurre en el enanismo acondroplásico, aunque no necesariamente como un indicador de irritación meníngea.

El opistótonos es mucho más común en niños —en especial lactantes— que en adultos. También es más exagerado en niños debido a la inmadurez del sistema nervioso. (Véase *Opistótonos: signo de irritación meníngea*, en la pág. 502.)

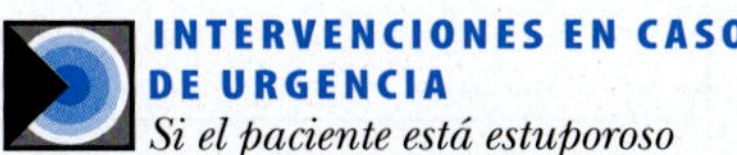

INTERVENCIONES EN CASO DE URGENCIA

Si el paciente está estuporoso o comatoso, se evalúan de

inmediato los signos vitales. Se emplean medidas de reanimación, según sea apropiado. Se coloca al paciente en cama, con los barandales levantados y acolchados, o en una cuna.

Anamnesis y exploración física

Si el estado del paciente lo permite, se realiza la anamnesis. Si se trata de un niño pequeño o lactante, se consulta con un familiar. Se interroga sobre antecedentes de aneurisma cerebral o malformación arteriovenosa y acerca de hipertensión. Se toma nota de infección reciente que pudo haberse propagado al sistema nervioso. Se exploran datos asociados como cefaleas, escalofríos y vómito.

La exploración física se enfoca en el estado neurológico del paciente. Se evalúa su nivel de conciencia (NDC) y se examina el funcionamiento sensitivo-motor y de nervios craneales. Después se buscan los signos de Brudzinski y de Kernig así como rigidez de nuca.

Causas médicas

- ***Síndrome de Arnold-Chiari.*** En el síndrome de Arnold-Chiari, suele ocurrir opistótonos con hidrocefalia y la característica cabeza abultada; piel cabelluda delgada y brillante con venas distendidas; y músculos del cuello poco desarrollados. Por lo común el lactante exhibe también llanto de tono alto, tono muscular de las piernas anómalo, anorexia, vómito, rigidez de nuca, irritabilidad, respiraciones ruidosas y reflejo de succión débil.
- ***Meningitis.*** En la meningitis, el opistótonos acompaña otros signos de irritación meníngea, como rigidez de nuca, signos de Brudzinski y de Kernig positivos, e hiperreflexia. Este trastorno también causa signos cardinales de infección (fiebre moderada a alta con escalofríos y malestar

Opistótonos: signo de irritación meníngea

En la postura característica, la espalda se arquea de forma drástica con el cuello hiperextendido. Los talones se flexionan hacia atrás en las piernas, y brazos y manos se flexionan de manera rígida en las articulaciones, como se muestra.

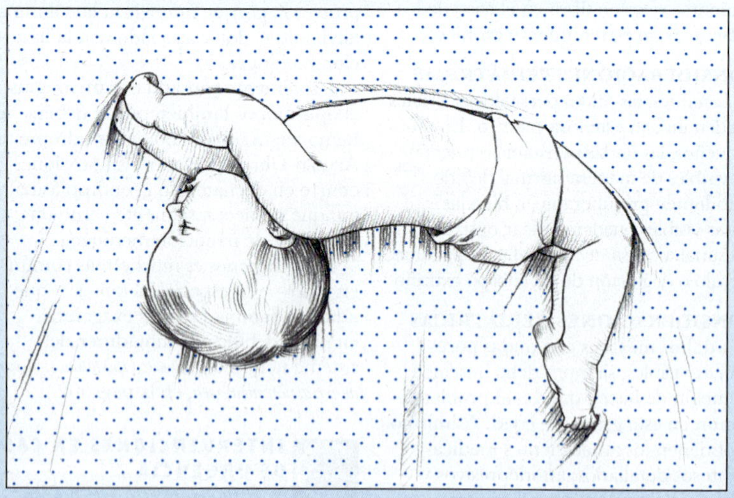

general) y de aumento de la presión intracraneal (PIC; cefalea, vómito y, con el tiempo, papiledema). Otras manifestaciones son irritabilidad; fotofobia; diplopía, sordera y otras parálisis de nervios craneales; y disminución del NDC que puede avanzar a convulsiones y coma.

■ ***Hemorragia subaracnoidea.*** La hemorragia subaracnoidea puede provocar opistótonos junto con otros signos de irritación meníngea, como rigidez de nuca y signos de Kernig y Brudzinski positivos. También son posibles signos focales de hemorragia, como cefalea intensa, hemiplejia o hemiparesis, afasia y fotofobia, junto con otros problemas visuales. En caso de aumento de la PIC, pueden producirse bradicardia, hipertensión, alteración del patrón respiratorio, convulsiones y vómito. El NDC puede deteriorarse con rapidez, lo que causa coma; después, la postura de descerebración puede alternar con opistótonos.

■ ***Tétanos.*** El tétanos es una infección potencialmente letal que puede causar opistótonos. Inicialmente ocurre trismo. Con el tiempo, los espasmos musculares pueden afectar el abdomen, produciendo rigidez espástica; la espalda, lo que causa opistótonos; o la cara, con risa sardónica. Los espasmos pueden afectar los músculos respiratorios, causando preocupación. También son posibles taquicardia, diaforesis, reflejos tendinosos profundos hiperactivos y convulsiones.

Otras causas

■ ***Antipsicóticos.*** Fenotiazinas y otros antipsicóticos pueden causar opistótonos, por lo común como parte de una reacción distónica aguda. Suele ser posible tratar ésta con difenhidramina IV.

Consideraciones especiales

Se valora el estado neurológico y se revisan los signos vitales con frecuencia. Se proporciona el máximo confort posible; se coloca al paciente de costado con apoyo de almohadas. Si se sospecha meningitis, se instituye aislamiento respiratorio. Tal vez se ordene punción lumbar para identificar patógenos, analizar el líquido cerebroespinal, y guiar el tratamiento. Si se sospecha hemorragia subaracnoidea, se prepara al paciente para tomografía computarizada o resonancia magnética.

Orientación al paciente

Se enseña al paciente y su familia acerca del trastorno y su tratamiento. Se ofrece apoyo emocional y se remite a grupos de apoyo y recursos comunitarios apropiados.

Bibliografía

Sommers, M. S., & Brunner, L. S. (2012) *Pocket diseases*. Philadelphia, PA: F.A. Davis.

Opsomenorrea

En la mayoría de las mujeres, el sangrado menstrual ocurre cada 28 días, más o menos durante 4 días. Aunque es normal alguna variación, el sangrado menstrual a intervalos de más de 36 días puede indicar opsomenorrea, sangrado menstrual anormalmente poco frecuente caracterizado por 3 a 6 ciclos menstruales por año. Cuando al fin ocurre el sangrado menstrual, suele ser profuso, prolongado (hasta 10 días), y con coágulos y tejido. En ocasiones, se produce sangrado escaso o manchado entre estas menstruaciones intensas.

Puede ocurrir opsomenorrea de manera repentina, o seguir a un periodo de ciclos gradualmente más largos. Aunque la opsomenorrea puede alternar con sangrado menstrual normal, es posible que avance a amenorrea secundaria.

Dado que la opsomenorrea suele acompañarse de anovulación, es común en mujeres estériles, al principio de la posmenarca, y en mujeres perimenopáusicas. Este signo suele reflejar defectos de las hormonas que rigen el fucionamiento endometrial normal. Puede deberse a trastornos ováricos, hipotalámicos, hipofisarios, tiroideos y metabólicos y a los efectos de determinados fármacos. También puede ser resultado de estrés emocional o físico, como cambio de peso repentino, enfermedad debilitante o adiestramiento físico riguroso.

Anamnesis y exploración física

Después de preguntar la edad de la paciente, se determina cuándo ocurrió la menarca. ¿Alguna vez ha tenido la paciente ciclos menstruales normales? ¿Cuándo comenzó a tener ciclos anómalos? Se le pide que describa el patrón del sangrado. ¿Cuántos días dura el sangrado, con cuánta frecuencia ocurre y cuántas toallas o tampones usa? ¿Hay coágulos o fragmentos de tejido en el flujo menstrual? Se toma nota de cuándo fue su último sangrado menstrual.

A continuación se determina si tiene síntomas de sangrado ovulatorio. ¿Experimenta dolor abdominal colicoso leve 14 días antes de sangrar? ¿Se acompaña el sangrado de síntomas premenstruales, como sensibilidad mamaria, irritabilidad, timpanismo, aumento de peso, náusea y diarrea? ¿Tiene cólicos o dolor con el sangrado? También se buscan antecedentes de esterilidad. ¿Tiene hijos la paciente? ¿Está tratando de concebir? Se le pregunta si en la actualidad usa anticonceptivos hormonales o si alguna vez los usó. En tal caso, se determina cuándo dejó de emplearlos.

Se pregunta sobre trastornos ginecológicos previos, como quistes ováricos. Si la paciente amamanta, ¿ha experimentado problemas con la producción de leche? Si no ha estado en lactación en fecha reciente, ¿ha notado el escape de leche de sus mamas? Se interroga sobre aumento o pérdida de peso recientes. ¿Tiene menos de 80% de su peso ideal? Si es así, ¿declara que tiene sobrepeso? Se le pregunta si hace ejercicio más vigoroso de lo habitual.

Se buscan trastornos metabólicos interrogando sobre sed excesiva, micción frecuente o fatiga. ¿Ha estado nerviosa la paciente o ha tenido palpitaciones? Se interroga sobre cefaleas, mareo y deterioro de la visión periférica. Se completa la anamnesis determinando cuáles fármacos usa la paciente.

Se comienza la exploración física tomando los signos vitales y pesando a la paciente. Se inspecciona en busca de aumento del vello facial, vello corporal escaso, distribución masculina de grasa y músculo, acné, y crecimiento del clítoris. Se observa si la piel está anormalmente seca o húmeda, y se revisa la textura del cabello. También se está alerta a signos de estrés psicológico o físico. Se descarta embarazo mediante una prueba en sangre u orina.

Causas médicas

- ***Hiperplasia suprarrenal.*** En la hiperplasia suprarrenal puede ocurrir oligomenorrea con signos de exceso de andrógeno, como crecimiento del clítoris y distribución masculina de cabello, grasa y masa muscular.
- ***Anorexia nerviosa.*** La anorexia nerviosa puede causar oligomenorrea o amenorrea esporádicas. Sin embargo, su síntoma cardinal es un temor mórbido a ser gorda asociado a una pérdida de peso de más de 20% del peso corporal ideal. De manera característica, la paciente exhibe impresionante atrofia del músculo esquelético y pérdida de tejido adiposo; cabello seco o escaso; lanugo en cara y cuerpo; y piel seca y manchada o amarillenta. Otros síntomas son estreñimiento, disminución de la libido, y alteraciones del sueño.
- ***Diabetes mellitus.*** La oligomenorrea puede ser un signo temprano en la diabetes mellitus. En la forma insulinodependiente, la paciente puede nunca haber tenido menstruaciones normales. Son datos asociados hambre excesiva, polidipsia, poliuria, debilidad, fatiga, sequedad de mucosas, escasa turgencia cutánea, irritabilidad, labilidad emocional y pérdida de peso.
- ***Hipotiroidismo.*** Además de oligomenorrea, el hipotiroidismo puede causar fatiga; olvido benigno; intolerancia al frío; aumento de peso inexplicable; estreñimiento; bradicardia; disminución de la agudeza mental; piel seca, escamosa e inelástica; inflamación de cara, manos y pies; disfonía; edema periorbitario; ptosis; cabello seco y escaso; y uñas gruesas quebradizas.

■ ***Tumor hipofisario secretor de prolactina.*** Oligomenorrea o amenorrea pueden ser el primer signo de un tumor hipofisario secretor de prolactina. Son datos acompañantes galactorrea unilateral o bilateral, esterilidad, pérdida de la libido, y vello púbico escaso. Cefalea y alteraciones de campos visuales —como disminución de la visión periférica, visión borrosa, diplopía y hemianopsia— indican expansión del tumor.

■ ***Tirotoxicosis.*** La tirotoxicosis puede causar oligomenorrea junto con disminución de la fertilidad. Son datos cardinales irritabilidad, pérdida de peso no obstante el aumento del apetito, disnea, taquicardia, palpitaciones, diarrea, temblor, diaforesis, intolerancia al calor, crecimiento tiroideo y, quizá, exoftalmía.

Otras causas

■ ***Fármacos.*** Los fármacos que elevan las concentraciones de andrógeno —como corticoesteroides, corticotropina, esteroides anabólicos, danocrina y anticonceptivos hormonales inyectables e implantados— pueden causar oligomenorrea. Los anticonceptivos hormonales pueden asociarse con demora en la reanudación de la menstruación normal cuando se suspende su uso; sin embargo, 95% de las mujeres reinician la menstruación normal en un lapso de 3 meses. Otros fármacos que causan oligomenorrea son derivados de fenotiazina y anfetaminas así como antihipertensivos, que elevan la concentración de prolactina.

Consideraciones especiales

Se prepara a la paciente para pruebas diagnósticas, como concentraciones sanguíneas de hormonas, estudios tiroideos o estudios de visualización pélvica.

Orientación al paciente

Se enseñan a la paciente técnicas de registro de la temperatura corporal basal y se explica el uso de una prueba de ovulación casera, si es apropiado. Se proporciona información sobre el uso de anticonceptivos, si se les prescribe.

CONSIDERACIONES PEDIÁTRICAS

Las adolescentes pueden experimentar oligomenorrea asociada con actividad hormonal inmadura. Sin embargo, la oligomenorrea prolongada o la aparición de amenorrea pueden indicar hiperplasia suprarrenal congénita o síndrome de Turner.

CONSIDERACIONES GERIÁTRICAS

La oligomenorrea en mujeres perimenopáusicas suele indicar el inicio inminente de la menopausia.

BIBLIOGRAFÍA

Berkowitz, C. D. (2012). *Berkowitz's pediatrics: A primary care approach* (4th ed.). USA: American Academy of Pediatrics.

Buttaro, T. M., Tybulski, J., Bailey, P. P., & Sandberg-Cook, J. (2008). *Primary care: A collaborative practice* (pp. 444–447). St. Louis, MO: Mosby Elsevier.

Lehne, R. A. (2010). *Pharmacology for nursing care* (7th ed). St. Louis, MO: Saunders Elsevier.

Schuiling, K. D. (2013). *Women's gynecologic health*. Burlington, MA: Jones & Bartlett Learning.

Sommers, M. S., & Brunner, L. S. (2012) *Pocket diseases*. Philadelphia, PA: F.A. Davis.

ORTOLANI, SIGNO

El signo de Ortolani —un chasquido, golpe seco o sensación explosiva que se siente y suele oírse cuando la cadera de un neonato se flexiona 90° y se coloca en abducción— es una indicación de displasia del desarrollo de la cadera (DDC); se produce cuando la cabeza femoral entra o sale del acetábulo. La búsqueda de este signo es parte importante de la atención neonatal porque la detección y el tratamiento tempranos de la DDC mejoran las oportunidades del neonato de crecer con una articulación funcional correctamente formada.

Anamnesis y exploración física

Durante la valoración en busca del signo de Ortolani, el neonato debe estar relajado y en decúbito supino. (Véase *Detección de displasia del desarrollo de la*

PARA FACILITAR LA EXPLORACIÓN

Detección de displasia del desarrollo de la cadera

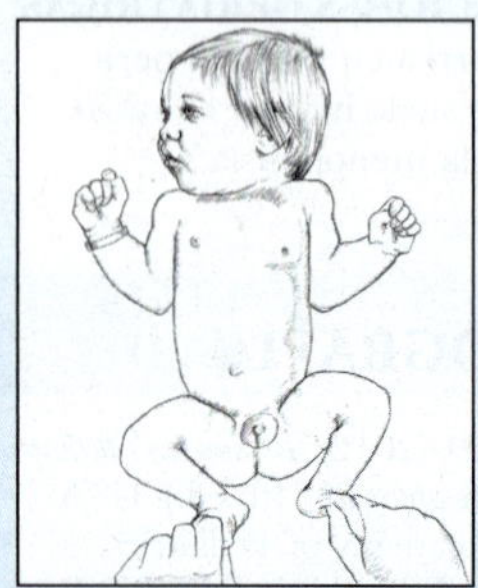

Cuando se valora al neonato, se intenta inducir el signo de Ortolani para detectar displasia del desarrollo de la cadera (DDC). Se comienza colocando al neonato en decúbito supino con las rodillas y caderas flexionadas. Se observa si hay simetría.

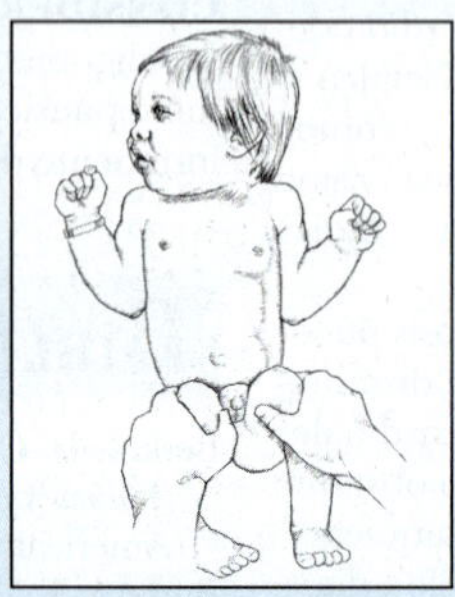

El observador coloca sus manos en las rodillas del neonato, con los dedos índices a lo largo de la parte lateral de las piernas en el trocánter mayor. Enseguida se elevan las rodillas del lactante a un ángulo de 90° con la espalda.

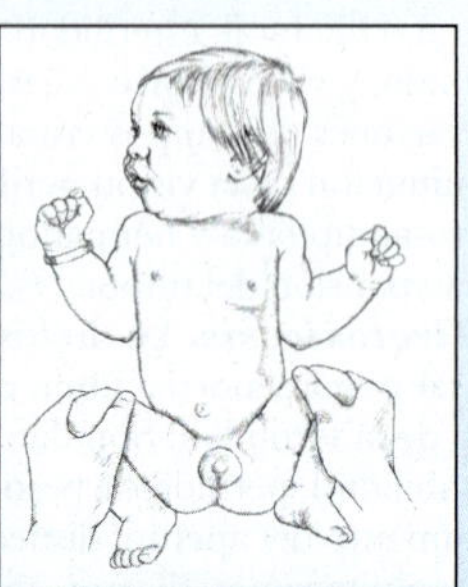

Se colocan en abducción las piernas del neonato de modo que el aspecto lateral de las rodillas quede casi plano en la mesa. Si el neonato tiene luxación de cadera, se sentirá y por lo común se oirá un chasquido, ruido seco o explosión (signo de Ortolani) cuando la cabeza del fémur sale del acetábulo. También es posible que el neonato emita un grito súbito de dolor. Es necesario asegurarse de distinguir el signo de Ortolani positivo de los chasquidos normales debidos a la rotación de la cadera, de signos que no dan la sensación de inestabilidad, y de movimiento simultáneo de la rodilla.

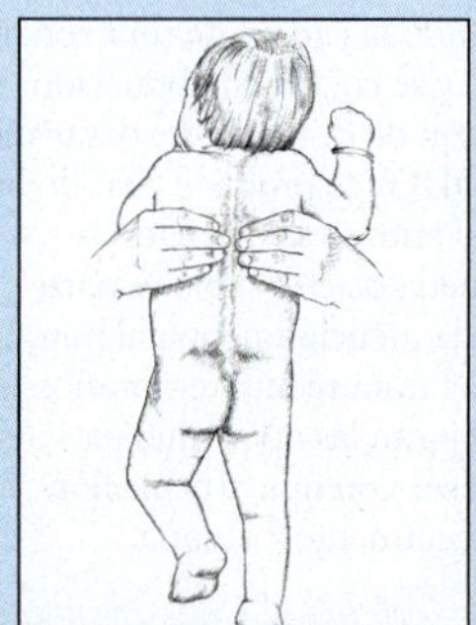

Si se induce un signo de Ortolani positivo, se buscan otros signos de DDC.

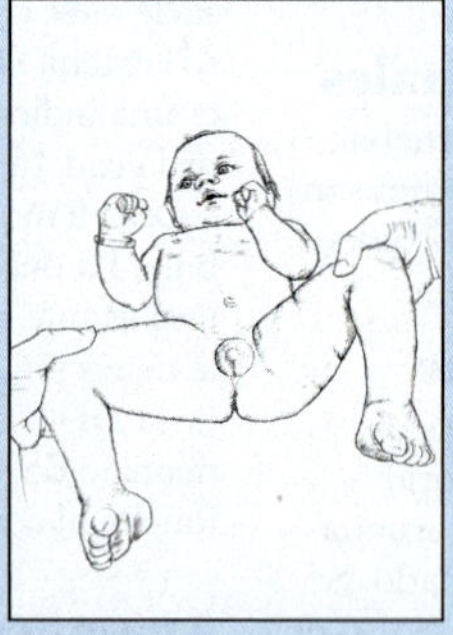

Se flexionan las caderas del neonato para detectar abducción limitada.

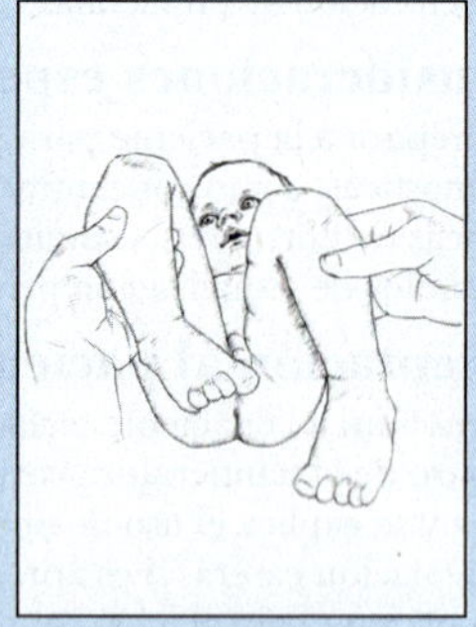

Se flexionan las rodillas del neonato, y se observa en busca de acortamiento aparente del fémur.

cadera, en la pág. 506.) Después de inducir el signo de Ortolani, se evalúa al neonato en busca de pliegues glúteos asimétricos, abducción limitada de la cadera, y longitud desigual de las piernas.

Causas médicas

- ***DDC.*** En la displasia completa, la pierna afectada puede verse más corta, o la cadera afectada puede verse más prominente.

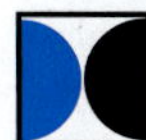

CONSIDERACIONES SEGÚN EL SEXO *Más común en mujeres, la DDC produce el signo de Ortolani, que puede acompañarse de abducción limitada de la cadera y pliegues glúteos desiguales. Por lo común, el neonato con DDC no tiene deformidad o dolor evidentes.*

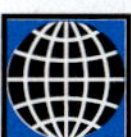

CONSIDERACIONES CULTURALES *Se ha demostrado una fuerte relación entre displasia de cadera y métodos de manipulación de los neonatos. Por ejemplo, los pueblos inuit y navajo tienen elevada incidencia de DDC, que puede relacionarse con su práctica de envolver a los neonatos en frazadas o transportarlos en portabebés tradicionales. En culturas en que las madres llevan a sus neonatos a la espalda o cadera, como en el Lejano Oriente y África, la displasia de cadera es rara.*

Consideraciones especiales

El signo de Ortolani sólo puede inducirse durante las primeras 4 a 6 semanas de vida; éste también es el tiempo óptimo para el tratamiento correctivo eficaz. Si el tratamiento se demora, la DDC puede causar cambios degenerativos en la cadera, lordosis, deformación articular y daño de tejidos blandos. Pueden usarse diversos métodos de abducción para producir una articulación estable. Entre estos métodos de incluyen uso de dispositivos ortopédicos y enyesado en espiga.

Orientación al paciente

Se explica el problema del neonato y sus tratamientos a los padres. Se les enseña cómo mantener la extremidad afectada en abducción.

Bibliografía

Berkowitz, C. D. (2012). *Berkowitz's pediatrics: A primary care approach* (4th ed.). USA: American Academy of Pediatrics.

Colyar, M. R. (2003). *Well-child assessment for primary care providers*. Philadelphia, PA: F.A. Davis.

Ortopnea

La ortopnea —dificultad para respirar en decúbito supino— es un síntoma común de trastornos cardiopulmonares que producen disnea. Suele ser un síntoma sutil; el paciente puede informar que no puede inhalar cuando está acostado, o quizá mencione que duerme más cómodo en una silla reclinable o apoyado en almohadas. A este informe se debe la clasificación popular de ortopnea de dos o tres almohadas.

Se supone que la ortopnea es causada por aumento de la presión hidrostática en la vasculatura pulmonar relacionado con efectos gravitacionales en el decúbito supino. Puede ser agravada por obesidad o embarazo, que restringen la excursión diafragmática. Sentarse erguido alivia la ortopnea al colocar gran parte de la vasculatura pulmonar arriba del atrio izquierdo, lo que reduce la presión hidrostática, y al favorecer la excursión diafragmática, lo que incrementa el volumen inspiratorio.

Anamnesis y exploración física

Se comienza por preguntar sobre antecedentes de trastornos cardiopulmonares, como infarto de miocardio, cardiopatía reumática, enfermedad valvular, asma, enfisema o bronquitis crónica. ¿Fuma el paciente? ¿Cuánto? Se exploran síntomas asociados, tomando nota en especial de informes de tos, disnea nocturna o de esfuerzo, fatiga, debilidad, pérdida del apetito o dolor torácico. ¿Consume el paciente alcohol o tiene el antecedente de ingestión masiva de alcohol?

Cuando se examina al paciente, se buscan otros signos de aumento del esfuerzo respiratorio, como uso de músculos accesorios, respiraciones superficiales y taquipnea. También se toma nota de tórax en tonel. Se inspecciona la piel en busca de palidez o cianosis, y los dedos de las manos en busca de hipocratismo. Se observa y palpa para determinar la presencia de edema, y se busca ingurgitación yugular. Se auscultan los pulmones para detectar crepitaciones, roncus o sibilancia. También se ausculta el corazón. Se vigila la saturación de oxígeno.

Causas médicas

■ ***Enfermedad pulmonar obstructiva crónica (EPOC).*** La EPOC suele causar ortopnea y otras molestias disneicas, acompañadas de uso de músculos accesorios, taquipnea, taquicardia y pulso paradójico. La auscultación puede revelar disminución de los ruidos respiratorios, roncus, crepitaciones y sibilancia. También puede haber tos seca o productiva con esputo copioso. Otras manifestaciones son anorexia, pérdida de peso y edema. Tórax en tonel, cianosis e hipocratismo digital suelen ser signos tardíos.

■ ***Insuficiencia cardiaca izquierda.*** Ocurre ortopnea tardíamente en la insuficiencia cardiaca izquierda. Si la insuficiencia cardiaca es aguda, la ortopnea puede comenzar de manera repentina; si es crónica, puede hacerse constante. El síntoma más temprano de este trastorno es disnea que empeora progresivamente. Otros signos tempranos comunes son respiraciones de Cheyne-Stokes, disnea paroxística nocturna, fatiga, debilidad y tos que en ocasiones produce esputo claro o teñido de sangre. También son posibles taquicardia, taquipnea y crepitaciones.

Otros datos tardíos son cianosis, hipocratismo digital, galope ventricular y hemoptisis. La insuficiencia cardiaca izquierda también puede causar signos de choque, como hipotensión, pulso filiforme y humedad fría de la piel.

■ ***Tumor mediastínico.*** La ortopnea es un signo temprano de un tumor mediastínico, que resulta de la presión que ejerce el tumor contra tráquea, bronquio o pulmón cuando el paciente está acostado. Sin embargo, tal vez sea asintomático hasta que el tumor crece. Entonces éste causa dolor retroesternal, tos seca, disfonía, disfagia, respiraciones estertorosas, palpitaciones y cianosis. La exploración revela tiros supraesternales a la inspiración, combadura de la pared torácica, desviación traqueal, ingurgitación yugular y de venas torácicas superficiales, y edema de cara, cuello y brazos.

Consideraciones especiales

Para aliviar la ortopnea, se coloca al paciente en la posición de semi-Fowler o de Fowler alta; si esto no es de utilidad, se le pide que se incline sobre la mesita de cama con el tórax al frente. De ser necesario, se administra oxígeno con cánula nasal. Tal vez se requiera un diurético para reducir el líquido pulmonar. Se vigilan de cerca los valores de electrolitos después de administrar diuréticos. Deben usarse inhibidores de la enzima convertidora de angiotensina en el paciente con insuficiencia cardiaca izquierda, a menos que esté contraindicado. Se vigilan de cerca ingreso y egreso.

Tal vez se requieran electrocardiograma, radiografía torácica, pruebas del funcionamiento pulmonar y análisis de gases en sangre arterial para ulterior evaluación.

Pueden insertarse una línea venosa central o un catéter de arteria pulmonar para ayudar a medir la presión venosa central y la presión de enclavamiento (oclusión) en la arteria pulmonar y el gasto cardiaco, respectivamente.

Orientación al paciente

Se explica cuáles signos y síntomas debe informar el paciente y las restricciones de líquidos y alimentos que necesita. Se discute la importancia de registrar el peso a diario.

CONSIDERACIONES PEDIÁTRICAS

Entre las causas comunes de ortopnea en niños están insuficiencia cardiaca, laringotraqueobronquitis, fibrosis quística y asma. Dormir en un asiento para bebé puede mejorar los síntomas en niños pequeños.

CONSIDERACIONES GERIÁTRICAS

Si un adulto mayor usa más de una almohada para dormir, se consideran razones pulmonares no cardiógenas para ello, como enfermedad por reflujo gastroesofágico, apnea hípnica, artritis, o simplemente la necesidad de esa cantidad de almohadas para mayor confort.

Bibliografía

Buttaro, T. M., Tybulski, J., Bailey, P. P., & Sandberg-Cook, J. (2008). *Primary care: A collaborative practice* (pp. 444–447). St. Louis, MO: Mosby Elsevier.

Colyar, M. R. (2003). *Well-child assessment for primary care providers*. Philadelphia, PA: F.A. Davis.

Sommers, M. S., & Brunner, L. S. (2012). *Pocket diseases*. Philadelphia, PA: F.A. Davis.

Otalgia

Las otalgias suelen resultar de trastornos del oído externo y medio asociados con infección, obstrucción o traumatismo. Su gravedad va de sensación de llenura o bloqueo hasta dolor terebrante profundo. A veces es difícil determinar el sitio preciso de la otalgia. Las otalgias pueden ser intermitentes o continuas y ocurrir de manera súbita o gradual.

Anamnesis y exploración física

Se pide al paciente que caracterice su otalgia. ¿Cuánto tiempo la ha tenido? ¿Es intermitente o continua? ¿Es dolorosa o ligeramente exasperante? ¿Puede localizar el sitio? ¿Tiene dolor en otras zonas, como la mandíbula? ¿Experimenta alguna pérdida auditiva asociada?

Se pregunta sobre lesión ótica u otro traumatismo recientes. ¿Nadar o bañarse induce la molestia ótica? ¿Se relaciona la molestia con prurito? En tal caso, se determina dónde es más intenso el prurito y cuándo empezó.

Se interroga acerca de secreción y, si la hay, se pide al paciente que la caracterice. ¿Oye zumbidos, "paso de líquido" u otros ruidos? Se indaga sobre mareo o vértigo. ¿Empeoran cuando el paciente cambia de posición? ¿Tiene dificultad para deglutir, disfonía o dolor cervical o al abrir la boca?

Se indaga sobre resfriado común y problemas de ojos, boca, dientes, maxilares, senos nasales o garganta recientes. Los trastornos en estas áreas pueden referir dolor al oído a lo largo de los nervios craneales.

Se determina si el paciente ha viajado en avión, estado en sitios a grandes altitudes o practicado el buceo autónomo.

Se comienza la exploración física inspeccionando el oído externo en busca de enrojecimiento, secreción, tumefacción o deformidad. Después se aplica presión al proceso mastoideo y trago para inducir sensibilidad. Con un otoscopio se examina el conducto auditivo externo en busca de lesiones, sangrado o secreción, cerumen retenido, cuerpos extraños, sensibilidad o tumefacción. Se examina la membrana timpánica. ¿Está intacta? ¿Es de color gris perlado (normal)? Se ubican las referencias anatómicas de la membrana timpánica: cono de luz, ombligo, porción tensa y mango, y proceso corto del martillo. (Véase *Uso correcto del otoscopio*, en la pág. 510.) Se realizan las pruebas del reloj, de la voz susurrante, de Rinne y de Weber para determinar pérdida auditiva.

Causas médicas

- ***Absceso (extradural).*** La otalgia intensa acompañada de cefalea ipsilateral persistente, malestar general y febrícula recurrente caracteriza un absceso, que es una complicación grave de infección del oído medio.

PARA FACILITAR LA EXPLORACIÓN

Uso correcto del otoscopio

Cuando el paciente informa otalgia, se usa un otoscopio para inspeccionar de cerca las estructuras del oído. Se aplican estas técnicas a fin de obtener la mejor vista y garantizar la seguridad del paciente.

NIÑO DE MENOS DE 3 AÑOS

Para inspeccionar el oído de un lactante o un niño pequeño, se sujeta la *parte inferior* de la oreja y se tira hacia *abajo y atrás* para enderezar la curva en S ascendente del conducto auditivo externo. Después se inserta con suavidad el espéculo en el conducto no más de 1.2 cm.

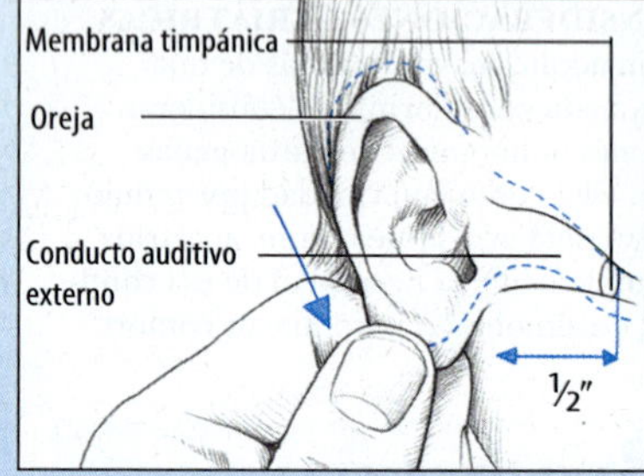

ADULTO

Para inspeccionar el oído de un adulto, se sujeta la *parte superior* de la oreja y se tira hacia *arriba y atrás* para enderezar el conducto externo. Después se inserta el espéculo unos 2.5 cm. También se usa esta técnica para niños de 3 años y mayores.

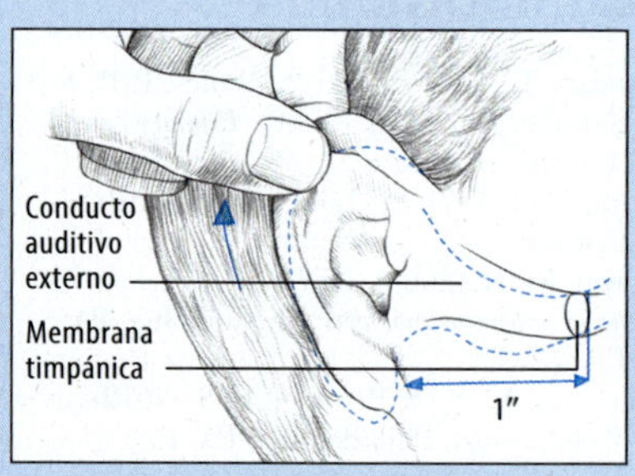

0

■ ***Barotraumatismo (agudo).*** La otalgia asociada con barotraumatismo varía entre presión leve y dolor intenso. Pueden ocurrir equimosis de la membrana timpánica o sangrado hacia la cavidad timpánica, de modo que el tímpano adquiere una tonalidad azul; el tímpano suele ser imperforado.

■ ***Retención de cerumen.*** El cerumen retenido puede causar una sensación de dolor vago, bloqueo o plenitud del oído. Otras manifestaciones son pérdida auditiva parcial, prurito y, quizá, mareo.

■ ***Herpes zóster ótico (síndrome de Ramsay Hunt).*** El herpes zóster ótico causa dolor quemante o punzante del oído, por lo común asociado con vesículas. El paciente informa además pérdida auditiva y vértigo. Son signos y síntomas asociados parálisis facial ipsilateral transitoria; pérdida parcial del sentido del gusto; vesículas en la lengua; y náusea y vómito.

■ ***Queratosis obturante.*** En la queratosis obturante es común una otalgia leve, junto con otorrea y acúfenos. La inspección revela un tapón blanco brillante que obstruye el meato externo.

■ ***Mastoiditis (aguda).*** La mastoiditis causa dolor sordo y enrojecimiento atrás de la oreja acompañados de fiebre que puede aumentar de improviso. El tímpano luce mate y edematoso y puede perforarse, y combarse el tejido blando adyacente. Se observa una secreción purulenta en el conducto externo.

■ ***Enfermedad de Ménière.*** La enfermedad de Ménière es un trastorno del oído interno que puede producir una sensación de llenura en el oído afectado. Sin embargo, sus efectos clásicos son vértigo intenso, acúfenos y pérdida auditiva neurosensorial. También puede haber náusea y vómito, diaforesis, y nistagmo.

■ ***Otitis externa.*** La otalgia caracteriza la otitis externa aguda y maligna. La otitis externa aguda comienza con dolor de oído leve a moderado o intenso que ocurre con la manipulación del trago. El dolor puede acompañarse de febrícula, secreción ótica amarilla viscosa o purulenta, pérdida auditiva parcial, y sensación de bloqueo. Más tarde, el dolor de oído se intensifica, y hace que todo ese lado de la cabeza duela y palpite. La fiebre puede alcanzar los 40 °C. La exploración revela tumefacción de trago, meato externo y conducto externo; eritema del tímpano; y linfadenopatía. El paciente también informa mareo y malestar general.

La otitis externa maligna causa dolor de oído abrupto que se agrava al mover la oreja o el trago. El dolor se acompaña de prurito intenso, secreción ótica purulenta, fiebre, tumefacción de glándulas parótidas, y trismo. La exploración revela tumefacción del conducto externo con exposición de cartílago y el hueso temporal. Puede ocurrir parálisis de nervios craneales.

■ ***Otitis media (aguda).*** La otitis media es una inflamación del oído medio que puede ser intensa o supurativa. La otitis media serosa aguda puede causar la sensación de llenura en el oído, pérdida auditiva, y una sensación vaga de llenura de la cabeza. El tímpano puede estar ligeramente retraído, de color ámbar, y marcado por burbujas de aire y un menisco, o puede estar negro azuloso por hemorragia.

La otitis media supurativa aguda se caracteriza por dolor palpitante profundo intenso de oído; pérdida auditiva; y fiebre que puede alcanzar los 38.9 °C. El dolor aumenta de manera continua durante varias horas o días y puede ser agravado por presión en el antro mastoideo. Es posible la perforación del tímpano. Antes de la ruptura, el tímpano se comba y tiene color rojo intenso. La ruptura causa drenaje purulento y alivia el dolor.

La otitis media crónica no suele ser dolorosa excepto durante exacerbaciones. Dolor persistente y secreción ótica sugieren osteomielitis de la base del cráneo o cáncer.

Consideraciones especiales

Se administra un analgésico y se aplica calor para aliviar la molestia. Se instilan gotas óticas de ser necesario.

Orientación al paciente

Se enseña al paciente o cuidador a instilar correctamente las gotas óticas. Se explica la importancia de tomar de forma correcta los antibióticos prescritos. Se explican maneras de evitar el vértigo y el traumatismo del oído.

CONSIDERACIONES PEDIÁTRICAS

Son causes comunes de otalgia en niños otitis media aguda e inserción de cuerpos extraños que se atoran o infectan. Se está alerta a la secreción por el ojo opuesto o ambos y, en niños pequeños, llanto y tracción de la oreja, indicios no verbales de otalgia.

Para examinar los oídos de un niño, se le coloca en decúbito supino con los brazos extendidos, y un padre lo sujeta firmemente. Se sostiene el otoscopio con el mango dirigido hacia la parte superior de la cabeza del niño, y se aplica contra él usando uno o dos dedos. Dado que un examen ótico puede alterar al niño con otalgia, se deja para el final de la exploración física.

O

Bibliografía

Brehm, J. M., Celedón, J. C., Soto-Quiros, M. E., Avila, L., Hunninghake, G. M., Forno E., … Litonjua, A. A. (2009). Serum vitamin D levels and markers of severity of childhood asthma in Costa Rica. *American Journal of Respiratory Critical Care Medicine*, *179*, 765–771.

Peters, B. S., dos Santos, L. C., Fisberg, M., Wood, R. J., & Martini, L. A. (2009). Prevalence of vitamin D insufficiency in Brazilian adolescents. *Annals of Nutrition and Metabolism*, *54*, 15–21.

Van Belle, T. L., Gysemans, C., & Mathieu, C. (2011). Vitamin D in autoimmune, infectious and allergic diseases: A vital player? *Best Practice Research in Clinical Endocrinology and Metabolism*, *25*, 617–632.

Otorrea

La otorrea —el drenaje de líquido desde el oído— puede ser sanguinolenta (otorragia), purulenta, clara o serosanguinolenta. Su inicio, duración y gravedad dan indicios acerca de la causa subyacente. Este signo puede deberse a trastornos que afectan el conducto auditivo externo o el oído medio, incluidos alergia, infección, neoplasias, traumatismo y enfermedades del colágeno. La otorrea puede ocurrir sola o con otros síntomas, como otalgia.

Anamnesis y exploración física

Se comienza la evaluación preguntando al paciente cuándo comenzó la otorrea, y se toma nota de cómo la reconoció. ¿Limpió la secreción desde muy adentro del conducto auditivo, o lo hizo desde la oreja? Se le pide que describa color, consistencia y olor de la secreción. ¿Es clara, purulenta o sanguinolenta? ¿Ocurre en uno o ambos oídos? ¿Es continua o intermitente? Si el paciente usa algodón en el oído para absorber la secreción, se le pregunta con cuánta frecuencia lo cambia.

Enseguida se exploran síntomas otológicos asociados, en especial dolor. ¿Hay sensibilidad al movimiento de la oreja o el trago? Se interroga acerca de vértigo, ausente en trastornos del conducto auditivo externo. También se pregunta sobre acúfenos.

A continuación, se revisan los antecedentes médicos del paciente en busca de infección de vías respiratorias reciente o traumatismo craneoencefálico. Asimismo, se le pregunta cómo se limpia los oídos y si nada mucho. Se toma nota de antecedentes de cáncer, dermatitis o terapia inmunosupresora.

La exploración física se enfoca en oído externo, oído medio y membrana timpánica. (Si los síntomas son unilaterales, se examina primero el oído no afectado, ya que no causará contaminación cruzada.) Se inspecciona el oído externo, y se aplica presión en el trago y la zona mastoidea para inducir sensibilidad. Se inserta un otoscopio, usando el espéculo más grande que quepa cómodamente en el conducto auditivo. Si es necesario, se limpian cerumen, pus u otros desechos presentes en el conducto. Se observa en busca de edema, eritema, costras o pólipos. Se inspecciona la membrana timpánica, que debe lucir como un cono gris perla brillante. Se toma nota de cambios de color, perforación, ausencia del reflejo de luz normal (un cono de luz que aparece hacia la parte inferior del tímpano), o una membrana combada.

A continuación se examina la agudeza auditiva. Se pide al paciente que se cubra un oído mientras se le susurra alguna palabra común de dos sílabas hacia el oído no cubierto. El examinador se coloca atrás del paciente de modo que éste no pueda leerle los labios, y le pide que repita lo que escuchó. Se realiza la prueba en el otro oído usando diferentes palabras. Después se emplea un diapasón de afinar para realizar las pruebas de Weber y de Rinne. (Véase *Diferenciación de la sordera conductiva y la neurosensitiva*, en la entrada *Sordera*, en la pág. 677.)

Se completa la valoración palpando el cuello del paciente y las zonas preauricular, parotídea y posauricular (mastoidea) en busca de linfadenopatía. También se examina el funcionamiento de los nervios craneales VII, IX, X y XI.

Causas médicas

- ***Pólipos auriculares.*** Los pólipos auriculares pueden producir una secreción purulenta maloliente y tal vez con estrías de sangre. Si ocluyen el conducto auditivo externo pueden causar sordera parcial.

O

■ ***Fractura basilar de cráneo.*** En una fractura basilar de cráneo, la otorrea suele ser clara y acuosa y positiva para glucosa, lo que representa escape de líquido cerebroespinal (LCE), o sanguinolento, lo que representa hemorragia. En ocasiones, la inspección revela sangre atrás del tímpano. La otorrea puede acompañarse de sordera, rinorrea de LCE o sangre, equimosis periorbitaria ("ojos de mapache"), y equimosis mastoidea (signo de Battle). Parálisis de nervios craneales, disminución del nivel de conciencia y cefalea son otros datos comunes.

■ ***Absceso epidural.*** En el absceso epidural, una otorrea cremosa profusa se acompaña de otalgia palpitante continua; fiebre; y cefalea temporal o temporoparietal en el mismo lado.

■ ***Miringitis (infecciosa).*** En la miringitis infecciosa aguda, pequeñas ampollas enrojecidas llenas de sangre hacen erupción en el conducto auditivo externo, la membrana timpánica y, a veces, en el oído medio, La ruptura espontánea de estas ampollas causa otorrea serosanguinolenta. Otras características son otalgia intensa, sensibilidad sobre el proceso mastoides y, raras veces, fiebre y sordera.

La miringitis infecciosa crónica causa otorrea purulenta, prurito y sordera gradual.

■ ***Otitis externa.*** La otitis externa aguda, a veces llamada "oído de nadador", suele causar otorrea amarilla pegajosa purulenta y maloliente. La inspección puede revelar residuos blancos verdosos en el conducto auditivo externo. Son datos asociados edema, eritema, dolor y prurito en la oreja y el conducto auditivo externo; sensibilidad intensa con el movimiento del proceso mastoideo, trago, boca o mandíbula; sensibilidad y tumefacción de nódulos circundantes; y sordera de conducción parcial. También puede haber febrícula y cefalea ipsilateral al oído afectado.

La otitis externa crónica suele causar otorrea intermitente escasa que puede ser serosa o purulenta y quizá maloliente. Sin embargo, su principal síntoma es prurito. Son datos relacionados edema y leve eritema.

La otitis externa maligna, potencialmente letal, produce desechos en el conducto auditivo, que pueden acumularse contra la membrana timpánica, causando dolor intenso que es especialmente agudo durante la manipulación de trago u oreja. Más común en pacientes con diabetes o inmunosupresión, esta infección bacteriana fulminante también puede causar prurito, acúfenos y, quizá, sordera unilateral.

■ ***Otitis media.*** En la otitis media aguda, la ruptura de la membrana timpánica produce otorrea sanguinolenta purulenta y alivia la otalgia continua o intermitente. De manera característica, una sordera de conducción empeora en el transcurso de horas.

En la otitis media supurativa aguda, el paciente también puede exhibir signos y síntomas de una infección de vías respiratorias superiores: irritación laríngea, tos, secreción nasal y cefalea. Otras manifestaciones son mareo, fiebre, náusea y vómito.

La otitis media crónica causa otorrea purulenta intermitente maloliente por lo común relacionada con perforación de membrana timpánica. Ocurre de manera gradual sordera de conducción, y puede acompañarse de dolor, náusea y vértigo.

■ ***Traumatismo.*** Puede ocurrir otorrea sanguinolenta a causa de traumatismo, por ejemplo un golpe en el oído externo, un cuerpo extraño en el oído, o barotraumatismo. El sangrado suele ser mínimo o moderado; puede acompañarse de sordera parcial.

■ ***Tumor (maligno).*** El carcinoma escamocelular del oído externo causa otorrea purulenta con prurito; otalgia terebrante profunda; sordera; y, en fases finales, parálisis facial.

En el carcinoma escamocelular del oído medio, ocurre otorrea teñida de sangre en fase temprana, por lo común acompañada de sordera del lado afectado. Dolor y parálisis facial son manifestaciones tardías.

Consideraciones especiales

Se aplican compresas húmedas calientes, almohadillas de calentamiento o botellas de agua caliente a los oídos para aliviar inflamación y dolor. Se usa algodón para limpiar suavemente el líquido que drena o aplicar fármacos tópicos. Las gotas óticas se calientan a la temperatura ambiente; la instilación de gotas óticas frías puede causar vértigo. Si el paciente tiene afectada la audición, es necesario asegurarse de que comprende todo lo que se le explica, usando mensajes escritos de ser necesario.

Orientación al paciente

Se instruye al paciente sobre maneras seguras de limpiarse la nariz y los oídos. Se hace hincapié en el uso de tapones óticos cuando se nade. Se explica cuáles signos y síntomas debe informar el paciente.

CONSIDERACIONES PEDIÁTRICAS

Cuando se examina o limpia el oído a un niño, debe recordarse que el conducto auditivo yace horizontalmente y que debe tirarse de la oreja hacia abajo y atrás. Se sujeta al niño durante la intervención en el oído sentándolo en el regazo de uno de los padres con el oído por examinar de frente al examinador. Se le pide que coloque un brazo alrededor de la cintura del progenitor y el otro abajo a un costado, y se pide al progenitor que sujete al niño. O bien, si el examinador está solo con el niño, le pide a éste que se acueste sobre el abdomen con los brazos a los costados y la cabeza vuelta de modo que el oído afectado dé al techo. El examinador se flexiona sobre él, inmovilizando la parte superior del cuerpo con los codos y los brazos.

La perforación de la membrana timpánica por otitis media es la causa más común de otorrea en lactantes y niños pequeños. También es probable que los niños se inserten cuerpos extraños en los oídos, con el resultado de infección, dolor y secreción purulenta.

Bibliografía

Berkowitz, C. D. (2012) *Berkowitz's pediatrics: A primary care approach* (4th ed.). USA: American Academy of Pediatrics.

Buttaro, T. M., Tybulski, J., Bailey, P. P., & Sandberg-Cook, J. (2008). *Primary care: A collaborative practice* (pp. 444–447). St. Louis, MO: Mosby Elsevier.

Sommers, M. S., & Brunner, L. S. (2012) *Pocket diseases*. Philadelphia, PA: F.A. Davis.

P

PALIDEZ

La palidez es la ausencia del color rosado normal de la piel (en personas de tez clara), que puede presentarse de manera repentina o gradual. Aunque la palidez generalizada afecta la totalidad del cuerpo, es más evidente en cara, conjuntivas, mucosa bucal y lechos ungueales. La palidez localizada suele afectar una sola extremidad.

La facilidad con que se detecta la palidez varía con el color de la piel y el espesor y la vascularidad del tejido subcutáneo subyacente. A veces es un simple aclaramiento sutil del color de la piel que puede ser difícil de detectar en personas de piel oscura; en ocasiones sólo es evidente en conjuntivas y mucosa bucal.

La palidez puede deberse a disminución de la oxihemoglobina periférica o de la oxihemoglobina total. Lo primero refleja disminución del flujo sanguíneo periférico asociado con vasoconstricción periférica y oclusión arterial o bajo gasto cardiaco. (Puede ocurrir vasoconstricción periférica transitoria en la exposición a frío, que causa palidez no patológica.) Lo segundo suele deberse a anemia, la principal causa de palidez. (Véase *Cómo se produce la palidez*, en la pág. 516.)

INTERVENCIONES EN CASO DE URGENCIA

Si se presenta palidez generalizada de manera repentina, se buscan con prontitud signos de choque, como taquicardia, hipotensión, oliguria y disminución del nivel de conciencia (NDC). Se hacen los preparativos para infundir líquidos o sangre con rapidez. Se obtiene una muestra de sangre para determinación de hemoglobina, glucosa sérica y hematocrito. Se tiene a la mano equipo de reanimación de urgencia.

Anamnesis y exploración física

Si el estado del paciente lo permite, se realiza una anamnesis completa. ¿Tienen el paciente o alguien en su familia el antecedente de anemia o de un trastorno crónico que pudiera provocar palidez, como insuficiencia renal o cardiaca o diabetes? Se interroga sobre la alimentación del paciente, en particular su consumo de carne roja y vegetales verdes.

Después se explora la palidez más de cerca. Se determina cuándo la notó el paciente por primera vez. ¿Es constante o intermitente? ¿Ocurre cuando la persona se expone al frío? ¿Cuando está bajo estrés emocional? Se exploran signos y síntomas asociados, como mareo, desmayo, ortostasis, debilidad y fatiga con el esfuerzo, disnea, dolor torácico, palpitaciones, irregularidades menstruales o pérdida de la libido. Si la palidez se limita a una o ambas piernas, se pregunta al paciente si caminar le resulta doloroso. ¿Siente frías o entumidas las piernas? Si la palidez se limita a los dedos de las manos, se interroga sobre hormigueo y entumecimiento.

Se comienza la exploración física tomando los signos vitales. Es necesario asegurarse de buscar hipotensión ortostática. Se ausculta el corazón para detectar galopes y soplos, y los pulmones en busca de crepitaciones. Se revisa la temperatura de la piel; suele ocurrir frialdad de extremidades en caso de vasoconstricción u oclusión arterial. Asimismo, se toma nota de ulceración cutánea. Se examina el abdomen en busca de esplenomegalia. Por último, se palpan los pulsos periféricos. La ausencia de pulso en una extremidad pálida puede indicar oclusión

Cómo se produce la palidez

La palidez puede ser resultado de disminución de la oxihemoglobina periférica o total. El diagrama ilustra el avance a palidez.

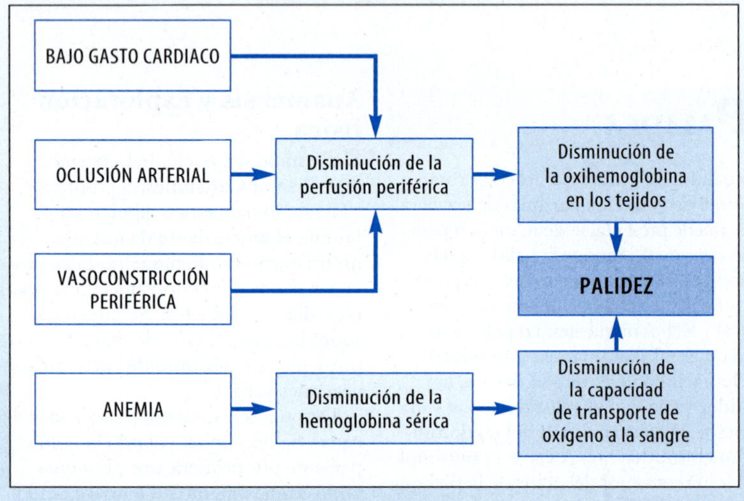

arterial, mientras que un pulso débil puede indicar bajo gasto cardiaco.

Causas médicas

- ***Anemia.*** En la anemia suele ocurrir palidez de manera gradual. También es posible que la piel esté amarillenta o grisácea. Otros efectos son fatiga, disnea, taquicardia, pulso saltón, galope auricular, frémito sistólico sobre las arterias carótidas y, quizá, crepitaciones y tendencias hemorrágicas.
- ***Oclusión arterial (aguda).*** La palidez se produce de manera abrupta en la extremidad con oclusión arterial, que suele deberse a un émbolo. Se crea una línea de demarcación que separa la piel fría, pálida, cianótica y moteada abajo de la oclusión de la piel normal arriba de ella. La palidez puede acompañarse de dolor intenso, claudicación intermitente intensa, parestesia y paresia en la extremidad afectada. También son característicos la ausencia de pulsos y el aumento del tiempo de llenado capilar abajo de la oclusión.
- ***Enfermedad oclusiva arterial (crónica).*** En la enfermedad oclusiva arterial, la palidez es específica de una extremidad —por lo común una pierna, pero en ocasiones ambas piernas o un brazo. Ocurre de manera gradual por arterioesclerosis obstructiva o un trombo, y se agrava al elevar la extremidad. Son datos asociados claudicación intermitente, debilidad, frialdad cutánea, disminución de los pulsos en la extremidad y, quizá, ulceración y gangrena.
- ***Congelación.*** La palidez se limita a la zona congelada, como pies, manos u orejas. Por lo común el sitio se siente frío, céreo y, quizá, duro por congelación profunda. La piel no se blanquea al oprimirla, y quizá no haya sensibilidad. A medida que la zona se descongela, la piel se torna azul purpúrea. Después pueden ocurrir formación de ampollas y gangrena si la congelación es grave.

P

■ ***Hipotensión ortostática.*** En la hipotensión ortostática, ocurre palidez de manera abrupta al sentarse o pararse después de haber estado acostado. También son característicos caída drástica de la presión arterial, aumento de la frecuencia cardiaca y mareo. A veces, el paciente pierde la conciencia por varios minutos.

■ ***Enfermedad de Raynaud.*** La palidez de los dedos al exponerse a frío o estrés es un sello distintivo de la enfermedad de Raynaud. De manera característica, los dedos palidecen abruptamente y se tornan cianóticos; al recalentarse, presentan enrojecimiento y parestesia. En la enfermedad crónica puede ocurrir ulceración.

■ ***Choque.*** Dos formas de choque causan al principio el inicio agudo de palidez y humedad fría de la piel. En el choque hipovolémico, otros signos y síntomas tempranos son inquietud, sed, taquicardia leve y taquipnea. A medida que el choque avanza, la piel se torna cada vez más húmeda y fría, el pulso se hace más rápido y filiforme, y se desarrolla hipotensión con disminución de la presión diferencial. Otros signos y síntomas son oliguria, temperatura corporal subnormal, y disminución del NDC. En el choque cardiógeno, los signos y síntomas son similares pero por lo común más profundos.

Consideraciones especiales

Si el paciente tiene palidez generalizada crónica, se le prepara para estudios de sangre y, quizá, biopsia de médula ósea. Si el paciente tiene palidez localizada, tal vez requiera arteriografía u otros estudios diagnósticos para determinar la causa de manera precisa.

Cuando la palidez resulta de bajo gasto cardiaco, se administran sangre y líquidos así como un diurético, un cardiotónico y un antiarrítmico según se requiera. Se miden con frecuencia signos vitales, ingreso y egreso, datos electrocardiográficos y estado hemodinámico.

Orientación al paciente

En caso de anemia, se explica la importancia de una dieta rica en hierro y reposo. Para congelación y enfermedad de Raynaud, se discuten medidas de protección contra el frío. Para la hipotensión ortostática, se explica la necesidad de levantarse con lentitud. Se discuten los signos y síntomas que deben informarse.

CONSIDERACIONES PEDIÁTRICAS

En niños, la palidez se debe a las mismas causas que en adultos. También puede surgir por un defecto cardiaco congénito o enfermedad pulmonar crónica.

Bibliografía

Berkowitz, C. D. (2012). *Berkowitz's pediatrics: A primary care approach* (4th ed.). USA: American Academy of Pediatrics.

Buttaro, T. M., Tybulski, J., Bailey, P. P., & Sandberg-Cook, J. (2008). *Primary care: A collaborative practice* (pp. 444–447). St. Louis, MO: Mosby Elsevier.

Colyar, M. R. (2003). *Well-child assessment for primary care providers*. Philadelphia, PA: F.A. Davis.

McCance, K. L., Huether, S. E., Brashers, V. L., & Rote, N. S. (2010). *Pathophysiology: The biologic basis for disease in adults and children*. Maryland Heights, MO: Mosby Elsevier.

Sommers, M. S., & Brunner, L. S. (2012). *Pocket diseases*. Philadelphia, PA: F.A. Davis.

Palpitaciones

Definidas como la percepción consciente de los propios latidos cardiacos, las palpitaciones suelen percibirse sobre el precordio o en garganta o cuello. El paciente puede describirlas como machacantes, saltonas, cambiantes, agitantes o aleteantes, o como latidos omitidos. Pueden ser regulares o irregulares, rápidas o lentas, y paroxísticas o sostenidas.

Aunque suelen ser irrelevantes, las palpitaciones pueden deberse a un trastorno cardiaco o metabólico y a los efectos de determinados fármacos. Pueden ocurrir palpitaciones no patológicas en caso de una prótesis valvular recién implantada, porque el ruido chasqueante de la válvula intensifica la percepción del paciente de sus latidos. Son posibles palpitaciones transitorias en estrés emocional (como temor, ira o ansiedad) o físico (como en ejercicio y fiebre). También pueden acompañar al uso de estimulantes, como tabaco y cafeína.

Para ayudar a caracterizar las palpitaciones, se pide al paciente que simule su ritmo golpeteando en una superficie dura con el dedo. Un "pulso omitido" irregular apunta a contracciones ventriculares prematuras, mientras que un ritmo acelerado episódico que termina de manera abrupta sugiere taquicardia auricular paroxística.

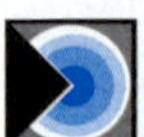

INTERVENCIONES EN CASO DE URGENCIA

Si el paciente informa palpitaciones, se le interroga acerca de mareo y disnea. Después se inspecciona en busca de palidez y humedad fría de la piel. Se toman los signos vitales, tomando nota de hipotensión y pulso irregular o anómalo. Si estos signos están presentes, se sospecha arritmia cardiaca. Se hacen los preparativos para comenzar la monitorización cardiaca y, si es necesario, administrar terapia de electrochoque. Se comienza la oxigenoterapia con mascarilla o cánula nasal. Se coloca una línea IV para administrar un antiarrítmico, de ser necesario.

Anamnesis y exploración física

Si el paciente no tiene malestar, se realizan anamnesis cardiaca completa y exploración física. Se le pregunta si tiene un trastorno cardiovascular o pulmonar, que pueden causar arritmias. ¿Tiene el paciente antecedentes de hipertensión o hipoglucemia? Se investigan los antecedentes medicamentosos. ¿Comenzó el paciente hace poco un tratamiento con glucósidos cardiacos? También se pregunta sobre consumo de cafeína, tabaco y alcohol.

Después se exploran síntomas asociados, como debilidad, fatiga y angina. Por último, se ausculta en busca de galopes, soplos y ruidos respiratorios anómalos.

Causas médicas

- ***Acceso de ansiedad (aguda).*** La ansiedad es la causa más común de palpitaciones en niños y adultos. En este trastorno, las palpitaciones pueden acompañarse de diaforesis, rubor facial, temblor y sensación de desgracia inminente. Casi siempre el paciente se hiperventila, lo cual puede ocasionar mareo, debilidad y síncope. Otros datos típicos son taquicardia, dolor torácico, disnea, dolor estomacal, diarrea, inquietud e insomnio.
- ***Arritmias cardiacas.*** Las palpitaciones paroxísticas o sostenidas pueden acompañarse de mareo, debilidad y fatiga. También puede haber pulso irregular, rápido o lento; hipotensión; confusión; palidez; oliguria; y diaforesis.
- ***Hipertensión.*** En la hipertensión, el paciente puede ser asintomático o informar palpitaciones sostenidas solas o con cefalea, mareo, acúfenos y fatiga. La presión arterial suele exceder de 140/90 mm Hg. También puede haber náusea, vómito, convulsiones y disminución del nivel de conciencia.
- ***Hipocalcemia.*** De manera característica, la hipocalcemia produce palpitaciones, debilidad y fatiga. Avanza de parestesia a tensión muscular y espasmos carpopedales. También puede haber fasciculaciones musculares, reflejos tendinosos profundos hiperactivos, corea, y signos de Chvostek y de Trousseau positivos.
- ***Prolapso mitral.*** El prolapso mitral es un trastorno valvular que puede causar palpitaciones paroxísticas acompañadas de dolor torácico penetrante, punzante o insidioso. Sin embargo, el sello distintivo de este trastorno es un chasquido mesosistólico seguido de un soplo sistólico apical. Son signos y síntomas asociados disnea, mareo, fatiga intensa, migraña, ansiedad, taquicardia paroxística, dolor torácico, crepitaciones y edema periférico.
- ***Estenosis mitral.*** Entre las manifestaciones tempranas de la estenosis mitral suelen incluirse palpitaciones sostenidas acompañadas de disnea de esfuerzo y fatiga. La auscultación revela además un ruido S_1 o un chasquido de apertura

P

intensos y un soplo diastólico retumbante en la punta. Puede haber otros signos y síntomas, como galope auricular y, en la estenosis mitral avanzada, ortopnea, disnea en reposo, disnea paroxística nocturna, edema periférico, ingurgitación yugular, ascitis, hepatomegalia y fibrilación auricular.

- ***Tirotoxicosis.*** Un síntoma característico de la tirotoxicosis, las palpitaciones sostenidas pueden acompañarse de taquicardia, disnea, pérdida de peso no obstante el aumento del apetito, diarrea, temblor, nerviosismo, diaforesis, intolerancia al calor y, quizá, exoftalmía y crecimiento tiroideo. También puede haber un galope auricular o ventricular.

Otras causas

- ***Fármacos.*** Las palpitaciones pueden ser causadas por fármacos que precipitan arritmias cardiacas o elevan el gasto cardiaco, como glucósidos cardiacos; simpatomiméticos, como cocaína; bloqueadores ganglionares; bloqueadores adrenérgicos β; bloqueadores de los canales de calcio; atropina; y minoxidilo.

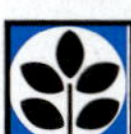

ALERTA HERBOLARIA *Los remedios herbales, como el ginseng, pueden causar reacciones adversas, incluidas palpitaciones y latido cardiaco irregular.*

Consideraciones especiales

Se prepara al paciente para pruebas diagnósticas, como electrocardiograma y vigilancia Holter. Debe recordarse que incluso las palpitaciones leves pueden causar mucha preocupación en el paciente. Se mantiene un ambiente tranquilo y confortable para minimizar la ansiedad y quizá reducir las palpitaciones.

Orientación al paciente

Se explican las pruebas diagnósticas que el paciente necesita, y se le enseñan maneras de reducir la ansiedad.

CONSIDERACIONES PEDIÁTRICAS

Las palpitaciones en niños suelen deberse a fiebre y defectos cardiacos congénitos, como conducto arterial persistente y defectos septales. Dado que los niños no pueden describir esta molestia, se concentra la atención en mediciones objetivas, como monitorización cardiaca, exploración física y pruebas de laboratorio.

Bibliografía

Berkowitz, C. D. (2012). *Berkowitz's pediatrics: A primary care approach* (4th ed.). USA: American Academy of Pediatrics.

Buttaro, T. M., Tybulski, J., Bailey, P. P., & Sandberg-Cook, J. (2008). *Primary care: A collaborative practice* (pp. 444–447). St. Louis, MO: Mosby Elsevier.

Colyar, M. R. (2003). *Well-child assessment for primary care providers*. Philadelphia, PA: F.A. Davis.

Lehne, R. A. (2010). *Pharmacology for nursing care* (7th ed.). St. Louis, MO: Saunders Elsevier.

McCance, K. L., Huether, S. E., Brashers, V. L., & Rote, N. S. (2010). *Pathophysiology: The biologic basis for disease in adults and children*. Maryland Heights, MO: Mosby Elsevier.

Sommers, M. S., & Brunner, L. S. (2012). *Pocket diseases*. Philadelphia, PA: F.A. Davis.

Parálisis

La parálisis, que es la pérdida total de la actividad motora voluntaria, se debe a daño grave de vías corticales o piramidales. Ocurre en trastorno cerebrovascular, enfermedad neuromuscular degenerativa, traumatismo, tumor, o infección del sistema nervioso central. La parálisis aguda puede ser un indicador temprano de un trastorno potencialmente letal como síndrome de Guillain-Barré.

La parálisis puede ser local o generalizada, simétrica o asimétrica, transitoria o permanente, y espástica o flácida. Suele clasificarse con base en el sitio y la gravedad en paraplejia (a veces, parálisis transitoria de las piernas), tetraplejia (parálisis permanente de brazos, piernas y tronco abajo del nivel de la lesión espinal), o hemiplejia (parálisis unilateral con gravedad y permanencia variables). La parálisis incompleta con debilidad profunda (paresia) precede a la parálisis total en algunos pacientes.

INTERVENCIONES EN CASO DE URGENCIA

Si la parálisis se produjo de manera repentina, se sospecha traumatismo o lesión vascular aguda. Después de asegurar que la columna esté correctamente inmovilizada, se determina con rapidez el nivel de conciencia (NDC) y se toman los signos vitales. Hipertensión sistólica, aumento de la presión diferencial y bradicardia pueden indicar aumento de la presión intracraneal (PIC). Si es posible, se eleva la cabecera de la cama 30° para reducir la PIC, y se intenta mantener la cabeza recta y dirigida al frente.

Se evalúa el estado respiratorio del paciente, y se está preparado para administrar oxígeno, insertar una vía aérea o intubar y suministrar ventilación mecánica, según se requiera. Para ayudar a determinar la naturaleza de la lesión, se pide al paciente que reseñe los sucesos precipitantes. Si no puede responder, se trata de encontrar un testigo.

Anamnesis y exploración física

Si el paciente no está en peligro inmediato, se realiza una valoración neurológica completa. Se comienza con la anamnesis, basándose el la información de familiares si es necesario. Se interroga sobre inicio, duración, intensidad y progresión de la parálisis y sobre los sucesos que precedieron su desarrollo. Las preguntas sobre antecedentes médicos se centran en la incidencia de enfermedad neurológica o neuromuscular degenerativa, enfermedad infecciosa reciente, infección de transmisión sexual, cáncer, o lesión reciente. Se exploran signos y síntomas relacionados, tomando nota de fiebre, cefalea, trastornos visuales, disfagia, náusea, vómito, disfunción intestinal o vesical, dolor o debilidad musculares, y fatiga.

P

A continuación, se realiza una valoración neurológica completa, con examen de nervios craneales (NC), funcionamiento motor y sensitivo y reflejos tendinosos profundos (RTP). Se valora la fuerza en todos los grupos musculares importantes, y se toma nota de atrofia muscular. (Véase *Prueba de fuerza muscular*, en las págs. 120 y 121.) Se documentan todas las observaciones como datos de referencia.

Causas médicas

■ ***Esclerosis lateral amiotrófica (ELA).*** La ELA es un trastorno invariablemente letal que produce parálisis espástica o flácida en los principales grupos musculares del cuerpo, y que con el tiempo avanza a parálisis total. Son datos tempranos debilidad muscular progresiva, fasciculaciones y atrofia muscular, que suele comenzar en brazos y manos. También son comunes calambres e hiperreflexia. La afección de músculos respiratorios y tallo encefálico produce disnea y quizá dificultad respiratoria. La parálisis progresiva de nervios craneales causa disartria, sialorrea disfágica, sensación de ahogamiento y dificultad para masticar.

■ ***Parálisis de Bell.*** La parálisis de Bell, una enfermedad del NC VII, causa parálisis unilateral transitoria de músculos faciales. Los músculos afectados cuelgan, y el cierre del párpado es imposible. Otros signos son aumento de lagrimeo, sialorrea y disminución o ausencia del reflejo corneal.

■ ***Botulismo.*** El botulismo es una infección por bacterias productoras de toxina que puede causar debilidad muscular rápidamente descendente que avanza a parálisis en el transcurso de los 2 a 4 días que siguen a la ingestión de alimento contaminado. La parálisis de músculos respiratorios causa disnea y paro respiratorio. Son datos tempranos náusea, vómito, diarrea, visión borrosa o doble, midriasis bilateral, disartria y disfagia.

■ ***Absceso cerebral.*** El absceso avanzado en los lóbulos frontal o temporal puede causar hemiplejia acompañada de otros datos tardíos, como alteraciones oculares, pupilas desiguales, disminución del NDC, ataxia, temblor y signos de infección.

■ ***Tumor cerebral.*** Un tumor que afecte la corteza motora del lóbulo frontal puede causar hemiparesia contralateral que avanza a hemiplejia. El inicio es gradual, pero la parálisis es permanente sin tratamiento. En etapas tempranas, es posible que los únicos indicadores sean cefalea frontal y cambios conductuales. Con el tiempo ocurren convulsiones, afasia y signos de aumento de la PIC (disminución del NDC y vómito).

■ ***Trastorno de conversión.*** La parálisis histérica, un síntoma clásico del trastorno de conversión, se caracteriza por pérdida del movimiento voluntario sin causa física evidente. Puede afectar cualquier grupo muscular, aparecer y desaparecer de manera impredecible, y ocurrir con conducta histriónica (manipuladora, dramática, vana, irracional) o una extraña indiferencia.

■ ***Encefalitis.*** Ocurre parálisis variable en las etapas tardías de la encefalitis. Son signos y síntomas más tempranos disminución rápida del NDC (posiblemente coma), fiebre, cefalea, fotofobia, vómito, signos de irritación meníngea (rigidez de nuca, signos de Kernig y Brudzinski positivos), afasia, ataxia, nistagmo, parálisis oculares, mioclono y convulsiones.

■ ***Síndrome de Guillain-Barré.*** El síndrome de Guillain-Barré se caracteriza por desarrollo rápido pero reversible de parálisis ascendente. Suele comenzar como debilidad muscular de las piernas y avanza de manera simétrica; a veces afecta incluso los nervios craneales, causando disfagia, habla nasal y disartria. La parálisis de músculos respiratorios es potencialmente letal. Otros efectos son parestesia transitoria, hipotensión ortostática, taquicardia, diaforesis e incontinencia fecal y urinaria.

■ ***Traumatismo craneoencefálico.*** La lesión cerebral puede causar parálisis debido a edema cerebral y aumento de la PIC. El inicio suele ser repentino. Sitio y magnitud varían, según la lesión. Los datos asociados también varían, pero entre ellos se incluyen disminución del NDC; alteraciones sensitivas, como parestesia y pérdida de sensibilidad; cefalea; visión borrosa o doble; náusea y vómito; y trastornos neurológicos focales.

■ ***Esclerosis múltiple (EM).*** En la EM, la parálisis suele ir y venir hasta las etapas posteriores, cuando puede hacerse permanente. Su magnitud va de monoplejia a tetraplejia. En la mayoría de los pacientes, los síntomas más tempranos son trastornos visuales y sensitivos (parestesia). Los datos porteriores son ampliamente variables, y entre ellos pueden incluirse debilidad muscular y espasticidad, nistagmo, hiperreflexia, temblor de intención, ataxia de la marcha, disfagia, disartria, disfunción eréctil y estreñimiento. Son posibles polaquiuria y urgencia e incontinencia urinarias.

■ ***Miastenia grave.*** En la miastenia grave, intensa debilidad muscular y fatiga anómala pueden causar parálisis de determinados grupos musculares. La parálisis suele ser transitoria en las etapas tempranas, pero se hace más persistente conforme la enfermedad avanza. Los datos asociados dependen de las zonas de afección neuromuscular; entre ellos están cierre ocular débil, ptosis, diplopía, falta de movilidad facial, disfagia, habla nasal y frecuente regurgitación nasal de líquidos. La debilidad de los músculos del cuello puede hacer que la mandíbula caiga y la cabeza se bambolee. La afección de músculos respiratorios puede ocasionar dificultad respiratoria: disnea, respiraciones superficiales y cianosis.

■ ***Enfermedad de Parkinson.*** Temblor, bradicinesia y rigidez en tubo de plomo o rueda dentada son los signos clásicos de la enfermedad de Parkinson. La rigidez extrema puede avanzar a parálisis, en particular de las extremidades. En la mayoría de los casos, la parálisis se resuelve con el tratamiento oportuno de la enfermedad.

■ ***Neuropatía periférica.*** De manera característica, la neuropatía periférica produce debilidad muscular que puede ocasionar parálisis flácida y atrofia. Son efectos relacionados parestesia, pérdida del sentido de la vibración, RTP hipoactivos o ausentes, neuralgia y cambios cutáneos, como anhidrosis.

■ ***Rabia.*** La rabia es un trastorno agudo que causa parálisis flácida progresiva, colapso vascular, coma y la muerte en las 2 semanas que siguen al contacto con un animal infectado. Los signos y síntomas prodrómicos —fiebre; cefalea; hiperestesia; parestesia, frialdad y prurito en el sitio de la mordedura; fotofobia; taquicardia; respiraciones superficiales; y salivación, lagrimeo y sudoración excesivas— se presentan casi de inmediato. En el lapso de 2 a 10 días comienza una fase de excitación, marcada por agitación, disfunción de nervios craneales (cambios pupilares, disfonía, debilidad facial, parálisis oculares), taquicardia o bradicardia, respiraciones cíclicas, fiebre alta, retención urinaria, sialorrea e hidrofobia.

■ ***Trastornos convulsivos.*** Las convulsiones, en particular las focales, pueden causar parálisis local transitoria (parálisis de Todd). Cualquier parte del cuerpo puede ser afectada, aunque la parálisis tiende a ser contralateral al foco irritable.

■ ***Lesión de médula espinal.*** La sección espinal completa causa parálisis espástica permanente abajo del nivel de la lesión. Es posible que los reflejos vuelvan después de que el choque espinal se resuelve. La sección parcial causa parálisis y parestesia variables, según el sitio y la magnitud de la lesión. (Véase *Entendiendo los síndromes de la médula espinal*, en la pág. 523.)

■ ***Tumores de la médula espinal.*** Pueden ocurrir paresia, dolor, parestesia y pérdida sensitiva variable a lo largo de la distribución de la vía de distribución inervada por el segmento medular afectado. Con el tiempo, estos síntomas pueden avanzar a parálisis espástica con RTP hiperactivos (a menos que el tumor esté en la cauda equina, con el resultado de hiporreflexia) y, quizá, incontinencia urinaria y fecal. La parálisis es permanente si no se trata el tumor.

■ ***Evento vascular cerebral (EVC).*** Un EVC que afecte la corteza motora puede provocar paresia o parálisis contralaterales. El inicio puede ser repentino o gradual, y la parálisis puede ser transitoria o permanente. Los signos y síntomas asociados varían mucho, y entre ellos están cefalea, vómito, convulsiones, disminución del NDC y la agudeza mental, disartria, disfagia, ataxia, parestesia o pérdida sensitiva contralaterales, apraxia, agnosia, afasia, trastornos visuales, labilidad emocional y disfunción intestinal y vesical.

■ ***Hemorragia subaracnoidea.*** La hemorragia subaracnoidea es un trastorno potencialmente letal que puede causar parálisis repentina. El trastorno puede ser temporal, y resolverse al disminuir el edema, o permanente, si ha ocurrido destrucción tisular. Otros efectos agudos son cefalea intensa, midriasis, fotofobia, afasia, disminución drástica del NDC, rigidez de nuca, vómito y convulsiones.

■ ***Siringomielia.*** La siringomielia es una enfermedad degenerativa de la médula espinal que produce paresia segmentaria, con el resultado de parálisis flácida de manos y brazos. Ocurre arreflexia, y la pérdida de la percepción de dolor y temperatura se distribuye en cuello, hombros y brazos en un patrón de capa.

■ ***Accidente isquémico transitorio (AIT).*** Los AIT episódicos pueden causar paresia unilateral transitoria o parálisis acompañada de parestesia, visión borrosa o doble, mareo, afasia, disartria, disminución del NDC y otros efectos dependientes del sitio.

■ ***Encefalitis nilooccidental.*** La encefalitis nilooccidental es una infección causada por el virus nilooccidental, un flavivirus transmitido por mosquitos endémico de África, Oriente medio, Asia occidental y Estados Unidos. Son comunes las infecciones leves, y producen fiebre, cefalea y dolor, a veces acompañados de exantema cutáneo e inflamación de nódulos linfáticos. Infecciones más graves son marcadas por cefalea, fiebre alta, rigidez de cuello, estupor, desorientación, coma, temblor, convulsiones ocasionales, parálisis y, raras veces, la muerte.

Otras causas

■ ***Fármacos.*** El uso terapéutico de bloqueadores neuromusculares, como pancuronio o curare, produce parálisis.

P

Entendiendo los síndromes de la médula espinal

En caso de sección incompleta de la médula espinal, el paciente presenta pérdida motora y sensitiva parcial. La mayoría de las lesiones medulares incompletas corresponden a los síndromes que se describen enseguida.

El **síndrome anterior de la médula espinal**, suele ser resultado de lesión por flexión, causa parálisis motora y pérdida de la percepción de dolor y temperatura abajo del nivel de la lesión. Suelen estar preservados los sentidos de tacto, cinestesia y vibración.

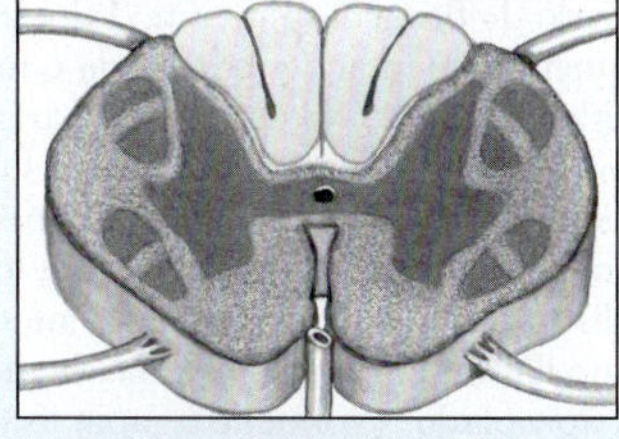

El **síndrome de Brown-Séquard** puede deberse a lesiones por flexión, rotación o penetración. Se caracteriza por parálisis motora unilateral del mismo lado de la lesión y pérdida de la percepción de dolor y temperatura contralateral a la lesión.

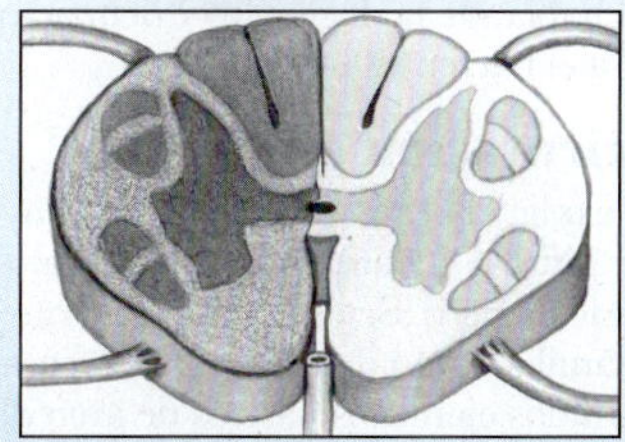

El **síndrome central de la médula espinal** tiene como causa lesiones por hiperextensión o flexión. La pérdida motora es variable y mayor en brazos que en piernas; la pérdida sensitiva suele ser leve.

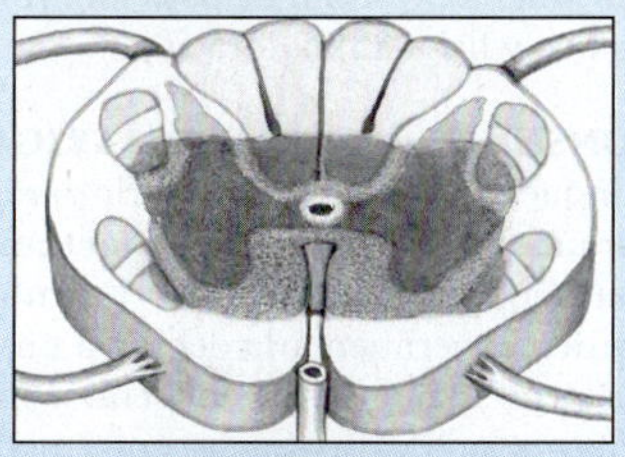

El **síndrome posterior de la médula espinal**, que es consecuencia de una lesión por hiperextensión cervical, sólo causa pérdida de la cinestesia y de la percepción del tacto ligero. El funcionamiento motor permanece intacto.

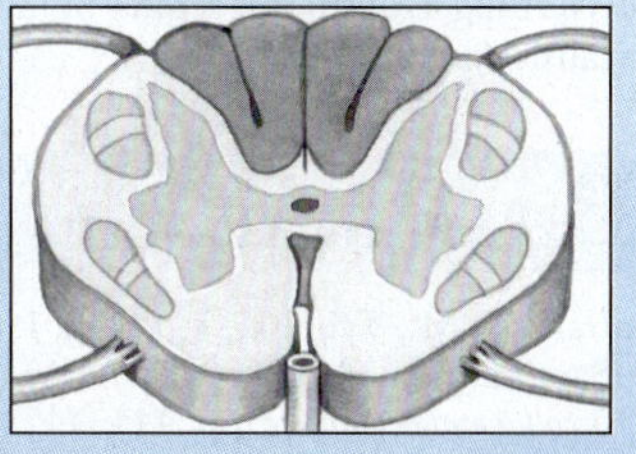

- ***Terapia electroconvulsiva (TEC).*** La TEC puede causar parálisis aguda pero transitoria.

Consideraciones especiales

Dado que un paciente paralizado es particularmente susceptible a complicaciones de la inmovilidad prolongada, se realizan cambios de posición frecuentes, cuidado cutáneo meticuloso, y fisioterapia torácica frecuente. Puede beneficiarse de los ejercicios de arco de movimiento pasivos para mantener el tono muscular, la aplicación de férulas para prevenir contracturas, y el uso de tableros para pies u otros dispositivos para prevenir el pie péndulo. Si los nervios craneales están afectados, el paciente tendrá dificultad para masticar o deglutir. Se administra un líquido espesado o dieta blanda, y se tiene a la mano equipo de aspiración en caso de broncoaspiración. Tal vez se requiera alimentación por sonda o nutrición parenteral total en caso de parálisis grave. La parálisis y alteraciones visuales acompañantes pueden hacer peligrosa la ambulación; se proporciona una luz de llamada, y se muestra al paciente cómo llamar para pedir ayuda. Según sea apropiado, se obtiene terapia física, del habla, de la deglución y ocupacional para el paciente.

Orientación al paciente

Se explica la causa subyacente de la parálisis; se remite a servicios sociales y psicológicos. Se enseña al paciente y la familia cómo dar cuidados en casa, incluidos ejercicios pasivos de arco de movimiento, cambio de posición frecuente, y fisioterapia torácica.

CONSIDERACIONES PEDIÁTRICAS

Aunque los niños pueden sufrir parálisis por una causa evidente —como traumatismo, infección o tumor—, también pueden experimentarla debido a un trastorno hereditario o congénito, como enfermedad de Tay-Sachs, enfermedad de Werdnig-Hoffmann, espina bífida o parálisis cerebral.

P

BIBLIOGRAFÍA

Buttaro, T. M., Tybulski, J., Bailey, P. P., & Sandberg-Cook, J. (2008). *Primary care: A collaborative practice* (pp. 444–447). St. Louis, MO: Mosby Elsevier.

Colyar, M. R. (2003). *Well-child assessment for primary care providers*. Philadelphia, PA: F.A. Davis.

Lehne, R. A. (2010). *Pharmacology for nursing care* (7th ed.). St. Louis, MO: Saunders Elsevier.

McCance, K. L., Huether, S. E., Brashers, V. L., & Rote, N. S. (2010). *Pathophysiology: The biologic basis for disease in adults and children*. Maryland Heights, MO: Mosby Elsevier.

Sarwark, J. F. (2010). *Essentials of musculoskeletal care*. Rosemont, IL: American Academy of Orthopaedic Surgeons.

Sommers, M. S., & Brunner, L. S. (2012). *Pocket diseases*. Philadelphia, PA: F.A. Davis.

PARESTESIA

La parestesia es una sensación o combinación de sensaciones anómalas —comúnmente descritas como entumecimiento, pinchazos u hormigueo— que se sienten a lo largo de vías nerviosas periféricas y no suelen ser dolorosas. Por otro lado, las sensaciones desagradables o dolorosas se denominan disestesias. La parestesia puede ocurrir de manera repentina o gradual y puede ser transitoria o permanente.

Un síntoma común de muchos trastornos neurológicos, la parestesia también puede deberse a un trastorno sistémico o un fármaco específico. Quizá refleje daño o irritación de lóbulo parietal, tálamo, haz espinotalámico o nervios espinales o periféricos: el circuito neural que transmite e interpreta estímulos sensitivos.

Anamnesis y exploración física

Primero se explora la parestesia. ¿Cuándo comenzaron las sensaciones anómalas? Se pide al paciente que describa su carácter y distribución. Además, se pregunta sobre signos y síntomas asociados, como pérdida sensitiva y paresia o parálisis. A continuación se realiza la anamnesis médica, incluidos trastornos neurológicos, cardiovasculares, metabólicos, renales e inflamatorios crónicos, como artritis o lupus. ¿Ha sufrido el paciente en fecha reciente una lesión traumática, cirugía, o intervención penetrante que pudo haber dañado nervios periféricos?

La exploración física se centra en el estado neurológico del paciente. Se valoran su nivel de conciencia (NDC) y el funcionamiento de nervios craneales. Se examinan fuerza muscular y reflejos tendinosos profundos (RTP) en las extremidades afectadas por parestesia. Se evalúa de manera sistemática la percepción de tacto ligero, dolor, temperatura, vibración y posición. (Véase *Prueba para analgesia*, en la pág. 28.) También se toma nota de color y temperatura de la piel, y se palpa en busca de pulsos.

Causas médicas

- ***Oclusión arterial (aguda).*** La oclusión arterial aguda puede presentar parestesia y frialdad repentinas en una o ambas extremidades en caso de un émbolo en silla de montar. También son característicos paresia, claudicación intermitente y dolor insidioso en reposo. La extremidad se torna moteada con una línea de demarcación de temperatura y color al nivel de la oclusión. Los pulsos están ausentes abajo de la oclusión, y el tiempo de llenado capilar aumenta.
- ***Arterioesclerosis obliterante.*** La arterioesclerosis obliterante produce parestesia, claudicación intermitente (síntoma más común), disminución o ausencia de los pulsos poplíteo y pedio, palidez, paresia y frialdad de la pierna afectada.
- ***Artritis.*** Cambios reumatoides u osteoartríticos en la columna cervical pueden causar parestesia en cuello, hombros y brazos. En ocasiones está afectada la columna lumbar, con el resultado de parestesia unilateral o bilateral de pierna y pie.
- ***Tumor cerebral.*** Los tumores que afectan la corteza sensitiva en el lóbulo parietal pueden causar parestesia contralateral progresiva acompañada de agnosia, apraxia, agrafia, hemianopsia equilateral y pérdida de la cinestesia.
- ***Enfermedad de Buerger.*** En la enfermedad de Buerger, un trastorno oclusivo inflamatorio relacionado con tabaquismo, la exposición al frío causa frialdad, cianosis y entumecimiento de los pies; más tarde, presentan enrojecimiento, calor y hormigueo. También es común la claudicación intermitente, agravada por ejercicio y aliviada por reposo. Otros datos son pulsos periféricos débiles, tromboflebitis superficial migratoria y, más tarde, ulceración, atrofia muscular y gangrena.
- ***Diabetes mellitus.*** La neuropatía diabética puede causar parestesia con sensación quemante en manos y piernas. Otros datos son anosmia insidiosa permanente, fatiga, poliuria, polidipsia, pérdida de peso y polifagia.
- ***Síndrome de Guillain-Barré.*** En el síndrome de Guillain-Barré, una parestesia transitoria puede preceder a debilidad muscular, que suele iniciarse en las piernas y ascender a brazos y nervios faciales. La debilidad puede avanzar a parálisis total. Otros datos son disartria, disfagia, habla nasal, hipotensión ortostática, incontinencia urinaria y fecal, diaforesis, taquicardia y, quizá, signos de parálisis potencialmente letal de músculos respiratorios.
- ***Traumatismo craneoencefálico.*** Puede ocurrir parestesia unilateral o bilateral cuando el traumatismo craneoencefálico causa conmoción o contusión; sin embargo, la pérdida sensitiva es más común. Otros datos son paresia o parálisis variables, disminución del NDC, cefalea, visión borrosa o doble, náusea, vómito, mareo y convulsiones.
- ***Hernia discal.*** La hernia de un disco lumbar o cervical puede causar el inicio agudo o gradual de parestesia a lo largo de las vías de distribución de nervios espinales afectados. Otros efectos neuromusculares son dolor intenso, espasmos musculares y debilidad que puede avanzar a atrofia a menos que se alivie la hernia.
- ***Herpes zóster.*** La parestesia, un síntoma temprano de la infección por herpes zóster, ocurre en el dermatoma inervado por el nervio espinal afectado. En un lapso de días, este dermatoma es marcado por un exantema vesicular eritematoso prurítico asociado con dolor penetrante, fulgurante o quemante.
- ***Síndrome de hiperventilación.*** Usualmente inducido por ansiedad aguda, el síndrome de hiperventilación puede causar parestesia transitoria en manos, pies y zona peribucal, acompañada

de agitación, vértigo, síncope, palidez, fasciculaciones y debilidad musculares, espasmo carpopedal, y arritmias cardiacas.

■ ***Migraña.*** La parestesia de manos, cara y zona peribucal puede anunciar una migraña inminente. Otros síntomas prodrómicos son escotomas, hemiparesia, confusión, mareo y fotofobia. Estos efectos pueden persistir durante la cefalea pulsátil característica y continúan después de que ésta cede.

■ ***Esclerosis múltiple (EM).*** En la EM, la desmielinización de la corteza sensitiva o el haz espinotalámico puede causar parestesia, por lo común uno de los síntomas más tempranos. Como otros efectos de la EM, la parestesia suele ir y venir hasta las etapas ulteriores, cuando puede hacerse permanente. Entre los datos asociados se incluyen debilidad muscular, espasticidad e hiperreflexia.

■ ***Traumatismo de nervios periféricos.*** La lesión de un nervio periférico importante puede causar parestesia —por lo común disestesia— en la zona servida por ese nervio. La parestesia comienza poco después de un traumatismo y puede ser permanente. Otros datos son parálisis flácida o paresia, hiporreflexia y pérdida sensitiva variable.

■ ***Neuropatía periférica.*** La neuropatía periférica puede causar parestesia progresiva de todas las extremidades. El paciente también suele presentar debilidad muscular, que puede ocasionar parálisis flácida y atrofia, pérdida del sentido de la vibración, disminución o ausencia de RTP, neuralgia, y cambios cutáneos, como rubor cutáneo, liodermia y anhidrosis.

■ ***Rabia.*** Parestesia, frialdad y rubor en el sitio de mordedura de un animal anuncian la etapa prodrómica de la rabia. Otros signos y síntomas prodrómicos son fiebre, cefalea, fotofobia, hiperestesia, taquicardia, respiraciones superficiales, sialorrea, lagrimeo y sudoración.

■ ***Enfermedad de Raynaud.*** La exposición a frío o estrés causa palidez, frialdad y cianosis de los dedos de las manos; con el recalentamiento se presentan enrojecimiento y parestesia de esos órganos. Es posible la ulceración en casos crónicos.

■ ***Trastornos convulsivos.*** Las convulsiones que se originan en el lóbulo parietal suelen causar parestesia de labios y dedos de manos y pies. La parestesia puede actuar como auras que preceden las convulsiones tonicoclónicas.

■ ***Lesión de médula espinal.*** Puede ocurrir parestesia en la sección parcial de la médula espinal, después de que se resuelve el choque espinal. Puede ser unilateral o bilateral, y ocurrir al nivel de la lesión o abajo. Es variable la pérdida sensitiva y motora asociada. (Véase *Entendiendo los síndromes de la médula espinal*, en la pág. 523.) Los trastornos de la médula espinal pueden relacionarse con parestesia al flexionar la cabeza (signo de Lhermitte).

■ ***Tumores de médula espinal.*** Estos tumores provocan parestesia, paresia, dolor y pérdida sensitiva a lo largo de las vías inervadas por el segmento afectado de la médula. Con el tiempo, la paresia puede causar parálisis espástica con RTP hiperactivos (a menos que el tumor se encuentre en la cauda equina, lo que provoca hiporreflexia) y, quizá, incontinencia urinaria y fecal.

■ ***Evento vascular cerebral (EVC).*** Aunque puede ocurrir parestesia contralateral en un EVC, la pérdida sensitiva es más común. Las características asociadas varían con la arteria afectada, y entre ellas se incluyen hemiplejia contralateral, disminución del NDC, y hemianopsia equilateral.

■ ***Lupus eritematoso sistémico (LES).*** El LES puede causar parestesia, pero entre sus principales signos y síntomas están artritis no deformante (por lo común de manos, pies y articulaciones grandes), fotosensibilidad y un "exantema en mariposa" de un lado a otro de la nariz y en las mejillas.

■ ***Tabes dorsal.*** En el tabes dorsal, la parestesia —en especial de las piernas— es un síntoma común pero tardío. Otros datos son ataxia, pérdida de la cinestesia y de la percepción de dolor y temperatura, ausencia de RTP, articulaciones de

Charcot, pupilas de Argyll Robertson, incontinencia y disfunción eréctil.

- ***Accidente isquémico transitorio (AIT).*** Suele ocurrir parestesia de manera abrupta en un AIT, y se limita a un brazo u otra parte aislada del cuerpo. Por lo común dura alrededor de 10 minutos y se acompaña de parálisis o paresia. Son datos asociados disminución del NDC, mareo, pérdida visual unilateral, nistagmo, afasia, disartria, acúfenos, debilidad facial, disfagia y marcha atáxica.

Otras causas

- ***Fármacos.*** Fenitoína, agentes de quimioterapia (como vincristina, vinblastina y procarbazina), isoniazida, nitrofurantoína, cloroquina y tratamiento parenteral con otro pueden causar parestesia transitoria que desaparece cuando el fármaco se suspende.
- ***Radioterapia.*** Con el tiempo la radioterapia puede causar daño de nervios periféricos, con el resultado de parestesia.

Consideraciones especiales

Dado que la parestesia suele acompañarse de pérdida sensorial en parches, se enseñan al paciente medidas de seguridad. Por ejemplo, se le indica que mida la temperatura del agua para baño con un termómetro.

Orientación al paciente

Se discuten medidas de seguridad, y se indica al paciente cuáles signos y síntomas debe informar.

CONSIDERACIONES PEDIÁTRICAS

Aunque los niños pueden experimentar parestesia por las mismas causas que los adultos, muchos no pueden describir este síntoma. Pese a ello, las polineuropatías hereditarias suelen reconocerse primero en niños.

Bibliografía

Berkowitz, C. D. (2012). *Berkowitz's pediatrics: A primary care approach* (4th ed.). USA: American Academy of Pediatrics.

Buttaro, T. M., Tybulski, J., Bailey, P. P., & Sandberg-Cook, J. (2008). *Primary care: A collaborative practice* (pp. 444–447). St. Louis, MO: Mosby Elsevier.

Colyar, M. R. (2003). *Well-child assessment for primary care providers*. Philadelphia, PA: F.A. Davis.

Lehne, R. A. (2010). *Pharmacology for nursing care* (7th ed.). St. Louis, MO: Saunders Elsevier.

McCance, K. L., Huether, S. E., Brashers, V. L., & Rote, N. S. (2010). *Pathophysiology: The biologic basis for disease in adults and children*. Maryland Heights, MO: Mosby Elsevier.

Sarwark, J. F. (2010). *Essentials of musculoskeletal care*. Rosemont, IL: American Academy of Orthopaedic Surgeons.

Sommers, M. S., & Brunner, L. S. (2012). *Pocket diseases*. Philadelphia, PA: F.A. Davis.

Peso, aumento excesivo

Ocurre aumento de peso cuando las calorías ingeridas exceden las necesidades corporales de energía, con el resultado de incremento del tejido adiposo. También puede ocurrir cuando la retención de líquido causa edema. Si el aumento de peso se debe a consumo excesivo de alimentos, las causas primarias pueden ser factores emocionales, con mayor frecuencia ansiedad, culpa y depresión.

En adultos mayores, el aumento de peso suele reflejar un consumo sostenido de alimento en presencia de la disminución progresiva normal de la tasa metabólica basal. En mujeres, ocurre un aumento progresivo de peso con el embarazo, mientras que en la menstruación suele presentarse un incremento periódico de peso.

El aumento de peso, un signo primario de muchos trastornos endocrinos, también ocurre en afecciones que limitan la actividad, en especial problemas cardiovasculares y pulmonares. Asimismo puede ser resultado de farmacoterapia que incrementa el apetito o causa retención de líquido o de trastornos cardiovasculares, hepáticos y renales que causan edema.

Anamnesis y exploración física

Se determinan los patrones previos de aumento y pérdida de peso. ¿Hay un antecedente familiar de obesidad, enfermedad tiroidea o diabetes mellitus? Se valoran los patrones de alimentación y actividad. ¿Ha aumentado el apetito? ¿Hace ejercicio con regularidad el paciente? A continuación se pregunta sobre síntomas asociados. ¿Ha habido alteraciones visuales, disfonía, parestesia o aumento de la micción o la sed? ¿Hay disfunción eréctil? ¿Ha habido irregularidades menstruales o aumento de peso durante la menstruación? Se adquiere una impresión del estado mental del paciente. ¿Está ansioso o deprimido? ¿Reacciona con lentitud? ¿Tiene problemas de memoria? ¿Qué medicamentos usa? Durante la exploración física, se mide el espesor de un pliegue cutáneo para estimar las reservas de grasa. (Véase *Evaluación del estado nutricional.*) Se toma nota de la distribución de la grasa, la presencia de edema localizado o generalizado y el estado nutricional general. Se inspecciona en busca de otros problemas, como distribución anómala del vello corporal o calvicie y sequedad cutánea. Se registran los signos vitales.

Causas médicas

- ***Acromegalia.*** La acromegalia causa aumento de peso moderado. Otros datos son rasgos faciales toscos, prognatismo, crecimiento de manos y pies, aumento de la sudoración, piel grasosa, voz grave, dolor de espalda y articulaciones, letargo, somnolencia e intolerancia al calor. En ocasiones hay hirsutismo.
- ***Diabetes mellitus.*** El aumento del apetito en la diabetes mellitus puede ocasionar aumento de peso, aunque a veces ocurre en cambio pérdida de peso. Otros datos son fatiga, polidipsia, poliuria, nocturia, debilidad, polifagia y somnolencia.
- ***Hipercortisolismo.*** El aumento de peso excesivo, por lo común en tronco

Evaluación del estado nutricional

Si el paciente exhibe pérdida o aumento de peso excesivos, es posible ayudar a valorar el estado nutricional midiendo el espesor de un pliegue cutáneo y la circunferencia a la mitad del brazo y calculando la circunferencia muscular a la mitad del brazo. Las mediciones de pliegues cutáneos dan una idea de la masa de tejido adiposo (la grasa subcutánea representa alrededor de 50% del tejido adiposo corporal). Las mediciones a la mitad del brazo reflejan tanto masa de músculo esquelético como de tejido adiposo.

Se realizan los siguientes pasos para realizar esas mediciones. Después se les expresa como un porcentaje del estándar usando la fórmula

$$\frac{\text{Medición real}}{\text{Medición estándar}} \times 100 = \_\_\_\_\ \%$$

Las mediciones antropométricas estándares varían con edad y sexo del paciente y pueden encontrarse en una tabla de valores antropométricos normales. En la tabla abreviada que sigue se muestran las mediciones estándares del brazo para hombres y mujeres adultos.

PRUEBA	ESTÁNDAR	
Pliegue cutáneo del tríceps	Hombres Mujeres	12.5 mm 16.5 mm
Circunferencia a la mitad del brazo	Hombres Mujeres	29.3 mm 28.5 mm
Circunferencia muscular a la mitad del brazo	Hombres Mujeres	25.3 mm 23.2 mm

Una medición del pliegue subescapular o del tríceps menor de 60% del valor estándar indica agotamiento grave de las reservas de grasa, una medición entre 60 y 90% indica agotamiento moderado a leve, y una mayor de 90% indica reservas de grasa significativas. Una circunferencia a la mitad del brazo de menos de 90% del valor estándar indica privación calórica; una mayor de 90% indica músculo y grasa adecuados o abundantes. Una circunferencia muscular a la mitad del brazo de menos de 90% indica privación proteínica; una mayor de 90% indica reservas adecuadas o amplias de proteína.

Para medir el pliegue cutáneo del tríceps, se localiza el punto medio del brazo del paciente usando una cinta métrica no extensible. Se marca el punto medio con un marcador de punta de fieltro. Después se toma la piel con el pulgar y el índice alrededor de 1 cm arriba del punto medio. Se coloca el plicómetro en el punto medio, y se le aprieta cerca de 3 segundos. Se anota la medición registrada en la escala del mango hasta los 0.5 mm más cercanos. Se realizan dos mediciones más, y se promedian las tres a fin de compensar cualquier error de medición.

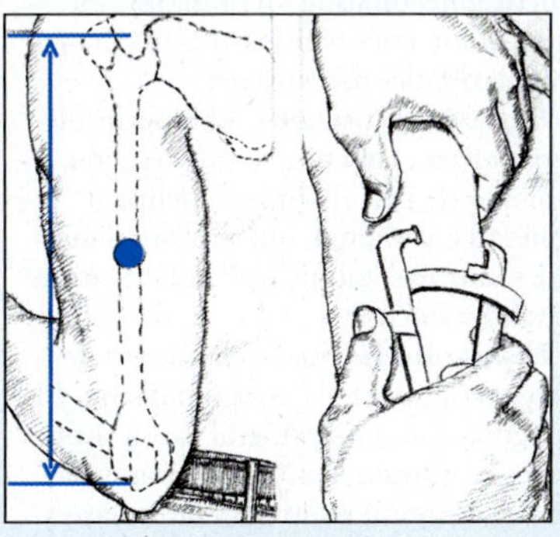

Para medir el pliegue cutáneo subescapular, se usan el pulgar y el índice para tomar la piel inmediatamente abajo del ángulo del omóplato, en línea con el surco natural de la piel. Se aplica el plicómetro y se procede igual que para el pliegue cutáneo del tríceps. Tanto la medición del pliegue cutáneo subescapular como la del triceps son indicadores confiables de pérdida o aumento de grasa durante la hospitalización.

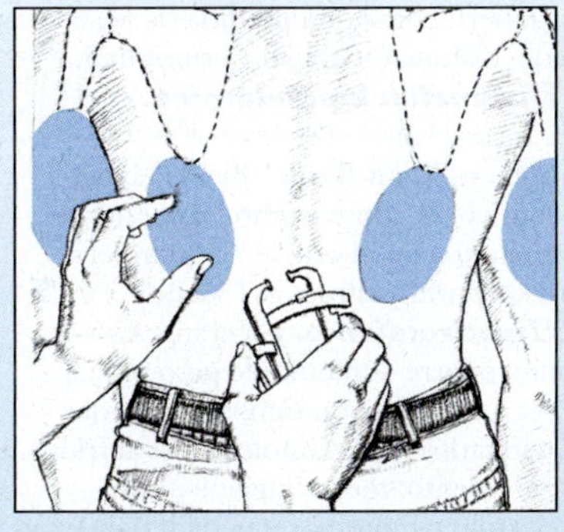

Para medir la circunferencia a la mitad del brazo, se vuelve al punto medio que se marcó en el brazo del paciente. Después se usa una cinta métrica para determinar la circunferencia del brazo en este punto. Esta medición refleja tanto la masa de músculo esquelético como la de tejido adiposo, y ayuda a evaluar las reservas proteínica y calórica. Para calcular la circunferencia muscular a la mitad del brazo, se multiplica el espesor del pliegue del tríceps (en centímetros) por 3.143, y el resultado se resta de la circunferencia a la mitad del brazo. La circunferencia muscular a la mitad del brazo refleja masa muscular sola, lo que constituye un indicador más sensible de las reservas de proteína.

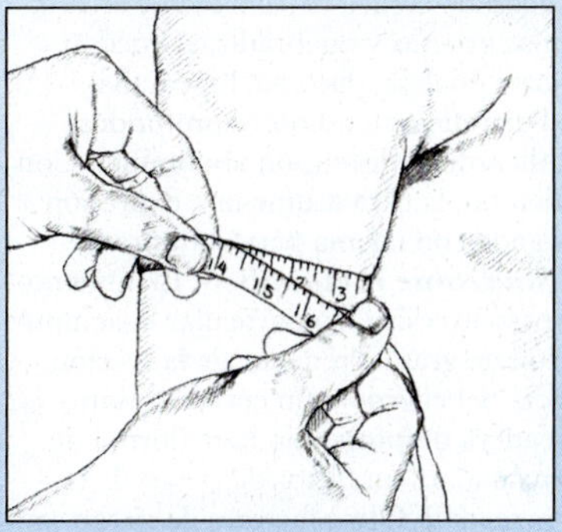

y dorso del cuello (giba de búfalo), es característico de este trastorno. Otros rasgos cushingoides son extremidades delgadas, facies de luna, debilidad, estrías púrpuras, labilidad emocional y mayor susceptibilidad a infecciones. Puede ocurrir ginecomastia en hombres; en mujeres son comunes hirsutismo, acné e irregularidades menstruales.

■ ***Hiperinsulinismo.*** El hiperinsulinismo eleva el apetito, lo que ocasiona aumento de peso. También ocurren labilidad emocional, indigestión, debilidad, diaforesis, taquicardia, alteraciones visuales y síncope.

■ ***Hipogonadismo.*** El aumento de peso es común en el hipogonadismo. El hipogonadismo prepuberal causa proporciones corporales eunucoides con vello facial y corporal relativamente escaso y voz de timbre alto. El hipogonadismo pospubertal ocasiona pérdida de la libido, disfunción eréctil y esterilidad.

■ ***Disfunción hipotalámica.*** Trastornos como el síndrome de Laurence-Moon-Bardet-Biedl causan apetito voraz con posterior aumento de peso, junto con alteración de temperatura corporal y ritmos del sueño.

■ ***Hipotiroidismo.*** En el hipotiroidismo, ocurre aumento de peso pese a haber anorexia. Son signos y síntomas relacionados fatiga; intolerancia al frío; estreñimiento; menorragia; lentitud intelectual y motora; sequedad, palidez y frialdad de la piel; cabello seco y escaso; y uñas gruesas y quebradizas. Pueden ocurrir mialgia, disfonía, hipoactividad de reflejos tendinosos profundos, bradicardia y distensión abdominal. Con el tiempo, la cara asume una expresión apagada con edema periorbitario.

■ ***Síndrome metabólico.*** El aumento de peso excesivo, en particular la acumulación de grasa alrededor de la sección media del cuerpo o un cociente cintura-cadera desproporcionado (forma de manzana), es un factor de riesgo de esta enfermedad. Otros factores de riesgo son aumento de la presión arterial, concentraciones elevadas de glucosa e insulina, y valores anómalos de colesterol, triglicéridos y lipoproteína de alta densidad. Se estima que más de 50 millones de personas en Estados Unidos tienen síndrome metabólico. Establecer un estilo de vida más saludable, incorporar mejores hábitos de alimentación e incrementar la actividad física son maneras de reducir o demorar los riesgos relacionados con el síndrome metabólico.

■ ***Síndrome nefrótico.*** En el síndrome nefrótico, el aumento de peso se debe a edema. En casos graves, se produce anasarca, o sea aumento de peso hasta de 50%. Son efectos relacionados distensión abdominal, hipotensión ortostática y letargo.

■ ***Tumor de células de los islotes pancreáticos.*** El tumor de células de los islotes pancreáticos causa hambre excesiva, que ocasiona aumento de peso. Otros datos son labilidad emocional, debilidad, malestar general, fatiga, inquietud, diaforesis, palpitaciones, taquicardia, alteraciones visuales y síncope.

■ ***Pre-eclampsia.*** En la pre-eclampsia, el aumento rápido de peso (que excede el aumento de peso normal del embarazo) puede acompañar a náusea, vómito, dolor epigástrico, hipertensión y visión borrosa o doble.

■ ***Síndrome de Sheehan.*** Más común en mujeres con hemorragia obstétrica grave, el síndrome de Sheehan puede causar aumento de peso.

Otras causas

■ ***Fármacos.*** Corticoesteroides, fenotiazinas y antidepresivos tricíclicos causan aumento de peso por retención de líquido y aumento del apetito. Otros fármacos capaces de inducir aumento de peso son anticonceptivos hormonales, que provocan retención de líquido; ciproheptadina, que incrementa el apetito; y litio, que puede inducir hipotiroidismo.

Consideraciones especiales

Tal vez se requiera orientación psicológica en el caso de pacientes con aumento de peso, en particular cuando se debe a problemas emocionales o cuando una distribución no uniforme altera la imagen corporal. Si el paciente es obeso o tiene un trastorno cardiopulmonar, cualquier ejercicio debe vigilarse de cerca. Los estudios adicionales para descartar posibles causas secundarias deben incluir determinación de tirotropina sérica y prueba de supresión de dexametasona. Lo ideal es que los resultados de laboratorio de todos los pacientes incluyan factores de riesgo cardiaco: valores séricos de colesterol, triglicéridos y glucosa.

Orientación al paciente

Se discute la importancia del control de peso, y se orienta sobre el ejercicio apropiado. Asimismo se explica la importancia de modificación conductual y apego a la dieta.

CONSIDERACIONES PEDIÁTRICAS

El aumento de peso en niños puede deberse a un trastorno endocrino, como hipercortisolismo. Otras causas son inactividad por síndrome de Prader-Willi, síndrome de Down, enfermedad de Werdnig-Hoffmann, etapas tardías de la distrofia muscular, y parálisis cerebral grave.

Entre las causas no patológicas se incluyen hábitos alimentarios deficientes, recreación sedentaria y problemas emocionales, en especial en adolescentes. Cualquiera que sea la causa, se desalientan las dietas de moda y se proporciona un programa de pérdida de peso balanceado. La incidencia de obesidad está aumentando en niños.

CONSIDERACIONES GERIÁTRICAS

Los pesos deseables (relacionados con las mortalidades más bajas) aumentan con la edad.

Bibliografía

Buttaro, T. M., Tybulski, J., Bailey, P. P., & Sandberg-Cook, J. (2008). *Primary care: A collaborative practice* (pp. 444–447). St. Louis, MO: Mosby Elsevier.

Colyar, M. R. (2003). *Well-child assessment for primary care providers*. Philadelphia, PA: F.A. Davis.

Lehne, R. A. (2010). *Pharmacology for nursing care* (7th ed.). St. Louis, MO: Saunders Elsevier.

McCance, K. L., Huether, S. E., Brashers, V. L., & Rote, N. S. (2010). *Pathophysiology: The biologic basis for disease in adults and children*. Maryland Heights, MO: Mosby Elsevier.

Schuiling, K. D. (2013). *Women's gynecologic health*. Burlington, MA: Jones & Bartlett Learning.

Sommers, M. S., & Brunner, L. S. (2012). *Pocket diseases*. Philadelphia, PA: F.A. Davis.

Peso, disminución excesiva

La pérdida de peso puede reflejar baja ingesta de alimentos, baja absorción de nutrimentos, aumento de los requerimientos metabólicos, o alguna combinación de éstos. Entre las causas se incluyen trastornos endocrinos, neoplásicos, GI y psiquiátricos; deficiencias nutricionales; infecciones; y lesiones neurológicas que causan parálisis y disfagia. Sin embargo, la pérdida de peso puede acompañar a problemas que impiden el ingreso suficiente de alimentos, como lesiones bucales dolorosas, ajuste deficiente de dentaduras y pérdida de dientes. Puede ser el efecto metabólico de pobreza, dietas de moda, ejercicio excesivo o determinados fármacos.

La pérdida de peso puede ser un signo tardío de enfermedades crónicas como insuficiencia cardiaca y enfermedad renal. Sin embargo, en estas afecciones es el resultado de anorexia. (Véase la entrada *Anorexia*, en la pág. 34.)

P

Anamnesis y exploración física

Se comienza con una anamnesis alimentaria exhaustiva, porque la pérdida de peso casi siempre es causada por ingreso calórico insuficiente. Si el paciente no ha estado comiendo lo necesario, se trata de determinar por qué. Se le pregunta sobre su peso previo y si la pérdida reciente fue intencional. Se está alerta a cambios en el estilo de vida u ocupacionales que pudieran ser fuente de ansiedad o depresión. Por ejemplo, ¿se ha separado o divorciado? ¿Murió hace poco un familiar o amigo? ¿Cambió de trabajo en fecha reciente?

Se indaga sobre cambios recientes en la defecación, como diarrea o heces flotantes voluminosas. ¿Ha tenido náusea, vómito o dolor abdominal, que podrían indicar un trastorno GI? ¿Ha tenido sed o micción excesivas o intolerancia al calor (que podrían indicar un trastorno endocrino)? Se recaban los antecedentes medicamentosos detallados, tomando nota en especial del uso de píldoras de dieta y laxantes.

Se miden peso y estatura del paciente, y se interroga sobre peso previo. Se miden los signos vitales, y se toma nota del aspecto general: ¿está bien nutrido? ¿La ropa es de su talla? ¿Es evidente la emaciación muscular? Se indagan cifras exactas de cambio de peso (con fechas aproximadas).

A continuación, se examina la piel del paciente en busca de anomalías de turgencia y pigmentación, en especial alrededor de las articulaciones. ¿Hay palidez o ictericia? Se examina la boca, incluido el estado de dientes o dentaduras. Se buscan signos de infección o irritación del paladar, y se toma nota de cualquier hiperpigmentación de la mucosa bucal. También se revisan los ojos en busca de exoftalmía y el cuello para determinar la presencia de tumefacción; se evalúan los pulmones en cuanto a ruidos adventicios. Se inspecciona el abdomen en busca de signos de emaciación, y se palpa en busca de masas, sensibilidad y crecimiento hepático.

Investigaciones de laboratorio y radiológicas ordinarias como biometría hemática completa, concentración sérica de albúmina, análisis de orina, radiografía torácica y serie GI superior suelen revelar la causa. Casi todas las causas físicas son evidentes en la clínica durante la evaluación inicial. Cáncer, trastornos GI y depresión son las causas patológicas más comunes.

Causas médicas

■ ***Insuficiencia suprarrenal.*** Ocurre pérdida de peso en la insuficiencia suprarrenal, junto con anorexia, debilidad, fatiga, irritabilidad, síncope, náusea, vómito, dolor abdominal y diarrea o estreñimiento. Puede ocurrir hiperpigmentación en articulaciones, línea del cinturón, surcos palmares, labios, encías, lengua y mucosa bucal.

■ ***Anorexia nerviosa.*** La anorexia nerviosa es un trastorno psicógeno, más común en mujeres jóvenes, y se caracteriza por pérdida de peso considerable autoimpuesta que va de 10 a 50% del peso premórbido, que por lo común era normal o no mayor de 2.3 kg sobre el peso ideal. Son datos relacionados atrofia de músculo esquelético, pérdida de tejido adiposo, hipotensión, estreñimiento, caries dental, susceptibilidad a infecciones, piel manchada o amarillenta, intolerancia al frío, cara y cuerpo velludos, sequedad o pérdida del cabello, y amenorrea. Suele haber actividad y vigor incesantes, y un temor mórbido a ser obeso. Vómito autoinducido o uso de laxantes o diuréticos pueden causar deshidratación o alcalosis o acidosis metabólicas.

■ ***Cáncer.*** La pérdida de peso a menudo es un signo de cáncer. Otros datos reflejan tipo, lugar y etapa del tumor, y entre ellos están fatiga, dolor, náusea, vómito, anorexia, sangrado anómalo y una masa palpable.

■ ***Enfermedad de Crohn.*** Ocurre pérdida de peso con calambres crónicos, dolor abdominal y anorexia. Otros signos y síntomas son diarrea, náusea, fiebre, taquicardia, sensibilidad y defensa abdominales, borborigmos hiperactivos, distensión abdominal y dolor. También puede haber lesiones perianales y una masa palpable en el cuadrante inferior derecho o izquierdo.

■ ***Criptosporidiosis.*** Puede ocurrir pérdida de peso en la criptosporidiosis, una infección oportunista por protozoarios. Otros datos son diarrea acuosa profusa, cólicos abdominales, flatulencia, anorexia, malestar general, fiebre, náusea, vómito y mialgia.

■ ***Depresión.*** En la depresión grave puede ocurrir pérdida o aumento de peso, junto con insomnio o hipersomnia, anorexia,

P

apatía, fatiga y sentimientos de escasa valía. También son posibles indecisión, incoherencia e ideas o conducta suicidas.

■ ***Diabetes mellitus.*** En la diabetes mellitus puede ocurrir pérdida de peso, no obstante el aumento del apetito. Otros datos son polidipsia, debilidad, fatiga y poliuria con nocturia.

■ ***Esofagitis.*** La inflamación dolorosa del esófago ocasiona renuencia temporal a comer y pérdida de peso resultante. Hay dolor intenso de boca y parte anterior del tórax, junto con hipersalivación, disfagia, taquipnea y hematemesis. Si ocurre estenosis, recurrirán la disfagia y la pérdida de peso.

■ ***Gastroenteritis.*** Absorción deficiente y deshidratación causan pérdida de peso en la gastroenteritis. La pérdida puede ser repentina en infecciones o reacciones virales agudas o gradual en caso de parasitosis. Otros datos son escasa turgencia cutánea, sequedad de mucosas, taquicardia, hipotensión, diarrea, dolor y sensibilidad abdominales, borborigmos hiperactivos, náusea, vómito, fiebre y malestar general.

■ ***Leucemia.*** La leucemia aguda causa pérdida de peso progresiva acompañada de postración grave; fiebre alta; tumefacción y sangrado de encías; y tendencias hemorrágicas. Son posibles disnea, taquicardia, palpitaciones y dolor abdominal u óseo. Con el avance de la enfermedad pueden presentarse síntomas neurológicos.

La leucemia crónica, que ocurre de manera insidiosa en adultos, causa pérdida de peso progresiva con malestar general, fatiga, palidez, crecimiento del bazo, tendencias hemorrágicas, anemia, erupciones cutáneas, anorexia y fiebre.

■ ***Linfoma.*** Enfermedad de Hodgkin y linfoma no Hodgkin provocan pérdida gradual de peso. Son datos asociados fiebre, fatiga, sudoración nocturna, malestar general, hepatoesplenomegalia y linfadenopatía. Pueden ocurrir exantemas y prurito.

■ ***Tuberculosis pulmonar.*** La tuberculosis pulmonar causa pérdida gradual de peso, junto con fatiga, debilidad, anorexia, sudoración nocturna y febrícula. Otros efectos clínicos son tos con esputo sanguinolento o mucopurulento, disnea y dolor torácico pleurítico. La exploración puede revelar matidez a la percusión, crepitaciones después de toser, aumento del frémito táctil, y ruidos respiratorios anfóricos.

■ ***Estomatitis.*** La inflamación de la mucosa bucal (por lo común roja, tumefacta y ulcerosa) en la estomatitis causa pérdida de peso debido a la disminución en la ingestión de alimentos. Son datos asociados fiebre, aumento de la salivación, malestar general, dolor bucal, anorexia, y tumefacción y sangrado gingivales.

■ ***Tirotoxicosis.*** En la tirotoxicosis, el aumento del metabolismo causa pérdida de peso. Otros signos y síntomas característicos son nerviosismo, intolerancia al calor, diarrea, aumento del apetito, palpitaciones, taquicardia, diaforesis, temblor fino y quizá bocio y exoftalmía. Puede escucharse un galope ventricular o auricular.

Otras causas

■ ***Fármacos.*** Anfetaminas y dosificación inapropiada de preparados tiroideos suelen ocasionar pérdida de peso. El abuso de laxantes provoca un estado de absorción deficiente que induce pérdida de peso. Los quimioterapéuticos causan estomatitis o náusea y vómito, el cual, cuando es intenso, produce pérdida de peso.

Consideraciones especiales

Se remite al paciente a orientación psicológica si la pérdida de peso tiene un efecto negativo en su imagen corporal. En caso de enfermedad crónica, se administra hiperalimentación o alimentación por sonda para mantener la nutrición y prevenir edema, cicatrización deficiente y emaciación muscular. Se cuentan las calorías a diario y se pesa al paciente cada semana. Se consulta a un nutriólogo para determinar una dieta apropiada y complementos nutricionales con calorías adecuadas.

Orientación al paciente

Se orienta sobre alimentación adecuada y se indica al paciente que lleve un diario de comidas. Se le instruye sobre higiene bucal. Se remite a orientación psicológica si es apropiado.

CONSIDERACIONES PEDIÁTRICAS

En lactantes, la pérdida de peso puede ser causada por síndrome por falla del crecimiento. En niños, la pérdida grave de peso puede ser la primera indicación de diabetes mellitus. Se presenta pérdida de peso gradual crónica en niños con marasmo (desnutrición proteinocalórica no edematosa).

También ocurre pérdida de peso como resultado de abuso o descuido infantiles; una infección que ocasiona fiebres altas; exantema viral de manos, pies y boca, que causa llagas bucales dolorosas; un trastorno GI que provoca vómito y diarrea; o enfermedad celiaca.

CONSIDERACIONES GERIÁTRICAS

Algunos adultos mayores experimentan pérdida de peso gradual leve debido a cambios en la composición corporal, como pérdida de estatura y masa corporal magra, y menor tasa metabólica basal, que reducen los requerimientos de energía. Sin embargo, la pérdida de peso rápida no intencional es altamente predictiva de morbilidad y mortalidad en adultos mayores. Otras causas no patológicas de pérdida de peso en este grupo son pérdida de dientes, dificultad para masticar y aislamiento social. El alcoholismo también puede causar pérdida de peso.

P

Bibliografía

Buttaro, T. M., Tybulski, J., Bailey, P. P., & Sandberg-Cook, J. (2008). *Primary care: A collaborative practice* (pp. 444–447). St. Louis, MO: Mosby Elsevier.

Colyar, M. R. (2003). *Well-child assessment for primary care providers*. Philadelphia, PA: F.A. Davis.

Lehne, R. A. (2010). *Pharmacology for nursing care* (7th ed.). St. Louis, MO: Saunders Elsevier.

McCance, K. L., Huether, S. E., Brashers, V. L., & Rote, N. S. (2010). *Pathophysiology: The biologic basis for disease in adults and children*. Maryland Heights, MO: Mosby Elsevier.

Sommers, M. S., & Brunner, L. S. (2012). *Pocket diseases*. Philadelphia, PA: F.A. Davis.

Piel de naranja

Por lo común un signo tardío de cáncer de mama, la piel de naranja es el engrosamiento edematoso con orificios pequeños de la piel de la mama. Este signo de desarrollo lento también puede ocurrir en infección mamaria o de nódulos linfáticos axilares, erisipela o enfermedad de Graves. Su notable aspecto de piel de naranja se debe a edema linfático alrededor de folículos pilosos profundizados. (Véase *Cómo reconocer la piel de naranja*, en la pág. 535.)

Anamnesis y exploración física

Se pregunta a la paciente cuándo detectó por primera vez la piel de naranja. ¿Ha notado masas, dolor u otros cambios mamarios? ¿Tiene signos y síntomas relacionados, como malestar general, dolor y pérdida de peso? ¿Está en lactación o dejó de amamantar recientemente a su bebé? ¿Se ha sometido a cirugía axilar que pudiera haber afectado el drenaje linfático de una mama?

En una sala de exploración bien iluminada se observan las mamas de la paciente. Se estima la magnitud de la piel de naranja, y se busca eritema. Se valoran los pezones en busca de secreción, desviación, retracción, hoyuelos y agrietamiento. Se palpa con suavidad la zona de la piel de naranja, tomando nota de calor o induración. Después se palpa toda la mama, tomando nota de masas fijas o móviles, y los nódulos linfáticos axilares, en busca de aumento de tamaño. Por último, se toma la temperatura corporal.

Causas médicas

- ***Absceso mamario.*** El absceso mamario suele afectar a mujeres en lac-

Cómo reconocer la piel de naranja

En la piel de naranja, la piel presenta orificios pequeños (como se muestra). Este trastorno suele indicar cáncer de mama en etapa avanzada.

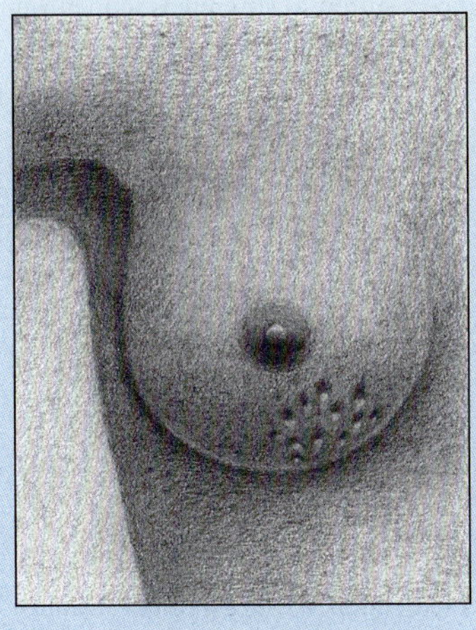

tación con estasis de leche, y causa piel de naranja, malestar general, sensibilidad y eritema mamarios, y fiebre repentina que puede acompañarse de escalofríos agitantes. El pezón, agrietado, puede producir una secreción purulenta, y puede haber una masa blanda indurada o palpable.

■ ***Cáncer de mama.*** El cáncer de mama avanzado es la causa más probable de piel de naranja, que suele comenzar en la parte más baja del pezón o la areola. La palpación suele revelar una masa firme inmóvil que se adhiere a la piel sobre la zona de la piel de naranja. La inspección de las mamas puede revelar cambios de contorno, tamaño o simetría, y la de los pezones, desviación, erosión, retracción, y una secreción delgada y acuosa, sanguinolenta o purulenta. Es posible que la paciente informe una sensación ardorosa y prurítica en los pezones así como calor leve o intenso en la mama. Puede haber dolor mamario, pero no es un indicador confiable de cáncer.

Consideraciones especiales

Dado que la piel de naranja suele indicar cáncer de mama avanzado, se da apoyo emocional a la paciente. Se le alienta a expresar sus temores y preocupaciones. Se explican con claridad las pruebas diagnósticas esperadas, como mamografía y biopsia mamaria.

Orientación al paciente

Se explican las pruebas diagnósticas que la paciente necesita, y se le enseña cómo realizar los autoexámenes mamarios mensuales. Se discuten los signos y síntomas que debe informar.

Bibliografía

Sommers, M. S., & Brunner, L. S. (2012). *Pocket diseases*. Philadelphia, PA: F.A. Davis.

Schuiling, K. D. (2013). *Women's gynecologic health*. Burlington, MA: Jones & Bartlett Learning.

Piel escamosa

La piel se torna escamosa cuando las células de la capa dérmica más superficial (estrato córneo) se desecan y desprenden, causando acumulación excesiva de escamas ligeramente adhesivas de queratina normal o anormal. Por lo común la pérdida de células cutáneas es imperceptible; que sea observable indica aumento de la proliferación celular secundaria a trastorno de la queratinización.

La piel escamosa varía en textura de fina y delicada a parecida a salvado, gruesa, o estratificada. Las escamas suelen ser secas, quebradizas y brillantes, pero pueden ser grasosas y opacas. Su color puede ser gris blancuzco, amarillo, pardo o incluso plateado brillante.

Por lo común benigna, la escamosidad de la piel ocurre en caso de infecciones micóticas, bacterianas y virales (cutáneas o sistémicas), linfomas y lupus eritematoso; también ocurre en enfermedades cutáneas inflamatorias. Una forma de escamosidad cutánea —la descamación fina generalizada— es común después de enfermedad febril prolongada, quemadura solar y quemaduras térmicas. Las placas rojas de piel escamosa que aparecen o empeoran en invierno pueden deberse a sequedad cutánea (o a queratosis actínica, común en adultos mayores). Determinados fármacos también causan escamosidad de la piel. Son factores agravantes frío, calor, inmovilidad y baño frecuente.

Anamnesis y exploración física

Se comienza la anamnesis preguntando cuánto tiempo ha tenido el paciente la piel escamosa y si la padeció antes. ¿Cuándo apareció por primera vez? ¿La precedió una lesión o erupción cutánea, como eritema? ¿Usó el paciente hace poco un producto tópico para la piel nuevo o diferente? ¿Con cuánta frecuencia se baña? ¿Tuvo en fecha reciente dolor o enfermedad articulares o malestar general? Se pregunta al paciente sobre exposición laboral a agentes químicos, uso de fármacos prescritos, y antecedente familiar de trastornos cutáneos. Se determina cuáles tipos de jabón, cosméticos, lociones y preparados para el cabello usa.

A continuación se examina toda la superficie cutánea. ¿Es seca, aceitosa, húmeda o grasosa? Se observa el patrón general de lesiones cutáneas, y se registra su ubicación. Se toma nota de su color, forma y tamaño. ¿Son gruesas o finas? ¿Causan prurito? ¿Tiene el paciente otras lesiones además de la escamosidad? Se examinan las mucosas de boca, labios y nariz, y se inspeccionan oídos, cabello y uñas.

Causas médicas

■ ***Enfermedad de Bowen.*** La enfermedad de Bowen es una forma común de carcinoma intraepidérmico que produce placas eritematosas indoloras elevadas e induradas con una escama hiperqueratósica gruesa y, quizá, centro ulcerado.

■ ***Dermatitis.*** La dermatitis exfoliativa comienza con el desarrollo rápido de eritema generalizado. La descamación de escamas finas o láminas gruesas de toda la piel o la mayor parte de ella puede causar hipotermia potencialmente letal. Otras posibles complicaciones son insuficiencia cardiaca y septicemia. Entre los signos y síntomas sistémicos se incluyen febrícula, escalofríos, malestar general, linfadenopatía y ginecomastia.

En la dermatitis numular, las lesiones pustulares redondas suelen producir un exudado purulento, causar prurito intenso y formar rápidamente una costra y descamarse. Las lesiones aparecen en las superficies extensoras de las extremidades, la parte posterior del tronco y los glúteos.

La dermatitis seborreica comienza con pápulas escamosas eritematosas que avanzan a escamas grasosas más grandes, secas o húmedas, con costras amarillentas. Este trastorno afecta en mayor medida centro de la cara, pecho y piel cabelluda, y quizá genitales, axilas y región perianal. Ocurre prurito con la descamación.

■ ***Dermatofitosis.*** La tiña capilar produce lesiones con bordes enrojecidos ligeramente elevados y una zona central de descamación densa; estas lesiones pueden inflamarse y llenarse de pus (queriones). También son posibles alopecia en placas y prurito. La tiña del pie causa descamación y ampollas entre los dedos. El tipo escamoso produce escamas finas difusas parecidas a salvado. Adhesivas y blancas plateadas, son más prominentes en los surcos dérmicos y pueden afectar todo el dorso del pie. La tiña del cuerpo produce lesiones costrosas. Al crecer, sus centros sanan, lo que deja la forma anular característica.

■ ***Linfoma.*** La enfermedad de Hodgkin y el linfoma no Hodgkin suelen causar exantemas escamosos. La primera produce dermatitis descamativa prurítica que comienza en las piernas y se propaga a todo el cuerpo. Son comunes las remisiones y recurrencias. Son signos relacionados nódulos pequeños y pigmentación difusa. Esta enfermedad suele provocar crecimiento indoloro de los nódulos linfáticos periféricos. Otros signos y síntomas son fiebre, fatiga, pérdida de peso, malestar general y hepatoesplenomegalia.

El linfoma no Hodgkin produce inicialmente placas eritematosas con alguna descamación que más tarde se entremezclan con nódulos. Son comunes prurito y malestar; más tarde se forman tumores y úlceras. El avance provoca linfadenopatía no dolorosa.

- ***Parapsoriasis (crónica).*** La parapsoriasis causa erupciones eritematosas maculopapulares de tamaño pequeño o moderado con una delgada escama adhesiva en tronco, manos y pies. El retiro de la escama revela una superficie parda brillante.
- ***Pitiriasis.*** La pitiriasis rosada, un trastorno benigno agudo autolimitado, produce escamas generalizadas. Comienza con una placa centinela eritematosa ovalada elevada en cualquier parte del cuerpo. Unos pocos días o semanas después hacen erupción placas de color amarillo marrón o eritematosas con bordes escamosos en el tronco y las extremidades y a veces en cara, manos y pies. También ocurre prurito.

La pitiriasis roja pilar, un trastorno raro, inicialmente produce descamación seborreica de la piel cabelluda, que avanza a cara y orejas. Más tarde se forman placas escamosas rojas en palmas y plantas, que se tornan difusas, gruesas, fisuradas, hiperqueratósicas y dolorosas. También se forman lesiones en manos, dedos, muñecas y antebrazos, y en zonas extensas de tronco, cuello y extremidades.

- ***Psoriasis.*** Escamas blancas plateadas micáceas cubren placas eritematosas que tienen bordes claramente definidos. La psoriasis suele afectar piel cabelluda, pecho, codos, rodillas, espalda, glúteos y genitales. Son signos y síntomas asociados hoyuelos ungueales, prurito, artritis y a veces dolor por lesiones costrosas agrietadas secas.
- ***Lupus eritematoso sistémico (LES).*** El LES produce una erupción maculopapular roja brillante, a veces con descamación. Las placas están claramente definidas y afectan la nariz y las regiones malares de la cara en un patrón en mariposa (un signo primario). Exantemas característicos similares aparecen en otras superficies corporales; ocurre descamación a lo largo del borde inferior o la línea del cabello anterior. Otros signos y síntomas primarios son fotosensibilidad y dolor y rigidez articulares. También pueden ocurrir vasculitis (que causa lesiones infartantes, úlceras necróticas en las piernas, o gangrena digital), fenómeno de Raynaud, alopecia en placas y úlceras de mucosas.
- ***Pitiriasis versicolor.*** La pitiriasis versicolor es una infección micótica benigna de la piel que suele causar placas maculares hipopigmentadas, color gamuza o pardas de tamaño y forma variables. Todas son ligeramente escamosas. Las lesiones suelen afectar la parte superior del tronco; brazos y la parte inferior del abdomen; a veces el cuello; y, en raras ocasiones, la cara.

Otras causas

- ***Fármacos.*** Muchos fármacos —incluidos penicilinas, sulfonamidas, barbitúricos, quinidina, diazepam, fenitoína e isoniazida— pueden causar placas de descamación.

Consideraciones especiales

Si la descamación se debe a tratamiento con corticoesteroides, se suspende éste de modo gradual. Se prepara al paciente para pruebas diagnósticas como examen con lámpara de Wood, raspado cutáneo y biopsia de piel.

Orientación al paciente

Se instruye al paciente o el cuidador sobre la atención apropiada de la piel, y se explica el tratamiento del trastorno subyacente.

CONSIDERACIONES PEDIÁTRICAS

En niños, la piel escamosa puede deberse a eccema infantil, pitiriasis rosada, hiperqueratosis epidermolítica, psoriasis, diversas formas de ictiosis, dermatitis atópica, infección viral (en especial por el virus de la hepatitis B, que puede causar el síndrome de Gianotti-Crosti), seborrea capilar (costra láctea), o dermatitis transitoria aguda. Puede ocurrir descamación después de una enfermedad febril.

Bibliografía

Berkowitz, C. D. (2012). *Berkowitz's pediatrics: A primary care approach* (4th ed.). USA: American Academy of Pediatrics.

Buttaro, T. M., Tybulski, J., Bailey, P. P., & Sandberg-Cook, J. (2008). *Primary care: A collaborative practice* (pp. 444–447). St. Louis, MO: Mosby Elsevier.

Lehne, R. A. (2010). *Pharmacology for nursing care* (7th ed.). St. Louis, MO: Saunders Elsevier.

McCance, K. L., Huether, S. E., Brashers, V. L., & Rote, N. S. (2010). *Pathophysiology: The biologic basis for disease in adults and children*. Maryland Heights, MO: Mosby Elsevier.

Sommers, M. S., & Brunner, L. S. (2012). *Pocket diseases*. Philadelphia, PA: F.A. Davis.

Wolff, K., & Johnson, R. A. (2009). *Fitzpatrick's color atlas & synopsis of clinical dermatology* (6th ed.). New York, NY: McGraw Hill Medical.

Piel húmeda y fría

La humedad fría de la piel —por lo común con palidez— es una respuesta simpática al estrés, que induce la liberación de las hormonas adrenalina y noradrenalina. Estas hormonas causan vasoconstricción cutánea y secreción de sudor frío desde glándulas ecrinas, en particular en palmas, frente y plantas.

La humedad fría suele acompañar a choque, hipoglucemia aguda, reacciones de ansiedad, arritmias y agotamiento por calor. También ocurre como una reacción vasovagal al dolor intenso asociado con náusea, anorexia, molestia epigástrica, hiperpnea, taquipnea, debilidad, confusión, taquicardia y dilatación pupilar o una combinación de estos datos. Pueden seguir considerable bradicardia y síncope.

Anamnesis y exploración física

Si se detecta humedad fría, debe recordarse que son fundamentales la evaluación e intervención rápidas. (Véase *Piel húmeda y fría: un dato clave*, en la pág. 539.) Se pregunta al paciente si tiene antecedentes de diabetes mellitus tipo 1 o un trastorno cardiaco. ¿Usa fármacos, en especial un antiarrítmico? ¿Tiene dolor, opresión en el pecho, náusea o dolor epigástrico? ¿Se siente débil? ¿Tiene la boca seca? ¿Tiene diarrea u orina más?

Después se examinan las pupilas en busca de dilatación. También se busca distensión abdominal y aumento de la tensión muscular.

Causas médicas

- ***Ansiedad.*** Un episodio de ansiedad aguda suele inducir humedad fría de la piel de frente, palmas y plantas. Otras manifestaciones son palidez, xerostomía, taquicardia o bradicardia, palpitaciones e hipertensión o hipotensión. También puede haber temblor, disnea, cefalea, tensión muscular, náusea, vómito, distensión abdominal, diarrea, aumento de la micción y dolor torácico penetrante.
- ***Arritmias.*** Las arritmias cardiacas pueden causar humedad fría generalizada de la piel junto con cambios del estado mental, mareo e hipotensión.
- ***Choque cardiógeno.*** Humedad fría y palidez generalizadas de la piel acompañan a confusión, inquietud, hipotensión, taquicardia, taquipnea, disminución de la presión diferencial, cianosis y oliguria.
- ***Agotamiento por calor.*** En la etapa aguda del agotamiento por calor, la humedad fría generalizada de la piel acompaña a aspecto ceniciento, cefalea, confusión, síncope, mareo y, quizá, temperatura subnormal, con leve agotamiento por calor. Puede haber pulso rápido y filiforme, náusea, vómito, taquipnea, oliguria, sed, calambres musculares e hipotensión.
- ***Hipoglucemia (aguda).*** Humedad fría generalizada de la piel o diaforesis pueden acompañar a irritabilidad, temblor, palpitaciones, hambre, cefalea,

P

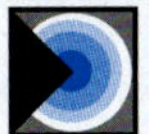

INTERVENCIONES EN CASO DE URGENCIA

Piel húmeda y fría: un dato clave

Se está alerta a la humedad fría de la piel, porque suele presentarse en situaciones de urgencia como choque, hipoglucemia aguda y arritmias. Para saber qué hacer, véanse las siguientes situaciones clínicas típicas.

Se detecta humedad fría de la piel en un paciente que luce ansioso e inquieto

↓

Se toman con rapidez los signos vitales, buscando taquipnea, hipotensión y pulso débil e irregular. Si están presentes:

↓

Se sospecha *choque*

↓

Se coloca al paciente en decúbito supino en cama. Se le elevan las piernas 20 a 30° para promover la perfusión de órganos vitales

↓

Se inserta una línea IV para administrar fármacos, líquidos o sangre. También se administra oxígeno complementario y se comienza la monitorización cardiaca

---

Se detecta humedad fría de la piel y quizá temblor en un paciente que luce irritable, ansioso y confundido. Además, tal vez sea difícil despertarlo e informe hambre persistente

↓

Se toman con rapidez los signos vitales, que suelen ser normales. Una reacción vagal al estrés de la hipoglucemia puede causar hipotensión y taquicardia. Si están presentes:

↓

Se sospecha *hipoglucemia aguda*

↓

De inmediato se extrae sangre para estudios de glucosa, y se examina una gota con una tira reactiva para glucosa. Se inserta una línea IV, y se administra una inyección rápida de 50 mL de glucosa al 50%. También se inicia la monitorización cardiaca

---

Se detecta humedad fría de la piel en un paciente con cambios en el estado mental como confusión

↓

Se toman rápidamente los signos vitales, buscando hipotensión y cambios en frecuencia y ritmo del pulso. Si están presentes:

↓

Se sospecha *arritmia*

↓

Se inserta una línea IV y se administra un antiarrítmico. También se da oxígeno complementario y se inicia la monitorización cardiaca

taquicardia y ansiedad. Entre las alteraciones del sistema nervioso central se incluyen visión borrosa, diplopía, confusión, debilidad motora, hemiplejia y coma. Estos signos y síntomas suelen resolverse después de que el paciente recibe glucosa.

- ***Choque hipovolémico.*** En el choque hipovolémico, humedad fría y palidez generalizadas de la piel acompañan a temperatura corporal subnormal, hipotensión con disminución de la presión diferencial, taquicardia, taquipnea y pulso rápido y filiforme. Otros datos son venas cervicales planas, aumento del tiempo de llenado capilar, disminución de la diuresis, confusión, y disminución del nivel de conciencia.
- ***Choque septicémico.*** La etapa de choque frío causa humedad fría generalizada de la piel. Son datos asociados pulso rápido y filiforme, hipotensión grave, oliguria o anuria persistentes, y dificultad respiratoria.

Consideraciones especiales

Se toman los signos vitales con frecuencia, y se vigila la diuresis. Si ocurre humedad fría de la piel con una reacción de ansiedad o dolor, se ofrece al paciente apoyo emocional, se le administra un analgésico, y se le coloca en un ambiente tranquilo.

Orientación al paciente

Se explica la enfermedad subyacente, y se orienta al paciente y la familia en la unidad de cuidados intensivos, en su caso.

P

CONSIDERACIONES PEDIÁTRICAS

Los lactantes en choque no tienen la piel húmeda y fría debido a sus glándulas sudoríparas inmaduras.

CONSIDERACIONES GERIÁTRICAS

Los adultos mayores presentan humedad fría de la piel con facilidad debido a la disminución de la perfusión tisular. Siempre debe considerarse isquemia intestinal en el diagnóstico diferencial de pacientes mayores con piel húmeda y fría, en especial en presencia de dolor abdominal o heces sanguinolentas.

Bibliografía

Buttaro, T. M., Tybulski, J., Bailey, P. P., & Sandberg-Cook, J. (2008). *Primary care: A collaborative practice* (pp. 444–447). St. Louis, MO: Mosby Elsevier.

McCance, K. L., Huether, S. E., Brashers, V. L., & Rote, N. S. (2010). *Pathophysiology: The biologic basis for disease in adults and children*. Maryland Heights, MO: Mosby Elsevier.

Sommers, M. S., & Brunner, L. S. (2012). *Pocket diseases*. Philadelphia, PA: F.A. Davis.

Piel moteada

La piel moteada presenta cambio de color en parches, indicativo de cambios primarios o secundarios en los vasos sanguíneos dérmicos profundos, medios o superficiales. Puede deberse a un trastorno hematológico, inmunitario o del tejido conectivo; enfermedad arterial oclusiva crónica; disproteinemia; inmovilidad; exposición a calor o frío; o choque. El moteado de la piel puede ser una reacción normal, como el moteado difuso que ocurre cuando la exposición al frío causa estasis venosa en vasos sanguíneos cutáneos (cutis marmóreo).

El moteado que ocurre con otros signos y síntomas suele afectar las extremidades, lo que por lo común indica flujo sanguíneo restringido. Por ejemplo, la lividez reticular, un patrón característico de cambio de color a azul rojizo en forma de red, se produce cuando el vasoespasmo de los vasos sanguíneos mesodérmicos hace lento el flujo sanguíneo local en capilares superficiales dilatados y pequeñas venas. El choque causa moteado por vasoconstricción sistémica.

Anamnesis y exploración física

La piel moteada puede indicar una urgencia que requiere evaluación e intervención rápidas. (Véase *Piel moteada: qué hacer*, en la pág. 541.) Sin embargo, si

INTERVENCIONES EN CASO DE URGENCIA

Piel moteada: qué hacer

Si la piel del paciente está pálida, húmeda, fría y moteada en codos y rodillas o en todo el cuerpo, tal vez esté experimentando choque hipovolémico. Se toman con rapidez los signos vitales, y se busca taquicardia o pulso débil y filiforme. Se observa el cuello en busca de venas aplanadas. ¿Luce ansioso el paciente? Si se detectan estos signos y síntomas, se coloca al paciente en decúbito supino en cama con las piernas elevadas 20 a 30°. Se administra oxígeno por cánula nasal o mascarilla, y se inicia la monitorización cardiaca. Se inserta una línea IV de gran calibre para administración rápida de líquidos o hemoderivados, y se hacen los preparativos para colocar una línea central o un catéter en la arteria pulmonar, y para sondear al paciente a fin de vigilar la diuresis.

El moteado localizado en una extremidad pálida y fría que el paciente informa que está dolorosa, entumida y con hormigueo puede indicar oclusión arterial aguda. Se revisan de inmediato los pulsos distales: si se encuentran ausentes o disminuidos, será necesario insertar una línea IV en una extremidad no afectada, y se prepara al paciente para arteriografía o cirugía inmediata.

el paciente no tiene malestar, se realiza la anamnesis. Se pregunta si el moteado comenzó de manera repentina o gradual. ¿Qué lo precipitó? ¿Cuánto tiempo lo ha tenido? ¿Algo lo hace desaparecer? ¿Tiene el paciente otros síntomas, como dolor, entumecimiento u hormigueo en una extremidad? En tal caso, ¿desaparecen con los cambios de temperatura?

Se observa el color de la piel del paciente, y se palpan brazos y piernas para observar textura, tumefacción y diferencias de temperatura entre las extremidades. Se mide el tiempo de llenado capilar. También se palpa para detectar la presencia (o ausencia) de pulsos y apreciar su calidad. Se toma nota de soluciones de continuidad en la piel, aspecto muscular, y distribución del vello. Asimismo se valora el funcionamiento sensitivo.

Causas médicas

■ ***Acrocianosis.*** En el raro trastorno de la acrocianosis, ansiedad o exposición al frío pueden causar vasoespasmo en pequeñas arteriolas cutáneas. Esto da por resultado moteado azul y rojo simétrico persistente de manos, pies y nariz afectados.

■ ***Oclusión arterial (aguda).*** Entre los signos iniciales de oclusión arterial aguda se incluyen cambios de temperatura y color. La palidez puede cambiar a cianosis en placas y lividez reticular. Ocurre demarcación de color y temperatura al nivel de la obstrucción. Otros efectos son inicio súbito de dolor en la extremidad y, quizá, parestesia, paresia y sensación de frío en la zona afectada. El examen revela disminución o ausencia de pulsos, frialdad de extremidades, aumento del tiempo de llenado capilar, palidez y disminución de reflejos.

■ ***Arterioesclerosis obliterante.*** La acumulación ateroesclerótica estrecha de la luz intraarterial, da como resultado disminución del flujo de sangre por la arteria afectada. El flujo sanguíneo que obstruye a las extremidades (con mayor frecuencia las piernas) produce signos y síntomas periféricos como palidez, cianosis, eritema en placas y lividez reticular en las piernas. Son datos relacionados claudicación intermitente (síntoma más común), pulsos pedios disminuidos o ausentes, y frialdad de piernas. Otros síntomas
son frialdad y parestesia.

■ ***Enfermedad de Buerger.*** La enfermedad de Buerger, una forma de vasculitis, produce cambios de color y moteado unilaterales o asimétricos, en especial lividez reticular en las extremidades inferiores. También suele causar claudicación intermitente y eritema a

P

lo largo de los vasos sanguíneos de la extremidad. Durante la exposición al frío, los pies están fríos, cianóticos y entumidos; más tarde presentan calor, enrojecimiento y hormigueo. Otros datos son deterioro de los pulsos periféricos y neuropatía periférica. La enfermedad de Buerger suele ser exacerbada por fumar.

■ ***Crioglobulinemia.*** La crioglobulinemia es un trastorno necrosante que causa lividez reticular en placas, petequias y equimosis. Otros datos son fiebre, escalofríos, urticaria, melena, úlceras cutáneas, epistaxis, fenómeno de Raynaud, hemorragias oculares, hematuria y gangrena.

■ ***Choque hipovolémico.*** La vasoconstricción por choque suele causar moteado cutáneo, inicialmente en rodillas y codos. A medida que el choque empeora, el moteado se generaliza. Son signos tempranos inicio súbito de palidez, frialdad cutánea, inquietud, sed, taquipnea y ligera taquicardia. Conforme el choque avanza, aparecen datos asociados como humedad fría de la piel; pulso rápido y filiforme; hipotensión; disminución de la presión diferencial; disminución de la diuresis; temperatura subnormal; confusión; y disminución del nivel de conciencia.

■ ***Lividez reticular (idiopática o primaria).*** El moteado difuso simétrico puede afectar manos, pies, brazos, piernas, glúteos y tronco. Al principio la lividez reticular es intermitente y más pronunciada al exponerse a frío o estrés; con el tiempo, el moteado persiste aunque la persona se caliente.

■ ***Periarteritis nudosa.*** Entre los datos cutáneos de la periarteritis nudosa están lividez reticular en placas asimétrica, nódulos palpables en el trayecto de arterias de tamaño mediano, eritema, púrpura, emaciación muscular, úlceras, gangrena, neuropatía periférica, fiebre, pérdida de peso y malestar general.

■ ***Policitemia verdadera.*** La policitemia verdadera es un trastorno hematológico que causa lividez reticular, hemangiomas, púrpura, rubor, nódulos ulcerosos y lesiones parecidas a esclerodermia. Otros síntomas son cefalea, sensación vaga de llenura en la cabeza, mareo, vértigo, trastornos visuales, disnea y prurito acuagénico.

■ ***Lupus eritematoso sistémico (LES).*** El LES es un trastorno del tejido conectivo que puede causar lividez reticular, con mayor frecuencia de la parte externa de los brazos. Otros signos y síntomas son exantema en mariposa, dolor y rigidez articulares no deformante, fotosensibilidad, fenómeno de Raynaud, alopecia en placas, convulsiones, fiebre, anorexia, pérdida de peso, linfadenopatía, y labilidad emocional.

Otras causas

■ ***Inmovilidad.*** La inmovilidad prolongada puede causar moteado azulado, más notable en partes declives de las extremidades.

■ ***Exposición térmica.*** La exposición térmica prolongada, por ejemplo a una almohadilla calefactora o a una botella de agua caliente, puede causar eritema calórico, que es un moteado reticular localizado pardo a rojo.

Consideraciones especiales

El moteado de la piel suele deberse a un trastorno crónico. Se trata el problema subyacente.

Orientación al paciente

Se recomienda al paciente que evite usar ropa apretada y exponerse en exceso a dispositivos de enfriamiento y calentamiento. Se le enseña a reconocer exacerbaciones del trastorno subyacente.

CONSIDERACIONES PEDIÁTRICAS

Una causa común de moteado de la piel en niños es vasoconstricción sistémica por choque. Otras causas son iguales que en adultos.

CONSIDERACIONES GERIÁTRICAS

En adultos mayores, la disminución de la perfusión tisular fácilmente puede causar moteado de la piel. Además de oclusión arterial y policitemia verdadera, afecciones que suelen afectar a pacientes en este grupo de edad, la isquemia intestinal es típica en adultos mayores con lividez reticular, en especial si también tienen dolor abdominal o heces sanguinolentas.

Bibliografía

Berkowitz, C. D. (2012). *Berkowitz's pediatrics: A primary care approach* (4th ed.). USA: American Academy of Pediatrics.

Buttaro, T. M., Tybulski, J., Bailey, P. P., & Sandberg-Cook, J. (2008). *Primary care: A collaborative practice* (pp. 444–447). St. Louis, MO: Mosby Elsevier.

McCance, K. L., Huether, S. E., Brashers, V. L., & Rote, N. S. (2010). *Pathophysiology: The biologic basis for disease in adults and children*. Maryland Heights, MO: Mosby Elsevier.

Sommers, M. S., & Brunner, L. S. (2012). *Pocket diseases*. Philadelphia, PA: F.A. Davis.

Polaquiuria

[Frecuencia urinaria]

La polaquiuria o frecuencia urinaria es el aumento en el número de veces que se percibe la urgencia de orinar sin un incremento en el volumen total de orina producida. Suele deberse a disminución de la capacidad vesical, y es un signo cardinal de infección de vías urinarias. Sin embargo, también puede ser resultado de otro trastorno urológico, disfunción neurológica, o presión en la vejiga por un tumor cercano o por crecimiento de un órgano (como en el embarazo).

Anamnesis y exploración física

Se pregunta al paciente cuántas veces al día orina. ¿Cómo se compara esto con su patrón previo de micción? Se pregunta sobre el inicio y la duración de la frecuencia anómala y sobre cualquier signo o síntoma urinario asociado, como disuria, urgencia, incontinencia, hematuria, secreción o dolor de la parte baja del abdomen al orinar.

También se interroga sobre síntomas neurológicos como debilidad muscular, entumecimiento u hormigueo. Se exploran los antecedentes médicos en busca de infección de vías urinarias, otros problemas urológicos o intervenciones urológicas recientes, y trastornos neurológicos. En personas del sexo masculino, se pregunta sobre antecedentes de hipertrofia prostática. Si el paciente es una mujer de edad reproductiva, se le pregunta si podría estar embarazada.

Se obtiene una muestra limpia de chorro medio para análisis, cultivo y antibiograma. Después se palpan zona suprapúbica, abdomen y flancos, tomando nota de cualquier sensibilidad. Se examina el meato uretral en busca de enrojecimiento, secreción o tumefacción. En los hombres, el médico puede palpar la próstata.

Si los antecedentes médicos revelan síntomas o antecedente de trastornos neurológicos, se realiza una exploración neurológica.

Causas médicas

- ***Hiperplasia prostática benigna.*** El crecimiento de la próstata causa polaquiuria, junto con nicturia y quizá incontinencia y hematuria. Los efectos iniciales son los del prostatismo: disminución del calibre y la fuerza del chorro de orina, disuria inicial y tenesmo, incapacidad de detener el chorro de orina, sensación de vaciamiento incompleto, y retención urinaria ocasional. La valoración revela distensión vesical.
- ***Cálculo vesical.*** La irritación vesical puede causar polaquiuria y urgencia, disuria, hematuria terminal y dolor suprapúbico por espasmos de la vejiga. También puede haber incontinencia por rebosamiento si el cálculo se aloja en el cuello de la vejiga. La máxima molestia suele ocurrir al final de la micción si el cálculo se aloja en el cuello vesical. Esto también puede causar incontinencia por rebosamiento y dolor referido a espalda baja o talones.
- ***Cáncer de próstata.*** En las etapas avanzadas del cáncer de próstata puede ocurrir polaquiuria junto con disuria inicial, goteo posmiccional, nicturia, disuria, distensión vesical, dolor perineal, estreñimiento y dureza y forma irregular de la próstata.

■ ***Prostatitis.*** La prostatitis aguda comúnmente produce polaquiuria junto con urgencia, disuria, nicturia y secreción uretral purulenta. Otros datos son fiebre, escalofríos, dorsalgia baja, mialgia, artralgia y llenura perineal. La próstata puede estar tensa, acuosa, sensible y caliente. Está indicado el masaje prostático para obtener líquido prostático. Los signos y síntomas de prostatitis crónica suelen ser los mismos que para la forma aguda, pero en menor grado. También puede haber dolor al eyacular.

■ ***Tumor rectal.*** La presión ejercida por un tumor rectal en la vejiga puede causar polaquiuria. Son datos tempranos cambios en los hábitos de defecación que suelen comenzar con una necesidad urgente de defecar al levantarse o estreñimiento refractario que alterna con diarrea, sangre o moco en las heces, y sensación de evacuación incompleta.

■ ***Síndrome de Reiter.*** En el síndrome de Reiter ocurre polaquiuria con síntomas de uretritis aguda 1 a 2 semanas después del contacto sexual. Otros síntomas de este síndrome autolimitado son artritis asimétrica de rodillas, tobillos y articulaciones metatarsofalángicas, conjuntivitis unilateral o bilateral, y pequeñas úlceras indoloras en boca, lengua, glande del pene, palmas y plantas.

■ ***Tumor del aparato reproductor.*** Un tumor del aparato reproductor femenino puede comprimir la vejiga, causando polaquiuria. Otros datos varían pero incluyen distensión abdominal, alteraciones menstruales, sangrado vaginal, pérdida de peso, dolor pélvico y fatiga.

■ ***Lesión de médula espinal.*** La sección medular incompleta causa polaquiuria, rebosamiento continuo, goteo posmiccional, urgencia cuando el control voluntario del funcionamiento esfintérico se debilita, disuria inicial y distensión vesical. Otros efectos ocurren abajo del nivel de la lesión, y entre ellos se incluyen debilidad, parálisis, alteraciones sensitivas, hiperreflexia, y disfunción eréctil.

■ ***Estenosis uretral.*** La descompensación vesical produce polaquiuria junto con urgencia y nicturia. Son signos tempranos disuria inicial, tenesmo y reducción del calibre y la fuerza del chorro de orina. Con el tiempo puede ocurrir incontinencia por rebosamiento. Son posibles urinoma y urosepsis.

■ ***Infección de vías urinarias.*** Esta causa común de polaquiuria que afecta uretra, vejiga o riñones también puede causar urgencia, disuria, hematuria, turbidez urinaria y, en hombres, secreción uretral. El paciente puede informar espasmos vesicales o una sensación de calor al orinar y fiebre. Las mujeres pueden experimentar dolor suprapúbico o pélvico. En hombres jóvenes, la infección de vías urinarias suele relacionarse con contacto sexual.

Otras causas

■ ***Diuréticos.*** Estas sustancias, entre las que se incluye la cafeína, reducen el volumen total de agua y sal en el cuerpo al incrementar la excreción de orina. El consumo excesivo de café, té y otras bebidas cafeinadas ocasiona polaquiuria.

■ ***Tratamientos.*** La radioterapia puede causar inflamación vesical, que provoca polaquiuria.

Consideraciones especiales

Se prepara al paciente para pruebas diagnósticas, como análisis y cultivo de orina y antibiograma, imagenología, ecografía, cistoscopia, cistometría, pruebas de residuo posmiccional, y estudios neurológicos completos. Si la movilidad del paciente está afectada, se tiene a la mano un orinal o cómodo. Se documentan de manera cuidadosa y precisa ingreso y egreso diarios.

Orientación al paciente

Se instruye al paciente en la manera correcta de asear la zona genital, y se subraya la importancia de prácticas sexuales seguras. Se explica la necesidad de incrementar el consumo de líquido y la frecuencia de las micciones. Se enseña al paciente cómo realizar los ejercicios de Kegel.

CONSIDERACIONES PEDIÁTRICAS
La infección de vías urinarias es una causa común de polaquiuria en niños, en especial niñas. Algunos defectos congénitos que pueden causar infección de vías urinarias son uréter duplicado, divertículo vesical congénito y orificio ureteral ectópico.

CONSIDERACIONES GERIÁTRICAS
Los hombres de más de 50 años son propensos a infecciones de vías urinarias frecuentes no relacionadas con contacto sexual. En mujeres posmenopáusicas, la disminución de las concentraciones de estrógeno causa polaquiuria, urgencia y nicturia.

BIBLIOGRAFÍA

Buttaro, T. M., Tybulski, J., Bailey, P. P., & Sandberg-Cook, J. (2008). *Primary care: A collaborative practice* (pp. 444–447). St. Louis, MO: Mosby Elsevier.

Lehne, R. A. (2010). *Pharmacology for nursing care* (7th ed.). St. Louis, MO: Saunders Elsevier.

Schuiling, K. D. (2013). *Women's gynecologic health.* Burlington, MA: Jones & Bartlett Learning.

POLIDIPSIA

El término polidipsia se refiere a sed excesiva, un síntoma común asociado con trastornos endocrinos y determinados fármacos. Puede reflejar escaso ingreso de líquidos, aumento de la diuresis o pérdida excesiva de agua y sal.

Anamnesis y exploración física

Se realiza la anamnesis. Se determina cuánto líquido bebe el paciente al día. ¿Con cuánta frecuencia y qué cantidad suele orinar? ¿Lo despierta por la noche la necesidad de orinar? Se determina si él o algún familiar tienen diabetes o nefropatía. ¿Cuáles medicamentos usa? ¿Ha cambiado su estilo de vida en fecha reciente? En tal caso, ¿le preocupan dichos cambios?

Si el paciente tiene polidipsia, se le toman presión arterial y pulso acostado y de pie. Una disminución de 10 mm Hg en la presión sistólica y un aumento del pulso de 10 latidos/minuto al pasar del decúbito supino a la posición sedente o de pie pueden indicar hipovolemia. Si se detectan estos cambios, se interroga al paciente sobre pérdida de peso reciente. Se buscan signos de deshidratación, como sequedad de mucosas y disminución de la turgencia cutánea. Se infunden líquidos de remplazo IV, según se requiera.

Causas médicas

- ***Diabetes insípida.*** La diabetes insípida de manera característica produce polidipsia y también puede causar micción excesiva de orina diluida y nicturia leve a moderada. En casos graves ocurren fatiga y signos de deshidratación.
- ***Diabetes mellitus.*** La polidipsia es un dato clásico en la diabetes mellitus, a consecuencia del estado hiperosmolar. Otros datos característicos son poliuria, polifagia, nicturia, debilidad, fatiga y pérdida de peso. Son posibles signos de deshidratación.
- ***Hipercalcemia.*** A medida que la hipercalcemia avanza, el paciente presenta polidipsia, poliuria, nicturia, estreñimiento, parestesia y, en ocasiones, hematuria y piuria. La hipercalcemia grave puede avanzar con rapidez a vómito, disminución del nivel de conciencia e insuficiencia renal. Son comunes depresión, lasitud mental y aumento de las necesidades de sueño.
- ***Hipopotasemia.*** La hipopotasemia es un desequilibrio electrolítico que puede causar nefropatía, con el resultado de polidipsia, poliuria y nicturia. Son signos y síntomas hipopotasémicos relacionados debilidad muscular o parálisis, fatiga, disminución de los borborigmos, reflejos tendinosos profundos hipoactivos y arritmias.

■ ***Polidipsia psicógena.*** La polidipsia psicógena es un trastorno raro que causa polidipsia y poliuria. Puede ocurrir en cualquier trastorno psiquiátrico, pero es más común en la esquizofrenia. Son típicos signos de alteraciones psiquiátricas, como ansiedad o depresión. Otros datos son cefalea, visión borrosa, aumento de peso, edema, hipertensión y, en ocasiones, estupor y coma. Son posibles signos de insuficiencia cardiaca en caso de sobrehidratación.

■ ***Trastornos renales (crónicos).*** Los trastornos renales crónicos, como glomerulonefritis y pielonefritis, dañan los riñones, causando polidipsia y poliuria. Son signos y síntomas asociados nicturia, debilidad, hipertensión, palidez y, en etapas avanzadas, oliguria.

■ ***Síndrome de Sheehan.*** Ocurren polidipsia, poliuria y nicturia en el síndrome de Sheehan, un trastorno de necrosis hipofisaria posparto. Otras manifestaciones son fatiga, incapacidad de producir leche, amenorrea, disminución del vello púbico y axilar, y disminución de la libido.

■ ***Anemia drepanocítica.*** A medida que se desarrolla la nefropatía, ocurren polidipsia y poliuria. Pueden acompañarse de dolor y cólicos abdominales, artralgia y, en ocasiones, úlceras en las extremidades inferiores y deformidades óseas, como cifosis y escoliosis.

Otras causas

■ ***Fármacos.*** Diuréticos y demeclociclina pueden provocar polidipsia. Fenotiazinas y anticolinérgicos son posibles causas de sequedad bucal, con el resultado de tanta sed que el paciente bebe de manera compulsiva.

Consideraciones especiales

Se vigila de cerca el equilibrio hídrico registrando ingreso y egreso totales. Se pesa al paciente a la misma hora cada día, con la misma ropa, y en la misma báscula. Se toman con regularidad la presión arterial y el pulso en decúbito supino y de pie para detectar hipotensión ortostática, que puede indicar hipovolemia. Dado que la sed suele ser el mecanismo por el cual el cuerpo compensa la pérdida de agua, se proporcionan líquidos en abundancia.

Orientación al paciente

Se explican el trastorno subyacente y el tratamiento. Se enseña al paciente sobre dieta, ejercicio y vigilancia de la glucemia en casa. Se hace hincapié en la importancia de informar sobre aumento o pérdida de peso.

CONSIDERACIONES PEDIÁTRICAS

En niños, la polidipsia suele deberse a diabetes insípida o diabetes mellitus. Son causas raras feocromocitoma, neuroblastoma y síndrome de Prader-Willi. Sin embargo, algunos niños desarrollan polidipsia habitual sin relación con ninguna enfermedad.

BIBLIOGRAFÍA

Berkowitz, C. D. (2012). *Berkowitz's pediatrics: A primary care approach* (4th ed.). USA: American Academy of Pediatrics.

Buttaro, T. M., Tybulski, J., Bailey, P. P., & Sandberg-Cook, J. (2008). *Primary care: A collaborative practice* (pp. 444–447). St. Louis, MO: Mosby Elsevier.

Colyar, M. R. (2003). *Well-child assessment for primary care providers*. Philadelphia, PA: F.A. Davis.

Lehne, R. A. (2010). *Pharmacology for nursing care* (7th ed.). St. Louis, MO: Saunders Elsevier.

McCance, K. L., Huether, S. E., Brashers, V. L., & Rote, N. S. (2010). *Pathophysiology: The biologic basis for disease in adults and children*. Maryland Heights, MO: Mosby Elsevier.

Sommers, M. S., & Brunner, L. S. (2012). *Pocket diseases*. Philadelphia, PA: F.A. Davis.

POLIFAGIA

[Hiperfagia]

El término polifagia se refiere a la alimentación voraz o excesiva. Este síntoma común puede ser persistente o intermitente, y se debe la mayoría de las veces a trastornos endocrinos y psicológicos así como al uso de determinados fármacos. Según la causa subyacente, la polifagia puede causar aumento de peso.

Anamnesis y exploración física

Se comienza la evaluación preguntando al paciente qué ha comido y bebido en las últimas 24 horas. (Si recuerda con facilidad esta información, se pregunta sobre el ingreso de los 2 días anteriores, para tener un panorama más amplio de sus hábitos alimentarios.) Se toma nota de la frecuencia de las comidas y la cantidad y los tipos de alimento ingeridos. Se determina si los hábitos alimentarios del paciente han cambiado recientemente. ¿Siempre ha tenido un gran apetito? ¿Su alimentación excesiva alterna con periodos de anorexia? Se pregunta sobre condiciones que pueden inducir el consumo excesivo de alimentos, como estrés, depresión o menstruación. ¿En realidad tiene hambre el paciente, o simplemente come porque hay disponibilidad de alimento? ¿Alguna vez vomita o tiene cefalea después de comer en exceso?

Se exploran signos y síntomas relacionados. ¿Ha aumentado o disminuido de peso el paciente hace poco? ¿Se siente cansado, nervioso o irritable? ¿Ha experimentado intolerancia al calor, mareo, palpitaciones, diarrea o aumento de sed o micción? Se obtienen los antecedentes medicamentosos completos, incluido el uso de laxantes o enemas.

Durante la exploración física se pesa al paciente. Se le informa su peso actual y se observa si su expresión es de incredulidad o enojo. Se inspecciona la piel para detectar sequedad o baja turgencia. Se palpa la tiroides en busca de crecimiento.

Causas médicas

- ***Ansiedad.*** La polifagia puede ser resultado de ansiedad o estrés emocional leves a moderados. La ansiedad leve suele provocar inquietud, insomnio, irritabilidad, preguntas repetitivas y búsqueda constante de atención y seguridad. En la ansiedad moderada también son posibles inatención selectiva y dificultad para concentrarse. Otros efectos de la ansiedad son tensión muscular, diaforesis, malestar GI, palpitaciones, taquicardia y disfunción urinaria y sexual.
- ***Bulimia.*** Más común en mujeres de 18 a 29 años, la bulimia causa polifagia que alterna con vómito autoinducido, ayuno o diarrea. La paciente suele pesar menos de lo normal, pero tiene un temor mórbido a la obesidad. Luce deprimida, tiene baja autoestima y oculta su alimentación excesiva.
- ***Diabetes mellitus.*** En la diabetes mellitus, la polifagia ocurre con pérdida de peso, polidipsia y poliuria. Se acompaña de nicturia, debilidad, fatiga y signos de deshidratación, como sequedad de mucosas y escasa turgencia cutánea.
- ***Síndrome premenstrual (SPM).*** En el SPM son comunes los cambios de apetito, tipificados por ansia de alimentos y comilonas. Puede ocurrir meteorismo, el dato asociado más común, junto con cambios conductuales, como depresión e insomnio. También son posibles cefalea, parestesia y otros síntomas neurológicos. Son datos relacionados diarrea o estreñimiento, edema y aumento de peso temporal, palpitaciones, dorsalgia, tumefacción y sensibilidad mamarias, oliguria y tendencia a las equimosis.

Otras causas

- ***Fármacos.*** Corticoesteroides, ciproheptadina y algunos complementos hormonales pueden incrementar el apetito, causando aumento de peso.

Consideraciones especiales

Se ofrece apoyo emocional al paciente con polifagia, y se le ayuda a entender la causa subyacente. Según se requiera, se le remite junto con su familia a orientación psicológica.

Orientación al paciente

Se refiere al paciente a orientación nutricional así como a orientación personal y familiar. Se brinda apoyo emocional, y se ayuda al paciente a entender el proceso patológico.

CONSIDERACIONES PEDIÁTRICAS
En niños, la polifagia suele deberse a diabetes juvenil. En un lactante de 6 a 18 meses, puede ser resultado de un trastorno de hipoabsorción, como enfermedad celiaca. Sin embargo, la polifagia puede ser normal en un niño durante un estirón.

Bibliografía

Berkowitz, C. D. (2012). *Berkowitz's pediatrics: A primary care approach* (4th ed.). USA: American Academy of Pediatrics.

Buttaro, T. M., Tybulski, J., Bailey, P. P., & Sandberg-Cook, J. (2008). *Primary care: A collaborative practice* (pp. 444–447). St. Louis, MO: Mosby Elsevier.

Colyar, M. R. (2003). *Well-child assessment for primary care providers*. Philadelphia, PA: F.A. Davis.

Lehne, R. A. (2010). *Pharmacology for nursing care* (7th ed.). St. Louis, MO: Saunders Elsevier.

McCance, K. L., Huether, S. E., Brashers, V. L., & Rote, N. S. (2010). *Pathophysiology: The biologic basis for disease in adults and children*. Maryland Heights, MO: Mosby Elsevier.

Sommers, M. S., & Brunner, L. S. (2012). *Pocket diseases*. Philadelphia, PA: F.A. Davis.

Poliuria

Un signo relativamente común, la poliuria es la producción y excreción de más de 3 L de orina al día. El paciente suele informarla como aumento de la micción, en especial cuando ocurre en la noche. La poliuria es agravada por sobrehidratación, consumo de cafeína o alcohol, e ingestión excesiva de sal, glucosa u otras sustancias hiperosmolares. (Véase *Poliuria: causas comunes y datos asociados*, en la pág. 550.)

La poliuria suele deberse al uso de determinados fármacos, como diuréticos, o a trastornos psicológicos, neurológicos o renales. Puede reflejar disfunción del sistema nervioso central que reduce o suprime la secreción de vasopresina (ADH), la cual regula el equilibrio hídrico. O, cuando los valores de ADH son normales, puede reflejar deterioro renal. En ambos mecanismos fisiopatológicos, los túbulos renales no absorben suficiente agua, con el resultado de poliuria.

Anamnesis y exploración física

Dado que el paciente con poliuria está en riesgo de sufrir hipovolemia, primero se evalúa su estado hídrico. Se miden los signos vitales, tomando nota de aumento de la temperatura corporal, taquicardia e hipotensión ortostática (un descenso de ≥ 10 mm Hg en la presión arterial sistólica al ponerse de pie y un aumento de ≥ 10 latidos/minuto en la frecuencia cardiaca al ponerse de pie). Se inspecciona en busca de sequedad de piel y mucosas, disminución de turgencia y elasticidad cutáneas, y disminución de la sudoración. ¿Está el paciente inusualmente cansado o sediento? ¿Ha perdido hace poco más de 5% de su peso corporal? Si se detectan estos efectos de la hipovolemia, será necesario infundir líquidos de reposición.

Si el paciente no exhibe signos de hipovolemia, se exploran la frecuencia y el patrón de la poliuria. ¿Cuándo comenzó? ¿Cuánto tiempo ha durado? ¿Fue precipitada por un suceso específico? Se pide al paciente que describa el patrón y la cantidad de su ingreso diario de líquido. Se busca un antecedente de déficit visuales, cefaleas o traumatismo craneoencefálico, que pueden preceder a la diabetes insípida. También se busca el antecedente de obstrucción de vías urinarias, diabetes mellitus, trastornos renales, hipopotasemia o hipercalcemia crónicas, o trastornos psiquiátricos (pasados y actuales). Se determina la dosificación de cualquier fármaco que el paciente esté recibiendo.

Se realiza un examen neurológico, tomando nota en especial de cualquier cambio en el nivel de conciencia. Después se palpa la vejiga, y se inspecciona el meato uretral. Se obtiene una muestra de orina, y se mide su densidad relativa.

Causas médicas

■ ***Necrosis tubular aguda.*** Durante la fase diurética de la necrosis tubular aguda, una poliuria de menos de 8 L/día cede gradualmente después de 8 a 10 días. La densidad relativa de la orina (1.010 o menos) aumenta conforme la poliuria cede. Son datos relacionados pérdida de peso, edema en descenso, y nicturia.

■ ***Diabetes insípida.*** Es común una poliuria de alrededor de 5 L/día con densidad relativa de 1.005 o menos, aunque en ocasiones ocurre poliuria extrema hasta de 30 L/día. La poliuria suele acompañarse de polidipsia, nicturia, fatiga y signos de deshidratación, como escasa turgencia cutánea y sequedad de mucosas.

■ ***Diabetes mellitus.*** En la diabetes mellitus, la poliuria rara vez excede los 5 L/día, y la densidad relativa de la orina suele ser mayor de 1.020. A menudo el paciente informa polidipsia, polifagia, pérdida de peso, debilidad, infecciones de vías urinarias frecuentes, vaginitis por levaduras, fatiga y nicturia. También puede haber signos de deshidratación y anorexia.

■ ***Glomerulonefritis (crónica).*** La poliuria avanza gradualmente a oliguria con glomerulonefritis crónica. La diuresis suele ser menor de 4 L/día; la densidad relativa es de alrededor de 1.010. Son datos GI relacionados anorexia, náusea y vómito. El paciente puede experimentar somnolencia, fatiga, edema, cefalea, hipertensión y disnea. También son posibles nicturia, hematuria, orina espumosa o maloliente y proteinuria leve a intensa.

■ ***Uropatía posobstructiva.*** Después de la resolución de una obstrucción de vías urinarias, ocurre poliuria —por lo común de más de 5 L/día con densidad relativa de menos de 1.010— hasta por varios días antes de desaparecer gradualmente. Pueden ocurrir distensión vesical y edema, con nicturia y pérdida de peso. En ocasiones se presentan signos de deshidratación.

■ ***Polidipsia psicógena.*** Más común en mayores de 30 años de edad, la polidipsia psicógena suele dar por resultado poliuria diluida de 3 a 15 L/día, según el ingreso de líquido. El paciente puede verse deprimido y tener cefalea y visión borrosa. Son posibles aumento de peso, edema, hipertensión y, en ocasiones, estupor o coma. En la sobrehidratación intensa puede haber signos de insuficiencia cardiaca.

Otras causas

■ ***Pruebas diagnósticas.*** Puede ocurrir poliuria transitoria a consecuencia de pruebas radiográficas con medio de contraste.

■ ***Fármacos.*** De manera característica, los diuréticos causan poliuria. También pueden inducirla cardiotónicos, vitamina D, demeclociclina, fenitoína, litio y propoxifeno.

Consideraciones especiales

Mantener un equilibrio hídrico adecuado debe ser la prioridad cuando el paciente tiene poliuria. Se registra su ingreso y egreso de manera precisa, y se le pesa a diario. Se vigilan de cerca los signos vitales para detectar desequilibrio hídrico, y se alienta al paciente a beber cantidades adecuadas de líquido. Se revisa la medicación, y se recomiendan modificaciones cuando es posible para ayudar a controlar los síntomas.

Se prepara al paciente para estudios de electrolitos, osmolalidad, nitrógeno ureico sanguíneo y creatinina a fin de vigilar el estado hidroelectrolítico, y para una prueba de privación de líquido a fin de determinar la causa de la poliuria.

Orientación al paciente

Se enseña al paciente sobre el trastorno subyacente y cuáles signos y síntomas de deshidratación debe informar. Se explica la importancia de la reposición de líquidos, y se indica vigilar el peso.

Poliuria: causas comunes y datos asociados

SIGNOS Y SÍNTOMAS

CAUSAS COMUNES	PRINCIPALES SIGNOS Y SÍNTOMAS ASOCIADOS									
	Anorexia	*Hipertensión arterial*	*Disnea*	*Edema*	*Fatiga*	*Cefalea*	*Hematuria*	*Nivel de conciencia alterado*	*Sequedad de mucosas*	*Nicturia*
Necrosis tubular aguda				♦						♦
Diabetes insípida					♦				♦	♦
Diabetes mellitus	♦				♦				♦	♦
Glomerulonefritis (crónica)	♦	♦	♦	♦	♦	♦	♦			♦
Uropatía posobstructiva				♦					♦	♦
Polidipsia psicógena		♦		♦		♦		♦		

CONSIDERACIONES PEDIÁTRICAS

Las principales causas de poliuria en niños son diabetes insípida nefrógena congénita, enfermedad quística medular, poliquistosis renal y acidosis tubular renal distal.

Dado que el equilibrio hídrico en niños es más delicado que en adultos, se revisa su densidad relativa urinaria en cada micción, y se está alerta a signos de deshidratación. Entre éstos se incluyen disminución del peso corporal; disminución de la turgencia cutánea; palidez, moteado o color gris de la piel; sequedad de mucosas; disminución de la diuresis, y llanto sin lágrimas.

CONSIDERACIONES GERIÁTRICAS

En adultos mayores, la poliuria crónica suele relacionarse con un trastorno subyacente. Debe investigarse la posibilidad de enfermedad maligna asociada.

Bibliografía

Berkowitz, C. D. (2012). *Berkowitz's pediatrics: A primary care approach* (4th ed.). USA: American Academy of Pediatrics.

Buttaro, T. M., Tybulski, J., Bailey, P. P., & Sandberg-Cook, J. (2008). *Primary care: A collaborative practice* (pp. 444–447). St. Louis, MO: Mosby Elsevier.

Colyar, M. R. (2003). *Well-child assessment for primary care providers*. Philadelphia, PA: F.A. Davis.

Lehne, R. A. (2010). *Pharmacology for nursing care* (7th ed.). St. Louis, MO: Saunders Elsevier.

McCance, K. L., Huether, S. E., Brashers, V. L., & Rote, N. S. (2010). *Pathophysiology: The biologic basis for disease in adults and children*. Maryland Heights, MO: Mosby Elsevier.

Sommers, M. S., & Brunner, L. S. (2012). *Pocket diseases*. Philadelphia, PA: F.A. Davis.

P

	Cambios de personalidad	Polidipsia	Polifagia	Vómito	Debilidad	Aumento de peso	Pérdida de peso
							◆
		◆					
		◆	◆		◆		◆
				◆			
							◆
	◆					◆	

Postura de decorticación

(Véase también Postura de descerebración)
[Rigidez de decorticación, reflejo de flexión anómala]

La postura de decorticación es un signo de daño del fascículo corticoespinal y se caracteriza por aducción de los brazos y flexión de los codos, con flexión de muñecas y dedos sobre el pecho. Las piernas presentan extensión y rotación interna, con flexión plantar de los pies. Esta postura puede ser unilateral o bilateral. Suele ser resultado de evento vascular cerebral o lesión cefálica. Puede ser inducida por estímulos nocivos u ocurrir de manera espontánea. La intensidad del estímulo requerido, la duración de la postura y la frecuencia de episodios espontáneos varían con la gravedad y el sitio de la lesión encefálica.

Aunque es un signo grave, la postura de decorticación tiene un pronóstico más favorable que la de descerebración. Sin embargo, si el trastorno causal se extiende más abajo en el tronco encefálico, la postura de decorticación puede avanzar a postura de descerebración. (Véase *Comparación de las posturas de descerebración y de decorticación*, en la pág. 554.)

INTERVENCIONES EN CASO DE URGENCIA

Se toman los signos vitales y se evalúa el nivel de conciencia (NDC). Si está alterada la conciencia, se inserta una vía aérea orofaríngea y se toman medidas para prevenir la aspiración (a menos que se sospeche lesión de la médula espinal). Se evalúan frecuencia, ritmo y profundidad respiratorios. Se hacen preparativos para ayudar a las respiraciones con un respirador manual o con intubación y ventilación mecánica, en caso necesario. Se instituyen precauciones para convulsiones.

Anamnesis y exploración física

Se examina el funcionamiento motor y sensitivo. Se evalúan tamaño, igualdad y reacción a la luz de las pupilas. Después se examinan funcionamiento de nervios craneales y reflejos tendinosos. Se interroga sobre cefalea, mareo, náusea, cambios en la visión y entumecimiento u hormigueo. ¿Cuándo notó el paciente estos síntomas por primera vez? ¿Ha advertido su familia cambios conductuales? También se pregunta sobre antecedentes de enfermedad cerebrovascular, cáncer, meningitis, encefalitis, infección de vías respiratorias superiores, sangrado o trastornos de la coagulación, o traumatismo reciente.

Causas médicas

- ***Absceso encefálico.*** En caso de absceso encefálico puede ocurrir postura de decorticación. Los datos acompañantes varían con el tamaño y el sitio del absceso, pero entre ellos se incluyen afasia, hemiparesia, cefalea, mareo, convulsiones, náusea y vómito. El paciente también puede experimentar cambios conductuales, alteración de signos vitales y disminución del NDC.

- ***Tumor encefálico.*** Un tumor encefálico puede inducir una postura de decorticación que suele ser bilateral —como resultado de aumento de la presión intracraneal (PIC) por crecimiento del tumor. Son signos y síntomas relacionados cefalea, cambios conductuales, pérdida de memoria, diplopía, visión borrosa o pérdida de la visión, convulsiones, ataxia, mareo, apraxia, afasia, paresia, pérdida sensitiva, nerviostesia, vómito, papiledema y signos de desequilibrio hormonal.
- ***Lesión cefálica.*** La postura de decorticación suele estar entre las características variables de una lesión cefálica, según el sitio y la gravedad de ésta. Son signos y síntomas asociados cefalea, náusea, vómito, mareo, irritabilidad y disminución del NDC, afasia, hemiparesia, entumecimiento unilateral, convulsiones y dilatación pupilar.
- ***Hemorragia intracerebral.*** Puede ocurrir postura de decorticación en las horas que siguen al diagnóstico de hemorragia intracerebral, un trastorno potencialmente letal que también produce pérdida de la conciencia rápida y continua. Son síntomas asociados cefalea intensa, mareo, náusea y vómito. Entre los posibles datos clínicos están hipertensión, respiraciones irregulares, reflejo de Babinski, convulsiones, afasia, hemiplejia, postura de descerebración y dilatación pupilar.
- ***Evento vascular cerebral.*** Un evento vascular cerebral que afecta la corteza cerebral suele causar postura de decorticación unilateral, lo que también se llama hemiplejia espástica. Otros signos y síntomas son hemiplejia (contralateral a la lesión), disartria, disfagia, pérdida sensitiva unilateral, apraxia, agnosia, afasia, amnesia, disminución del NDC, retención e incontinencia urinarias, y estreñimiento. Entre los efectos oculares se incluyen hemianopsia equilateral, diplopía y visión borrosa.

Consideraciones especiales

Se valora al paciente con frecuencia para detectar signos sutiles de deterioro neurológico. También se revisan su estado neurológico y sus signos vitales cada 30 minutos a 2 horas. Se está alerta a signos de aumento de la PIC, como bradicardia, hipertensión sistólica y aumento de la presión diferencial.

Orientación al paciente

Se explican los signos y síntomas de disminución del NDC y convulsiones. Se explica al cuidador cómo mantener la seguridad del paciente, en especial durante una convulsión. Se discute cualquier preocupación sobre calidad de vida, y se hacen las remisiones necesarias.

CONSIDERACIONES PEDIÁTRICAS

La postura de decorticación es un signo poco confiable antes de los 2 años de edad debido a la inmadurez del sistema nervioso. En niños, esta postura suele ser resultado de lesión cefálica. También puede ocurrir en el síndrome de Reye.

BIBLIOGRAFÍA

Miller, L., Arakaki, L., & Ramautar, A. (2014). Elevated risk for invasive meningococcal disease among persons with HIV. *Annals of Internal Medicine*, *160*(1): 30–37.

Waknine, Y. Meningococcal disease risk 10-fold higher in people with HIV. *Medscape Medical News* [serial online]. October 30, 2013; Accessed November 13, 2013. Available at http://www.medscape.com/viewarticle/813519.

POSTURA DE DESCEREBRACIÓN

(Véase también Postura de decorticación) [Rigidez de descerebración, reflejo de extensión anómala]

La postura de descerebración se caracteriza por aducción (rotación interna) y extensión de los brazos, con las muñecas en pronación y los dedos de las manos flexionados. Las piernas están extendidas rígidamente, con flexión plantar forzada de los pies. En casos graves, la espalda está agudamente arqueada (opistótonos). Este signo indica daño de la parte superior del tronco encefálico, debido tal vez a lesiones primarias, como infarto, hemorragia o tumor; encefalopatía metabólica; traumatismo craneoencefálico; o compresión del tronco encefálico asociada con aumento de la presión intracraneal (PIC).

La postura de descerebración puede ser inducida por estímulos nocivos u ocurrir de manera espontánea, y ser unilateral o bilateral. En caso de daño concurrente de tronco encefálico y cerebro, la postura de descerebración puede afectar sólo los brazos, y las piernas permanecen flácidas. De manera alternativa, la postura de descerebración puede afectar un lado del cuerpo y la postura de decorticación el otro. También es posible que las dos posturas alternen a medida que el estado neurológico del paciente fluctúa. En general, la duración de cada episodio de postura se correlaciona con la gravedad del daño del tronco encefálico. (Véase *Comparación de las posturas de descerebración y de decorticación*, en la pág. 554.)

INTERVENCIONES EN CASO DE URGENCIA

La mayor prioridad es asegurar la permeabilidad de las vías respiratorias. Se inserta una vía aérea y se instituyen medidas para prevenir la aspiración. (No debe alterarse la alineación de la columna si se sospecha lesión de médula espinal.) Se realiza aspiración según se requiera.

A continuación, se examinan las respiraciones espontáneas. Se administra oxígeno complementario, y se ventila al paciente con un respirador manual, de requerirse. Tal vez estén indicados intubación y ventilación mecánica. Se tiene a la mano equipo de reanimación de urgencia. Es necesario asegurarse de revisar el expediente del paciente en busca de una orden de no reanimar.

Anamnesis y exploración física

Después de tomar los signos vitales, se determina el nivel de conciencia (NDC). Como referencia se usa la escala de coma de Glasgow. Después se evalúan las pupilas en cuanto a tamaño, igualdad y reacción a la luz. Se examinan los reflejos tendinosos y de nervios craneales, y se busca el reflejo de ojos de muñeca.

A continuación se explora el antecedente de coma del paciente. Si no es posible obtener esta información, se buscan indicios del trastorno causal, como hepatomegalia, cianosis, cambios cutáneos diabéticos, marcas de agujas o traumatismo evidente. Si se cuenta con un familiar, se determina cuándo comenzó a deteriorarse el NDC del paciente. ¿Ocurrió de manera abrupta? ¿De qué se quejaba el paciente antes de perder la conciencia? ¿Tiene antecedentes de diabetes, hepatopatía, cáncer, trombosis o aneurisma? Se indaga sobre cualquier accidente o traumatismo causantes del coma.

Causas médicas

- ***Infarto del tronco encefálico.*** Cuando el infarto del tronco encefálico provoca coma, puede inducirse la postura de descerebración. Los signos y síntomas asociados varían con la gravedad del infarto y entre ellos se incluyen parálisis de nervios craneales, ataxia cerebelosa bilateral y pérdida sensitiva. En el coma profundo suelen perderse todos los reflejos normales, con el resultado de signo de ojos de muñeca negativo, signo de Babinski positivo, y flacidez.
- ***Lesión cerebral.*** Ya sea que la causa sea traumatismo, tumor, absceso o infarto, cualquier lesión encefálica que eleve la PIC también puede provocar postura de descerebración. De manera característica, esta postura es un signo tardío. Los datos asociados varían con el sitio y la magnitud de la lesión, pero suelen incluir coma, tamaño y respuesta a la luz de las pupilas anómalos, y la tríada clásica de aumento de la PIC: bradicar-

Comparación de las posturas de descerebración y de decorticación

La postura de descerebración resulta de daño de la parte superior del tronco encefálico. En esta postura, los brazos están en aducción y extendidos, con las muñecas en pronación y los dedos flexionados. Las piernas están extendidas rígidas, con flexión plantar de los pies.

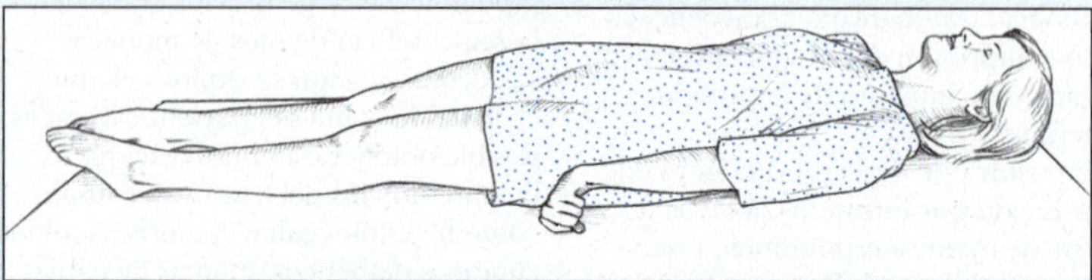

La postura de decorticación resulta de daño de uno o ambos fascículos corticoespinales. En esta postura, los brazos están en aducción y flexionados, con las muñecas y los dedos flexionados sobre el pecho. Las piernas están extendidas rígidas en rotación interna, con flexión plantar de los pies.

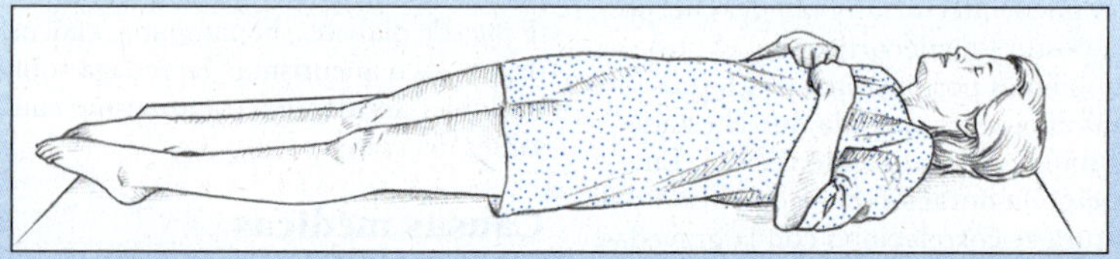

dia, hipertensión sistólica y aumento de la presión diferencial.

- ***Encefalopatía hepática.*** La encefalopatía hepática, con deterioro encefálico, ocurre cuando el hígado no realiza de manera normal su función de eliminar sustancias tóxicas, de modo que éstas ingresan en el sistema nervioso. Se observan postura de descerebración y coma en la etapa tardía de la encefalopatía hepática, la etapa comatosa, cuando el estado del paciente se deteriora. Son signos adicionales reflejos hiperactivos, reflejo de Babinski positivo, y hedor hepático. Otros síntomas —desorientación, habla farfullante, problemas de memoria, temblor, asterixis, letargo, estupor e hiperventilación— ocurren en etapas más tempranas.
- ***Encefalopatía hipoglucémica.*** Caracterizada por glucemia extremadamente baja, la encefalopatía hipoglucémica puede causar postura de descerebración y coma. También provoca dilatación pupilar, respiración lenta y bradicardia. Espasmos musculares, fasciculaciones y convulsiones con el tiempo avanzan a flacidez.
- ***Encefalopatía hipóxica.*** La hipoxia puede inducir postura de descerebración como resultado de la compresión del tronco encefálico asociada con metabolismo anaeróbico y aumento de la PIC. Otros datos son coma, reflejo de Babinski positivo, ausencia del signo de ojos de muñeca, hipoactividad de reflejos tendinosos y, quizá, pupilas fijas y paro respiratorio.
- ***Hemorragia pontina.*** De manera característica, la hemorragia pontina, un trastorno potencialmente letal, conduce con rapidez a postura de descerebración con coma. Son signos acompañantes parálisis total, ausencia del signo de ojos

de muñeca, reflejo de Babinski positivo, y pupilas reactivas pequeñas.

■ ***Hemorragia de la fosa posterior.*** La hemorragia de la fosa posterior es una lesión subtentorial que causa postura de descerebración. Entre sus signos y síntomas tempranos están vómito, cefalea, vértigo, ataxia, rigidez de cuello, somnolencia, papiledema y parálisis de nervios craneales. El paciente termina por entrar en coma y puede experimentar paro respiratorio.

Otras causas

■ ***Pruebas diagnósticas.*** El alivio de la PIC alta por extracción de líquido espinal mediante punción lumbar puede precipitar compresión del tronco encefálico y causar postura de descerebración y coma.

Consideraciones especiales

Se ayuda a preparar al paciente y su familia para las pruebas diagnósticas que determinarán la causa de la postura de descerebración. Entre las pruebas diagnósticas se incluyen radiografía de cráneo, tomografía computarizada, resonancia magnética, angiografía cerebral, angiografía de sustracción digital, EEG, gammagrafía encefálica y vigilancia de la PIC.

Se registran el estado neurológico y los signos vitales cada 30 minutos o según se indique. Asimismo, se está alerta a signos de aumento de la PIC (bradicardia, hipertensión sistólica y aumento de la presión diferencial) y deterioro neurológico (patrón respiratorio alterado y temperatura anormal).

Se informa a la familia del paciente que la postura de descerebración es una respuesta refleja, no una voluntaria al dolor ni un signo de recuperación. Se ofrece apoyo emocional.

Orientación al paciente

Se explica que la postura de descerebración es una respuesta refleja. Se da apoyo emocional al paciente y su familia.

CONSIDERACIONES PEDIÁTRICAS

Los niños menores de 2 años de edad no suelen presentar la postura de descerebración porque su sistema nervioso aún es inmaduro. Sin embargo, si la presentan, suele ser el opistótonos más intenso. De hecho, el opistótonos es más común en lactantes y niños pequeños que en adultos y casi siempre es un signo terminal. En niños, la causa más frecuente de postura de descerebración es lesión cefálica. También ocurre en el síndrome de Reye (el resultado de aumento de la PIC que causa compresión del tronco encefálico).

Bibliografía

Goswami, R. P., Mukherjee, A., Biswas, T., Karmakar, P. S., & Ghosh, A. (2012). Two cases of dengue meningitis: A rare first presentation. *Journal of Infection in Developing Countries*, *6*(2), 208–211.

Yildizdas, D., Kendirli, T., Arslanköylü, A. E. Horoz, O. O., Incecik, F., … Ince, E., (2011). Neurological complications of pandemic influenza (H1N1) in children. *European Journal of Pediatrics*, *170*(6), 779–788.

Presión diferencial, aumento

La presión diferencial es la diferencia entre las presiones sistólica y diastólica. En condiciones normales, la presión sistólica es alrededor de 40 mm Hg mayor que la diastólica. El aumento de la presión diferencial —una diferencia de más de 50 mm Hg— suele ocurrir como una reacción fisiológica a fiebre, clima cálido,ejercicio, ansiedad, anemia o embarazo. Sin embargo, también puede deberse a determinados trastornos neurológicos —en especial aumento de la presión intracraneal (PIC), potencialmente letal— o a trastornos cardiovasculares que causan flujo retrógrado de sangre al corazón con cada contracción, como la insuficiencia aórtica. El aumento de la presión diferencial puede identificarse con facilidad vigilando la presión arterial, y por lo común se detecta durante los registros esfigmomanométricos de rutina.

P

INTERVENCIONES EN CASO DE URGENCIA

Si el nivel de conciencia (NDC) disminuye y se sospecha que el aumento de la presión diferencial se debe a incremento de la PIC, se toman los signos vitales. Se mantienen permeables las vías respiratorias, y se hacen los preparativos para hiperventilar al paciente con un respirador manual para ayudar a reducir la presión parcial de dióxido de carbono y, por lo tanto, la PIC. Se realiza un examen neurológico exhaustivo que sirva como nivel de referencia para valorar cambios ulteriores. Se usa la escala de coma de Glasgow para evaluar el NDC. (Véase Escala de coma de Glasgow en la entrada Obnubilación, *en la pág. 487.) También se examina el funcionamiento de nervios craneales —en especial los NC III, IV y VI— y se valoran reacciones pupilares, reflejos, y tono muscular. Tal vez se requiera colocar un monitor de la PIC. Si no se sospecha aumento de la PIC, se pregunta por síntomas asociados, como dolor torácico, disnea, debilidad, fatiga o síncope. Se busca edema, y se ausculta para detectar soplos cardiacos.*

Causas médicas

- ***Insuficiencia aórtica.*** En la insuficiencia aórtica aguda, la presión diferencial aumenta de manera progresiva conforme la válvula se deteriora, y se producen pulso saltón y galope auricular o ventricular. Estos signos pueden acompañarse de dolor torácico; palpitaciones; palidez; pulsaciones carotídeas intensas y abruptas; pulso en mitra; y signos de insuficiencia cardiaca, como crepitaciones, disnea e ingurgitación yugular. La auscultación puede revelar varios soplos, por ejemplo un soplo diastólico temprano (común) y un retumbo diastólico apical (soplo de Austin Flint).
- ***Arterioesclerosis.*** En la arterioesclerosis, la disminución de la distensibilidad arterial causa aumento progresivo de la presión diferencial, que se hace permanente si no se trata el trastorno subyacente. Este signo es precedido por hipertensión moderada y se acompaña de signos de insuficiencia vascular, como claudicación, angina y trastornos de habla y visión.
- ***Trastorno febril.*** La fiebre puede causar aumento de la presión diferencial. Los síntomas acompañantes varían con el trastorno específico.
- ***Aumento de la PIC.*** El incremento de la presión diferencial es un signo intermedio a tardío de aumento de la PIC. Aunque una disminución del NDC es el indicador más temprano y sensible de este trastorno potencialmente letal, el inicio y avance del aumento de la presión diferencial también son paralelos al ascenso de la PIC. (Una diferencia de 50 mm Hg puede indicar deterioro rápido del estado del paciente.) La valoración revela la tríada de Cushing: bradicardia, hipertensión y cambios en el patrón respiratorio. Otros datos son cefalea, vómito y deterioro o desigualdad de la actividad motora. También puede haber trastornos visuales, como visión borrosa o fotofobia, y cambios pupilares.

Consideraciones especiales

Si el paciente exhibe aumento de la PIC, se reevalúa continuamente el estado neurológico y los datos se comparan cuidadosamente con los de evaluaciones previas. Se está alerta a inquietud, confusión, arreactividad o disminución del NDC. Sin embargo, debe tenerse presente que el aumento de la PIC suele ser anunciado por cambios sutiles en el estado del paciente más que por el desarrollo abrupto de cualquier signo o síntoma.

Orientación al paciente

Se explican las modificaciones alimentarias necesarias, como la restricción de sodio y grasas saturadas. Se insiste en la importancia de planear periodos de descanso. Si hay disminución del NDC, se discuten medidas de seguridad específicas que deben tomarse.

CONSIDERACIONES PEDIÁTRICAS

El aumento de la PIC causa incremento de la presión diferencial en niños. Otra causa es el conducto arterial persistente

P

(CAP), pero este signo puede no ser evidente al nacer. Los niños mayores con CAP experimentan disnea de esfuerzo, con presión diferencial que aumenta aún más al esforzarse.

CONSIDERACIONES GERIÁTRICAS

En fechas recientes se descubrió que el aumento de la presión diferencial es un predictor más potente de episodios cardiovasculares en adultos mayores que el aumento de la presión sistólica o diastólica.

BIBLIOGRAFÍA

Buttaro, T. M., Tybulski, J., Bailey, P. P., & Sandberg-Cook, J. (2008). *Primary care: A collaborative practice* (pp. 444–447). St. Louis, MO: Mosby Elsevier.

Sommers, M. S., & Brunner, L. S. (2012). *Pocket diseases*. Philadelphia, PA: F.A. Davis.

PRESIÓN DIFERENCIAL, DISMINUCIÓN

La presión diferencial, que es la diferencia entre las presiones sistólica y diastólica, se mide por esfigmomanometría o monitorización intraarterial. Normalmente, la presión sistólica excede la diastólica en alrededor de 40 mm Hg. Esa brecha disminuye —a menos de 30 mm Hg— cuando la resistencia vascular periférica aumenta, el gasto cardiaco declina, o el volumen intravascular disminuye de forma drástica.

En trastornos que causan obstrucción mecánica, como la estenosis aórtica, la presión diferencial guarda relación directa con la gravedad del trastorno subyacente. Por lo común un signo tardío, la disminución de la presión diferencial por sí sola no indica una urgencia, aunque es común que ocurra en casos de choque y otros trastornos potencialmente letales.

Anamnesis y exploración física

Después de que se detecta disminución de la presión diferencial, se buscan otros signos de insuficiencia cardiaca, como hipotensión, taquicardia, disnea, ingurgitación yugular, crepitaciones pulmonares y disminución de la diuresis. También se buscan cambios en temperatura o color de la piel, fuerza de los pulsos periféricos, y nivel de conciencia (NDC). Se ausculta el corazón en busca de soplos. Se interroga sobre antecedentes de dolor torácico, mareo o síncope.

Causas médicas

■ ***Taponamiento cardiaco.*** En el taponamiento cardiaco, un trastorno potencialmente letal, la presión diferencial disminuye en 10 a 20 mm Hg. Son signos clásicos pulso paradójico, ingurgitación yugular, hipotensión y ruidos cardiacos amortiguados. El paciente puede estar ansioso, inquieto y cianótico, con humedad fría de la piel y dolor torácico. Puede presentar disnea, taquipnea, disminución del NDC y pulso débil y rápido. También son posibles un roce pericárdico y hepatomegalia.

■ ***Insuficiencia cardiaca.*** La disminución de la presión diferencial ocurre en una fase relativamente tardía y puede acompañar a taquipnea, palpitaciones, edema postural, aumento constante de peso no obstante la náusea y la anorexia, opresión torácica, reacción mental lenta, hipotensión, diaforesis, palidez y oliguria. La valoración revela un galope ventricular, crepitaciones inspiratorias y, quizá, un hígado sensible y palpable. Más tarde se produce matidez sobre las bases pulmonares, y son posibles hemoptisis, cianosis, considerable hepatomegalia y edema compresible notable.

■ ***Choque.*** En el choque anafiláctico, la disminución de la presión diferencial ocurre de manera tardía, precedido por un pulso rápido y débil que pronto se hace uniformemente ausente. En los segundos o minutos que siguen a la exposición a un alérgeno, el paciente experimenta hipotensión, ansiedad, inquietud y sensación de desgracia inminente, junto con prurito intenso, cefalea retumbante y, quizá, urticaria. Otros datos son disnea, estridor y disfonía; opresión de tórax o garganta; rubor; náusea, cólicos abdominales e incontinencia urinaria; y convulsiones.

En el choque cardiógeno, la disminución de la presión diferencial es relativamente tardía. De manera característica, los pulsos periféricos están ausentes y los centrales son débiles. Una caída de la presión sistólica a 30 mm Hg por debajo del valor de referencia, o una lectura sostenida por abajo de 80 mm Hg no atribuible a medicación, causa riego tisular deficiente. La perfusión deficiente provoca taquicardia; taquipnea; palidez y humedad fría de la piel; cianosis; oliguria; inquietud; confusión; y obnubilación.

En el choque hipovolémico, la disminución de la presión diferencial es un signo tardío. Todos los pulsos periféricos se hacen débiles primero y después uniformemente ausentes. La profundización del choque causa hipotensión, diuresis de menos de 25 mL/hora, confusión, disminución del NDC y, quizá, hipotermia.

En el choque séptico, la disminución de la presión diferencial es un signo relativamente tardío. Todos los pulsos periféricos se hacen débiles primero y después de manera uniforme ausentes. A medida que el choque avanza, se presentan oliguria, sed, ansiedad, inquietud, confusión e hipotensión. Las extremidades se tornan frías y cianóticas, y la piel, húmeda y fría. Con el tiempo se producen hipotensión grave, oliguria o anuria persistentes, insuficiencia respiratoria y coma.

P

Consideraciones especiales

Se vigila al paciente de cerca en busca de cambios en frecuencia o calidad del pulso y de hipotensión o disminución del NDC. Se le prepara para estudios diagnósticos, como ecocardiografía, a fin de detectar cardiopatía valvular o taponamiento cardiaco secundario a derrame pericárdico.

Orientación al paciente

Se explican el trastorno y los tratamientos, y cuáles alimentos y líquidos debe evitar el paciente. Se insiste en la importancia de los periodos de reposo para reducir la fatiga.

CONSIDERACIONES PEDIÁTRICAS

En niños, la disminución de la presión diferencial puede deberse a estenosis aórtica congénita así como a los trastornos que afectan a los adultos.

Bibliografía

Buttaro, T. M., Tybulski, J., Bailey, P. P., & Sandberg-Cook, J. (2008). *Primary care: A collaborative practice* (pp. 444–447). St. Louis, MO: Mosby Elsevier.

Sommers, M. S., & Brunner, L. S. (2012). *Pocket diseases*. Philadelphia, PA: F.A. Davis.

Priapismo

El priapismo, una urgencia urológica, es una erección persistente dolorosa no relacionada con excitación sexual. Este signo relativamente raro puede ser benigno durante el sueño y parece ser una erección normal, pero puede durar varias horas o días. Suele acompañarse de dolor sordo constante e intenso en el pene. Pese al dolor, el paciente puede estar demasiado avergonzado para buscar ayuda médica y quizá trate de descongestionar el pene mediante actividad sexual continua.

El priapismo ocurre cuando las venas de los cuerpos cavernosos no drenan de forma correcta, lo que causa tumefacción persistente de los tejidos. Sin tratamiento expedito, ocurren isquemia y trombosis peneanas. En alrededor de la mitad de todos los casos, el priapismo es idiopático y se produce sin factores predisponentes evidentes. Puede ocurrir priapismo secundario a un trastorno sanguíneo, neoplasia, traumatismo o el uso de determinados fármacos.

INTERVENCIONES EN CASO DE URGENCIA *Si el paciente tiene priapismo, se aplica una compresa de hielo al pene, se administra un analgésico, y se inserta una sonda urinaria a permanencia para aliviar la retención urinaria. Tal vez se requieran intervenciones para extraer sangre de los cuerpos cavernosos, como irrigación y cirugía.*

Anamnesis y exploración física

Si el estado del paciente lo permite, se le pregunta cuándo comenzó el priapismo. ¿Es continuo o intermitente? ¿Ha tenido antes erecciones prolongadas? En tal caso, ¿qué hizo para aliviarlas? ¿Cuánto tiempo permaneció con el pene flácido? ¿Tiene dolor o sensibilidad al orinar? ¿Ha notado cambios en el funcionamiento sexual?

Se exploran los antecedentes médicos del paciente. Si informa anemia drepanocítica, se indaga sobre factores que podrían precipitar una crisis, como deshidratación e infección. Se le pregunta si hace poco sufrió un traumatismo genital, y se obtienen los antecedentes medicamentosos completos. Se le pregunta si le han inyectado fármacos o le han insertado objetos en el pene.

Se examina el pene del paciente, tomando nota de color y temperatura. Se busca pérdida de la sensibilidad y signos de infección, como rubor o drenaje. Por último, se toman los signos vitales, y se toma nota el particular de fiebre.

Causas médicas

■ ***Cáncer de pene.*** El cáncer que ejerce presión en los cuerpos cavernosos puede causar priapismo. Por lo común, el primer signo es una lesión ulcerosa indolora o una masa verrugosa que crece en el glande o el prepucio, la cual puede acompañarse de dolor localizado, secreción maloliente del prepucio, una masa firme cerca del glande, y linfadenopatía. Son datos tardíos sangrado, disuria, retención urinaria y distensión vesical. Fimosis e higiene deficiente se han asociado con el desarrollo de cáncer peneano.

■ ***Anemia drepanocítica.*** En la anemia drepanocítica puede ocurrir priapismo doloroso sin advertencia, por lo común al despertar. El paciente puede tener el antecedente de priapismo, problemas del crecimiento y desarrollo, y mayor susceptibilidad a la infección. Son datos relacionados taquicardia, palidez, debilidad, hepatomegalia, disnea, tumefacción articular, dolor articular u óseo, dolor torácico, fatiga, soplos cardiacos, úlceras en las piernas y, quizá, ictericia y hematuria macroscópica.

En las crisis drepanocíticas pueden empeorar los signos y síntomas de anemia drepanocítica y aparecer otros, como dolor abdominal y febrícula.

■ ***Lesión de médula espinal.*** En la lesión de médula espinal, es posible que el paciente no advierta el inicio del priapismo. Los efectos relacionados dependen de la magnitud y el nivel de la lesión, y entre ellos se incluyen signos neurovegetativos como bradicardia.

■ ***Evento vascular cerebral (EVC).*** Un EVC puede causar priapismo, pero la pérdida sensitiva y la afasia a veces impiden que el paciente lo advierta o lo describa. Otros datos dependen del sitio del EVC y su magnitud, pero entre ellos se incluyen hemiplejia contralateral, convulsiones, cefalea, disartria, disfagia, ataxia, apraxia y agnosia. Entre los déficit visuales están hemianopsia equilateral, visión borrosa, disminución de la agudeza visual, y diplopía. También son posibles retención o incontinencia urinarias, incontinencia fecal, estreñimiento y vómito.

Otras causas

■ ***Fármacos.*** El priapismo puede ser resultado del uso de una fenotiazina, tioridazina, trazodona, un esteroide androgénico, algunos anticoagulantes y antihipertensores. También puede ocurrir después de una inyección intrapeneana de papaverina, un tratamiento común para la disfunción eréctil.

Consideraciones especiales

Se prepara al paciente para pruebas sanguíneas a fin de ayudar a determinar la causa del priapismo. Si se requiere cirugía, se mantiene el pene flácido después de la operación aplicando un apósito de presión. Al menos una vez cada 30 minutos se inspecciona el glande en busca de signos de afección vascular, como frialdad o palidez.

Orientación al paciente

Se explican el trastorno subyacente y el tratamiento. Es necesario asegurarse de que el paciente con anemia drepanocítica sepa que debe informar los episodios de priapismo.

CONSIDERACIONES PEDIÁTRICAS

En neonatos, el priapismo puede deberse a hipoxia, pero suele resolverse con oxigenoterapia. El priapismo es más probable en niños con enfermedad drepanocítica que en adultos que la padecen.

BIBLIOGRAFÍA

Buttaro, T. M., Tybulski, J., Bailey, P. P., & Sandberg-Cook, J. (2008). *Primary care: A collaborative practice* (pp. 444–447). St. Louis, MO: Mosby Elsevier.

Lehne, R. A. (2010). *Pharmacology for nursing care* (7th ed.). St. Louis, MO: Saunders Elsevier.

Sommers, M. S., & Brunner, L. S. (2012). *Pocket diseases*. Philadelphia, PA: F.A. Davis.

PRURITO

P

Esta sensación desagradable de comezón, que suele inducir el rascado para obtener alivio, afecta la piel, determinadas mucosas, y los ojos. Más intenso en la noche, el prurito puede ser exacerbado por aumento de la temperatura corporal, escasa turgencia cutánea, vasodilatación local, dermatosis y estrés.

El prurito es el síntoma más común de trastornos dermatológicos, y también puede deberse a un trastorno local o sistémico o al uso de algún fármaco. El prurito fisiológico, como el de las pápulas y placas urticariales pruríticas del embarazo, puede ocurrir en primigestas al final del tercer trimestre. El prurito también puede ser ocasionado por malestar emocional o contacto con irritantes de la piel.

Anamnesis y exploración física

Si el paciente informa prurito, se le pide que describa su inicio, frecuencia e intensidad. Si el prurito ocurre por la noche, se pregunta si impide iniciar el sueño o despierta el paciente después de que se quedó dormido. (Por lo general, el prurito relacionado con dermatosis impide el sueño, pero no lo altera.) ¿Es el prurito localizado o generalizado? ¿Cuándo es más intenso? ¿Cuánto dura? ¿Guarda alguna relación con las actividades (esfuerzo físico, baño, aplicación de maquillaje o uso de perfumes)?

Se pregunta al paciente cómo limpia su piel. En particular, se busca baño excesivo, jabones fuertes, alergia de contacto y uso de agua demasiado caliente. ¿Tiene exposición ocupacional a irritantes cutáneos conocidos, como aislamiento de fibra de vidrio o agentes químicos? Se interroga acerca de la salud general del paciente y los fármacos que usa (se sospecha de nuevos medicamentos). ¿Ha viajado al extranjero en fechas recientes? ¿Tiene mascotas? ¿Alguien más en la casa informa prurito? ¿Parece agravarse el prurito con ejercicio, estrés, temor, depresión o enfermedad? Se pregunta sobre contacto con irritantes cutáneos, trastornos dermatológicos previos y síntomas relacionados. Después se obtienen los antecedentes medicamentosos completos.

Se examina al paciente en busca de signos de rascado, como excoriación, púrpura, costras, cicatrices o liquenificación. Se buscan lesiones primarias para ayudar a confirmar dermatosis.

Causas médicas

- ***Anemia (ferropénica).*** La anemia ferropénica a veces causa prurito. Al principio asintomática, la anemia puede provocar más tarde disnea de esfuerzo, fatiga, desatención, palidez, irritabilidad, cefalea, taquicardia, tono muscular deficiente y, quizá, soplos cardiacos. La anemia crónica causa coiloniquia (uñas en forma de cuchara) y queilosis (uñas quebradizas), agrietamiento de las comisuras labiales, glositos (lengua lisa) y disfagia.

■ ***Carbunco (cutáneo).*** El carbunco es una enfermedad infecciosa aguda causada por la bacteria esporógena grampositiva *Bacillus anthracis*. Puede ocurrir en personas expuestas a animales infectados, o sus tejidos o a armas biológicas. El carbunco cutáneo se presenta cuando la bacteria entra en un corte o una abrasión en la piel. La infección comienza como una pequeña lesión macular o papular indolora o prurítica que semeja una picadura o mordedura de insecto. En 1 o 2 días, se transforma en una vesícula y después en una úlcera indolora con centro necrótico negro característico. Son posibles linfadenopatía, malestar general, cefalea o fiebre.

■ ***Conjuntivitis.*** Todas las formas de conjuntivitis causan prurito, ardor y dolor oculares junto con fotofobia, inyección conjuntival, sensación de cuerpo extraño, lagrimeo excesivo y una sensación de llenura alrededor del ojo. La conjuntivitis alérgica también puede causar enrojecimiento lechoso y una secreción ocular filamentosa. La conjuntivitis bacteriana suele causar enrojecimiento brillante y una secreción mucopurulenta que puede hacer que los párpados se adhieran entre sí. La conjuntivitis micótica produce una secreción purulenta espesa y encostramiento y adhesión de los párpados. La conjuntivitis viral puede causar lagrimeo abundante —pero escasa secreción— y crecimiento de nódulos linfáticos preauriculares.

■ ***Dermatitis.*** Varios tipos de dermatitis pueden causar prurito acompañado de una lesión dérmica. La dermatitis atópica comienza con prurito intenso y un exantema eritematoso en piel seca en puntos de flexión (fosa antecubital, zona poplítea y cuello). Durante una exacerbación, el rascado puede provocar edema, descamación y pústulas. En la dermatitis atópica crónica, las lesiones pueden avanzar a piel escamosa seca con dermatografía blanca, blanqueamiento y liquenificación.

Irritantes leves y alergias pueden causar dermatitis de contacto, con pequeñas vesículas pruriginosas que pueden resumar y descamarse y están rodeadas por una zona de enrojecimiento. Una reacción intensa puede causar edema notable localizado.

La dermatitis herpetiforme, más común en hombres de 20 a 50 años de edad, inicialmente causa prurito y ardor intensos. Entre 8 y 12 horas más tarde, se forman lesiones simétricamente distribuidas en glúteos, hombros, codos y rodillas. A veces, también se forman en cuello, cara y piel cabelluda. Estas lesiones son eritematosas y papulares, ampollares o pustulares.

■ ***Enfermedad hepatobiliar.*** Un indicio diagnóstico importante para enfermedad hepática y vesicular, el prurito suele acompañarse de ictericia y puede ser generalizado o limitado a palmas y plantas. Otras características son dolor en el cuadrante superior derecho, acolia, escalofríos, fiebre, flatos, eructos y sensación de timpanismo, ardor epigástrico, y regurgitación de un líquido amargo. Más tarde, la enfermedad hepática puede inducir cambios mentales, ascitis, tendencias hemorrágicas, hemangiomas aracneiformes, eritema palmar, sequedad cutánea, hedor hepático, crecimiento de venas abdominales superficiales, ginecomastia bilateral, atrofia testicular o irregularidades menstruales y hepatomegalia.

■ ***Herpes zóster.*** En 2 a 4 días de fiebre y malestar general, se presentan prurito, parestesia o hiperestesia, y dolor profundo intenso por afección de nervios cutáneos en el tronco o en brazos y piernas en una distribución por dermatomas. Hasta 2 semanas después de los síntomas iniciales, aparecen lesiones cutáneas nodulares rojas en las zonas dolorosas y se tornan vesiculares. Alrededor de 10 días más tarde, las vesículas se rompen y forman costras.

■ ***Leucemia (linfocítica crónica).*** El prurito es raro en la leucemia. Son signos y síntomas más característicos fatiga, malestar general, linfadenopatía generalizada, fiebre, hepatomegalia, esplenomegalia, pérdida de peso, palidez, sangrado y palpitaciones.

■ ***Liquen simple crónico.*** Frotamiento y rascado persistentes causan prurito localizado y una placa de descamación circunscrita con márgenes bien definidos. Más tarde, la piel se engruesa y se forman pápulas.

■ ***Miringitis (crónica).*** La miringitis produce prurito en el oído afectado, junto con una secreción purulenta y sordera gradual.

■ ***Pediculosis.*** El prurito, un síntoma prominente, ocurre en la zona de infestación. La pediculosis capilar (piojos de la cabeza) también puede causar excoriación de la piel cabelluda por el rascado, junto con apelmazamiento, mal olor y falta de brillo en el cabello; linfadenopatía occipital y cervical; y presencia de huevecillos (liendres) blancos grisáceos ovalados en los tallos capilares.

La pediculosis corporal (piojos del cuerpo) causa al principio pequeñas pápulas rojas (por lo común en hombros, tronco o glúteos), que se hacen urticariales por el rascado. Después se producen exantemas o ronchas. Si no se trata, la pediculosis corporal cambia el color de la piel, causa costras gruesas y descamación con infección bacteriana y cicatrización. En casos graves, provoca cefalea, fiebre y malestar general.

En la pediculosis púbica (piojos del pubis), el rascado suele causar irritación cutánea. Liendres y piojos adultos y las papulas eritematosas pruríticas pueden aparecer en el vello púbico o en vellos alrededor del ano, del abdomen o de las piernas.

■ ***Pitiriasis rosada.*** La pitiriasis rosada a veces causa prurito leve que se agrava con un baño caliente. Suele comenzar con una placa heráldica eritematosa (una lesión ovalada ligeramente elevada cerca de 2 a 6 cm de diámetro). Despúés de algunos días o semanas, hacen erupción placas descamativas pardas amarillentas o eritematosas en el tronco y las extremidades y persisten por 2 a 6 semanas. En ocasiones, estas placas son maculares, vesiculares o urticariales.

■ ***Psoriasis.*** En la psoriasis son comunes prurito y dolor. Este trastorno cutáneo suele comenzar con pequeñas pápulas eritematosas que crecen o se fusionan para formar placas rojas elevadas con escamas plateadas en piel cabelluda, tórax, codos, rodillas, espalda, glúteos y genitales. Puede haber hoyuelos ungueales.

■ ***Sarna.*** De manera característica, la sarna causa prurito localizado que debilita al paciente. Puede hacerse generalizada, y persiste hasta por 2 semanas después del tratamiento. Las lesiones, filamentosas y de varios milímetros de largo, aparecen con un nódulo inflamado o una pápula roja.

CONSIDERACIONES SEGÚN EL SEXO *En hombres pueden formarse lesiones costrosas en glande o tallo del pene y escroto. En mujeres, las lesiones también pueden encontrarse en los pezones o a su alrededor. En ambos sexos, las lesiones tienen predilección por los pliegues cutáneos. Se forman lesiones excoriadas costrosas en muñecas, codos, axilas, línea de la cintura, atrás de las rodillas y en los tobillos. Es común la excoriación por rascado.*

■ ***Tiña del pie.*** La tiña del pie (dermatofitosis interdigitoplantar o pie de atleta) es una infección micótica que causa intenso prurito en los pies, dolor al caminar, escamas y ampollas entre los dedos, e inflamación de la piel, seca y escamosa, en toda la planta.

■ ***Urticaria.*** Ocurren prurito y picazón extremos a medida que se forman ronchas eritematosas transitorias o blancuzcas en la piel o las mucosas. La sensación de pinchazos suele preceder a la formación de las ronchas, que pueden afectar cualquier parte del cuerpo y van de puntiformes al tamaño de la palma, o mayores.

■ ***Vaginitis.*** La vaginitis suele causar prurito localizado y una secreción vaginal maloliente que puede ser purulenta, blanca o gris, y con aspecto de cuajada. También son posibles dolor perineal y disfunción urinaria.

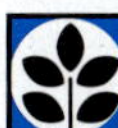

ALERTA HERBOLARIA

La ingestión de la pulpa del fruto de Ginkgo biloba puede causar la formación rápida de vesículas, con el resultado de prurito intenso.

Otras causas

- ***Mordeduras de chinches.*** De manera característica, las mordeduras de las chinches domésticas producen prurito y ardor en tobillos y parte inferior de las piernas, junto con grupos de manchas purpúricas.
- ***Hipersensibilidad a fármacos.*** Cuando es leve y localizada, una reacción alérgica a fármacos como penicilina y sulfonamidas puede causar prurito, eritema, un exantema urticarial, y edema. Sin embargo, En una reacción medicamentosa grave puede ocurrir anafilaxia.

Consideraciones especiales

Se administra un corticoesteroide tópico u oral, un antihistamínico o un tranquilizante, según se ordene. Si el paciente no tiene una infección localizada o lesiones cutáneas, se sospecha una enfermedad sistémica y se le prepara para biometría hemática con diferencial, tasa de sedimentación eritrocítica, electroforesis de proteína, y estudios radiológicos.

Orientación al paciente

Se enseñan al paciente maneras de controlar el prurito. Se refuerza la importancia de no rascarse.

CONSIDERACIONES PEDIÁTRICAS

Muchos trastornos del adulto también causan prurito en niños, pero pueden afectar diferentes partes del cuerpo. Por ejemplo, la sarna puede afectar la cabeza en lactantes, pero no en adultos. La pitiriasis rosada puede afectar cara, manos y pies en adolescentes. Algunas enfermedades de la niñez, como sarampión y varicela, pueden causar prurito.

BIBLIOGRAFÍA

Buttaro, T. M., Tybulski, J., Bailey, P. P., & Sandberg-Cook, J. (2008). *Primary care: A collaborative practice* (pp. 444–447). St. Louis, MO: Mosby Elsevier.

Colyar, M. R. (2003). *Well-child assessment for primary care providers*. Philadelphia, PA: F.A. Davis.

Lehne, R. A. (2010). *Pharmacology for nursing care* (7th ed.). St. Louis, MO: Saunders Elsevier.

McCance, K. L., Huether, S. E., Brashers, V. L., & Rote, N. S. (2010). *Pathophysiology: The biologic basis for disease in adults and children*. Maryland Heights, MO: Mosby Elsevier.

Schuiling, K. D. (2013). *Women's gynecologic health*. Burlington, MA: Jones & Bartlett Learning.

Sommers, M. S., & Brunner, L. S. (2012). *Pocket diseases*. Philadelphia, PA: F.A. Davis.

Wolff, K., & Johnson, R. A. (2009). *Fitzpatrick's color atlas & synopsis of clinical dermatology* (6th ed.). New York, NY: McGraw Hill Medical.

PSOAS, SIGNO

Un signo del psoas positivo —aumento del dolor abdominal cuando el paciente mueve la pierna contra resistencia— indica irritación directa o refleja de los músculos psoas. Este signo, que puede inducirse en el lado derecho o el izquierdo, suele indicar apendicitis, pero también puede ocurrir en caso de abscesos localizados. Se induce en un paciente con dolor abdominal o dorsalgia baja después de completar una exploración abdominal, a fin de evitar datos espurios en la valoración. (Véase *Inducción del signo del psoas*, en la pág. 564.)

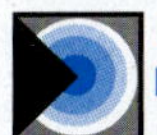

INTERVENCIONES EN CASO DE URGENCIA

Si se induce el signo del psoas en un paciente con dolor abdominal, se sospecha apendicitis. Se toman con rapidez los signos vitales, y se prepara al paciente para cirugía: se explica la

P

PARA FACILITAR LA EXPLORACIÓN

Inducción del signo del psoas

Pueden usarse dos técnicas para inducir el signo del psoas en un adulto con dolor abdominal. En ambas, un aumento del dolor abdominal es un resultado positivo, que indica irritación del músculo psoas por inflamación del apéndice o un absceso localizado.

Con el paciente en decúbito supino, se le indica que mueva la pierna izquierda flexionada contra la mano del examinador para inducir el signo del psoas izquierdo. Después se repite esta maniobra en la pierna derecha para inducir el signo del psoas derecho.

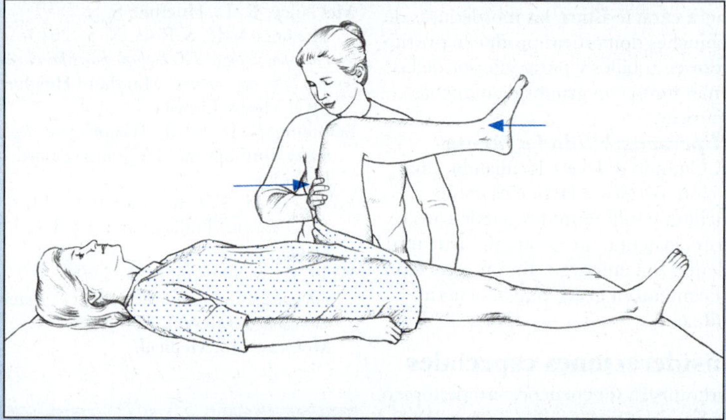

En la otra técnica, para inducir el signo del psoas izquierdo se coloca al paciente sobre su lado derecho. Después se le indica que levante la pierna izquierda desde la cadera contra la mano del examinador. A continuación, se vuelve al paciente sobre su lado izquierdo y se repite la maniobra para inducir el signo del psoas derecho.

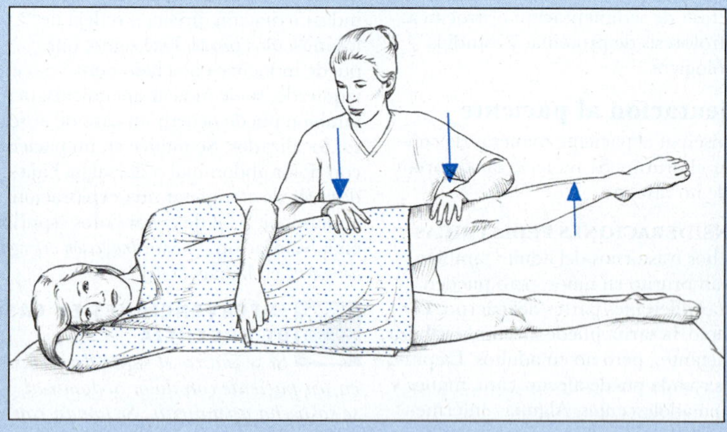

P

intervención, se restringen alimentos y líquidos y se suspenden los analgésicos, que pueden enmascarar los síntomas. Se administran líquidos IV para prevenir la deshidratación, pero **no** *un catártico o enema, porque pueden causar ruptura del apéndice y ocasionar peritonitis.*

Se busca el signo de Rovsing palpando profundamente el cuadrante inferior izquierdo. Si el paciente informa dolor en el cuadrante inferior derecho, el signo es positivo, lo cual indica irritación peritoneal.

Causas médicas

- ***Apendicitis.*** Un apéndice retrocecal inflamado puede causar un signo del psoas positivo derecho. El dolor epigástrico y periumbilical temprano desaparece, sólo para empeorar y limitarse al cuadrante inferior derecho. Este dolor también empeora al caminar o toser. Son datos relacionados náusea y vómito, rigidez y sensibilidad de rebote abdominales, y estreñimiento o diarrea. También pueden presentarse fiebre, taquicardia, respiraciones retractivas, anorexia y malestar general. Si el apéndice se rompe, otros datos pueden ser dolor intenso repentino, seguido por signos de peritonitis, como borborigmos hipoactivos o ausentes, fiebre alta, y rigidez espástica de los músculos de la pared abdominal. También puede ser evidente el signo del obturador.
- ***Absceso retroperitoneal.*** Después de una infección retroperitoneal inferior, un absceso iliaco o lumbar puede provocar un signo del psoas derecho o izquierdo positivo y fiebre. Un absceso iliaco causa dolor iliaco o inguinal que puede radiar a cadera, muslo, flanco o rodilla; tal vez sea palpable una masa sensible en la parte baja del abdomen o la ingle. Un absceso lumbar suele provocar sensibilidad de espalda y espasmos en el lado afectado, con una masa lumbar palpable; puede haber en cambio una masa abdominal sensible sin dorsalgia.

Consideraciones especiales

Se vigilan los signos vitales para detectar complicaciones, como extensión del dolor a lo largo de los planos aponeuróticos en abdomen, muslo, cadera, espacios subfrénicos, mediastino y cavidades pleurales, y peritonitis. Se promueve el confort del paciente ayudando en los cambios de posición. Por ejemplo, se acuesta al paciente y se flexiona su pierna derecha. Después se le indica que se siente erguido.

Se prepara al paciente para pruebas diagnósticas, como estudios de electrolitos y radiografías abdominales.

Orientación al paciente

Se enseña al paciente sobre la causa de este trastorno y sus tratamientos. Se discuten los signos y síntomas que requieren atención inmediata, y se enseña al paciente cómo informar el dolor usando una escala de dolor.

CONSIDERACIONES PEDIÁTRICAS

Se induce el signo del psoas pidiendo al niño que levante la cabeza mientras el examinador ejerce presión contra su frente. La inducción de dolor en el cuadrante inferior derecho suele indicar apendicitis.

CONSIDERACIONES GERIÁTRICAS

En adultos mayores, el signo del psoas y otros signos peritoneales pueden estar disminuidos o ausentes. Es necesario asegurarse de distinguir el dolor inducido por maniobras del psoas del dolor musculoesquelético o articular degenerativo.

Bibliografía

Berkowitz, C. D. (2012). *Berkowitz's pediatrics: A primary care approach* (4th ed.). USA: American Academy of Pediatrics.

Buttaro, T. M., Tybulski, J., Bailey, P. P., & Sandberg-Cook, J. (2008). *Primary care: A collaborative practice* (pp. 444–447). St. Louis, MO: Mosby Elsevier.

Colyar, M. R. (2003). *Well-child assessment for primary care providers*. Philadelphia, MO: F.A. Davis.

Lehne, R. A. (2010). *Pharmacology for nursing care* (7th ed.). St. Louis, MO: Saunders Elsevier.

Sommers, M. S., & Brunner, L. S. (2012). *Pocket diseases*. Philadelphia, PA: F.A. Davis.

P

Ptosis

La ptosis es la caída excesiva de uno o ambos párpados superiores. Este signo puede ser constante, progresivo o intermitente y unilateral o bilateral. Cuando es unilateral, resulta fácil de detectar comparando las posiciones relativas de los párpados. Cuando es bilateral o leve resulta difícil de detectar: los párpados pueden ser excesivamente bajos y cubrir la parte superior del iris o incluso parte de la pupila en vez de superponerse ligeramente sobre el iris. Otros indicios son arrugamiento de la frente o giro de la cabeza hacia atrás, ambas maniobras ayudan al paciente a compensar la caída de los párpados. En la ptosis grave, es posible que el paciente no pueda elevar los párpados de manera voluntaria. Dado que la ptosis puede semejar enoftalmía, tal vez se requiera exoftalmometría.

La ptosis puede clasificarse como congénita o adquirida. La clasificación es importante para el tratamiento adecuado. La ptosis congénita se debe a subdesarrollo del músculo elevador o trastornos del tercer nervio craneal (motor ocular común). La ptosis adquirida puede ser resultado de traumatismo o inflamación de estos músculos y nervios o del uso de determinados fármacos, de una enfermedad sistémica, una lesión intracraneal, o un aneurisma potencialmente letal. Sin embargo, la causa más común es edad avanzada, que reduce la elasticidad muscular y causa ptosis senil.

P

Anamnesis y exploración física

Se pregunta al paciente cuándo notó por primera vez el párpado caído. También se le pregunta si ha mejorado o empeorado desde que lo notó. Se determina si sufrió hace poco una lesión ocular traumática. (En caso afirmativo, se evita manipular el ojo, para prevenir daño ulterior.) Se interroga sobre dolor ocular o cefaleas, y se determinan sitio e intensidad. ¿Ha experimentado el paciente cambios visuales? En tal caso, se le pide que los describa. Se obtienen los antecedentes medicamentosos, tomando nota en especial del uso de un agente quimioterapéutico.

Se valora el grado de ptosis, y se busca edema palpebral, exoftalmía, desviación e inyección conjuntival. Se evalúa el funcionamiento de los músculos oculares examinando los seis campos cardinales de la mirada. Se examinan de manera cuidadosa tamaño, color, forma y reacción a la luz de las pupilas, y se prueba la agudeza visual.

Debe tenerse presente que la ptosis a veces indica un trastorno potencialmente letal. Por ejemplo, la ptosis unilateral repentina puede anunciar un aneurisma cerebral.

Causas médicas

- ***Botulismo.*** La disfunción aguda de nervios craneales como resultado de botulismo provoca los signos distintivos de ptosis, disartria, disfagia y diplopía. Otros datos son xerostomía, irritación laríngea, debilidad, vómito, diarrea, hiporeflexia y disnea.
- ***Aneurisma cerebral.*** Un aneurisma que comprime el NC III puede causar ptosis repentina, junto con diplopía, dilatación pupilar e incapacidad de girar el ojo. Es posible que éstos sean los primeros signos de este trastorno potencialmente letal. La ruptura de un aneurisma suele causar cefalea intensa repentina, náusea, vómito y disminución del nivel de conciencia (NDC). Otros datos son rigidez de nuca, dolor de espalda y piernas, fiebre, inquietud, irritabilidad, convulsiones ocasionales, visión borrosa, hemiparesia, déficit sensitivos, disfagia y defectos visuales.
- ***Tumor de glándula lagrimal.*** Un tumor de glándula lagrimal suele provocar ptosis leve a grave, según el tamaño y la localización del tumor. También puede causar elevación de la ceja, exoftalmía, desviación ocular y, quizá, dolor ocular.
- ***Miastenia grave.*** Comúnmente el primer signo de miastenia grave, la ptosis bilateral gradual puede ser leve a intensa y se acompaña de cierre ocular débil y diplopía. Otras características son debili-

dad muscular y fatiga, que con el tiempo desembocan en parálisis. Según los músculos afectados, otros datos posibles son facies en máscara, dificultad para masticar o deglutir, disnea y cianosis.

- ***Distrofia de músculos oculares.*** En esta afección, una ptosis bilateral avanza con lentitud a cierre palpebral completo. Son signos y síntomas relacionados oftalmoplejia externa progresiva y debilidad y atrofia musculares de parte superior de la cara, cuello, tronco y extremidades.
- ***Traumatismo ocular.*** El traumatismo del nervio o los músculos que controlan los párpados puede causar ptosis leve a intensa. Según el daño, también son posibles dolor ocular, tumefacción palpebral, equimosis y disminución de la agudeza visual.
- ***Síndrome de Parry-Romberg.*** Ocurren ptosis unilateral y hemiatrofia facial en el síndrome de Parry-Romberg. Otros signos son miosis, reacción pupilar lenta a la luz, enoftalmía, iris de diferentes colores, parálisis de músculos oculares, nistagmo, y atrofia de cuello, hombro, tronco y extremidad.

Otras causas

- ***Fármacos.*** Vincristina y vimblastina causan ptosis.
- ***Intoxicación por plomo.*** En la intoxicación por plomo, suele ocurrir ptosis en 3 a 6 meses. Otros datos son anorexia, náusea, vómito, diarrea, dolor abdominal colicoso, línea plúmbea en las encías, disminución del NDC, taquicardia, hipotensión y, quizá, irritabilidad y debilidad de nervios periféricos.

Consideraciones especiales

Si el paciente tiene disminuida la agudeza visual, se le orienta en sus alrededores. Se le proporcionan armazones especiales para los lentes, que suspenden el párpado por tracción con una muleta de alambre. Estas armazones suelen emplearse para ayudar al paciente con paresia temporal o que no es buen candidato para cirugía.

Se prepara el paciente para estudios diagnósticos, como la prueba del edrofonio y el examen con lámpara de hendidura. Si requiere cirugía para corregir la disfunción del músculo elevador, se le explica la intervención.

Orientación al paciente

Se explican la causa del trastorno, cualquier prueba diagnóstica requerida, y las opciones terapéuticas. También se discuten temas de autoestima.

CONSIDERACIONES PEDIÁTRICAS

El astigmatismo y la miopía pueden asociarse con ptosis infantil. Los padres suelen descubrir ptosis congénita cuando su hijo está en la lactancia. La ptosis suele ser unilateral, constante y acompañada de lagoftalmía, que hace que el lactante duerma con los ojos abiertos. Si esto ocurre, se enseña el cuidado correcto de los ojos para prevenir xeroftalmía.

Bibliografía

Biswas, J., Krishnakumar, S., & Ahuja, S. (2010). *Manual of ocular pathology*. New Delhi, India: Jaypee—Highlights Medical Publishers.

Gerstenblith, A. T., & Rabinowitz, M. P. (2012). *The wills eye manual*. Philadelphia, PA: Lippincott Williams & Wilkins.

Levin, L. A., & Albert, D. M. (2010). *Ocular disease: Mechanisms and management*. London, UK: Saunders, Elsevier.

Roy, F. H. (2012). *Ocular differential diagnosis*. Clayton, Panama: Jaypee—Highlights Medical Publishers, Inc.

Puesta del sol, signo

[Desviación descendente de los ojos]

El signo de la puesta del sol o desviación descendente de los ojos afecta a lactantes o niños pequeños como resultado de presión en los nervios craneales III, IV y VI. En este signo tardío y ominoso de aumento de la presión intracraneal (PIC), ambos ojos rotan hacia abajo, lo que suele revelar una zona de esclerótica arriba de los iris; en ocasiones, los iris tienen el aspecto de estar siendo forzados hacia fuera. Las pupilas son lentas, y reaccionan a la luz de manera desigual. (Véase *Identificación del signo de la puesta del sol.*)

El lactante con aumento de la PIC suele ser irritable y letárgico y se alimenta poco. También pueden ser evidentes cambios en el nivel de conciencia (NDC), espasticidad de extremidades inferiores y opistótonos. El aumento de la PIC suele deberse a lesiones ocupativas —como tumores— o a la acumulación de líquido en el sistema ventricular del cerebro, como ocurre en la hidrocefalia. También resulta de sangrado intracraneal o edema cerebral. Otros signos son aspecto globular de la cabeza (signo de la bombilla), pérdida de la mirada ascendente, e ingurgitación de las venas de la piel cabelluda.

El signo de la puesta del sol puede ser intermitente; por ejemplo, puede desaparecer cuando el lactante se coloca en posición vertical, porque ésta reduce ligeramente la PIC. El signo puede inducirse en un lactante sano de menos de 4 semanas de vida cambiando súbitamente la posición de su cabeza, y en un lactante sano hasta de 9 meses haciendo incidir en sus ojos una luz intensa y retirándola con rapidez.

Identificación del signo de la puesta del sol

En este signo tardío de aumento de la presión intracraneal en un lactante o niño pequeño, la presión en los nervios craneales III, IV y VI fuerza los ojos hacia abajo, exponiendo un borde de esclerótica arriba de los iris.

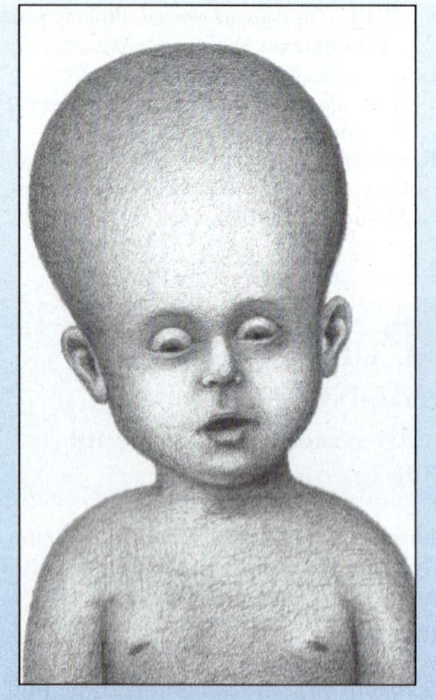

Anamnesis y exploración física

Si se observa el signo de la puesta del sol en un lactante, se evalúa el estado neurológico; después se realiza una breve anamnesis con los padres. ¿Sufrió el lactante una caída o incluso un traumatismo menor? ¿Cuándo apareció este signo? Se interroga sobre signos inespecíficos tempranos de aumento de la PIC. ¿Ha disminuido el reflejo de succión del lactante? ¿Está irritable, inquieto o inusualmente cansado? ¿Llora cuando se mueve? ¿Es su llanto de tono alto? ¿Ha vomitado recientemente?

A continuación se realiza una exploración física, teniendo presente que las reacciones neurológicas son en mayor medida reflejas durante la lactancia temprana. Se valora el NDC. ¿Está el lactante despierto, irritable o letárgico? Teniendo presente su edad y nivel de desarrollo, se trata de determinar su capacidad de alcanzar un objeto brillante o volverse hacia el sonido de una caja musical. Se observa su postura en busca de flexión y extensión normales u opistótonos. Se examina el tono muscular, y se buscan automatismos convulsivos.

Se examina la fontanela anterior en busca de combadura, se mide la circunferencia cefálica y se compara con valores previos, y se observa el patrón respiratorio. (Puede haber respiraciones de Cheyne-Stokes en caso de aumento de la PIC.) Asimismo, se examina la reacción pupilar a la luz: ocurre dilatación unilateral o bilateral al aumentar la PIC. Por último, se inducen reflejos que están disminuidos en caso de incremento de la PIC, en especial el reflejo de Moro. Se tiene a la mano equipo de intubación endotraqueal (ET).

Causas médicas

- ***Incremento de la PIC.*** Suele ocurrir un signo de la puesta del sol transitorio o intermitente en una etapa tardía en el lactante con incremento de la PIC. Puede haber combadura y ensanchamiento de fontanelas, aumento de la circunferencia cefálica, y ensanchamiento de suturas. Asimismo son posibles disminución del NDC, cambios conductuales, llanto de tono alto, defectos pupilares y deterioro de la actividad motora a medida que la PIC aumenta. Otros datos son aumento de la presión sistólica, aumento de la presión diferencial, bradicardia, cambios en el patrón respiratorio, vómito y convulsiones al aumentar la PIC.

Consideraciones especiales

La atención del lactante con el signo de la puesta del sol incluye vigilancia de signos vitales y estado neurológico. Se eleva la cabecera de la cuna al menos a 30°, y se vigilan ingreso y egreso y PIC, se restringen los líquidos y se coloca una línea IV para administrar un diurético. En caso de aumento grave de la PIC, tal vez se requieran intubación ET e hiperventilación mecánica para reducir las concentraciones séricas de dióxido de carbono y constreñir los vasos sanguíneos cerebrales. Tal vez se requiera tratamiento para inducir un coma barbitúrico o terapia de hipotermia para reducir la tasa metabólica.

Se trata de mantener un ambiente tranquilo, y cuando el lactante llora se le conforta para prevenir elevaciones de la PIC relacionadas con estrés. Se realizan las labores de enfermería de manera juiciosa, porque los procedimientos pueden elevar aún más la PIC. Se prepara al niño y su familia para el manejo quirúrgico del incremento de la PIC y la hidrocefalia, según sea apropiado. Se alienta la ayuda de los padres, y se les ofrece apoyo emocional.

Orientación al paciente

Se explica la causa subyacente del trastorno y las opciones terapéuticas. Se orienta a la familia acerca del plan de cuidados (manejo quirúrgico de la PIC y la hidrocefalia) según sea apropiado.

Bibliografía

Berkowitz, C. D. (2012). *Berkowitz's pediatrics: A primary care approach* (4th ed.). USA: American Academy of Pediatrics.

Buttaro, T. M., Tybulski, J., Bailey, P. P., & Sandberg-Cook, J. (2008). *Primary care: A collaborative practice* (pp. 444–447). St. Louis, MO: Mosby Elsevier.

Sommers, M. S., & Brunner, L. S. (2012). *Pocket diseases*. Philadelphia, PA: F.A. Davis.

Pulso alternante

El pulso alternante, un signo de insuficiencia cardiaca izquierda grave, es un cambio de un latido al siguiente en el tamaño y la intensidad de un pulso periférico. Aunque el ritmo del pulso permanece regular, se alternan contracciones fuertes y débiles. (Véase *Comparación de las ondas de presión arterial*, en la pág. 570.) Este signo puede acompañarse de alteración de la intensidad de los ruidos cardiacos y de soplos cardiacos existentes.

Se piensa que el pulso alternante se debe a la variación del volumen sistólico que ocurre con la alteración de latido a latido en la contractilidad del ventrículo izquierdo. Decúbito y actividad física aumentan el retorno venoso y reducen el pulso anómalo, que suele desaparecer con el tratamiento de la insuficiencia cardiaca. Raras veces, un paciente con funcionamiento normal del ventrículo izquierdo tiene pulso alternante, pero

P

Comparación de las ondas de presión arterial

Las ondas mostradas aquí ayudan a diferenciar un pulso arterial normal del pulso alternante y el pulso paradójico.

PULSO ARTERIAL NORMAL

La onda de percusión en un *pulso arterial normal* refleja la expulsión de sangre hacia la aorta (principio de la sístole). La onda de marea es el máximo de la onda de pulso (más adelante en la sístole), y la escotadura dicrótica marca el inicio de la diástole.

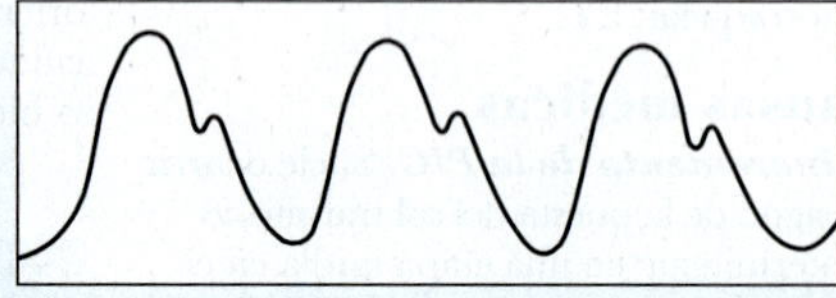

PULSO ALTERNANTE

El *pulso alternante* es la alteración de un latido a otro en tamaño e intensidad del pulso. Aunque el ritmo del pulso alternante es regular, el volumen varía. Si se toma la presión arterial de un paciente con esta anomalía, primero se escucha un ruido de Korotkoff intenso y después un ruido suave, que alternan continuamente. El pulso alternante suele acompañar a estados de baja contractilidad que ocurren en caso de insuficiencia cardiaca izquierda.

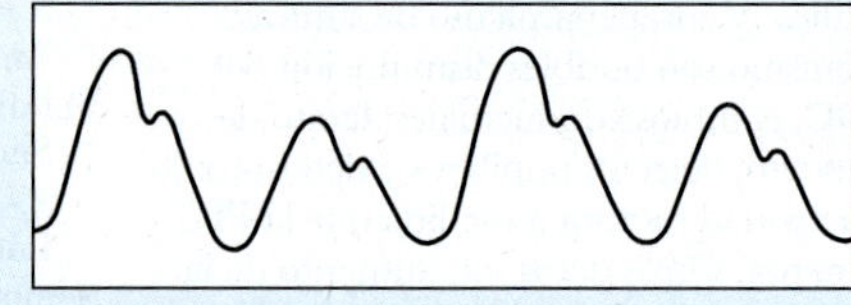

PULSO EN MITRA

El *pulso en mitra* es un pulso de doble latido con dos picos sistólicos. El primer latido refleja presión diferencial, y el segundo, reverberación desde la periferia. El pulso en mitra suele ocurrir en insuficiencia aórtica (estenosis aórtica, regurgitación aórtica), cardiomiopatía hipertrófica o estados con gasto cardiaco elevado.

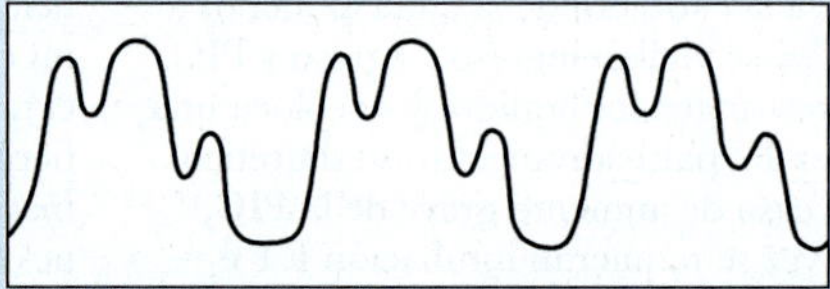

PULSO PARADÓJICO

El *pulso paradójico* es un descenso exagerado de la presión arterial durante la inspiración, debido a un aumento de la presión negativa intratorácica. El pulso paradójico que excede de 10 mm Hg se considera anómalo y puede ser resultado de taponamiento cardiaco, pericarditis constrictiva o neumopatía grave.

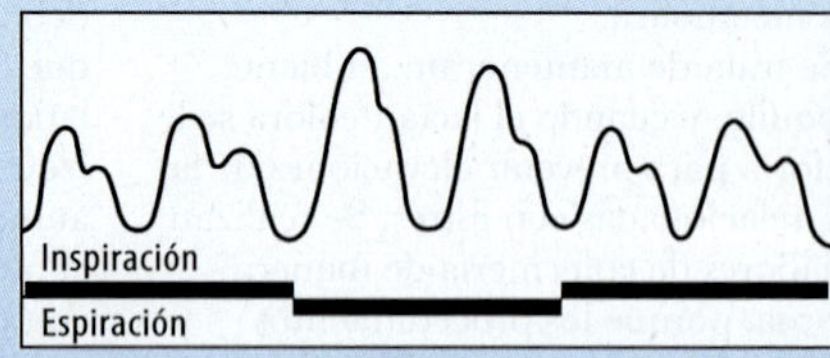

P

el pulso anómalo con poca frecuencia persiste por más de 10 a 12 latidos.

Aunque se detecta con mayor facilidad por esfigmomanometría, el pulso alternante también puede detectarse palpando las arterias braquial, radial o femoral cuando la presión sistólica varía de un latido a otro en más de 20 mm Hg. Dado que los pequeños cambios en la presión arterial que ocurren durante las respiraciones normales pueden oscurecer este pulso anómalo, será necesario que el paciente contenga el aliento durante la palpación. Se aplica presión ligera para no obliterar el pulso más débil.

Cuando se usa un esfigmomanómetro para detectar pulso alternante, se infla el manguito 10 a 20 mm Hg por arriba de la presión sistólica determinada por palpación, y después se desinfla lentamente. Al principio, sólo se escucharán los latidos fuertes. Al continuar desinflando, todos los latidos se harán audibles y palpables y después igualmente intensos. (La diferencia entre este punto y el nivel sistólico máximo suele usarse para determinar el grado de pulso alternante.) Cuando se retira el manguito, el pulso alternante vuelve.

En ocasiones, el latido débil es tan pequeño que no se detecta pulso palpable en la periferia. Esto provoca pulso alternante total, que es una aparente reducción a la mitad de la frecuencia del pulso.

INTERVENCIONES EN CASO DE URGENCIA

El pulso alternante indica un cambio crítico en el estado del paciente. Cuando se le detecta, es necesario revisar con rapidez los otros signos vitales. Se evalúan de cerca frecuencia cardiaca, patrón respiratorio y presión arterial. También se ausculta en busca de galope ventricular y aumento de las crepitaciones.

Causas médicas

- ***Insuficiencia cardiaca izquierda.*** En la insuficiencia cardiaca izquierda, el pulso alternante suele ser iniciado por un latido prematuro y casi siempre se relaciona con un galope ventricular. Otros datos son hipotensión y cianosis. Entre los posibles datos respiratorios están disnea de esfuerzo y paroxística nocturna, ortopnea, taquipnea, respiraciones de Cheyne-Stokes, hemoptisis y crepitaciones. Son comunes fatiga y debilidad.

Consideraciones especiales

Si ocurre insuficiencia cardiaca izquierda de manera repentina, se prepara al paciente para inserción de un catéter en la arteria pulmonar y transferencia a una unidad de cuidados intensivos o cardiacos. Mientras tanto, se eleva la cabecera de la cama a fin de promover la excursión respiratoria e incrementar la oxigenación. Se ajusta el plan de tratamiento actual para mejorar el gasto cardiaco, reducir la carga de trabajo del corazón y promover la diuresis.

Orientación al paciente

Se enseña al paciente sobre la insuficiencia cardiaca izquierda, los fármacos prescritos y sus posibles efectos adversos, y los cambios recomendados en el estilo de vida. Se hace hincapié en la importancia de los cuidados de seguimiento.

CONSIDERACIONES PEDIÁTRICAS

El pulso alternante, que también ocurre en niños con insuficiencia cardiaca, puede ser difícil de valorar si el niño llora o está inquieto. Se trata de tranquilizarlo cargándolo, si su estado lo permite.

PULSO, ANOMALÍAS

Un pulso anómalo es la expansión y contracción irregulares de las paredes arteriales periféricas. Puede ser persistente o esporádico y rítmico o arrítmico. Se detecta palpando el pulso radial o carotídeo, y suele ser informado primero por el paciente, quien se queja de palpitaciones. Este importante dato refleja una arritmia cardiaca subyacente, que va de benigna a potencialmente letal. Las arritmias suelen relacionarse con trastornos cardiovasculares, renales, respiratorios, metabólicos y neurológicos y con los efectos de fármacos, pruebas diagnósticas y tratamientos. (Véase *Pulso anómalo: indicio de arritmias cardiacas*, en la pág. 572.)

Pulso anómalo: indicio de arritmias cardiacas

Un pulso anómalo puede ser el único indicio de que el paciente tiene una arritmia cardiaca, pero este signo no ayuda a especificar el tipo de arritmia. Para ello se requiere un monitor cardiaco o un electrocardiógrafo (ECG). Estos dispositivos registran la corriente eléctrica generada por el sistema de conducción del corazón y exhiben esta información en la pantalla de un osciloscopio o en una tira de papel. Además de alteraciones del ritmo, pueden identificar defectos de conducción y desequilibrios electrolíticos.

Las tiras ECG que siguen muestran algunas arritmias cardiacas comunes que pueden causar pulsos anómalos.

ARRITMIA

Arritmia sinusal

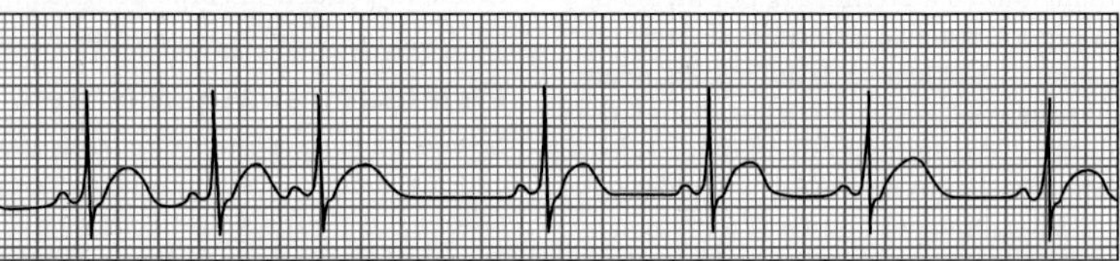

Contracciones auriculares prematuras (CAP)

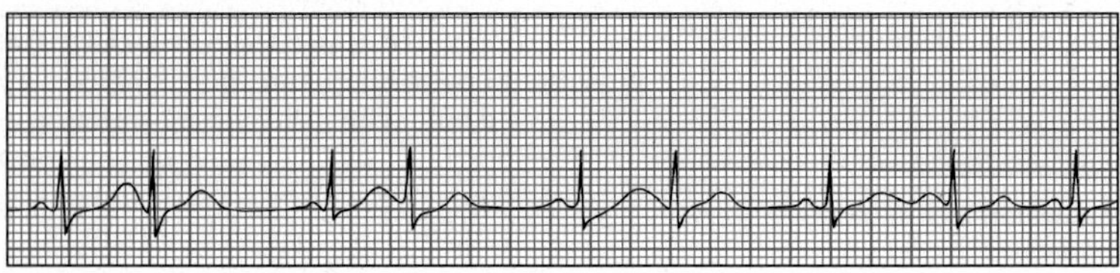

Taquicardia auricular paroxística

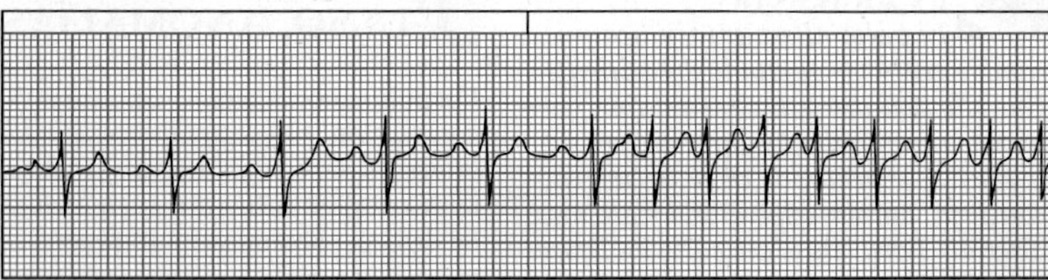

Fibrilación auricular

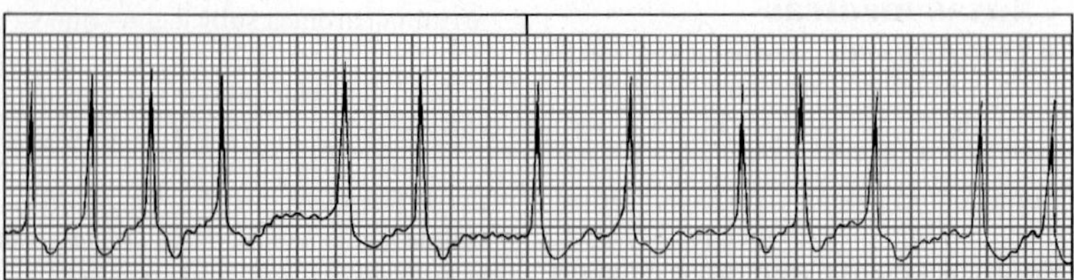

P

RITMO Y FRECUENCIA DEL PULSO	IMPLICACIONES CLÍNICAS
Ritmo irregular; frecuencia alta, baja o normal	◆ Inhibición refleja del tono vagal (la frecuencia cardiaca aumenta con la inspiración y disminuye con la espiración) relacionada con el ciclo respiratorio normal ◆ Puede ser resultado del efecto de fármacos, como en la intoxicación por digoxina ◆ Es más común en niños y adultos jóvenes
Ritmo irregular durante CAP; frecuencia alta, baja o normal	◆ Suele ser normal la ocurrencia ocasional de CAP ◆ Las CAP aisladas indican irritación auricular, por ejemplo, por ansiedad o consumo excesivo de cafeína. Las CAP en aumento pueden anunciar otras arritmias auriculares ◆ Puede deberse a insuficiencia cardiaca, enfermedad pulmonar obstructiva crónica (EPOC), o uso de un glucósido cardiaco, aminofilina, o fármacos que prolongan el periodo refractario absoluto del nodo SA
Ritmo regular con inicio y terminación abruptos de la arritmia; frecuencia cardiaca mayor de 160 latidos/minuto	◆ Puede ocurrir en personas por lo demás sanas que presentan estrés físico o psicológico, hipoxia o intoxicación por digoxina, que usan marihuana, o que consumen cantidades excesivas de cafeína u otros estimulantes ◆ Puede precipitar angina o insuficiencia cardiaca
Ritmo irregular; frecuencia auricular que excede de 400 latidos/minuto; la frecuencia ventricular varía	◆ Puede ser resultado de insuficiencia cardiaca, EPOC, hipertensión, septicemia, embolia pulmonar, valvulopatía mitral, intoxicación por digoxina (raras veces), irritación auricular, derivación poscoronaria o cirugía de remplazo valvular ◆ Dado que las aurículas no se contraen, la precarga no es consistente, de modo que el gasto cardiaco cambia con cada latido. También puede causar embolia

Pulso anómalo: indicio de arritmias cardiacas (*continuación*)

ARRITMIA

Contracciones prematuras de la unión (CPU)

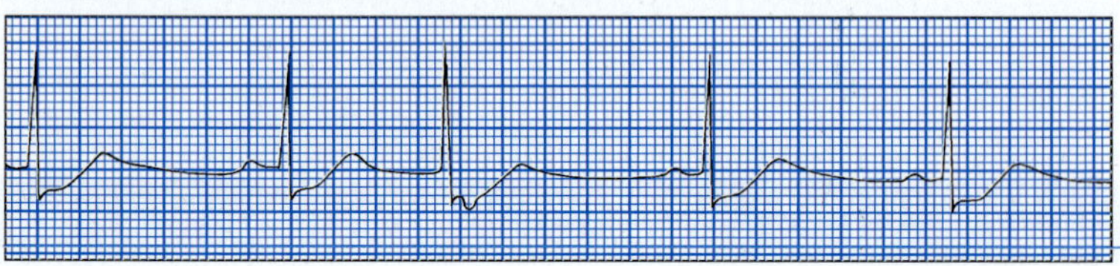

Bloqueo cardiaco auriculoventricular (AV) de segundo grado, tipo I de Mobitz (Wenckebach)

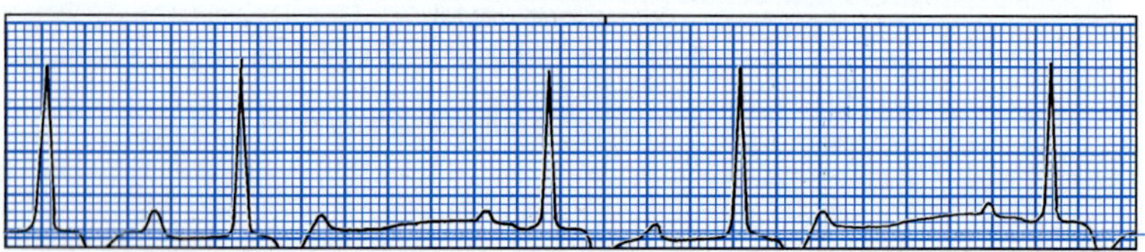

Bloqueo cardiaco AV de segundo grado, tipo II de Mobitz

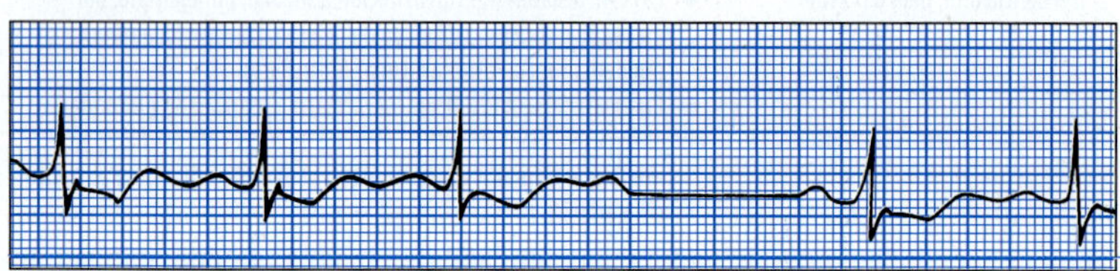

Contracciones ventriculares prematuras (multifocales)

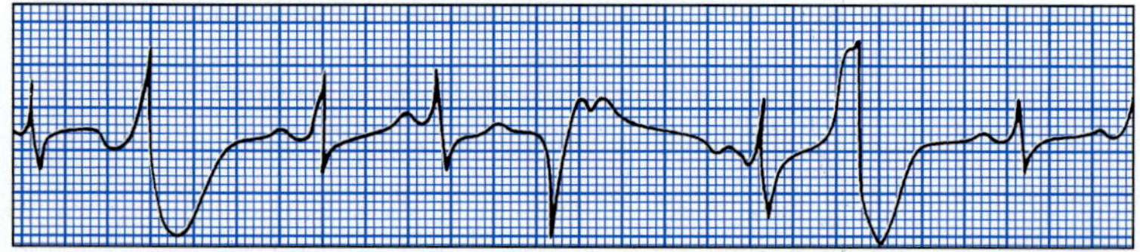

P

INTERVENCIONES EN CASO DE URGENCIA

Se buscan con rapidez signos de disminución del gasto cardiaco, como disminución del nivel de conciencia (NDC), hipotensión o mareo. Se obtiene de manera expedita un electrocardiograma (ECG) y quizá una radiografía torácica, y se inicia la monitorización cardiaca. Se coloca una línea IV para administración de fármacos cardiacos de urgencia, y se administra oxígeno por cánula nasal o mascarilla. Se vigilan de cerca signos vitales, calidad del pulso

RITMO Y FRECUENCIA DEL PULSO	IMPLICACIONES CLÍNICAS
Ritmo irregular durante las CPU; frecuencia alta, baja o normal	◆ Puede ser resultado de infarto de miocardio (IM) o isquemia, consumo excesivo de cafeína, y con mayor frecuencia intoxicación por digoxina (a causa de aumento de la automaticidad)
Ritmo ventricular irregular; frecuencia alta, baja o normal	◆ Por lo común transitorio; puede avanzar a bloqueo cardiaco completo ◆ Puede deberse a IM de la pared inferior, intoxicación por digoxina o quinidina, estimulación vagal, desequilibrio electrolítico o cardiopatía arterioesclerótica
Ritmo ventricular irregular; frecuencia baja o normal	◆ Puede avanzar a bloqueo cardiaco completo ◆ Puede deberse a enfermedad degenerativa del sistema de conducción, isquemia del nodo AV en un IM anterior, infarto anteroseptal, desequilibrio electrolítico, o intoxicación por digoxina o quinidina
Por lo común ritmo irregular con una pausa larga después del latido prematuro; frecuencia alta, baja o normal	◆ Se origina en diferentes sitios ventriculares o en el mismo sitio con patrones de conducción cambiantes ◆ Puede ser resultado de cafeína o estrés, ingestión de alcohol, isquemia o infarto de miocardio, irritación del miocardio por los electrodos del marcapasos, hipocalcemia, hipercalcemia, intoxicación por digoxina o ejercicio

P

y ritmo cardiaco, porque una bradicardia o taquicardia acompañantes pueden provocar escasa tolerancia del ritmo anómalo e inducir mayor deterioro del gasto cardiaco. Se tiene a la mano equipo de intubación, cardioversión, desfibrilación y aspiración de urgencia.

Anamnesis y exploración física

Si el estado del paciente lo permite, se le pregunta si tiene dolor. En caso afirmativo, se indaga sobre su inicio y ubicación. ¿Radia el dolor? Se interroga acerca de antecedentes de cardiopatía y tratamiento de arritmias. Se obtienen los antecedentes medicamentosos, y se constata el apego del paciente. También se pregunta sobre consumo de cafeína y alcohol. Intoxicación por digoxina, suspensión de un antiarrítmico y uso de quinidina, un simpatomimético (como la epinefrina), cafeína o alcohol pueden causar arritmias.

A continuación se toman los pulsos apical y de arterias periféricas. Una frecuencia apical mayor que una periférica indica déficit de pulso, que también puede causar signos y síntomas asociados de bajo gasto cardiaco. Se evalúan los ruidos cardiacos: una pausa larga entre S_1 (*lub*) y S_2 (*dub*) puede indicar un defecto de conducción. Un S_1 tenue o ausente y un S_2 fácilmente audible pueden indicar fibrilación o aleteo auriculares. Tal vez se ausculten los dos ruidos cardiacos cerca uno de otro en determinados latidos —lo que podría indicar contracciones auriculares prematuras— u otras variaciones en frecuencia o ritmo cardiacos. Se toman los pulsos apical y radial mientras se ausculta en busca de los ruidos cardiacos. En algunas arritmias, como las contracciones ventriculares prematuras, puede escucharse el latido con el estetoscopio pero no se le palpa sobre la arteria radial. Esto indica una contracción ineficaz que no produjo un pulso periférico. Después se cuentan los pulsos apicales durante 60 segundos, tomando nota de la frecuencia de latidos periféricos omitidos. Se informan los resultados al médico.

Causas médicas

■ ***Arritmias.*** Un pulso anómalo puede ser el único signo de arritmia cardiaca. Es posible que el paciente informe palpitaciones, latido cardiaco aleteante o latidos débiles u omitidos. Los pulsos pueden ser débiles y rápidos o lentos. Según la arritmia específica, pueden presentarse dolor torácico sordo o molestia e hipotensión. Los datos asociados, en su caso, reflejan disminución del gasto cardiaco. Por ejemplo, entre los datos neurológicos se incluyen confusión, mareo, desmayo, disminución del NDC y, a veces, convulsiones. Otros datos son disminución de la diuresis, disnea, taquipnea, palidez y diaforesis.

Consideraciones especiales

Es posible que el paciente requiera cardioversión, para lo cual suele ser necesario sedarlo. Se le prepara para transferirlo a una unidad de cuidados cardiacos o intensivos. Es posible que el paciente requiera reposo en cama o ayuda para ambular, según su estado. Para prevenir caídas y lesiones, se elevan los barandales de la cama y no se le deja desatendido mientras esté sentado o caminando. Se toman los signos vitales con frecuencia para detectar bradicar dia, taquicardia, hipertensión o hipotensión, taquipnea y disnea. También se vigilan ingreso, egreso y peso diario.

Se toman muestras de sangre para estudios de electrolitos séricos, enzimas cardiacas y concentración de fármacos. Se prepara al paciente para radiografía torácica y ECG de 12 derivaciones. Si es posible, se obtiene un ECG previo con el cual comparar los nuevos datos. Se prepara al paciente para monitorización Holter de 24 horas. Se le explica la importancia de llevar un diario de sus actividades y cualquier síntoma que se presente, para correlacionarlos con la incidencia de arritmias.

Se indica al paciente que evite tabaco y cafeína, que incrementan las arritmias. En caso de antecedentes de incumplimiento de la terapia antiarrítmica prescrita, se le ayuda a diseñar estrategias para superarlo.

Orientación al paciente

Se explica cuáles signos y síntomas debe informar el paciente. Se le instruye sobre medición del pulso, mantenimiento de un diario de actividades y síntomas, y evitación de tabaco y cafeína.

CONSIDERACIONES PEDIÁTRICAS

Las arritmias también provocan anomalías del pulso en niños.

Bibliografía

Buttaro, T. M., Tybulski, J., Bailey, P. P., & Sandberg-Cook, J. (2008). *Primary care: A collaborative practice* (pp. 444–447). St. Louis, MO: Mosby Elsevier.

P

Colyar, M. R. (2003). *Well-child assessment for primary care providers*. Philadelphia, PA: F.A. Davis.

Sommers, M. S., & Brunner, L. S. (2012). *Pocket diseases*. Philadelphia, PA: F.A. Davis.

Pulso ausente o débil

Un pulso ausente o débil puede ser generalizado o afectar sólo una extremidad. Cuando es generalizado, este signo es un indicador importante de afecciones potencialmente letales como choque y arritmia. La pérdida o debilidad localizadas de un pulso que suele estar presente y ser fuerte pueden indicar oclusión arterial aguda, que requeriría cirugía de urgencia. Sin embargo, la presión de la palpación puede reducir u obliterar temporalmente los pulsos superficiales, como el tibial posterior o el dorsal pedio. Así, la debilidad o ausencia bilaterales de estos pulsos no necesariamente indica patología subyacente. (Véase *Evaluación de pulsos periféricos*.)

Anamnesis y exploración física

Si se detecta ausencia o debilidad de un pulso, se palpa con rapidez el resto de los pulsos arteriales para distinguir entre pérdida o debilidad localizadas o generalizadas. Después se toman con rapidez los otros signos vitales del paciente, se evalúa su estatus cardiopulmonar, y se realiza una breve anamnesis. Con base en las observaciones, se procede con las intervenciones de urgencia. (Véase *Manejo de un pulso ausente o débil*, en la pág. 578.)

Evaluación de pulsos periféricos

La frecuencia, amplitud y simetría de los pulsos periféricos dan importantes indicios sobre el funcionamiento cardiaco y la calidad del flujo periférico. Para reunir estos indicios, se palpan los pulsos periféricos con suavidad usando las yemas de los dedos índice, medio y anular, según lo permita el espacio.

FRECUENCIA

Se toman todos los pulsos por un mínimo de 30 segundos (60 segundos cuando se registran los signos vitales). La frecuencia normal es de 60 a 100 latidos/minuto.

AMPLITUD

Se palpa el vaso sanguíneo durante la sístole ventricular. Se describe la amplitud del pulso usando una escala como la siguiente:

4+ = saltón
3+ = aumentado
2+ = normal
1+ = débil, filiforme
0 = ausente

Se usa una figura humana "de palitos" para documentar con facilidad el sitio y la amplitud de todos los pulsos.

SIMETRÍA

Se palpan simultáneamente los pulsos (excepto el pulso carotídeo) en ambos lados del cuerpo del paciente, y se toma nota de desigualdad. Siempre se valoran los pulsos periféricos de manera metódica, pasando de los brazos a las piernas.

Causas médicas

■ ***Aneurisma aórtico (disecante).*** Cuando un aneurisma disecante afecta la circulación hacia tronco braquiocefálico, arteria carótida primitiva izquierda, subclavia o arteria femoral, causa debilidad o ausencia de pulsos arteriales distalmente a la zona afectada. Ocurre ausencia o disminución de pulsos en 50% de los pacientes con disección proximal, y por lo común afecta los vasos braquiocefálicos. Los déficit de pulso son mucho menos comunes en pacientes con disección distal y tienden a afectar las arterias subclavia izquierda y femoral. Suele ocurrir dolor desgarrador súbito en tórax y cuello, y es posible que radie a espalda alta y baja y abdomen. Otros datos son síncope, pérdida de la conciencia, debilidad o parálisis

P

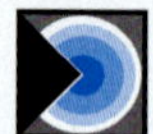

INTERVENCIONES EN CASO DE URGENCIA

Manejo de un pulso ausente o débil

Un pulso ausente o débil puede deberse a cualquiera de varios trastornos potencialmente letales. La evaluación y las intervenciones variarán, según si el pulso es débil o ausente es generalizado o limitado a una extremidad. También dependerán de los signos y síntomas asociados. Se usa el diagrama de flujo que sigue a fin de ayudar a establecer prioridades para el manejo exitoso de esta urgencia.

PULSO DÉBIL O AUSENTE → Limitado a una extremidad

↓

Generalizado

↓

El paciente está confundido e inquieto; tiene hipotensión, palidez, humedad fría de la piel

El paciente tiene antecedente de traumatismo, tal vez con sangrado externo, e informa sed	El paciente tiene antecedente de infarto de miocardio (IM) o insuficiencia cardiaca	El paciente tiene antecedente de cirugía o cateterismo cardiacos recientes, traumatismo torácico, derrame pericárdico o tratamiento anticoagulante	El paciente tiene antecedente de IM o enfermedad cardiaca o pulmonar crónica
↓	↓	↓	↓
Se busca aplanamiento de las venas yugulares, baja diuresis y disminución de la presión diferencial	Se busca ingurgitación yugular, galope ventricular (S_3), crepitaciones y disminución de la presión diferencial	Se busca ingurgitación yugular, pulso paradójico y ruidos cardiacos amortiguados	Se busca frecuencia cardiaca irregular, taquicardia intensa, y bradicardia
↓	↓	↓	↓
Si la exploración revela estos datos, se sospecha *choque hipovolémico*	Si la exploración revela estos datos, se sospecha *choque cardiógeno*	Si la exploración revela estos datos, se sospecha *taponamiento cardiaco*	Si la exploración revela estos datos, se sospecha *arritmia*

↓

Se administra oxígeno por cánula nasal, y se inserta una línea IV para infusión de líquido. Se inicia monitorización cardiaca, y se revisan los signos vitales cada 5 a 15 minutos. Tal vez deba colocarse una línea para presión venosa central (PVC), una línea arterial o un catéter de arteria pulmonar (CAP). Se está preparado para realizar reanimación de urgencia, en caso necesario

↓

Se anticipa la necesidad de administrar coloide o cristaloide, así como de transfusión	Se anticipa la necesidad de administrar nitroprusiato, dopamina y dobutamina	Se anticipa la necesidad de pericardiocentesis	Se anticipa la necesidad de administrar antiarrítmicos, terapia de electrochoque o ambos

P

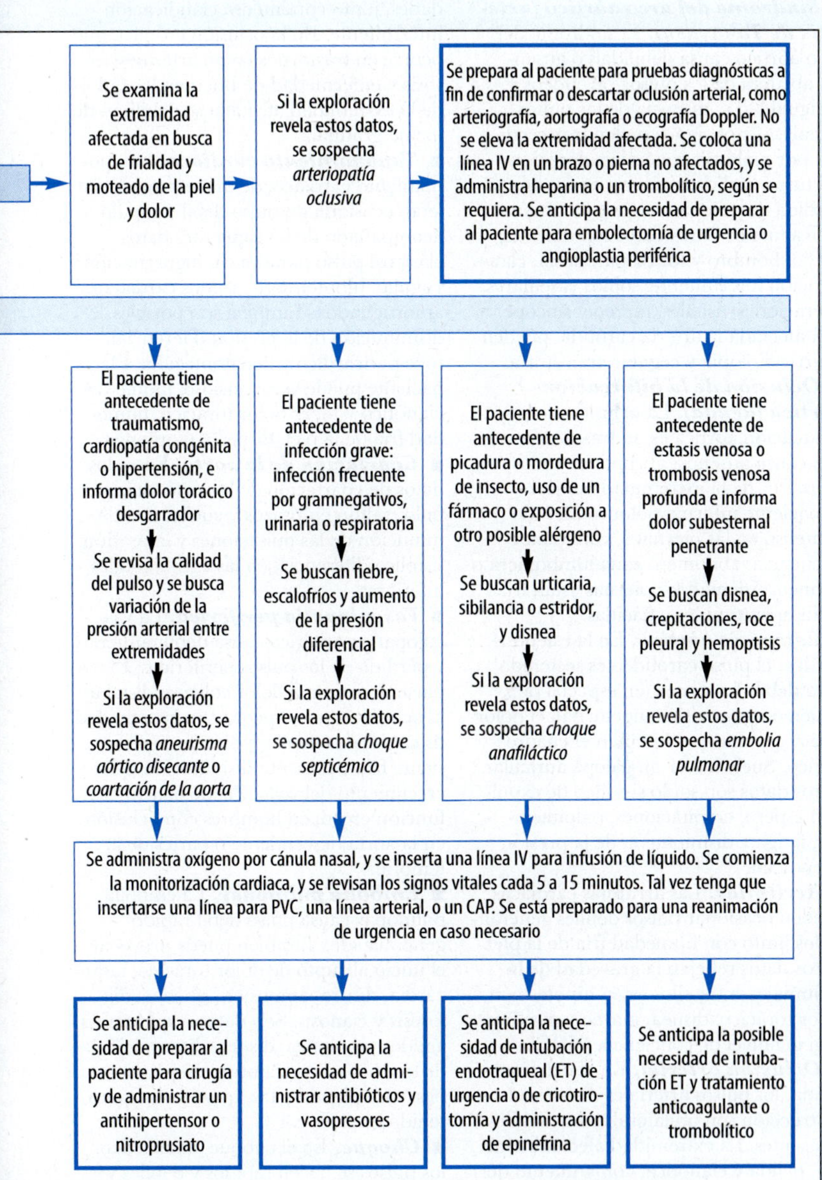

Se examina la extremidad afectada en busca de frialdad y moteado de la piel y dolor
Si la exploración revela estos datos, se sospecha *arteriopatía oclusiva*
Se prepara al paciente para pruebas diagnósticas a fin de confirmar o descartar oclusión arterial, como arteriografía, aortografía o ecografía Doppler. No se eleva la extremidad afectada. Se coloca una línea IV en un brazo o pierna no afectados, y se administra heparina o un trombolítico, según se requiera. Se anticipa la necesidad de preparar al paciente para embolectomía de urgencia o angioplastia periférica
El paciente tiene antecedente de traumatismo, cardiopatía congénita o hipertensión, e informa dolor torácico desgarrador
Se revisa la calidad del pulso y se busca variación de la presión arterial entre extremidades
Si la exploración revela estos datos, se sospecha *aneurisma aórtico disecante* o *coartación de la aorta*
El paciente tiene antecedente de infección grave: infección frecuente por gramnegativos, urinaria o respiratoria
Se buscan fiebre, escalofríos y aumento de la presión diferencial
Si la exploración revela estos datos, se sospecha *choque septicémico*
El paciente tiene antecedente de picadura o mordedura de insecto, uso de un fármaco o exposición a otro posible alérgeno
Se buscan urticaria, sibilancia o estridor, y disnea
Si la exploración revela estos datos, se sospecha *choque anafiláctico*
El paciente tiene antecedente de estasis venosa o trombosis venosa profunda e informa dolor subesternal penetrante
Se buscan disnea, crepitaciones, roce pleural y hemoptisis
Si la exploración revela estos datos, se sospecha *embolia pulmonar*
Se administra oxígeno por cánula nasal, y se inserta una línea IV para infusión de líquido. Se comienza la monitorización cardiaca, y se revisan los signos vitales cada 5 a 15 minutos. Tal vez tenga que insertarse una línea para PVC, una línea arterial, o un CAP. Se está preparado para una reanimación de urgencia en caso necesario
Se anticipa la necesidad de preparar al paciente para cirugía y de administrar un antihipertensor o nitroprusiato
Se anticipa la necesidad de administrar antibióticos y vasopresores
Se anticipa la necesidad de intubación endotraqueal (ET) de urgencia o de cricotirotomía y administración de epinefrina
Se anticipa la posible necesidad de intubación ET y tratamiento anticoagulante o trombolítico

P

transitoria de piernas o brazos, el soplo diastólico de la insuficiencia aórtica, hipotensión sistémica, y piel moteada abajo de la cintura.

■ ***Síndrome del arco aórtico (arteritis de Takayasu).*** El síndrome del arco aórtico causa debilidad o ausencia abrupta de los pulsos carotídeos y desigualdad o ausencia de los pulsos radiales. Estos signos suelen ir precedidos por malestar general, sudoración nocturna, palidez, náusea, anorexia, pérdida de peso, artralgia y fenómeno de Raynaud. Otros datos son dolor de cuello, hombro y tórax, parestesia, claudicación intermitente, soplos vasculares, alteraciones visuales, mareo y síncope. Si está afectada la arteria carótida, pueden ocurrir diplopía y ceguera transitoria.

■ ***Oclusión de la bifurcación aórtica (aguda).*** La oclusión de la bifurcación aórtica es un trastorno raro que causa ausencia abrupta de todos los pulsos de la extremidad inferior. El paciente informa dolor moderado a intenso en las piernas y, con menor frecuencia, abdomen, zona lumbosacra o perineo. Además, las piernas están frías, pálidas, entumidas y flácidas.

■ ***Estenosis aórtica.*** En la estenosis aórtica, el pulso carotídeo es sostenido pero débil. La disnea (en especial de esfuerzo o paroxística nocturna), el dolor torácico y síncope dominan el cuadro clínico. Suele haber un galope auricular. Otros datos son soplo sistólico de expulsión áspero, crepitaciones, palpitaciones, fatiga y disminución de la presión diferencial.

■ ***Arritmias.*** Las arritmias cardiacas pueden ocasionar pulsos débiles generalizados junto con humedad fría de la piel. Otros datos reflejan la gravedad de la arritmia, y entre ellos están hipotensión, dolor torácico, disnea, mareo y disminución del nivel de conciencia (NDC).

■ ***Oclusión arterial.*** En la oclusión aguda, los pulsos arteriales distales a la obstrucción son unilateralmente débiles y ausentes. La extremidad afectada está fría, pálida y cianótica, con aumento del tiempo de llenado capilar, y el paciente informa dolor moderado a intenso y parestesia. Se forma una línea de demarcación de color y temperatura al nivel de la obstrucción. También son posibles grados variables de parálisis de extremidades, junto con intensa claudicación intermitente. En la oclusión crónica, que ocurre en trastornos como arterioesclerosis y enfermedad de Buerger, los pulsos de la extremidad afectada se debilitan de forma gradual.

■ ***Taponamiento cardiaco.*** El taponamiento cardiaco, de manera potencial letal, ocasiona un pulso débil y rápido acompañado de los siguientes datos clásicos: pulso paradójico, ingurgitación yugular, hipotensión y ruidos cardiacos amortiguados. También son posibles disminución de la presión diferencial, roce pericárdico y hepatomegalia. El paciente puede verse ansioso, inquieto y cianótico y tener dolor torácico, humedad fría de la piel, disnea y taquipnea.

■ ***Coartación de la aorta.*** Entre los datos de coartación de la aorta están pulso saltón en brazos y cuello, con disminución de las pulsaciones y la presión sistólica diferencial en las extremidades inferiores.

■ ***Vasculopatía periférica.*** La vasculopatía periférica causa debilitamiento y pérdida de los pulsos periféricos. El paciente informa dolor colicoso distal a la oclusión que empeora con la actividad física y cede con el reposo. La piel se siente fría y presenta disminución del crecimiento del vello. Puede ocurrir disfunción eréctil en hombres con oclusión en la aorta descendente o partes de la femoral.

■ ***Embolia pulmonar.*** La embolia pulmonar causa pulso débil rápido generalizado. También puede provocar el inicio abrupto de dolor torácico, taquicardia, disnea, aprensión, síncope, diaforesis y cianosis. Son datos respiratorios agudos taquipnea, disnea, disminución de los ruidos respiratorios, crepitaciones, roce pleural y tos, quizá con esputo teñido de sangre.

■ ***Choque.*** En el choque anafiláctico, los pulsos se hacen rápidos y débiles y después uniformemente ausentes en los segundos a minutos que siguen a la exposición a un alérgeno. Esto es precedido por hipotensión, ansiedad, inquietud, sensación de desgracia inminente, prurito intenso, cefalea retumbante y, quizá, urticaria.

En el choque cardiógeno, los pulsos periféricos están ausentes y los centrales son débiles, según el grado de colapso vascular. La presión diferencial es baja. Una caída en la presión sistólica a 30 mm Hg por abajo de la basal, o una lectura sostenida por debajo de 80 mm Hg, ocasionan flujo tisular deficiente. Entre los signos resultantes están palidez y humedad fría de la piel; taquicardia; respiraciones superficiales y rápidas; oliguria; inquietud; confusión; y obnubilación.

En el choque hipovolémico, todos los pulsos de las extremidades se hacen débiles y después uniformemente ausentes, según la gravedad de la hipovolemia. A medida que el choque avanza, los pulsos restantes se hacen filiformes y más rápidos. Entre los signos tempranos de choque cardiógeno están inquietud, sed, taquipnea y palidez y frialdad de la piel. Son signos tardíos hipotensión con disminución de la presión diferencial, humead fría de la piel, disminución de la diuresis a menos de 25 mL/hora, confusión, disminución del NDC y, quizá, hipotermia.

En el choque septicémico, todos los pulsos de las extremidades se hacen primero débiles. Según el grado de colapso vascular, los pulsos pueden hacerse entonces uniformemente ausentes. El choque es anunciado por escalofríos, fiebre repentina y, quizá, náusea, vómito y diarrea. Suele haber taquicardia, taquipnea y rubor, calor y sequedad de la piel. A medida que el choque avanza, hay sed, hipotensión, ansiedad, inquietud y confusión. Después, la presión diferencial disminuye y la piel presenta humedad fría y cianosis. También ocurren hipotensión grave, oliguria o anuria, insuficiencia respiratoria, y coma.

■ ***Síndrome de la abertura torácica superior.*** Un paciente con síndrome de la abertura torácica superior puede presentar debilidad gradual o abrupta o pérdida de los pulsos en los brazos, según la rapidez con que los vasos del cuello se compriman. Estos cambios del pulso suelen presentarse después de que el paciente trabaja con las manos por arriba de los hombros, levanta algo pesado, o coloca en abducción el brazo. Ocurren parestesia y dolor a lo largo de la distribución ulnar del brazo y desaparecen en cuanto el paciente vuelve a colocar el brazo en una posición neutra. También puede haber presión arterial asimétrica y palidez y frialdad de la piel.

Otras causas

■ ***Tratamientos.*** Puede ocurrir ausencia localizada de pulso distal a cortocircuitos arteriovenosos para diálisis.

Consideraciones especiales

Se continúa vigilando los signos vitales para detectar cambios indeseables en el estado del paciente. Se vigila el estado hemodinámico midiendo el peso a diario y el ingreso y egreso cada hora o día, y valorando la presión venosa central.

Orientación al paciente

Se enseñan al paciente técnicas para medir su pulso y se explica cuáles signos y síntomas deben informarse. Se discuten las restricciones de alimentos y líquidos y la necesidad de evitar actividades que reducen la circulación.

CONSIDERACIONES PEDIÁTRICAS

Los pulsos radial, dorsal pedio y tibial posterior no son fáciles de palpar en lactantes y niños pequeños, de manera que debe tenerse cuidado de no confundir esta dificultad normal de encontrarlos con pulsos débiles o ausentes. En cambio, se palpan los pulsos braquial, poplíteo o femoral para evaluar la circulación arterial hacia las extremidades. En niños y adultos jóvenes, la debilidad o ausencia de pulsos femorales y más distales puede indicar coartación de la aorta.

BIBLIOGRAFÍA

Buttaro, T. M., Tybulski, J., Bailey, P. P., & Sandberg-Cook, J. (2008). *Primary care:*

A collaborative practice (pp. 444–447). St. Louis, MO: Mosby Elsevier.
McCance, K. L., Huether, S. E., Brashers, V. L., & Rote, N. S. (2010). *Pathophysiology: The biologic basis for disease in adults and children*. Maryland Heights, MO: Mosby Elsevier.
Sommers, M. S., & Brunner, L. S. (2012). *Pocket diseases*. Philadelphia, PA: F.A. Davis.

PULSO EN MITRA

El pulso en mitra es un pulso hiperdinámico de latido doble caracterizado por dos picos sistólicos separados por un valle mesosistólico. Los picos pueden ser iguales o uno mayor que el otro; sin embargo, por lo común el primero es más alto o más fuerte que el segundo. Se piensa que el primer pico (onda de percusión) es la presión diferencial, y el segundo (onda de marea), la reverberación desde la periferia. El pulso en mitra ocurre en trastornos en los cuales se expulsa rápidamente un gran volumen de sangre desde el ventrículo izquierdo, como en la insuficiencia aórtica. El pulso puede palparse en arterias periféricas u observarse como un registro de ondas de presión arterial.

Para detectar pulso en mitra, se palpa ligeramente la arteria carótida, braquial, radial o femoral. (Ese pulso es más fácil de palpar en la arteria carótida.) Al mismo tiempo se escuchan los ruidos cardiacos del paciente para determinar si los dos picos palpables ocurren durante la sístole. Si es así, se sentirá el pulso doble entre S_1 y S_2. (Véase antes *Comparación de las ondas de presión arterial*, en la pág. 570.)

Anamnesis y exploración física

Después de que se detecta un pulso en mitra, se revisan los antecedentes del paciente en busca de trastornos cardiacos. Se determina cuáles fármacos está tomando, en su caso, y se le pregunta si tiene otras enfermedades. También se interroga sobre signos y síntomas asociados, como disnea, dolor torácico o fatiga. Se establece cuánto tiempo ha tenido estos síntomas y si cambian con la actividad o el reposo. Se toman los signos vitales y se auscultan en busca de ruidos cardiacos o respiratorios anómalos.

Causas médicas

- ***Insuficiencia aórtica.*** La insuficiencia aórtica es un defecto cardiaco que constituye la causa orgánica más común de pulso en mitra. La mayoría de los pacientes con insuficiencia aórtica crónica son asintomáticos hasta los 40 a 50 años de edad. Sin embargo, pueden presentarse disnea de esfuerzo, fatiga que empeora, ortopnea y, con el tiempo, disnea paroxística nocturna. La insuficiencia aórtica aguda puede causar signos y síntomas de insuficiencia cardiaca izquierda y colapso cardiovascular, como debilidad, disnea intensa, hipotensión, galope ventricular y taquicardia. Otros datos son dolor torácico, palpitaciones, palidez y pulsaciones carotídeas abruptas fuertes. También puede haber aumento de la presión diferencial y uno o más soplos cardiacos, en especial un estruendo diastólico apical (soplo de Austin Flint).
- ***Estados con alto gasto cardiaco.*** El pulso en mitra es común en estados con alto gasto, como anemia, tirotoxicosis, fiebre y ejercicio. Los datos asociados varían con la causa subyacente, y entre ellos se incluyen taquicardia moderada, un soplo venoso cervical y aumento de la presión diferencial.
- ***Cardiomiopatía hipertrófica obstructiva.*** Alrededor de 40% de los pacientes con cardiomiopatía hipertrófica obstructiva tienen pulso en mitra a causa de un gradiente de presión en el infundíbulo (cono arterial) del ventrículo izquierdo. El pulso, que se registra más a menudo de lo que se palpa, aumenta con rapidez, y la primera onda es la que lleva más fuerza. Entre los datos asociados se incluyen un soplo sistólico, disnea, angina, fatiga y síncope.

Consideraciones especiales

Se prepara al paciente para pruebas diagnósticas, como electrocardiografía, radiografía torácica, cateterismo cardiaco o angiografía, para ayudar a determinar la causa subyacente del pulso anómalo.

Orientación al paciente

Se explica cuáles signos y síntomas de insuficiencia cardiaca deben informarse, y la importancia de planear periodos de reposo.

CONSIDERACIONES PEDIÁTRICAS
El pulso en mitra puede palparse en niños con un conducto arterial persistente grande así como en los que tienen estenosis aórtica congénita e insuficiencia.

PULSO PARADÓJICO

El pulso paradójico es un descenso exagerado de la presión arterial durante la inspiración. Normalmente, la presión sistólica desciende menos de 10 mm Hg durante la inspiración. En el pulso paradójico, lo hace más de 10 mm Hg. (Véase *Comparación de las ondas de presión arterial* en la entrada *Pulso alternante*, en la pág. 570.) Cuando la presión sistólica disminuye más de 20 mm Hg, los pulsos periféricos pueden ser apenas palpables o desaparecer durante la inspiración.

Se piensa que el pulso paradójico resulta de un aumento exagerado de la presión intratorácica negativa durante la inspiración. Normalmente, la presión sistólica desciende durante la inspiración por embalse de sangre en el sistema pulmonar. Esto, a su vez, reduce el llenado del ventrículo izquierdo y el volumen sistólico, y transmite presión intratorácica negativa a la aorta. Causan pulso paradójico trastornos relacionados con grandes oscilaciones de presión intrapleural, como asma, o los que reducen el llenado del hemicardio izquierdo, como el taponamiento pericárdico.

Para detectar y medir de manera precisa el pulso paradójico, se usa un esfigmomanómetro o un dispositivo de vigilancia intraarterial. Se infla el manguito 10 a 20 mm Hg más allá de la presión sistólica máxima. Después se desinfla a razón de 2 mm Hg/segundo hasta que se escucha el primer ruido de Korotkoff durante la espiración. Se anota la presión sistólica. Mientras se continúa desinflando lentamente el manguito, se observa el patrón respiratorio del paciente. Si hay pulso paradójico, los ruidos de Korotkoff desaparecerán con la inspiración y volverán con la espiración. Se continúa desinflando el manguito hasta que se escuchan los ruidos de Korotkoff durante la inspiración y la espiración, y una vez más se anota la presión sistólica. Se resta esta lectura a la primera para determinar el grado de pulso paradójico. Una diferencia de más de 10 mm Hg es anómala.

También puede detectarse pulso paradójico palpando el pulso radial durante varios ciclos de inspiración y espiración lentas. Una disminución notable del pulso durante la inspiración indica pulso paradójico. Cuando se busca pulso paradójico, debe recordarse que los ritmos cardiacos irregulares y la taquicardia causan variaciones en la amplitud del pulso y deben descartarse antes de que pueda identificarse el pulso paradójico verdadero.

INTERVENCIONES EN CASO DE URGENCIA
El pulso paradójico puede indicar taponamiento cardiaco: una complicación potencialmente letal del derrame pericárdico que ocurre cuando se acumula suficiente sangre o líquido para comprimir el corazón. Cuando se detecta pulso paradójico, se toman con rapidez los otros signos vitales. Se buscan signos y síntomas adicionales de taponamiento cardiaco, como disnea, taquipnea, diaforesis, ingurgitación yugular, taquicardia, disminución de la presión diferencial, e hipotensión. Tal vez se requiera pericardiocentesis de urgencia para aspirar sangre o líquido del saco pericárdico. Se evalúa la eficacia de la pericardiocentesis midiendo el grado de pulso paradójico; debe disminuir después de la aspiración.

Anamnesis y exploración física

Si el paciente no tiene taponamiento cardiaco, se determina si hay antecedentes de enfermedad cardiaca o pulmonar crónica. Se pregunta sobre signos y síntomas asociados, como tos o dolor torácico. Después se ausculta en busca de ruidos respiratorios anómalos.

Causas médicas

- ***Taponamiento cardiaco.*** Es común el pulso paradójico en el taponamiento cardiaco, pero puede ser difícil de detectar si la presión intrapericárdica aumenta de forma abrupta y ocurre hipotensión profunda. En el taponamiento grave, la valoración también revela los siguientes datos clásicos: hipotensión, disminución o amortiguación de ruidos respiratorios, e ingurgitación yugular. Son datos relacionados dolor torácico, roce pericárdico, disminución de la presión diferencial, ansiedad, inquietud, humedad fría de la piel, y hepatomegalia. Son signos y síntomas respiratorios característicos disnea, taquipnea y cianosis; de manera característica el paciente se sienta erguido y se inclina al frente para facilitar la respiración.

  Si el taponamiento cardiaco ocurre de forma gradual, el pulso paradójico puede acompañarse de debilidad, anorexia y pérdida de peso. También puede haber dolor torácico, pero no ruidos cardiacos amortiguados ni hipotensión grave.
- ***Enfermedad pulmonar obstructiva crónica (EPOC).*** Las amplias fluctuaciones en la presión intratorácica que caracterizan la EPOC producen pulso paradójico y quizá taquicardia. Otros datos varían, pero entre ellos pueden estar disnea, taquipnea, sibilancia, tos productiva o no productiva, uso de músculos accesorios, tórax en tonel e hipocratismo digital. Es posible que el paciente presente respiración laboriosa con los labios fruncidos después de esfuerzo físico o aun en reposo. Por lo común se sienta erguido y se inclina al frente para facilitar la respiración. La auscultación revela disminución de los ruidos respiratorios, roncus, y crepitaciones. Son posibles pérdida de peso, cianosis y edema.
- ***Pericarditis (constrictiva crónica).*** Ocurre pulso paradójico hasta en 50% de los pacientes con pericarditis. Otros datos son roce pericárdico, dolor torácico, disnea de esfuerzo, ortopnea, hepatomegalia y ascitis. También se presentan edema periférico y signo de Kussmaul: ingurgitación yugular que se hace más prominente a la inspiración.
- ***Embolia pulmonar (masiva).*** La disminución del llenado del ventrículo izquierdo y el volumen sistólico en la embolia pulmonar masiva causa pulso paradójico así como síncope y aprensión intensa, disnea, taquipnea y dolor torácico pleurítico. El paciente luce cianótico, con ingurgitación yugular. Tal vez sucumba por colapso circulatorio, con hipotensión y pulso débil y rápido. El infarto pulmonar puede causar hemoptisis junto con disminución de los ruidos respiratorios y un roce pleural sobre la zona afectada.

Consideraciones especiales

Se prepara al paciente para ecocardiografía a fin de visualizar el movimiento cardiaco y ayudar a determinar el trastorno causal. Asimismo, se vigilan los signos vitales, y se revisa con frecuencia el grado de paradoja. Un aumento en este grado puede indicar recurrencia o empeoramiento del taponamiento cardiaco o paro respiratorio inminente en EPOC grave. El tratamiento respiratorio vigoroso, por ejemplo por fisioterapia torácica, puede evitar la necesidad de intubación endotraqueal.

Orientación al paciente

Se explican las técnicas de autocuidado al paciente con EPOC (respiración diafragmática con los labios fruncidos, tos forzada y ejercicios de respiración profunda) así como uso correcto de equipo de administración de oxígeno en casa. Se pone de relieve la importancia de los fármacos prescritos y sus efectos adversos.

CONSIDERACIONES PEDIÁTRICAS

El pulso paradójico es común en niños con enfermedad pulmonar crónica, en especial durante una crisis asmática aguda. Los niños con pericarditis también pueden presentar pulso paradójico por taponamiento cardiaco, aunque este trastorno es más común en adultos. El pulso paradójico de más de 20 mm Hg es un indicador confiable de taponamiento cardiaco en niños; un cambio de 10 a 20 mm Hg es ambiguo.

Bibliografía

Buttaro, T. M., Tybulski, J., Bailey, P. P., & Sandberg-Cook, J. (2008). *Primary care: A collaborative practice* (pp. 444–447). St. Louis, MO: Mosby Elsevier.

McCance, K. L., Huether, S. E., Brashers, V. L., & Rote, N. S. (2010). *Pathophysiology: The biologic basis for disease in adults and children*. Maryland Heights, MO: Mosby Elsevier.

Sommers, M. S., & Brunner, L. S. (2012). *Pocket diseases*. Philadelphia, PA: F.A. Davis.

Pulso saltón

El pulso saltón, causado por grandes olas de presión cuando la sangre es expulsada desde el ventrículo izquierdo con cada contracción, es fuerte y fácil de palpar, y suele ser visible sobre arterias periféricas superficiales. Se caracteriza por expansión y contracción recurrentes regulares de las paredes arteriales y no es obliterado por la presión de la palpación. Una persona sana presenta pulso saltón durante ejercicio, embarazo y periodos de ansiedad. Sin embargo, este signo también se debe a fiebre y determinados trastornos endocrinos, hematológicos y cardiovasculares que elevan el metabolismo basal.

Anamnesis y exploración física

Después de que se detecta un pulso saltón, se toman otros signos vitales, y entonces se auscultan corazón y pulmones en busca de ruidos, frecuencias y ritmos anómalos. Se pregunta al paciente si ha notado debilidad, fatiga, disnea u otros cambios en su estado de salud. Se revisan sus antecedentes médicos en busca de hipertiroidismo, anemia o un trastorno cardiovascular, y se interroga sobre uso de alcohol.

Causas médicas

- ***Alcoholismo (agudo).*** La vasodilatación provoca un pulso saltón rápido y rubor facial. Son comunes el aliento alcohólico y la marcha atáxica. Otros datos son hipotermia, bradipnea, respiración laboriosa y ruidosa, náusea, vómito, diuresis, disminución del nivel de conciencia y convulsiones.
- ***Insuficiencia aórtica.*** A veces llamado pulso de martillo de agua, el pulso saltón asociado con insuficiencia aórtica se caracteriza por expansión rápida forzada del pulso arterial seguida por contracción rápida. También ocurre aumento de la presión diferencial. Este trastorno puede causar datos relacionados con insuficiencia cardiaca izquierda y colapso cardiovascular, como debilidad, disnea grave, hipotensión, un S_3, y taquicardia. Otros datos son palidez, dolor torácico, palpitaciones, o intensas pulsaciones carotídeas abruptas. También son posibles pulso en mitra, un soplo al principio de la sístole, un soplo que se escucha sobre la arteria femoral durante sístole y diástole, y un soplo diastólico de tono alto que comienza con el segundo ruido cardiaco. También puede ocurrir un retumbo diastólico apical (soplo de Austin Flint), en especial en caso de insuficiencia cardiaca. La mayoría de los pacientes con insuficiencia aórtica crónica permanecen asintomáticos hasta que tienen entre 40 y 60 años, cuando pueden presentar disnea de esfuerzo, aumento de la fatiga, ortopnea y, con el tiempo, disnea paroxística nocturna, angina y síncope.
- ***Trastorno febril.*** La fiebre puede causar pulso saltón. Los datos acompañantes reflejan el trastorno específico.

■ ***Tirotoxicosis.*** La tirotoxicosis induce un pulso saltón pleno y rápido. Son datos asociados taquicardia, palpitaciones, un galope S_3 o S_4, pérdida de peso no obstante el aumento del apetito, e intolerancia al calor. También son posibles diarrea, crecimiento tiroideo, disnea, temblor, nerviosismo, dolor torácico, exoftalmía y signos de colapso cardiovascular. La piel estará caliente, húmeda y diaforética, y puede haber hipersensibilidad al calor.

Consideraciones especiales

Se prepara al paciente para estudios diagnósticos de laboratorio y radiográficos. Si un pulso saltón se acompaña de latido cardiaco rápido o irregular, tal vez sea necesario conectar al paciente a un monitor cardiaco para evaluación ulterior.

Orientación al paciente

Se discuten las modificaciones a la alimentación y las restricciones de líquido que el paciente necesita. Se insiste en la importancia de evitar el alcohol, y se remite al paciente a Alcohólicos Anónimos, según se requiera. Se pone de relieve la necesidad de periodos de reposo, y se explica cuáles signos y síntomas debe informar

CONSIDERACIONES PEDIÁTRICAS

Un pulso saltón puede ser normal en lactantes y niños porque las arterias están cerca de la superficie cutánea. También puede deberse a conducto arterial persistente si el cortocircuito de izquierda a derecha es grande.

P

Bibliografía

Buttaro, T. M., Tybulski, J., Bailey, P. P., & Sandberg-Cook, J. (2008). *Primary care: A collaborative practice* (pp. 444–447). St. Louis, MO: Mosby Elsevier.

Colyar, M. R. (2003). *Well-child assessment for primary care providers*. Philadelphia, PA: F.A. Davis.

Sommers, M. S., & Brunner, L. S. (2012). *Pocket diseases*. Philadelphia, PA: F.A. Davis.

Pupilas arreactivas

Las pupilas arreactivas (fijas) no se constriñen en respuesta a la luz ni se dilatan cuando la luz se retira. La arreactividad unilateral o bilateral indica un cambio importante en el estado del paciente y puede anunciar una urgencia potencialmente letal y quizá muerte cerebral. También ocurre con el uso de determinados fármacos oftálmicos.

A fin de evaluar la reacción pupilar a la luz, primero se examina el reflejo pupilar. Se oscurece la habitación y se cubre uno de los ojos del paciente mientras el examinador mantiene abierto el ojo opuesto. Con una linterna portátil, se acerca la luz al paciente desde el costado y se dirige al ojo abierto. Si el reflejo es normal, la pupila se constreñirá con rapidez. Después se examina el reflejo pupilar consensual. Se mantienen los párpados del paciente abiertos, y se hace incidir la luz en un ojo mientras se observa la pupila del otro ojo. En el caso normal, ambas pupilas se constreñirán con rapidez. Se repiten ambas maniobras en el ojo opuesto. La ausencia de reacción unilateral o bilateral indica disfunción de los nervios craneales (NC) II y III, que median el reflejo pupilar. (Véase *Inervación del reflejo pupilar directo y consensual*, en la pág. 587.)

INTERVENCIONES EN CASO DE URGENCIA

Si el paciente esta inconsciente y presenta arreactividad pupilar unilateral o bilateral, se toman con rapidez los signos vitales. Se está alerta a postura de descerebración o decorticación, bradicardia, hipertensión sistólica, aumento de la presión diferencial, y otros cambios indeseables en el estado del paciente. Debe recordarse que una pupila arreactiva dilatada unilateralmente puede ser un signo temprano de hernia transtentorial. Tal vez se requiera cirugía de urgencia para reducir la presión intracraneal (PIC). Si el paciente no está ya siendo tratado por el aumento de la PIC, se inserta una línea IV para

PARA FACILITAR LA EXPLORACIÓN

Inervación del reflejo pupilar directo y consensual

Dos reacciones —directa y consensual— constituyen el reflejo pupilar. Normalmente, cuando una luz incide de forma directa en la retina de un ojo, los nervios parasimpáticos son estimulados para causar la constricción rápida de esa pupila: el *reflejo pupilar directo*. La pupila del ojo opuesto también se constriñe: *el reflejo pupilar consensual*.

El nervio óptico (nervio craneal [NC] II) media el arco aferente de este reflejo desde cada ojo, mientras que el nervio motor ocular común (NC III) media el arco eferente hacia ambos ojos. La reacción nula o lenta de una o ambas pupilas indica disfunción de estos nervios craneales, por lo común debido a enfermedad degenerativa del sistema nervioso central.

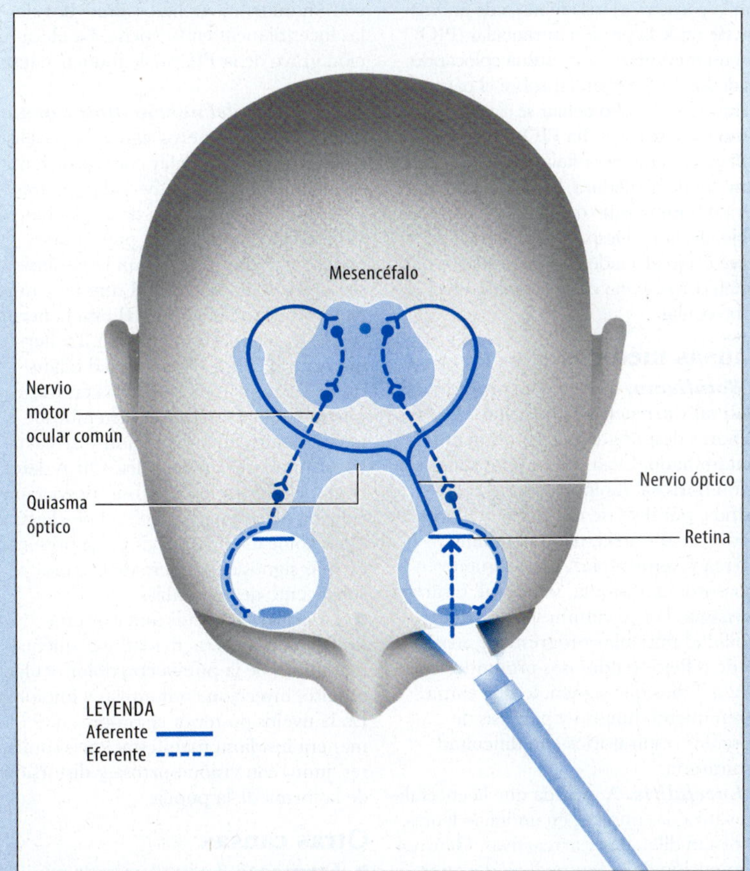

administrar un diurético, un osmótico o un corticoesteroide. Tal vez también se requiera colocar al paciente en hiperventilación controlada.

Anamnesis y exploración física

Si el sujeto está consciente, se realiza una breve anamnesis. Se pregunta qué tipo de gotas oftálmicas usa, en su caso, y cuándo se las instiló por última vez. Asimismo, se le pregunta si tiene dolor y, en caso afirmativo, se intenta determinar su sitio, intensidad y duración. Se revisa la agudeza visual en ambos ojos. Después se examina la reacción pupilar a la acomodación: por lo general, ambas pupilas se constriñen por igual cuando el paciente cambia la mirada de un objeto distante a uno cercano.

A continuación, se sostiene una linterna de mano a un lado de cada ojo, y se examinan la cornea y el iris en busca de anomalías. Se mide la presión intraocular (PIO) con un tonómetro, o se estima colocando los dedos medio y anular sobre el párpado cerrado. Si el globo ocular se siente duro como roca, se sospecha PIO elevada. Debe realizarse exámenes oftalmoscópico y con lámpara de hendidura. Si el paciente ha sufrido traumatismo ocular, no se manipula el ojo afectado. Después del examen, se cubre el ojo afectado con un protector de metal, pero éste no debe apoyarse en el globo ocular.

Causas médicas

■ ***Botulismo.*** Suelen ocurrir midriasis bilateral y arreactividad pupilar 12 a 36 horas después de ingerir alimento contaminado. Otros datos tempranos son visión borrosa, diplopía, ptosis, estrabismo y parálisis de músculos oculares, junto con anorexia, náusea, vómito, diarrea y xerostomía. A ello siguen vértigo, sordera, disfonía, voz nasal, disartria y disfagia. Por lo común se presentan debilidad muscular progresiva y ausencia de reflejos tendinosos profundos en los 2 a 4 días que siguen, lo que causa estreñimiento intenso y parálisis de músculos respiratorios con dificultad respiratoria.

■ ***Encefalitis.*** A medida que la encefalitis avanza, las pupilas, en un inicio lentas, se tornan dilatadas y arreactivas. Ocurren disminución de la acomodación y otros síntomas de parálisis de nervios craneales, como disfagia. En las 48 horas que siguen al inicio, la encefalitis causa disminución del nivel de conciencia, fiebre alta, cefalea, vómito y rigidez de nuca. Pueden ocurrir afasia, ataxia, nistagmo, hemiparesia y fotofobia con convulsiones.

■ ***Glaucoma (agudo de ángulo cerrado).*** En el glaucoma agudo de ángulo cerrado, una urgencia oftalmológica, la exploración revela una pupila arreactiva moderadamente dilatada en el ojo afectado. También ocurren inyección conjuntival, turbidez corneal y disminución de la agudeza visual. El paciente experimenta el inicio súbito de visión borrosa, seguida de dolor insufrible en el ojo afectado y a su alrededor. Por lo común informa ver halos alrededor de las luces blancas en la noche. La elevación grave de la PIC suele inducir náusea y vómito.

■ ***Parálisis del nervio motor ocular común.*** Los primeros signos de parálisis del nervio motor ocular común suelen ser dilatación y arreactividad pupilares y pérdida de la reacción de acomodación. Estos datos pueden presentarse en uno o ambos ojos, según la parálisis sea unilateral o bilateral. Entre las causas de parálisis total del NC III está la hernia cerebral, potencialmente letal. La hernia central causa arreactividad bilateral de las pupilas en posición central, mientras que la hernia transtentorial inicialmente causa dilatación y arreactividad pupilares unilaterales. Otros datos comunes son diplopía, ptosis, desviación externa del ojo e incapacidad de elevar el ojo o colocarlo en aducción. La presencia de más signos dependerá de la causa subyacente de la parálisis.

■ ***Uveítis.*** La uveítis anterior está tipificada por arreactividad y pequeñez repentinas de la pupila con dolor ocular intenso, inyección conjuntival y fotofobia. En la uveítis posterior se producen de manera insidiosa manifestaciones similares, junto con visión borrosa y distorsión de la forma de la pupila.

Otras causas

■ ***Fármacos.*** La instilación de un midriático tópico y un ciclopléjico puede inducir arreactividad temporal de la pupila del ojo afectado. Opiáceos, como heroína y morfina, causan pupilas puntiformes con reacción mínima a la luz que sólo puede verse con una lente de aumento. La intoxicación con atropina provoca arreactividad y dilatación intensa de las pupilas.

Consideraciones especiales

Si el sujeto está consciente, se vigila su reflejo pupilar para detectar cambios. Si está inconsciente, se le cierran los ojos para prevenir exposición corneal. (Se usa cinta adhesiva para fijar los párpados, en caso necesario.)

Orientación al paciente

Se enseñan métodos apropiados para instilar gotas oftálmicas, y se explican modos de reducir la fotofobia. Se insiste en la importancia de los cuidados de seguimiento para revisar la PIO.

CONSIDERACIONES PEDIÁTRICAS

Los niños tienen arreactividad pupilar por las mismas razones que los adultos. La causa más común es parálisis del nervio motor ocular común por aumento de la PIC.

Bibliografía

Biswas, J., Krishnakumar, S., & Ahuja, S. (2010). *Manual of ocular pathology*. New Delhi, India: Jaypee—Highlights Medical Publishers.

Eagle, R. C. Jr. (2011). *Eye pathology: An atlas and text*. Philadelphia, PA: Lippincott Williams & Wilkins.

Gerstenblith, A. T., & Rabinowitz, M. P. (2012). *The wills eye manual*. Philadelphia, PA: Lippincott Williams & Wilkins.

Roy, F. H. (2012). *Ocular differential diagnosis*. Clayton, Panama: Jaypee—Highlights Medical Publishers, Inc.

Pupilas, reacción lenta

La reacción pupilar lenta es la respuesta anormalmente lenta de las pupilas a la luz. Puede presentarse en una pupila o en ambas, a diferencia de la reacción normal, que siempre es bilateral. Una reacción lenta acompaña a enfermedad degenerativa del sistema nervioso central y neuropatía diabética. Es normal en adultos mayores, cuyas pupilas se hacen más pequeñas y menos reactivas con la edad.

Para valorar la reacción pupilar a la luz, primero se examina el reflejo pupilar directo. Se oscurece la habitación y se cubre uno de los ojos del paciente mientras se le mantiene abierto el ojo opuesto. Usando una linterna con luz intensa, desde un lado se hace incidir la luz directamente en el ojo abierto. Si es normal, la pupila se constreñirá con rapidez. A continuación se examina el reflejo pupilar consensual. Se mantienen abiertos ambos ojos del paciente y se proyecta la luz en un ojo mientras se observa la pupila del ojo opuesto. Si son normales, ambas pupilas se constreñirán con rapidez. Se repiten ambas maniobras para examinar los reflejos pupilares en el ojo opuesto. Una reacción lenta en una o ambas pupilas indica disfunción de los nervios craneales II y III, que median el reflejo pupilar. (Véase *Inervación del reflejo pupilar directo y consensual*, en la pág. 587.)

Anamnesis y exploración física

Si se detecta una reacción pupilar lenta, se determina el funcionamiento visual del paciente. Se comienza por examinar la agudeza visual en ambos ojos. Después se examina la reacción pupilar a la acomodación; las pupilas deben constreñirse por igual cuando el paciente cambia la mirada de un objeto distante a otro cercano.

A continuación, se sostiene una linterna al lado de cada ojo, y se examinan córnea e iris en busca de irregularidades, cicatrices y cuerpos extraños. Se mide la presión intraocular (PIO) con un tonómetro, o se estima la PIO colocando los dedos sobre los párpados cerrados del paciente. Si el globo ocular se siente duro como roca, se sospecha PIO elevada. También deberán realizarse exámenes oftalmoscópico y con lámpara de hendidura.

Causas médicas

■ ***Síndrome de Adie.*** El síndrome de Adie provoca el inicio abrupto de midriasis unilateral y una reacción pupilar lenta que puede avanzar a arreactividad. Son posibles visión borrosa y dolor ocular colicoso. Con el tiempo pueden resultar afectados ambos ojos. La valoración musculoesquelética también revela hipoactividad o ausencia de reflejos tendinosos profundos en brazos y piernas.

■ ***Encefalitis.*** La encefalitis causa inicialmente una reacción pupilar lenta bilateral. Más tarde, las pupilas se tornan dilatadas y arreactivas, y puede ocurrir disminución de la acomodación, junto con otras parálisis de nervios craneales, como disfagia y debilidad facial. En las 24 a 48 horas que siguen al inicio, la encefalitis causa disminución del nivel de conciencia, cefalea, fiebre alta, vómito y rigidez de nuca. Asimismo, son posibles afasia, ataxia, nistagmo, hemiparesia y fotofobia. Puede haber actividad convulsiva y sacudidas mioclónicas.

■ ***Herpes zóster.*** El paciente con herpes zóster que afecta el nervio nasociliar puede tener reacción pupilar lenta. El examen de la conjuntiva revela folículos. Son datos oculares adicionales secreción serosa, ausencia de lágrimas, ptosis y parálisis de músculos oculares.

■ ***Iritis (aguda).*** En la iritis, el ojo afectado exhibe reacción pupilar lenta e inyección conjuntival. La pupila puede permanecer constreñida; si se han formado sinequias posteriores, la pupila tendrá además forma irregular. El paciente informa inicio súbito de dolor ocular y fotofobia y puede tener asimismo visión borrosa.

■ ***Distrofia miotónica.*** En la distrofia miotónica, una reacción pupilar lenta puede acompañarse de asinergia oculopalpebral, ptosis, miosis y, quizá, diplopía. Puede ocurrir disminución de la agudeza visual por formación de cataratas. Son posibles debilidad y atrofia musculares y atrofia testicular.

■ ***Sífilis terciaria.*** Ocurre una reacción pupilar lenta (en especial en las pupilas de Argyll Robertson) en la etapa final de la neurosífilis, junto con notable debilidad de los músculos oculares, defectos de campos visuales y, quizá, cambios en el cristalino por cataratas. También puede haber dolor del borde orbitario, que empeora por la noche, así como edema palpebral, disminución de la agudeza visual, y exoftalmía. Las lesiones terciarias ocurren en la piel y las mucosas. Asimismo son posibles disfunciones respiratorias, cardiovasculares y otras neurológicas.

■ ***Enfermedad de Wernicke.*** Al principio, la enfermedad de Wernicke provoca temblor de intención acompañado de reacción pupilar lenta. Más tarde, las pupilas pueden tornarse arreactivas. Son datos oculares adicionales diplopía, parálisis de la mirada, nistagmo, ptosis, disminución de la agudeza visual e inyección conjuntival. También puede haber hipotensión ortostática, taquicardia, ataxia, apatía y confusión.

Consideraciones especiales

Una reacción pupilar lenta carece de valor diagnóstico, aunque ocurre en diversos trastornos.

Orientación al paciente

Se insiste en la importancia de los exámenes oftalmológicos regulares. Se explican maneras de reducir la fotofobia, y se enseña al paciente el autocuidado de la diabetes, en caso necesario.

CONSIDERACIONES PEDIÁTRICAS

Los niños experimentan reacción pupilar lenta por las mismas causas que los adultos.

P

BIBLIOGRAFÍA

Biswas, J., Krishnakumar, S., & Ahuja, S. (2010). *Manual of ocular pathology*. New Delhi, India: Jaypee—Highlights Medical Publishers.

Eagle, R. C. Jr. (2011). *Eye pathology: An atlas and text*. Philadelphia, PA: Lippincott Williams & Wilkins.

Gerstenblith, A. T., & Rabinowitz, M. P. (2012). *The wills eye manual*. Philadelphia, PA: Lippincott Williams & Wilkins.

Roy, F. H. (2012). *Ocular differential diagnosis*. Clayton, Panama: Jaypee—Highlights Medical Publishers, Inc.

Púrpura

La púrpura es la extravasación de eritrocitos de los vasos sanguíneos a piel, tejido subcutáneo o mucosas. Se caracteriza por cambio de color fácilmente visible a través de la epidermis, por lo común a púrpura o rojo pardusco. Entre las lesiones purpúricas se incluyen petequias, equimosis y hematomas. (Véase *Identificación de las lesiones purpúricas*, en la pág. 592.) La púrpura difiere del eritema en que no se blanquea con la presión porque implica la presencia de sangre en los tejidos, no sólo vasos dilatados.

La púrpura resulta de lesión del endotelio de vasos sanguíneos pequeños, un defecto de la coagulación, soporte perivascular ineficaz, fragilidad y permeabilidad capilares, o una combinación de esos factores. A su vez, estos factores hemostásicos defectuosos pueden deberse a trombocitopenia u otro trastorno hematológico, una intervención invasiva o, por supuesto, el uso de un anticoagulante. Hay además causas no patológicas. La púrpura puede ser consecuencia de envejecimiento, cuando la pérdida de colágeno reduce el soporte de tejido conectivo a los vasos sanguíneos más superficiales en la piel. En adultos mayores o pacientes caquécticos, atrofia y falta de elasticidad de la piel y pérdida de grasa subcutánea incrementan la susceptibilidad a traumatismos menores, con el resultado de púrpura a lo largo de las venas de antebrazos, manos, piernas y pies. Tos y vómito prolongados pueden causar brotes de petequias en tejido laxo de cara y cuello. La contracción muscular violenta, como ocurre en las convulsiones y el levantamiento de grandes pesos, a veces causa equimosis localizadas por aumento de la presión intraluminal y ruptura. La fiebre alta, que incrementa la fragilidad capilar, también puede causar púrpura.

Anamnesis y exploración física

Se pregunta al paciente cuándo notó por primera vez la lesión y si ha notado otras lesiones en el cuerpo. ¿Tienen él o algún familiar el antecedente de lesiones hemorrágicas o propensión a las equimosis? Se determina cuáles medicamentos usa, en su caso, y se le pide que describa su alimentación. Se interroga sobre traumatismo o transfusiones recientes y signos asociados, como epistaxis, gingivorragia, hematuria y hematoquecia. También se pregunta sobre molestias sistémicas que podrían sugerir infección, como fiebre. En el caso de una mujer, se pregunta sobre flujo menstrual intenso.

CONSIDERACIONES SEGÚN EL SEXO *La púrpura es más común en mujeres, y en particular en individuos con grandes zonas de grasa subcutánea, como mamas, abdomen, glúteos, muslos y pantorrillas.*

Se inspecciona toda la superficie cutánea para determinar tipo, tamaño, ubicación, distribución y gravedad de las lesiones purpúricas. También se inspeccionan las mucosas. Debe recordarse que los mismos mecanismos que causan púrpura también pueden ocasionar hemorragia interna, aunque la púrpura no es un indicador cardinal de este trastorno.

Causas médicas

- ***Sensibilidad autoeritrocítica.*** En la sensibilidad autoeritrocítica, ocurren equimosis dolorosas aisladas o en grupos, por lo común precedidas por prurito local, ardor o dolor. Son datos asociados comunes epistaxis, hematuria, hematemesis y menometrorragia. También son comunes dolor abdominal, diarrea, náusea, vómito, síncope, cefalea y dolor torácico.
- ***Coagulación intravascular diseminada (CID).*** La CID puede causar grados variables de púrpura, según su gravedad y causa subyacente. Raras veces, el paciente presenta púrpura fulminante, potencialmente letal, con lesiones cutáneas y subcutáneas simétricas en

Identificación de lesiones purpúricas

Las lesiones purpúricas corresponden a tres categorías: petequias, equimosis y hematomas.

PETEQUIAS

Las petequias son lesiones puntiformes redondas indoloras de 1 a 3 mm de diámetro. Causadas por extravasación de eritrocitos en tejido cutáneo, estas lesiones rojas o pardas suelen surgir en partes bajas del cuerpo. Aparecen y desaparecen en brotes y pueden agruparse para formar equimosis.

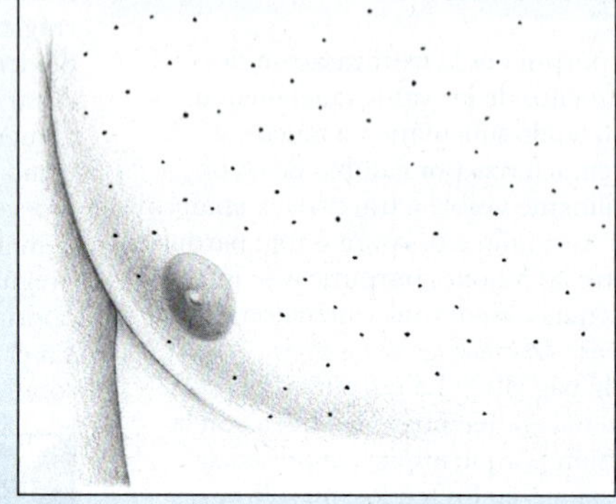

EQUIMOSIS

Las equimosis, otra forma de extravasación sanguínea, son mayores que las petequias. Estas manchas púrpuras, azules o verde amarillentas varían en tamaño y forma y pueden surgir en cualquier parte del cuerpo como resultado de traumatismo. Suelen aparecer en brazos y piernas de pacientes con trastornos hemorrágicos.

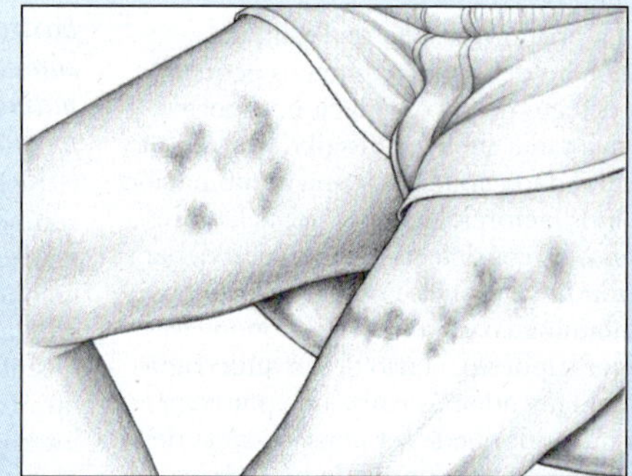

HEMATOMAS

Los hematomas son equimosis palpables dolorosas y tumefactas. Los hematomas superficiales, que suelen ser resultado de traumatismo, son rojos, mientras que los hematomas profundos son azules. Los hematomas suelen medir más de 1 cm de diámetro, pero su tamaño varía mucho.

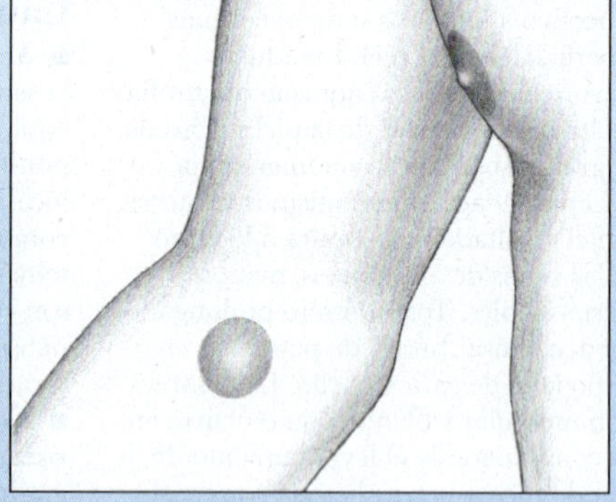

brazos y piernas. O puede tener exudación cutánea, hematemesis o sangrado desde sitios de incisión o introducción de agujas. Otros datos son acrocianosis; náusea; disnea; convulsiones; dolor muscular, de espalda y abdominal intenso; y signos de necrosis tubular aguda, como oliguria.

■ ***Disproteinemias.*** En el mieloma múltiple, petequias y equimosis acompañan a otras tendencias hemorrágicas: hematemesis, epistaxis, gingivorragia y sangrado excesivo después de cirugía. Se presentan datos similares en la crioglobulinemia, que también puede producir púrpura maculopapular maligna. La hiperglobulinemia suele comenzar de manera insidiosa con brotes ocasionales de púrpura en piernas y pies. Estos brotes con el tiempo se hacen más frecuentes y extensos, y afectan toda la pierna (no el muslo) y quizá el tronco. La púrpura suele ocurrir después de bipedestación o ejercicio prolongados, y puede ser anunciada por ardor o picazón cutáneos. Edema de piernas, dolor de rodillas o tobillos y febrícula pueden preceder o acompañar la púrpura, que desaparece de manera gradual en 1 a 2 semanas. Se produce pigmentación persistente después de brotes repetidos.

■ ***Propensión a la equimosis.*** La propensión a la equimosis se caracteriza por equimosis recurrente en piernas, brazos y tronco, ya sea de manera espontánea o después de traumatismo menor. La equimosis puede ir precedida por dolor y es más común en mujeres que en hombres, en especial durante la menstruación.

■ ***Síndrome de Ehlers-Danlos (SED).*** Además de petequias, marcan el SED propensión a la equimosis, epistaxis, gingivorragia, hematuria, melena, menorragia y sangrado excesivo después de cirugía. De manera característica, en el SED la piel es suave, aterciopelada e hiperelástica, y las articulaciones, hiperextensibles; además aumenta la fragilidad de piel y vasos sanguíneos y ocurren luxaciones repetidas de la articulación temporomandibular.

■ ***Púrpura trombocitopénica idiopática (PTI).*** La PTI crónica suele comenzar de manera insidiosa, con petequias dispersas que más a menudo se encuentran en las partes distales de brazos y piernas. También puede ocurrir equimosis profunda. Otros datos son epistaxis, propensión a la equimosis, hematuria, hematemesis y menorragia.

■ ***Leucemia.*** La leucemia produce petequias diseminadas en piel, mucosas, retina y superficies serosas que persisten durante todo el transcurso de la enfermedad. Son raras las equimosis confluentes. También puede haber tumefacción y sangrado de encías, epistaxis y otras tendencias hemorrágicas. Son comunes linfadenopatía y esplenomegalia.

Las leucemias agudas también causan postración grave y fiebre alta y pueden provocar disnea, taquicardia, palpitaciones y dolor abdominal u óseo. En una fase tardía de la enfermedad son posibles confusión, cefalea, convulsiones, vómito, papiledema y rigidez de nuca. Las leucemias crónicas comienzan de manera insidiosa con tendencias hemorrágicas menores, malestar general, fatiga, palidez, febrícula, anorexia y pérdida de peso.

■ ***Trastornos mieloproliferativos.*** Los trastornos mieloproliferativos, incluida la policitemia verdadera, de manera paradójica pueden causar hemorragia acompañada por equimosis y cianosis encendida. La mucosa bucal adquiere un tono rojo púrpura intenso, y un traumatismo ligero hace que las encías tumefactas sangren. Otros datos son prurito, urticaria y signos y síntomas inespecíficos como letargo, debilidad, fatiga y pérdida de peso. El paciente suele informar cefalea, sensación de llenura en la cabeza y un rumor en los oídos; mareo y vértigo; disnea; parestesia de los dedos; visión doble o borrosa y escotomas; y malestar epigástrico. También puede experimentar claudicación intermitente, hipertensión, hepatoesplenomegalia y deterioro mental.

■ ***Lupus eritematoso sistémico (LES).*** El LES es un trastorno inflamatorio crónico que puede causar púrpura acompañada de otros datos cutáneos, como placas escamosas en piel cabelluda, cara, cuello y brazos; alopecia difusa; telangiectasia; urticaria y ulceración. El característico exantema en mariposa aparece en la fase aguda del trastorno. Son signos y síntomas asociados comunes dolor y rigidez articulares no deformantes, fenómeno de Raynaud, convulsiones, conducta psicótica, fotosensibilidad, fiebre, anorexia, pérdida de peso y linfadenopatía.

- ***Púrpura trombocitopénica trombótica.*** Púrpura generalizada, hematuria, sangrado vaginal, ictericia y palidez están entre los signos y síntomas de presentación habituales en la púrpura trombocitopénica trombótica. La mayoría de los pacientes tienen fiebre, y algunos también experimentan fatiga, debilidad, cefalea, náusea, dolor abdominal, artralgia y hepatoesplenomegalia. Son posibles efectos neurológicos convulsiones, parestesia, parálisis de nervios craneales, vértigo y alteración del nivel de conciencia. También puede ocurrir insuficiencia renal.
- ***Traumatismo.*** Las lesiones traumáticas pueden causar púrpura local o generalizada.

Otras causas

- ***Pruebas diagnósticas.*** Intervenciones con penetración corporal, como venipunción y cateterización arterial, pueden provocar equimosis y hematomas locales a causa de la sangre extravasada.
- ***Fármacos.*** Los anticoagulantes heparina y warfarina pueden causar púrpura. La administración de warfarina puede provocar zonas dolorosas de eritema que se tornan purpúricas y necróticas con una escara negra adherente. Las lesiones se producen entre 3 y 10 días después de comenzar a administrar el fármaco.
- ***Cirugía y otras intervenciones.*** Cualquier intervención que altere circulación, coagulación, o actividad o producción plaquetarias puede causar púrpura. Entre ellas se incluyen cirugía pulmonar y cardiaca, radioterapia, quimioterapia, hemodiálisis, múltiples transfusiones sanguíneas con deficiencia de plaquetas, y uso de expansores plasmáticos como dextrán.

Consideraciones especiales

Se tranquiliza al paciente explicándole que las lesiones purpúricas no son permanentes y se desvanecerán si la causa subyacente se trata con éxito. Se le advierte que no use cremas ni otros productos para tratar de reducir la pigmentación. Si tiene un hematoma, inicialmente se aplican presión y compresas frías para ayudar a reducir el sangrado y la tumefacción. Después de las primeras 24 horas, se aplican compresas calientes para acelerar la absorción de la sangre.

Se prepara al paciente para pruebas diagnósticas. Entre ellas pueden estar frotis de sangre periférica, examen de médula ósea y pruebas de sangre para determinar recuento plaquetario, tiempos de sangrado y coagulación, fragilidad capilar, retracción de coágulo, tiempo de protrombina en una etapa, tiempo parcial de tromboplastina y valores de fibrinógeno.

Orientación al paciente

Se tranquiliza al paciente explicándole que las lesiones purpúricas no son permanentes y se desvanecerán si la causa subyacente se trata con éxito. Se le advierte que no use cremas con las que intente reducir la pigmentación.

CONSIDERACIONES PEDIÁTRICAS

Es común que los neonatos presenten petequias, en particular en cabeza, cuello y hombros, después del parto en presentación cefálica. Estas petequias, que se piensa se deben al traumatismo del nacimiento, desaparecen en pocos días. Otras causas en lactantes son trombocitopenia, deficiencia de vitamina K y escorbuto infantil.

El tipo más común de púrpura en niños es la púrpura alérgica. Otras causas en niños son traumatismo, hemofilia, anemia hemolítica autoinmunitaria, enfermedad de Gaucher, trombastenia, deficiencias congénitas de factores de la coagulación, síndrome de Wiskott-Aldrich, PTI aguda, enfermedad de von Willebrand y la rara pero potencialmente letal púrpura fulminante, que suele presentarse después de infección bacteriana o viral.

Cuando el niño crece y pone a prueba sus habilidades motoras, el riesgo de accidentes se multiplica, y suelen ocurrir equimosis y hematomas. Sin embargo, cuando se valora a un niño con púrpura, se está alerta a signos de posible abuso infantil: equimosis en diferentes etapas de resolución, por golpizas repetidas; patrones de equimosis que recuerdan un objeto familiar, como cinturón, mano o dedo; y equimosis en cara, glúteos o genitales, zonas que es improbable que se lesionen por accidente.

Bibliografía

Buttaro, T. M., Tybulski, J., Bailey, P. P., & Sandberg-Cook, J. (2008). *Primary care: A collaborative practice* (pp. 444–447). St. Louis, MO: Mosby Elsevier.

McCance, K. L., Huether, S. E., Brashers, V. L., & Rote, N. S. (2010). *Pathophysiology: The biologic basis for disease in adults and children*. Maryland Heights, MO: Mosby Elsevier.

Sommers, M. S., & Brunner, L. S. (2012). *Pocket diseases*. Philadelphia, PA: F.A. Davis.

Wolff, K., & Johnson, R. A. (2009). *Fitzpatrick's color atlas & synopsis of clinical dermatology* (6th ed.). New York, NY: McGraw Hill Medical.

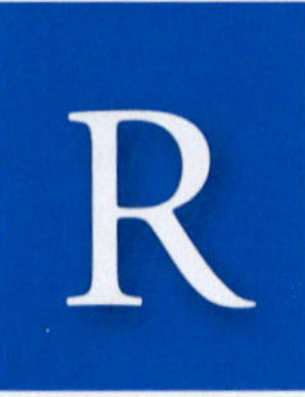

Rectorragia
[Hematoquecia, sangrado rectal]

La eliminación de heces sanguinolentas, llamada *rectorragia*, *hematoquecia* o *sangrado rectal*, suele indicar —a veces como primer signo— sangrado digestivo por abajo del ligamento de Treitz. Sin embargo, este signo —comúnmente precedido por hematemesis— también puede acompañar una hemorragia rápida de 1 L o más desde la parte superior del tubo digestivo.

La rectorragia va de heces formadas con estrías de sangre a heces líquidas sanguinolentas de color rojo intenso, castaño oscuro o marrón. Este signo suele presentarse de manera abrupta y es precedido por dolor abdominal.

Aunque la rectorragia suele relacionarse con trastornos digestivos, también puede deberse a un trastorno de la coagulación, exposición a toxinas, o determinadas pruebas diagnósticas. Siempre es un signo importante, y puede precipitar hipovolemia potencialmente letal.

INTERVENCIONES EN CASO DE URGENCIA

Si el paciente tiene rectorragia intensa, se toman los signos vitales. Si se detectan signos de choque, como hipotensión y taquicardia, se coloca al paciente en decúbito supino y se elevan los pies 20 a 30°. Se hacen los preparativos para administrar oxígeno, y se coloca una línea IV de gran calibre para reposición hídrica de urgencia. A continuación se obtiene una muestra de sangre para determinación del grupo y compatibilidad cruzada, concentración de hemoglobina y hematocrito. Se inserta una sonda nasogástrica. Tal vez esté indicado el lavado con solución helada para controlar la hemorragia. Quizá se requiera endoscopia a fin de detectar la fuente del sangrado.

Anamnesis y exploración física

Si la rectorragia no pone en peligro inmediato la vida, se pide al paciente que describa con detalle cantidad, color y consistencia de las heces sanguinolentas (si es posible, también se les inspecciona y caracteriza.) ¿Desde cuándo son sanguinolentas las heces? ¿Siempre tienen el mismo aspecto, o parece variar la cantidad de sangre? Se interroga sobre signos y síntomas asociados.

A continuación se exploran los antecedentes médicos del paciente, enfocándose en trastornos digestivos y de la coagulación. Se pregunta acerca del uso de sustancias que irritan el tubo digestivo, como alcohol, ácido acetilsalicílico y otros antiinflamatorios no esteroideos (AINE).

Se comienza la exploración física buscando hipertensión ortostática, un signo temprano de choque. Se toman la presión arterial y el pulso con el paciente acostado, sentado y de pie. Si la presión sistólica desciende 10 mm Hg o más o si el pulso aumenta 10 latidos/minuto o más con los cambios de posición, se sospecha hipovolemia y choque inminente.

Se examina la piel en busca de petequias o hemangiomas aracneiformes. Se palpa el abdomen en busca de sensibilidad, dolor o masas. También se toma nota de linfadenopatía. Por último, debe realizarse una exploración rectal digital para descartar masas rectales o hemorroides.

Causas médicas

■ ***Fisura anal.*** Una rectorragia leve caracteriza la fisura anal; puede haber rastros de sangre en las heces o en el papel higiénico. La rectorragia se acompaña de dolor rectal intenso que puede causar renuencia a defecar, provocando estreñimiento.

■ ***Lesiones angiodisplásicas.*** Más comunes en adultos mayores, estas lesiones arteriovenosas del colon ascendente suelen causar sangrado rectal crónico de sangre color rojo intenso. En ocasiones, esta rectorragia indolora causa pérdida sanguínea potencialmente letal y signos de choque, como taquicardia e hipotensión.

■ ***Trastornos de la coagulación.*** Los pacientes con un trastorno de la coagulación (como trombocitopenia y coagulación intravascular diseminada) pueden experimentar sangrado del tubo digestivo marcado por rectorragia moderada a intensa. También puede ocurrir sangrado en otros aparatos y sistemas, y producir signos como epistaxis y púrpura. Los datos asociados varían con el trastorno de la coagulación específico.

■ ***Colitis.*** La colitis isquémica suele causar diarrea sanguinolenta, en especial en adultos mayores. La rectorragia puede ser leve o masiva y por lo común se acompaña de dolor colicoso intenso en la parte baja del abdomen, e hipotensión. Otros efectos son sensibilidad abdominal, distensión y ausencia de ruidos intestinales. La colitis grave puede causar choque hipovolémico potencialmente letal y peritonitis.

La colitis ulcerosa suele provocar diarrea sanguinolenta que también puede contener moco. La rectorragia es precedida por cólicos abdominales leves a intensos y puede causar sangrado leve a masivo. Son signos y síntomas asociados fiebre, tenesmo, anorexia, náusea, vómito, borborigmos hiperactivos y, en ocasiones, taquicardia. De forma tardía se presenta pérdida de peso y debilidad.

■ ***Cáncer de colon.*** El sangrado rectal de sangre color rojo intenso con o sin dolor es un signo revelador, en especial en caso de cáncer del colon izquierdo.

Por lo común, un tumor del colon izquierdo causa signos tempranos de obstrucción, como presión rectal, sangrado y cólicos o plenitud intermitentes. Conforme la enfermedad avanza, el paciente también tiene estreñimiento resistente al tratamiento, diarrea o heces acintadas, y dolor, que suele ser aliviado por defecación o expulsión de flatos. Las heces son muy sanguinolentas. El crecimiento tumoral temprano en el colon derecho puede causar melena, dolor abdominal, presión y cólicos sordos. Al avanzar la enfermedad, el paciente presenta debilidad y fatiga. Más tarde también puede experimentar diarrea, anorexia, pérdida de peso, anemia, vómito, masa abdominal y signos de obstrucción, como distensión abdominal y borborigmos anómalos.

■ ***Pólipos colorrectales.*** Los pólipos colorrectales son la causa más común de rectorragia intermitente en adultos menores de 60 años de edad; sin embargo, a veces estos pólipos no generan síntomas. Cuando se sitúan en una parte alta del colon, los pólipos pueden hacer que las heces tengan rastros de sangre. Las heces dan positivo a la prueba del guayaco. Si los pólipos están más cerca del recto, pueden sangrar libremente.

■ ***Diverticulitis.*** Más común en el adulto mayor, la diverticulitis puede causar sangrado rectal leve a moderado repentino después de que el paciente siente la urgencia de defecar. El sangrado puede terminar de manera abrupta o avanzar a hemorragia potencialmente letal con signos de choque. Son signos y síntomas asociados dolor en el cuadrante inferior izquierdo que es aliviado por defecación, episodios alternantes de estreñimiento y diarrea, anorexia, náusea, vómito, sensibilidad de rebote y timpanismo y distensión abdominales.

■ ***Disentería.*** Es común la diarrea sanguinolenta en la infección por *Shigella*, *Amoeba* y *Campylobacter*, pero rara con *Salmonella*. También son posibles dolor o cólicos abdominales, tenesmo, fiebre y náusea.

■ ***Várices esofágicas (ruptura).*** En las várices esofágicas, un trastorno potencialmente letal, la rectorragia va de ligero escurrimiento rectal de sangre a expulsión de heces muy sanguinolentas, y puede acompañarse de hematemesis o melena leves a graves. Esta hemorragia indolora, pero masiva puede precipitar signos de choque, como taquicardia e hipotensión. De hecho, en ocasiones los signos de choque preceden a los signos manifiestos de sangrado. El paciente suele tener el antecedente de hepatopatía crónica.

■ ***Intoxicación alimentaria (estafilocócica).*** El paciente puede tener diarrea sanguinolenta 1 a 6 horas después de ingerir toxinas alimentarias. Son signos y síntomas acompañantes dolor abdominal colicoso intenso; náuseas y vómito; y postración, todo lo cual dura sólo algunas horas.

■ ***Hemorroides.*** Puede haber rectorragia que acompaña a hemorroides externas, las cuales suelen causar dolor a la defecación, causando estreñimiento. Las hemorroides internas, menos dolorosas, casi siempre producen más sangrado crónico con las defecaciones, lo cual con el tiempo puede causar signos de anemia, como debilidad y fatiga.

■ ***Leptospirosis.*** La forma grave de la leptospirosis, el síndrome de Weil, provoca rectorragia o melena junto con otros signos de sangrado, como epistaxis y hemoptisis. El sangrado suele ir precedido por cefalea frontal súbita y mialgia intensa de muslo y lumbar que puede acompañarse de hiperestesia cutánea. La sufusión conjuntival es indicativa. El sangrado es seguido por escalofríos, fiebre en aumento rápido y, quizá, náusea y vómito. Fiebre, cefalea y mialgia suelen intensificarse y persistir semanas. Otros datos pueden ser sensibilidad del cuadrante superior derecho, hepatomegalia e ictericia.

R

■ ***Úlcera péptica.*** El sangrado de la parte superior del tubo digestivo es una complicación común en la úlcera péptica. Puede haber rectorragia, hematemesis o melena, según la rapidez y la cantidad de sangrado. Si la úlcera péptica penetra una arteria o vena, el sangrado masivo puede precipitar signos de choque, como hipotensión y taquicardia. Otros datos son escalofríos, fiebre, náusea, vómito y signos de deshidratación, como sequedad de mucosas, escasa turgencia cutánea, y sed. Suele haber el antecedente de dolor epigástrico que es aliviado por alimento o antiácidos; también es posible el antecedente de uso habitual de tabaco, alcohol o AINE.

■ ***Proctitis ulcerosa.*** La proctitis ulcerosa suele causar una intensa urgencia de defecar, pero el paciente sólo expulsa sangre roja brillante, pus o moco. Otros signos y síntomas comunes son estreñimiento agudo y tenesmo.

Otras causas

■ ***Pruebas.*** Determinadas intervenciones, en especial colonoscopia, polipectomía y proctosigmoidoscopia, pueden causar sangrado rectal. Es rara la perforación intestinal.

Consideraciones especiales

Se coloca al paciente en reposo en cama y se revisan los signos vitales; con frecuencia se observa en busca de signos de choque, como hipotensión, taquicardia, pulso débil y taquipnea. Se miden ingreso y egreso cada hora. Debe recordarse dar apoyo emocional, porque la rectorragia puede ser atemorizante.

Se prepara al paciente para pruebas sanguíneas e intervenciones GI, como endoscopia y radiografía GI. Se examinan visualmente las heces y se busca sangre oculta. Si es necesario, se envía una muestra al laboratorio para la búsqueda de parásitos.

Orientación al paciente

Se explican los signos y síntomas que el paciente debe informar. Se le enseña sobre los autocuidados de la ostomía y se discuten hábitos correctos de excreción. Se explican las recomendaciones y restricciones alimentarias.

CONSIDERACIONES PEDIÁTRICAS

La rectorragia es mucho menos común en niños que en adultos. Puede deberse a trastornos estructurales, como invaginación intestinal y divertículo de Meckel, y a trastornos inflamatorios, como úlcera péptica y colitis ulcerosa.

En niños, la colitis ulcerosa suele provocar signos y síntomas crónicos más que agudos, y también puede causar lentitud de crecimiento y maduración a causa de desnutrición. Se sospecha abuso sexual en todos los casos de sangrado rectal en niños.

CONSIDERACIONES GERIÁTRICAS
Dado que las personas mayores tienen más riesgo de cáncer de colon, la rectorragia debe evaluarse con colonoscopia después de que se han descartado lesiones perirrectales como la causa del sangrado.

Bibliografía

Centers for Disease Control and Prevention. (2012). Prevalence of colorectal cancer screening among adults—Behavioral Risk Factor Surveillance System, United States, 2010. *Morbidity and Mortality Weekly Report, 61*, 51–56.

Zapka, J., Klabunde, C. N., Taplin, S., Yuan, G., Ransohoff, D., & Kobrin, S. (2012). Screening colonoscopy in the US: Attitudes and practices of primary care physicians. *Journal of General Internal Medicine, 27*, 1150–1158.

Reflejo corneal ausente

El reflejo corneal se examina acercando una pizca de algodón estéril moldeado en una punta desde el ángulo de cada ojo hacia la córnea. Normalmente, aunque sólo se examina un ojo a la vez, el paciente parpadea con ambos ojos cada vez que se toca una córnea; éste es el reflejo corneal. En ausencia de este reflejo, ningún párpado se cierra cuando se toca la córnea de un ojo. (Véase *Inducción del reflejo corneal.*)

La ubicación de las fibras aferentes para este reflejo es la rama oftálmica del nervio trigémino (nervio craneal [NC] V); las fibras eferentes se localizan en el nervio facial (NC VII). La ausencia del reflejo corneal puede deberse a daño de estos nervios.

Anamnesis y exploración física

Si no es posible inducir el reflejo corneal, se buscan otros signos de disfunción del nervio trigémino. Para probar las tres porciones sensitivas del nervio, se toca cada lado de la cara del paciente en ceja, mejilla y maxilar con una punta de algodón, y se le pide que compare las sensaciones.

Si se sospecha afección del nervio facial, se toma nota de si la parte superior (cejas y ojos) e inferior (mejilla, boca y mentón) tienen debilidad bilateral. La debilidad facial de motoneurona inferior afecta la cara del mismo lado de la lesión, mientras que la debilidad de motoneurona superior afecta el lado opuesto a la lesión, de manera predominante los músculos faciales inferiores.

Dado que la ausencia de reflejo corneal puede significar trastornos neurológicos progresivos como síndrome de Guillain-Barré, se pregunta al paciente sobre síntomas asociados: dolor facial, disfagia y debilidad de extremidad.

Causas médicas

- ***Neuroma acústico.*** El neuroma acústico afecta el nervio trigémino, y

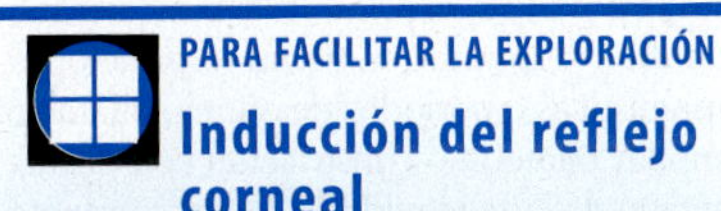

PARA FACILITAR LA EXPLORACIÓN

Inducción del reflejo corneal

Para inducir el reflejo corneal, se pide al paciente que dirija la vista en sentido opuesto al examinador para evitar el parpadeo involuntario durante el procedimiento. Después el examinador se aproxima desde el lado opuesto, fuera de la línea de visión del paciente y toca la córnea con suavidad con una punta fina de algodón estéril. Se repite el procedimiento con el otro ojo.

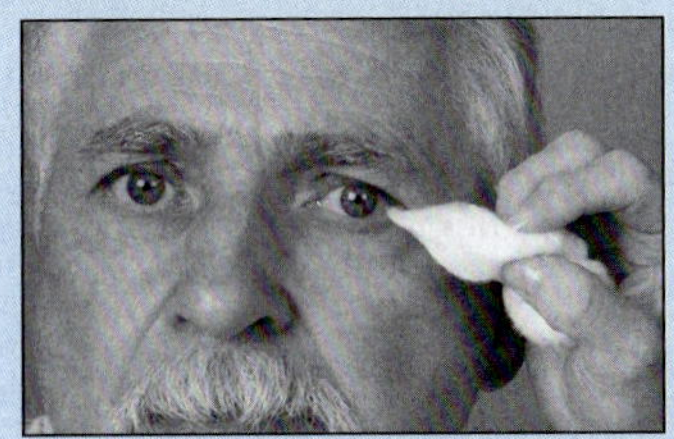

R

causa disminución o ausencia de reflejo corneal, acúfenos y deterioro auditivo unilateral. Pueden resultar parálisis y anestesia faciales, debilidad palatina y signos de disfunción cerebelosa (ataxia, nistagmo) si el tumor toca partes adyacentes de nervios craneales, tallo encefálico y cerebelo.

- ***Parálisis de Bell.*** La parálisis de Bell, una causa común de disminución o ausencia del reflejo corneal, provoca parálisis del NC VII. También puede producir debilidad o parálisis hemifaciales completas y sialorrea en el lado afectado, que también desciende y adquiere aspecto de máscara. El párpado del lado afectado no se cierra por completo, y lagrimea de manera constante.
- ***Infarto o lesión del tallo encefálico.*** El reflejo corneal puede estar ausente en el lado opuesto a la lesión cuando el infarto o la lesión afectan el NC V o VII o su conexión en la vía central del trigémino. Son datos asociados disminución del nivel de conciencia, disfagia, disartria, debilidad del miembro contralateral y signos y síntomas tempranos de aumento de la presión intracraneal como cefalea, vómito y papiledema.

  En caso de infarto o lesión masivos del tallo encefálico, el paciente también exhibe cambios respiratorios, como respiraciones apneústicas o periodos de apnea, dilatación pupilar bilateral o constricción con disminución de la reactividad a la luz, aumento de la presión sistólica, aumento de la presión diferencial, bradicardia y coma.
- ***Síndrome de Guillain-Barré.*** En este trastorno polineuropático, la disminución o ausencia del reflejo corneal acompaña a la pérdida ipsilateral del control de los músculos faciales. La debilidad muscular, el signo neurológico dominante de este trastorno, suele comenzar en las piernas y después se extiende a los brazos y nervios faciales en un lapso de 72 horas. Otros datos son disartria, disfagia, parestesia, parálisis de músculos respiratorios, insuficiencia respiratoria, hipotensión ortostática, incontinencia, diaforesis y taquicardia.

Consideraciones especiales

En ausencia del reflejo corneal, será necesario tomar medidas para proteger el ojo afectado contra lesiones, por ejemplo lubricándolo con lágrimas artificiales o ungüento para prevenir la sequedad. Se cubre la córnea con una protección y se evita probar en exceso el reflejo corneal. Se prepara al paciente para radiografía craneal o tomografía computarizada.

Orientación al paciente

Se enseña al paciente a proteger el ojo contra lesiones. Se demuestra la aplicación correcta de gotas oftálmicas.

CONSIDERACIONES PEDIÁTRICAS

Las lesiones del tallo encefálico y accidentes son causas comunes de ausencia de reflejos corneales en niños; síndrome de Guillain-Barré y neuralgia del trigémino son menos comunes. Los lactantes, en especial los prematuros, pueden carecer del reflejo corneal debido a daño anóxico del tallo encefálico.

Bibliografía

Gerstenblith, A. T. & Rabinowitz, M. P. (2012). *The wills eye manual.* Philadelphia, PA: Lippincott Williams & Wilkins.

Holland, E. J., Mannis, M. J., & Lee, W. B. (2013). *Ocular surface disease: Cornea, conjunctiva, and tear film*. London, UK: Elsevier Saunders.

Iyer, V. N., Mandrekar, J. N., Danielson, R. D., Zubkov, A. Y., Elmer, J. L., & Wijdicks, E. F. (2009). Validity of the FOUR score coma scale in the medical intensive care unit. *Mayo Clinical Procedure*, *84*(8), 694–701.

Reflejo faríngeo o nauseoso, anomalías

El reflejo faríngeo o nauseoso —un mecanismo protector que previene la aspiración de alimento, líquido y vómito— normalmente puede inducirse tocando la pared posterior de la bucofaringe con un abatelenguas o aspirando la garganta. Inmediata elevación del paladar, constricción de la musculatura faríngea y sensación de vómito inminente indican un reflejo faríngeo normal. Un reflejo faríngeo anómalo —disminuido o ausente— interfiere en la capacidad de deglutir y, lo que es más importante, incrementa la susceptibilidad a aspiración, potencialmente letal.

Un reflejo faríngeo alterado puede deberse a una lesión que afecta sus mediadores: nervios craneales (NC) IX (glosofaríngeo) y X (neumogástrico o "vago"), protuberancia pontina o médula. También puede ocurrir durante un coma, en enfermedades musculares como la miastenia grave, o como resultado temporal de anestesia.

INTERVENCIONES EN CASO DE URGENCIA

Si se detecta un reflejo faríngeo anómalo, de inmediato se suspende el ingreso oral para prevenir la aspiración. Se evalúa con rapidez el nivel de conciencia (NDC). Si está disminuido, se coloca al paciente de costado para prevenir la aspiración; en caso contrario, se le coloca en la posición de Fowler. Se tiene equipo de aspiración a la mano.

Anamnesis y exploración física

Se pregunta al paciente (o a un familiar si no puede comunicarse) acerca del inicio y duración de las dificultades para deglutir, en su caso. ¿Son los líquidos más difíciles de deglutir que los sólidos? ¿Es la deglución más difícil a determinadas horas del día (como ocurre en la parálisis bulbar asociada con miastenia grave)? Si el paciente también tiene problemas para masticar, se sospecha afección neurológica más generalizada, porque la masticación implica diferentes NC.

Se exploran los antecedentes médicos en busca de trastornos vasculares y degenerativos. Después, se valora el estado respiratorio en busca de indicios de aspiración y se realiza un examen neurológico.

Causas médicas

- ***Oclusión de arteria basilar.*** La oclusión de arteria basilar puede disminuir u obliterar de manera repentina el reflejo faríngeo. También causa pérdida sensitiva difusa, disartria, debilidad facial, parálisis de músculos oculares, tetraplejia y disminución del NDC.
- ***Glioma del tallo encefálico.*** El glioma del tallo encefálico causa pérdida gradual del reflejo faríngeo. Los síntomas relacionados reflejan afección bilateral del tallo encefálico e incluyen diplopía y debilidad facial. La afección de las vías corticoespinales, frecuente, causa espasticidad y paresia de brazos y piernas así como alteraciones de la marcha.
- ***Parálisis bulbar.*** La pérdida del reflejo faríngeo refleja parálisis temporal o permanente de músculos inervados por los NC IX y X. Otros indicadores de parálisis bulbar son debilidad de músculos mandibulares y faciales, disfagia, pérdida de sensibilidad en la base de la lengua, aumento de la salivación, posible dificultad para articular el habla y respirar, y fasciculaciones.
- ***Síndrome de Wallenberg.*** En el síndrome de Wallenberg, la fase faríngea de la deglución y el reflejo faríngeo pueden deteriorarse. Los síntomas suelen tener inicio agudo, y ocurren en horas a días. Puede haber pérdida de la percepción de dolor y temperatura ipsilateralmente en la región bucofacial y contralateralmente en el cuerpo. Algunos pacientes pierden el sentido del gusto en un lado de la lengua, pero lo conservan en el otro. Otros pacientes informan hipo incontrolable, vómito, movimientos involuntarios rápidos de los ojos (nistagmo), problemas de equilibrio y coordinación de la marcha, ataxia ipsilateral de brazo y pierna, y signos del síndrome de Horner (ptosis y miosis unilaterales, anhidrosis hemifacial).

Otras causas

- ***Anestesia.*** La anestesia general y local (de garganta) puede causar pérdida temporal del reflejo faríngeo.

Consideraciones especiales

Se valora de forma continua la capacidad del paciente de deglutir. En ausencia del reflejo faríngeo, se da alimentación por sonda; si sólo está disminuido, se intenta con alimentos hechos puré. Se recomienda al paciente que tome pequeñas cantidades y coma con lentitud, sentado en la posición de Fowler alta. Se permanece con él mientras come, y se le observa en previsión de atragantamiento. Debe recordarse tener equipo de aspiración a la mano. Se llevan registros precisos de ingreso y egreso, y se valora a diario el estado nutricional del paciente.

Se le remite a un terapeuta para determinar su riesgo de aspiración y diseñar un programa de ejercicio a fin de reforzar músculos específicos.

Se prepara al paciente para estudios diagnósticos, como estudios de deglución, tomografía computarizada, resonancia magnética, EEG, punción lumbar y arteriografía.

Orientación al paciente

Se recomienda al paciente comer pequeñas cantidades con lentitud sentado en la posición de Fowler alta. Se le enseñan técnicas de deglución segura. Se discuten tipos y texturas de alimentos que reducen el riesgo de asfixia.

CONSIDERACIONES PEDIÁTRICAS

El glioma del tallo encefálico es una causa importante de reflejo faríngeo anómalo en niños.

Bibliografía

Murthy, J. (2010). Neurological complications of dengue infection. *Neurology India*, *58*, 581–584.

Rodenhuis-Zybert, I. A., Wilschut, J., & Smit, J. M. (2010). Dengue virus life cycle: Viral and host factors modulating infectivity. *Cellular and Molecular Life Science*, *67*, 2773–2786.

R

Reflejos tendinosos profundos hiperactivos

Un reflejo tendinoso profundo (RTP) hiperactivo es una contracción muscular anormalmente fuerte que ocurre en respuesta a un estiramiento súbito inducido por un golpecito firme del tendón de inserción del músculo. Este signo inducido puede calificarse como vivo o patológicamente hiperactivo. Los RTP suelen acompañarse de clono.

El fascículo corticoespinal y otros fascículos descendentes gobiernan el arco reflejo —el ciclo de relevo que produce cualquier respuesta refleja. Una lesión corticoespinal por arriba del nivel del arco reflejo que se examina puede ocasionar RTP hiperactivos. La transmisión neuromuscular anómala en el extremo del arco reflejo también puede causar RTP hiperactivos. Por ejemplo, una deficiencia de calcio o magnesio puede causar RTP hiperactivos porque estos electrolitos regulan la excitabilidad neuromuscular. (Véase *Entendiendo el arco reflejo*, en la pág. 604.)

Aunque los RTP hiperactivos suelen acompañar a otros datos neurológicos, por lo común carecen de valor diagnóstico específico. Por ejemplo, son un signo cardinal temprano de hipocalcemia.

Anamnesis y exploración física

Después de inducir RTP hiperactivos, se realiza la anamnesis. Se pregunta sobre lesión de médula espinal u otro traumatismo y sobre exposición prolongada a frío, viento o agua. ¿Podría estar embarazada la paciente? Una respuesta afirmativa a cualquiera de estas preguntas hace necesaria una evaluación expedita para descartar hiperreflexia neurovegetativa, tétanos, pre-eclampsia o hipotermia, potencialmente letales. Se interroga acerca del inicio y avance de signos y síntomas asociados. Acto seguido se realiza un examen neurológico. Se evalúa el nivel de conciencia, y se examina el funcionamiento motor y sensitivo en las extremidades. Se pregunta sobre nerviostesia. Se buscan ataxia, temblores y déficit del habla y visuales. Se examinan los signos de Chvostek (espasmo anómalo de los músculos faciales inducido mediante golpecitos en el nervio facial en un paciente con hipocalcemia) y de Trousseau (espasmo del carpo inducido al inflar el manguito del esfigmomanómetro en el brazo hasta una presión mayor que la sistólica por 3 minutos en un paciente con hipocalcemia o hipomagnesemia) y se busca espasmo carpopedal. Se pregunta sobre vómito o cambios en la micción. Es necesario asegurarse de tomar los signos vitales.

Causas médicas

■ ***Esclerosis lateral amiotrófica (ELA).*** La ELA causa RTP hiperactivos generalizados que se acompañan de debilidad de manos y antebrazos y espasticidad de las piernas. Con el tiempo ocurren atrofia de los músculos de cuello y lengua, fasciculaciones, debilidad de las piernas y, quizá, signos bulbares (disfagia, disfonía, debilidad facial y disnea).

■ ***Tumor encefálico.*** Un tumor cerebral causa RTP hiperactivos en el lado opuesto a la lesión. Se desarrollan signos y síntomas asociados con lentitud, y entre ellos pueden estar parálisis unilaterales, anestesia, déficit de campos visuales, espasticidad y reflejo de Babinski positivo.

■ ***Hipocalcemia.*** La hipocalcemia puede causar el inicio súbito o gradual de RTP hiperactivos generalizados con nerviostesia, fasciculaciones y calambres musculares, signos de Chvostek y de Trousseau positivos, espasmo carpopedal, y tetania.

■ ***Hipomagnesemia.*** La hipomagnesemia da por resultado el inicio gradual de RTP hiperactivos generalizados acompañados de calambres musculares, hipotensión, taquicardia, nerviostesia, ataxia, tetania y, quizá, convulsiones.

■ ***Hipotermia.*** La hipotermia leve (32.2 a 34.4 °C) produce RTP hiperactivos generalizados. Otros signos y síntomas son escalofríos, fatiga, debilidad, letargo, habla farfullante, ataxia, rigidez muscular, taquicardia, diuresis, bradipnea, hipotensión y frialdad y palidez de la piel.

■ ***Pre-eclampsia.*** La pre-eclampsia, que ocurre en embarazos de cuando menos 20 semanas, puede causar el inicio gradual de RTP hiperactivos generalizados. Son signos y síntomas acompañantes hipertensión; aumento de peso anormal; edema de cara, dedos de las manos y abdomen después de reposo en cama; albuminuria; oliguria; cefalea intensa; visión borrosa o diplopía; dolor epigástrico; náusea y vómito; irritabilidad; cianosis; disnea; y estertores. Si la pre-eclampsia avanza a eclampsia, la paciente sufrirá convulsiones.

■ ***Lesión de la médula espinal.*** Las secciones incompletas de la médula espinal causan RTP hiperactivos abajo del nivel de la lesión. En una lesión traumática, los RTP hiperactivos siguen a la resolución del choque espinal. En una lesión neoplásica, los RTP hiperactivos remplazan de manera gradual a los RTP normales. Otros signos y síntomas son parálisis y pérdida sensitiva abajo del nivel de la lesión, retención urinaria e incontinencia por rebosamiento, incontinencia fecal, y estreñimiento y diarrea alternantes. Una lesión arriba de T6 también puede causar hiperreflexia neurovegetativa con diaforesis y rubor arriba del nivel de la lesión, cefalea, congestión nasal, náusea, hipertensión y bradicardia.

■ ***Evento vascular cerebral.*** Un evento vascular cerebral que afecta el origen de los fascículos corticoespinales causa el inicio súbito de RTP hiperactivos en el lado opuesto a la lesión. También puede haber parálisis unilaterales, anestesia, déficit de campos visuales, espasticidad y reflejo de Babinski positivo.

■ ***Tétanos.*** En el tétanos, el inicio súbito de RTP hiperactivos generalizados acompaña a taquicardia, diaforesis, febrícula, contracciones musculares involuntarias dolorosas, trismo y risa sardónica.

Consideraciones especiales

Se prepara al paciente para pruebas diagnósticas a fin de evaluar RTP hiperactivos. Entre ellas se incluyen concentraciones séricas de calcio, magnesio y amoniaco, radiografías de columna, resonancia magnética, tomografía computarizada, punción lumbar y mielografía.

Si los RTP hiperactivos se acompañan de debilidad motora, se realizan o

Entendiendo el arco reflejo

Un golpecito firme de un tendón inicia un impulso sensitivo (aferente) que viaja a lo largo de un nervio periférico a un nervio espinal y después a la médula espinal. El impulso entra en la médula espinal a través de la raíz posterior, hace sinapsis con una motoneurona (eferente) en el cuerno anterior del mismo lado de la médula espinal, y se transmite a través de una fibra nerviosa motora de vuelta al músculo. Cuando el impulso cruza la unión neuromuscular, el músculo se contrae, completando el arco reflejo.

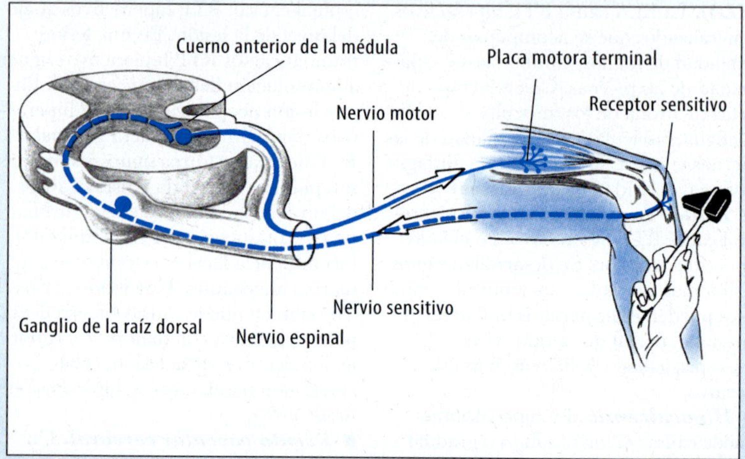

REFLEJO DEL BÍCEPS
(inervación C5–C6)

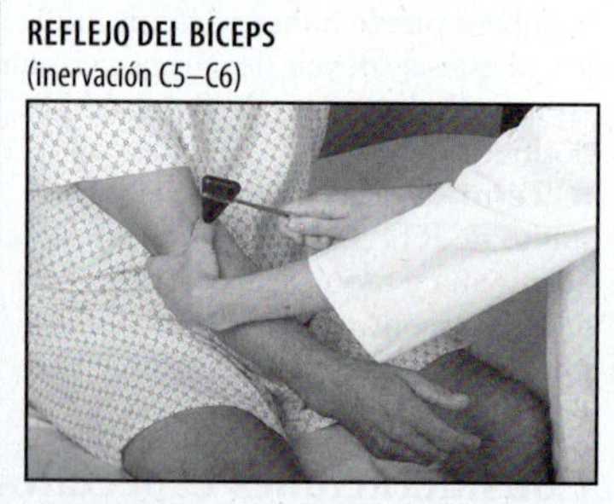

REFLEJO DEL TRÍCEPS
(inervación C7–C8)

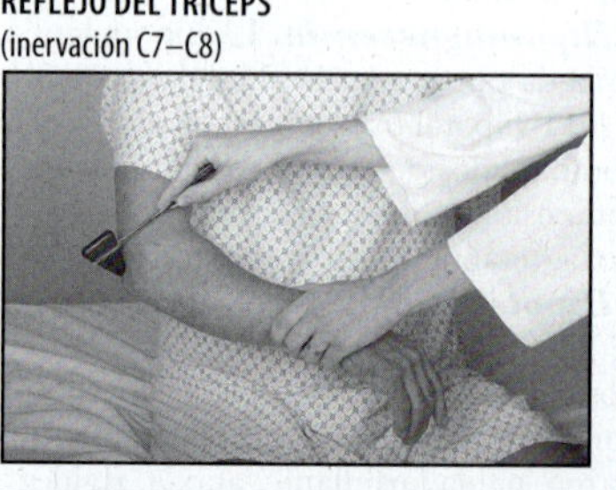

alientan ejercicios de arco de movimiento para preservar la integridad muscular y prevenir trombosis venosa profunda. Asimismo, se cambia al paciente de posición con frecuencia, se le proporciona un colchón especial, se le aplica masaje de espalda, y se asegura una nutrición adecuada para prevenir daños a la piel. Se administran relajantes musculares y sedantes para aliviar las intensas contracciones musculares. Se tiene a la mano equipo de reanimación de urgencia. Se proporciona una atmósfera tranquila y silenciosa para reducir la excitabilidad

REFLEJO DEL SUPINADOR LARGO
(inervación C5–C6)

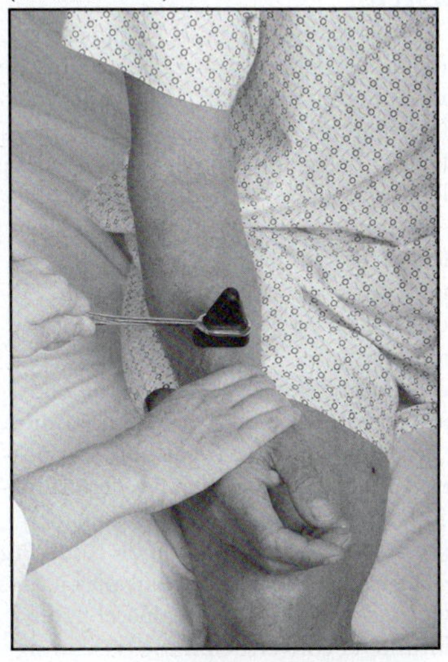

REFLEJO PATELAR
(inervación L2, L3, L4)

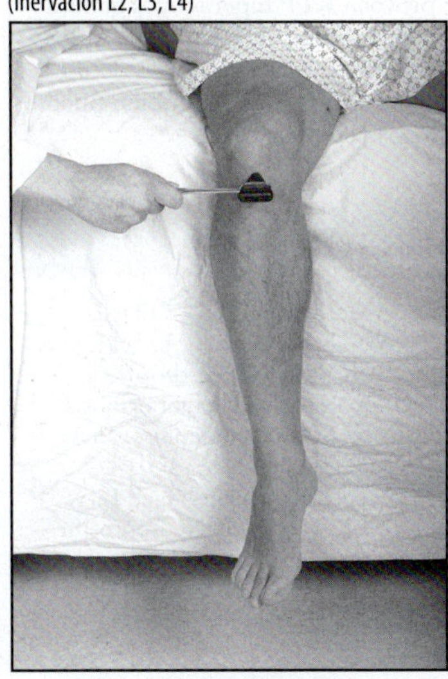

REFLEJO DEL TENDÓN DE AQUILES
(inervación S1–S2)

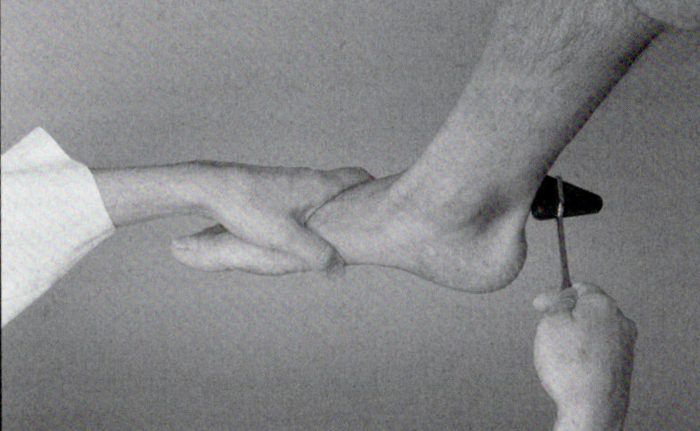

neuromuscular. Se ayuda en las actividades cotidianas y se da apoyo emocional.

Orientación al paciente

Se explican al cuidador las intervenciones y los tratamientos que el paciente podría necesitar. Se discuten medidas de seguridad y se da apoyo emocional.

CONSIDERACIONES PEDIÁTRICAS
La hiperreflexia suele ser un signo normal en neonatos. Después de los 6 años de edad, las respuestas reflejas son

similares a las de los adultos. Cuando se examinan RTP en niños pequeños, se usan técnicas de distracción para promover resultados confiables.

La parálisis cerebral suele causar RTP hiperactivos en niños. El síndrome de Reye provoca RTP hiperactivos generalizados en la etapa II; en la etapa V, los RTP están ausentes. Las causas de RTP hiperactivos en el adulto también pueden encontrarse en niños.

Bibliografía

Kluding, P. M., Dunning, K., O'Dell, M. W., Wu, S. S., Ginosin, J., Feld, J., & McBride, K. (2013). Foot drop stimulation versus ankle foot orthosis after stroke: 30-week outcomes. *Stroke*, *44*(6), 1660–1669.

Ring, H., Treger, I., Gruendlinger, L., & Hausdorff, J. M. (2009). Neuroprosthesis for foot drop compared with an ankle-foot orthosis: Effects on postural control during walking. *Journal of Stroke and Cerebrovascular Disease*, *18*(1), 41–47.

Reflejos tendinosos profundos hipoactivos

Un reflejo tendinoso profundo (RTP) hipoactivo es una contracción muscular anormalmente disminuida que ocurre en respuesta a un estiramiento repentino inducido por un golpecito firme del tendón de inserción del músculo. Puede calificarse como mínimo (+) o ausente (0). Los reflejos simétricamente reducidos (+) pueden ser normales.

Normalmente, un RTP depende de un receptor intacto, una fibra nerviosa sensitivomotora intacta, una unión neuromuscular-glandular intacta, y una sinapsis funcional en la médula espinal. Los RTP hipoactivos pueden resultar de daño del arco reflejo para el músculo específico, el nervio periférico, las raíces nerviosas o la médula espinal a ese nivel. Los RTP hipoactivos son un signo importante de muchos trastornos, en especial cuando aparecen con otros signos y síntomas neurológicos. (Véase *Demostración de reflejos tendinosos profundos*, en la pág. 607.)

Anamnesis y exploración física

Después de inducir un RTP hipoactivo, se obtienen una anamnesis completa del paciente o un familiar. Se les pide que describan los signos y síntomas actuales a detalle. Enseguida se recaban los antecedentes familiares y medicamentosos.

A continuación, se evalúa el nivel de conciencia. Se examina el funcionamiento motor de las extremidades, y se palpa en busca de atrofia muscular o aumento de la masa. Se examina el funcionamiento sensitivo, incluida la percepción de dolor, tacto, temperatura y vibración. Se interroga sobre nerviostesia. Para observar marcha y coordinación, se pide al paciente que dé varios pasos. Para probar el signo de Romberg, se le pide que se pare con los pies juntos y los ojos cerrados. Se evalúa el habla durante la conversación. Se buscan signos de pérdida visual o auditiva. Puede ocurrir el inicio súbito de RTP hipoactivos acompañados de debilidad muscular en los trastornos potencialmente letales síndrome de Guillain-Barré, botulismo, o lesiones de la médula espinal con choque espinal.

Se buscan efectos en el sistema nervioso autónomo tomando los signos vitales y vigilando en busca de aumento de la frecuencia cardiaca o la presión arterial. Asimismo se inspecciona la piel para detectar palidez, sequedad, rubor o diaforesis. Se ausculta en busca de borborigmos hipoactivos, y se palpa para determinar si hay distensión vesical. Se interroga sobre náusea, vómito, estreñimiento e incontinencia.

Causas médicas

- ***Botulismo.*** En el botulismo, los RTP hipoactivos generalizados acompañan a debilidad progresiva de músculos descendentes. Al principio, el paciente suele manifestar visión borrosa y diplopía y, en ocasiones, anorexia, náusea y vómito.

R

Demostración de reflejos tendinosos profundos

Los puntajes de reflejos tendinosos profundos (RTP) se registran dibujando una persona estilizada y anotando las calificaciones en el lugar apropiado. La figura del ejemplo indica RTP hipoactivos en las piernas; el resto de los reflejos son normales.

CLAVE:

0 = ausente
+ = hipoactivo (disminuido)
++ = normal
+++ = vivo (aumentado)
++++ = hiperactivo (puede haber clono)

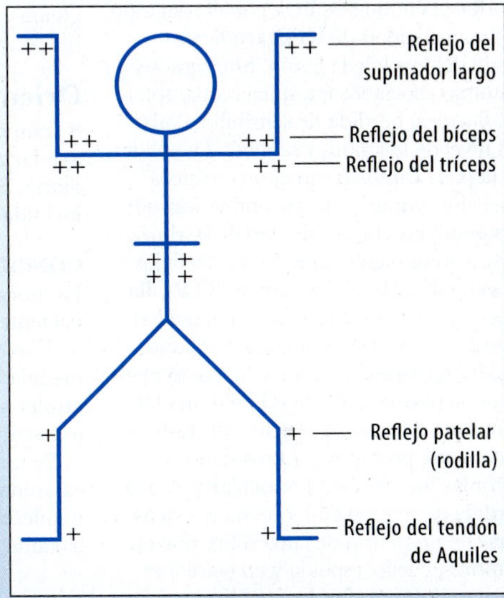

Otros datos bulbares tempranos son vértigo, pérdida auditiva, disartria y disfagia. El paciente puede tener signos de dificultad respiratoria y estreñimiento intenso marcado por borborigmos hipoactivos.

■ ***Síndrome de Eaton-Lambert.*** El síndrome de Eaton-Lambert causa RTP hipoactivos generalizados. Entre los signos tempranos están dificultad para levantarse de la posición sedente, subir escaleras y caminar. Puede haber dolor, nerviostesia y debilidad muscular más intensa en las mañanas. La debilidad mejora con ejercicio leve y empeora con ejercicio extenuante.

■ ***Síndrome de Guillain-Barré.*** El síndrome de Guillain-Barré causa hipoactividad bilateral de los RTP que avanza con rapidez de hipotonía a arreflexia en días. Este trastorno suele causar debilidad muscular que comienza en las piernas y después se extiende a los brazos y, quizá, a los músculos de tronco y cuello. En ocasiones, la debilidad avanza a parálisis total. Otros signos y síntomas son parálisis de nervios craneales, dolor, nerviostesia y signos de disfunción neurovegetativa breve, como taquicardia sinusal o bradicardia, rubor, fluctuaciones de la presión arterial, y anhidrosis o diaforesis episódica.

Por lo común, la debilidad muscular e hipoactividad de RTP alcanzan su gravedad máxima en 10 a 14 días, y entonces los síntomas comienzan a desaparecer. Sin embargo, en casos graves persisten hipoactividad de los RTP y debilidad motora residuales.

■ ***Neuropatía periférica.*** Característica de insuficiencia renal, alcoholismo y diabetes mellitus en fase terminal y como un efecto adverso de diversos fármacos, la neuropatía periférica causa hipoactividad progresiva de los RTP. Otros efectos son debilidad motora, pérdida sensitiva, nerviostesia, temblor y posible disfunción neurovegetativa, como hipotensión ortostática e incontinencia.

■ ***Polimiositis.*** En la polimiositis, la hipoactividad de RTP acompaña a debilidad muscular, dolor, rigidez, espasmos y, quizá, aumento de tamaño o atrofia.

Estos efectos suelen ser temporales; su sitio varía con los músculos afectados.

- ***Lesiones de la médula espinal.*** Estas lesiones o la sección completa producen choque espinal, con el resultado de hipoactividad de RTP (arreflexia) abajo del nivel de la lesión. Son signos y síntomas asociados tetraplejia o paraplejia, flacidez, pérdida de sensibilidad abajo del nivel de la lesión, y sequedad y palidez de la piel. También son característicos retención urinaria con incontinencia por rebosamiento, hipoactividad de borborigmos, estreñimiento y pérdida de reflejos en genitales. Hipoactividad de RTP y flacidez suelen ser transitorias; la actividad refleja suele volver en algunas semanas.
- ***Siringomielia.*** Ocurre hipoactividad bilateral permanente de RTP en una fase temprana de la siringomielia, un trastorno lentamente progresivo. Otros signos y síntomas son debilidad muscular y atrofia; pérdida de sensibilidad, que suele extenderse en un patrón de capa sobre brazos, hombros, cuello, espalda y en ocasiones piernas; dolor profundo y terebrante (a pesar de la analgesia) en las extremidades; y signos de afección del tronco encefálico (nistagmo, entumecimiento facial, parálisis o debilidad unilaterales de cuerdas vocales, y atrofia unilateral de lengua). Es más común en hombres que en mujeres.

Otras causas

- ***Fármacos.*** Los barbitúricos y fármacos paralizantes, como pancuronio y curare, pueden causar hipoactividad de RTP.

Consideraciones especiales

Se ayuda al paciente a realizar sus actividades cotidianas. Se trata de establecer un equilibrio entre promover la independencia y garantizar su seguridad. Se le alienta a caminar con asistencia. Es necesario asegurar que los artículos del cuidado personal estén a la mano, y se establece un trayecto libre de obstáculos entre su cama y el baño.

Si el paciente tiene déficit sensitivo, se le protege contra lesiones por calor, frío o presión. Se verifica la temperatura del agua para su baño, y se le cambia de posición con frecuencia, asegurando que la superficie de la cama sea lisa y suave. Se mantiene la piel limpia y seca para evitar lesiones. Se realizan o alientan los ejercicios de arco de movimiento. Asimismo, se alienta una alimentación balanceada con abundantes proteínas e hidratación adecuada.

Orientación al paciente

Se enseñan habilidades que puedan ayudar a la independencia en la vida diaria. Se discuten medidas de seguridad, incluida la ambulación con asistencia.

CONSIDERACIONES PEDIÁTRICAS

La hipoactividad de RTP es común en pacientes con distrofia muscular, ataxia de Friedreich, siringomielia y lesión de médula espinal. También acompaña a la atrofia muscular progresiva, que afecta a preescolares y adolescentes.

Se usan técnicas de distracción para examinar los RTP; se valora el funcionamiento motor observando jugar al lactante o niño.

Bibliografía

Born-Frontsberg, E., Reincke, M., Rump, L. C., Hahner, S., Diederich, S., Lorenz, R., … Quinkler, M.; Participants of the German Conn's Registry. (2009). Cardiovascular and cerebrovascular comorbidities of hypokalemic and normokalemic primary aldosteronism: Results of the German Conn's Registry. *Journal of Clinical Endocrinology and Metabolism, 94*(4), 1125–1130.

Krantz, M. J., Martin, J., Stimmel, B., Mehta, D., & Haigney, M. C. (2009). QTc interval screening in methadone treatment. *Annals of Internal Medicine, 150*, 387–395.

Respiraciones apneústicas

Las respiraciones apneústicas se caracterizan por inspiración jadeante prolongada, con una pausa a la inspiración plena. Este patrón respiratorio irregular es un signo de localización importante para daño grave del tallo encefálico.

La respiración involuntaria es regulada principalmente por grupos de neuronas localizados en centros respiratorios de la médula oblongada y protuberancia pontina. En la médula, las neuronas reaccionan a impulsos provenientes del puente y otras áreas para regular la frecuencia y profundidad respiratorias. En la protubernacia pontina, dos centros respiratorios regulan el ritmo respiratorio al interactuar con el centro respiratorio de la médula a fin de suavizar la transición de la inspiración a la espiración y a la inversa. El centro apneústico en la protuberancia pontina estimula neuronas inspiratorias en la médula para precipitar la inspiración. Estas neuronas inspiratorias, a su vez, estimulan el centro neumotáxico del puente para precipitar la espiración. La destrucción de vías neurales por lesiones pontinas altera la regulación normal del ritmo respiratorio, lo que causa respiraciones apneústicas.

Las respiraciones apneústicas deben diferenciarse de bradipnea e hiperpnea (alteraciones en frecuencia y profundidad, pero no en ritmo), respiraciones de Cheyne-Stokes (alteraciones rítmicas en frecuencia y profundidad, seguidas de periodos de apnea) y respiraciones de Biot (periodos de hiperpnea y apnea que alternan de manera irregular).

INTERVENCIONES EN CASO DE URGENCIA *La primera prioridad para un paciente con respiraciones apneústicas es asegurar la ventilación adecuada. Será necesario insertar una vía aérea artificial y administrar oxígeno hasta que pueda iniciarse la ventilación mecánica. Después se evalúa de manera meticulosa el estado neurológico del paciente usando un instrumento estandarizado como la escala de coma de Glasgow. Por último, de ser posible se obtiene de un familiar del paciente un relato breve del caso.*

Causas médicas

- ***Lesiones pontinas.*** Las respiraciones apneústicas suelen resultar de daño extenso de la parte superior o inferior de la protuberancia pontina a causa de infarto, hemorragia, hernia, infección grave, tumor o traumatismo. Estas respiraciones suelen acompañarse de estupor o coma profundos; pupilas puntiformes en la línea media; bailoteo ocular (una sacudida descendente espontánea, seguida de un desplazamiento lento hacia la línea media); tetraplejia o, con menor frecuencia, hemiplejia con los ojos dirigidos hacia el lado débil; reflejo de Babinski positivo; reflejos oculocefálico y oculovestibular negativos; y, tal vez, postura de decorticación.

Consideraciones especiales

Se vigila de manera constante el estado neurológico y respiratorio del paciente. Se buscan periodos prolongados de apnea o signos de deterioro neurológico. Se vigilan los valores de gases en sangre arterial, o se usa un oxímetro de pulso. Si es apropiado, se prepara al paciente para pruebas neurológicas, como EEG y tomografía computarizada o resonancia magnética.

Orientación al paciente

Se enseña al paciente y su familia sobre su trastorno y las opciones terapéuticas y se les explican todas las pruebas diagnósticas e intervenciones.

CONSIDERACIONES PEDIÁTRICAS
En niños pequeños se evita usar la escala de coma de Glasgow porque requiere respuestas verbales y se supone determinado nivel de desarrollo del lenguaje.

Bibliografía

Chou, C. H., Lin, G. M., Ku, C. H., & Chang, F. Y. (2010). Comparison of the APACHE II, GCS and MRC scores in predicting outcomes in patients with tuberculous meningitis. *International Journal of Tuberculosis and Lung Disease*, *14*(1), 86–92.

Looser, R. R., Metzenthin, P., Helfrich, T. S., Kudielka, B. M., Loerbroks, A., Thayer, J. F., & Fischer, J. E. (2010). Cortisol is significantly correlated with cardiovascular responses during high levels of stress in critical care personnel. *Psychosomatic Medicine*, *72*(3), 281–289.

Respiraciones atáxicas
[Respiraciones de Biot]

Las respiraciones atáxicas o de Biot, un signo tardío y ominoso de deterioro neurológico, se caracterizan por tener frecuencia, ritmo y profundidad irregulares e impredecibles. Este raro patrón respiratorio puede presentarse de manera abrupta y suele reflejar aumento de la presión en la médula que coincide con compresión del tallo encefálico.

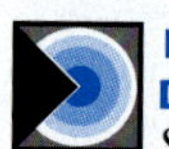

INTERVENCIONES EN CASO DE URGENCIA

Se observa el patrón respiratorio del paciente por varios minutos para no tomar por respiraciones atáxicas otros patrones respiratorios. (Véase Identificación de las respiraciones atáxicas.*) Se valora el estado respiratorio del paciente y se le prepara para intubarlo y suministrarle ventilación mecánica. Después se le toman los signos vitales, buscando en especial aumento de la presión sistólica.*

Causas médicas

- ***Compresión del tallo encefálico.*** Las respiraciones ataxicas son características de la compresión del tallo encefálico, una urgencia neurológica. Las lesiones en expansión rápida pueden causar respiraciones atáxicas y desembocar en paro respiratorio completo.

Consideraciones especiales

Se toman con frecuencia los signos vitales del paciente, incluida la saturación de oxígeno. Se eleva 30° la cabecera de la cama para ayudar a reducir la presión intracraneal. Se prepara al paciente para cirugía de urgencia encaminada a aliviar la presión en el tallo encefálico. La causa de la compresión de esta estructura puede confirmarse por tomografía computarizada o resonancia magnética.

Orientación al paciente

Dado que las respiraciones atáxicas suelen indicar un pronóstico grave, se da a la familia del paciente información y apoyo emocional.

CONSIDERACIONES PEDIÁTRICAS

Las respiraciones atáxicas son raras en niños.

Bibliografía

Schefold, J. C., Storm, C., Krüger, A., Ploner, C. J., & Hasper, D. (2009). The Glasgow Coma Score is a predictor of good outcome in cardiac arrest patients treated with therapeutic hypothermia. *Resuscitation*, *80*(6), 658–661.

Wijdicks, E. F. (2010). The bare essentials: Coma. *Practical Neurology*, *10*(1), 51–60.

Identificación de las respiraciones atáxicas

Las respiraciones atáxicas, también llamadas *respiraciones de Biot*, tienen un patrón completamente irregular. Ocurren al azar respiraciones superficiales y profundas, con pausas irregulares también aleatorias. La frecuencia respiratoria tiende a ser lenta y puede desacelerarse de manera progresiva hasta apnea.

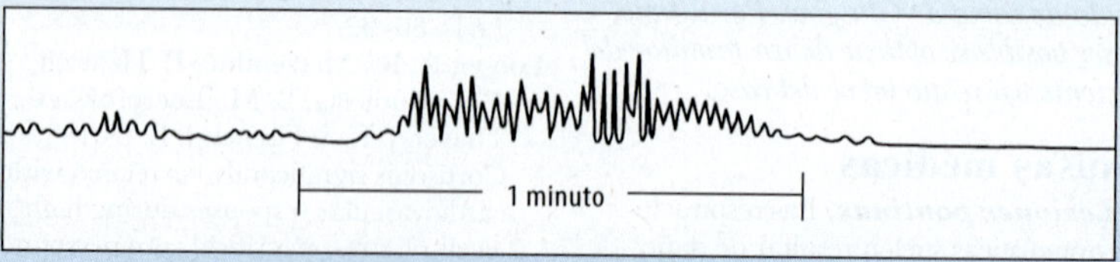

R

Respiraciones de Cheyne-Stokes

Las respiraciones de Cheyne-Stokes constituyen el patrón más común de respiración periódica y se caracterizan por un periodo de hiperpnea que alterna con uno más corto de apnea. Este patrón puede ocurrir en pacientes con cardiopatía o neumopatía. Suele indicar aumento de la presión intracraneal (PIC) por una lesión cerebral profunda o del tallo encefálico o una alteración metabólica del encéfalo.

Las respiraciones de Cheyne-Stokes pueden indicar un cambio importante en el estado del paciente —por lo común deterioro. Por ejemplo, en un paciente con traumatismo craneoencefálico o cirugía de encéfalo, las respiraciones de Cheyne-Stokes pueden indicar PIC creciente. Estas respiraciones pueden ser normales en una persona que vive a gran altitud.

Se miden los periodos de hiperpnea y apnea por 3 a 4 minutos para evaluar las respiraciones y obtener datos de referencia. Se está alerta a periodos prolongados de apnea. Se toma con frecuencia la presión arterial; también se revisa el color de la piel para detectar signos de hipoxemia. Se mantiene la permeabilidad de las vías respiratorias y se administra oxígeno según sea necesario. Si el estado del paciente empeora, se requiere intubación endotraqueal.

INTERVENCIONES EN CASO DE URGENCIA

Si se detectan respiraciones de Cheyne-Stokes en un paciente con el antecedente de traumatismo craneoencefálico, cirugía encefálica reciente u otra lesión del encéfalo, se toman los signos vitales con rapidez. Se le mantiene la cabeza elevada a 30° y se realiza una exploración neurológica rápida para obtener datos de referencia. Se reevalúa el estado neurológico del paciente con frecuencia. Si la PIC sigue aumentando, se detectarán cambios en el nivel de conciencia del paciente (NDC), sus reacciones pupilares y su capacidad de mover las extremidades. Está indicada la monitorización de la PIC.

Anamnesis y exploración física

Si el estado del paciente lo permite, se realiza una breve anamnesis. Se indaga en especial sobre uso de drogas.

Causas médicas

- ***Insuficiencia cardiaca.*** En la insuficiencia cardiaca del lado izquierdo pueden ocurrir respiraciones de Cheyne-Stokes con disnea de esfuerzo y ortopnea. Son datos relacionados fatiga, debilidad, taquicardia, taquipnea y estertores. El paciente también puede tener tos, por lo general seca pero en ocasiones con esputo claro o teñido de sangre.
- ***Encefalopatía hipertensiva.*** La encefalopatía hipertensiva es un trastorno potencialmente letal en el que hipertensión grave precede a respiraciones de Cheyne-Stokes. El paciente tiene NDC disminuido y puede experimentar vómito, convulsiones, cefalea intensa, papiledema, alteraciones de la visión (incluida ceguera transitoria) o parálisis transitoria.
- ***Aumento de la PIC.*** Cuando la PIC se eleva, las respiraciones de Cheyne-Stokes son el primer patrón respiratorio irregular en ocurrir. Son precedidas por disminución del NDC y se acompañan de hipertensión, cefalea, vómito, alteración o desigualdad de la actividad motora, y alteraciones visuales (visión borrosa, diplopía, fotofobia y cambios pupilares). En etapas tardías del aumento de la PIC, ocurren bradicardia y aumento de la presión diferencial.
- ***Insuficiencia renal.*** En la insuficiencia renal crónica terminal pueden ocurrir respiraciones de Cheyne-Stokes además de gingivorragia, lesiones bucales, aliento urémico y cambios notables en cada aparato y sistema.

Otras causas

- ***Fármacos.*** Dosis grandes de un opioide, un hipnótico o un barbitúrico pueden precipitar respiraciones de Cheyne-Stokes.

Consideraciones especiales

Cuando se evalúan respiraciones de Cheyne-Stokes, debe tenerse cuidado de no confundir periodos de hipoventilación o disminución del volumen corriente con apnea completa.

Orientación al paciente

Se enseña al paciente y a un cuidador a reconocer la diferencia entre apnea hípnica y respiraciones de Cheyne-Stokes. Se explican las causas y los tratamientos.

CONSIDERACIONES PEDIÁTRICAS

Las respiraciones de Cheyne-Stokes rara vez ocurren en niños, excepto durante la insuficiencia cardiaca tardía.

CONSIDERACIONES GERIÁTRICAS

Son normales las respiraciones de Cheyne-Stokes durante el sueño en adultos mayores.

BIBLIOGRAFÍA

D'Elia, E., Vanoli, E., La Rovere, M. T., Fanfulla, F., Maggioni, A., Casali, V., … Mortara, A. (2012). Adaptive servo ventilation reduces central sleep apnea in chronic heart failure patients: Beneficial effects on autonomic modulation of heart rate. *Journal of Cardiovascular Medicine*, *14*(4), 296–300.

Randerath, W. J., Nothofer, G., Priegnitz, C., Anduleit, N., Treml, M., Kehl, V., Galetke, W. (2012). Long-term auto servo-ventilation or constant positive pressure in heart failure and co-existing central with obstructive sleep apnea. *Chest*, *143*(6), 1833.

R

RESPIRACIONES ESTERTOROSAS

Caracterizadas por un ruido áspero, cascabeleante o de ronquido, las respiraciones estertorosas suelen deberse a la vibración de estructuras bucofaríngeas relajadas durante sueño o coma, lo que causa obstrucción parcial de las vías respiratorias. Con menor frecuencia, estas respiraciones se deben a moco retenido en las vías respiratorias superiores.

Este signo común ocurre en alrededor de 10% de los individuos sanos; sin embargo, tiene especial prevalencia en hombres maduros con obesidad. Puede ser agravado por el uso de alcohol o un sedante antes de dormir, porque incrementa la flacidez bucofaríngea, y por dormir en decúbito supino, porque esto permite que la lengua relajada se deslice hacia atrás a las vías respiratorias. Las principales causas patológicas de respiraciones estertorosas son apnea hípnica obstructiva y obstrucción de vías respiratorias, potencialmente letal, relacionada con tumor bucofaríngeo o con edema uvular o palatal. Esta obstrucción también puede ocurrir durante la fase poscrítica de una convulsión generalizada cuando las secreciones mucosas o la lengua relajada bloquean las vías respiratorias.

En ocasiones, las respiraciones estertorosas se confunden con estridor, que es otro signo de obstrucción de vías respiratorias superiores. Sin embargo, el estridor indica obstrucción laríngea o traqueal, mientras que las respiraciones estertorosas señalan obstrucción de vías respiratorias más altas.

INTERVENCIONES EN CASO DE URGENCIA

Si se detectan respiraciones estertorosas, se inspeccionan boca y garganta en busca de edema, enrojecimiento, masas o cuerpos extraños. Si el edema es intenso, se toman con rapidez los signos vitales, incluida la saturación de oxígeno. Se observa al paciente en busca de signos y síntomas de dificultad respiratoria, como disnea, taquipnea, uso de músculos accesorios, tiros intercostales y cianosis. Se eleva la cabecera de la cama 30° para facilitar la respiración y reducir el edema. Después, se administra oxígeno complementario por cánula nasal o mascarilla, y se hacen los preparativos para intubar al paciente, realizar traqueostomía, o dar ventilación mecánica. Se inserta una línea IV para administrar líquidos y fármacos, y se inicia la monitorización cardiaca.

Si se detectan respiraciones estertorosas cuando el paciente está dormido, se observa su patrón respiratorio por 3 a 4 minutos. ¿Deja de ser ruidosa la respiración cuando se coloca al paciente de costado, y vuelve a serlo cuando éste asume el decúbito supino? Se observa cuidadosamente en busca de periodos de apnea y se toma nota de su duración. Cuando es posible, se interroga al compañero o compañera de cama del paciente acerca de su ronquido. ¿Lo despiertan con frecuencia los ronquidos del paciente? ¿Disminuye el ronquido si el paciente duerme con la ventana abierta? ¿Ha observado además que el paciente habla o camina dormido? Se pregunta sobre signos de privación de sueño, como cambios de personalidad, cefaleas, somnolencia diurna o disminución de la agudeza mental.

Causas médicas

■ ***Obstrucción de vías respiratorias.*** Sin importar su causa, la obstrucción parcial de vías respiratorias puede ocasionar respiraciones estertorosas acompañadas de sibilancia, disnea, taquipnea y, más tarde, retracciones intercostales y aleteo nasal. Si la obstrucción se hace completa, entonces el paciente pierde abruptamente la capacidad de hablar y presenta diaforesis, taquicardia y movimiento torácico inspiratorio, pero ruidos respiratorios ausentes. Ocurre hipoxemia grave con rapidez, con el resultado de cianosis, pérdida de la conciencia y colapso cardiopulmonar.

■ ***Apnea hípnica obstructiva.*** El ronquido intenso y disruptivo es una característica importante de la apnea hípnica obstructiva, que suele afectar a personas con obesidad. Por lo común, el ronquido alterna con periodos de apnea hípnica, que suele terminar con sonidos de jadeo intensos. Es posible que ocurran taquicardia y bradicardia alternantes.

Los episodios de ronquido y apnea recurren en un patrón cíclico durante toda la noche. También son posibles alteraciones del sueño, como sonambulismo y habla durante el sueño. Algunos pacientes tienen hipertensión y edema de tobillos. La mayoría despiertan en la mañana con cefalea generalizada, sintiéndose cansados y no reparados. La queja más común es somnolencia diurna excesiva. La falta de sueño puede causar depresión, hostilidad y disminución de la agudeza mental.

Otras causas

■ ***Intubación endotraqueal (ET), aspiración o cirugía.*** La intubación ET, aspiración o cirugía pueden causar edema palatal o uvular considerable, con el resultado de respiraciones estertorosas.

Consideraciones especiales

Se continúa vigilando de cerca el estado respiratorio del paciente. Se administra un corticoesteroide o un antibiótico y oxígeno fresco humectado para reducir la inflamación y el edema palatales y uvulares.

Tal vez se requieran laringoscopia y broncoscopia (para descartar obstrucción de vías respiratorias) o estudios formales del sueño.

Orientación al paciente

Se explican la causa subyacente del trastorno y las opciones de tratamiento. Se discuten la importancia y los métodos de pérdida de peso, así como el ingreso a un programa para dejar de fumar si el paciente fuma. Se le enseña a elevar la cabeza para dormir. Se le explican el ensamblaje correcto y el uso de un dispositivo de presión positiva en dos niveles de las vías respiratorias o presión positiva continua en las vías respiratorias.

CONSIDERACIONES PEDIÁTRICAS

En niños, la causa más común de respiraciones estertorosas es obstrucción nasal o faríngea secundaria a hipertrofia amigdalina o adenoidea, o presencia de un cuerpo extraño.

CONSIDERACIONES GERIÁTRICAS

Se alienta al paciente a buscar tratamiento para la apnea hípnica o la hipertrofia significativa de amígdalas o adenoides.

Bibliografía

Buttaro, T. M., Tybulski, J., Bailey, P. P., & Sandberg-Cook, J. (2008). *Primary care: A collaborative practice* (pp. 444–447). St. Louis, MO: Mosby Elsevier.

McCance, K. L., Huether, S. E., Brashers, V. L., & Rote, N. S. (2010). *Pathophysiology: The biologic basis for disease in adults and children*. Maryland Heights, MO: Mosby Elsevier.

Sommers, M. S., & Brunner, L. S. (2012). *Pocket diseases*. Philadelphia, PA: F.A. Davis.

Respiraciones superficiales

Las respiraciones son superficiales cuando en los pulmones entra un menor volumen de aire durante la inspiración. En un esfuerzo por obtener suficiente aire, el paciente con respiraciones superficiales suele respirar a un ritmo acelerado. Sin embargo, cuando se cansa o sus músculos respiratorios se debilitan, este aumento compensatorio en las respiraciones disminuye, con el resultado de un intercambio gaseoso insuficiente y signos como disnea, cianosis, confusión, agitación, pérdida de la conciencia y taquicardia.

Las respiraciones superficiales pueden presentarse de manera súbita o gradual y ser breves o hacerse crónicas. Son un signo clave de dificultad respiratoria y deterioro neurológico. Entre las causas se incluyen control respiratorio central inadecuado, trastornos neuromusculares, aumento de la resistencia al flujo de entrada de aire a los pulmones, fatiga o debilidad de los músculos respiratorios, alteraciones voluntarias en la respiración, disminución de la actividad por reposo prolongado en cama, y dolor.

INTERVENCIONES EN CASO DE URGENCIA

Si se observan respiraciones superficiales, se está alerta a insuficiencia o paro respiratorios inminentes. ¿Tiene el paciente disnea intensa? ¿Está agitado o atemorizado? Se buscan signos de obstrucción de vías respiratorias. Si el paciente está asfixiándose, se realizan cuatro compresiones de espalda y después cuatro empujes abdominales en un intento de expulsar el cuerpo extraño. Se aplica aspiración si las vías respiratorias están ocluidas por secreciones.

Si el paciente también tiene sibilancia, se buscan estridor, aleteo nasal y uso de músculos accesorios. Se administra oxígeno con mascarilla o respirador manual. Se intenta tranquilizar al paciente. Se administra epinefrina IV.

*Si el paciente pierde la conciencia, se inserta una vía aérea y se hacen los preparativos para intubación endotraqueal y apoyo ventilatorio. Se miden el volumen corriente y el volumen respiratorio por minuto con un respirómetro de Wright para determinar la necesidad de ventilación mecánica. (**Véase* Medición de los volúmenes pulmonares, *en la pág. 615.)* *Se miden gases en sangre arterial (GSA), frecuencia cardiaca, presión arterial y saturación de oxígeno. Taquicardia, hipertensión o hipotensión, bajo volumen respiratorio por minuto y deterioro de los valores de GSA o saturación de oxígeno indican la necesidad de intubación y ventilación mecánica.*

Anamnesis y exploración física

Si el paciente no tiene dificultad respiratoria grave, se comienza con la anamnesis. Se pregunta sobre enfermedad crónica y cirugía o traumatismo. ¿Ha recibido un refuerzo de la vacuna contra el tétanos en los últimos 10 años? ¿Tiene asma, alergias o antecedentes de insuficiencia cardiaca o enfermedad vascular? ¿Tiene un trastorno respiratorio crónico o infección de vías respiratorias, tuberculosis o una enfermedad neurológica o neuromuscular? ¿Fuma? Se recaban también los antecedentes medicamentosos, y se explora la posibilidad de uso de drogas.

Se interroga sobre las respiraciones superficiales del paciente: ¿cuándo comenzaron? ¿Cuánto duran? ¿Qué las alivia? ¿Qué las agrava? Se pregunta

Medición de los volúmenes pulmonares

Se usa un respirómetro de Wright para medir el volumen corriente (la cantidad de aire inspirada con cada respiración) y el volumen respiratorio por minuto (el volumen de aire inspirado en 1 minuto, o el volumen corriente multiplicado por la frecuencia respiratoria). Es posible conectar el respirómetro a las vías respiratorias de un paciente intubado mediante una sonda endotraqueal (como se muestra) o una sonda de traqueostomía. Si el paciente no está intubado, se conecta el respirómetro a una mascarilla, asegurándose de que el sello sobre la boca y la nariz del paciente sea hermético.

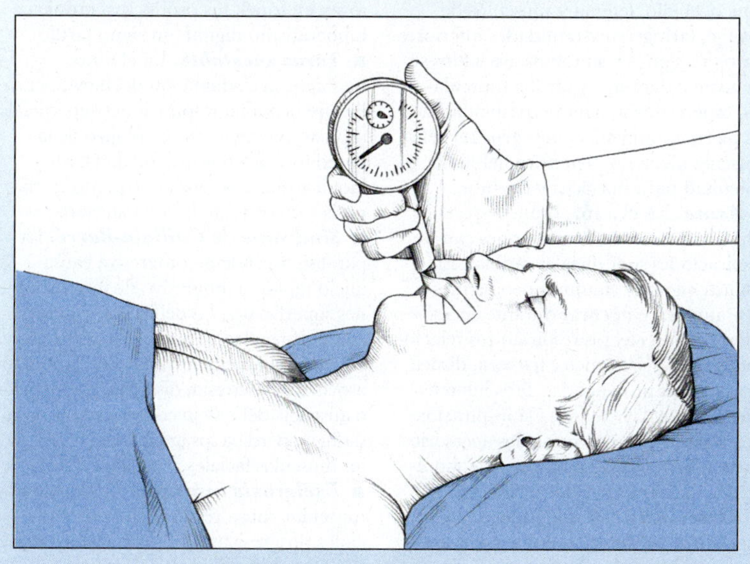

acerca de cambios en apetito, peso, nivel de actividad y comportamiento.

Se comienza la exploración física valorando el nivel de conciencia (NDC) y la orientación en tiempo, personas y lugar. Se observan los movimientos espontáneos, y se examinan fuerza muscular y reflejos tendinosos profundos. A continuación se inspecciona el tórax en busca de deformidades o movimientos anómalos, como tiros intercostales. Se inspeccionan las extremidades en busca de cianosis e hipocratismo digital.

Después se palpa en busca de expansión y frémito táctil diafragmático, y se percute para detectar hiperresonancia o matidez. Se ausculta en busca de ruidos respiratorios disminuidos, ausentes o adventicios y de ruidos cardiacos anómalos o distantes. ¿Se observa edema periférico? Por último, se examina el abdomen en busca de distensión, sensibilidad o masas.

Causas médicas

■ ***Síndrome de insuficiencia respiratoria aguda (SIRA).*** Al principio, el SIRA provoca respiraciones superficiales rápidas y disnea. La hipoxemia ocasiona tiros intercostales y supraesternales, diaforesis y acumulación de líquido, con el resultado de roncus y crepitaciones. A medida que la hipoxemia empeora, el paciente exhibe más dificultad para respirar, inquietud, aprensión, disminución del NDC, cianosis y, quizá, taquicardia.

■ ***Esclerosis lateral amiotrófica (ELA).*** En la ELA, la debilidad de los músculos respiratorios causa respiraciones superficiales progresivas. El esfuerzo puede ocasionar un aumento de debilidad y dificultad respiratoria. La ELA inicialmente produce debilidad y emaciación de los músculos de las extremidades superiores, que en varios casos afectan tronco, cuello, lengua y músculos de laringe, faringe y extremidades inferiores. Entre los signos y síntomas asociados se incluyen calambres y atrofia musculares, hiperreflexia, ligera espasticidad de las piernas, fasciculaciones gruesas del músculo afectado, deterioro del habla, y dificultad para masticar y deglutir.

■ ***Asma.*** En el asma, broncoespasmo e hiperinflación de los pulmones causan respiraciones superficiales rápidas. En adultos, signos y síntomas persistentes leves pueden empeorar durante accesos intensos. Son efectos respiratorios relacionados sibilancia, roncus, tos seca, disnea, espiraciones prolongadas, tiros intercostales y supraclaviculares a la inspiración, aleteo nasal y uso de músculos accesorios. Pueden ocurrir opresión torácica, taquicardia, diaforesis y rubor o cianosis.

■ ***Atelectasia.*** Disminución de la expansión pulmonar o dolor pleurítico causan el inicio súbito de respiraciones superficiales rápidas. Otros signos y síntomas son tos seca, disnea, taquicardia, ansiedad, cianosis y diaforesis. La exploración revela matidez a la percusión, disminución de los ruidos respiratorios y el frémito vocal, retraso inspiratorio y tiros subesternales o intercostales.

■ ***Bronquiectasia.*** El aumento de las secreciones obstruye la entrada de aire a los pulmones, ocasionando respiraciones superficiales y tos productiva con abundante esputo mucopurulento maloliente (un dato clásico). Otros datos son hemoptisis, sibilancia, roncus, crepitaciones gruesas durante la inspiración, e hipocratismo digital en fase terminal. Es posible que el paciente informe pérdida de peso, fatiga, debilidad y disnea de esfuerzo, fiebre, malestar general y halitosis.

■ ***Coma.*** Ocurren respiraciones superficiales rápidas por disfunción neurológica o restricción del movimiento torácico.

■ ***Enfisema.*** El aumento del esfuerzo respiratorio causa fatiga muscular, lo que ocasiona respiraciones superficiales crónicas. También puede haber disnea, anorexia, malestar general, taquipnea, disminución de los ruidos respiratorios, cianosis, respiración con los labios apretados, uso de músculos accesorios, tórax en tonel, tos productiva crónica e hipocratismo digital (un signo tardío).

■ ***Tórax inestable.*** En el tórax inestable, la disminución del movimiento de aire ocasiona respiraciones superficiales rápidas, movimiento paradójico de la pared torácica por instabilidad costal, taquicardia, hipotensión, equimosis, cianosis y dolor sobre la zona afectada.

■ ***Síndrome de Guillain-Barré.*** La parálisis ascendente progresiva causa inicio rápido o progresivo de respiraciones superficiales. La debilidad muscular comienza en las extremidades inferiores y se extiende finalmente a la cara. Son datos asociados parestesia, disartria, disminución o ausencia del reflejo corneal, habla nasal, disfagia, pérdida ipsilateral del control de los músculos faciales, y parálisis flácida.

■ ***Esclerosis múltiple.*** La debilidad muscular causa respiraciones superficiales progresivas. Son manifestaciones tempranas diplopía, visión borrosa y parestesia. Otros datos posibles son nistagmo, estreñimiento, parálisis, espasticidad, hiperreflexia, temblor de intención, marcha atáxica, disfagia, disartria, disfunción urinaria, disfunción eréctil y labilidad emocional.

■ ***Miastenia grave.*** El avance de la miastenia grave causa debilidad de músculos respiratorios marcada por respiraciones superficiales, disnea y cianosis. Otros efectos son fatiga, cierre ocular débil, ptosis, diplopía y dificultad para masticar y deglutir.

■ ***Derrame pleural.*** En el derrame pleural, la expansión pulmonar restringida causa respiraciones superficiales, que comienzan de manera repentina o gradual. Otros datos son tos no productiva, pérdida de peso, disnea y dolor torácico pleurítico. La exploración revela un roce pleural, taquicardia, taquipnea, disminución del movimiento torácico, matidez a la percusión, egofonia, ruidos respiratorios disminuidos o ausentes, y disminución del frémito táctil.

■ ***Neumotórax.*** El neumotórax causa el inicio súbito de respiraciones superficiales y disnea. Son efectos relacionados taquicardia; taquipnea; dolor torácico penetrante, intenso y repentino (por lo común unilateral) que empeora con el movimiento; tos no productiva; cianosis; uso de músculos accesorios; expansión tóracica asimétrica; ansiedad; inquietud; hiperresonancia o timpanismo en el lado afectado; crepitación subcutánea; disminución del frémito vocal; y ruidos respiratorios disminuidos o ausentes en el lado afectado.

■ ***Edema pulmonar.*** La congestión vascular pulmonar causa respiraciones superficiales rápidas. Son signos y síntomas tempranos disnea de esfuerzo, disnea paroxística nocturna, tos no productiva, taquicardia, taquipnea, crepitaciones posturales y un galope ventricular. El edema pulmonar grave produce respiraciones laboriosas más rápidas; crepitaciones generalizadas; tos productiva con esputo sanguinolento espumoso; taquicardia que empeora; arritmias; humedad fría de la piel; cianosis; hipotensión; y pulso filiforme.

■ ***Embolia pulmonar.*** La embolia pulmonar causa respiraciones superficiales rápidas repentinas y disnea grave con angina o dolor torácico pleurítico. Otras manifestaciones clínicas son taquicardia, taquipnea, tos no productiva o productiva con esputo teñido de sangre, febrícula, inquietud, diaforesis, roce pleural, crepitaciones, sibilancia difusa, matidez a la percusión, disminución de los ruidos respiratorios, y signos de colapso circulatorio. Son datos menos comunes hemoptisis masiva, rigidez muscular antiálgica del tórax, edema de piernas, y (en caso de embolia grande) cianosis, síncope e ingurgitación yugular.

Otras causas

■ ***Fármacos.*** Opioides, sedantes e hipnóticos, tranquilizantes, bloqueadores neuromusculares, sulfato de magnesio y anestésicos pueden causar respiraciones superficiales lentas.

■ ***Cirugía.*** Después de cirugía abdominal o torácica, el dolor asociado con rigidez muscular antiálgica del tórax y disminución del movimiento de la pared torácica puede causar respiraciones superficiales.

Consideraciones especiales

Se prepara al paciente para pruebas diagnósticas: análisis de GSA, pruebas del funcionamiento pulmonar, radiografías torácicas o broncoscopia.

Se coloca al paciente en una posición tan vertical como sea posible para facilitarle la respiración. (Se ayuda al paciente posquirúrgico a proteger la incisión al toser.) Si toma un fármaco que deprime las respiraciones, se siguen todas las precauciones, y se le vigila de cerca. Se asegura una hidratación adecuada, y se humecta el aire según se requiera para adelgazar las secreciones y aliviar la mucosa inflamada, seca o irritada de las vías respiratorias. Se administra oxígeno humectado, un broncodilatador, un mucolítico, un expectorante o un antibiótico, según se requiera. Se realiza aspiración traqueal, según se requiera, para despejar las secreciones.

Se cambia de posición al paciente con frecuencia. Tal vez requiera fisioterapia torácica, espirometría de incentivo, o respiración con presión positiva intermitente. Se vigila al paciente en busca de letargo en aumento, el cual puede indicar concentraciones crecientes de dióxido de carbono. Se tiene equipo de urgencia al lado de la cama del paciente.

Orientación al paciente

Se explica la importancia de toser y de los ejercicios de respiración profunda. Se da apoyo emocional y se enseña y alienta al cuidador a hacerlo también.

CONSIDERACIONES PEDIÁTRICAS

En niños, las respiraciones superficiales suelen indicar un trastorno potencialmente letal. La obstrucción de vías respiratorias puede ocurrir con rapidez debido a la estrechez de esos conductos; en tal caso, se dan golpecitos de espalda o compresiones torácicas pero no compresiones abdominales, que pueden dañar órganos internos.

Las causas de respiraciones superficiales en lactantes y niños son síndrome de insuficiencia respiratoria idiopática (infantil), epiglotitis aguda, difteria, aspiración de cuerpo extraño, laringotraqueobronquitis aguda, bronquiolitis aguda, fibrosis quística y neumonía bacteriana.

Se observa al niño para detectar apnea. Según se requiera, se usa humectación y aspiración, y se administra oxígeno complementario. Se dan líquidos parenterales para asegurar una hidratación adecuada. Tal vez se requieran fisioterapia torácica y drenaje postural.

CONSIDERACIONES GERIÁTRICAS
Rigidez o deformidad de la pared torácica asociadas con envejecimiento pueden causar respiraciones superficiales.

Bibliografía

Buttaro, T. M., Tybulski, J., Bailey, P. P., & Sandberg-Cook, J. (2008). *Primary care: A collaborative practice* (pp. 444–447). St. Louis, MO: Mosby Elsevier.

Colyar, M. R. (2003). *Well-child assessment for primary care providers*. Philadelphia, PA: F.A. Davis.

Lehne, R. A. (2010). *Pharmacology for nursing care*. (7th ed). St. Louis, MO: Saunders Elsevier.

McCance, K. L., Huether, S. E., Brashers, V. L., & Rote, N. S. (2010). *Pathophysiology: The biologic basis for disease in adults and children*. Maryland Heights, MO: Mosby Elsevier.

Sommers, M. S., & Brunner, L. S. (2012). *Pocket diseases*. Philadelphia, PA: F.A. Davis.

R

Retracción del pezón

La retracción del pezón, el desplazamiento interno del pezón bajo el nivel del tejido mamario circundante, puede indicar una lesión mamaria inflamatoria o cáncer. Es resultado de la formación de tejido cicatrizal dentro de una lesión o un conducto mamario grande. Al acortarse el tejido cicatrizal, tira del tejido adyacente hacia dentro, causando desviación del pezón, aplanamiento y, por último, retracción.

Anamnesis y exploración física

Se pregunta a la paciente cuándo notó por primera vez la retracción del pezón. ¿Ha experimentado otros cambios del pezón, como prurito, cambio de color o excoriación? ¿Ha notado dolor, masas, enrojecimiento, tumefacción o calor en las mamas? Se realiza la anamnesis tomando nota de factores de riesgo de cáncer de mama, como antecedente familiar o cáncer previo.

Se examinan de manera cuidadosa ambos pezones y mamas con la paciente sentada erguida con los brazos a los costados, con las manos en las caderas haciendo presión, con los brazos por encima de la cabeza, e inclinada al frente con las mamas suspendidas. Se busca enrojecimiento, excoriación y secreción; aplanamiento y desviación del pezón; y asimetría, hoyuelos o diferencias en el contorno de las mamas. (Véase *Diferenciación entre retracción e inversión del pezón*, en la pág. 619.)

Se intenta evertir el pezón oprimiendo con suavidad la areola. Con la paciente en decúbito supino, se palpan ambas mamas en busca de masas, en especial bajo la areola. Se moldea la piel de la mama sobre la masa o se tira de ella con suavidad hacia la clavícula, buscando retracción acentuada del pezón. También se palpan los nódulos linfáticos axilares.

Causas médicas

■ ***Absceso mamario.*** El absceso mamario, más común en mujeres en lactación, a veces produce retracción del pezón unilateral. Son datos más comunes fiebre alta con escalofríos; dolor, eritema y sensibilidad mamarios; induración o una masa blanda en la mama; y agrietamiento y dolor de los pezones, quizá con una secreción purulenta.

■ ***Cáncer de mama.*** La retracción unilateral del pezón suele acompañarse

Diferenciación entre retracción e inversión del pezón

La retracción del pezón a veces se confunde con inversión del pezón, un defecto común que es congénito en muchas pacientes y no suele indicar enfermedad subyacente. Un pezón *retraído* luce plano y amplio, mientras que un pezón *invertido* puede extraerse del surco en que se oculta.

RETRACCIÓN DEL PEZÓN

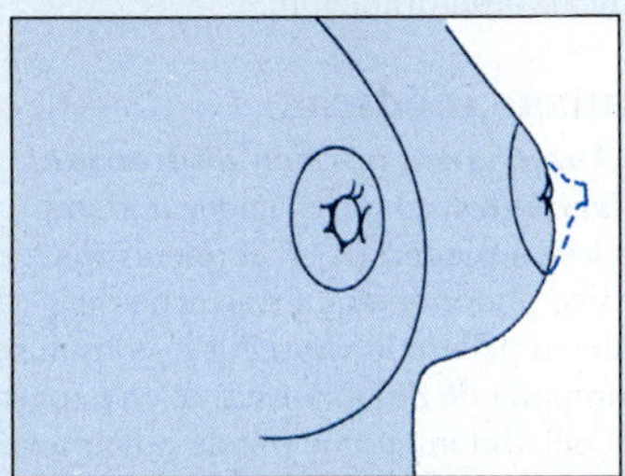

INVERSIÓN DEL PEZÓN

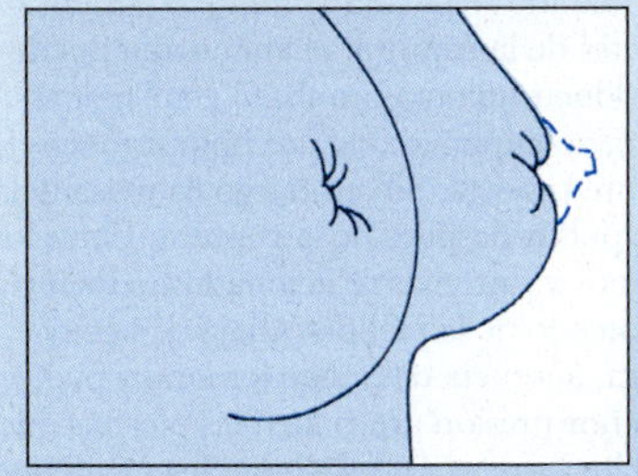

de un nódulo duro, fijo, no sensible bajo la areola así como otros nódulos mamarios. Otros cambios del pezón son prurito, ardor, erosión y secreción acuosa o sanguinolenta. Los cambios mamarios suelen incluir hoyuelos, alteración del contorno, piel de naranja, ulceración, sensibilidad (quizá dolor), enrojecimiento y calor. Los nódulos linfáticos axilares pueden estar crecidos.

■ ***Ectasis de conductos mamarios.*** Suele ocurrir retracción del pezón junto con un nódulo ahulado mal definido abajo de la areola, con una tonalidad azul verdosa de la piel; ardor, prurito, tumefacción, sensibilidad y eritema de la areola; y dolor del pezón con secreción grisácea viscosa y densa de múltiples conductos.

■ ***Mastitis.*** Pueden ocurrir retracción, desviación, agrietamiento o aplanamiento del pezón en la mastitis, con un nódulo firme e indurado o sensible, floculento y bien delimitado en la mama; calor; eritema; sensibilidad; y edema. También puede haber fatiga, fiebre alta y escalofríos.

Otras causas

■ ***Cirugía.*** La cirugía mamaria previa puede causar cicatrización subyacente y retracción.

Consideraciones especiales

Se prepara a la paciente para pruebas diagnósticas, como mamografía, citología de la secreción mamaria y biopsia.

Orientación al paciente

Se enseña a la paciente a realizar el autoexamen de mamas mensualmente. Se le recomienda buscar atención médica para los cambios mamarios. Se explican la causa de la retracción del pezón y el plan de tratamiento.

CONSIDERACIONES PEDIÁTRICAS

La retracción del pezón no ocurre en mujeres prepúberes.

Bibliografía

Aliotta, H. M., & Schaeffer, N. J. (2013). Breast conditions. In *Women's gynecologic health* (pp. 377–401). Burlington, MA: Jones & Bartlett Learning.

Rigidez abdominal

(Véase también Distensión abdominal, Masa abdominal, Dolor abdominal) [Espasmo de músculos abdominales, defensa muscular involuntaria]

La rigidez abdominal, que se detecta por palpación, se refiere a la tensión o inflexibilidad anómala de los músculos del abdomen. La rigidez puede ser voluntaria o involuntaria. La rigidez voluntaria refleja el temor o nerviosismo del paciente ante la palpación; la rigidez involuntaria refleja irritación o inflamación peritoneales, potencialmente letales. (Véase *Identificación de rigidez voluntaria*, en la pág. 621.)

La rigidez involuntaria con mayor frecuencia se debe a trastornos digestivos, pero también puede ser resultado de trastornos pulmonares y vasculares y de toxinas de insectos. Por lo común se acompaña de fiebre; náusea; vómito; y sensibilidad, distensión y dolor abdominales.

INTERVENCIONES EN CASO DE URGENCIA

Después de palpar en busca de rigidez abdominal, se toman con rapidez los signos vitales del paciente. Aunque éste puede no lucir gravemente enfermo o tener signos vitales claramente anómalos, la rigidez abdominal amerita intervenciones de urgencia.

Se hacen los preparativos para administrar oxígeno y para insertar una línea IV con fines de reposición de líquidos y sangre. Tal vez se requieran fármacos para mejorar la presión arterial. También se prepara al paciente para cateterización, y se vigilan ingreso y egreso.

Tal vez deba insertarse una sonda nasogástrica para aliviar la distensión abdominal. Dado que podría necesitarse cirugía de urgencia, el paciente debe ser preparado para pruebas de laboratorio y radiografías.

Anamnesis y exploración física

Si el estado del paciente permite una valoración ulterior, se recaba una anamnesis breve. Se determina cuándo comenzó la rigidez abdominal. ¿Se relaciona con dolor abdominal? En tal caso, ¿comenzó el dolor al mismo tiempo? Se determina si la rigidez abdominal es localizada o generalizada. ¿Siempre está presente? ¿Ha cambiado de sitio o ha permanecido constante? A continuación, se interroga sobre factores que la agravan o la alivian, como cambios de posición, tos, vómito, eliminación y caminata.

Se exploran otros signos y síntomas. Se inspecciona el abdomen en busca de ondas peristálticas, que pueden ser visibles en pacientes muy delgados. Además, se revisa en busca de un asa intestinal visiblemente distendida. Acto seguido se auscultan los borborigmos. Se realiza palpación ligera para localizar la rigidez y determinar su gravedad. Se evita la palpación profunda, que puede exacerbar el dolor abdominal. Por último, se buscan turgencia cutánea deficiente y sequedad de membranas mucosas, que indican deshidratación.

Causas médicas

- ***Aneurisma aórtico abdominal (disecante).*** Ocurre rigidez abdominal leve a moderada en el aneurisma aórtico abdominal, un trastorno que pone en peligro la vida. Por lo común se acompaña de dolor constante en la parte alta del abdomen que puede radiar a la espalda baja. El dolor puede empeorar cuando el paciente se acuesta, y aliviarse cuando se inclina al frente o se sienta. Antes de la ruptura, el aneurisma puede producir una masa pulsátil en el epigastrio, acompañada de un soplo sistólico sobre la aorta. Sin embargo, la masa deja de pulsar después de la ruptura. Entre los signos y síntomas relacionados se incluyen moteado de la piel por abajo de la cintura, ausencia de pulsos femoral y pedio, menor presión arterial en las piernas que en los brazos, y sensibilidad leve a moderada con defensa muscular. La pérdida significativa de sangre causa signos de choque, como taquicardia, taquipnea y humedad fría de la piel.
- ***Toxinas de insectos.*** Las picaduras y mordeduras de insectos y otros artrópodos, en especial la mordedura de la araña viuda negra, liberan toxinas capaces de producir dolor abdominal colicoso generalizado, que suele acompañarse de rigidez. Estas toxinas también pueden causar febrícula, náusea, vómito, temblores y sensación quemante en manos y pies. Algunos pacientes presentan aumento de la salivación, hipertensión, paresia e hiperreflexia. Los niños suelen estar inquietos, presentar un gruñido

R

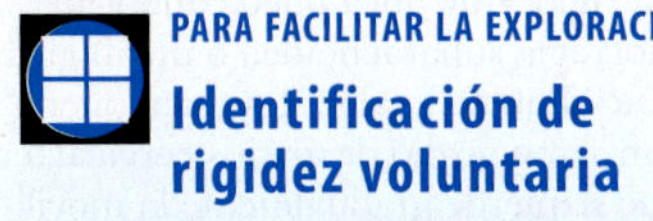

PARA FACILITAR LA EXPLORACIÓN

Identificación de rigidez voluntaria

Es imprescindible distinguir la rigidez abdominal voluntaria de la involuntaria para una valoración precisa. Se recomienda revisar esta comparación para diferenciar una de otra con rapidez.

RIGIDEZ VOLUNTARIA

- Por lo común simétrica
- Mayor rigidez en la inspiración (la espiración causa la relajación muscular)
- Es facilitada por técnicas de relajación, como colocar al paciente en una postura confortable y hablarle de manera tranquila y relajada
- Indolora cuando el paciente se sienta en la cama usando sólo los músculos abdominales

RIGIDEZ INVOLUNTARIA

- Por lo común asimétrica
- Igual rigidez en la inspiración y la espiración
- No es afectada por las técnicas de relajación
- Dolorosa cuando el paciente se sienta en la cama usando sólo los músculos abdominales

espiratorio y mantener las piernas flexionadas.

■ ***Isquemia de arteria mesentérica.*** Este trastorno potencialmente letal se caracteriza por 2 a 3 días de dolor abdominal persistente de grado bajo y diarrea que desembocan en dolor abdominal intenso y rigidez. Ésta ocurre en la región central o periumbilical y se acompaña de hipersensibilidad abdominal, fiebre y signos de choque, como taquicardia e hipotensión. Otros datos pueden ser vómito, anorexia, y diarrea o estreñimiento. Siempre debe sospecharse el trastorno en pacientes de más de 50 años de edad con antecedente de insuficiencia cardiaca, arritmia, infarto cardiovascular o hipotensión.

■ ***Peritonitis.*** Según la causa de la peritonitis, la rigidez abdominal puede ser localizada o generalizada. Por ejemplo, si un apéndice inflamado causa peritonitis local, la rigidez puede localizarse en el cuadrante inferior derecho. Si una úlcera perforada causa peritonitis extensa, la rigidez suele ser generalizada y, en casos graves, con consistencia de tabla.

La peritonitis también causa dolor abdominal súbito e intenso que puede ser localizado o generalizado. Además, puede producir sensibilidad y distensión abdominales, sensibilidad de rebote, defensa muscular, hiperalgesia, hipoactividad o ausencia de borborigmos, náusea y vómito. Por lo común el paciente también tiene fiebre, escalofríos, taquicardia, taquipnea e hipotensión.

Consideraciones especiales

Se continúa vigilando de cerca al paciente en busca de signos de choque. Se le coloca lo más cómodo que sea posible. El paciente debe yacer en decúbito supino, con la cabeza extendida sobre la mesa, los brazos a los costados y las rodillas ligeramente flexionadas para relajar los músculos abdominales. Dado que los analgésicos pueden enmascarar síntomas, se les evita hasta que se haya establecido un diagnóstico tentativo. Dado que tal vez se requiera cirugía de urgencia, se suspenden alimentos y líquidos y se administra un antibiótico IV. Se prepara al paciente para pruebas diagnósticas, entre las que pueden estar análisis de sangre, orina y heces; radiografías torácicas y abdominales; tomografía computarizada; resonancia magnética; lavado peritoneal; y gastroscopia o colonoscopia. También puede realizarse una exploración pélvica o rectal.

Orientación al paciente

Se explican las pruebas diagnósticas o la cirugía que el paciente requerirá, y se le enseña acerca de medidas para reducir la ansiedad.

CONSIDERACIONES PEDIÁTRICAS

La rigidez voluntaria puede ser difícil de distinguir de la involuntaria si el dolor hace que el niño esté inquieto, tenso o aprensivo. Sin embargo, en cualquier niño en que se sospeche rigidez involuntaria la prioridad es la detección temprana de deshidratación y choque, que pueden hacerse potencialmente letales con rapidez.

La rigidez abdominal en el niño puede deberse a perforación gástrica, estenosis pilórica hipertrófica, obstrucción duodenal, íleo meconial, invaginación, fibrosis quística, enfermedad celiaca y apendicitis.

CONSIDERACIONES GERIÁTRICAS
La edad avanzada y el deterioro de la cognición reducen la percepción y la intensidad del dolor. El debilitamiento de los músculos abdominales puede reducir los espasmos musculares y la rigidez.

Bibliografía

Boeckxstaens, G. E., & de Jonge, W. J. (2009). Neuroimmune mechanisms in post-operative ileus. *Gut*, *58*(9), 1300–1311.

Iyer, S., Saunders, W. B., & Stemkowski S. (2009). Economic burden of postoperative ileus associated with colectomy in the United States. *Journal of Managed Care Pharmacy*, *15*(6), 485–494.

Rigidez de nuca

Por lo común un signo temprano de irritación meníngea, la rigidez de nuca se refiere a rigidez del cuello que impide la flexión. Para inducir este signo, se intenta flexionar pasivamente el cuello del paciente y hacer que se toque el pecho con el mentón. Si hay rigidez de nuca, esta maniobra causa dolor y espasmos musculares. (Es necesario asegurarse de que no haya desalineación de la columna cervical, como fractura o luxación, antes de hacer pruebas para rigidez de nuca. Podría ocurrir lesión grave de médula espinal.) El paciente también puede advertir rigidez de nuca cuando intenta flexionar el cuello durante las actividades cotidianas. Este signo no es confiable en niños y lactantes.

La rigidez de nuca puede anunciar hemorragia subaracnoidea o meningitis potencialmente letales. También puede ser un signo tardío de artritis cervical, en la que se pierde gradualmente la movilidad articular.

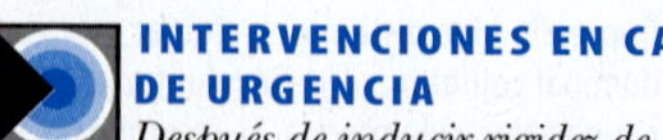

INTERVENCIONES EN CASO DE URGENCIA

Después de inducir rigidez de nuca, se intenta inducir los signos de Kernig y de Brudzinski. Se evalúa con rapidez el nivel de conciencia (NDC) del paciente. Se toman los signos vitales. Si se advierten signos de aumento de la presión intracraneal (PIC), como incremento de la presión sistólica, bradicardia y aumento de la presión diferencial, se coloca una línea IV para administración de fármacos y se suministra oxígeno según sea necesario. Se mantiene la cabecera de la cama al menos a 30°. Se extrae una muestra de sangre para estudios de rutina, como biometría hemática completa con recuento de leucocitos y concentraciones de electrolitos.

Anamnesis y exploración física

Se realiza la anamnesis, basándose en familiares si un NDC alterado impide que el paciente responda. Se pregunta sobre inicio y duración de la rigidez de cuello. ¿Hubo factores precipitantes? También se interroga sobre signos y síntomas asociados, como cefalea, fiebre, náusea, vómito y cambios motores y sensitivos. Se revisa en busca de antecedentes de hipertensión, traumatismo craneoencefálico, aneurisma cerebral o malformación arteriovenosa, endocarditis, infección reciente (como sinusitis o neumonía), o trabajo dental reciente. Después se obtienen los antecedentes medicamentosos completos.

Si el paciente no tiene otros signos de irritación meníngea, se interroga sobre antecedentes de artritis o traumatismo cervical. ¿Recuerda el paciente haber sentido un tirón en algún músculo del cuello? Se inspeccionan las manos del paciente en busca de tumefacción o sensibilidad de articulaciones, y se palpa el cuello en busca de dolor o sensibilidad.

Causas médicas

■ ***Artritis cervical.*** En la artritis cervical ocurre rigidez de nuca de forma gradual. Al principio, el paciente puede informar rigidez de cuello temprano en la mañana o después de un periodo de inactividad. Después la rigidez se hace cada vez más intensa y frecuente. Es común el dolor al moverse, en particular lateralmente o al volver la cabeza. De manera característica, la artritis también afecta otras articulaciones, en especial las de las manos.

■ ***Encefalitis.*** La encefalitis es una infección viral que puede provocar rigidez de nuca acompañada de otros signos de irritación meníngea, como signos de Kernig y de Brudzinski positivos. Por lo común, la rigidez de nuca aparece de manera abrupta y es precedida por cefalea, vómito y fiebre. Puede haber disminución rápida del NDC, que va de letargo a coma en las 24 a 48 horas que siguen al inicio. Son características asociadas convulsiones, ataxia, hemiparesis, nistagmo y parálisis de nervios craneales, como disfagia y ptosis.

■ ***Listeriosis.*** Si la listeriosis se propaga al sistema nervioso, puede ocurrir meningitis. Entre los signos y síntomas se incluyen rigidez de nuca, fiebre, cefalea y cambio del NDC. Son signos y síntomas iniciales fiebre, mialgia, dolor abdominal, náusea, vómito y diarrea.

CONSIDERACIONES SEGÚN EL SEXO *La listeriosis durante el embarazo puede causar parto prematuro, infección del neonato o aborto.*

■ ***Meningitis.*** La rigidez de nuca es un signo temprano de meningitis y se acompaña de otros signos de irritación meníngea: signos de Kernig y de Brudzinski positivos, hiperreflexia y, quizá, opistótonos. Otras manifestaciones tempranas son fiebre con escalofríos, cefalea, fotofobia y vómito. Al principio, el paciente está confundido e irritable; más tarde, puede tornarse estuporoso y propenso a las convulsiones o entrar en coma. La afección de nervios craneales puede causar parálisis oculares, debilidad facial y sordera. Se presenta un exantema eritematoso papular en algunas formas de meningitis viral; es posible un exantema purpúrico en la meningitis meningocócica.

■ ***Hemorragia subaracnoidea.*** Ocurre rigidez de nuca inmediatamente después del sangrado al espacio subaracnoideo. La exploración puede detectar signos de Kernig y de Brudzinski positivos. El paciente puede experimentar el inicio abrupto de cefalea intensa, fotofobia, fiebre, náusea, vómito, mareo, parálisis de nervios craneales y signos neurológicos focales, como hemiparesis o hemiplejia. El NDC se deteriora con rapidez, quizá hasta el coma. También son posibles signos de aumento de la PIC, como bradicardia y respiraciones alteradas.

Consideraciones especiales

Se prepara al paciente para pruebas diagnósticas, como tomografía computarizada, resonancia magnética y radiografías de la columna cervical.

Se vigilan de cerca signos vitales, ingreso y egreso, y estado neurológico. Se evita la administración sistemática de analgésicos opioides porque pueden enmascarar signos de aumento de la PIC. Se fomenta el reposo estricto en cama; se mantiene la cabecera de la cama elevada al menos a 30° para ayudar a minimizar la PIC.

Se ayuda al paciente a encontrar una posición confortable a fin de obtener reposo adecuado.

Orientación al paciente

Se orienta al paciente, según sea apropiado, y se le explican todas las intervenciones y pruebas diagnósticas a él y a su familia. Se explican la causa de la rigidez de nuca y el plan de tratamiento.

CONSIDERACIONES PEDIÁTRICAS

Las pruebas para rigidez de nuca en general son menos confiables en niños, en especial en lactantes. En niños pequeños, se mueve la cabeza suavemente en todas direcciones, observando en busca de resistencia. En niños mayores, se pide al niño que se siente erguido y toque el pecho con el mentón. La resistencia a este movimiento puede indicar irritación meníngea.

Bibliografía

Berkowitz, C. D. (2012). *Berkowitz's pediatrics: A primary care approach* (4th ed.). USA: American Academy of Pediatrics.

Buttaro, T. M., Tybulski, J., Bailey, P. P., & Sandberg-Cook, J. (2008). *Primary care: A collaborative practice* (pp. 444–447). St. Louis, MO: Mosby Elsevier.

Colyar, M. R. (2003). *Well-child assessment for primary care providers*. Philadelphia, PA: F.A. Davis.

Sommers, M. S., & Brunner, L. S. (2012). *Pocket diseases*. Philadelphia, PA: F.A. Davis.

Rigidez en rueda dentada

La rigidez en rueda dentada es un signo cardinal de la enfermedad de Parkinson, marcado por rigidez muscular que reacciona con movimientos superpuestos de trinquete cuando el músculo se estira de manera pasiva. Este signo puede inducirse estabilizando el antebrazo del paciente y después desplazando su muñeca en el arco de movimiento. (La rigidez en rueda dentada suele presentarse en los brazos pero a veces puede inducirse en el tobillo.) El paciente y el examinador pueden ver y sentir estos movimientos característicos, que se piensa son una combinación de rigidez y temblor.

Anamnesis y exploración física

Una vez que se ha inducido la rigidez en rueda dentada, se realiza la anamnesis para determinar cuándo notó por primera vez el paciente signos asociados de enfermedad de Parkinson. Por ejemplo, ¿ha experimentado temblor? ¿Notó primero temblor de manos? ¿Tiene movimientos de "agitar pastillas" en las manos? ¿Cuándo notó por primera vez que estos movimientos se hacían más lentos? ¿Desde cuándo experimenta rigidez de brazos y piernas? ¿Se ha reducido el tamaño de su letra? Mientras se realiza la anamnesis, se observa al paciente en busca de signos de parkinsonismo pronunciado, como sialorrea, facies en máscara, disfagia, habla monótona y alteración de la marcha.

Se determina cuáles fármacos usa el paciente, y se pregunta si han ayudado a aliviar algunos de los síntomas. Si toma levodopa y los síntomas han empeorado, se determina si se ha excedido la dosis prescrita. Si se sospecha sobredosis, se suspende el fármaco. Si el paciente ha estado tomando una fenotiazina u otro antipsicótico y no tiene antecedentes de enfermedad de Parkinson, tal vez tenga una reacción adversa. Se suspende el fármaco según sea apropiado.

Causas médicas

- ***Enfermedad de Parkinson.*** En la enfermedad de Parkinson, la rigidez en rueda dentada ocurre junto con temblor insidioso, que suele comenzar en los dedos de las manos (temblor de agitar pastillas unilateral), aumenta durante estrés o ansiedad, y disminuye con movimiento deliberado y sueño.

  También se presenta bradicinesia (lentitud de movimientos voluntarios y habla). El paciente camina con pasos cortos, festinantes; su marcha carece del movimiento paralelo normal y puede ser retropulsiva o propulsiva. Tiene una manera monótona de hablar y expresión facial de máscara. También puede experimentar sialorrea, disfagia, disartria y pérdida del control de la postura, lo que lo hace caminar con el cuerpo flexionado al frente. También son posibles crisis oculógiras (los ojos fijos hacia arriba y movimientos tónicos involuntarios) o blefarospasmo (cierre completo de los párpados).

También se presenta rigidez en rueda dentada en las encefalopatías metabólicas (urémica y hepática).

Otras causas

- ***Fármacos.*** Fenotiazinas y otros antipsicóticos (como haloperidol, tiotixeno y loxapina) pueden causar rigidez en rueda dentada. La metoclopramida rara vez la causa.

Consideraciones especiales

Si el paciente tiene disfunción muscular asociada, se le ayuda con ambulación, baño,

R

alimentación y otras actividades cotidianas según se requiera. Se dan cuidados sintomáticos según sea apropiado. Por ejemplo, si el paciente tiene estreñimiento, se le administra un ablandador de heces; si experimenta disfagia, se le ofrece una dieta blanda con pequeñas comidas frecuentes. Se refiere al paciente a la National Parkinson Foundation o la American Parkinson Disease Association, que proporcionan materiales educativos y apoyo.

Orientación al paciente

Se enseña al paciente sobre la enfermedad de Parkinson y sus tratamientos. Se refiere al paciente a la National Parkinson Foundation o la American Parkinson Disease Association para que solicite materiales educativos y apoyo.

CONSIDERACIONES PEDIÁTRICAS

La rigidez en rueda dentada no ocurre en niños.

Bibliografía

Brooks, M. Amantadine has lasting benefit on levodopa-induced dyskinesia. *Medscape Medical News* [serial online]. January 8, 2014; Accessed January 13, 2014. Available at http://Medscape Medical News.

Ory-Magne, F., Corvol, J. C., Azulay, J. P., et al., (2014). Withdrawing amantadine in dyskinetic patients with Parkinson disease: The AMANDYSK trial. *Neurology*, *82*(4), 300–307.

Rinorrea

Común y rara vez grave, la rinorrea es la secreción de moco nasal delgado. Puede ser autolimitada o crónica, y deberse a un trastorno nasal, sinusal o sistémico o a una fractura del piso del cráneo. La rinorrea también puede ser resultado de cirugía sinusal o craneal, uso excesivo de gotas o aerosoles nasales vasoconstrictores, o inhalación de una sustancia irritante, como humo de tabaco, polvo y humos industriales. Según la causa, la secreción puede ser clara, purulenta, sanguinolenta o serosanguinolenta.

Anamnesis y exploración física

Se comienza la anamnesis preguntado al paciente si la secreción sale por ambas narinas. ¿Es intermitente o persistente? ¿Comenzó de manera súbita o gradual? ¿Es afectado el drenaje por la posición de la cabeza?

Después se pide al paciente que describa la secreción. ¿Es acuosa, sanguinolenta, purulenta o maloliente? ¿Es copiosa o escasa? ¿Empeora o mejora a determinadas horas del día? También se determina si el paciente usa fármacos, en especial gotas o aerosoles nasales. ¿Se ha expuesto a irritantes nasales en casa o el trabajo? ¿Sufre de alergias estacionales? ¿Tuvo en fecha reciente un traumatismo craneoencefálico?

Se examina la nariz del paciente, observando el flujo de aire en cada narina. Se evalúan tamaño, color y condición de la mucosa de los cornetes (normalmente de color rosa pálido). Se observa si la mucosa es roja, inusualmente pálida, azul o gris. Después se examina la zona debajo de cada cornete. (Véase *Uso de un espéculo nasal,* en la pág. 626.) Es necesario asegurarse de palpar sobre los senos frontal, etmoidal y maxilar en busca de sensibilidad.

Para distinguir entre moco nasal y líquido cerebroespinal (LCE), se toma una pequeña cantidad de líquido en una tira reactiva para glucosa. Si hay LCE (el cual contiene glucosa), el resultado de la prueba será anómalo. Por último, se busca anosmia usando una sustancia no irritante.

Causas médicas

- ***Fractura del piso del cráneo.*** Un desgarro de la duramadre puede ocasionar rinorrea de líquido cerebroespinal, que aumenta cuando el paciente baja la cabeza. Otros datos son epistaxis, otorrea y combadura del tímpano por sangre u otro líquido. Una fractura del piso del cráneo también puede causar cefalea, parálisis facial, náusea, vómito, deterioro del movimiento ocular, desviación ocular, pérdida visual y auditiva, depresión del nivel de conciencia, signo de Battle y equimosis periorbitaria.

■ ***Resfriado común.*** Una secreción nasal inicialmente acuosa puede hacerse espesa y mucopurulenta. Son datos relacionados estornudos, congestión nasal, tos seca y superficial, irritación laríngea, respiración bucal y pérdida transitoria de los sentidos de olfato y gusto. También puede haber malestar general, fatiga, mialgia, artralgia, cefalea ligera, sequedad labial y enrojecimiento de labio superior y nariz.

■ ***Tumores nasales o sinusales.*** Los tumores nasales pueden provocar una secreción sanguinolenta o serosanguinolenta intermitente unilateral que puede ser purulenta y maloliente. También son posibles congestión nasal, goteo posnasal y cefalea. En etapas avanzadas, los tumores de seno paranasal pueden causar una masa en el carrillo o desplazamiento ocular, parestesia o dolor faciales, y obstrucción nasal.

■ ***Rinitis.*** La rinitis alérgica produce una secreción acuosa profusa episódica. (Una secreción mucopurulenta indica infección.) Entre los signos y síntomas asociados típicos se incluyen aumento de la lagrimación; congestión nasal; prurito de ojos, nariz y garganta; goteo posnasal; estornudo

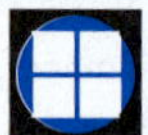

PARA FACILITAR LA EXPLORACIÓN

Uso de un espéculo nasal

Para visualizar el interior de las narinas, se usa un espéculo nasal y una buena fuente de luz, como una linterna de pluma. Se sostiene el espéculo en la palma de una mano y la linterna en la otra. Se pide al paciente que incline la cabeza hacia atrás un poco y la apoye contra una pared u otro objeto firme, si es posible. Se insertan las hojas del espéculo cerca de 1.3 centímetros en el vestíbulo nasal, como se muestra.

Se coloca el dedo índice en la punta de la nariz del paciente con fines de estabilidad. Se abren con cuidado las hojas del espéculo. Se dirige el haz de luz hacia el interior de las narinas. Entonces se inspeccionan las narinas como se muestra. La mucosa debe ser de un rosado intenso. Se toma nota de cualquier secreción, masas, lesiones o tumefacción de la mucosa. Se revisa el tabique nasal en busca de perforación, sangrado o costra. Un tono azulado de los cornetes sugiere alergia. Una proyección alargada redondeada sugiere un pólipo.

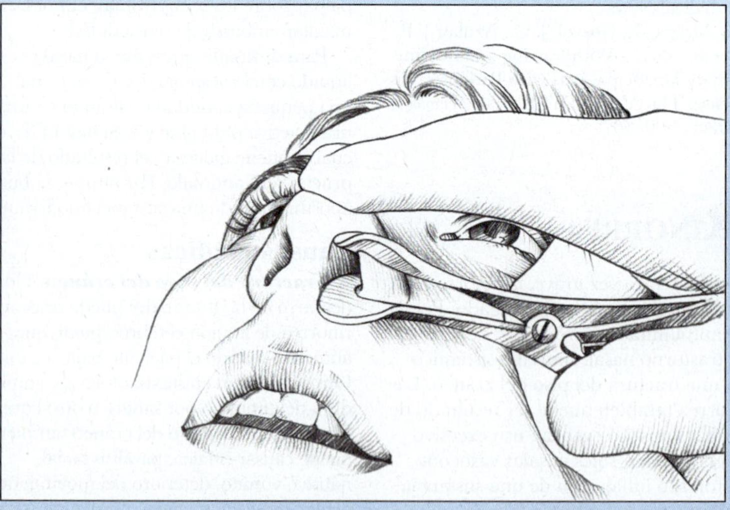

recurrente; respiración bucal; deterioro del sentido del olfato; y cefalea frontal o temporal. Además, los cornetes están pálidos y tumefactos, y la mucosa, pálida y húmeda.

En la rinitis atrófica, la secreción nasal es escasa, purulenta y maloliente. Es común la obstrucción nasal, y las costras pueden sangrar al retirarlas. La mucosa es de color rosa pálido y brillante.

En la rinitis vasomotora, una secreción nasal profusa y acuosa acompaña a obstrucción nasal crónica, estornudos, goteo posnasal recurrente y palidez y tumefacción de cornetes. El tabique nasal es rosado; la mucosa, azul.

- ***Sinusitis.*** En la sinusitis aguda, una secreción nasal espesa y purulenta causa un goteo posnasal purulento que ocasiona dolor de garganta y halitosis. También puede haber congestión nasal, dolor y sensibilidad intensos sobre los senos nasales afectados, fiebre, cefalea y malestar general.

En la sinusitis crónica, la secreción nasal suele ser escasa, espesa y purulenta de modo intermitente. Congestión nasal y molestia o presión de grado bajo sobre los senos implicados pueden ser persistentes o recurrentes. También puede haber irritación laríngea crónica y pólipos nasales.

En la sinusitis micótica crónica, el cuadro clínico semeja el de la sinusitis bacteriana crónica. Sin embargo, algunos casos —en especial en pacientes inmunodeficientes— avanzan con rapidez a exoftalmía, ceguera, propagación intracraneal y, con el tiempo, la muerte.

Otras causas

- ***Fármacos.*** Los aerosoles o gotas nasales que contienen vasoconstrictores pueden causar rinorrea de rebote (rinitis medicamentosa) si se usan por más de 5 días.
- ***Cirugía.*** Puede ocurrir rinorrea de líquido cerebroespinal después de cirugía de senos nasales o craneal.

Consideraciones especiales

Tal vez sea necesario preparar al paciente para radiografía de senos nasales o cráneo (si se sospecha fractura de cráneo) y tomografía computarizada. Quizá también se requiera administrar un antihistamínico, un descongestionante, un analgésico o un antipirético. Se recomienda al paciente beber abundantes líquidos para adelgazar las secreciones.

El embarazo causa cambios fisiológicos que pueden agravar la rinorrea, provocando eosinofilia e irritabilidad crónica de las vías respiratorias.

Orientación al paciente

Se explica el uso adecuado de aerosoles nasales de venta libre.

CONSIDERACIONES PEDIÁTRICAS

Debe tenerse presente que la rinorrea en niños puede deberse a atresia coanal, rinitis alérgica o crónica, etmoiditis aguda o sífilis congénita. Se supone que la rinorrea y la obstrucción nasal unilaterales son causadas por un cuerpo extraño en la nariz mientras no se demuestre lo contrario.

CONSIDERACIONES GERIÁTRICAS

Los adultos mayores pueden presentar más reacciones adversas a los fármacos que se usan para tratar la rinorrea, como hipertensión o confusión.

Bibliografía

Buttaro, T. M., Tybulski, J., Bailey, P. P., & Sandberg-Cook, J. (2008). *Primary care: A collaborative practice* (pp. 444–447). St. Louis, MO: Mosby Elsevier.

Colyar, M. R. (2003). *Well-child assessment for primary care providers*. Philadelphia, PA: F.A. Davis.

Lehne, R. A. (2010). *Pharmacology for nursing care* (7th ed). St. Louis, MO: Saunders Elsevier.

McCance, K. L., Huether, S. E., Brashers, V. L., & Rote, N. S. (2010). *Pathophysiology: The biologic basis for disease in adults and children*. Maryland Heights, MO: Mosby Elsevier.

Sommers, M. S., & Brunner, L. S. (2012). *Pocket diseases*. Philadelphia, PA: F.A. Davis.

Roce pericárdico

Por lo común transitorio, un roce pericárdico es un sonido de raspadura, frotamiento o aplastamiento que ocurre cuando dos capas inflamadas del pericardio se deslizan entre sí. Este ruido anómalo leve a intenso se ausculta mejor a lo largo del borde esternal inferior izquierdo durante la inspiración profunda. Indica pericarditis, que puede deberse a infección aguda, un trastorno cardiaco o renal, síndrome pospericardiotomía, o el uso de determinados fármacos.

En ocasiones, un roce pericárdico puede simular un soplo cardiaco (Véase *¿Roce pericárdico o soplo cardiaco?*) o un roce pleural. Sin embargo, el roce pericárdico clásico tiene tres componentes. (Véase *Entendiendo los roces pericárdicos*.)

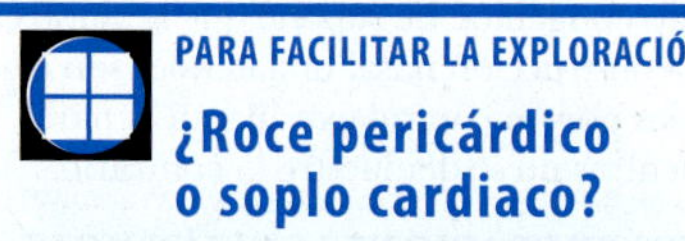

PARA FACILITAR LA EXPLORACIÓN

¿Roce pericárdico o soplo cardiaco?

¿El ruido que se escucha es un roce pericárdico o un soplo cardiaco? He aquí cómo determinarlo. El roce pericárdico clásico tiene tres componentes acústicos, que se relacionan con las fases del ciclo cardiaco. Sin embargo, en algunos pacientes los componentes presistólico y diastólico temprano del roce son inaudibles, lo cual hace que el roce semeje el soplo de la insuficiencia mitral o la estenosis e insuficiencia aórticas.

Si no se detecta el ruido de tres componentes clásico, es posible distinguir un roce pericárdico de un soplo cardiaco volviendo a auscultar y haciéndose uno mismo estas preguntas:

¿QUÉ TAN PROFUNDO ES EL SONIDO?

Un roce pericárdico suele sonar superficial; un soplo suena más profundo en el tórax.

¿SE RADIA EL SONIDO?

Un roce pericárdico no suele radiar; un soplo puede radiar ampliamente.

¿VARÍA EL SONIDO CON LA INSPIRACIÓN O LOS CAMBIOS EN LA POSICIÓN DEL PACIENTE?

Un roce pericárdico suele tener la máxima intensidad durante la inspiración y se ausculta mejor cuando el paciente se inclina al frente. Un soplo varía en momento y duración con ambos factores.

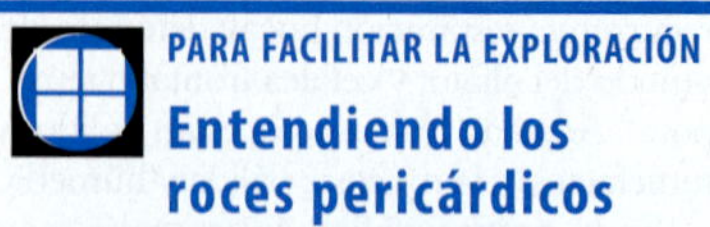

PARA FACILITAR LA EXPLORACIÓN

Entendiendo los roces pericárdicos

El roce pericárdico completo o clásico es trifásico. Sus tres componentes acústicos están relacionados con las fases del ciclo cardiaco. El componente *presistólico* (A) refleja la sístole auricular y precede al primer ruido cardiaco (S_1). El componente *sistólico* (B) —por lo común el más intenso— refleja la sístole ventricular y ocurre entre S_1 y el segundo ruido cardiaco (S_2). El componente *diastólico temprano* (C) refleja la diástole ventricular y sigue a S_2.

A veces, el componente diastólico temprano se fusiona con el componente presistólico, y produce un ruido de vaivén difásico a la auscultación. En otros pacientes, la auscultación sólo detecta un componente: un roce monofásico, de manera característica durante la sístole ventricular.

ROCE TRIFÁSICO

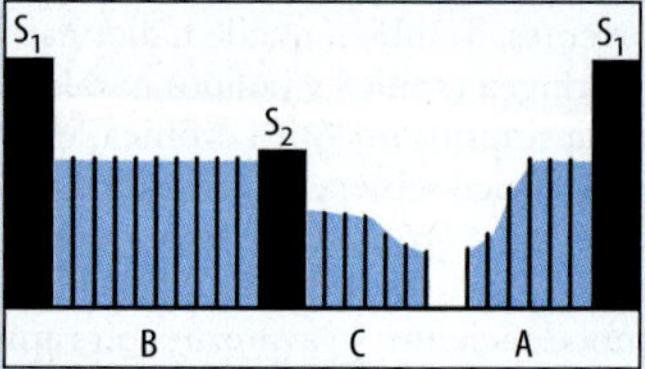

ROCE DIFÁSICO

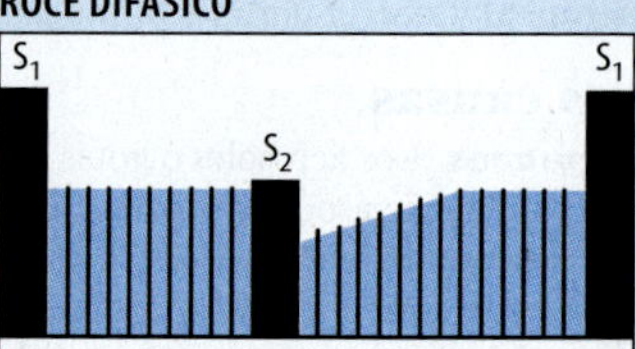

ROCE MONOFÁSICO

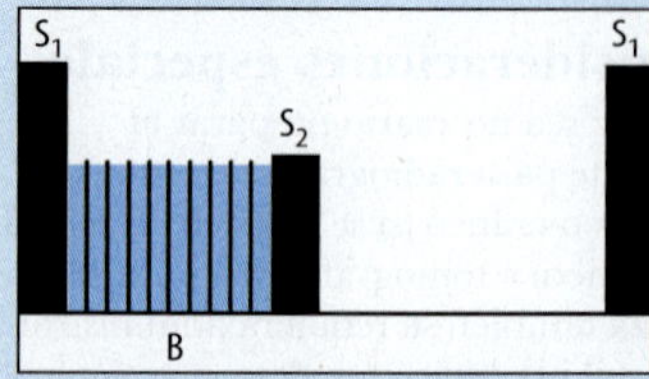

Anamnesis y exploración física

Se realiza una anamnesis médica completa, tomando nota en especial de disfunción cardiaca. ¿Sufrió el paciente hace poco un infarto de miocardio o cirugía cardiaca? ¿Alguna vez ha tenido pericarditis o un trastorno reumático, como artritis reumatoide o lupus eritematoso sistémico? ¿Tiene insuficiencia renal crónica o infección? Si el paciente informa dolor torácico, se le pide que describa su carácter y ubicación. ¿Qué alivia el dolor? ¿Qué lo empeora?

Se miden los signos vitales, tomando nota en especial de hipotensión, taquicardia, pulso irregular, taquipnea y fiebre. Se inspecciona en busca de ingurgitación yugular, edema, ascitis y hepatomegalia. Se auscultan los pulmones en busca de crepitaciones. (Véase *Comparación de datos de auscultación*, en la pág. 630.)

Causas médicas

- ***Pericarditis.*** Un roce pericárdico es el sello distintivo de la pericarditis aguda. Este trastorno también causa dolor torácico o retroesternal penetrante que suele radiar a hombro izquierdo, cuello y espalda. El dolor empeora cuando el paciente respira profundamente, tose o se acuesta boca arriba y, quizá, cuando deglute. Cede cuando se sienta y se inclina al frente. También puede haber fiebre, disnea, taquicardia y arritmias.

  En la pericarditis constrictiva crónica se desarrolla lentamente un roce pericárdico y se acompaña de signos de disminución de llenado y gasto cardiacos, como edema periférico, ascitis, ingurgitación yugular a la inspiración (signo de Kussmaul), y hepatomegalia. También pueden ocurrir disnea, ortopnea, pulso paradójico y dolor torácico.

Otras causas

- ***Fármacos.*** Procainamida y agentes de quimioterapia pueden causar pericarditis.

Consideraciones especiales

Se continúa vigilando el estado cardiovascular del paciente. Si el roce pericárdico desaparece, se está alerta a signos de taponamiento cardiaco: palidez; humedad fría de la piel; hipotensión; taquicardia; taquipnea; pulso paradójico; y aumento de la ingurgitación yugular. Si se presentan estos signos, se prepara al paciente para pericardiocentesis a fin de prevenir el colapso cardiovascular.

Se asegura que el paciente tenga reposo adecuado. Se le administra un antiinflamatorio, antiarrítmico, diurético o antimicrobiano para tratar la causa subyacente. Si es necesario, se le prepara para una pericardiectomía a fin de promover la contracción y el llenado cardiacos adecuados.

Orientación al paciente

Se explica el trastorno subyacente, sus tratamientos, y lo que el paciente puede hacer para minimizar los síntomas.

CONSIDERACIONES PEDIÁTRICAS

Puede ocurrir pericarditis bacteriana durante las dos primeras décadas de vida, por lo común antes de los 6 años de edad. Aunque puede ocurrir un roce pericárdico, otros signos y síntomas —como fiebre, taquicardia, disnea, dolor torácico, ingurgitación yugular y hepatomegalia— indican de manera más confiable este trastorno potencialmente letal. También puede ocurrir roce pericárdico después de cirugía para corregir defectos cardiacos congénitos. Sin embargo, suele desaparecer sin que se produzca pericarditis.

Bibliografía

Buttaro, T. M., Tybulski, J., Bailey, P. P., & Sandberg-Cook, J. (2008). *Primary care: A collaborative practice* (pp. 444–447). St. Louis, MO: Mosby Elsevier.

McCance, K. L., Huether, S. E., Brashers, V. L., & Rote, N. S. (2010). *Pathophysiology: The biologic basis for disease in adults and children*. Maryland Heights, MO: Mosby Elsevier.

Sommers, M. S., & Brunner, L. S. (2012). *Pocket diseases*. Philadelphia, PA: F.A. Davis.

Comparación de datos de auscultación

Durante la auscultación, es posible detectar un roce pleural, un roce pericárdico, o crepitaciones, tres ruidos anómalos que con frecuencia se confunden. Las siguientes ilustraciones ayudan a clarificar los datos de auscultación.

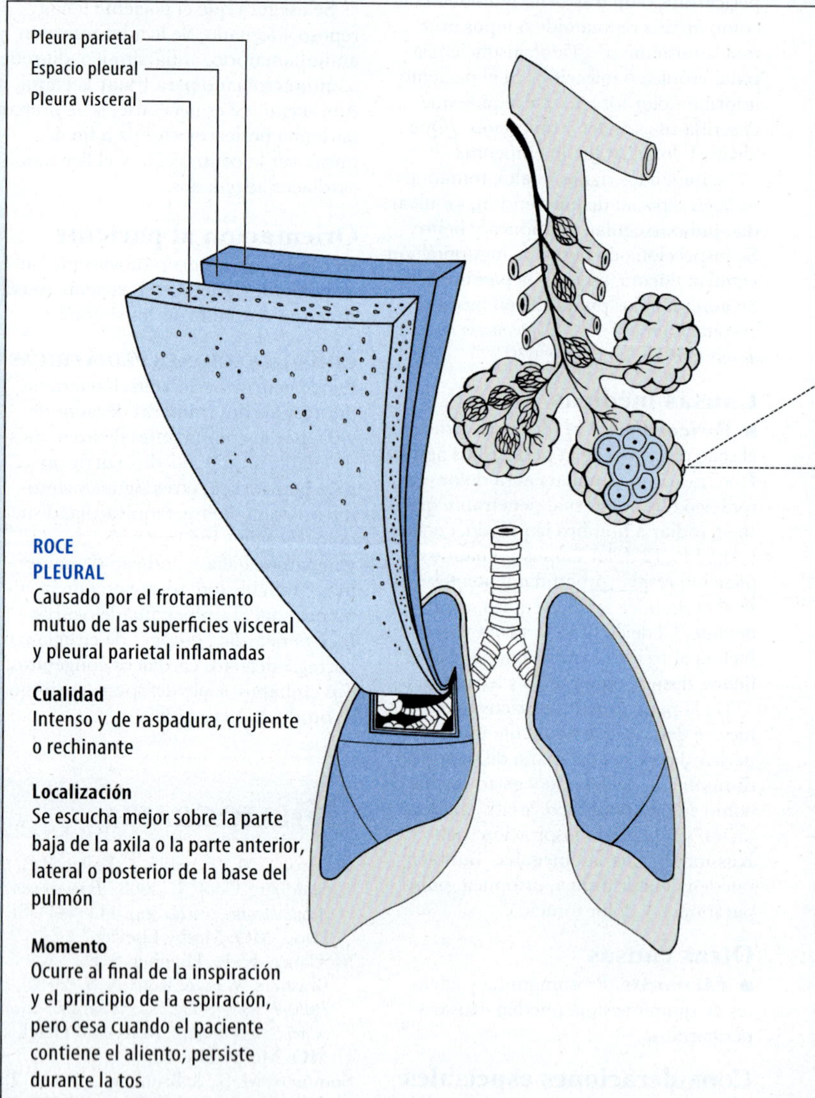

ROCE PLEURAL

Causado por el frotamiento mutuo de las superficies visceral y pleural parietal inflamadas

Cualidad

Intenso y de raspadura, crujiente o rechinante

Localización

Se escucha mejor sobre la parte baja de la axila o la parte anterior, lateral o posterior de la base del pulmón

Momento

Ocurre al final de la inspiración y el principio de la espiración, pero cesa cuando el paciente contiene el aliento; persiste durante la tos

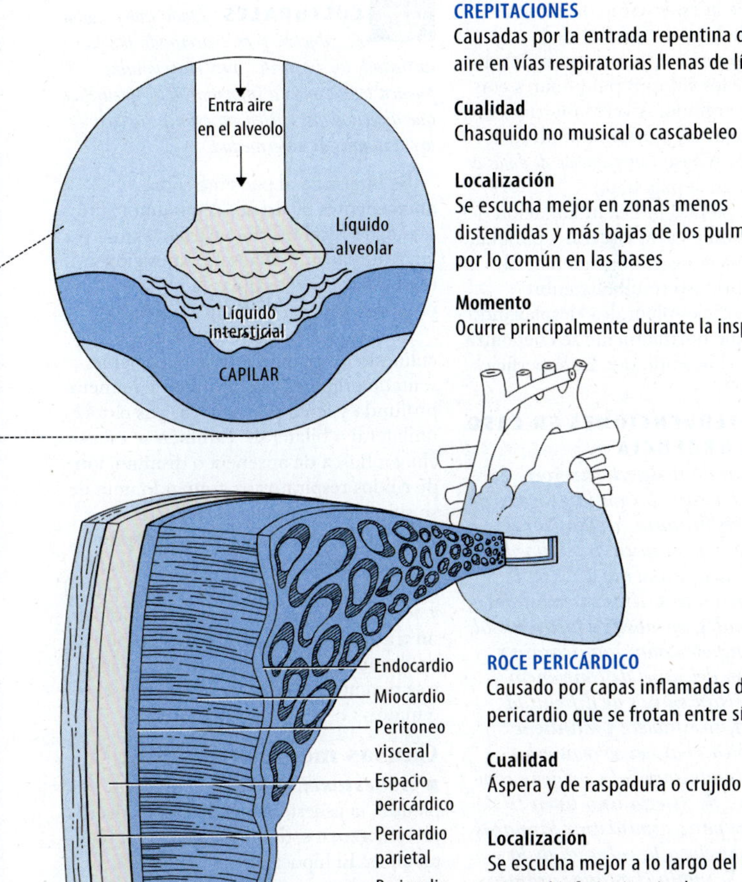

CREPITACIONES

Causadas por la entrada repentina de aire en vías respiratorias llenas de líquido

Cualidad

Chasquido no musical o cascabeleo

Localización

Se escucha mejor en zonas menos distendidas y más bajas de los pulmones, por lo común en las bases

Momento

Ocurre principalmente durante la inspiración

ROCE PERICÁRDICO

Causado por capas inflamadas del pericardio que se frotan entre sí

Cualidad

Áspera y de raspadura o crujido

Localización

Se escucha mejor a lo largo del borde esternal inferior izquierdo

Momento

Ocurre en relación con el latido cardiaco; más notable durante la inspiración profunda y continúa aunque el paciente contenga el aliento

R

ROCE PLEURAL

El roce pleural, que suele ser resultado de trastorno o traumatismo pulmonares, es un ruido intenso áspero, de raspadura, crujido o rechinido que puede auscultarse sobre uno o ambos pulmones durante el final de la inspiración o el principio de la espiración. Se escucha mejor sobre la parte inferior de la axila o la parte anterior, lateral o posterior de las bases de los campos pulmonares con el paciente erguido. A veces intermitente, puede semejar crepitaciones o un roce pericárdico. (Véase *Comparación de datos de auscultación,* en la pág. 630.)

Un roce pleural indica inflamación del recubrimiento pleural visceral y parietal, que ocasiona congestión y edema. El exudado fibrinoso resultante cubre ambas superficies pleurales, desplazando el líquido que normalmente se encuentra entre ellas y haciendo que las superficies rocen entre sí.

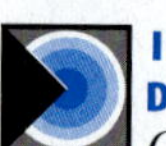

INTERVENCIONES EN CASO DE URGENCIA *Cuando se detecta un roce pleural, se buscan con rapidez signos de dificultad respiratoria: respiraciones superficiales o disminuidas; sibilancia o estridor; disnea; aumento del uso de músculos accesorios; tiros intercostales o supraesternales; cianosis; y aleteo nasal. Se buscan hipotensión, taquicardia y disminución del nivel de conciencia.*

Si se detectan signos de dificultad respiratoria, se establece y mantiene una vía aérea. Tal vez se requieran intubación endotraqueal y oxígeno complementario. Se inserta una línea IV de gran calibre para suministrar fármacos y líquidos. Se eleva la cabecera de la cama 30°. Se vigila el estado cardiaco de manera constante, y se revisan los signos vitales con frecuencia.

Anamnesis y exploración física

Si el paciente no tiene malestar intenso, se exploran síntomas relacionados. Se determina si ha tenido dolor torácico. En tal caso, se le pide que describa su ubicación e intensidad. ¿Cuánto dura el dolor torácico? ¿Radia el dolor a hombro, cuello o parte alta del abdomen? ¿Empeora el dolor al respirar, moverse o estornudar? ¿Cede el dolor si el paciente tensa los músculos del tórax, contiene el aliento, ejerce presión o se acuesta sobre el lado afectado?

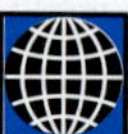

CONSIDERACIONES CULTURALES *Dado que el dolor es subjetivo y es exacerbado por la ansiedad, los pacientes muy emocionales pueden tender más a informar dolor pleurítico que aquellos que suelen ser estoicos acerca de los síntomas de enfermedad.*

Se interroga al paciente sobre antecedentes de artritis reumatoide, un trastorno respiratorio o cardiovascular, traumatismo reciente, exposición a asbesto o radioterapia. Si fuma, se obtiene una cifra de paquetes-año.

Se caracteriza el roce pleural auscultando los pulmones con el paciente sentado erguido y respirando de manera profunda y lenta por la boca. ¿Es el roce unilateral o bilateral? También se escucha en busca de ausencia o disminución de ruidos respiratorios, tomando nota de su sitio y momento en el ciclo respiratorio. ¿Desaparecen los ruidos respiratorios anómalos al toser? Se observa al paciente en busca de hipocratismo digital y edema de los pies, que pueden indicar un trastorno crónico. Se palpa en busca de disminución del movimiento torácico, y se percute en busca de un sonido seco o mate.

Causas médicas

- ***Asbestosis.*** Además de un roce pleural, la asbestosis puede causar disnea de esfuerzo, tos, dolor torácico y crepitaciones. El hipocratismo digital es un signo tardío.
- ***Cáncer pulmonar.*** Puede oírse un roce pleural en la zona pulmonar afectada. Otros efectos son tos (con posible hemoptisis), disnea, dolor torácico, pérdida de peso, anorexia, fatiga, hipocratismo digital, fiebre y sibilancia.
- ***Pleuresía.*** Ocurre un roce pleural en una fase temprana de la pleuresía. Sin embargo, el síntoma cardinal es dolor

R

torácico intenso repentino que suele ser unilateral y situado en las partes inferiores y laterales del tórax. La respiración profunda, tos o movimiento torácico agravan el dolor. Pueden escucharse ruidos respiratorios disminuidos y crepitaciones inspiratorias sobre la zona del dolor. Otros datos son disnea, taquipnea, taquicardia, cianosis, fiebre y fatiga.

- ***Neumonía (bacteriana).*** Ocurre un roce pleural en la neumonía bacteriana, que suele comenzar con tos superficial dolorosa y seca que rápidamente se hace productiva. De manera repentina se presentan efectos relacionados como escalofríos agitantes, fiebre alta, cefalea, disnea, dolor torácico pleurítico, taquipnea, taquicardia, gruñido respiratorio, aleteo nasal, matidez a la percusión y cianosis. La auscultación revela disminución de los ruidos respiratorios y crepitaciones finas.
- ***Embolia pulmonar.*** Una embolia puede causar un roce pleural sobre la zona afectada del pulmón. El primer síntoma suele ser disnea repentina, que puede acompañarse de dolor anginoso o pleurítico unilateral. Otras manifestaciones clínicas son tos no productiva o una que produce esputo teñido de sangre, taquicardia, taquipnea, febrícula, inquietud y diaforesis. Son datos menos comunes hemoptisis masiva, rigidez muscular antiálgica del tórax, edema de piernas y, en caso de un émbolo grande, cianosis, síncope e ingurgitación yugular. También son posibles crepitaciones, sibilancia difusa, disminución de los ruidos respiratorios, y signos de colapso circulatorio.
- ***Lupus eritematoso sistémico (LES).*** La afección pulmonar puede causar roce pleural, hemoptisis, disnea, dolor torácico pleurítico y crepitaciones. Son efectos más característicos del LES exantema en mariposa, dolor y rigidez articulares no deformantes, y fotosensibilidad. También pueden ocurrir fiebre, anorexia, pérdida de peso y linfadenopatía.
- ***Tuberculosis (pulmonar).*** En la TB pulmonar puede ocurrir un roce pleural sobre la parte afectada del pulmón. Son signos y síntomas tempranos pérdida de peso, sudoración nocturna, febrícula vespertina, malestar general, disnea, anorexia y tendencia a la fatiga. El avance del trastorno suele causar dolor pleurítico, crepitaciones finas sobre los lóbulos superiores, y tos productiva de esputo con estrías de sangre. La TB avanzada puede provocar tiros torácicos, desviación traqueal y matidez a la percusión.

Otras causas

- ***Tratamientos.*** La cirugía y radioterapia torácicas pueden causar roce pleural.

Consideraciones especiales

Se continúa vigilando el estado respiratorio del paciente y los signos vitales. Si la tos superficial seca y persistente lo cansa, se le administra un antitusígeno. (Se evitan los opioides, que pueden deprimir aún más las respiraciones.) Se administra oxígeno y un antibiótico. Se prepara al paciente para pruebas diagnósticas como radiografías torácicas.

Orientación al paciente

Se discuten medidas de alivio del dolor, y se explica cuáles signos y síntomas debe informar.

CONSIDERACIONES PEDIÁTRICAS

Se ausculta en busca de roce pleural en un niño que tiene gruñido respiratorio, que informa dolor torácico, o que protege el tórax sujetándolo o yaciendo sobre un costado. Un roce pleural en un niño suele considerarse un signo temprano de pleuresía.

CONSIDERACIONES GERIÁTRICAS

En adultos mayores, la intensidad del dolor torácico pleurítico puede imitar la de un dolor torácico cardiaco.

R

BIBLIOGRAFÍA

Buttaro, T. M., Tybulski, J., Bailey, P. P., & Sandberg-Cook, J. (2008). *Primary care: A collaborative practice* (pp. 444–447). St. Louis, MO: Mosby Elsevier.

Colyar, M. R. (2003). *Well-child assessment for primary care providers*. Philadelphia, PA: F.A. Davis.

McCance, K. L., Huether, S. E., Brashers, V. L., & Rote, N. S. (2010). *Pathophysiology: The biologic basis for disease in adults and children*. Maryland Heights, MO: Mosby Elsevier.

Sommers, M. S., & Brunner, L. S. (2012). *Pocket diseases*. Philadelphia, PA: F.A. Davis.

Roncus

Los roncus son ruidos respiratorios adventicios continuos que se detectan por auscultación. Suelen ser más fuertes y de tono más bajo que las crepitaciones —más como un quejido ronco o un ronquido profundo—, aunque pueden describirse como cascabeleantes, sonoros, burbujeantes, retumbantes o musicales. Sin embargo, los roncus sibilantes, o sibilancias, son de tono alto.

Los roncus se escuchan sobre vías respiratorias grandes, como la tráquea. Pueden ocurrir en un paciente con un trastorno pulmonar cuando el aire fluye por vías estrechadas por secreciones, un tumor o cuerpo extraño, broncoespasmo, o engrosamiento de la mucosa. La vibración resultante de las paredes de la vía respiratoria produce el roncus.

Anamnesis y exploración física

Si se auscultan roncus, se toman los signos vitales, incluida la saturación de oxígeno, y se está alerta a signos de dificultad respiratoria. Se caracterizan las respiraciones del paciente como rápidas o lentas, superficiales o profundas y regulares o irregulares. Se inspecciona el tórax, tomando nota de uso de músculos accesorios. ¿Hay sibilancia o gorgoteo audibles? Se ausculta en busca de otros ruidos respiratorios anómalos, como crepitaciones y un roce pleural. Si se detectan estos ruidos, se toma nota de su ubicación. ¿Están disminuidos o ausentes los ruidos respiratorios? A continuación se percute el tórax. Si el paciente tiene tos, se toma nota de su frecuencia y se caracteriza su sonido. Si es productiva, se examina el esputo en cuanto a color, olor, consistencia y presencia de sangre.

Se hacen preguntas relacionadas: ¿fuma el paciente? En tal caso, se obtiene una cifra de paquetes-años. ¿Ha perdido peso en fecha reciente o se ha sentido cansado o débil? ¿Tiene asma u otro trastorno pulmonar? ¿Está tomando algún fármaco prescrito o de venta libre?

Durante la exploración, se tiene presente que secreciones espesas o excesivas, broncoespasmo o inflamación de las mucosas pueden causar obstrucción de vías respiratorias. Si es necesario, se aspira al paciente y se tiene a la mano equipo para insertar una vía aérea. Se tiene también un broncodilatador disponible para tratar el broncoespasmo.

Causas médicas

- ***Asma.*** Una crisis asmática puede causar roncus, crepitaciones y, por lo común, sibilancia. Otras manifestaciones son aprensión, tos seca que más tarde se hace productiva, espiraciones prolongadas, y tiros intercostales y supraclaviculares a la inspiración. También puede haber aumento del uso de músculos accesorios, aleteo nasal, taquipnea, taquicardia, diaforesis y rubor o cianosis.
- ***Bronquiectasia.*** La bronquiectasia causa roncus y crepitaciones del lóbulo inferior, que la tos puede ayudar a aliviar. Su signo clásico es una tos que produce esputo mucopurulento, maloliente y quizá sanguinolento. Otros datos son fiebre, pérdida de peso, disnea de esfuerzo, fatiga, malestar general, halitosis, debilidad e hipocratismo digital en etapas avanzadas.
- ***Bronquitis.*** La traqueobronquitis aguda causa roncus sonoros y sibilancia por broncoespasmo o aumento del moco en las vías respiratorias. Son datos relacionados escalofríos, irritación laríngea, febrícula (que aumenta hasta a 38.9 °C en los enfermos graves), dolor muscular y de espalda, y opresión subesternal. La tos se hace productiva al aumentar las secreciones.

En la bronquitis crónica, la auscultación puede revelar roncus dispersos, crepitaciones gruesas, sibilancia, ruidos

R

gorgeantes de tono alto y espiraciones prolongadas. Una tos superficial incipiente más tarde se hace productiva. También hay disnea de esfuerzo, aumento del uso de músculos accesorios, tórax en tonel, cianosis, taquipnea e hipocratismo digital (un signo tardío).

- ***Neumonía.*** Las neumonías bacterianas pueden causar roncus y tos seca que más tarde se hace productiva. Los signos y síntomas relacionados —escalofríos agitantes, fiebre alta, mialgia, cefalea, dolor torácico pleurítico, taquipnea, taquicardia, disnea, cianosis, diaforesis, disminución de los ruidos respiratorios y crepitaciones finas— se producen de modo repentino.
- ***Coccidioidomicosis pulmonar.*** La coccidioidomicosis pulmonar causa roncus y sibilancia. Otras manifestaciones son tos con fiebre, escalofríos ocasionales, dolor torácico pleurítico, irritación laríngea, cefalea, dorsalgia, malestar general, debilidad intensa, anorexia, hemoptisis y exantema macular pruriginoso.

Otras causas

- ***Pruebas diagnósticas.*** Pruebas de funcionamiento pulmonar o broncoscopia pueden aflojar secreciones y moco, causando roncus.
- ***Terapia respiratoria.*** La terapia respiratoria puede causar roncus al aflojar secreciones y moco.

Consideraciones especiales

Para facilitar la respiración al paciente, se le coloca en la posición de semi-Fowler, y se le cambia cada 2 horas. Se administra un antibiótico, un broncodilatador y un expectorante. También se proporciona humectación para adelgazar las secreciones, se alivia la inflamación y se previene la sequedad. Fisioterapia pulmonar con drenaje postural y percusión también pueden ayudar a aflojar las secreciones. Se realiza aspiración traqueal, de ser necesario, para ayudar al paciente a despejar secreciones y promover oxigenación y confort. Se promueve la tos y la respiración profunda, y se aplica espirometría de incentivo.

Se prepara al paciente para pruebas diagnósticas, como análisis de gases en sangre arterial, estudios del funcionamiento pulmonar, análisis de esputo y radiografías torácicas.

Orientación al paciente

Se explican técnicas de respiración profunda y tos y la necesidad de aumentar el ingreso de líquidos. Se discute cómo es que incrementar los niveles de actividad ayuda a aflojar secreciones y mejora la oxigenación.

CONSIDERACIONES PEDIÁTRICAS

Los roncus en niños pueden deberse a neumonía bacteriana, fibrosis quística y síndrome de laringotraqueobronquitis viral.

Dado que un trastorno de vías respiratorias puede comenzar de manera abrupta y avanzar con rapidez en un lactante o un niño, se observa de cerca en busca de signos de obstrucción de vías respiratorias

Bibliografía

Berkowitz, C. D. (2012). *Berkowitz's pediatrics: A primary care approach* (4th ed.). USA: American Academy of Pediatrics.

Buttaro, T. M., Tybulski, J., Bailey, P. P., & Sandberg-Cook, J. (2008). *Primary care: A collaborative practice* (pp. 444–447). St. Louis, MO: Mosby Elsevier.

Colyar, M. R. (2003). *Well-child assessment for primary care providers*. Philadelphia, PA: F.A. Davis.

McCance, K. L., Huether, S. E., Brashers, V. L., & Rote, N. S. (2010). *Pathophysiology: The biologic basis for disease in adults and children*. Maryland Heights, MO: Mosby Elsevier.

Sommers, M. S., & Brunner, L. S. (2012). *Pocket diseases*. Philadelphia, PA: F.A. Davis.

S

Sangrado vaginal posmenopáusico

El sangrado vaginal posmenopáusico —sangrado que ocurre 6 meses o más después de la menopausia— es un importante indicador de cáncer ginecológico, aunque también puede deberse a infección, un trastorno pélvico local, estimulación estrogénica, atrofia del endometrio, y adelgazamiento fisiológico y secado de las mucosas vaginales. El sangrado vaginal puede ser indicativo de sangrado de otro sitio ginecológico, como ovarios, trompas de Falopio, cuello uterino o vagina. El sangrado suele presentarse como ligero manchado pardo o rojo espontáneo o después del coito o ducha vaginal, pero también puede ocurrir como escurrimiento de sangre reciente o como hemorragia de sangre rojo brillante. Muchas pacientes —en especial las que tienen el antecedente de flujo menstrual abundante— minimizan la importancia de este sangrado y posponen el diagnóstico.

Anamnesis y exploración física

Se determina la edad de la paciente y la edad a la que experimentó la menopausia. Se le pregunta cuándo comenzó a notar el sangrado anómalo. Después se realiza una anamnesis obstétrica y ginecológica exhaustiva. ¿Cuándo comenzó a menstruar? ¿Eran regulares sus periodos? Si no lo eran, se le pide que describa cualquier irregularidad menstrual. ¿A qué edad tuvo su primer coito? ¿Cuántas parejas sexuales ha tenido? ¿Ha tenido hijos? ¿Ha experimentado problemas de fertilidad? Si es posible, se obtienen los antecedentes obstétricos y ginecológicos de la madre de la paciente, y se indaga sobre antecedentes familiares de cáncer ginecológico. Se determina si la paciente tiene cualquier síntoma asociado y si está recibiendo estrógeno.

Se observan los genitales externos, tomando nota del carácter de cualquier secreción vaginal y el aspecto de labios, pliegues vaginales y clítoris. Se palpan con cuidado las mamas y los nódulos linfáticos en busca de nódulos o crecimiento. Se requerirán exploraciones pélvica y rectal.

Causas médicas

- ***Vaginitis atrófica.*** Cuando comienza el manchado de sangre, suele seguir a coito o ducha vaginal. Una secreción acuosa blanca característica puede acompañarse de prurito, dispareunia y ardor en vagina y labios. También son posibles vello púbico escaso, palidez vaginal con disminución de pliegues y pequeños puntos hemorrágicos, atrofia del clítoris y encogimiento de los labios menores.
- ***Cáncer cervicouterino.*** El cáncer cervicouterino invasor temprano causa manchado vaginal o sangrado más intenso, por lo común después de coito o ducha vaginal pero en ocasiones de manera espontánea. Son datos relacionados secreción vaginal maloliente teñida de rosa persistente y dolor poscoital. A medida que el cáncer se propaga, son posibles dorsalgia y ciática, inflamación de piernas, anorexia, pérdida de peso, hematuria, disuria, sangrado rectal y debilidad.
- ***Pólipos cervicales o endometriales.*** Los pólipos cervicales o endometriales son pequeñas masas pedunculadas que pueden causar manchado (quizá

como una secreción rosa mucopurulenta) después de coito, ducha vaginal o esfuerzo para defecar. Sin embargo, muchos pólipos endometriales son asintomáticos.

- ***Hiperplasia o cáncer endometriales.*** El sangrado ocurre en una fase temprana, puede ser pardusco y escaso o rojo intenso y profuso, y suele presentarse después de coito o ducha vaginal. El sangrado se hace después más intenso y frecuente, con el resultado de coagulación y anemia, y puede acompañarse de dolor pélvico, rectal, de espalda baja y de piernas. A veces hay hipertrofia uterina.
- ***Tumores ováricos (feminizantes).*** Los tumores ováricos productores de estrógeno pueden estimular la descamación endometrial y causar sangrado intenso no relacionado con coito o ducha vaginal. Puede haber una masa pélvica palpable, aumento del moco cervicouterino, crecimiento de mamas y hemangiomas aracneiformes.
- ***Cáncer vaginal.*** El manchado o sangrado característicos pueden ir precedidos por una secreción vaginal acuosa delgada. El sangrado puede ser espontáneo, pero por lo común sigue a coito o ducha vaginal. Puede haber una lesión vaginal ulcerosa firme; es posible que ocurran más tarde dispareunia, polaquiuria, dolor vesical y pélvico, sangrado rectal y lesiones vulvares.

Otras causas

- ***Fármacos.*** La terapia de reposición de estrógeno no contrarrestado es una causa común de sangrado vaginal anómalo. Suele ser posible reducirlo agregando progesterona (en mujeres no sometidas a histerectomía) y ajustando la dosis de estrógeno de la paciente.

Consideraciones especiales

Se prepara a la paciente para pruebas diagnósticas, como ecografía para delinear un tumor cervical o uterino; biopsia endometrial, colposcopia o dilatación y raspado con histeroscopio para obtener tejido para examen histológico; pruebas en busca de sangre oculta en heces; y cultivos vaginal y cervicouterino para detectar infección. Se suspende el estrógeno mientras se establece un diagnóstico.

Orientación al paciente

Se tranquiliza a la paciente explicándole que el sangrado posmenopáusico puede ser benigno, pero que aún así es necesaria una valoración exhaustiva.

CONSIDERACIONES GERIÁTRICAS

Alrededor de 80% del sangrado vaginal posmenopáusico es benigno. Sin embargo, la American Cancer Society recomienda evaluar cualquier sangrado vaginal posmenopáusico. Debe descartarse cáncer.

Bibliografía

Buttaro, T. M., Tybulski, J., Bailey, P. P., & Sandberg-Cook, J. (2008). *Primary care: A collaborative practice* (pp. 444–447). St. Louis, MO: Mosby Elsevier.

Lehne, R. A. (2010). *Pharmacology for nursing care* (7th ed.). St. Louis, MO: Saunders Elsevier.

McCance, K. L., Huether, S. E., Brashers, V. L., & Rote, N. S. (2010). *Pathophysiology: The biologic basis for disease in adults and children*. Maryland Heights, MO: Mosby Elsevier.

Schuiling, K. D. (2013). *Women's gynecologic health*. Burlington, MA: Jones & Bartlett Learning.

Sommers, M. S., & Brunner, L. S. (2012). *Pocket diseases*. Philadelphia, PA: F.A. Davis.

Secreción mamaria

La secreción mamaria puede ser espontánea o inducida por estimulación del pezón. Se caracteriza como intermitente o constante, unilateral o bilateral, y por su color, consistencia y composición. Su incidencia aumenta con la edad y paridad. Este signo es raro (pero es más probable que sea patológico) en hombres y mujeres nuligrávidas que menstrúan con regularidad. Es relativamente común y habitualmente normal en mujeres que han tenido hijos. Suele ser posible inducir una secreción grisácea espesa —detritos epiteliales benignos de conductos inactivos— en mujeres maduras que han dado a luz. El calostro, una secreción delgada amarillenta o lechosa, suele secretarse en las últimas semanas del embarazo.

La secreción mamaria puede indicar enfermedad subyacente grave, en particular cuando se acompaña de otros cambios en las mamas. Son causas importantes trastornos endocrinos, cáncer, determinados fármacos y bloqueo de conductos lactíferos.

Anamnesis y exploración física

Se pregunta a la paciente cuándo notó la secreción por primera vez, y se determina su duración, magnitud, cantidad, color, consistencia y olor, en su caso. ¿Ha experimentado otros cambios en el pezón y la mama, como dolor, sensibilidad, prurito, calor, modificación del contorno o masas? Si informa una masa, se le interroga sobre inicio, sitio, tamaño y consistencia.

Se realiza una anamnesis ginecológica y obstétrica completa, y se determina su ciclo menstrual normal y la fecha de su último periodo. Se pregunta si experimenta tumefacción y sensibilidad mamarias, timpanismo, irritabilidad, cefaleas, cólicos abdominales, náusea o diarrea antes de la menstruación o durante ella. Se toma nota de número, fecha y desenlace de sus embarazos y, si alimentó al seno materno, la fecha aproximada de su última lactación. Asimismo, se revisan factores de riesgo para cáncer de mama —antecedentes familiares, cáncer previo o actual, nuliparidad o primer embarazo después de los 30 años, menarca temprana o menopausia tardía.

S

Se comienza la exploración física caracterizando la secreción. Si no es franca, se intenta inducirla. (Véase *Inducción de secreción mamaria.*) Después se examinan los pezones y las mamas con la paciente en cuatro posiciones distintas: sentada con los brazos a los costados; con los brazos por arriba de la cabeza; con las manos haciendo presión contra las caderas; e inclinada al frente de modo que las mamas queden suspendidas. Se revisa en busca de desviación, aplanamiento, retracción, enrojecimiento, asimetría, engrosamiento, excoriación, erosión o agrietamiento de los pezones. Se inspeccionan las mamas en busca de asimetría, contornos irregulares, hoyue-

Inducción de secreción mamaria

Si la paciente tiene antecedentes o indicios de secreción mamaria, es posible intentar inducir ésta durante la exploración. Se ayuda a la paciente a colocarse en decúbito supino, y con gentileza se oprime el pezón entre los dedos pulgar e índice; se toma nota de cualquier secreción que salga por el pezón. Después se colocan los dedos en la areola, como se muestra en la imagen, y se palpa toda la superficie areolar observando en busca de secreción por los conductos areolares.

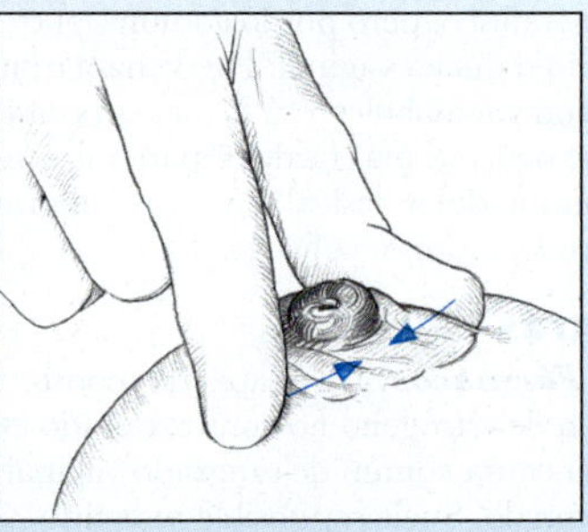

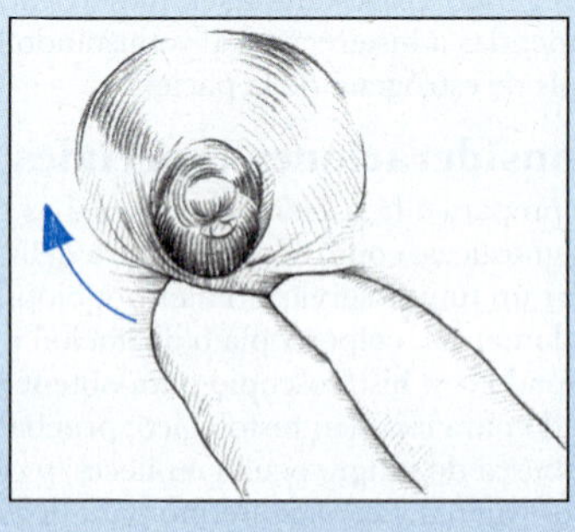

los, eritema y "piel de naranja". Con la paciente en decúbito supino, se palpan mamas y axilas en busca de masas, prestando especial atención a las areolas. Se toma nota de tamaño, sitio, delineación, consistencia y movilidad de cualquier masa que se detecte.

¿Usa la paciente hormonas (anticonceptivos hormonales o terapia de remplazo hormonal)? ¿Es la secreción espontánea o debe exprimirse?

Causas médicas

- ***Absceso mamario.*** El absceso mamario, más común en mujeres en lactación, puede producir una secreción espesa y purulenta por un pezón agrietado o un conducto infectado. Son datos asociados inicio abrupto de fiebre alta con escalofríos; dolor, sensibilidad y eritema mamarios; un nódulo blando palpable o induración generalizada; y, quizá, retracción del pezón.
- ***Cáncer de mama.*** El cáncer de mama puede causar una secreción sanguinolenta, acuosa o purulenta por un pezón de aspecto normal. Son datos característicos una masa fija dura e irregular; eritema; hoyuelos; piel de naranja; cambios de contorno; desviación, aplanamiento o retracción del pezón; linfadenopatía axilar; y, quizá, dolor mamario.
- ***Coriocarcinoma.*** Puede ocurrir galactorrea (una secreción lechosa blanca o grisácea) a causa de esta neoplasia altamente maligna, que a veces se presenta después de un embarazo. Otras características son sangrado uterino persistente y sensación acuosa después de parto o legrado y masas vaginales.
- ***Papiloma intraductal.*** El papiloma intraductal es la principal causa de secreción mamaria en la mujer no embarazada ni en lactación. Su signo predominante es secreción mamaria unilateral serosa, serosanguinolenta o sanguinolenta, con frecuencia por un solo conducto. La secreción puede ser intermitente o profusa y constante, y por lo común puede estimularse con presión suave alrededor de la areola. Son posibles nódulos subareolares y dolor y sensibilidad mamarias.
- ***Ectasis de conductos mamarios.*** Una secreción grisácea, adhesiva y densa por múltiples conductos puede ser el primer signo de ectasis de conductos mamarios. La secreción puede ser bilateral, y por lo común es espontánea. Otros datos son una masa con consistencia ahulada mal delimitada abajo de la areola, como una tonalidad azul verdosa en la piel suprayacente; retracción del pezón; y enrojecimiento, tumefacción, sensibilidad y dolor ardoroso en la areola y el pezón.
- ***Enfermedad de Paget.*** En la enfermedad de Paget, ocurre una secreción serosa o sanguinolenta a través de piel denudada en el pezón, enrojecido, intensamente prurítico y, quizá, erosionado o excoriado. La secreción suele ser unilateral.
- ***Tumor hipofisario secretor de prolactina.*** Puede ocurrir galactorrea bilateral en caso de un tumor hipofisario secretor de prolactina. Otros datos son amenorrea, infertilidad, disminución de libido y secreciones vaginales, cefaleas y ceguera.
- ***Enfermedad mamaria proliferativa (fibroquística).*** La enfermedad mamaria proliferativa es un trastorno benigno que en ocasiones causa una secreción clara, lechosa o color paja bilateral, raras veces purulenta o sanguinolenta. Suelen ser palpables múltiples nódulos blan-dos redondos sensibles en ambas mamas, aunque también pueden ser únicos. Por lo común los nódulos son móviles y se localizan en el cuadrante superior externo. El tamaño, la sensibilidad y la secreción de los nódulos aumentan durante la fase de cuerpo amarillo del ciclo menstrual. Después los síntomas ceden tras la menstruación.

Otras causas

- ***Fármacos.*** Puede ocurrir galactorrea a causa de agentes psicotrópicos, en particular fenotiazinas y antidepresivos tricíclicos; algunos antihipertensivos (reserpina y metildopa); anticonceptivos hormonales; cimetidina; metoclopramida; y verapamilo.
- ***Cirugía.*** La cirugía de la pared torácica puede estimular los nervios torácicos, causando galactorrea bilateral intermitente.

Consideraciones especiales

Aunque la secreción mamaria suele ser insignificante, puede atemorizar a la paciente. Se ayuda a aliviar su ansiedad explicándole de manera clara la naturaleza y el origen de la secreción. Se aplica una faja mamaria, que puede reducir la secreción al eliminar la estimulación de los pezones.

Entre las posibles pruebas diagnósticas están biopsia (si se detecta una masa mamaria), citología de la secreción, mamografía, ecografía, transiluminación y concentración sérica de prolactina.

Orientación al paciente

Se explica la importancia de conocer las características de la secreción y cuándo buscar atención médica. Se discute la importancia del autoexamen de mamas, las citas médicas y las mamografías.

CONSIDERACIONES PEDIÁTRICAS

La secreción mamaria en niñas y adolescentes es rara. Cuando ocurre, casi siempre es no patológica, al igual que la secreción sanguinolenta que a veces acompaña al inicio de la menarca. Los lactantes de ambos sexos pueden presentar una secreción mamaria lechosa a partir del tercer día del nacimiento la cual dura hasta 2 semanas a causa de las influencias hormonales maternas.

CONSIDERACIONES GERIÁTRICAS

En mujeres posmenopáusicas, los cambios mamarios se consideran malignos mientras no se demuestre lo contrario.

Bibliografía

Aliotta, H. M., & Schaeffer, N. J. (2013). Breast conditions. In K. D. Schuiling, & F. E. Likis (Eds.), *Women's gynecologic health* (pp. 377–401). Burlington, MA: Jones & Bartlett Learning.

Berkowitz, C. D. (2012). *Berkowitz's pediatrics: A primary care approach* (4th ed.). USA: American Academy of Pediatrics.

Buttaro, T. M., Tybulski, J., Bailey, P. P., & Sandberg-Cook, J. (2008). *Primary care: A collaborative practice* (pp. 444–447). St. Louis, MO: Mosby Elsevier.

S

Secreción ocular

(Véase también Exoftalmía, Oftalmalgia)

Usualmente asociada con conjuntivitis, la secreción ocular es la excreción de una sustancia distinta de las lágrimas. Este signo común puede ocurrir en uno o ambos ojos, con producción escasa a copiosa de líquido. La secreción puede ser purulenta, espumosa, mucoide, caseosa, serosa o transparente, o blanca filamentosa. A veces puede exprimirse aplicando presión a saco lagrimal, punto lagrimal, glándulas de Meibomio o canalículo.

La secreción ocular suele ser resultado de trastornos inflamatorios e infecciosos de los ojos, pero también puede ocurrir en determinadas afecciones sistémicas. (Véase *Fuentes de secreción ocular* en la pág. 641.) Dado que este signo puede acompañar a un trastorno que amenace la visión, debe valorarse y tratarse de inmediato.

Anamnesis y exploración física

Se comienza la evaluación determinando cuándo comenzó la secreción. ¿Ocurre a determinadas horas del día o en relación con algunas actividades? Si el paciente informa dolor, se le pide que indique el sitio exacto y que describa su carácter. ¿Es el dolor sordo, continuo, penetrante o punzante? ¿Hay prurito o ardor oculares? ¿Lagrimeo excesivo? ¿Sensibilidad a la luz? ¿Sensación de un objeto extraño?

Después de tomar los signos vitales, se inspecciona con cuidado la secreción ocular. Se toma nota de su cantidad, color y consistencia. Enseguida se examina la agudeza visual, con y sin corrección. Se revisan las estructuras oculares externas, comenzando con el ojo no afectado para prevenir contaminación cruzada. Se observa en busca de edema palpebral, entropión, costras, lesiones y triquiasis. A continuación se pide al paciente que parpadee mientras se busca deterioro del movimiento de los párpados. Si los ojos parecen protruir, se les mide con un exoftalmómetro. Se examinan los seis campos cardinales de la mirada. Se buscan inyección y folículos conjuntivales, y turbidez corneal o lesiones blancas.

Causas médicas

■ ***Conjuntivitis.*** Cinco tipos de conjuntivitis pueden causar secreción ocular con enrojecimiento, hiperemia, sensación de cuerpo extraño, edema periocular y lagrimeo.

En la conjuntivitis alérgica, una secreción blanca filiforme bilateral se acompaña de prurito y lagrimeo.

La conjuntivitis bacteriana causa una secreción purulenta o mucopurulenta moderada que puede formar costras pegajosas en los párpados durante el sueño. La secreción suele ser verdosa o amarillenta y unilateral. El paciente puede experimentar también prurito, ardor, lagrimeo excesivo y la sensación de un cuerpo extraño en el ojo. El dolor ocular indica afección corneal. Es rara la adenopatía preauricular.

La conjuntivitis viral es en general más común que la forma bacteriana. Suelen estar presentes una secreción clara serosa y adenopatía preauricular. Entre los antecedentes están secreción nasal, infección de vías respiratorias superiores, o contacto reciente con una persona con estos signos. El inicio suele ser unilateral.

La conjuntivitis micótica produce una secreción purulenta densa abundante que deja en los párpados una costra pegajosa. También son característicos edema palpebral, prurito, ardor y lagrimeo. Sólo en caso de afección corneal ocurren dolor y fotofobia.

La conjuntivitis de inclusión causa secreción mucosa escasa —en especial por la mañana— en ambos ojos, acompañada de seudoptosis y folículos conjuntivales.

■ ***Úlceras corneales.*** Las úlceras bacterianas y micóticas de la córnea producen una secreción ocular unilateral purulenta y copiosa. Son datos relacionados costras viscosas en los párpados y,

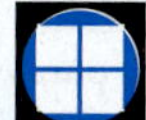

PARA FACILITAR LA EXPLORACIÓN

Fuentes de secreción ocular

La secreción ocular puede provenir de saco lagrimal, punto lagrimal, glándulas de Meibomio o canalículos. Si el paciente informa una secreción que no es evidente de inmediato, es posible exprimir una muestra oprimiendo ligeramente esas estructuras con la punta del dedo. Después se caracteriza la secreción, y se toma nota de su fuente.

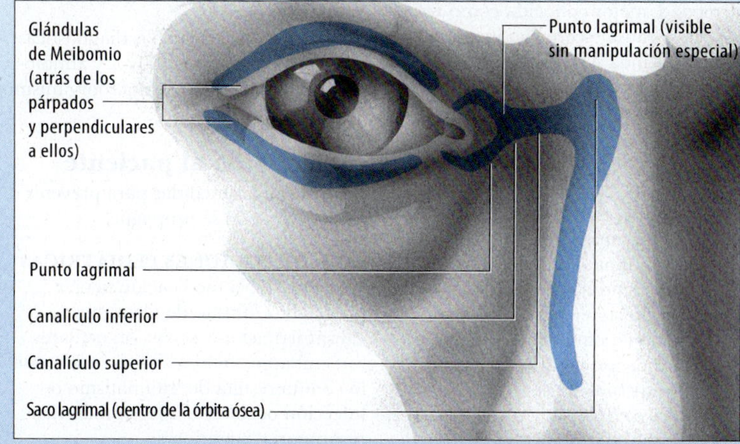

S

posiblemente, dolor intenso, fotofobia y deterioro de la agudeza visual.

Las úlceras corneales por bacterias también se caracterizan por una zona gris-blanca irregular en la córnea, visión borrosa, constricción pupilar unilateral e inyección conjuntival.

Las úlceras corneales micóticas también se caracterizan por inyección conjuntival y edema y eritema palpebrales. Una úlcera central gris-blancuzca densa indolora se desarrolla con lentitud y puede estar rodeada por anillos progresivamente más claros.

■ ***Eritema multiforme mayor (síndrome de Stevens-Johnson).*** Una secreción purulenta caracteriza al síndrome de Stevens-Johnson. Otros efectos oculares posibles son dolor ocular intenso, entropión, triquiasis, fotofobia y disminución de la formación de lágrimas. También son típicas las lesiones ampollosas urticariales eritematosas que hacen erupción de improviso en la piel.

■ ***Herpes zóster oftálmico.*** El herpes zóster oftálmico produce una secreción ocular serosa moderada a abundante acompañada de lagrimeo excesivo. El examen revela edema y eritema palpebrales, inyección conjuntival y turbidez blanca de la córnea. El paciente también informa dolor ocular y dolor facial unilateral intenso que ocurre varios días antes de que las vesículas hagan erupción.

■ ***Queratoconjuntivitis seca.*** Esta enfermedad, mejor conocida como *xeroftalmía*, suele causar secreción mucoide excesiva continua y lagrimeo insuficiente. Son signos y síntomas acompañantes dolor, prurito, ardor y sensación de cuerpo extraño oculares e intensa inyección conjuntival. También puede haber dificultad para cerrar los ojos.

■ ***Orzuelo interno.*** El orzuelo interno puede producir una secreción ocular espumosa continua. La aplicación de presión a las glándulas de Meibomio libera una secreción amarilla caseosa blanda. También hay enrojecimiento ocular crónico, con inflamación de los márgenes palpebrales.

■ ***Celulitis orbitaria.*** Aunque la exoftalmía es el signo más claro de este trastorno, también puede haber una secreción ocular purulenta unilateral. Son datos relacionados edema palpebral, inyección conjuntival, cefalea, dolor orbitario, deterioro de la agudeza visual, movimiento ocular limitado, y fiebre.

■ ***Psoriasis vulgar.*** La psoriasis vulgar suele causar una secreción sustancial de moco en ambos ojos, acompañada de enrojecimiento. Las lesiones características que produce en los párpados pueden extenderse a la conjuntiva, y causar irritación, lagrimeo excesivo y sensación de cuerpo extraño.

■ ***Tracoma.*** En el tracoma ocurre una secreción ocular bilateral junto con dolor intenso, lagrimeo excesivo, fotofobia, edema palpebral, enrojecimiento y folículos conjuntivales visibles.

Consideraciones especiales

Se aplica agua caliente para aflojar las costras en párpados y pestañas. Después se secan con suavidad los ojos con una gasa. Se eliminan con cuidado todos los apósitos, pañuelos de papel y aplicadores con punta de algodón usados, para prevenir que la infección se propague. Se enseña al paciente a evitar contaminar el ojo no afectado y a abstenerse de compartir almohadas, toallas, gotas oftálmicas o maquillaje de ojos con otras personas. También es necesario asegurarse de esterilizar el equipo oftálmico después de usarlo.

Se explican las pruebas diagnósticas solicitadas, incluidos cultivos y antibiogramas para identificar microorganismos infecciosos.

Orientación al paciente

Se explican las medidas para prevenir que la infección se propague.

CONSIDERACIONES PEDIÁTRICAS

En lactantes, la medicación ocular profiláctica (nitrato de plata) suele causar irritación y secreción oculares. Sin embargo, en niños la secreción por lo común resulta de traumatismo o infección oculares o infección de vías respiratorias superiores.

Bibliografía

Biswas, J., Krishnakumar, S., & Ahuja, S. (2010). *Manual of ocular pathology*. New Delhi, India: Jaypee—Highlights Medical Publishers.

Eagle, R. C. Jr. (2011). *Eye pathology: An atlas and text*. Philadelphia, PA: Lippincott Williams & Wilkins.

Gerstenblith, A. T. & Rabinowitz, M. P. (2012). *The wills eye manual*. Philadelphia, PA: Lippincott Williams & Wilkins.

Holland, E. J., Mannis, M. J., & Lee, W. B. (2013). *Ocular surface disease: Cornea, conjunctiva, and tear film*. London: Elsevier Saunders.

Onofrey, B. E., Skorin, Leonid Jr, & Holdeman, N. R. (2011). *Ocular therapeutics handbook: A clinical manual*. Philadelphia, PA: Lippincott–Raven.

Roy, F. H. (2012). *Ocular differential diagnosis*. Clayton, Panama: Jaypee–Highlights Medical Publishers, Inc.

Secreción uretral

Esta descarga del meato urinario puede ser purulenta, mucoide o delgada; sanguinolenta o clara; y escasa o profusa. Suele ser repentina, y es más común en hombres con infección de próstata.

Anamnesis y exploración física

Se pregunta al paciente cuándo notó por primera vez la secreción, y se le pide que describa su color, consistencia y cantidad. ¿Experimenta dolor o ardor al orinar? ¿Tiene dificultad para iniciar el chorro urinario? ¿Experimenta polaquiuria (frecuencia urinaria)? Se pregunta al paciente sobre otros signos y síntomas asociados, como fiebre, escalofríos y llenura perineal. Se exploran sus antecedentes de problemas prostáticos, infecciones de transmisión sexual, o infecciones de vías urinarias. Se le pregunta también si ha tenido relaciones sexuales recientemente o una nueva pareja sexual.

Se inspecciona el meato uretral en busca de inflamación y tumefacción. Con la técnica adecuada se obtiene una muestra para cultivo. (Véase *Obtención de una muestra de secreción uretral,* en la pág. 644.) Enseguida se obtiene una muestra de orina para análisis, cultivo y quizá la prueba de los tres vasos. (Véase *Realización de la prueba de orina de los tres vasos,* en la pág. 645.) En el hombre, puede ser necesario palpar la próstata.

Causas médicas

- ***Prostatitis.*** La prostatitis aguda se caracteriza por secreción uretral purulenta. Entre los signos y síntomas iniciales se incluyen fiebre repentina, escalofríos, dorsalgia baja, mialgia, llenura perineal y artralgia. La micción se hace cada vez más frecuente y urgente, y la orina puede ser turbia. También pueden ocurrir disuria, nicturia y algún grado de obstrucción urinaria. Es posible que la próstata esté tensa, acuosa, sensible y caliente. Está contraindicado el masaje prostático para obtener líquido prostático.

  Si bien a menudo es asintomática, la prostatitis crónica puede provocar una secreción uretral persistente delgada, lechosa o clara y a veces pegajosa. La secreción aparece en el meato después de un largo intervalo entre micciones, por ejemplo en la mañana. Son efectos asociados dolor sordo en próstata o recto, disfunción sexual, como dolor al eyacular, y alteraciones urinarias como frecuencia, urgencia y disuria.
- ***Síndrome de Reiter.*** En el síndrome de Reiter —un síndrome autolimitado que suele afectar a hombres—, la secreción uretral y otros signos de uretritis aguda ocurren 1 a 2 semanas después del contacto sexual. También pueden ocurrir atritis asimétrica, conjuntivitis de uno o ambos ojos, y ulceraciones de mucosa bucal, glande del pene, palmas y plantas.
- ***Uretritis.*** La uretritis, que suele transmitirse por contacto sexual (como en la gonorrea), por lo común produce secreción uretral escasa o profusa, clara, mucoide, o espesa y purulenta. Otros efectos son disuria inicial, urgencia y frecuencia; disuria; y prurito o ardor alrededor del meato.

S

Obtención de una muestra de secreción uretral

Para obtener una muestra de secreción uretral en un hombre se siguen los siguientes pasos:

Se indica al paciente que no orine en la hora previa a la colecta de la muestra para no lavar las secreciones de la uretra

↓

Se da privacidad al paciente. Se le ayuda a subir a la mesa de exploración y a colocarse en decúbito supino. Se expone su pene. Se le indica que sujete su pene y lo levante para permitir la visualización de la uretra

↓

El examinador se lava las manos y se pone guantes estériles. Después inserta un aplicador urogenital estéril delgado de alginato de no más de 2 cm en la uretra. Hace girar el aplicador y lo deja inmóvil por 10 a 30 segundos para absorber microorganismos

↓

Se retira el aplicador, se le deja secar y se envía al laboratorio. Se ayuda al paciente a levantarse de la mesa de exploración y se le indica que se vista

Para obtener una muestra de secreción uretral en una mujer se siguen los siguientes pasos:

Se indica a la paciente que no orine en la hora previa a la colecta de la muestra para no lavar las secreciones de la uretra

↓

Se da privacidad a la paciente. Se le ayuda a subir a la mesa de exploración y a colocarse en la posición de litotomía

↓

El examinador se lava las manos y se pone guantes estériles. Después inserta un aplicador urogenital estéril delgado de alginato en el meato uretral. Hace girar suavemente el aplicador y lo deja inmóvil por 10 a 30 segundos para absorber microorganismos. Se tiene cuidado de no tocar con el aplicador la zona circundante al meato uretral

↓

Se retira el aplicador, se le deja secar y se envía al laboratorio. Se ayuda a la paciente a levantarse de la mesa de exploración y se le indica que se vista

S

Consideraciones especiales

Para aliviar los síntomas de prostatitis, se sugiere al paciente tomar baños de asiento calientes varias veces al día, aumentar su consumo de líquidos, orinar con frecuencia y evitar cafeína, té y alcohol. Se le vigila para detectar retención urinaria.

Orientación al paciente

Se instruye al paciente con prostatitis aguda sobre la importancia de evitar la actividad sexual mientras los síntomas agudos no cedan. A la inversa, se explica al paciente con prostatitis crónica que los síntomas pueden aliviarse teniendo actividad sexual con regularidad.

Realización de la prueba de orina de los tres vasos

Si el paciente del sexo masculino informa frecuencia y urgencia urinarias, disuria, dolor de flanco o de espalda baja u otros signos o síntomas de uretritis, y si su muestra de orina es turbia, se realiza la prueba de los tres vasos.

Primero se le pide que orine en tres vasos cónicos numerados 1, 2 y 3. La orina del principio del chorro va en el vaso 1, la del choro medio en el vaso 2, y el resto en el vaso 3. Se indica al paciente que no interrumpa el chorro de orina al cambiar de vaso, de ser posible.

A continuación, se observa cada vaso en busca de pus y filamentos de moco. También se toma nota de color y olor de la orina. El vaso 1 contendrá materia de la parte anterior de la uretra; el vaso 2, materia de la vejiga; y el vaso 3, sedimento de próstata y vesículas seminales.

Aquí se presentan algunos datos comunes. Sin embargo, para confirmar el diagnóstico se requieren examen microscópico y valoración de bacteriología.

	MUESTRA 1	MUESTRA 2	MUESTRA 3
Uretritis aguda o subaguda	Turbia	Clara	Clara
Uretritis posterior aguda	Turbia	Clara o turbia	Turbia
Uretritis anterior crónica	Pequeños filamentos	Clara	Clara
Uretritis posterior crónica	Grandes filamentos	Clara	Clara
Uretitis crónica (anterior y posterior)	Pequeños y grandes filamentos	Clara	Clara
Prostatitis	Clara o grandes filamentos	Clara	Turbia o grandes filamentos
Cistitis y pielonefritis	Turbia	Turbia	Turbia

CONSIDERACIONES PEDIÁTRICAS

Se evalúa de manera cuidadosa al niño con secreción uretral en busca de indicios de abuso sexual y físico.

CONSIDERACIONES GERIÁTRICAS

La secreción uretral en adultos mayores no suele relacionarse con una infección de transmisión sexual.

Bibliografía

Buttaro, T. M., Tybulski, J., Bailey, P. P., & Sandberg-Cook, J. (2008). *Primary care: A collaborative practice* (pp. 444–447). St. Louis, MO: Mosby Elsevier.

Secreción vaginal

Común en mujeres en edad reproductiva, la secreción vaginal fisiológica es mucoide, clara o blanca, no sanguinolenta e inodora. Producida por la mucosa cervicouterina y, en menor grado, por las glándulas vulvares, esta secreción puede ser escasa o profusa debido a estimulación estrogénica, y cambia durante el ciclo menstrual. Sin embargo, un aumento notable en su cantidad o un cambio en su color, olor o consistencia puede indicar enfermedad. La secreción puede deberse a enfermedad, infecciones de transmisión sexual, trastorno del aparato reproductivo, fístulas, y determinados fármacos. Además, la presencia prolongada de un cuerpo extraño, como un tampón o diafragma en la vagina, puede causar irritación y un exudado inflamatorio, al igual que las duchas vaginales frecuentes, algunos productos de higiene femenina, sustancias anticonceptivas, baños de burbujas, y papel higiénico de color o perfumado.

Anamnesis y exploración física

Se pide a la paciente que describa inicio, color, consistencia, olor y textura de su secreción vaginal. ¿En qué difiere esa secreción de sus secreciones vaginales habituales? ¿Se relaciona el inicio con su ciclo menstrual? También se pregunta sobre síntomas asociados, como disuria y prurito o ardor perineales. ¿Tiene manchado después de coito o ducha vaginal? Se interroga sobre cambios recientes en sus hábitos sexuales y prácticas de higiene. ¿Está o podría estar embarazada? Después se le pregunta si ha tenido secreción vaginal antes o si alguna vez la han tratado a causa de una infección vaginal. ¿Qué tratamiento recibió? ¿Completó la medicación? Se indaga sobre su uso actual de fármacos, en especial antibióticos, estrógenos orales y anticonceptivos hormonales.

Se examinan los genitales externos, y se toma nota del carácter de la secreción. (Véase *Identificación de las causas de secreción vaginal*, en la pág. 647.) Se observan los tejidos vulvares y vaginales en busca de enrojecimiento, edema y excoriación. Se palpan los nódulos linfáticos inguinales para detectar sensibilidad o crecimiento, y el abdomen en busca de sensibilidad. Tal vez se requiera una exploración pélvica. Se obtienen muestras de secreción vaginal para pruebas.

S

Causas médicas

- ***Vaginitis atrófica.*** En la vaginitis atrófica, una secreción vaginal blanca acuosa escasa delgada puede acompañarse de prurito, ardor, sensibilidad y manchado sanguinolento después de coito o ducha vaginal. También son posibles vello púbico escaso, palidez de la vagina con disminución de los pliegues y pequeños puntos hemorrágicos, atrofia del clítoris y encogimiento de los labios menores.
- ***Vaginosis bacteriana.*** La vaginosis bacteriana (antes llamada infección por *Gardnerella vaginalis* y *Haemophilus vaginalis*) se debe a una alteración de la flora vaginal que causa una secreción delgada maloliente verde o blanca grisácea la cual se adhiere a las paredes vaginales y puede desprenderse con facilidad dejando un tejido de aspecto saludable. Son posibles prurito, enrojecimiento y otros signos de irritación vaginal, pero suelen ser mínimos.
- ***Candidosis.*** La infección por *Candida albicans* causa una secreción blanca profusa con olor dulzón a levadura. El inicio es abrupto, por lo común inmediatamente antes de la menstruación o durante un tratamiento con antibiótico. El exudado puede adherirse débilmente a los labios y las paredes vaginales y suele acompañarse de enrojecimiento y edema vulvares. Es posible que la parte interna de las piernas esté cubierta con una dermatitis roja fina y erosiones que rezuman líquido. También son posibles intenso prurito y ardor de los labios vaginales. Algunas pacientes experimentan disuria externa.
- ***Chancroide.*** El chancroide —una infección de transmisión sexual rara pero altamente contagiosa— produce una secreción mucopurulenta maloliente y lesiones vulvares que son inicialmente eritematosas y más tarde se ulceran. En 2 a 3 semanas, los nódulos linfáticos inguinales (por lo común de un solo lado) pueden crecer y tornarse sensibles, con prurito, supuración y drenaje espontáneo de los nódulos. Son comunes cefalea, malestar general y fiebre hasta de 39 °C.
- ***Clamidiosis.*** La infección por clamidiosis causa una secreción vaginal amarilla, mucopurulenta, inodora o de olor acre. Otros datos son disuria, dispareunia y sangrado vaginal después de ducha vaginal o coito, en especial

Identificación de las causas de secreción vaginal

El color, la consistencia, la cantidad y el olor de la secreción vaginal dan importantes indicios sobre el trastorno subyacente. La siguiente tabla puede usarse como referencia rápida para relacionar características comunes de la secreción vaginal con sus posibles causas.

CARACTERÍSTICAS	POSIBLES CAUSAS
Secreción blanca acuosa delgada escasa	Vaginitis atrófica
Secreción maloliente verde o blanca grisácea delgada	Vaginosis *bacteriana*
Secreción blanca profusa con olor dulzón a levadura	Candidosis
Secreción mucopurulenta maloliente	Chancroide
Secreción mucopurulenta amarilla inodora o de olor acre	Infección por *Chlamydia*
Secreción serosanguinolenta o purulenta maloliente escasa	Endometritis
Secreción mucoide abundante	Herpes genital
Secreción mucopurulenta profusa, quizá maloliente	Verruga genital
Secreción maloliente amarilla o verde de cuello uterino y en ocasiones de conductos de Bartholin o de Skene	Gonorrea
Secreción acuosa, sanguinolenta o purulenta crónica, quizá maloliente	Cáncer ginecológico
Secreción espumosa maloliente verde amarillenta profusa (o delgada, blanca y escasa)	Tricomoniasis

seguido de la menstruación. Muchas mujeres permanecen asintomáticas.

■ ***Endometritis.*** Una secreción serosanguinolenta escasa maloliente puede deberse a invasión bacteriana del endometrio. Son datos asociados fiebre, dolor de espalda baja y abdomen, espasmo de músculos abdominales, malestar general, dismenorrea y crecimiento uterino.

■ ***Verrugas genitales.*** Las verrugas genitales son lesiones vulvares papulares en mosaico que pueden causar una secreción vaginal mucopurulenta profusa, quizá maloliente si las verrugas se infectan. A menudo las pacientes informan ardor o parestesia del vestíbulo vaginal.

■ ***Gonorrea.*** Aunque 80% de las mujeres con gonorrea son asintomáticas, otras tienen una secreción amarilla o verde maloliente que puede exprimirse de los conductos de Bartholin o de Skene. Otros datos son disuria, polaquiuria, incontinencia, sangrado y enrojecimiento y tumefacción vaginales. Son posibles dolor de pelvis y parte baja del abdomen y fiebre.

■ ***Cáncer ginecológico.*** El cáncer endometrial o cervical produce una secreción vaginal crónica, acuosa, sanguinolenta o purulenta que puede ser maloliente. Otros datos son sangrado vaginal anómalo y, más tarde, pérdida de peso; dolor de pelvis, espalda y piernas; fatiga; polaquiuria; y distensión abdominal.

■ ***Herpes simple (genital).*** El herpes simple pude provocar una abundante secreción mucoide, pero la molestia inicial son vesículas induradas dolorosas y úlceras de labios, vagina, cuello uterino, ano, piernas o boca. Son posibles eritema, edema intenso y sensibilidad de nódulos linfáticos inguinales con fiebre, malestar general y disuria.

- ***Tricomoniasis.*** La tricomoniasis puede causar una secreción maloliente, quizá espumosa, verde amarilla y profusa o delgada, blanca y escasa. Otros datos son prurito; enrojecimiento e inflamación de la vagina con diminutas petequias; disuria y polaquiuria; y dispareunia, manchado poscoital, menorragia o dismenorrea. Alrededor de 70% de las pacientes son asintomáticas.

Otras causas

- ***Cremas y ungüentos anticonceptivos.*** Cremas y ungüentos anticonceptivos pueden incrementar las secreciones vaginales.
- ***Fármacos.*** Los fármacos que contienen estrógeno, incluidos los anticonceptivos hormonales, pueden causar aumento de la secreción vaginal mucoide. Los antibióticos, como la tetraciclina, pueden elevar el riesgo de infección vaginal por candida y secreción vaginal.
- ***Radioterapia.*** La radiación del aparato reproductor puede causar una secreción vaginal acuosa inodora.

Consideraciones especiales

Se enseña a la paciente a mantener el perineo limpio y seco. También se le indica que evite usar prendas ajustadas y ropa interior de nailon, y que en cambio usa ropa interior y pantimedias de algodón. Si es apropiado, se le sugieren duchas vaginales de una solución de 5 cucharadas de vinagre blanco en 2 L de agua tibia para ayudar a aliviar las molestias.

Si la paciente tiene una infección vaginal, se le dice que continúe la medicación prescrita aunque los síntomas desaparezcan o se presente la menstruación. También se le recomienda que evite el coito hasta que los síntomas desaparezcan, y después su compañero debe usar preservativo hasta completar el tratamiento. Si su infección es de transmisión sexual, se le instruye sobre métodos de sexo seguro.

Orientación al paciente

Se pone de relieve la importancia de mantener el perineo limpio y seco y evitar ropa ajustada. Se sugieren las duchas vaginales con vinagre y agua para aliviar la molestia, si es apropiado, y se insiste en el apego al régimen medicamentoso prescrito. Se instruye a la paciente para que se abstenga del coito hasta que los síntomas de la infección desaparezcan, y se proporciona información sobre prácticas de sexo seguro.

CONSIDERACIONES PEDIÁTRICAS

Las recién nacidas que se han expuesto *in utero* a estrógenos maternos pueden tener una secreción vaginal mucosa blanca durante el primer mes posnatal; una secreción mucosa amarilla indica patología. En niñas más grandes, una secreción vaginal purulenta, maloliente y tal vez sanguinolenta suele deberse a un objeto extraño en la vagina. También debe considerarse la posibilidad de abuso sexual.

CONSIDERACIONES GERIÁTRICAS

La mucosa vaginal posmenopáusica se adelgaza debido a la disminución en la concentración de estrógeno. Junto con un aumento en el pH vaginal, esto reduce la resistencia a agentes infecciosos, con lo que eleva la incidencia de vaginitis.

BIBLIOGRAFÍA

Buttaro, T. M., Tybulski, J., Bailey, P. P., & Sandberg-Cook, J. (2008). *Primary care: A collaborative practice* (pp. 444–447). St. Louis, MO: Mosby Elsevier.

Colyar, M. R. (2003). *Well-child assessment for primary care providers*. Philadelphia, PA: F.A. Davis.

Lehne, R. A. (2010). *Pharmacology for nursing care* (7th ed.). St. Louis, MO: Saunders Elsevier.

Schuiling, K. D. (2013). *Women's gynecologic health*. Burlington, MA: Jones & Bartlett Learning.

Sommers, M. S., & Brunner, L. S. (2012). *Pocket diseases*. Philadelphia, PA: F.A. Davis.

SENSIBILIDAD DE REBOTE

[Signo de Blumberg]

La sensibilidad de rebote, un indicador confiable de peritonitis, es dolor abdominal intenso inducido por el rebote del tejido que se palpa. La sensibilidad puede ser localizada, como en un absceso, o generalizada, como en la perforación de un órgano intraabdominal. La sensibilidad de rebote suele ocurrir con dolor abdominal, sensibilidad y rigidez. Cuando un paciente tiene dolor abdominal intenso repentino, este síntoma suele inducirse para detectar inflamación peritoneal.

INTERVENCIONES EN CASO DE URGENCIA

Si se induce sensibilidad de rebote en un paciente con dolor abdominal intenso constante, se toman sus signos vitales con rapidez. Se inserta un catéter IV de gran calibre y se comienza a administrar líquidos IV. También se inserta una sonda urinaria a permanencia, y se vigilan ingreso y egreso. Se da oxígeno complementario según se requiera, y se continúa vigilando al paciente en busca de signos de choque, como hipotensión y taquicardia.

Anamnesis y exploración física

Si el estado del paciente lo permite, se le pide que describa los sucesos que causaron la sensibilidad. ¿Alivian o agravan la sensibilidad movimiento, esfuerzo u otra actividad? También se pregunta sobre otros signos y síntomas, como náusea, vómito, fiebre o timpanismo o distensión abdominales. Se inspecciona el abdomen en busca de distensión, ondas peristálticas visibles, y cicatrices. Después, se auscultan los borborigmos y se caracteriza sur motilidad. Se palpa en busca de rigidez o defensa muscular asociados, y se percute el abdomen, tomando nota de timpanismo. (Véase *Inducción de sensibilidad de rebote*, en la pág. 650.)

Causas médicas

- ***Peritonitis.*** En la peritonitis, un trastorno potencialmente letal, la sensibilidad de rebote se acompaña de dolor abdominal intenso repentino, que puede ser difuso o localizado. Dado que el movimiento empeora el dolor, el paciente suele permanecer quieto en decúbito supino con las piernas flexionadas. Por lo común exhibe debilidad, palidez, sudoración excesiva y frialdad cutánea. También puede haber hipoactividad o ausencia de borborigmos; taquipnea; náusea y vómito; distensión, rigidez y defensa abdominales; signos del psoas y del obturador positivos; y fiebre de 39.4 °C o mayor. La inflamación del peritoneo diafragmático puede causar dolor de hombro e hipo.

Consideraciones especiales

Se promueve el confort indicando al paciente que flexione las rodillas o asuma la posición de semi-Fowler. Si se administra un analgésico, debe tenerse presente que podría enmascarar los síntomas asociados. También es posible administrar un antiemético o un antipirético. Sin embargo, debido a la disminución de la motilidad intestinal y la probabilidad de que el paciente se someta a cirugía, no se administran fármacos ni líquidos por vía oral. Se obtienen muestras de sangre, orina y heces para exámenes de laboratorio, y se prepara al paciente para radiografía torácica y abdominal, ecografía y tomografía computarizada. Se realiza una exploración rectal o pélvica. Se prepara al paciente para recibir un antibiótico. Se inserta una sonda nasogástrica para mantener al paciente sin recibir nada por vía oral y para que pueda recibir líquidos parenterales continuos o nutrición.

Orientación al paciente

Se explican los signos y síntomas que el paciente debe informar de inmediato y se le enseña sobre los cuidados posoperatorios.

CONSIDERACIONES PEDIÁTRICAS

Puede ser difícil inducir sensibilidad de rebote en niños pequeños. Se está alerta a indicios como expresión facial

PARA FACILITAR LA EXPLORACIÓN

Inducción de sensibilidad de rebote

Para inducir sensibilidad de rebote, se ayuda al paciente a colocarse en decúbito supino con las rodillas flexionadas para relajar los músculos abdominales. Se empujan los dedos profundamente y de manera continua en el abdomen (como se muestra). Después se libera de forma repentina la presión. El dolor que resulta del rebote del tejido palpado —sensibilidad de rebote— indica inflamación peritoneal o peritonitis.

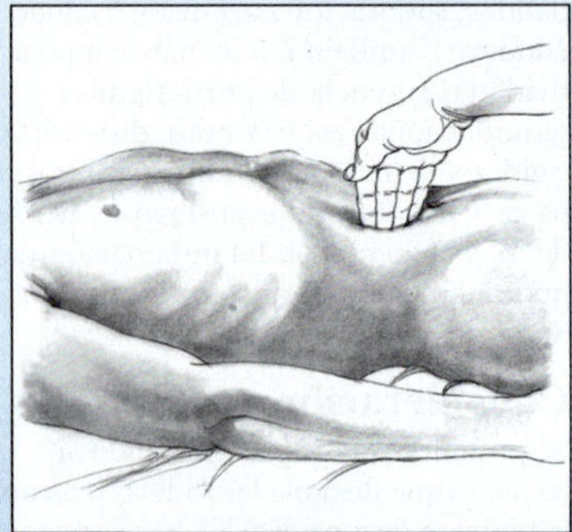

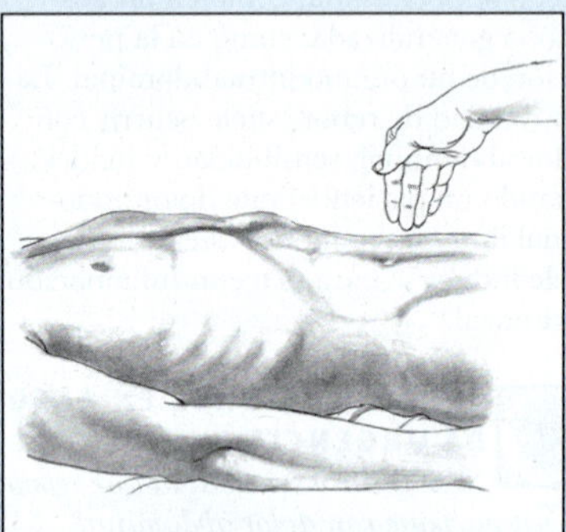

También puede inducirse este síntoma a escala miniatura percutiendo el abdomen de manera ligera e indirecta (como se muestra). Aún mejor, simplemente se pide al paciente que tosa. Esto permite inducir sensibilidad de rebote sin tener que tocar el abdomen del paciente, y también puede mejorar su cooperación porque no relacionará la exacerbación de su dolor con las acciones del examinador.

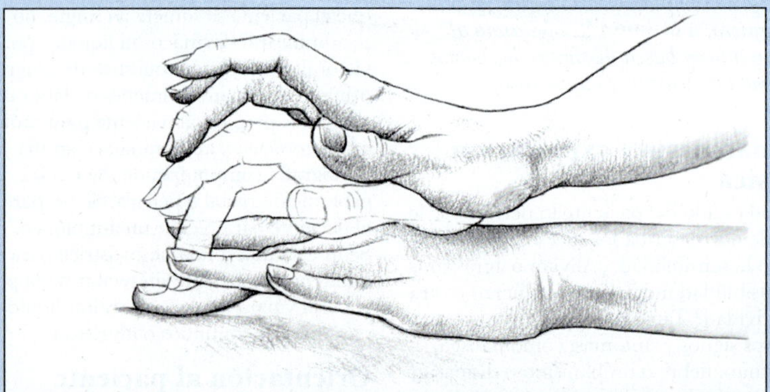

de angustia o llanto intenso. Cuando se induce este síntoma, se usan técnicas de valoración que producen mínima sensibilidad. Por ejemplo, se pide al niño que salte en uno o dos pies o corra para que el tejido rebote suavemente, y se observa si se sujeta de los muebles con dolor.

CONSIDERACIONES GERIÁTRICAS

La sensibilidad de rebote puede estar disminuida o ausente en adultos mayores.

Bibliografía

Berkowitz, C. D. (2012). *Berkowitz's pediatrics: A primary care approach* (4th ed.). USA: American Academy of Pediatrics.

Buttaro, T. M., Tybulski, J., Bailey, P. P., & Sandberg-Cook, J. (2008). *Primary care: A collaborative practice* (pp. 444–447). St. Louis, MO: Mosby Elsevier.

McCance, K. L., Huether, S. E., Brashers, V. L., & Rote, N. S. (2010). *Pathophysiology: The biologic basis for disease in adults and children*. Maryland Heights, MO: Mosby Elsevier.

Sommers, M. S., & Brunner, L. S. (2012). *Pocket diseases*. Philadelphia, PA: F.A. Davis.

Sensibilidad del ángulo costovertebral

La sensibilidad del ángulo costovertebral (ACV) indica distensión repentina de la cápsula renal. Casi siempre acompaña a dolor constante sordo no inducido del flanco en el ACV, inmediatamente lateral al músculo sacroespinal y abajo de la 12ª costilla. Este dolor asociado suele viajar en sentido anterior en la región subcostal hacia el ombligo.

Al percutir el ACV se induce sensibilidad, en su caso. (Véase *Inducción de sensibilidad del ACV,* en la pág. 652.) Un paciente que no tiene este síntoma percibirá una sensación de ruido sordo, actividad o presión, pero no dolor. Un paciente con un trastorno que distiende la cápsula renal experimentará dolor intenso cuando la cápsula se estira y estimula los nervios aferentes, que emanan de la médula espinal en los niveles T11 a L2 e inervan el riñón.

Anamnesis y exploración física

Una vez que se detecta sensibilidad del ACV, se determina la posible magnitud del daño renal. Primero se establece si el paciente tiene otros síntomas de disfunción renal o urológica. Se pregunta sobre los hábitos de micción: ¿con qué frecuencia orina, y en qué cantidades? ¿Ha notado algún cambio en ingreso o egreso? En caso afirmativo, ¿cuándo lo notó? (Se pregunta sobre consumo de líquido antes de juzgar este egreso como anómalo.) ¿Tiene nicturia? Se interroga acerca de dolor o ardor al orinar o dificultad para iniciar la micción. ¿Se esfuerza el paciente por orinar sin conseguirlo (estranguria)? Se pregunta sobre color de la orina, orina parda o rojo brillante (la orina puede contener sangre) y turbidez.

Se exploran otros signos y síntomas. Por ejemplo, si el paciente tiene dolor de flanco, abdomen o espalda, ¿cuándo comenzó a notarlo? ¿Que tán intenso es, y dónde se localiza? Se determina si el paciente o un familiar tienen el antecedente de infecciones de vías urinarias, anomalías congénitas, cálculos u otras nefropatías o uropatías obstructivas. También se pregunta sobre antecedentes de trastornos nefrovasculares como oclusión de las arterias o venas renales.

Se realiza una exploración física rápida. Se comienza por tomar los signos vitales. Fiebre y escalofríos en un paciente con sensibilidad del ACV pueden indicar pielonefritis aguda. Si el paciente tiene hipertensión y bradicardia, se está alerta a otros efectos neurovegetativos del dolor renal, como diaforesis y palidez. Se inspecciona, ausculta y palpa con suavidad el abdomen en busca de indicios sobre la causa subyacente de sensibilidad del ACV. Se está alerta a distensión abdominal, hipoactividad de borborigmos y masas palpables.

Causas médicas

- ***Cálculos.*** Los cálculos infundibulares y ureteropélvicos o ureterales producen sensibilidad del ACV y ondas de dolor de flanco que aumenta y disminuye las cuales pueden radiar a ingle, testículos, área suprapúbica o labios vaginales. También son posibles náusea, vómito, dolor abdominal intenso, distensión abdominal y disminución de borborigmos.
- ***Absceso perirrenal.*** El absceso perirrenal, que causa sensibilidad extrema del ACV, también puede pro-

PARA FACILITAR LA EXPLORACIÓN

Inducción de sensibilidad del ACV

Para inducir sensibilidad del ángulo costovertebral (ACV), se coloca al paciente sentado erguido de espaldas al examinador, o en decúbito prono. El examinador coloca la palma de su mano izquierda sobre el ACV izquierdo, y después golpea el dorso de esa mano con la superficie ulnar del puño derecho (como se muestra). Se repite esta técnica de percusión sobre el ACV derecho. Un paciente con sensibilidad del ACV experimentará dolor intenso.

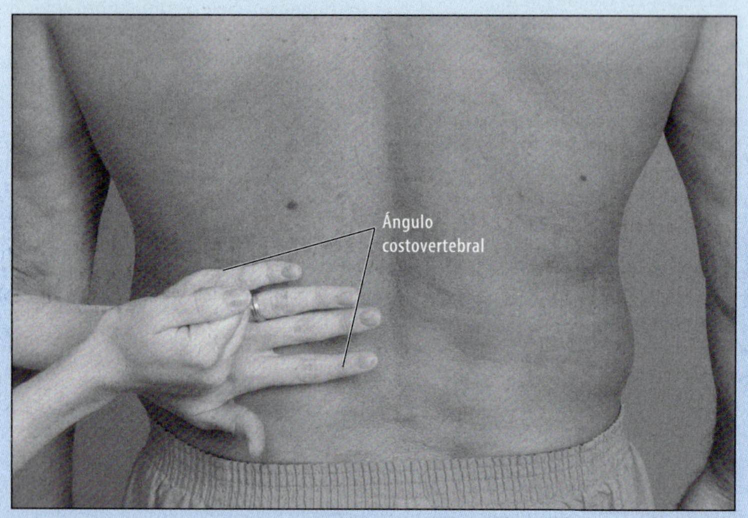

vocar dolor intenso unilateral del flanco, disuria, fiebre alta persistente, escalofríos, eritema cutáneo y, a veces, una masa abdominal palpable.

- ***Pielonefritis (aguda).*** Quizá la causa más común de sensibilidad del ACV, la pielonefritis aguda suele acompañarse de fiebre alta persistente, escalofríos, dolor de flanco, anorexia, náusea, vómito, debilidad, disuria, hematuria, nicturia, tenesmo y polaquiuria.
- ***Oclusión de arteria renal.*** En la oclusión de arteria renal, el paciente experimenta dolor de flanco así como sensibilidad del ACV. Otros datos son dolor intenso continuo en la parte alta del abdomen; náusea; vómito; disminución de borborigmos; y fiebre alta.
- ***Oclusión de vena renal.*** El paciente con oclusión de vena renal tiene sensibilidad del ACV y dolor de flanco. También puede tener dorsalgia intensa súbita; fiebre; oliguria; edema; y hematuria.

Consideraciones especiales

Se administran analgésicos y se continúa vigilando los signos vitales así como ingreso y egreso. Se toman muestras de sangre y orina, y después se prepara al paciente para estudios radiológicos, como urografía excretoria, arteriografía renal y tomografía computarizada espiral.

Orientación al paciente

Se explica cualquier restricción alimentaria que el paciente necesite, y se le indica beber al menos 2 L de líquido al día, a menos que se le haya instruido de otro modo. Se explica cuáles signos y síntomas de infección renal debe informar.

Se insiste en la importancia de completar el tratamiento con los antibióticos prescritos.

CONSIDERACIONES PEDIÁTRICAS

Un lactante con un trastorno que distiende la cápsula renal no exhibirá sensibilidad del ACV. En cambio, tendrá signos y síntomas inespecíficos, como vómito, diarrea, fiebre, irritabilidad, perfusión cutánea deficiente y color amarillo a gris de la piel. Sin embargo, en un niño mayor la sensibilidad del ACV tiene el mismo valor diagnóstico que en un adulto. En mujeres adolescentes puede haber secreción vaginal, dolor vulvar y prurito.

CONSIDERACIONES GERIÁTRICAS

La edad avanzada y el deterioro cognitivo reducen la capacidad del adulto mayor de percibir dolor o describir su intensidad.

BIBLIOGRAFÍA

Afhami, M. R., & Salmasi, P. H. (2009). Studying analgesic effect of preincisional infiltration of lidocaine as a local anesthetic with different concentrations on postoperative pain. *Pakistan Journal of Medical Science*, *25*(5), 821–824.

Soleimanpour, H., Hassanzadeh, K., Aghamohammadi, D., Vaezi, H., & Mehdizadeh, E. M. (2011). Parenteral lidocaine for treatment of intractable renal colic: Case series. *Journal of Medical Case Review*, *5*, 256.

SIALORREA

La sialorrea —el escape de saliva desde la boca— resulta de incapacidad de deglutir o retener la saliva o de salivación excesiva. Puede deberse a parálisis de músculos faciales o debilidad que impide el cierre de la boca, a trastornos neuromusculares o dolor local que causan disfagia o, con menor frecuencia, a los efectos de fármacos o toxinas que inducen salivación. La sialorrea puede ser escasa o copiosa (hasta 1 L al día) y causar irritación peribucal. Dado que indica incapacidad de manejar secreciones, puede conllevar el peligro de aspiración.

Anamnesis y exploración física

Si se observa sialorrea, primero se determina su cantidad. ¿Es escasa o copiosa? ¿Cuándo comenzó? Se pregunta al paciente si su almohada amanece mojada. También se inspecciona en busca de irritación peribucal.

Después se explora en busca de signos y síntomas asociados. Se interroga sobre irritación laríngea y dificultad para deglutir, masticar, hablar o respirar. Se pide al paciente que describa dolor o rigidez en cara y cuello y debilidad muscular en cara y extremidades. ¿Ha notado cambios en el estado mental, como somnolencia o agitación? Se pregunta acerca de cambios en visión, audición y gusto. También se pregunta sobre anorexia, pérdida de peso, fatiga, náusea, vómito y cambio en los hábitos de micción y defecación. ¿Ha tenido recientemente resfriado u otra infección? ¿Fue mordido en fecha reciente por un animal o se ha expuesto a plaguicidas? Por último, se realiza una anamnesis completa acerca de medicamentos.

Acto seguido se realiza una exploración física. Se toman los signos vitales. Se inspecciona en busca de signos de parálisis facial o expresión anormal. Se examinan boca y cuello en busca de tumefacción, la garganta en busca de edema y enrojecimiento, y las amígdalas en busca de exudado. Se toma nota de mal aliento. Se examina la lengua para determinar la presencia de surco bilateral (lengua de tridente). Se buscan palidez y lesiones cutáneas y calvicie frontal. Se evalúa con cuidado cualquier marca de mordedura o punción.

Se valoran los nervios craneales II a VII, IX y X. Después se revisan tamaño y reacción a la luz de las pupilas. Se evalúan el habla y la fuerza muscular, y se palpa en busca de sensibilidad o atrofia. Asimismo, se palpa para detectar linfadenopatía, en especial en la zona cervical. Se observa la capacidad de deglutir y se valora el reflejo faríngeo. Se examina en busca de problemas de equilibrio, hiperreflexia y reflejo de Babinski positivo. Asimismo se valora el funcionamiento sensitivo para determinar la presencia de nerviostesia.

Causas médicas

■ ***Parálisis de Bell.*** En la parálisis de Bell, la sialorrea acompaña al inicio gradual de hemiplejia facial. El lado afectado de la cara cae inexpresivo, el pliegue nasolabial se aplana, y la fisura palpebral (la distancia entre los párpados superior e inferior) se amplía. El paciente suele informar dolor en la oreja o atrás de ella. Otros signos y síntomas cardinales son disminución o ausencia unilaterales del reflejo corneal, disminución de la lagrimación, fenómeno de Bell (desviación ascendente del ojo al intentar cerrar el párpado) y pérdida parcial del sentido del gusto o sensación de sabor anormal.

■ ***Tumor esofágico.*** En caso de un tumor esofágico, una sialorrea copiosa y persistente suele ser precedida por pérdida de peso y disfagia que empeora de forma progresiva. Otros signos y síntomas son dolor subesternal, de espalda y de cuello y regurgitación teñida de sangre.

■ ***Angina de Ludwig.*** En la angina de Ludwig, ocurre sialorrea moderada a copiosa por disfagia y tumefacción local del piso de la boca, que causa desplazamiento de la lengua. También son posibles tumefacción submandibular del cuello y signos de dificultad respiratoria.

■ ***Distrofia miotónica.*** Debilidad facial y caída de la mandíbula explican la sialorrea constante en este trastorno. Otros datos característicos son miotonía (incapacidad de relajar un músculo después de su contracción), emaciación muscular, cataratas, atrofia testicular, calvicie frontal, ptosis y voz monótona nasal.

■ ***Absceso periamigdalino.*** En este trastorno, la irritación laríngea intensa causa disfagia con sialorrea moderada a copiosa. Son signos y síntomas acompañantes fiebre alta, aliento rancio y tumefacción, enrojecimiento y edema de las amígdalas, que pueden estar cubiertas por un exudado gris blando. La palpación puede revelar linfadenopatía cervical.

■ ***Intoxicación por plaguicida.*** Entre los efectos tóxicos de los plaguicidas se incluye salivación excesiva con sialorrea. Otros efectos son diaforesis, náusea, vómito, micción y defecación involuntarias, visión borrosa, miosis, aumento de la lagrimación, fasciculaciones, debilidad, parálisis flácida, signos de dificultad respiratoria y coma.

■ ***Rabia.*** Cuando esta infección aguda del sistema nervioso central avanza al tronco encefálico, produce sialorrea, o "espuma en la boca". La sialorrea se debe a salivación excesiva, parálisis facial, o espasmos faríngeos extremadamente dolorosos que impiden la deglución. La rabia se acompaña de hidrofobia en alrededor de 50% de los casos. También son posibles convulsiones y reflejos tendinosos hiperactivos antes de que el paciente desarrolle parálisis flácida generalizada y coma.

■ ***Convulsiones (generalizadas).*** Las convulsiones generalizadas son reacciones musculares tonicoclónicas que causan salivación excesiva y formación de espuma en la boca junto con pérdida de la conciencia y cianosis. En el estado poscrítico arreactivo también puede haber sialorrea.

Consideraciones especiales

Se está alerta a la aspiración en el paciente con sialorrea. Se le coloca sentado en la cama o en decúbito lateral. Se proporcionan cuidados bucales frecuentes, y aspiración según se requiera para controlar la sialorrea. Se está preparado para realizar traqueostomía e intubación, administrar oxígeno, o para ejecutar empuje abdominal.

Se ayuda al paciente a afrontar la sialorrea proporcionándole un recipiente colector opaco cubierto para reducir el olor y prevenir infecciones. Se tienen a la mano pañuelos de papel, y se coloca una servilleta en su pecho a la hora de comer. Se alienta la higiene bucal. Asimismo, se enseñan al paciente ejercicios para ayudarlo a fortalecer los músculos faciales, si es apropiado. Se le ayuda en el cuidado meticuloso de la piel, en especial alrededor de la boca y en la zona del cuello, para prevenir daños. Puede colocarse almidón de maíz en el cuello para reducir el riesgo de maceración.

Orientación al paciente

Se explica al paciente su diagnóstico y el plan terapéutico. Se le enseñan ejercicios para ayudar a fortalecer los músculos faciales, si es apropiado. Se le enseñan también buenos hábitos de higiene y cuidado de la piel.

CONSIDERACIONES PEDIÁTRICAS

Normalmente, un lactante no puede controlar el flujo de saliva sino hasta alrededor del año de edad, cuando maduran los reflejos musculares que inician la deglución y el cierre de los labios. La salivación y sialorrea suelen aumentar con la dentición, que comienza hacia el quinto mes y continúa hasta alrededor de los 2 años de edad. La salivación excesiva y sialorrea también pueden ocurrir por hambre o en respuesta a la anticipación del alimento, y en caso de náusea.

Entre las causas comunes de sialorrea están epiglotitis, absceso retrofaríngeo, amigdalitis intensa, estomatitis, lesiones herpéticas, atresia esofágica, parálisis cerebral, deficiencia mental y supresión de drogas en neonatos de madres adictas. También puede ser resultado de un cuerpo extraño en el esófago, que causa disfagia.

Bibliografía

Basic infection control and prevention plan for outpatient oncology settings. http://www.cdc.gov/hai/pdfs/guidelines/basic-infection-control-prevention-plan-2011.pdf. Atlanta, GA: Centers for Disease Control and Prevention, 2011.

Guide to infection prevention for outpatient settings: minimum expectations for safe care. http://www.cdc.gov/HAI/settings/outpatient/outpatient-care-guidelines.html. Updated July 2011. Atlanta, GA: Centers for Disease Control and Prevention, 2011.

Sibilancias

Las sibilancias son ruidos respiratorios adventicios de tono alto con calidad musical, lastimera, chirriante o gimiente. Son causadas por el flujo de aire a alta velocidad a través de una vía respiratoria estenosada. Cuando se originan en las vías respiratorias mayores, pueden escucharse de manera directa colocando el oído en la pared torácica o la boca. Cuando se originan en vías respiratorias menores, pueden oírse colocando el estetoscopio en la parte anterior o posterior del tórax. A diferencia de crepitaciones y roncus, las sibilancias no se eliminan tosiendo.

Suele ocurrir sibilancia prolongada durante la espiración, cuando los bronquios se acortan y estrechan. Son causas de estrechamiento (estenosis) de las vías respiratorias broncoespasmo; engrosamiento o edema de mucosas; obstrucción parcial por tumor, cuerpo extraño o secreciones; y presión extrínseca, por ejemplo por neumotórax a tensión o bocio. En caso de obstrucción de vías respiratorias, la sibilancia ocurre durante la inspiración.

INTERVENCIONES EN CASO DE URGENCIA

Se examina el grado de la dificultad respiratoria. ¿Reacciona el paciente? ¿Está inquieto, confundido, ansioso o temeroso? ¿Son sus respiraciones anormalmente rápidas, lentas, superficiales o profundas? ¿Son irregulares? ¿Se escucha sibilancia por la boca? ¿Presenta mayor uso de músculos accesorios; incremento del movimiento de la pared torácica; tiros intercostales, supraesternales o supraclaviculares; estridor; o aleteo nasal? Se toman los otros signos vitales, observando en busca de hipotensión o hipertensión y descenso de la saturación de oxígeno o pulso irregular, débil, rápido o lento.

Se ayuda al paciente a relajarse, se administra oxígeno humectado por mascarilla, y se le alienta a respirar profundamente con lentitud. Se tiene a la mano equipo de intubación endotraqueal y reanimación de urgencia. Se llama al departamento de terapia respiratoria para que suministre respiración con presión positiva intermitente y tratamientos de nebulización con broncodilatadores. Se inserta una línea IV para administrar fármacos, como diuréticos, esteroides, broncodilatadores y sedantes. Se realiza la maniobra de empuje abdominal, según esté indicado, para la obstrucción de vías respiratorias.

Anamnesis y exploración física

Si el paciente no tiene dificultad respiratoria, se realiza la anamnesis. ¿Cuál es la causa de la sibilancia? ¿Tiene asma o alergias? ¿Fuma o tiene antecedentes de un trastorno pulmonar, cardiaco o circulatorio? ¿Padece cáncer? Se pregunta sobre cirugía, enfermedad o traumatismo recientes o cambios en apetito, peso, tolerancia al esfuerzo o patrones de sueño. Se obtienen los antecedentes medicamentosos. Se interroga acerca de exposición a humos tóxicos o cualquier irritante respiratorio. Si tiene tos, se le pregunta cómo suena, cuándo comienza y con qué frecuencia ocurre. ¿Tiene paroxismos de tos? ¿Es la tos seca, productiva o sanguinolenta?

Se pregunta al paciente sobre dolor torácico. Si informa dolor, se determina su calidad, inicio, duración, intensidad y radiación. ¿Aumenta al respirar, toser o en determinadas posiciones?

Se examinan nariz y boca en busca de congestión, drenaje o signos de infección, como halitosis. Si hay esputo, se obtiene una muestra para examinarla. Se buscan cianosis, palidez, humedad fría, masas,

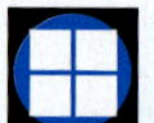

PARA FACILITAR LA EXPLORACIÓN

Evaluación de los ruidos respiratorios

Los ruidos respiratorios disminuidos o ausentes indican alguna interferencia en el flujo de aire. Si pus, líquido o aire llenan el espacio pleural, los ruidos respiratorios serán menos intensos de lo normal. Si un cuerpo extraño o secreciones obstruyen un bronquio, los ruidos respiratorios estarán disminuidos o ausentes en el tejido pulmonar distal. El aumento del espesor de la pared torácica, como en un paciente obeso o muy musculoso, puede hacer que los ruidos respiratorios sean disminuidos, distantes o inaudibles. Los ruidos respiratorios ausentes suelen indicar pérdida de la capacidad de ventilación.

Cuando pasa aire por vías respiratorias estenosadas o a través de humedad, o cuando las membranas que cubren la cavidad torácica se inflaman, se escuchan ruidos respiratorios adventicios. Entre éstos se incluyen crepitaciones, roncus, sibilancias y roces pleurales. Estos ruidos suelen indicar enfermedad pulmonar.

Para valorar los ruidos respiratorios se siguen las secuencias de auscultación mostradas. Se pide al paciente que respire profundamente y se comparan las variaciones de sonido de un lado a otro. Se toma nota de lugar, momento y carácter de cualquier ruido respiratorio anómalo.

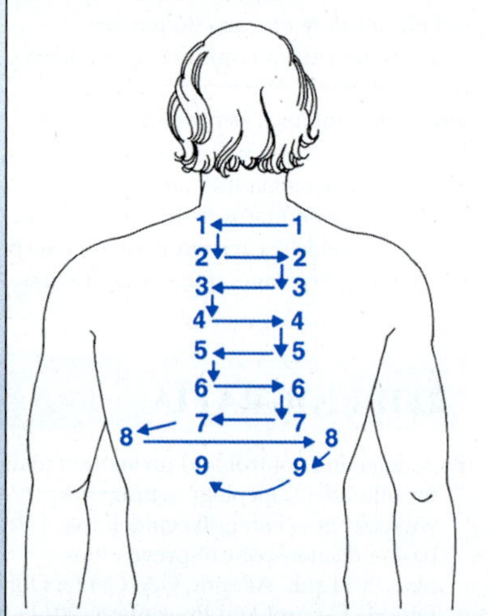

S

sensibilidad, tumefacción, ingurgitación yugular y crecimiento de nódulos linfáticos. Se inspecciona el tórax en busca de configuración anómala y movimiento asimétrico, y se determina si la tráquea está en la línea media. (Véase *Detección de desviación traqueal leve* en la entrada *Desviación traqueal,* en la pág. 131.) Se percute en busca de matidez o hiperresonancia, y se ausculta para determinar la presencia de crepitaciones, roncus o roces pleurales. Se toma nota de ausencia o hipoactividad de ruidos respiratorios, ruidos cardiacos anómalos, galopes o soplos. También se buscan arritmias, bradicardia o taquicardia. (Véase *Evaluación de los ruidos respiratorios.*)

Causas médicas

■ ***Anafilaxia.*** La anafilaxia es una reacción alérgica que puede causar edema traqueal o broncoespasmo, con el resultado de sibilancia y estridor intensos. Son signos y síntomas iniciales temor, debilidad, estornudos, disnea, prurito nasal, urticaria, eritema y angiedema. Ocurre dificultad respiratoria con aleteo nasal, uso de músculos accesorios y tiros intercostales. Otros datos son edema y congestión nasales; rinorrea acuosa profusa; opresión torácica o en la garganta; y disfagia. Entre los efectos cardiacos se incluyen arritmias e hipotensión.

■ ***Aspiración de cuerpo extraño.*** La obstrucción parcial por un cuerpo extraño causa el inicio súbito de sibilancia y quizá estridor; tos seca paroxística; sensación de ahogamiento; y disfonía. Otros datos son taquicardia, disnea, disminución de los ruidos respiratorios y, tal vez, cianosis. Un cuerpo extraño

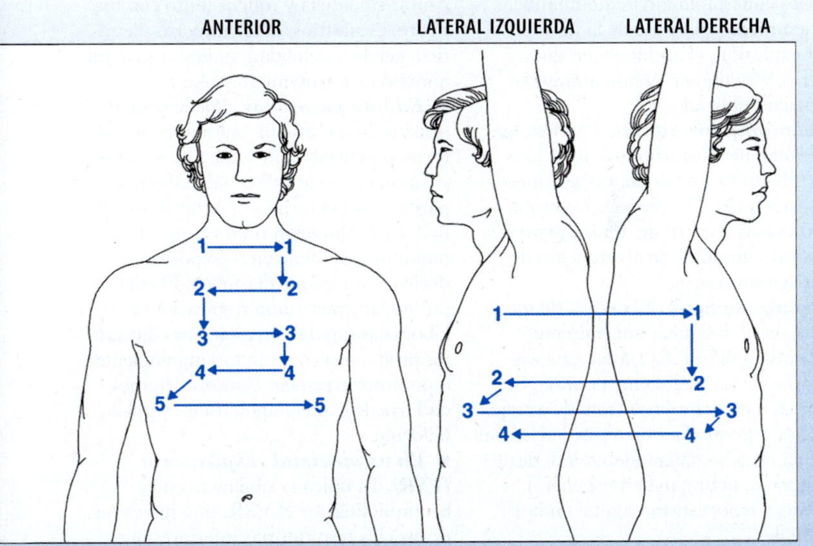

S

retenido puede causar inflamación que ocasiona fiebre, dolor y tumefacción.

■ ***Neumonía por aspiración.*** En la neumonía por aspiración, la sibilancia puede acompañar a taquipnea, disnea intensa, cianosis, taquicardia, fiebre, tos productiva (y al final purulenta) y esputo espumoso rosado.

■ ***Asma.*** La sibilancia es un signo inicial y cardinal de asma. Se escucha en la boca durante la espiración. Una tos inicialmente seca más tarde se hace productiva de moco espeso. Otros datos son aprensión, espiración prolongada, tiros intercostales y supraclaviculares, roncus, uso de músculos accesorios, aleteo nasal y taquipnea. El asma también provoca taquicardia, diaforesis y rubor o cianosis.

■ ***Lesión pulmonar por estallido.*** El inicio agudo de sibilancia es un signo común de dificultad respiratoria en la lesión pulmonar por estallido. Son datos respiratorios asociados disnea, hemoptisis, tos, taquipnea, hipoxia, apnea, cianosis, disminución de los ruidos respiratorios e inestabilidad hemodinámica. El tratamiento depende de la naturaleza de la explosión, el ambiente en que ocurrió, y cualquier agente químico o biológico implicado.

■ ***Adenoma bronquial.*** El adenoma bronquial, un trastorno insidioso, produce sibilancia unilateral, tal vez intensa. Son características comunes tos crónica y hemoptisis recurrente. Quizá ocurran más tarde síntomas de obstrucción de vías respiratorias.

■ ***Bronquiectasia.*** El exceso de moco suele causar sibilancia intermitente y localizada o difusa. Es clásica una tos mucopurulenta maloliente copiosa. Se acompaña de hemoptisis, roncus y crepitaciones ásperas. También pueden causar pérdida de peso, fatiga, debilidad, disnea de esfuerzo, fiebre, malestar general, halitosis e hipocratismo digital en fase terminal.

■ ***Bronquitis (crónica).*** La bronquitis causa sibilancia que varía en intensidad y localización. Son datos asociados espiración prolongada, crepitaciones ásperas, roncus dispersos y tos superficial que más tarde se hace productiva. Otros efectos son disnea, uso de músculos accesorios, tórax en tonel, taquipnea, hipocratismo digital, edema, aumento de peso y cianosis.

■ ***Carcinoma broncógeno.*** La obstrucción puede causar sibilancia localizada. Son datos típicos tos productiva, disnea, hemoptisis (al principio esputo teñido de sangre, que quizá avance a hemorragia masiva), anorexia y pérdida de peso. También son posibles edema de extremidad superior y dolor torácico.

■ ***Enfisema.*** Puede ocurrir sibilancia leve a moderada en el enfisema, una forma de enfermedad pulmonar obstructiva crónica. Son datos relacionados disnea, malestar general, taquipnea, disminución de los ruidos respiratorios, cianosis periférica, respiración con los labios apretados, anorexia y malestar general. También son posibles uso de músculos accesorios, tórax en tonel, tos productiva crónica e hipocratismo digital.

■ ***Coccidioidomicosis pulmonar.*** La coccidioidomicosis pulmonar puede causar sibilancia y roncus junto con tos, fiebre, escalofríos, dolor torácico pleurítico, cefalea, debilidad, malestar general, anorexia y exantema macular.

■ ***Edema pulmonar.*** Puede ocurrir sibilancia en el edema pulmonar, un trastorno potencialmente letal. Otros signos y síntomas son tos, disnea de esfuerzo y paroxística nocturna y, más tarde, ortopnea. La exploración revela taquicardia, taquipnea, crepitaciones en posición declive y un galope diastólico. El edema pulmonar grave causa respiraciones laboriosas rápidas; crepitaciones difusas; tos productiva con esputo sanguinolento espumoso; arritmias; cianosis y humedad fría de la piel; hipotensión; y pulso filiforme.

■ ***Virus sincicial respiratorio (VSR).*** Es típica la sibilancia en la bronquiolitis por el VSR, una infección de las vías respiratorias inferiores que suele verse en niños menores de 1 año. Otros síntomas respiratorios agudos son apnea, tos, respiración rápida, aleteo nasal, fiebre y tiros torácicos. La mayoría de los niños se recuperan de la infección por el VSR en 8 a 15 días sin secuelas.

Los lactantes prematuros y los que tienen problemas respiratorios, cardiacos, neuromusculares e inmunitarios subyacentes requieren especial consideración.

- ***Traqueobronquitis.*** La auscultación puede detectar sibilancia, roncus y crepitaciones. También hay tos, fiebre ligera, escalofríos repentinos, dolor muscular y de espalda y opresión subesternal.
- ***Granulomatosis de Wegener.*** La granulomatosis de Wegener puede causar sibilancia leve a moderada si comprime vías respiratorias mayores. Otros datos son tos (tal vez con esputo sanguinolento), disnea, dolor torácico pleurítico, lesiones cutáneas hemorrágicas e insuficiencia renal progresiva. Son comunes epistaxis y sinusitis grave.

Consideraciones especiales

Se prepara al paciente para pruebas diagnósticas, como radiografías torácicas, análisis de gases en sangre arterial, pruebas de funcionamiento pulmonar y cultivo de esputo. Se facilita la respiración colocando al paciente en la posición de semi-Fowler y cambiando ésta con frecuencia. Se administra fisioterapia pulmonar según se requiera.

Se administra un antibiótico para tratar la infección, un broncodilatador para aliviar el broncoespasmo y mantener permeables las vías respiratorias, un esteroide para reducir la inflamación, y un mucolítico o expectorante para incrementar el flujo de secreciones. Se realiza humidificación para adelgazar las secreciones.

Orientación al paciente

Se proporciona al paciente información sobre los fármacos prescritos, y se explica cómo promover el drenaje y prevenir la acumulación de secreciones, si es necesario. Asimismo, se explican las técnicas de respiración profunda y tos, y la importancia de incrementar el consumo de líquidos.

CONSIDERACIONES PEDIÁTRICAS

Los niños son especialmente susceptibles a la sibilancia debido a que sus pequeñas vías respiratorias permiten la obstrucción rápida. Entre las principales causas de sibilancia se incluyen broncoespasmo, edema de mucosas y acumulación de secreciones. Esto puede ocurrir en trastornos como fibrosis quística, aspiración de un cuerpo extraño, bronquiolitis aguda y hemosiderosis pulmonar.

BIBLIOGRAFÍA

Buttaro, T. M., Tybulski, J., Bailey, P. P., & Sandberg-Cook, J. (2008). *Primary care: A collaborative practice* (pp. 444–447). St. Louis, MO: Mosby Elsevier.

Colyar, M. R. (2003). *Well-child assessment for primary care providers*. Philadelphia, PA: F.A. Davis.

McCance, K. L., Huether, S. E., Brashers, V. L., & Rote, N. S. (2010). *Pathophysiology: The biologic basis for disease in adults and children*. Maryland Heights, MO: Mosby Elsevier.

Sommers, M. S., & Brunner, L. S. (2012). *Pocket diseases*. Philadelphia, PA: F.A. Davis.

SIGNO DE OJOS DE MUÑECA AUSENTE

[Reflejo oculocefálico negativo]

La ausencia del reflejo de ojos de muñeca, indicativa de disfunción del tronco encefálico, se detecta volviendo de manera rápida, pero gentil la cabeza del paciente de un lado a otro. Los ojos permanecen fijos en la posición media, en vez de presentar la respuesta normal de moverse lateralmente hacia el lado opuesto a aquél hacia el que se vuelve la cabeza. (Véase *Examen para ausencia del signo de ojos de muñeca*, en la pág. 660.)

La ausencia del signo de ojos de muñeca indica lesión del mesencéfalo o la protuberancia pontina, que afecta los nervios craneales III y VI. Por lo común acompaña al coma causado por lesiones de cerebelo y tronco encefálico. Este signo no suele ser confiable en un paciente consciente porque éste puede controlar los movimientos oculares de manera voluntaria. Se requiere la ausencia del

S

signo de ojos de muñeca para establecer el diagnóstico de muerte cerebral.

Una variante de la ausencia del signo de ojos de muñeca que se desarrolla de manera gradual se conoce como *signo de ojos de muñeca anómalo*. Dado que se pierde el movimiento ocular conjugado, un ojo puede moverse lateralmente mientras el otro permanece fijo o se mueve en el sentido opuesto. Esta anomalía acompaña a menudo al coma metabólico o al aumento de la presión intracraneal (PIC). La disfunción asociada del tronco encefálico puede ser reversible o avanzar a coma más profundo, con ausencia del signo de ojos de muñeca.

Anamnesis y exploración física

Después de detectar ausencia del signo de ojos de muñeca, se realiza un examen neurológico. Primero se evalúa el nivel de conciencia con la escala de coma del Glasgow. Se toma nota de postura de descerebración o de decorticación. Se examinan las pupilas en cuanto a tamaño, igualdad y reacción a la luz. Se revisa en busca de signos de aumento de la PIC: hipertensión arterial, incremento de la presión diferencial y bradicardia.

Causas médicas

- ***Infarto del tronco encefálico.*** El infarto del tronco encefálico causa ausencia del signo de ojos de muñeca con coma. También provoca parálisis de extremidades, parálisis de nervios craneales (debilidad facial, diplopía, ceguera o déficit de campos visuales y nistagmo), ataxia cerebelosa bilateral, pérdida sensitiva variable, reflejo de Babinski positivo, postura de descerebración y flacidez muscular.
- ***Tumor del tronco encefálico.*** La ausencia del signo de ojos de muñeca acompaña al coma en caso de tumor del tronco encefálico. Este signo puede ser precedido por hemiparesia, nistagmo, parálisis de nervios oculares, dolor facial o pérdida sensitiva en la cara, parálisis facial, disminución del reflejo corneal, acúfenos, pérdida auditiva, disfagia, sialorrea, vértigo, mareo, ataxia y vómito.

S

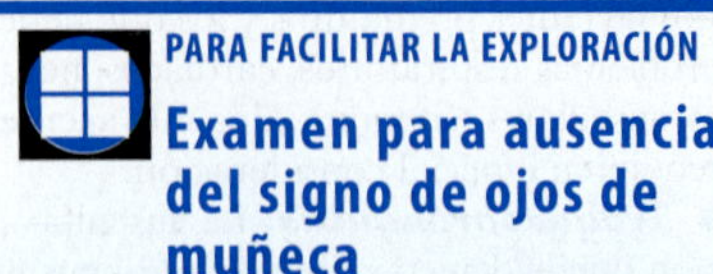

PARA FACILITAR LA EXPLORACIÓN

Examen para ausencia del signo de ojos de muñeca

Para evaluar el reflejo oculocefálico, con el paciente en decúbito supino se mantienen abiertos los párpados superiores y rápidamente (pero de manera gentil) se vuelve la cabeza de lado a lado, observando los movimientos oculares con cada desplazamiento.

En la ausencia del signo de ojos de muñeca, los ojos permanecen fijos en la posición media.

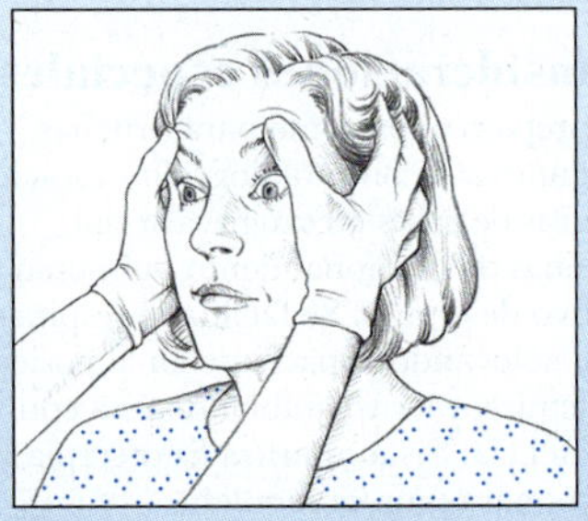

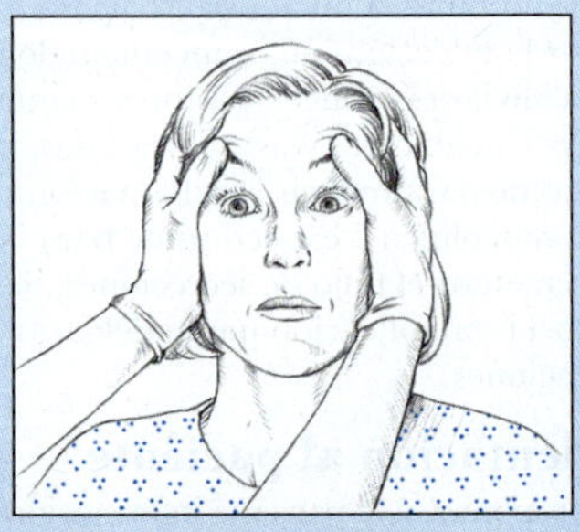

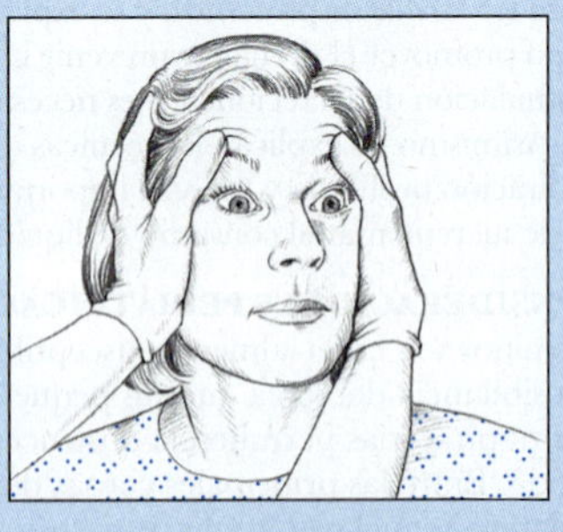

■ ***Infarto mesencefálico central.*** La ausencia del signo de ojos de muñeca se acompaña de coma, síndrome de Weber (parálisis oculomotora con hemiplejia contralateral, temblor atáxico contralateral), nistagmo y anomalías pupilares.

■ ***Hemorragia pontina.*** Ausencia del signo de ojos de muñeca y coma se producen en los minutos que siguen a la hemorragia pontina, un trastorno potencialmente letal. Otros signos ominosos —como parálisis completa, postura de descerebración, reflejo de Babinski positivo y pupilas reactivas pequeñas— pueden avanzar con rapidez a la muerte.

■ ***Hematoma de la fosa posterior.*** Un hematoma subdural en la fosa posterior suele causar ausencia del signo de ojos de muñeca y coma. Estos signos pueden ser precedidos por signos y síntomas característicos, como cefalea, vómito, somnolencia, confusión, pupilas desiguales, disfagia, parálisis de nervios craneales, rigidez cervical y ataxia cerebelosa.

Otras causas

■ ***Fármacos.*** Los barbitúricos pueden causar depresión grave del sistema nervioso central, con el resultado de coma y ausencia del signo de ojos de muñeca.

Consideraciones especiales

No debe intentarse inducir el signo de ojos de muñeca en un paciente comatoso con sospecha de lesión de la columna cervical; conlleva el riesgo de daño de la médula espinal. En cambio, se evalúa el reflejo oculovestibular con la prueba de frío y calor. Normalmente, instilar agua fría en el oído hace que los ojos se muevan lentamente hacia el oído irrigado. También puede realizarse la prueba con calor para confirmar la ausencia del signo de ojos de muñeca.

Se continúa vigilando los signos vitales y el estado neurológico en el paciente con ausencia del signo de ojos de muñeca.

Orientación al paciente

Se explica a la familia del paciente la causa subyacente de su estado, y se alientan las preguntas que puedan tener sobre las opciones terapéuticas.

CONSIDERACIONES PEDIÁTRICAS

Normalmente, el signo de ojos de muñeca no se encuentra en los 10 primeros días después del nacimiento, y puede ser irregular hasta los 2 años de edad. Después, este signo indica de manera confiable el funcionamiento del tronco encefálico.

La ausencia del signo de ojos de muñeca en niños puede acompañar al coma asociado con lesión cefálica, semiahogamiento o sofocación, o astrocitoma del tronco encefálico.

SILENCIO ABDOMINAL

[Ausencia de borborigmos]

El término silencio abdominal se refiere a la imposibilidad de escuchar cualquier ruido intestinal (borborigmo) con el estetoscopio en cualquier cuadrante después de un mínimo de 5 minutos. Los borborigmos cesan cuando obstrucción mecánica o vascular o inhibición neurógena detienen el peristaltismo. Cuando el peristaltismo se interrumpe, se acumulan gas del contenido intestinal y líquido secretado por las paredes intestinales y distienden la luz, con complicaciones potencialmente letales (como perforación, peritonitis y septicemia) o choque hipovolémico.

La obstrucción mecánica simple por adhesiones, hernia o tumor causa la pérdida de líquidos y electrolitos e induce deshidratación. La obstrucción vascular interrumpe la circulación hacia las paredes intestinales, lo que ocasiona isquemia, necrosis y choque. La inhibición neurógena, que afecta la innervación de la pared intestinal, puede deberse a infección, distensión intestinal o traumatismo. También puede ocurrir después de obstrucción mecánica o vascular o deterioro metabólico como hipopotasemia.

El cese abrupto de los borborigmos, cuando se acompaña de dolor abdominal, rigidez y distensión, indica una crisis potencialmente letal que requiere intervención inmediata. El silencio abdominal después de un periodo de hiperactividad de los borborigmos es igualmente ominoso y puede indicar estrangulación de un intestino con obstrucción mecánica.

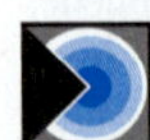

INTERVENCIONES EN CASO DE URGENCIA

Si no se detectan borborigmos y el paciente informa dolor y cólicos abdominales intensos y repentinos, o exhibe distensión abdominal grave, se hacen los preparativos para insertar una sonda nasogástrica (NG) o intestinal a fin de aspirar el contenido de la luz y descomprimir el intestino. (Véase ¿Realmente hay silencio abdominal?*) Se administran líquidos IV y electrolitos para contrarrestar la deshidratación y los desequilibrios causados por el intestino disfuncional.*

Dado que el paciente puede requerir cirugía para aliviar una obstrucción, se suspende el ingreso por vía oral. Se toman los signos vitales y se está alerta a signos de choque, como hipotensión, taquicardia y humedad fría de la piel. Se mide la circunferencia abdominal como referencia para comparar cambios ulteriores.

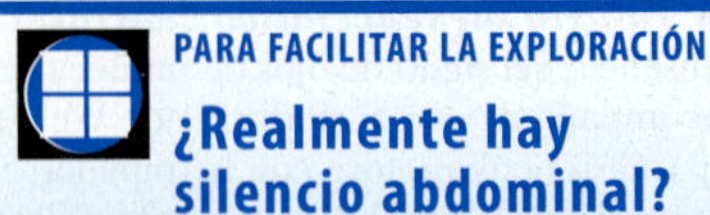

PARA FACILITAR LA EXPLORACIÓN

¿Realmente hay silencio abdominal?

Antes de concluir que el paciente tiene silencio abdominal, el examinador debe hacerse las tres preguntas siguientes:

¿Usó el diafragma del estetoscopio para auscultar en busca de borborigmos?

El diafragma detecta sonidos de alta frecuencia, como los borborigmos, mientras que la campana detecta sonidos de baja frecuencia, como un soplo vascular.

¿Escuchó en el mismo punto por un mínimo de 5 minutos en busca de borborigmos?

Normalmente, los borborigmos ocurren cada 5 a 15 segundos, pero la duración de uno solo puede ser menor de 1 segundo.

¿Buscó borborigmos en todos los cuadrantes?

Puede no haber borborigmos en un cuadrante, pero sí en otro.

Anamnesis y exploración física

Si el estado del paciente lo permite, se procede a una anamnesis breve. Se comienza con dolor abdominal: ¿cuándo comenzó? ¿Ha empeorado? ¿Dónde lo siente? Se interroga sobre una sensación de meteorismo y sobre flatulencia. Se determina si el paciente ha tenido diarrea o expulsado heces delgadas como un lápiz, posibles signos de obstrucción luminal en desarrollo. Es posible que el paciente no haya defecado en absoluto —un signo posible de obstrucción completa o íleo.

Se pregunta acerca de afecciones que suelen causar obstrucción mecánica, como tumores abdominales, hernias y adhesiones de cirugías pasadas. Se determina si el paciente sufrió algún accidente —incluso uno en apariencia menor, como caer de una escalera de mano— que pudo haber causado coágulos vasculares. Se buscan antecedentes de pancreatitis aguda, diverticulitis, o infección ginecológica, que pueden haber provocado infección intraabdominal y disfunción intestinal. Es necesario asegurarse de preguntar sobre problemas tóxicos previos, como uremia, y sobre lesión de la médula espinal, que pueden causar íleo.

Si el dolor no es intenso ni se acompaña de otros signos o síntomas de un problema potencialmente letal, se obtienen antecedentes médicos y quirúrgicos detallados y se realiza una exploración física completa seguida de valoración abdominal y exploración pélvica.

Se comienza la valoración inspeccionando el contorno abdominal. Es necesario colocarse al lado del paciente en decúbito supino y después a los pies de la cama para detectar distensión localizada o generalizada. Se percute y palpa el abdomen con gentileza. Se escucha en busca de matidez sobre zonas llenas de líquido y de sonido timpánico sobre bolsillos de gas. Se palpa en busca de rigidez abdominal o protección muscular, que sugieren irritación peritoneal que puede causar íleo.

Causas médicas

■ ***Obstrucción intestinal mecánica completa.*** En este trastorno potencialmente letal el silencio abdominal sigue a un periodo de hiperactividad de los borborigmos. Dicho silencio se acompaña de dolor abdominal colicoso agudo que se origina en el cuadrante de la obstrucción y puede radiarse al flanco o las regiones lumbares. Son signos y síntomas asociados distensión abdominal, meteorismo, estreñimiento, náusea y vómito (a más alto el bloqueo, más temprano e intenso el vómito). En fases tardías, puede haber signos de choque con fiebre, sensibilidad de rebote y rigidez abdominal.

■ ***Oclusión de arteria mesentérica.*** En la oclusión de arteria mesentérica, un trastorno potencialmente letal, los borborigmos desaparecen después de un breve periodo de hiperactividad. Después ocurre dolor mesopigástrico o periumbilical intenso, seguido de distensión abdominal, soplos, vómito, estreñimiento y signos de choque. La fiebre es común. Más tarde puede haber rigidez abdominal.

■ ***Íleo (adinámico).*** El signo cardinal es ausencia de borborigmos. Además de la distensión abdominal, entre los signos y síntomas asociados de íleo están malestar general y estreñimiento o expulsión de heces líquidas escasas. Si el íleo sigue a infección abdominal aguda, el paciente también puede presentar fiebre y dolor abdominal.

Otras causas

■ ***Cirugía abdominal.*** Suele haber ausencia de borborigmos después de cirugía abdominal, como resultado del uso de anestésicos y la manipulación quirúrgica.

Consideraciones especiales

Después de que se ha insertado una sonda NG o intestinal, se eleva la cabecera de la cama al menos 30°, y se vuelve al paciente para facilitar el paso de la sonda por el tubo digestivo. (Recuérdese no fijar con cinta una sonda intestinal a la cara del paciente.) Se asegura la permeabilidad de la sonda verificando el drenaje y el funcionamiento correcto de los dispositivos de aspiración, y se irriga entonces.

Se continúa administrando líquidos y electrolitos IV, y se asegura el envío al laboratorio de una muestra de suero para análisis de electrolitos al menos una vez al día. Es posible que se requieran radiografías y más análisis de sangre para determinar la causa del silencio abdominal.

Una vez que se han descartado obstrucción mecánica y septicemia intraabdominal como causa de la ausencia de borborigmos, se administran medicamentos para controlar el dolor y estimular el peristaltismo. Recuérdese que los opioides pueden hacer más lento el peristaltismo.

Orientación al paciente

Se explica la necesidad de pruebas diagnósticas e intervenciones terapéuticas, incluida la ambulación posoperatoria. Asimismo se explica cuáles alimentos y líquidos debe evitar el paciente.

CONSIDERACIONES PEDIÁTRICAS

El silencio abdominal en niños puede deberse a enfermedad de Hirschsprung o invaginación intestinal, ambos posibles causas de obstrucción potencialmente letal.

CONSIDERACIONES GERIÁTRICAS

En adultos mayores con obstrucción intestinal que no reacciona a la descompresión debe considerarse la cirugía temprana para evitar el riesgo de infarto intestinal.

S

Bibliografía

Hyun-Dong, C. (2011). Perforation of Meckel's diverticulum by a chicken bone: Preoperatively presenting as bowel perforation. *Journal of Korean Surgical Society*, *80*, 234–237.

Kong, V., Parkinson, F., Barasa, J., & Ranjan, P. (2012). Strangulated paraumbilical hernia—An unusual complication of a Meckel's diverticulum. *International Journal of Surgery Case Reports*, *3*, 197–198.

Síncope

El síncope o desmayo, un signo neurológico común, es la pérdida transitoria de la conciencia asociada con deterioro del suministro de sangre al cerebro o hipoxia cerebral. Suele ocurrir de manera abrupta y dura segundos a minutos. Un episodio de síncope por lo común comienza como una sensación de mareo. La persona suele ser capaz de prevenir el episodio acostándose o sentándose con la cabeza entre las rodillas. A menudo el paciente yace inmóvil con los músculos esqueléticos relajados pero los músculos esfintéricos controlados. Sin embargo, la profundidad de la inconciencia varía —algunos pacientes pueden oír voces o ver contornos borrosos; otros no advierten sus alrededores.

En muchos sentidos, el síncope simula la muerte: el paciente está muy pálido y tiene el pulso débil y lento, hipotensión, y respiración casi imperceptible. Si la hipotensión grave dura 20 segundos o más, el paciente puede presentar también movimientos tonicoclónicos convulsivos.

El síncope puede deberse a trastornos cardiacos y cerebrovasculares, hipoxemia y cambios posturales en presencia de disfunción neurovegetativa. También puede ser consecutivo a tos intensa (síncope en tos) y estrés emocional, lesión, choque, o dolor (síncope vasovagal o desmayo común). El síncope histérico también puede ocurrir después de estrés emocional pero no se acompaña de otros efectos vasodepresores.

S

INTERVENCIONES EN CASO DE URGENCIA

Si se ve a un paciente desmayarse, se garantiza una vía aérea permeable y la seguridad del paciente, y se toman los signos vitales. Después se coloca al paciente en decúbito supino, se le elevan las piernas y se le aflojan las prendas apretadas. Se está alerta a taquicardia, bradicardia o pulso irregular. Mientras tanto, se le coloca en un monitor cardiaco para detectar arritmias. Si ocurre una arritmia, se administra oxígeno y se coloca una línea IV para medicamentos o líquidos. Se está listo para comenzar la reanimación cardiopulmonar. Tal vez se requieran cardioversión, desfibrilación o inserción de un marcapasos temporal.

Anamnesis y exploración física

Si el paciente informa un episodio de desmayo, se reúne información sobre el episodio de él y su familia. ¿Tuvo debilidad, mareo, náusea o sudoración inmediatamente antes de desmayarse? ¿Se levantó con rapidez desde la posición sedente o el decúbito? Durante el episodio de desmayo, ¿tuvo espasmos musculares o incontinencia? ¿Cuánto tiempo estuvo inconsciente? Cuando recuperó la conciencia, ¿estuvo alerta o confundido? ¿Tuvo cefalea? ¿Se ha desmayado antes? ¿En tal caso, ¿con cuánta frecuencia ocurre?

A continuación se toman los signos vitales y se examina al paciente en busca de lesiones que pudieran haber ocurrido durante la caída.

Causas médicas

■ ***Síndrome del arco aórtico.*** En el síndrome del arco aórtico, el paciente presenta síncope y puede exhibir pulsos carotídeos débiles o abruptamente ausentes así como pulsos radiales desiguales o ausentes. Entre los signos y síntomas tempranos se incluyen sudoración nocturna, palidez, náusea, anorexia, pérdida de peso, artralgia y fenómeno de Raynaud. También puede haber hipotensión en los brazos; dolor de cuello, hombro y tórax; parestesia; claudicación intermitente; frémitos; alteraciones visuales; y mareo.

■ ***Estenosis aórtica.*** Un signo tardío cardinal, el síncope se acompaña de disnea de esfuerzo y angina. Son datos relacionados fatiga intensa, ortopnea, disnea paroxística nocturna, palpitaciones y disminución de pulsos carotídeos. De manera característica, la auscultación revela galopes auriculares y ventriculares así como un soplo de expulsión sistólica en crescendo-decrescendo que es más intenso en el borde esternal derecho del segundo espacio intercostal.

- ***Arritmias cardiacas.*** Cualquier arritmia que reduzca el gasto cardiaco y altere la circulación cerebral puede causar síncope. Otros efectos —como palpitaciones, palidez, confusión, diaforesis, disnea e hipotensión— suelen presentarse primero. Sin embargo, en el síndrome de Adams-Stokes el síncope puede ocurrir sin advertencia. Durante el síncope, el paciente presenta asistolia, que puede precipitar espasmos y sacudidas mioclónicas si se prolonga. También exhibe palidez cenicienta que avanza a cianosis, incontinencia, reflejo de Babinski bilateral y pupilas fijas.
- ***Hipoxemia.*** Sin importar su causa, la hipoxemia grave puede provocar síncope. Son efectos relacionados comunes confusión, taquicardia, inquietud y falta de coordinación.
- ***Hipotensión ortostática.*** Ocurre síncope cuando el paciente se levanta con rapidez del decúbito. Se busca un descenso de 10 a 20 mm Hg o más en la presión arterial sistólica o diastólica así como taquicardia, palidez, mareo, visión borrosa, náusea y diaforesis.
- ***Accidente isquémico transitorio (AIT).*** Marcados por déficit neurológicos transitorios, los AIT pueden causar síncope y disminución del nivel de conciencia. Otros datos varían con la arteria afectada, pero pueden incluir ceguera, nistagmo, afasia, disartria, entumecimiento unilateral, hemiparesia o hemiplejia, acúfenos, debilidad facial, disfagia y marcha tambaleante o descoordinada.

Otras causas

- ***Fármacos.*** La quinidina puede causar síncope —y quizá muerte súbita— asociada con fibrilación ventricular. La prazosina puede causar hipotensión ortostática grave y síncope, por lo común después de la primera dosis. En ocasiones griseofulvina, levodopa e indometacina sun capaces de ocasionar síncope.

Consideraciones especiales

Se continúa vigilando de cerca los signos vitales. Se prepara al paciente para electrocardiografía, vigilancia Holter, y estudios dúplex carotídeo, Doppler carotídeo, y de electrofisiología.

Orientación al paciente

Se discute con el paciente el trastorno subyacente, y se le alienta para espaciar sus actividades. Se le explica que debe evitar permanecer de pie por periodos prolongados y cuáles medidas debe tomar si siente que está por desmayarse.

CONSIDERACIONES PEDIÁTRICAS

El síncope es mucho menos común en niños que en adultos. Puede deberse a un trastorno cardiaco o neurológico, alergias, o estrés emocional.

Bibliografía

Berkowitz, C. D. (2012). *Berkowitz's pediatrics: A primary care approach* (4th ed.). USA: American Academy of Pediatrics.

Buttaro, T. M., Tybulski, J., Bailey, P. P., & Sandberg-Cook, J. (2008). *Primary care: A collaborative practice* (pp. 444–447). St. Louis, MO: Mosby Elsevier.

Sommers, M. S., & Brunner, L. S. (2012). *Pocket diseases*. Philadelphia, PA: F.A. Davis.

Soplos

Los soplos cardiacos (o simplemente soplos) son ruidos auscultatorios que se escuchan dentro de las cámaras cardiacas o las arterias mayores. Se les clasifica con base en momento en que ocurren y duración en el ciclo cardiaco, sitio de auscultación, intensidad, configuración, tono y cualidad.

El *momento* puede caracterizarse como sistólico (entre S_1 y S_2), holosistólico (continuo durante toda la sístole), diastólico (entre S_2 y S_1), o continuo durante toda la sístole y la diástole; los soplos sistólicos y diastólicos pueden caracterizarse además como tempranos, intermedios o tardíos.

La *localización* se refiere a la zona de máxima intensidad, como la punta, el borde esternal izquierdo inferior, o un espacio intercostal. La *intensidad* se mide en una escala de 1 a 6. Un soplo grado 1 es muy tenue, y sólo se detecta después de auscultación cuidadosa. Un soplo grado 2 es un soplo suave pero evidente. Los soplos considerados de grado 3 son moderadamente intensos. Un soplo grado 4 es fuerte, con un posible frémito intermitente. Los soplos grado 5 son intensos y asociados con un frémito precordial palpable. Los soplos grado 6 son intensos y, como los grado 5, se relacionan con un frémito. Un soplo grado 6 es audible incluso cuando el estetoscopio se separa de la pared torácica.

La *configuración*, o forma, se refiere a la naturaleza de la intensidad —en crescendo (en aumento), en decrescendo (en descenso), en crescendo-decrescendo (primero aumenta y después disminuye), en decrescendo-crescendo (primero disminuye y después aumenta), en meseta (intensidad uniforme), o variable (intensidad desigual). El *tono* del soplo puede ser alto o bajo. Su *cualidad* puede describirse como áspera, retumbante, silbante, chirriante, zumbante, musical, o rechinante.

Los soplos pueden reflejar flujo sanguíneo acelerado por válvulas normales o defectuosas; flujo sanguíneo anterógrado por una válvula estenosada o irregular o hacia un vaso dilatado; flujo retrógrado a través de una válvula incompetente, un defecto septal o un conducto arterial persistente; o disminución de la viscosidad sanguínea. Los soplos cardiacos suelen ser resultado de cardiopatía orgánica, y en ocasiones indican una situación de urgencia: por ejemplo, un soplo holosistólico intenso después de infarto de miocardio (IM) agudo puede señalar ruptura de músculo papilar o una comunicación interventricular. Los soplos también pueden deberse a la implantación quirúrgica de una prótesis valvular. (Véase *Cuando los soplos significan urgencia*.)

Algunos soplos son inocuos ("inocentes"), o funcionales. Un *soplo sistólico inocente* suele ser suave, de tono intermedio, y más audible a lo largo del borde esternal izquierdo en el segundo o tercer espacios intercostales. Es exacerbado por actividad física, excitación, fiebre, embarazo, anemia o tirotoxicosis. Son ejemplos el soplo de Still en niños y el soplo mamario, que suele auscultarse sobre ambas mamas al final del embarazo y poco después del parto. (Véase *Detección de soplos congénitos* en la pág. 667.)

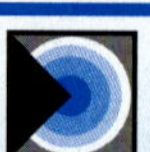

INTERVENCIONES EN CASO DE URGENCIA

Cuando los soplos significan urgencia

Aunque normalmente no indican una urgencia, los soplos —en especial los que recién se desarrollan— pueden indicar una complicación grave en pacientes con endocarditis bacteriana o infarto de miocardio (IM) agudo reciente.

Cuando se atiende a un paciente con endocarditis bacteriana diagnosticada o sospechada, se ausculta con cuidado en busca de nuevos soplos. Su desarrollo, junto con crepitaciones, ingurgitación yugular, ortopnea y disnea, pueden indicar insuficiencia cardiaca.

La auscultación con regularidad también es importante en un paciente que ha tenido un IM agudo. Un soplo holosistólico intenso en decrescendo en la punta del corazón que radia a axila y borde esternal izquierdo o por todo el pecho es significativo, en particular en relación con un S_2 ampliamente desdoblado y un galope auricular (S_4). Este soplo, cuando se acompaña de signos de edema pulmonar agudo, suele indicar el desarrollo de insuficiencia mitral aguda por ruptura de las cuerdas tendinosas, una urgencia médica.

S

Detección de soplos congénitos

DEFECTO CARDIACO	TIPO DE SOPLO
Defecto del tabique aortopulmonar	*Defecto pequeño*: un soplo rudo o crepitante continuo que se ausculta mejor en el borde esternal izquierdo superior y abajo de la clavícula izquierda, quizá acompañado de un chasquido de expulsión sistólico. *Defecto grande*: un soplo sistólico áspero que se escucha en el borde esternal izquierdo.
Comunicación interauricular	Un soplo mesosistólico en forma de huso de grado 2 o 3 de intensidad que se escucha en el borde esternal izquierdo superior, con un desdoblamiento fijo de S_2. Los cortocircuitos grandes también pueden producir un soplo de tono bajo a intermedio sobre el borde esternal izquierdo inferior al principio de la diástole.
Válvula aórtica bicúspide	Un ruido de expulsión o chasquido intenso de tono alto al principio de la sístole que se ausculta mejor en la punta y suele acompañarse de un soplo suave al principio o la parte media de la sístole en el borde esternal derecho superior. El componente aórtico de S_2 suele acentuarse en la punta. Este soplo puede no advertirse sino hasta la infancia temprana.
Coartación de la aorta	Casi siempre un chasquido de expulsión sistólico en la base del corazón, la punta y a veces las arterias carótidas, suele acompañarse de un soplo de expulsión sistólico en la base. Este trastorno también puede producir un soplo diastólico silbante de insuficiencia aórtica o un soplo apical pansistólico de origen desconocido.
Defectos comunes del conducto auriculoventricular (defecto de los cojines endocárdicos)	Con *válvula mitral competente*: un soplo mesosistólico en forma de huso de grado 2 o 3 de intensidad que se escucha en el borde esternal izquierdo superior, con desdoblamiento fijo de S_2; puede acompañarse de un soplo diastólico de tono bajo a intermedio al principio de la diástole sobre el borde esternal izquierdo inferior. Con *válvula mitral incompetente*: un soplo sistólico temprano u holosistólico en decrescendo en la punta, junto con un S_2 ampliamente desdoblado y por lo común un S_4.
Anomalía de Ebstein	Un soplo silbante holosistólico suave de tono alto que aumenta con la inspiración (signo de Carvallo); se ausculta mejor sobre el borde esternal izquierdo inferior y la zona xifoides; quizá acompañado por un soplo diastólico retumbante de tono bajo en la punta. También ocurren desdoblamiento fijo de S_2 y un desdoblamiento intenso de S_4.
Comunicación entre el ventrículo izquierdo y la aurícula derecha	Un soplo holosistólico en decrescendo de grados 2 a 4 de intensidad que se escucha a lo largo del borde esternal izquierdo inferior, acompañado de un S_2 normal; los cortocircuitos grandes también producen un soplo diastólico retumbante sobre la punta.
Atresia mitral	Un soplo sistólico inespecífico y un rumor de flujo diastólico en el borde esternal izquierdo inferior, con un S_2 intenso.
Conexión venosa pulmonar anómala parcial	Un soplo mesosistólico en forma de huso grado 2 a 3 en el borde esternal izquierdo superior, quizá acompañado por un soplo de tono bajo a intermedio al principio de la diástole sobre el borde esternal izquierdo inferior.
Conducto arterial permeable	Un soplo rudo o craquelante continuo que se escucha mejor en el borde esternal izquierdo superior y abajo de la clavícula izquierda. El soplo se acentúa una vez avanzada la sístole.

(*continúa*)

Detección de soplos congénitos *(continuación)*

DEFECTO CARDIACO	TIPO DE SOPLO
Insuficiencia pulmonar	Un soplo suave temprano a mesosistólico, de tono intermedio, en crescendo-decrescendo, que se escucha mejor en el segundo o tercer espacios intercostales derechos.
Estenosis pulmonar	Un soplo sistólico temprano áspero, en crescendo-decrescendo, de grados 4 a 6 de intensidad, que se escucha en el segundo espacio intercostal izquierdo, y que quizá radia a lo largo del borde esternal izquierdo.
Aurícula única	Un soplo holosistólico de reflujo en la punta, acompañado de un desdoblamiento fijo de S_2.
Estenosis aórtica supravalvular	Un soplo de expulsión sistólico que se escucha mejor sobre el segundo espacio intercostal derecho o más arriba en la escotadura epiesternal o sobre el lado inferior derecho del cuello. El ruido del cierre aórtico suele estar preservado, y no se escuchan chasquidos de expulsión.
Tetralogía de Fallot	Un soplo mesosistólico con un frémito sistólico palpable en el borde mesoesternal izquierdo; soplos más suaves que ocurren antes en la sístole por lo general indican una obstrucción más grave.
Atresia tricuspídea	Variable, según los defectos asociados.
Trilogía de Fallot	Un soplo sistólico áspero, en crescendo-decrescendo, que se escucha mejor en el borde esternal izquierdo superior con radiación hacia la clavícula izquierda. El componente pulmonar de S_2 se hace progresivamente más tenue con grados crecientes de obstrucción.
Comunicación interventricular	*Defecto pequeño*: por lo común un soplo holosistólico (pero puede limitarse al principio o la mitad de la sístole), grados 2 a 4 en decrescendo que se escucha a lo largo del borde esternal izquierdo inferior, acompañado de un S_2 normal. *Defecto grande*: un soplo holosistólico en el borde esternal izquierdo inferior y un soplo retumbante mesosistólico en la punta, acompañado de S_1 aumentado en el borde esternal izquierdo inferior y un componente pulmonar aumentado de S_2.

Anamnesis y exploración física

Si se descubre un soplo, se trata de determinar su tipo mediante auscultación cuidadosa. (Véase *Identificación de soplos comunes,* en la pág. 669.) Se usa la campana del estetoscopio para soplos de tono bajo y el diafragma para los de tono alto.

A continuación se realiza la anamnesis. Se pregunta si el soplo es un nuevo descubrimiento o si se conoce desde el nacimiento o la niñez. Se determina si el paciente ha experimentado síntomas asociados, en particular palpitaciones, mareo, síncope, dolor torácico, disnea y fatiga. Se exploran los antecedentes médicos del paciente, tomando nota en especial de incidencia de fiebre reumática, cardiopatía o cirugía cardiaca, en particular remplazo protésico valvular.

Se realiza una exploración física sistemática. Se toma nota en especial de la presencia de arritmias cardiacas, ingurgitación yugular, y signos y síntomas pulmonares como disnea, ortopnea y crepitaciones. ¿Es el hígado sensible o palpable? ¿Hay edema periférico?

PARA FACILITAR LA EXPLORACIÓN

Identificación de soplos comunes

El momento y la configuración de un soplo pueden ayudar a identificar su causa subyacente. Es útil aprender a reconocer las características de estos soplos comunes.

INSUFICIENCIA AÓRTICA (CRÓNICA)
Las valvas engrosadas de la válvula no cierran correctamente, lo que permite el flujo retrógrado de sangre al ventrículo izquierdo.

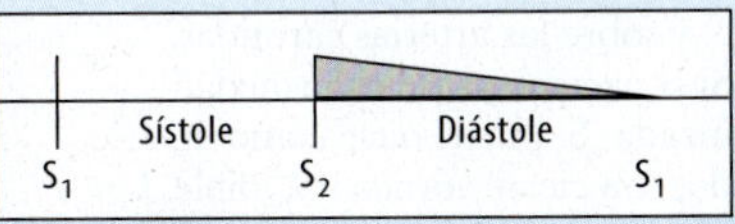

ESTENOSIS AÓRTICA
Valvas engrosadas, cicatrizadas o calcificadas impiden la expulsión sistólica ventricular.

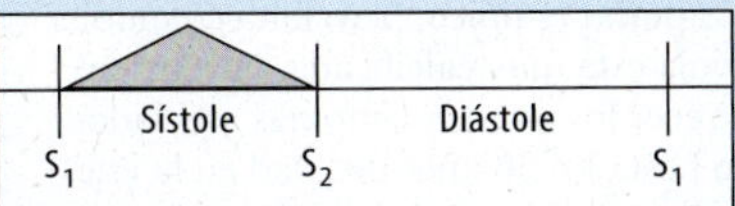

PROLAPSO DE VÁLVULA MITRAL
Una válvula mitral incompetente sobresale dentro de la aurícula izquierda debido a una valva posterior crecida y a cuerdas teninosas elongadas.

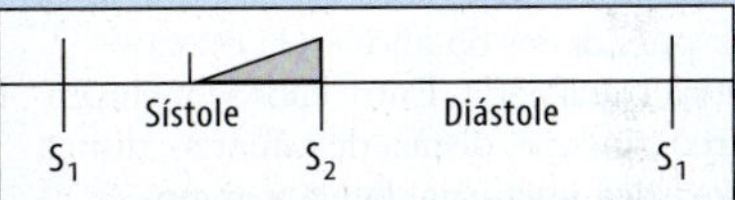

INSUFICIENCIA MITRAL (CRÓNICA)
El cierre incompleto de la válvula mitral permite el flujo retrógrado de sangre hacia la aurícula izquierda.

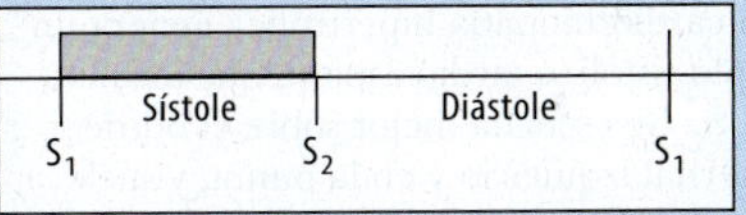

ESTENOSIS MITRAL
Valvas engrosadas o cicatrizadas causan estenosis valvular y restringen el flujo sanguíneo.

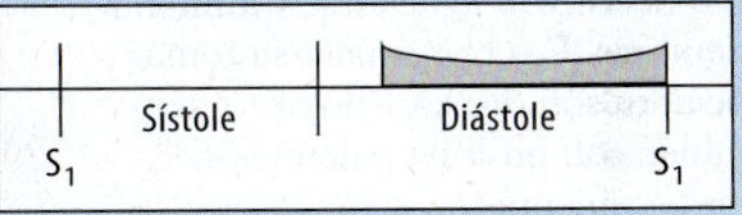

Causas médicas

■ ***Insuficiencia aórtica.*** La insuficiencia aórtica aguda suele producir un soplo diastólico breve suave sobre el borde esternal izquierdo que se escucha mejor cuando el paciente sentado se inclina al frente y al final de una espiración forzada contenida. S_2 puede ser suave o ausente. A veces se escucha un soplo mesosistólico corto suave sobre el segundo espacio intercostal derecho. Son datos asociados taquicardia, disnea, ingurgitación yugular, crepitaciones, aumento de la fatiga, y palidez y frialdad de extremidades.

La insuficiencia aórtica crónica causa un soplo diastólico silbante de tono alto en decrescendo que se escucha mejor sobre el segundo o tercer espacios intercostales derechos o el borde esternal izquierdo con el paciente sentado, inclinado al frente, y conteniendo el aliento después de una espiración profunda. También es posible un soplo de Austin Flint —un soplo retumbante a la mitad o el final de la diástole que se escucha mejor en la punta. No suele haber complicaciones sino hasta que el paciente tiene 40 a 50 años; entonces son datos típicos palpitaciones, taquicardia, angina, aumento de la fatiga, disnea, ortopnea y crepitaciones.

■ ***Estenosis aórtica.*** En la estenosis aórtica el soplo es sistólico, comienza después de S_1 y termina en el momento del cierre de la válvula aórtica o antes. Es áspero y rasposo, de tono intermedio, y en crescendo-decrescendo. Su intensidad es máxima sobre el segundo espacio intercostal derecho cuando el paciente está sentado e inclinado al frente, y también puede auscultarse sobre la punta, en la escotadura supraesternal (punto de Erb) y sobre las arterias carótidas.

Si el paciente tiene enfermedad avanzada, S_2 puede oírse como un solo ruido, con cierre aórtico inaudible. Un chasquido de expulsión sistólico temprano en la punta es típico, pero falta cuando la válvula está muy calcificada. No suelen aparecer los signos y síntomas asociados sino hasta los 30 años de edad en la estenosis aórtica congénita, los 30 a 65 años en la estenosis por enfermedad reumática, y después de los 65 años en la estenosis aórtica calcificada. Entre ellos se incluyen mareo, síncope, disnea de esfuerzo, disnea paroxística nocturna, fatiga y angina.

■ ***Cardiomiopatía (hipertrófica).*** La cardiomiopatía hipertrófica genera un soplo sistólico tardío áspero, que termina en S_2. Se escucha mejor sobre el borde esternal izquierdo y en la punta, y suele acompañarse de un S_3 o S_4 audibles. El soplo decrece al agacharse y aumenta al sentarse. Los principales síntomas asociados son disnea y dolor torácico; también son posibles palpitaciones, mareo y síncope.

■ ***Insuficiencia mitral.*** La insuficiencia mitral aguda se caracteriza por un soplo silbante de tono intermedio al principio de la sístole u holosistólico en decrescendo en la punta, junto con un S_2 ampliamente desdoblado y por lo común un S_4. Este soplo no se intensifica en la inspiración, como ocurre en la insuficiencia tricuspídea. Los datos asociados suelen incluir taquicardia y signos de edema pulmonar agudo.

S

La insuficiencia mitral crónica produce un soplo en meseta holosistólico silbante de tono alto que es más intenso en la punta y suele radiar a axila o espalda. También son posibles fatiga, disnea y palpitaciones.

■ ***Prolapso mitral.*** El prolapso mitral genera un chasquido mesosistólico a sistólico tardío con un soplo sistólico tardío de tono alto en crescendo, que se escucha mejor en la punta. En ocasiones se auscultan múltiples chasquidos, con o sin un soplo sistólico. Son datos asociados percepción cardiaca, migrañas, mareo, debilidad, síncope, palpitaciones, dolor torácico, disnea, fatiga episódica intensa, cambios de estado de ánimo y ansiedad.

■ ***Estenosis mitral.*** En la estenosis mitral el soplo es suave, de tono bajo, retumbante, en crescendo-decrescendo, y diastólico, acompañado de un S_1 intenso o un chasquido de apertura que constituye un signo cardinal. Se escucha mejor en la punta con el paciente en decúbito lateral izquierdo. El ejercicio ligero ayuda a hacer audible este soplo.

En la estenosis grave, también puede escucharse el soplo de la insuficiencia mitral. Otros datos son hemoptisis, disnea de esfuerzo y fatiga, y signos de edema pulmonar agudo.

■ ***Mixomas.*** Un mixoma auricular izquierdo (más común) suele producir un soplo mesodiastólico y otro holosistólico que es más intenso en la punta, con un S_4, un sonido de golpe seco diastólico temprano ("plop" tumoral), y un S_1 intenso, ampliamente desdoblado. Son manifestaciones relacionadas disnea, ortopnea, dolor torácico, fatiga, pérdida de peso y síncope.

Un mixoma auricular derecho causa un soplo retumbante diastólico tardío, un soplo holosistólico en crescendo, y un "plop" tumoral, que se escucha mejor en el borde esternal inferior izquierdo. Otros datos son fatiga, edema periférico, ascitis y hepatomegalia.

Un mixoma ventricular izquierdo (raro) produce un soplo sistólico, que se escucha mejor en el borde esternal izquierdo inferior; arritmias; disnea; y síncope.

Un mixoma ventricular derecho por lo común genera un soplo sistólico de expulsión con S_2 tardío y "plop" tumoral, que se escucha mejor en el borde esternal izquierdo. Se acompaña de edema periférico, hepatomegalia, ascitis, disnea y síncope.

■ ***Ruptura de músculo papilar.*** En la ruptura de músculo papilar —una complicación potencialmente letal de un IM agudo— puede auscultarse un soplo holosistólico intenso en la punta. Son datos relacionados disnea intensa, dolor torácico, síncope, hemoptisis, taquicardia e hipotensión.

■ ***Fiebre reumática con pericarditis.*** Un roce pericárdico junto con soplos y galopes se escucha mejor con el paciente inclinado al frente sobre sus manos y rodillas durante la espiración forzada. Los soplos que con más frecuencia se escuchan son el soplo sistólico de la insuficiencia mitral, un soplo mesosistólico debido a tumefacción de la valva de la válvula mitral, y el soplo diastólico de la insuficiencia aórtica. Otros signos y síntomas son fiebre, dolor articular y esternal, edema y taquipnea.

■ ***Insuficiencia tricuspídea.*** La insuficiencia tricuspídea es una anomalía valvular que se caracteriza por un soplo silbante suave holosistólico de tono alto que aumenta con la inspiración (signo de Carvallo), disminuye con exhalación y maniobra de Valsalva, y se escucha mejor sobre el borde esternal izquierdo inferior y la zona xifoidea. Después de un periodo asintomático prolongado, pueden ocurrir disnea de esfuerzo y ortopnea, junto con ingurgitación yugular, ascitis, cianosis y edema periféricos, emaciación muscular, fatiga, debilidad y síncope.

■ ***Estenosis tricuspídea.*** La estenosis tricuspídea es un trastorno valvular que produce un soplo diastólico similar al de la estenosis mitral, pero más intenso con la inspiración y que disminuye con exhalación y maniobra de Valsalva. S_1 también puede ser más intenso. Son signos y síntomas asociados fatiga, síncope, edema periférico, ingurgitación yugular, ascitis, hepatomegalia y disnea.

Otras causas

■ ***Tratamientos.*** El remplazo de válvula protésica puede causar soplos variables, según el sitio, la composición de la válvula y el método de operación.

Consideraciones especiales

Se prepara al paciente para pruebas diagnósticas, como electrocardiografía, ecocardiografía y angiografía. Se administra un antibiótico y un anticoagulante según sea apropiado. Dado que un defecto cardiaco es atemorizante para el paciente, se le brinda apoyo emocional.

Orientación al paciente

Se explica cuáles signos y síntomas debe informar el paciente y el uso de antibióticos profilácticos, si es apropiado.

CONSIDERACIONES PEDIÁTRICAS

Los soplos inocentes, como el soplo de Still, suelen escucharse en niños pequeños y desaparecer en la pubertad. Los soplos patognomónicos en lactantes y niños pequeños por lo común se deben a cardiopatía congénita, como las comunicaciones interauricular e interventricular. Otros soplos pueden ser adquiridos, como en la cardiopatía reumática.

Bibliografía

Geliki, K. A., Sotirios, F., Sotirios, T., Alexandra, M., Gabriel, D., & Stefanos, M. (2011). Accuracy of cardiac auscultation in asymptomatic neonates with heart murmurs: Comparison between pediatric trainees and neonatologists. *Pediatric Cardiology*, *32*, 473–477.

Gokman, Z., Tunaoglu, F. S., Kula, S., Ergenekon, E., Ozkiraz, S., & Olgunturk, R. (2009). Comparison of initial evaluation of neonatal murmurs by pediatrician and pediatric cardiologist. *Journal of Fetal Neonatal Medicine*, *22*, 1086–1091.

Soplos vasculares

(Véase también Soplos cardiacos)

Los soplos vasculares o arteriales son ruidos silbantes causados por flujo sanguíneo turbulento en los vasos (a diferencia de los soplos cardiacos) y suelen indicar enfermedad vascular que pone en peligro la vida o la extremidad. Se caracterizan por sitio, duración, intensidad, tono y momento de inicio en el ciclo cardiaco.

Los soplos vasculares fuertes producen vibración intensa y un frémito o temblor palpable. Sin embargo, un frémito no proporciona mayores indicios sobre el trastorno causal o su gravedad.

Los frémitos son más reveladores cuando se escuchan sobre la aorta abdominal; las arterias renal, carótida, femoral, poplítea o subclavia; o la glándula tiroides. (Véase *Prevención de soplos vasculares falsos,* en la pág. 673.) También son reveladores cuando se escuchan de manera consistente pese a cambios en la posición del paciente y cuando se oyen durante la diástole.

Anamnesis y exploración física

Si se detectan soplos sobre la aorta abdominal, se busca una masa pulsante o una tonalidad azulada alrededor del ombligo (signo de Cullen). Cualquiera de estos signos —o un dolor desgarrador en abdomen, flanco o espalda baja— puede indicar disección potencialmente letal de un aneurisma aórtico. Se revisan también los pulsos periféricos, y se compara la intensidad en las extremidades superiores y las inferiores.

Si se sospecha disección, se vigilan de manera constante los signos vitales, y se suspenden alimentos y líquidos hasta que se establezca un diagnóstico definitivo. Se observa en busca de signos y síntomas de choque hipovolémico, como sed; hipotensión; taquicardia; pulso filiforme débil; taquipnea; alteración del nivel de conciencia (NDC); piel moteada en rodillas y codos; y humedad fría de la piel.

Si se detectan soplos sobre la glándula tiroides, se pregunta al paciente si tiene antecedente de hipertiroidismo o signos y síntomas de éste, como nerviosismo, temblor, pérdida de peso, palpitaciones, intolerancia al calor y amenorrea (en mujeres). Se observa en busca de signos y síntomas de tormenta tiroidea, potencialmente letal, como temblor, inquietud, diarrea, dolor abdominal y hepatomegalia.

Si se detectan soplos en la arteria carótida, se está alerta a signos y síntomas de un accidente isquémico transitorio (AIT), como mareo, diplopía, habla farfullante, luces destellantes y síncope. Estos datos pueden indicar evento vascular cerebral inminente. Es necesario asegurarse de evaluar al paciente con frecuencia en busca de cambios en NDC y funcionamiento muscular.

Si se detectan soplos sobre las arterias femoral, poplítea o subclavia, se buscan signos y síntomas de disminución o ausencia de circulación periférica —edema, debilidad y parestesia. Se pregunta al paciente si tiene antecedentes de claudicación intermitente. Se revisan con frecuencia pulsos distales, color de la piel, y temperatura. También se vigila en busca de ausencia súbita de pulso, palidez o frialdad, que pueden indicar una amenaza para la extremidad afectada.

Si se detecta un soplo, es necesario asegurarse de buscar daño vascular adicional y realizar una valoración cardiaca exhaustiva.

Causas médicas

- ***Aneurisma aórtico abdominal.*** Una masa periumbilical pulsátil acompañada por un soplo sistólico sobre la aorta caracteriza al aneurisma aórtico abdominal. Son signos y síntomas asociados rigidez y sensibilidad del abdomen, piel moteada, disminución de los pulsos periféricos y claudicación. Un dolor penetrante y desgarrador en abdomen, flanco o espalda baja indica disección inminente.
- ***Ateroesclerosis aórtica abdominal.*** Son comunes los soplos sistólicos intensos en las zonas epigástrica y mesoabdominal. Pueden acompañarse de debilidad, entumecimiento, parestesia o parálisis; dolor de pierna; o disminución o ausencia de pulsos femoral, poplíteo o pedio. Rara vez hay dolor abdominal.
- ***Anemia.*** El aumento del gasto cardiaco eleva el flujo sanguíneo. En pacientes con anemia grave es posible oír soplos sistólicos cortos sobre ambas arterias carótidas, que quizá se acompañen de cefalea, fatiga, mareo, palidez, ictericia, palpitaciones, taquicardia leve, disnea, náusea, anorexia y glositis.

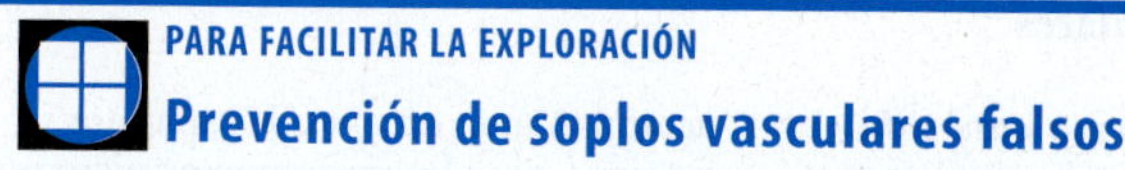

PARA FACILITAR LA EXPLORACIÓN

Prevención de soplos vasculares falsos

Para auscultar soplos de manera precisa se requieren práctica y habilidad. Estos ruidos suelen deberse a dilatación de una arteria o estrechamiento de su luz, pero también pueden deberse a presión excesiva aplicada a la campana del estetoscopio durante la auscultación. Esta presión comprime la arteria, creando flujo sanguíneo turbulento y un soplo falso.

Para prevenir soplos falsos, se coloca la campana con suavidad en la piel del paciente. Además, si se ausculta un soplo poplíteo, se ayuda al paciente a colocarse en decúbito supino, se pone la mano atrás del tobillo, y se levanta la pierna un poco antes de situar la campana atrás de la rodilla.

FLUJO SANGUÍNEO NORMAL, SIN SOPLO

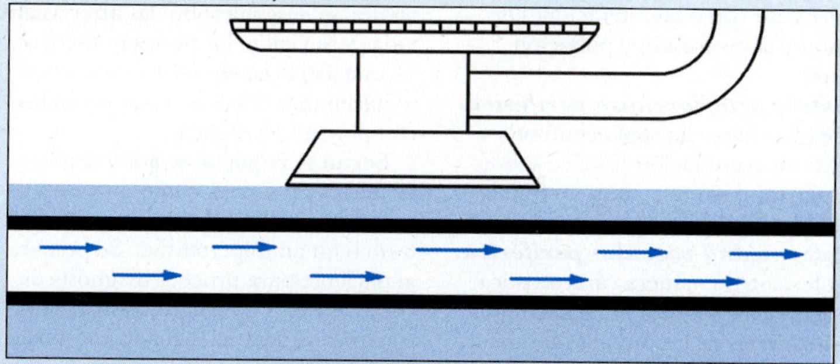

FLUJO SANGUÍNEO TURBULENTO Y SOPLO RESULTANTE CAUSADO POR UN ANEURISMA

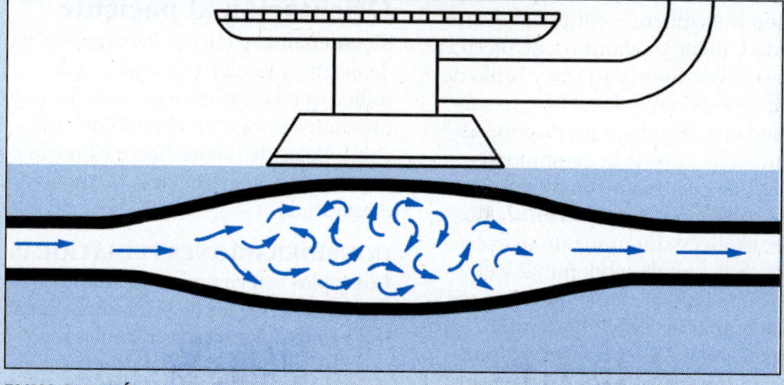

FLUJO SANGUÍNEO TURBULENTO Y SOPLO FALSO CAUSADO POR COMPRESIÓN DE LA ARTERIA

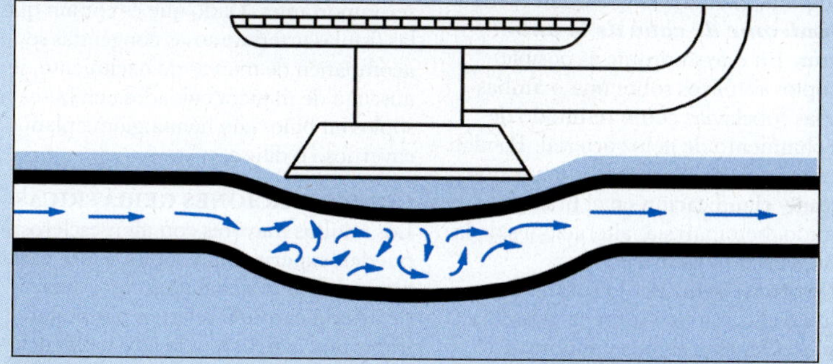

■ ***Estenosis de arteria carótida.*** Pueden oírse soplos sistólicos sobre una o ambas arterias carótidas. Otros signos y síntomas pueden estar ausentes. Sin embargo, mareo, vértigo, cefalea, síncope, afasia, disartria, pérdida súbita de la visión, hemiparesia o hemiparálisis indican un AIT y pueden anunciar un evento vascular cerebral.

■ ***Fístula de arteria carótida.*** Los soplos continuos que se oyen sobre los globos oculares y las sienes son característicos, así como las alteraciones de la visión y la protrusión y pulsación oculares.

■ ***Fístula arteriovenosa periférica.*** Puede escucharse un soplo continuo áspero con acentuación sistólica sobre la fístula; también es común un frémito palpable.

■ ***Enfermedad vascular periférica.*** Esta afección de manera característica produce soplos sobre la arteria femoral y otras arterias de las piernas. También puede causar disminución o ausencia de los pulsos femoral, poplíteo o pedio; claudicación intermitente; entumecimiento, debilidad, dolor y calambres de piernas, pies y caderas; humedad fría y brillo de la piel; y caída del vello en la extremidad afectada. También predispone al paciente a úlceras de la extremidad inferior que cicatrizan con dificultad.

■ ***Estenosis de arteria renal.*** Los soplos sistólicos comúnmente se oyen sobre la línea media abdominal y el flanco en el lado afectado. La estenosis suele acompañarse de hipertensión. También son posibles cefalea, palpitaciones, taquicardia, ansiedad, mareo, retinopatía, hematuria y lentitud mental.

■ ***Síndrome de robo de la subclavia.*** En este síndrome es posible oír soplos sistólicos sobre una o ambas arterias subclavias como resultado de estrechamiento de la luz arterial. Pueden acompañarse de descenso de la presión arterial y claudicación en el brazo afectado, hemiparesia, alteraciones de la visión, vértigo y disartria.

■ ***Tirotoxicosis.*** Por lo común se oye un soplo sistólico sobre la glándula tiroides. Ocurren signos y síntomas acompañantes en todos los aparatos y sistemas, pero los más característicos son hipertrofia tiroidea, fatiga, nerviosismo, taquicardia, intolerancia al calor, sudoración, temblor, diarrea y pérdida de peso aunque el apetito aumenta. También puede haber exoftalmos.

Consideraciones especiales

Dado que los soplos pueden indicar un trastorno vascular potencialmente letal, se toman con frecuencia los signos vitales, se ausculta sobre las arterias afectadas y se vigilan los pulsos periféricos. Se está alerta en especial a soplos que se hacen más intensos o adquieren un componente diastólico.

Según se requiera, se administran fármacos prescritos, como un vasodilatador, un anticoagulante, un antiplaquetario o un antihipertensivo. Se prepara al paciente para pruebas diagnósticas, como estudios de sangre, radiografías, electrocardiograma, cateterismo cardiaco y ecografía.

Orientación al paciente

Se enseñan al paciente los síntomas de evento vascular cerebral, y se le indica que los informe de inmediato. Se discuten cambios en el estilo de vida, como dejar de fumar, hacer ejercicio con regularidad, y alimentarse de manera equilibrada.

CONSIDERACIONES PEDIÁTRICAS

Los soplos son comunes en niños pequeños pero suelen ser de poca importancia; por ejemplo, los soplos craneales son normales hasta los 4 años de edad. Sin embargo, determinados soplos pueden ser importantes. Dado que es común que las fístulas arteriovenosas congénitas se acompañen de marcas de nacimiento, se ausculta de manera cuidadosa en busca de soplos en niños con hemangioma plano, cavernoso o difuso.

CONSIDERACIONES GERIÁTRICAS

Los adultos mayores con ateroesclerosis pueden experimentar soplos sobre varias arterias. Los relacionados con estenosis de arteria carótida revisten particular importancia debido a la alta incidencia de evento vascular cerebral asociado. Es obligatorio el seguimiento estrecho así como la referencia expedita a cirugía cuando esté indicado.

Bibliografía

Amarenco, P., Labreuche, J., & Mazighi, M. (2010). Lessons from carotid endarterectomy and stenting trials. *Lancet*, *376*, 1028–1031.

Brott, T. G., Hobson, R. W., II, Howard, G., Roubin, G. S., Clark, W. M., Brooks, W., … Meschia, J. F. (2010). Stenting versus endarterectomy for treatment of carotid-artery stenosis. *New England Journal of Medicine*, *363*, 11–23.

Sordera

La sordera, que afecta a alrededor de 16 millones de estadounidenses, puede ser temporal o permanente y parcial o completa. Este síntoma común puede afectar la recepción de tonos de baja, mediana o alta-frecuencia. Si la sordera no afecta las frecuencias que se usan en el habla, el paciente no suele advertirla.

Normalmente, las ondas sonoras entran en el conducto auditivo externo y después viajan a la membrana timpánica y los huesecillos (yunque, martillo y estribo) del oído medio y al caracol, en el oído interno. La división coclear del nervio craneal (NC) VIII (nervio auditivo) lleva el impulso sonoro al cerebro. Este tipo de transmisión del sonido, llamada conducción aérea, suele ser mejor que la conducción ósea —transmisión del sonido por hueso hasta el oído medio.

La sordera puede clasificarse como de conducción, neurosensitiva, mixta o funcional. La sordera de conducción resulta de trastornos del oído externo o medio que bloquean la transmisión del sonido. Este tipo de sordera suele reaccionar a la intervención médica o quirúrgica (o, en algunos casos, ambas). La sordera neurosensitiva resulta de trastornos en el oído interno o el NC VIII. La sordera mixta combina aspectos de la sordera de conducción y la neurosensitiva. La sordera funcional resulta de factores psicológicos más que de daño orgánico identificable.

La sordera también puede deberse a traumatismo, infección, alergia, tumores, determinados trastornos sistémicos y hereditarios, y los efectos de fármacos ototóxicos y tratamientos. Sin embargo, en la mayoría de los casos, resulta de presbiacusia, un tipo de sordera neurosensitiva que suele afectar a mayores de 50 años de edad. Otras causas fisiológicas de sordera son retención de cerumen; barotitis media (presión desigual en el tímpano) al descender en un avión o un ascensor, buceo, o explosión cercana; y exposición crónica a ruido mayor a 90 decibeles, por ejemplo en el trabajo, en determinadas aficiones, o por escuchar a gran volumen música en vivo o grabada.

Anamnesis y exploración física

Si el paciente informa sordera, se le pide que la describa. ¿Es unilateral o bilateral? ¿Continua o intermitente? Se pregunta sobre antecedentes familiares de sordera. Después se recaban los antecedentes médicos del paciente, tomando nota de infecciones óticas crónicas, cirugía de oído, y traumatismo de oído o craneoencefálico. ¿Tuvo el paciente hace poco una infección de vías respiratorias superiores? Después de realizar la anamnesis, se pide al paciente que describa su ocupación y ambiente de trabajo.

A continuación se exploran signos y síntomas asociados. ¿Hay dolor ótico? En caso afirmativo, ¿es unilateral o bilateral, continuo o intermitente? Se pregunta al paciente si ha notado secreción por uno o ambos oídos. Si la hay, se le pide que describa su color y consistencia, y se toma nota de cuándo comenzó. ¿Oye el paciente timbres, zumbidos, siseos u otros ruidos en uno o ambos oídos? En este caso, ¿son los ruidos constantes o intermitentes? ¿Sufre mareos? Si es así, ¿cuándo comenzó a notarlos?

Se comienza la exploración física inspeccionando el oído externo en busca de inflamación, furúnculos, cuerpos extraños y secreción. Enseguida se aplica presión a trago y proceso mastoideo para inducir sensibilidad. Si se detectan ésta o anomalías del oído externo, se notifica al médico para discutir la realización de un examen otoscópico (Véase *Uso correcto del otoscopio* en la pág. 510.) Durante el examen otoscópico se toma nota de cambio de color, perforación, combadura o retracción de la membrana timpánica, que normalmente se ve como un cono gris aperlado brillante.

A continuación se evalúa la agudeza auditiva usando pruebas con el tic tac de un reloj y voces susurradas. Después se realizan las pruebas de Weber y de Rinne como una evaluación preliminar del tipo y grado de sordera. (Véase *Diferenciación de la sordera conductiva y la neurosensitiva,* en la pág. 677.)

Causas médicas

■ ***Neuroma acústico.*** El neuroma acústico, que es un tumor del NC VIII, causa sordera neurosensitiva unilateral progresiva. También puede haber acúfenos, vertigo y —en caso de compresión de nervios craneales— parálisis facial.

■ ***Hipertrofia adenoidea.*** La disfunción de la trompa de Eustaquio causa sordera de conducción gradual acompañada de secreción ótica intermitente. El paciente tiende a respirar por la boca y puede informar una sensación de plenitud ótica.

■ ***Pólipos auriculares.*** Si un pólipo ocluye el conducto auditivo externo, puede ocurrir sordera parcial. El pólipo suele sangrar con facilidad y se cubre de una secreción purulenta.

■ ***Colesteatoma.*** Es característica la pérdida gradual de la audición. Puede acompañarse de vértigo y, a veces, de parálisis facial. La exploración revela perforación timpánica, esferas blancas aperladas en el conducto auditivo, y quizá secreción.

S

■ ***Quiste.*** La obstrucción del conducto auditivo por un quiste sebáceo o dermoide causa sordera de conducción progresiva. A la inspección, el quiste parece una masa blanda.

■ ***Tumor del conducto auditivo externo (maligno).*** La sordera conductiva progresiva es característica y se acompaña de dolor ótico profundo y terebrante, secreción purulenta y, con el tiempo, parálisis facial. El examen puede revelar el tumor granular sangrante.

■ ***Glomangioma yugular.*** Inicialmente, este tumor benigno causa sordera de conducción unilateral leve que se hace progresivamente más grave. Es posible que el paciente informe acúfenos que suenan como su latido cardiaco. Son signos y síntomas asociados congestión gradual del oído afectado, molestia palpitante o pulsátil, otorrea sanguinolenta, parálisis del nervio facial, y vértigo. Aunque la membrana timpánica es normal, atrás de ella se observa una masa roja.

■ ***Traumatismo craneoencefálico.*** Puede ocurrir sordera de conducción o neurosensitiva repentina por daño de los huesecillos, fractura del conducto auditivo, perforación de la membrana timpánica, o fractura del caracol en caso de traumatismo craneoencefálico. El paciente suele informar cefalea y sangra por el oído. Las manifestaciones neurológicas varían, y entre ellas están deterioro de la visión y del nivel de conciencia.

■ ***Enfermedad de Ménière.*** Al principio la enfermedad de Ménière, un trastorno del oído interno, produce sordera neurosensitiva intermitente unilateral que sólo afecta los tonos bajos. Más tarde la sordera se hace constante y afecta otros tonos. Son signos y síntomas asociados vértigo intenso intermitente, náusea y vómito, sensación de llenura en el oído, acúfenos de estruendo o caracola vacía, diaforesis y nistagmo.

■ ***Cáncer nasofaríngeo.*** El cáncer nasofaríngeo causa sordera de conducción unilateral leve cuando comprime la trompa de Eustaquio. La conducción ósea es normal, y la inspección revela una membrana timpánica retraída empujada por líquido. Cuando este tumor obstruye las vías nasales, el paciente puede presentar habla nasal y secreción nasal y posnasal sanguinolenta. La afección de nervios craneales produce otros datos, como diplopía y parálisis del músculo recto.

PARA FACILITAR LA EXPLORACIÓN

Diferenciación de la sordera conductiva y la neurosensitiva

Las pruebas de Weber y de Rinne ayudan a determinar si una sordera es de conducción o neurosensitiva. La prueba de Weber evalúa la conducción ósea; la prueba de Rinne, la conducción ósea y aérea. Estas pruebas preliminares se realizan con un diapasón de 512 Hz como se describe enseguida.

PRUEBA DE WEBER

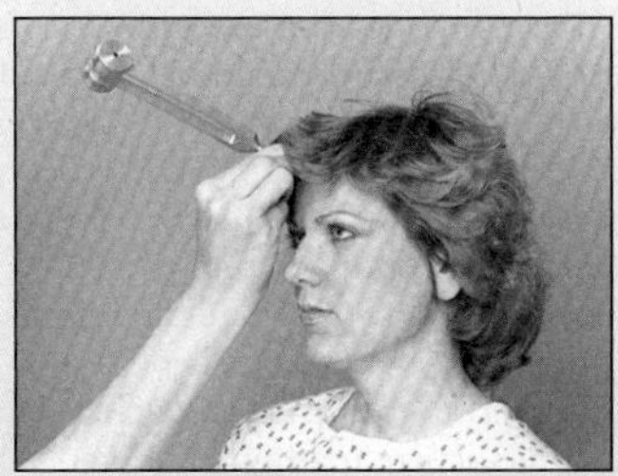

La base de un diapasón vibrante se aplica de manera firme contra la línea media del cráneo en la frente. Se pregunta al paciente si oye el tono con la misma intensidad en ambos oídos. En tal caso, el resultado de la prueba de Weber se informa como *línea media*, un resultado normal. Un resultado anómalo de la prueba de Weber (que se informa como *derecha* o *izquierda*) indica que el sonido es más intenso en un oído, lo cual sugiere sordera de conducción en ese oído o sordera neurosensitiva en el oído opuesto.

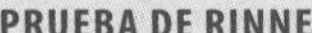

PRUEBA DE RINNE

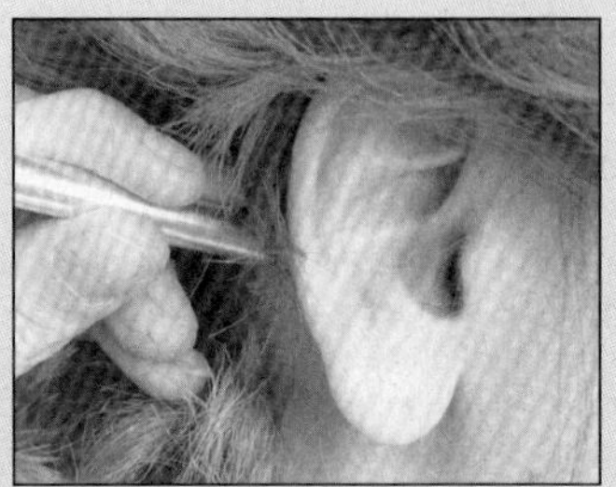

La base de un diapasón vibrante se apoya contra el proceso mastoideo para examinar la conducción ósea. Después el diapasón vibrante se coloca con rapidez frente al conducto auditivo para examinar la conducción aérea. Se pide al paciente que indique en cuál sitio el sonido es más intenso o prolongado. Se repite el procedimiento para el otro oído. En una prueba de Rinne positiva, la conducción aérea se caracteriza por mayor duración o sonido más intenso comparada con la conducción ósea, un resultado normal. En una prueba negativa ocurre lo opuesto: la conducción ósea dura más o tiene sonido más intenso que la conducción aérea.

Después de realizar ambas pruebas los resultados se correlacionan con los de otras evaluaciones.

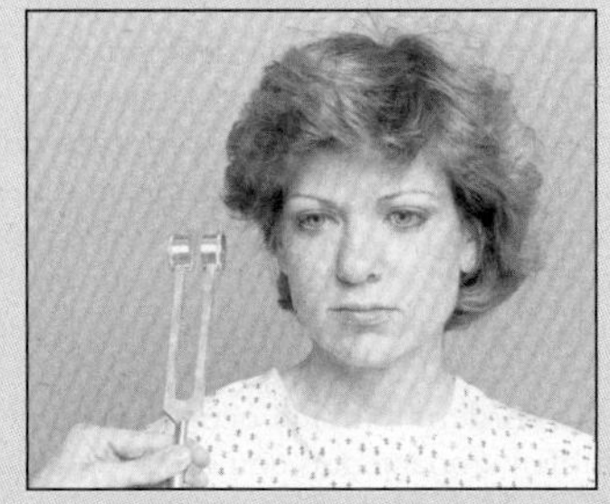

IMPLICACIONES DE LOS RESULTADOS

La *sordera de conducción* produce:

- Resultado anómalo de la prueba de Weber
- Resultado negativo de la prueba de Rinne
- Mejor audición en lugares ruidosos
- Capacidad normal de discriminar sonidos
- Dificultad para oír cuando se mastica
- Habla en voz baja

La *sordera neurosensitiva* produce:

- Prueba de Rinne positiva
- Audición deficiente en lugares ruidosos
- Dificultad para oír sonidos de alta frecuencia
- Queja de que otros hablan entre dientes o gritan
- Acúfenos

■ ***Otitis externa.*** Sordera de conducción por acumulación de desechos en el conducto auditivo caracteriza la otitis externa aguda y maligna. En la forma aguda, la inflamación del conducto auditivo causa dolor, prurito y secreción amarilla viscosa maloliente. Suele ocurrir sensibilidad intensa al masticar, abrir la boca y hacer presión en el trago o el proceso mastoideo. También son posibles febrícula, linfadenopatía regional, cefalea en el lado afectado y dolor leve a moderado alrededor de la oreja que más tarde puede intensificarse. A veces la exploración revela residuos blancos verdosos o edema en el conducto auditivo.

En la otitis externa maligna también se observan desechos en el conducto auditivo. Este trastorno potencialmente letal, que ocurre más a menudo en pacientes con diabetes, causa sordera neurosensitiva, prurito, acúfenos y dolor ótico intenso.

■ ***Otitis media.*** La otitis media es una inflamación del oído medio que suele causar sordera de conducción unilateral. En pacientes con otitis media supurativa aguda, la sordera ocurre de manera gradual en el transcurso de unas cuantas horas y suele acompañarse de infección de vías respiratorias superiores con irritación laríngea, tos, secreción nasal y cefalea. Son signos y síntomas relacionados mareo, sensación de llenura en el oído, otalgia intermitente o constante, fiebre, náusea y vómito. La ruptura de la membrana timpánica, tumefacta y combada, alivia el dolor y produce una breve secreción purulenta y sanguinolenta. La audición vuelve después que la infección cede.

La sordera también ocurre de manera gradual en pacientes con otitis media crónica. La valoración puede revelar perforación de la membrana timpánica, drenaje ótico purulento, otalgia, náusea y vértigo.

Suele asociarse con infección de vías respiratorias superiores o cáncer nasofaríngeo, la otitis media serosa suele causar una sensación de congestión en el oído y dolor que empeora por la noche. La exploración revela retracción —y quizá cambio de color— de la membrana timpánica y a veces burbujas de aire atrás de la membrana.

■ ***Otoesclerosis.*** La otoesclerosis es un trastorno hereditario en el cual una sordera de conducción unilateral suele comenzar cuando el paciente apenas rebasa los 20 años de edad, y puede avanzar gradualmente a sordera mixta bilateral. Es posible que el paciente informe acúfenos y mejor audición en un ambiente ruidoso. La sordera suele advertirse entre los 11 y 30 años de edad.

CONSIDERACIONES SEGÚN EL SEXO *La otoesclerosis afecta al doble de mujeres que de hombres, y puede empeorar durante el embarazo.*

■ ***Fractura de cráneo.*** La lesión del nervio auditivo causa sordera neurosensitiva unilateral súbita. Son signos y síntomas acompañantes acúfenos de timbre, presencia de sangre atrás de la membrana timpánica, heridas en la piel cabelluda, y otros datos.

■ ***Fractura del hueso temporal.*** La fractura del hueso temporal a veces causa sordera neurosensitiva unilateral súbita acompañada de acúfenos siseante. Es posible que la membrana timpánica esté perforada, según el sitio de la fractura. También son posibles pérdida de la conciencia, signo de Battle y parálisis facial.

■ ***Perforación de la membrana timpánica.*** Comúnmente debida a traumatismo por objetos agudos o cambios rápidos de presión, la perforación de la membrana timpánica causa sordera abrupta junto con otalgia, acúfenos, vértigo y sensación de llenura en el oído.

Otras causas

■ ***Fármacos.*** Los fármacos ototóxicos suelen producir acúfenos de timbre o zumbido y sensación de llenura en el oído. Cloroquina, cisplatino, vancomicina y aminoglucósidos (en especial neomicina, kanamicina y amikacina) pueden inducir sordera irreversible. Los diuréticos de asa, como furosemida, ácido etacrínico y bumetanida, suelen inducir sordera reversible breve. Quinina, quinidina y dosis altas de eritromicina o salicilatos (como ácido acetilsalicílico [AAS]) también son posibles causas de sordera reversible.

- ***Radioterapia.*** La radiación de oído medio, tiroides, cara, cráneo o nasofaringe puede provocar disfunción de la trompa de Eustaquio, con el resultado de sordera.
- ***Cirugía.*** Miringotomía, miringoplastia, mastoidectomía simple o radical o fenestraciones pueden provocar cicatrización que interfiere en la audición.

Consideraciones especiales

Cuando se hable con el paciente, debe recordarse verlo a la cara y hablar lentamente. No se debe gritar, fumar, comer ni usar goma de mascar cuando se hable.

Se prepara al paciente para audiometría y prueba de respuestas evocadas auditivas. Después de la prueba, el paciente podría requerir un auxiliar auditivo o implante coclear para mejorar su audición.

Orientación al paciente

Se explica la importancia de proteger el oído y evitar ruidos intensos. Se hace hincapié en la necesidad de seguir las instrucciones al tomar los antibióticos prescritos.

CONSIDERACIONES PEDIÁTRICAS

Cada año nacen en Estados Unidos alrededor de 3 000 niños con sordera profunda. En alrededor de la mitad de estos lactantes, trastornos hereditarios (como enfermedad de Paget y síndromes de Alport, Hurler y Klippel-Feil) causan sordera neurosensitiva. Algunos trastornos no hereditarios asociados con sordera neurosensitiva congénita son albinismo, síndrome de onicodistrofia, displasia coclear y síndromes de Pendred, Usher, Waardenburg, y Jervell y Lange-Nielsen. Este tipo de sordera también puede deberse a uso materno de fármacos ototóxicos, traumatismo del nacimiento y anoxia durante el parto o después.

Las paperas son la causa pediátrica más común de sordera neurosensitiva unilateral. Otras causas son meningitis, sarampión, influenza y enfermedad febril aguda.

Algunos trastornos que pueden provocar sordera de conducción congénita son atresia, malformación de huesecillos auditivos y otros defectos. La otitis media serosa es causa común de sordera de conducción bilateral en niños. También ocurre sordera de conducción en niños que se introducen objetos extraños en los oídos.

Los trastornos auditivos en niños pueden ocasionar problemas de habla, lenguaje y aprendizaje. Por ello, la identificación y el tratamiento temprano de la sordera son cruciales para evitar que el niño reciba diagnósticos erróneos de retraso mental, daño cerebral o lentitud para el aprendizaje.

Cuando se valore a un lactante o niño pequeño con sospecha de sordera, debe recordarse que en ellos no puede usarse un diapasón. En cambio, se busca el reflejo de sobresalto en un niño menor de 6 meses o se hace que un audiólogo examine la respuesta evocada del tallo encefálico en un neonato, lactante o niño pequeño. Asimismo, se recaban de los padres los antecedentes gestacionales, perinatales y familiares.

CONSIDERACIONES GERIÁTRICAS

En pacientes mayores, la presbiacusia puede ser agravada por exposición a ruido así como otros factores.

Bibliografía

Neitzel, R., Daniell, W. E., Sheppard, L., Davies, H., & Seixas, N. (2009). Comparison of perceived and quantitative measures of occupational noise exposure. *Annals of Occupational Hygiene*, *53*, 41–54.

Rabinowitz, P. M., Galusha, D., Kirsche, S. R., Cullen, M. R., Slade, M. D., & Dixon-Ernst, C. (2011). Effect of daily noise exposure monitoring on annual rates of hearing loss in industrial workers. *Occupational and Environmental Medicine*, *68*(6), 414–418.

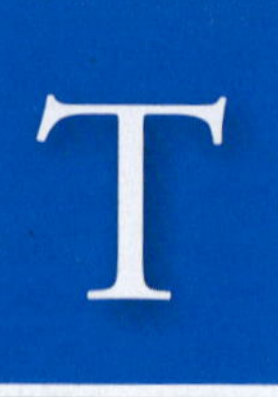

Taquicardia

La taquicardia, que se detecta con facilidad contando el pulso apical, carotídeo o radial, es una frecuencia cardiaca de más de 100 latidos/minuto. El paciente con taquicardia suele informar palpitaciones o que tiene el corazón "acelerado". Este signo común es normal en respuesta a estrés emocional o físico, por ejemplo por emoción, esfuerzo, dolor, ansiedad y fiebre. También puede deberse al uso de estimulantes, como cafeína y tabaco. Sin embargo, la taquicardia puede ser un signo temprano de un trastorno potencialmente letal, por ejemplo choque cardiógeno, hipovolémico o septicémico. También puede ser resultado de un trastorno cardiovascular, respiratorio o metabólico o de los efectos de determinados fármacos, pruebas o tratamientos. (Véase *Qué ocurre en la taquicardia*, en la pág. 681.)

INTERVENCIONES EN CASO DE URGENCIA

Una vez que se detecta taquicardia, se toman los otros signos vitales y se determina el nivel de conciencia (NDC). Si hay hipertensión o hipotensión y somnolencia o confusión, se administra oxígeno y se inicia la monitorización cardiaca. Se realiza electrocardiografía (ECG) para examinar en busca de disminución del gasto cardiaco, que puede iniciar taquicardia o ser resultado de ella. Se coloca una línea IV para administración de líquido, hemoderivados y fármacos, y se tiene a la mano equipo de reanimación.

Anamnesis y exploración física

Si el estado del paciente lo permite, se realiza una anamnesis enfocada. Se determina si ha habido palpitaciones. En tal caso, ¿cómo se les trató? Se exploran síntomas asociados. ¿Tiene el paciente mareo o disnea? ¿Debilidad o fatiga? ¿Experimenta episodios de síncope o dolor torácico? A continuación se interroga sobre antecedentes de traumatismo, diabetes o enfermedades cardiacas, pulmonares o tiroideas. También se investigan los antecedentes de uso de alcohol y fármacos, incluidos medicamentos de prescripción, de venta libre y drogas.

Se inspecciona la piel en busca de palidez o cianosis. Se valoran los pulsos, tomando nota de edema periférico. Por último, se auscultan corazón y pulmones para determinar la presencia de ruidos o ritmos anómalos.

Causas médicas

- ***Síndrome de insuficiencia respiratoria aguda (SIRA).*** Además de taquicardia, el SIRA causa crepitaciones, roncus, disnea, taquipnea, aleteo nasal y gruñido respiratorio. Otros datos son cianosis, ansiedad, disminución del NDC y datos anómalos en la radiografía torácica.
- ***Insuficiencia adrenocortical.*** En la insuficiencia adrenocortical, la taquicardia suele ocurrir con pulso débil así como debilidad progresiva y fatiga, que pueden hacerse tan graves que el paciente requiere reposo en cama. Otros signos y síntomas son dolor abdominal, náusea, vómito, cambio de los hábitos de defecación, pérdida de peso, hipotensión ortostática, irritabilidad, piel bronceada, disminución de la libido, y síncope. Algunos pacientes informan agudización de los sentidos de gusto, olfato y audición.
- ***Choque anafiláctico.*** En el choque anafiláctico, potencialmente letal,

Qué ocurre en la taquicardia

La taquicardia representa el esfuerzo del corazón por bombear más oxígeno a los tejidos corporales incrementando la frecuencia con que la sangre pasa por los vasos. Este signo puede reflejar estimulación excesiva del nodo sinoauricular, la aurícula, el nodo auriculoventricular o los ventrículos.

Dado que la frecuencia cardiaca afecta el gasto cardiaco (gasto cardiaco = frecuencia cardiaca × volumen sistólico), la taquicardia puede reducir el gasto cardiaco al reducir el tiempo de llenado ventricular y el volumen sistólico (el gasto de cada ventrículo en cada contracción). Al descender el gasto cardiaco, la presión arterial y el riego periférico disminuyen. La taquicardia agrava aún más la isquemia miocárdica al aumentar la demanda de oxígeno del corazón al tiempo que reduce la duración de la diástole, que es el periodo de máximo flujo coronario.

taquicardia e hipotensión se producen en los minutos que siguen a la exposición a un alérgeno, como penicilina o veneno de insecto. De manera característica, el paciente está visiblemente ansioso y tiene prurito intenso, quizá con urticaria y cefalea retumbante. Otros posibles datos son rubor y humedad fría de la piel, tos, disnea, náusea, cólicos abdominales, convulsiones, estridor, cambio o pérdida de la voz por edema laríngeo, y urgencia e incontinencia urinarias.

■ ***Anemia.*** La taquicardia y el pulso saltón son característicos de la anemia. Son signos y síntomas asociados fatiga, palidez, disnea y, quizá, tendencias hemorrágicas. Es posible que la auscultación revele un galope auricular, un soplo sistólico sobre las arterias carótidas, y crepitaciones.

■ ***Insuficiencia aórtica.*** La taquicardia de la insuficiencia aórtica se acompaña de un pulso "en martillo de agua" y una gran oleada apical difusa. En la insuficiencia grave, ocurre aumento de la presión diferencial. La auscultación revela un soplo diastólico distintivo que comienza con el segundo ruido cardiaco; es silbante de tono alto en decrescendo; y se escucha mejor en el borde esternal izquierdo del segundo y tercer espacios intercostales. También es posible que se escuche un galope auricular o ventricular, un soplo sistólico temprano, un soplo de Austin Flint (un retumbo diastólico apical) o el signo de Duroziez (un soplo sobre la arteria femoral durante sístole y diástole). Otros datos son angina, disnea, palpitaciones, pulsaciones carotídeas fuertes y abruptas, palidez, y signos de insuficiencia cardiaca, como crepitaciones e ingurgitación yugular.

■ ***Estenosis aórtica.*** La estenosis aórtica —un trastorno valvular— suele causar taquicardia, pulso filiforme débil, y galope auricular. Sin embargo, sus principales manifestaciones son disnea de esfuerzo, angina, mareo y síncope. La estenosis aórtica también causa un soplo de expulsión sistólico en crescendo-decrescendo áspero que es más intenso en el borde esternal derecho del segundo espacio intercostal. Otros datos son palpitaciones, crepitaciones y fatiga.

■ ***Arritmias cardiacas.*** Puede ocurrir taquicardia en caso de pulso cardiaco irregular. Es posible que el paciente sea hipotenso e informe mareo, palpitaciones, debilidad y fatiga. Según la frecuencia cardiaca, también puede tener taquipnea, disminución del NDC, y palidez y humedad fría de la piel.

■ ***Contusión cardiaca.*** La contusión cardiaca que resulta de un traumatismo contuso del tórax puede causar taquicardia, dolor subesternal, disnea y palpitaciones. En la valoración puede detectarse equimosis esternal y un roce pericárdico.

■ ***Taponamiento cardiaco.*** En el taponamiento cardiaco, potencialmente letal, la taquicardia suele acompañarse de pulso paradójico, disnea y taquipnea. El paciente está visiblemente ansioso e inquieto y tiene cianosis, humedad fría de la piel e ingurgitación yugular. Puede presentar ruidos cardiacos amortiguados, roce pericárdico, dolor torácico, hipotensión, disminución de la presión diferencial y hepatomegalia.

■ ***Choque cardiógeno.*** Aunque muchas características del choque cardiógeno se encuentran en otros tipos de choque, suelen ser más profundas en este tipo. La taquicardia se acompaña de pulso filiforme débil; disminución de la presión diferencial; hipotensión; taquipnea; palidez, humedad fría y cianosis de la piel; oliguria; inquietud; y alteración del NDC.

■ ***Cólera.*** Entre los signos de cólera se incluyen diarrea acuosa abrupta y vómito. La pérdida grave de líquido y electrolitos causa taquicardia, sed, debilidad, calambres musculares, disminución de la turgencia cutánea, oliguria e hipotensión. Sin tratamiento, la muerte puede ocurrir en horas.

■ ***Enfermedad pulmonar obstructiva crónica (EPOC).*** Aunque el cuadro clínico varía ampliamente en la EPOC, la taquicardia es un signo común. Otros datos característicos son tos, taquipnea, disnea, respiración con los labios apretados, uso de músculos accesorios, cianosis, disminución de los ruidos respiratorios, roncus, crepitaciones y sibilancia. Hipocratismo digital y tórax en tonel suelen ser datos tardíos.

■ ***Cetoacidosis diabética.*** La cetoacidosis diabética, potencialmente letal, suele causar taquicardia y pulso filiforme. Sin embargo, su signo cardinal es respiraciones de Kussmaul: respiración anormalmente rápida y profunda. Otros signos y síntomas de acidosis son aliento cetónico (con olor afrutado), hipotensión ortostática, debilidad generalizada, anorexia, náusea, vómito y dolor abdominal. El NDC del paciente puede variar de letargo a coma.

■ ***Insuficiencia cardiaca.*** Especialmente común en caso de insuficiencia cardiaca izquierda, la taquicardia puede acompañarse de galope ventricular, fatiga, disnea (de esfuerzo y paroxística nocturna), ortopnea y edema de piernas. Con el tiempo, el paciente presenta signos y síntomas generalizados, como palpitaciones, disminución de la presión diferencial, hipotensión, taquipnea, crepitaciones, edema postural, aumento de peso, respuesta mental lenta, diaforesis, palidez y, quizá, oliguria. Son signos tardíos hemoptisis, cianosis y notables hepatomegalia y edema depresible.

■ ***Síndrome hiperglucémico hiperosmolar no cetósico.*** Un NDC en deterioro rápido suele acompañarse de taquicardia, hipotensión, taquipnea, convulsiones, oliguria y deshidratación grave con baja turgencia cutánea y sequedad de mucosas.

■ ***Crisis hipertensiva.*** La crisis hipertensiva, potencialmente letal, se caracteriza por taquicardia, taquipnea, presión diastólica mayor de 120 mm Hg, y sistólica que puede exceder de 200 mm Hg. El paciente suele sufrir edema pulmonar con ingurgitación yugular, disnea y esputo espumoso rosado. Son datos relacionados dolor torácico, cefalea intensa, somnolencia, confusión, ansiedad, acúfenos, epistaxis, fasciculaciones musculares, convulsiones, náusea y vómito. También son posibles signos neurológicos focales, como parestesia.

■ ***Hipoglucemia.*** Un signo común de hipoglucemia, la taquicardia se acompaña de hipotermia, nerviosismo, temblor, fatiga, malestar general, debilidad, cefalea, hambre, náusea, diaforesis y humedad fría de la piel. Entre los efectos en el sistema nervioso central están visión borrosa o doble, debilidad motora, hemiplejia, convulsiones y disminución del NDC.

■ ***Hipovolemia.*** Puede ocurrir taquicardia con hipovolemia. Son datos asociados hipotensión, disminución de la turgencia cutánea, ojos hundidos, sed, síncope y sequedad de piel y lengua.

■ ***Choque hipovolémico.*** La taquicardia leve, un signo temprano de choque hipovolémico potencialmente letal, puede acompañarse de taquipnea, inquietud, sed y palidez y frialdad de la piel. A medida que el choque avanza, la piel se torna fría y húmeda y el pulso se hace cada vez más rápido y filiforme. También puede haber hipotensión, disminución de la presión diferencial, oliguria, temperatura corporal subnormal y disminución del NDC.

- ***Choque neurógeno.*** Taquicardia o bradicardia pueden acompañarse de taquipnea, aprensión, oliguria, temperatura corporal variable, disminución del NDC y sequedad y calor de la piel.
- ***Hipotensión ortostática.*** Ocurre taquicardia entre los signos y síntomas característicos de la hipotensión ortostática, que incluyen mareo, síncope, palidez, visión borrosa, diaforesis y náusea.
- ***Neumotórax.*** El neumotórax, potencialmente letal, causa taquicardia y otros signos y síntomas de dificultad respiratoria, como disnea y dolor torácico intensos, taquipnea y cianosis. Son datos relacionados tos seca, crepitación subcutánea, ruidos respiratorios ausentes o disminuidos, cese del movimiento torácico normal en el lado afectado, y disminución del frémito vocal.
- ***Embolia pulmonar.*** En la embolia pulmonar, la taquicardia suele ir precedida por disnea súbita, angina, o dolor torácico pleurítico. Son signos y síntomas asociados comunes pulsos periféricos débiles, cianosis, taquipnea, febrícula, inquietud, diaforesis y tos seca o con esputo sanguinolento.
- ***Tirotoxicosis.*** La taquicardia es una característica clásica de la tirotoxicosis, un trastorno tiroideo. Otras son crecimiento de la tiroides, nerviosismo, intolerancia al calor, pérdida de peso no obstante que el apetito aumenta, diaforesis, diarrea, temblor y palpitaciones. Aunque también se considera característica, la exoftalmía a veces no ocurre.

Dado que la tirotoxicosis afecta virtualmente cada aparato y sistema, sus manifestaciones asociadas son diversas y numerosas. Algunos ejemplos son pulso pleno y saltón, aumento de la presión diferencial, disnea, anorexia, náusea, vómito, alteración de hábitos de defecación, hepatomegalia y debilidad, fatiga y atrofia musculares. La piel del paciente es lisa, caliente y enrojecida; el cabello es fino y suave y es posible que se torne blanco prematuramente o se caiga. Las mujeres pueden presentar disminución de la libido y oligomenorrea o amenorrea; es posible que los hombres disminuyan la libido y presenten ginecomastia.

Otras causas

- ***Pruebas diagnósticas.*** Cateterismo cardiaco y estudios electrofisiológicos pueden inducir taquicardia transitoria.
- ***Fármacos y alcohol.*** Diversos fármacos afectan sistema nervioso, aparato circulatorio y músculo cardiaco, lo que causa taquicardia. Son ejemplos de esto simpatomiméticos; fenotiazinas; anticolinérgicos, como atropina; fármacos tiroideos; vasodilatadores, como hidralazina; inhibidores de acetilcolinesterasa, como captopril; nitratos, como nitroglicerina; bloqueadores adrenérgicos α, como fentolamina; y broncodilatadores adrenérgicos β, como albuterol. El consumo excesivo de cafeína e intoxicación por alcohol también pueden causar taquicardia.
- ***Cirugía y marcapasos.*** Cirugía cardiaca y disfunción de marcapasos o irritación por sus cables pueden causar taquicardia.

Consideraciones especiales

Se continúa vigilando al paciente de cerca. Se explican las pruebas diagnósticas ordenadas, como las de funcionamiento tiroideo y pulmonar, concentración de electrolitos y hemoglobina, hematocrito, y ECG de 12 derivaciones. Si es apropiado, se le prepara para ECG ambulatorio.

Se da educación al paciente sobre la posibilidad de que la taquiarritmia recurra. Se explica que pueden estar indicados un antiarrítmico y un desfibrilador interno o terapia de ablación para la taquicardia sintomática.

Orientación al paciente

Se explica la posibilidad de que la taquiarritmia recurra. Se instruye al paciente sobre el uso de antiarrítmicos, un desfibrilador interno, o terapia de ablación, según sea apropiado.

CONSIDERACIONES PEDIÁTRICAS

Cuando se examina a un niño a causa de taquicardia, debe tenerse presente que las frecuencias cardiacas normales son

Signos vitales pediátricos normales

Valores en reposo normales de frecuencia respiratoria, presión arterial y frecuencia del pulso para niñas y niños hasta los 16 años.

SIGNOS VITALES	NEONATO	2 AÑOS	6 AÑOS	4 AÑOS	8 AÑOS	10 AÑOS	12 AÑOS	14 AÑOS	16 AÑOS
FRECUENCIA RESPIRATORIA									
Niñas	28	26	25	24	24	22	20	18	16
Niños	30	28	25	24	22	23	20	16	16
PRESIÓN ARTERIAL (mm Hg)									
Niñas	—	98/60	98/60	98/64	104/68	110/72	114/74	118/76	120/78
Niños	—	96/60	98/60	98/62	102/68	110/72	112/74	120/76	120/78
FRECUENCIA DEL PULSO (LATIDOS/MINUTO)									
Niñas	130	110	100	100	90	90	90	85	80
Niños	130	110	100	100	90	90	85	80	75

mayores en niños que en adultos. (Véase *Signos vitales pediátricos normales*.) En niños, la taquicardia puede deberse a muchas de las causas descritas antes para los adultos.

Bibliografía

Berkowitz, C. D. (2012). *Berkowitz's pediatrics: A primary care approach* (4th ed.). USA: American Academy of Pediatrics.

Buttaro, T. M., Tybulski, J., Bailey, P. P., & Sandberg-Cook, J. (2008). *Primary care: A collaborative practice* (pp. 444–447). St. Louis, MO: Mosby Elsevier.

Colyar, M. R. (2003). *Well-child assessment for primary care providers*. Philadelphia, PA: F.A. Davis.

Lehne, R. A. (2010). *Pharmacology for nursing care* (7th ed.). St. Louis, MO: Saunders Elsevier.

McCance, K. L., Huether, S. E., Brashers, V. L., & Rote, N. S. (2010). *Pathophysiology: The biologic basis for disease in adults and children*. Maryland Heights, MO: Mosby Elsevier.

Sommers, M. S., & Brunner, L. S. (2012). *Pocket diseases*. Philadelphia, PA: F.A. Davis.

Taquipnea

Un signo común de trastornos cardiopulmonares, la taquipnea es una frecuencia respiratoria excesiva, de 20 o más respiraciones/minuto. La taquipnea puede reflejar la necesidad de aumentar el volumen minuto, es decir la cantidad de aire que se respira cada minuto. En estas circunstancias, puede acompañarse de aumento del volumen corriente —el volumen de aire inhalado o exhalado por respiración—, lo que causa hiperventilación. Sin embargo, la taquipnea también puede reflejar rigidez de los pulmones o sobrecarga de los músculos ventilatorios, en cuyo caso el volumen corriente puede en realidad reducirse.

La taquipnea puede deberse a disminución de la presión parcial de oxígeno arterial o el contenido arterial de oxígeno, descenso de la perfusión, o aumento de la demanda de oxígeno. Por ejemplo, el incremento de la demanda de oxígeno puede ser resultado de fiebre, esfuerzo, ansiedad y dolor. También puede ocurrir como una respuesta compensatoria a la acidosis metabólica o ser resultado de irritación pulmonar, estimulación de receptores de estiramiento, o un trastorno neurológico que altere el control respiratorio por la médula. Por lo general, las respiraciones aumentan en 4 respiraciones/minuto por cada 17.2 °C de aumento en la temperatura corporal.

INTERVENCIONES EN CASO DE URGENCIA

Una vez que se detecta taquipnea, se evalúa con rapidez el estado cardiopulmonar; se obtienen los signos vitales con saturación de oxígeno; y se buscan cianosis, dolor torácico, disnea, taquicardia e hipotensión. Si el paciente tiene movimiento torácico paradójico, se sospecha tórax inestable y de inmediato se inmoviliza el tórax con las manos o con bolsas de arena. Después se administra oxígeno complementario por cánula nasal o mascarilla y, de ser posible, se coloca al paciente en la posición de semi-Fowler para ayudar a facilitarle la respiración. Tal vez se requieran intubación y ventilación mecánica si ocurre insuficiencia respiratoria. Asimismo, se inserta una línea IV para administración de líquido y fármacos y se inicia la monitorización cardiaca.

Anamnesis y exploración física

Si el estado del paciente lo permite, se realiza la anamnesis. Se determina cuándo comenzó la taquipnea. ¿Se produjo después de actividad? ¿La ha sufrido antes? ¿Existe el antecedente de asma, enfermedad pulmonar obstructiva crónica (EPOC) o cualquier otro problema pulmonar o cardiaco? Después se le pide que describa signos y síntomas asociados, como diaforesis, dolor torácico y pérdida de peso reciente. ¿Está ansioso por algo, o tiene antecedentes de accesos de ansiedad? Se determina si toma analgésicos. En tal caso, ¿qué tan eficaces son?

Se comienza la exploración física tomando los signos vitales, incluida la saturación de oxígeno, si no se ha hecho ya, y se observa el comportamiento general. ¿Luce inquieto, confundido o fatigado? Después se ausculta el tórax en busca de ruidos cardiacos y respiratorios anómalos. Si el paciente tiene tos productiva, se registran color, cantidad y consistencia del esputo. Por último, se busca ingurgitación yugular, y se examina la piel para determinar la presencia de palidez, cianosis, edema y calor o frialdad.

Causas médicas

■ ***Síndrome de insuficiencia respiratoria aguda (SIRA).*** En la SIRA, potencialmente letal, taquipnea y aprensión pueden ser las manifestaciones más tempranas. La taquipnea empeora de forma gradual, y se acumula líquido en los pulmones, lo cual los hace rígidos. Se acompaña de uso de músculos accesorios, gruñido espiratorio, tiros supraesternales e intercostales, crepitaciones y roncus. Con el tiempo, el SIRA produce hipoxemia, con el resultado de taquicardia, disnea, cianosis, insuficiencia respiratoria y choque.

■ ***Choque anafiláctico.*** En el choque anafiláctico —un tipo de choque potencialmente letal— la taquipnea se produce en los minutos que siguen a la exposición a un alérgeno, como penicilina o veneno de insecto. Son signos y síntomas acompañantes ansiedad, cefalea retumbante, rubor, prurito intenso y, quizá, urticaria difusa. El paciente puede exhibir edema generalizado que afecta párpados, labios, lengua, manos, pies y genitales. Otros datos son humedad fría de la piel; pulso rápido y filiforme; tos; disnea; estridor; y cambio o pérdida de la voz por edema laríngeo.

■ ***Aspiración de cuerpo extraño.*** Puede ocurrir obstrucción potencialmente letal de vías respiratorias superiores por aspiración de cuerpo extraño. En caso de obstrucción parcial, ocurre el inicio abrupto de tos seca paroxística con respiraciones superficiales rápidas. Otros signos y síntomas son disnea, sensación de ahogamiento o asfixia, tiros intercostales, aleteo nasal, cianosis, disminución o ausencia de ruidos respiratorios, disfonía, y estridor o sibilancia gruesa. El paciente suele lucir asustado y con malestar. Una obstrucción completa puede causar asfixia y la muerte con rapidez.

■ ***Asma.*** La taquipnea es común en las crisis asmáticas, potencialmente letales, que suelen ocurrir de noche. Por lo común estos accesos comienzan con ligera sibilancia y tos seca que avanza a expectoración de moco. Con el tiempo, el paciente se torna aprensivo y presenta espiraciones prolongadas, tiros intercostales y supraclaviculares a la inspiración, uso de músculos accesorios, sibilancia audible intensa, roncus, aleteo nasal, taquicardia, diaforesis y rubor o cianosis.

■ ***Bronquitis (crónica).*** Puede ocurrir taquipnea leve en la bronquitis crónica (una forma de EPOC), pero no suele ser un signo predominante. Por lo común la bronquitis crónica comienza con una tos superficial seca que más tarde produce grandes cantidades de esputo. Otras características son disnea, espiraciones prolongadas, sibilancia, roncus dispersos, uso de músculos accesorios, y cianosis. Hipocratismo digital y tórax en tonel son signos tardíos.

■ ***Arritmias cardiacas.*** Según la frecuencia cardiaca del paciente, puede ocurrir taquipnea junto con hipotensión, mareo, palpitaciones, debilidad y fatiga. El nivel de conciencia (NDC) puede estar disminuido.

■ ***Taponamiento cardiaco.*** En el taponamiento cardiaco, potencialmente letal, la taquipnea puede acompañarse de taquicardia, disnea y pulso paradójico. Son datos relacionados ruidos respiratorios amortiguados, roce pericárdico, dolor torácico, hipotensión, disminución de la presión diferencial, y hepatomegalia. El paciente está notablemente ansioso e inquieto. La piel está húmeda, fría y cianótica, y hay ingurgitación yugular.

■ ***Choque cardiógeno.*** Aunque en otros tipos de choque se presentan muchos signos de choque cardiógeno, en este tipo suelen ser más graves. Además de taquipnea, el paciente suele exhibir palidez, humedad fría y cianosis de la piel; hipotensión; taquicardia; disminución de la presión diferencial; galope ventricular; oliguria; disminución del NDC; e ingurgitación yugular.

■ ***Enfisema.*** El enfisema —un trastorno pulmonar crónico— a menudo causa taquipnea acompañada de disnea de esfuerzo. También puede provocar anorexia, malestar general, cianosis periférica, respiración con los labios apretados, uso de músculos accesorios y tos productiva crónica. La percusión genera un tono hiperresonante; la auscultación revela sibilancia, crepitaciones y disminución de los ruidos respiratorios. Hipocratismo digital y tórax en tonel son signos tardíos.

■ ***Tórax inestable.*** La taquipnea suele ocurrir en una fase temprana de este trastorno potencialmente letal. Otros datos son movimiento paradójico de la pared torácica, equimosis y fracturas palpables de las costillas, dolor torácico localizado, hipotensión, y disminución de los ruidos respiratorios. También puede haber signos de dificultad respiratoria, como disnea y uso de músculos accesorios.

■ ***Síndrome hiperglucémico hiperosmolar no cetósico.*** Ocurre deterioro rápido del NDC con taquipnea, taquicardia, hipotensión, convulsiones, oliguria y signos de deshidratación.

■ ***Choque hipovolémico.*** La taquipnea, un signo temprano de choque hipovolémico potencialmente letal, se acompaña de palidez y frialdad de la piel; inquietud; sed; y taquicardia leve. A medida que el choque avanza, la piel se torna húmeda y fría; el pulso es cada vez más rápido y filiforme. Otros datos son hipotensión, disminución de la presión diferencial, oliguria, temperatura corporal subnormal y disminución del NDC.

■ ***Hipoxia.*** La falta de oxígeno por cualquier causa incrementa la frecuencia (y por lo común la profundidad) de la respiración. Los síntomas asociados se relacionan con la causa de la hipoxia.

■ ***Fibrosis intersticial.*** En la fibrosis intersticial, la taquipnea ocurre gradualmente y puede hacerse grave. Son manifestaciones asociadas disnea de esfuerzo, dolor torácico pleurítico, tos seca paroxística, crepitaciones, sibilancia inspiratoria tardía, cianosis, fatiga y pérdida de peso. El hipocratismo digital es un signo tardío.

■ ***Absceso pulmonar.*** En el absceso pulmonar, la taquipnea suele asociarse con disnea y ser acentuada por fiebre. Sin embargo, el signo principal es tos productiva con abundante esputo purulento, maloliente y por lo común sanguinolento. Otros datos son dolor torácico, halitosis, diaforesis, escalofríos, fatiga, debilidad, anorexia, pérdida de peso e hipocratismo digital.

■ ***Mesotelioma (maligno).*** Comúnmente relacionada con exposición a asbesto, esta masa pleural al principio causa taquipnea y disnea con el esfuerzo leve. Otros síntomas clásicos son dolor torácico sordo persistente y dolor insidioso de hombro que avanza a debilidad del brazo y parestesia. Son signos y síntomas posteriores tos, insomnio relacionado con dolor, hipocratismo digital, y matidez sobre el mesotelioma maligno.

■ ***Choque neurógeno.*** La taquipnea es característica en el choque neurógeno, un tipo de choque potencialmente letal. Suele acompañarse de aprensión, bradicardia o taquicardia, oliguria, temperatura corporal fluctuante y disminución del NDC que puede avanzar a coma. La piel está caliente, seca y quizá enrojecida. Puede haber náusea y vómito.

■ ***Peste (*Yersinia pestis*).*** El inicio de la forma neumónica de la peste suele ser súbito con escalofríos, fiebre, cefalea y mialgias. Entre los signos y síntomas pulmonares se incluyen taquipnea, tos productiva, dolor torácico, disnea, hemoptisis y dificultad respiratoria e insuficiencia cardiopulmonar crecientes. La forma neumónica puede contraerse por contacto directo de persona a persona vía el aparato respiratorio. Ésta también sería la forma en que se contraería en caso de ataque biológico por aerosolización e inhalación del microorganismo.

■ ***Neumonía (bacteriana).*** Un signo común de neumonía, la taquipnea suele ser precedida por tos seca superficial dolorosa que rápidamente se hace productiva. Otros signos y síntomas siguen con rapidez, como fiebre alta, escalofríos agitantes, cefalea, disnea, dolor torácico pleurítico, dolor, taquicardia, gruñido respiratorio, aleteo nasal y cianosis. La auscultación revela disminución de los ruidos respiratorios y crepitaciones finas; la percusión produce un tono mate.

■ ***Neumotórax.*** La taquipnea, un signo común de neumotórax potencialmente letal, suele acompañarse de dolor torácico intenso, penetrante y con mayor frecuencia unilateral que es agravado por el movimiento del tórax. Son signos y síntomas asociados disnea, taquicardia, uso de músculos accesorios, expansión torácica asimétrica, tos seca, cianosis, ansiedad e inquietud. La exploración del pulmón afectado revela hiperresonancia o timpanismo, crepitación subcutánea, disminución del frémito vocal y disminución o ausencia de ruidos respiratorios en el lado afectado. El paciente con neumotórax a tensión también presenta desviación traqueal.

■ ***Edema pulmonar.*** Un signo temprano de edema pulmonar potencialmente letal, la taquipnea se acompaña de disnea de esfuerzo, disnea paroxística nocturna y, más tarde, ortopnea. Otras manifestaciones son tos seca, crepitaciones, taquicardia y galope ventricular. En el edema pulmonar grave, las respiraciones se hacen cada vez más rápidas y laboriosas, la taquicardia empeora, y las crepitaciones se tornan más difusas. La tos también produce esputo sanguinolento espumoso. Asimismo son posibles signos de choque, como hipotensión, pulso filiforme y humedad fría de la piel.

■ ***Embolia pulmonar (aguda).*** En la embolia pulmonar ocurre taquipnea de manera súbita, y suele acompañarse de disnea. También puede haber angina o dolor torácico pleurítico. Otras características comunes son taquicardia, tos seca o productiva con esputo teñido de sangre, febrícula, inquietud y diaforesis. Son signos menos comunes hemoptisis masiva, rigidez muscular antiálgica del tórax, edema de piernas y, en caso de un émbolo grande, ingurgitación yugular y síncope. Otros datos son roce pleural, crepitaciones, sibilancia difusa, matidez a la percusión, disminución de los ruidos respiratorios, y signos de choque, como hipotensión y pulso rápido y débil.

■ ***Choque septicémico.*** En una fase temprana del choque septicémico suele haber taquipnea; fiebre súbita; escalofríos; rubor, calor y sequedad cutáneos; y quizá náusea, vómito y diarrea. También son posibles taquicardia y presión arterial normal o ligeramente disminuida. A medida que este tipo de choque potencialmente letal avanza, pueden presentarse ansiedad; inquietud; disminución del NDC; hipotensión; humedad fría y cianosis de la piel; pulso rápido y filiforme; sed; y oliguria que puede avanzar a anuria.

Otras causas

■ ***Salicilatos.*** Puede ocurrir taquipnea por sobredosis de salicilatos.

Consideraciones especiales

Se continúa vigilando de cerca los signos vitales. Es necesario asegurarse de tener a la mano equipo de aspiración y de urgencias. Se hacen los preparativos para intubar al paciente y para dar ventilación mecánica si es necesario. Se prepara al paciente para estudios diagnósticos, como análisis de gases en sangre arterial, cultivos de sangre, radiografías torácicas, pruebas de funcionamiento pulmonar y electrocardiograma.

Orientación al paciente

Se explica que los aumentos ligeros en la frecuencia respiratoria suelen ser normales.

T

CONSIDERACIONES PEDIÁTRICAS

Cuando se valora a un niño con taquipnea, debe tenerse presente que la frecuencia respiratoria normal varía con la edad del niño. (Véase *Signos vitales pediátricos normales,* en la pág. 684.) Si se detecta taquipnea, primero se descartan las causas antes mencionadas. Después se consideran las siguientes causas pediátricas: defectos cardiacos congénitos, meningitis, acidosis metabólica y fibrosis quiística. Sin embargo, debe recordarse que hambre y ansiedad también pueden causar taquipnea.

CONSIDERACIONES GERIÁTRICAS

La taquipnea puede tener diversas causas en adultos mayores —como neumonía, insuficiencia cardiaca, EPOC, ansiedad o incumplimiento del tratamiento con fármacos respiratorios—, y los aumentos leves en la frecuencia respiratoria pueden pasar inadvertidos.

Bibliografía

Berkowitz, C. D. (2012). *Berkowitz's pediatrics: A primary care approach* (4th ed.). USA: American Academy of Pediatrics.

Buttaro, T. M., Tybulski, J., Bailey, P. P., & Sandberg-Cook, J. (2008). *Primary care: A collaborative practice* (pp. 444–447). St. Louis, MO: Mosby Elsevier.

Colyar, M. R. (2003). *Well-child assessment for primary care providers*. Philadelphia, PA: F.A. Davis.

Lehne, R. A. (2010). *Pharmacology for nursing care* (7th ed.). St. Louis, MO: Saunders Elsevier.

McCance, K. L., Huether, S. E., Brashers, V. L., & Rote, N. S. (2010). *Pathophysiology: The biologic basis for disease in adults and children*. Maryland Heights, MO: Mosby Elsevier.

Sommers, M. S., & Brunner, L. S. (2012). *Pocket diseases*. Philadelphia, PA: F.A. Davis.

Temblor

El temblor, el tipo más común de movimiento muscular involuntario, es la oscilación rítmica regular que resulta de la contracción alternada de grupos musculares opuestos. Es un signo típico de trastornos extrapiramidales o cerebelosos y también puede deberse a determinados fármacos.

El temblor puede caracterizarse por su ubicación, amplitud y frecuencia. Se clasifica como en reposo, de intención, o postural. El temblor en reposo ocurre cuando una extremidad está en reposo, y desaparece con el movimiento. Incluye el clásico temblor de agitar pastillas de la enfermedad de Parkinson. A la inversa, el temblor de intención ocurre sólo con movimiento y cede con el reposo. El temblor postural (o de acción) aparece cuando una extremidad o el tronco se mantienen en una postura o posición determinadas. Un tipo común de temblor postural se denomina *temblor esencial*.

Los movimientos tipo temblor también pueden ser inducidos, como la asterixis, el temblor de aleteo característico que se observa en la insuficiencia hepática. (Véase la entrada *Asterixis*, en las págs. 46 a 48.)

Estrés o alteración emocional tienden a agravar un temblor. El alcohol suele reducir el temblor postural.

Anamnesis y exploración física

Se comienza la anamnesis preguntando al paciente sobre el inicio del temblor (súbito o gradual) y su duración, avance y cualquier factor que lo agrave o alivie. ¿Interfiere el temblor en las actividades normales del paciente? ¿Hay otros síntomas? Se interroga al paciente y sus familiares y amigos sobre cambios conductuales o pérdida de memoria.

Se exploran los antecedentes médicos personales y familiares del paciente en busca de un trastorno neurológico (en especial convulsiones), endocrino o metabólico. Se obtienen los antecedentes medicamentosos completos, tomando nota en especial del uso de fenotiazinas. También se interroga sobre consumo de alcohol.

Se valoran aspecto general y comportamiento del paciente, tomando nota del estado mental. Se examinan arco de movimiento y fuerza en los principales grupos musculares mientras se observa en busca de corea, atetosis, distonía y otros movimientos involuntarios. Se examinan los reflejos tendinosos profundos y, si es posible, se observa la marcha del paciente.

Causas médicas

■ ***Síndrome de abstinencia de alcohol.*** La abstinencia aguda de alcohol después de dependencia prolongada puede manifestarse al principio por temblor en reposo y de intención que aparecen a las 7 horas de haber dejado de beber y empeoran de manera progresiva. Otros signos y síntomas tempranos son diaforesis, taquicardia, hipertensión, ansiedad, inquietud, irritabilidad, insomnio, cefalea, náusea y vómito. La supresión grave puede causar temblor intenso, agitación, confusión, alucinaciones y, quizá, convulsiones.

■ ***Alcalosis.*** La alcalosis grave puede provocar temblor de intención intenso junto con fasciculaciones, espasmos carpopedales, agitación, diaforesis e hiperventilación. Es posible que el paciente informe mareos, acúfenos, palpitaciones y parestesia periférica y circumoral.

■ ***Temblor esencial familiar benigno.*** Este trastorno de la edad adulta temprana es un temblor esencial bilateral que suele comenzar en los dedos y manos y puede propagarse a cabeza, mandíbula, labios y lengua. La afección laríngea puede causar voz temblorosa.

■ ***Tumor cerebeloso.*** Un temblor de intención es un signo cardinal de tumor cerebeloso; son posibles datos relacionados ataxia, nistagmo, falta de coordinación, debilidad y atrofia musculares, y reflejos tendinosos profundos hipoactivos o ausentes.

■ ***Enfermedad de Graves.*** Temblor fino de la mano, nerviosismo, pérdida de peso, fatiga, palpitaciones, disnea y aumento de la intolerancia al calor son algunos de los signos típicos de la enfermedad de Graves. También se caracteriza por bocio y exoftalmía.

■ ***Hipercapnia.*** La presión parcial de dióxido de carbono puede ocasionar temblor de intención fino y rápido. Otros datos comunes son cefalea, fatiga, visión borrosa, debilidad, letargo y nivel de conciencia (NDC) disminuido.

■ ***Hipoglucemia.*** La hipoglucemia aguda puede causar un temblor de intención fino y rápido acompañado de confusión, debilidad, taquicardia, diaforesis y humedad fría de la piel. Entre las molestias tempranas suelen incluirse cefalea leve generalizada, hambre intensa, nerviosismo y visión borrosa o doble. El temblor puede desaparecer cuando la hipoglucemia empeora e hipotonía y disminución del NDC se hacen evidentes.

■ ***Esclerosis múltiple (EM).*** Un temblor de intención que va y viene puede ser un signo temprano de EM. Deterioro visual y sensitivo suele ser el dato más temprano. Los efectos asociados varían mucho, y entre ellos pueden incluirse nistagmo, debilidad muscular, parálisis, espasticidad, hiperreflexia, marcha atáxica, disfagia y disartria. También son posibles estreñimiento, polaquiuria, urgencia urinaria, incontinencia, disfunción eréctil y labilidad emocional.

■ ***Enfermedad de Parkinson.*** El temblor, un signo temprano clásico de la enfermedad de Parkinson, suele comenzar en los dedos y con el tiempo puede afectar pies, párpados, mandíbula, labios y lengua. El temblor en reposo, lento, regular y rítmico, asume la forma de flexión-extensión o abducción-aducción de los dedos o la mano, o de pronación-supinación de la mano. La flexión-extensión de los dedos combinada con abducción-aducción del pulgar crea el temblor de agitar pastillas característico.

La afección de las piernas causa movimiento de flexión-extensión del pie. El cierre ligero de los párpados provoca parpadeo repetitivo. Es posible que la mandíbula se mueva de arriba abajo, y que los labios se frunzan. La lengua, cuando protruye, puede moverse adentro y afuera de la boca de manera sincrónica con el temblor en otra parte del cuerpo. El ritmo del temblor se mantiene constante en el tiempo, pero su amplitud varía.

Otros datos característicos son rigidez en rueda dentada o en tubo de plomo, bradicinesia, marcha propulsiva con postura inclinada al frente, voz monótona, facies en máscara, sialorrea, disfagia, disartria, y en ocasiones crisis oculógiras (ojos fijos con la mirada hacia arriba, y movimientos tónicos involuntarios) o blefaroespasmo (párpados completamente cerrados).

■ ***Síndrome talámico.*** Los síndromes mesencefálicos centrales son anunciados por temblor atáxico contralateral y otros movimientos anómalos, junto con síndrome de Weber (parálisis oculomotora con hemiplejia contralateral), parálisis de la mirada vertical, y estupor o coma.

El síndrome talámico anteromedial-inferior produce combinaciones variadas de temblor, pérdida sensitiva profunda, y hemiataxia. Sin embargo, el principal efecto de este síndrome puede ser una disfunción extrapiramidal, como hemibalismo o hemicoreoatetosis.

■ ***Tirotoxicosis.*** Entre los efectos neuromusculares de la tirotoxicosis se incluyen un temblor de intención fino y rápido de las manos y la lengua, junto con clono, hiperreflexia y reflejo de Babinski. Otros signos y síntomas comunes son taquicardia, arritmias cardiacas, palpitaciones, ansiedad, disnea, diaforesis, intolerancia al calor, pérdida de peso no obstante el aumento del apetito, diarrea, bocio y, quizá, exoftalmía.

■ ***Enfermedad de Wernicke.*** Un temblor de intención es un signo temprano de enfermedad de Wernicke (una deficiencia de tiamina). Otras manifestaciones son anomalías oculares (como parálisis de la mirada y nistagmo), ataxia, apatía y confusión. También son posibles hipotensión ortostática y taquicardia.

■ ***Encefalitis nilooccidental.*** Esta infección cerebral es causada por el virus nilooccidental, un flavivirus transmitido por mosquitos endémico de África, el Medio Oriente, el oeste de Asia, y Estados Unidos. Las infecciones leves son comunes y se caracterizan por fiebre, cefalea y dolor corporal, con mayor frecuencia acompañados por exantema y tumefacción de glándulas linfáticas. Infecciones más graves son marcadas por cefalea, fiebre alta, rigidez de cuello, estupor, desorientación, coma, temblor, convulsiones ocasionales, parálisis y, raras veces, la muerte.

Otras causas

■ ***Fármacos.*** Fenotiazinas (en particular derivados de piperazina como flufenazina) y otros antipsicóticos pueden causar temblor en reposo y de agitar pastillas. En raras ocasiones, la metoclopramida y metirosina también causan este temblor. Litio en dosis tóxicas, simpatomiméticos (como terbutalina y seudoefedrina), anfetaminas y fenitoína pueden causar un temblor que desaparece al reducir la dosis.

Consideraciones especiales

El temblor de intención intenso puede interferir en la capacidad del paciente de realizar actividades de la vida diaria. Se ayuda al paciente con estas actividades según sea necesario, y se toman precauciones contra posibles lesiones durante actividades como caminar o comer.

Orientación al paciente

Se refuerza la independencia del paciente, y se le instruye en el uso de dispositivos auxiliares según se requiera.

CONSIDERACIONES PEDIÁTRICAS

Un neonato normal puede exhibir temblor grueso con rigidez —un reflejo de sobresalto hipocalcémico exagerado— en respuesta a ruidos y escalofríos. Entre las causas de temblor patológico específicas para la población pediátrica se incluyen parálisis cerebral, síndrome de alcoholismo fetal, y abuso de drogas materno.

BIBLIOGRAFÍA

Berkowitz, C. D. (2012). *Berkowitz's pediatrics: A primary care approach* (4th ed.). USA: American Academy of Pediatrics.

Buttaro, T. M., Tybulski, J., Bailey, P. P., & Sandberg-Cook, J. (2008). *Primary care: A collaborative practice* (pp. 444–447). St. Louis, MO: Mosby Elsevier.

Lehne, R. A. (2010). *Pharmacology for nursing care* (7th ed.). St. Louis, MO: Saunders Elsevier.

McCance, K. L., Huether, S. E., Brashers, V. L., & Rote, N. S. (2010). *Pathophysiology: The biologic basis for disease in adults and children*. Maryland Heights, MO: Mosby Elsevier.

Sommers, M. S., & Brunner, L. S. (2012). *Pocket diseases*. Philadelphia, PA: F.A. Davis.

TENESMO VESICAL

La urgencia apremiante repentina de orinar, acompañada de dolor vesical, es un síntoma clásico de infección de vías urinarias (IVU). Dado que la inflamación reduce la capacidad vesical, se produce molestia por la acumulación incluso de pequeñas cantidades de orina. La micción repetida frecuente en un esfuerzo por aliviar esta molestia da por resultado una diuresis de apenas unos pocos mililitros en cada micción.

La urgencia sin dolor vesical puede indicar lesión de motoneurona superior que ha alterado el control vesical.

Anamnesis y exploración física

Se pregunta al paciente sobre el inicio de urgencia urinaria y si la ha experimentado antes. Se pregunta sobre otros síntomas urológicos, como disuria y turbiedad urinaria. También se interroga sobre síntomas neurológicos, como parestesia. Se examinan los antecedentes médicos en busca de IVU recurrentes o crónicas o de cirugía o intervenciones que pudieran afectar las vías urinarias.

Se obtiene una muestra limpia para análisis y cultivo. Se toma nota de carácter, color y olor de la orina, y se usan tiras reactivas para pH, glucosa y sangre. Después se palpan la zona suprapúbica y ambos flancos en busca de distensión y sensibilidad. Si los antecedentes o los síntomas sugieren disfunción neurológica, se realiza un examen neurológico.

Causas médicas

■ ***Cálculo vesical.*** La irritación vesical puede causar urgencia urinaria, polaquiuria, disuria, hematuria terminal y dolor suprapúbico por espasmos vesicales. El dolor puede referirse a pene, vulva o espalda baja.

■ ***Esclerosis múltiple (EM).*** Puede ocurrir urgencia urinaria con o sin las IVU frecuentes que a veces acompañan a la EM. Como los otros efectos variables de la EM, la urgencia urinaria puede ir y venir. Los primeros datos suelen ser deterioros visuales y sensitivos. Otros son polaquiuria, incontinencia, estreñimiento, debilidad muscular, parálisis, espasticidad, temblor de intención, hiperreflexia, marcha atáxica, disfagia, disartria, disfunción eréctil y labilidad emocional.

■ ***Síndrome de Reiter.*** En el síndrome de Reiter —un síndrome autolimitado que afecta en mayor medida a hombres—, la urgencia ocurre con otros síntomas de uretritis aguda 1 a 2 semanas después del contacto sexual. Suelen producirse síntomas artríticos y oculares y lesiones cutáneas en las semanas que siguen a ese contacto. Entre ellas se incluyen artritis asimétrica de rodillas, tobillos o articulaciones metatarsofalángicas, conjuntivitis, y úlceras en pene, piel o boca.

■ ***Lesión de médula espinal.*** La urgencia urinaria puede deberse a sección medular incompleta cuando el control voluntario del funcionamiento esfintérico se debilita. También pueden ocurrir polaquiuria, dificultad para iniciar e inhibir un chorro de orina, y distensión y molestia vesicales. Entre los efectos neuromusculares distales a la lesión se incluyen debilidad, parálisis, hiperreflexia, alteraciones sensitivas y disfunción eréctil.

■ ***Estenosis uretral.*** La descompensación vesical produce urgencia urinaria, polaquiuria y nicturia. Son signos y síntomas tempranos disuria inicial, tenesmo y reducción del calibre y la fuerza del chorro urinario. Con el tiempo puede ocurrir incontinencia por rebosamiento.

■ ***Infección de vías urinarias.*** La urgencia urinaria a menudo se asocia con esta infección. Otros cambios urinarios característicos son polaquiuria, hematuria, disuria, nicturia y turbiedad urinaria. También es posible disuria inicial. Son datos asociados espasmos vesicales; sensibilidad del ángulo costovertebral; dolor suprapúbico, de espalda baja y de flanco; secreción uretral en hombres; fiebre; escalofríos; malestar general; náusea y vómito.

Otras causas

■ ***Tratamientos.*** La radioterapia puede irritar e inflamar la vejiga, causando urgencia urinaria.

Consideraciones especiales

Se prepara al paciente para la investigación diagnóstica, incluidos análisis de orina completo, cultivo y antibiograma, y quizá pruebas neurológicas.

Se debe incrementar el ingreso de líquido, en especial agua, si no está contraindicado, para diluir la orina y reducir la sensación de urgencia. Se administran un antibiótico y un anestésico urinario, como fenazopiridina.

Orientación al paciente

Se explica a las pacientes mujeres la importancia de la higiene genital adecuada y de prácticas sexuales seguras, si es apropiado. Se instruye al paciente con una causa no infecciosa de urgencia cómo realizar los ejercicios de Kegel. Se explica la importancia de un consumo adecuado de líquidos y de la micción diaria frecuente.

CONSIDERACIONES PEDIÁTRICAS

En niños pequeños, la urgencia urinaria puede manifestarse como un cambio en los hábitos de micción, como inicio repentino de enuresis nocturna o de accidentes diurnos en un niño que ya controlaba la vejiga. La urgencia también puede deberse a irritación uretral por baños de burbujas con sales. Las niñas pueden experimentar secreción vaginal y vulvitis o prurito vulvar.

Bibliografía

Buttaro, T. M., Tybulski, J., Bailey, P. P., & Sandberg-Cook, J. (2008). *Primary care: A collaborative practice* (pp. 444–447). St. Louis, MO: Mosby Elsevier.

Colyar, M. R. (2003). *Well-child assessment for primary care providers*. Philadelphia, PA: F.A. Davis.

Sommers, M. S., & Brunner, L. S. (2012). *Pocket diseases*. Philadelphia, PA: F.A. Davis.

T

TICS

Un tic es un movimiento repetitivo involuntario de un grupo específico de músculos, por lo común los de cara, cuello, hombros, tronco y manos. Este signo suele ocurrir de manera repentina e intermitente. Puede consistir en un solo movimiento aislado, como chasquido de labios, gesto, parpadeo, olisqueo, proyección de la lengua, aclaramiento de la garganta, elevación de un hombro o protrusión del mentón. O bien puede implicar una serie compleja de movimientos. Los tics ligeros, como la agitación rápida de un párpado, son especialmente comunes. Los tics difieren de las convulsiones menores en que aquellos no conllevan pérdida transitoria de la conciencia o amnesia.

Los tics suelen ser psicógenos y pueden ser agravados por estrés o ansiedad. Los tics psicógenos a menudo comienzan entre las edades de 5 y 10 años como acciones voluntarias, coordinadas y con un objetivo, que el niño siente la necesidad de realizar para reducir la ansiedad. A menos que los tics sean intensos, el niño suele no advertirlos. Los tics pueden desaparecer cuando el niño madura, o persistir hasta la edad adulta. Sin embargo, los tics también se relacionan con una rara afección, el trastorno de Gilles de la Tourette, que suele comenzar durante la niñez.

Anamnesis y exploración física

Se comienza por preguntar a los padres cuánto tiempo ha tenido el tic el niño. ¿Con cuánta frecuencia manifiesta el tic? ¿Pueden identificar cualquier factor precipitante o de exacerbación? ¿Puede el paciente controlar los tics con esfuerzo consciente? Se pregunta sobre estrés en la vida del niño, como dificultad para el trabajo escolar. A continuación, se observa con detenimiento el tic. ¿Es un movimiento deliberado o involuntario? Se toma nota de si es localizado o generalizado, y se le describe en detalle.

Causas médicas

■ ***Trastorno de Gilles de la Tourette.*** El trastorno de Gilles de la Tourette, que se piensa es en gran medida una enfermedad genética, suele comenzar entre los 2 y 15 años de edad con un tic de la cara o el cuello. Entre las indicaciones se incluyen tics motores y vocales que pueden implicar los músculos de hombros, brazos, tronco y piernas. Los tics pueden asociarse con movimientos violentos y arrebatos de obscenidades (coprolalia). El paciente bufa, ladra y gruñe y tal vez emita sonidos explosivos al hablar, como siseos. Quizá repita involuntariamente las palabras de otra persona (ecolalia) o sus movimientos (ecopraxia). A veces, este síndrome desaparece de manera espontánea o experimenta una remisión prolongada, pero suele persistir toda la vida.

Consideraciones especiales

La psicoterapia y los tranquilizantes suelen ser útiles para dar alivio. Muchos pacientes con trastorno de Gilles de la Tourette reciben haloperidol, pimozida u otro antipsicótico para controlar los tics. Se ayuda al paciente a identificar y eliminar cualquier estrés susceptible de evitarse y a aprender maneras positivas de manejar la ansiedad. Se ofrece apoyo emocional al paciente y la familia.

Orientación al paciente

Se ayuda al paciente a identificar y eliminar cualquier estrés susceptible de evitarse, y se discuten maneras positivas de manejar su ansiedad. Se ofrece apoyo emocional.

TIRO TRAQUEAL

[Signo de Cardarelli, Castellino, Oliver o Porter]

El tiro traqueal, un retroceso visible de laringe y tráquea que ocurre en sincronía con la sístole cardiaca, suele deberse a un aneurisma o tumor cerca del arco aórtico y puede indicar compresión u obstrucción peligrosas de vías respiratorias mayores. El movimiento de tracción o tiro, que se observa mejor con el cuello del paciente hiperextendido, refleja transmisión anómala de las pulsaciones aórticas debido a compresión y distorsión de corazón, esófago, grandes vasos, vías respiratorias y nervios.

INTERVENCIONES EN CASO DE URGENCIA

Si se observa tiro traqueal, se examina al paciente en busca de signos de dificultad respiratoria, como taquipnea, estridor, uso de músculos accesorios, cianosis y agitación. Si el paciente tiene malestar, se revisa la permeabilidad de las vías respiratorias. Se administra oxígeno, y se hacen los preparativos para intubar al paciente en caso necesario. Se inserta una línea IV para administración de líquidos y fármacos, y se inicia la monitorización.

Anamnesis y exploración física

Si el paciente no tiene malestar, se realiza una anamnesis pertinente. Se interroga sobre síntomas asociados, en especial dolor, y sobre antecedentes de enfermedad cardiovascular, cáncer, cirugía torácica o traumatismo.

Enseguida se examinan cuello y tórax en busca de defectos. Se palpa el cuello en busca de masas, crecimiento de nódulos linfáticos, pulsaciones arteriales anómalas, y desviación traqueal. Se percuten y auscultan los campos pulmonares en busca de ruidos anómalos, se ausculta el corazón en busca de soplos, y se auscultan cuello y tórax para detectar soplos. Se palpa el tórax en busca de frémito.

Causas médicas

■ ***Aneurisma del arco aórtico.*** Un aneurisma grande puede distorsionar y comprimir tejidos y estructuras circundantes, causando tiro traqueal. El signo cardinal de este aneurisma es dolor intenso en la zona subesternal, que a veces radia a espalda o costado. Un aumento súbito del dolor puede anunciar ruptura inminente, una urgencia médica. Según el sitio y tamaño del aneurisma, entre los posibles datos asociados están una masa pulsátil visible en el primero o segundo espacios intercostales o la escotadura supraesternal, un soplo diastólico de insuficiencia aórtica, y un soplo sistólico aórtico y frémito en ausencia de cualquier signo periférico de estenosis aórtica. Disnea y estridor pueden ocurrir con disfonía, disfagia, tos metálica y hemoptisis. También es posible ingurgitación yugular junto con edema de cara, cuello o brazo. La compresión del bronquio principal izquierdo puede causar atelectasia del pulmón izquierdo.

■ ***Enfermedad de Hodgkin.*** Un tumor que se desarrolle adyacente al arco aórtico puede causar tiro traqueal. Entre los signos y síntomas iniciales suelen estar linfadenopatía cervical indolora, fiebre sostenida o remitente, fatiga, malestar general, prurito, sudoración nocturna y pérdida de peso. Los nódulos linfáticos, tumefactos, pueden tornarse sensibles y dolorosos. Son datos posteriores disnea y estridor; tos seca; disfagia; ingurgitación yugular; edema de cara, cuello o brazo; hepatoesplenomegalia; hiperpigmentación, ictericia o palidez; y neuralgia.

■ ***Timoma.*** El timoma es un tumor raro que puede causar tiro traqueal si se desarrolla en la parte anterior del mediastino. Son datos comunes tos, dolor torácico, disfagia, disnea, disfonía, una masa palpable en el cuello, ingurgitación yugular, y edema de cara, cuello o antebrazo.

Consideraciones especiales

Se coloca al paciente en la posición de semi-Fowler para facilitar la respiración. Se administra un supresor de la tos y analgésicos prescritos, pero se está alerta a signos de depresión respiratoria.

Se prepara al paciente para intervenciones diagnósticas, entre las que pueden estar radiografías torácicas, tomografía computarizada, linfangiografía, aortografía, biopsia de médula ósea, biopsia hepática, ecocardiografía y biometría hemática completa.

Orientación al paciente

Se explica la causa subyacente del trastorno y sus opciones de tratamiento. Se discute cuáles posiciones ayudarán a facilitar la respiración.

CONSIDERACIONES PEDIÁTRICAS

En lactantes y niños, el tiro traqueal puede indicar un tumor mediastínico, como ocurre en enfermedad de Hodgkin y linfoma no Hodgkin. Este signo también puede presentarse en el síndrome de Marfan.

Bibliografía

Berkowitz, C. D. (2012). *Berkowitz's pediatrics: A primary care approach* (4th ed.). USA: American Academy of Pediatrics.

Buttaro, T. M., Tybulski, J., Bailey, P. P., & Sandberg-Cook, J. (2008). *Primary care: A collaborative practice* (pp. 444–447). St. Louis, MO: Mosby Elsevier.

McCance, K. L., Huether, S. E., Brashers, V. L., & Rote, N. S. (2010). *Pathophysiology: The biologic basis for disease in adults and children*. Maryland Heights, MO: Mosby Elsevier.

Sommers, M. S., & Brunner, L. S. (2012). *Pocket diseases*. Philadelphia, PA: F.A. Davis.

Tiros intercostales y esternales

Un signo cardinal de dificultad respiratoria en lactantes y niños, los tiros son indentaciones visibles del tejido blando que cubre la pared torácica. Pueden ser supraesternales (directamente arriba del esternón y las clavículas), intercostales (entre las costillas), subcostales (abajo del margen costal inferior de la jaula torácica), o subesternales (inmediatamente abajo del proceso xifoides). Los tiros pueden ser leves o intensos, y producen indentaciones apenas visibles a profundas.

Normalmente, los lactantes y niños pequeños usan los músculos abdominales para respirar, a diferencia de niños mayores y adultos, que usan el diafragma. Cuando la respiración requiere esfuerzo extra, los músculos accesorios ayudan a la respiración, en especial la inspiración. Los tiros suelen acompañar al uso de músculos accesorios.

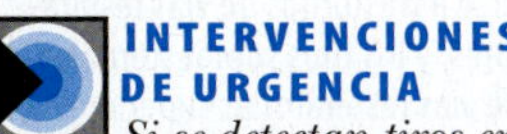

INTERVENCIONES EN CASO DE URGENCIA

Si se detectan tiros en un niño, se buscan con rapidez otros signos de insuficiencia respiratoria, como cianosis, taquipnea, taquicardia y disminución de la saturación de oxígeno. También se prepara al niño para aspiración, colocación de una vía aérea y administración de oxígeno.

Se observa la profundidad y el sitio de los tiros. Asimismo se toma nota de frecuencia, profundidad y cualidad de las respiraciones. Se busca uso de músculos accesorios, aleteo nasal durante la inspiración, o gruñido durante la espiración. Si el niño tiene tos productiva, se registran color, consistencia y olor del esputo. Se observa si el niño luce inquieto o letárgico. Por último, se auscultan los pulmones para detectar ruidos respiratorios anómalos. *(Véase* Observación de tiros, *en la pág. 696.)*

Anamnesis y exploración física

Si el estado del niño lo permite, se pregunta a los padres sobre los antecedentes médicos. ¿Nació de forma prematura? ¿Tuvo bajo peso al nacer? ¿Fue complicado el parto? Se interroga sobre signos recientes de infección de vías respiratorias superiores, como secreción nasal, tos y febrícula. ¿Con qué frecuencia ha tenido el niño problemas respiratorios durante el último año? ¿Va a la guardería o tiene hermanos en edad escolar? ¿Ha estado en contacto con alguien con resfriado, influenza u otras afecciones respiratorias? ¿Alguna vez tuvo en virus sincicial respiratorio? ¿Aspiró alimento, líquido o un cuerpo extraño? Se indaga sobre antecedentes personales o familiares de alergias o asma.

Observación de tiros

Cuando se observan tiros en lactantes y niños, es necesario asegurarse de tomar nota de su sitio exacto, un indicio importante de la causa y gravedad de la dificultad respiratoria. Por ejemplo, los tiros subcostales y subesternales suelen deberse a trastornos de vías respiratorias inferiores, y los tiros supraesternales, a trastornos de vías respiratorias superiores.

Los tiros intercostales leves por sí solos suelen ser normales. Sin embargo, los tiros intercostales acompañados de tiros subcostales y subesternales pueden indicar dificultad respiratoria moderada. Los tiros supraesternales profundos suelen indicar dificultar respiratoria intensa.

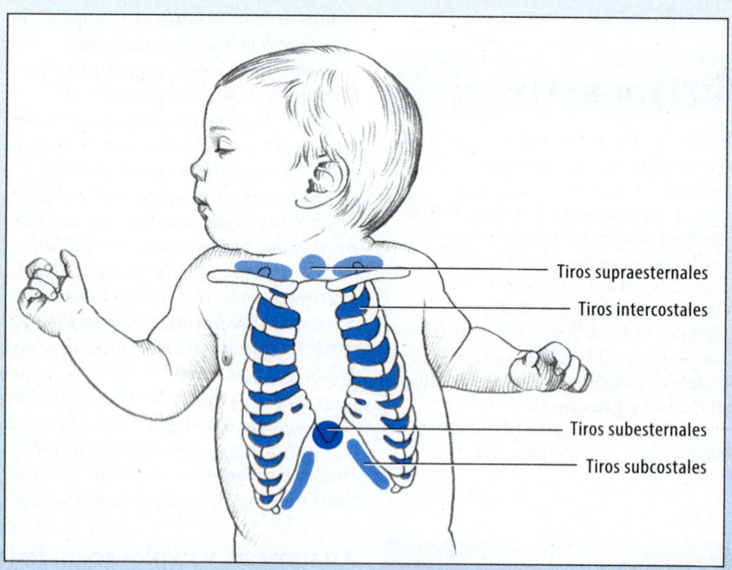

Causas médicas

- ***Crisis asmática.*** Una crisis asmática puede acompañarse de tiros intercostales y supraesternales, a su vez precedidos por disnea, sibilancia, tos superficial y palidez. Son manifestaciones relacionadas cianosis o rubor, crepitaciones, roncus, diaforesis, taquicardia, taquipnea, expresión de ansiedad y temor y, en pacientes con dificultad respiratoria grave, aleteo nasal.
- ***Epiglotitis.*** La epiglotitis es una infección bacteriana potencialmente letal que puede precipitar dificultad respiratoria grave con tiros supraesternales, subesternales e intercostales; estridor; aleteo nasal; cianosis; y taquicardia. Entre las manifestaciones tempranas se incluyen inicio súbito de tos perruna y fiebre alta, irritación laríngea, disfonía, disfagia, sialorrea, disnea e inquietud. El niño sufre pánico cuando el edema dificulta la respiración. Puede ocurrir oclusión total de las vías respiratorias en 2 a 5 horas.
- ***Insuficiencia cardiaca.*** Por lo común asociada con un defecto cardiaco congénito en niños, la insuficiencia cardiaca puede causar tiros intercostales y subesternales junto con aleteo nasal, taquipnea progresiva y, en caso de dificultad respiratoria grave, gruñido respiratorio, edema y cianosis. Otros

T

datos son tos productiva, crepitaciones, ingurgitación yugular, taquicardia, dolor en el cuadrante superior derecho, anorexia y fatiga.

■ ***Laringotraqueobronquitis (aguda).*** En la laringotraqueobronquitis, una infección viral, suelen ocurrir tiros subesternales e intercostales después de fiebre baja a moderada, secreción nasal, escaso apetito, tos perruna, disfonía y estridor inspiratorio. Son signos y síntomas asociados taquicardia; respiraciones superficiales rápidas; inquietud; irritabilidad; y palidez y cianosis cutáneas.

■ ***Neumonía (bacteriana).*** La neumonía comienza con signos y síntomas de infección aguda, como fiebre alta y letargo, que son seguidos por tiros subcostales e intercostales, aleteo nasal, disnea, taquipnea, gruñido respiratorio, cianosis y tos productiva. La auscultación puede revelar disminución de los ruidos respiratorios, crepitaciones dispersas y roncus sibilantes sobre el pulmón afectado. Entre los efectos GI se incluyen vómito, diarrea y distensión abdominal.

■ ***Síndrome de insuficiencia respiratoria.*** Los tiros subesternales y subcostales son un signo temprano del síndrome de insuficiencia respiratoria, un trastorno potencialmente letal que afecta a neonatos prematuros poco después de nacer. Son signos tempranos asociados taquipnea, taquicardia y gruñido espiratorio. Al empeorar la dificultad respiratoria suelen ocurrir tiros intercostales y supraesternales, mientras que apnea o respiraciones irregulares sustituyen al gruñido. Otros efectos son aleteo nasal, cianosis, letargo y con el tiempo arreactividad así como bradicardia e hipotensión. La auscultación puede detectar crepitaciones sobre las bases pulmonares a la inspiración profunda y ruidos respiratorios ásperos y disminuidos. Son posibles oliguria y edema periférico.

Consideraciones especiales

Se continúa vigilando los signos vitales del niño. Se tiene a un lado de la cama equipo de aspiración y una vía aérea de tamaño apropiado. Si el lactante pesa menos de 6.8 kg, se le coloca en una tienda de oxígeno. Si pesa más, se le coloca en cambio en una tienda de rocío frío. Se realiza fisioterapia torácica con drenaje postural para ayudar a movilizar y drenar el exceso de secreciones pulmonares. También puede usarse un broncodilatador o, en ocasiones, un esteroide.

Se prepara al niño para radiografía torácica, cultivos, pruebas de funcionamiento pulmonar y análisis de gases en sangre arterial. Se explican los procedimientos a los padres, y se les pide que tranquilicen y reconforten al niño.

Orientación al paciente

Se instruye al paciente o su familia sobre el uso correcto en casa de los fármacos prescritos y la necesidad de mantener un ambiente humectado. Se insiste en la importancia de asegurar una hidratación adecuada.

CONSIDERACIONES PEDIÁTRICAS

Cuando se examine a un niño en busca de tiros, debe tenerse presente que el llanto puede acentuar las contracciones.

CONSIDERACIONES GERIÁTRICAS

Aunque los tiros pueden ocurrir a cualquier edad, son más difíciles de valorar en un paciente mayor con obesidad o con rigidez o deformidad crónicas de la pared torácica.

Bibliografía

Buttaro, T. M., Tybulski, J., Bailey, P. P., & Sandberg-Cook, J. (2008). *Primary care: A collaborative practice* (pp. 444–447). St. Louis, MO: Mosby Elsevier.

Colyar, M. R. (2003). *Well-child assessment for primary care providers*. Philadelphia, PA: F.A. Davis.

McCance, K. L., Huether, S. E., Brashers, V. L., & Rote, N. S. (2010). *Pathophysiology: The biologic basis for disease in adults and children*. Maryland Heights, MO: Mosby Elsevier.

Sommers, M. S., & Brunner, L. S. (2012). *Pocket diseases*. Philadelphia, PA: F.A. Davis.

Tos perruna

(Véase también Tos seca y Tos productiva)

La tos perruna, que es resonante, metálica y áspera, forma parte de un complejo de signos y síntomas que caracteriza el síndrome de laringotraqueobronquitis aguda, un grupo de trastornos pediátricos marcados por grados variables de dificultad respiratoria. Tiene máxima prevalencia en otoño y puede recurrir en el mismo niño.

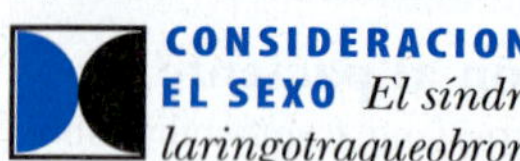

CONSIDERACIONES SEGÚN EL SEXO *El síndrome de laringotraqueobronquitis aguda es más común en niños que en niñas.*

Una tos perruna indica edema de la laringe y el tejido circundante. Dado que las vías respiratorias de los niños tienen menor diámetro que en los adultos, el edema puede causar oclusión con rapidez, y constituir una urgencia potencialmente letal.

INTERVENCIONES EN CASO DE URGENCIA *Se evalúa con rapidez el estado respiratorio del niño, y enseguida se toman los signos vitales. Se está alerta en particular a taquicardia y signos de hipoxemia. Asimismo, se busca disminución del nivel de conciencia. Se intenta determinar si el niño estuvo jugando con cualquier objeto pequeño que pudo haber aspirado.*

Se busca cianosis en labios y lechos ungueales. Se observa al paciente para valorar si hay tiros esternales o intercostales o aleteo nasal. A continuación, se toma nota de profundidad y frecuencia de las respiraciones; pueden hacerse cada vez más superficiales a medida que la dificultad respiratoria aumenta. Se observa la posición corporal del niño. ¿Se sienta erguido, se inclina al frente o se esfuerza por respirar? Se presta atención a su nivel de actividad y expresión facial. Conforme la dificultad respiratoria aumenta desde el edema de vías respiratorias, el niño se torna inquieto y tiene una expresión de temor con los ojos muy abiertos. Al continuar la disnea, el niño presenta letargo y dificultad para despertar.

Si el niño muestra signos de dificultad respiratoria grave, se intenta tranquilizarlo, se mantiene la permeabilidad de las vías respiratorias, y se administra oxígeno. Tal vez se requiera intubación endotraqueal o traqueotomía.

Anamnesis y exploración física

Se pregunta a los padres cuándo comenzó la tos perruna y cuáles otros signos y síntomas la acompañaron. ¿Cuándo comenzó a verse enfermo el niño? ¿Ha tenido episodios previos de síndrome de laringotraqueobronquitis aguda? ¿Mejoró su condición al exponerse a aire frío?

La laringotraqueobronquitis espasmódica y epiglotitis suelen ocurrir a la mitad de la noche. El niño con laringotraqueobronquitis espasmódica no tiene fiebre, pero el que tiene epiglotitis presenta fiebre alta repentina. De manera característica, una infección de vías respiratorias superiores es seguida por laringotraqueobronquitis.

Causas médicas

- ***Aspiración de cuerpo extraño.*** La obstrucción parcial de las vías respiratorias superiores causa primero disfonía y después tos perruna y estridor inspiratorio. Otros efectos de este trastorno potencialmente letal son sensación de ahogamiento, taquicardia, disnea, disminución de los borborigmos, sibilancia y, quizá, cianosis.
- ***Epiglotitis.*** La epiglotitis es un trastorno potencialmente letal que se ha hecho menos común desde el uso de las vacunas contra la influenza. Ocurre durante la noche, anunciada por tos perruna y fiebre alta. El niño tiene disfonía, disfagia, disnea e inquietud, aspecto extremadamente enfermo y pánico. La tos puede avanzar a dificultad respiratoria grave con tiros esternales e intercostales, aleteo nasal, cianosis y

taquicardia. El niño lucha por obtener aire suficiente a medida que aumenta el edema epiglótico. La epiglotitis es una verdadera urgencia médica.

■ ***Laringotraqueobronquitis (aguda).*** La laringotraqueobronquitis viral es más común en niños de 9 a 18 meses y suele ocurrir en otoño y principios de invierno. Inicialmente produce fiebre leve a moderada, secreción nasal, anorexia y tos infrecuente. Cuando la infección desciende a la zona laringotraqueal, ocurren tos perruna, disfonía y estridor inspiratorio.

A medida que la dificultad respiratoria avanza, ocurren tiros subesternales e intercostales junto con taquicardia y respiraciones superficiales rápidas. Dormir en un ambiente seco empeora estos signos. El paciente se torna inquieto, irritable, pálido y cianótico.

■ ***Laringotraqueobronquitis espasmódica.*** La laringotraqueobronquitis espasmódica aguda suele ocurrir durante el sueño, con el inicio abrupto de una tos perruna que despierta al niño. No suele haber fiebre, pero sí disfonía, inquietud y disnea. Conforme la dificultad espiratoria empeora, el niño puede exhibir tiros esternales e intercostales, aleteo nasal, taquicardia, cianosis y aspecto ansioso y frenético. Los signos suelen ceder en pocas horas, pero los accesos tienden a recurrir.

Consideraciones especiales

No se intenta inspeccionar la garganta de un niño con tos perruna a menos que se disponga de equipo de intubación. En ausencia de dificultad respiratoria grave, puede tomarse una radiografía lateral de cuello para visualizar el edema epiglótico; una radiografía negativa no descarta por completo edema epiglótico. También puede tomarse una radiografía para descartar infección de vías respiratorias inferiores. Según la edad del niño y el grado de dificultad respiratoria, puede administrarse oxígeno. Debe considerarse el uso de adrenalina de efecto rápido y un esteroide.

Es necesario asegurarse de observar al niño con frecuencia, y monitorizar la concentración de oxígeno. Se proporcionan al niño periodos de reposo con interrupciones mínimas. Se mantiene un ambiente tranquilo y silencioso y se tranquiliza al paciente. Se alienta a los padres a permanecer con el niño para ayudar a aliviar el estrés.

Para episodios recurrentes de síndrome de laringotraqueobronquitis aguda en casa, se indica a los padres que generen vapor dejando correr agua caliente de la regadera o la llave del lavabo y sentándose con el niño en el baño cerrado; esto suele ayudar a aliviar accesos posteriores. El niño también puede beneficiarse de una salida de casa (vestido de forma adecuada) para respirar aire frío nocturno.

Orientación al paciente

Se enseña a padres o cuidadores cómo evaluar y tratar episodios recurrentes de síndrome de laringotraqueobronquitis aguda, y cómo administrar los fármacos prescritos.

Bibliografía

Hall, C. B., & McBride, J. T. (2010). Acute laryngotracheobronchitis (croup). In: Mandell, G. L., Bennett, J. E., Dolin, R., eds. *Mandell, Douglas, and Bennett's principles and practice of infectious diseases* (7th ed., pp. 825–829). Philadelphia, PA: Elsevier.

Zoorob, R., Sidani, M., & Murray, J. (2011). Croup: An overview. *American Family Physician*, *83*, 1067–1073.

Tos productiva

(Véase también Tos perruna y Tos seca)

La tos productiva es el mecanismo del organismo para despejar las vías respiratorias de secreciones acumuladas que la acción mucociliar normal no elimina. Es la expulsión repentina, forzada y ruidosa de aire desde los pulmones que contiene esputo, sangre o ambos. Color, consistencia y olor del esputo proporcionan importantes indicios sobre el estado del paciente. La tos productiva puede ocurrir como una sola tos o como paroxismos, y es posible inducirla de manera voluntaria, aunque suele ser una respuesta refleja a la estimulación de la mucosa de las vías respiratorias.

Por lo común se debe a un trastorno cardiovascular o respiratorio, y suele resultar de infección aguda o crónica que causa inflamación, edema y aumento de la producción de moco en las vías respiratorias. Sin embargo, también puede ser ocasionada por el síndrome de inmunodeficiencia adquirida. Asimismo, la inhalación de sustancias antigénicas o irritantes o de cuerpos extraños puede provocar tos productiva. De hecho, la causa más común de tos productiva crónica es tabaquismo, que produce esputo mucoide cuyo color va de transparente a amarillo o pardo.

Muchos pacientes minimizan o pasan por alto una tos productiva crónica o la aceptan como algo normal. Tales pacientes no suelen buscar atención médica sino hasta que se produce un problema asociado —como disnea, hemoptisis, dolor torácico, pérdida de peso o infecciones recurrentes de vías respiratorias. La demora puede tener graves consecuencias, porque la tos productiva se asocia con varios trastornos potencialmente letales y también puede anunciar oclusión de vías respiratorias por secreciones excesivas.

INTERVENCIONES EN CASO DE URGENCIA

Un paciente con tos productiva puede desarrollar dificultad respiratoria aguda por secreciones espesas o excesivas, broncoespasmo o fatiga, por lo cual debe examinársele antes de realizar la anamnesis. Se toman los signos vitales y se revisan frecuencia, profundidad y ritmo de las respiraciones. Se mantienen permeables las vías respiratorias, y se está preparado para administrar oxígeno complementario si se torna inquieto o confundido o si las respiraciones se hacen superficiales, irregulares, rápidas o lentas. Se busca estridor, sibilancia, sensación de ahogamento o gorgoteo. Se está alerta a aleteo nasal, cianosis y retracción de músculos intercostales.

La tos productiva puede indicar un trastorno grave potencialmente letal. Por ejemplo, la tos debida a edema pulmonar produce esputo delgado, espumoso y rosado, y la tos debida a una crisis asmática produce esputo mucoide espeso. Se ayuda al paciente a despejar el exceso de moco mediante aspiración traqueal en caso necesario.

Anamnesis y exploración física

Cuando el estado del paciente lo permite, se le pregunta cuándo comenzó la tos, y se determina cuánto esputo tose cada día. (El árbol traqueobronquial normal puede producir hasta 89 mL de esputo al día.) ¿A qué hora del día expectora más esputo? ¿Se relaciona su producción de esputo con lo que come o la hora en que lo hace o con sus actividades o su ambiente? Se le pregunta si ha notado un aumento en la producción de esputo desde que comenzó la tos. Esto puede deberse a estímulos externos o a causas internas como infección bronquial crónica o absceso pulmonar. También se pregunta sobre color, olor y consistencia del esputo. El esputo teñido de sangre o color óxido puede deberse a traumatismo por toser o por un trastorno subyacente, como infección pulmonar o un tumor. El esputo maloliente es una posible consecuencia de infección por anaerobios, como bronquitis o absceso pulmonar.

¿Cómo suena la tos? Una tos superficial resulta de afección laríngea, mientras que una metálica indica afección mayor de vías respiratorias. ¿Tiene el paciente dolor asociado con su tos productiva? En tal caso, se le pregunta sobre sitio e intensidad y si radia a otras zonas. ¿Tos, cambio de posición o inspiración aumentan o ayudan a aliviar el dolor?

Acto seguido se interroga al paciente sobre consumo de tabaco, drogas y alcohol y si ha habido cambios en peso corporal o apetito. Se determina si existe en antecedente de asma, alergias o trastornos respiratorios, y se pregunta sobre enfermedades, cirugía o traumatismo recientes. ¿Cuáles medicamentos toma? ¿Trabaja cerca de sustancias químicas o irritantes respiratorios como silicona? Se examinan boca y nariz del paciente en busca de congestión, drenaje o inflamación. Se toma nota de su aliento; la halitosis puede ser un signo de infección pulmonar. Se inspecciona en cuello en busca de venas distendidas, y se palpa para determinar si hay sensibilidad y masas o nódulos linfáticos crecidos. Se observa el tórax en busca de uso de músculos accesorios, retracciones y expansión torácica desigual, y se percute para determinar matidez, timpanismo o sonido sordo. Por último, se ausculta en busca de roce pleural y ruidos respiratorios anómalos: roncus, estertores o sibilancias. (Véase *Tos productiva: causas comunes y datos asociados,* en la pág. 702.)

Causas médicas

■ ***Actinomicosis.*** La actinomicosis comienza con tos que produce esputo purulento. También son posibles fiebre, pérdida de peso, fatiga, debilidad, disnea, sudoración nocturna, dolor torácico pleurítico y hemoptisis.

■ ***Neumonía por aspiración.*** La neumonía por aspiración causa tos que produce esputo rosado, espumoso y, quizá, purulento. También hay disnea notable, fiebre, taquipnea, taquicardia, sibilancia y cianosis.

■ ***Bronquiectasia.*** La tos crónica de la bronquiectasia produce esputo mucopurulento abundante con estratificación característica (arriba, espumoso; en medio, transparente; abajo, denso con partículas purulentas). Hay halitosis; el esputo puede ser maloliente o desagradablemente dulce. Otros datos característicos so hemoptisis, estertores gruesos persistentes sobre la zona pulmonar afectada, sibilancia ocasional, roncus, disnea de esfuerzo, pérdida de peso, fatiga, malestar general, debilidad, fiebre recurrente e hipocratismo digital en etapas finales.

■ ***Bronquitis (crónica).*** La bronquitis causa una tos que puede ser seca al principio. Sin embargo, con el tiempo produce esputo mucoide que se torna purulento. La infección secundaria también puede causar esputo mucopurulento que a veces se torna sanguinolento y maloliente. La tos, que puede ser paroxística durante el esfuerzo físico, suele ocurrir cuando el paciente se encuentra en decúbito o se levanta después de haber dormido.

El paciente también exhibe espiraciones prolongadas, aumento del uso de músculos accesorios para la respiración, tórax en tonel, taquipnea, cianosis, sibilancia, disnea de esfuerzo, roncus dispersos, estertores gruesos (que pueden ser precipitados por toser), e hipocratismo digital en fases tardías.

■ ***Neumonía química.*** La neumonía química causa tos con esputo purulento. También puede provocar disnea, sibilancia, ortopnea, fiebre, malestar general y estertores; irritación de la mucosa de conjuntivas, garganta y nariz; laringitis; o rinitis. Los signos y síntomas pueden aumentar por 24 a 48 horas tras la exposición, y después resolverse; sin embargo, si son graves, pueden recurrir 2 a 5 semanas más tarde.

■ ***Resfriado común.*** Cuando el resfriado común causa tos productiva, el esputo es mucoide o mucopurulento. Entre las indicaciones tempranas se incluyen tos seca superficial, estornudos, cefalea, malestar general, fatiga, rinorrea (secreciones mucopurulentas acuosas a tenaces), congestión nasal, irritación laríngea, mialgia y artralgia.

■ ***Absceso pulmonar (roto).*** El signo cardinal de un absceso pulmonar roto es tos que produce abundante esputo purulento, maloliente y tal vez teñido de sangre. Un absceso roto también puede causar diaforesis, anorexia, hipocratismo digital, pérdida de peso, debilidad, fatiga, fiebre con escalofríos, disnea, cefalea, malestar general, dolor torácico pleurítico, halitosis, estertores inspiratorios y ruidos respiratorios tubulares o anfóricos. Hay matidez a la percusión del lado afectado del tórax.

■ ***Cáncer pulmonar.*** Uno de los signos más tempranos de carcinoma

Tos productiva: causas comunes y datos asociados

SIGNOS Y SÍNTOMAS

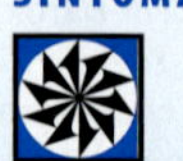

CAUSAS COMUNES	Dolor torácico	Estertores	Cianosis	Disminución de los ruidos respiratorios	Disnea	Fatiga	Fiebre	Roncus	Irritación laríngea	Taquicardia	Taquipnea	Pérdida de peso	Sibilancia
	PRINCIPALES SIGNOS Y SÍNTOMAS ASOCIADOS												
Actinomicosis	♦				♦	♦	♦					♦	
Neumonía por aspiración		♦	♦		♦	♦	♦	♦		♦	♦		♦
Bronquiectasia		♦			♦	♦	♦	♦				♦	♦
Bronquitis (crónica)		♦	♦		♦			♦			♦		♦
Neumonía química		♦			♦		♦	♦			♦		♦
Resfriado común						♦	♦		♦				
Absceso pulmonar (roto)	♦	♦			♦	♦	♦					♦	
Cáncer pulmonar	♦				♦	♦	♦					♦	♦
Nocardiosis	♦			♦		♦	♦					♦	
Blastomicosis	♦					♦	♦					♦	
Peste	♦				♦		♦				♦		
Neumonía (bacteriana)	♦	♦	♦		♦	♦	♦	♦		♦	♦		
Neumonía (por micoplasma)	♦	♦				♦	♦		♦				
Bronquiolitis obliterante	♦			♦	♦	♦	♦					♦	♦
Psitacosis	♦	♦					♦				♦		
Coccidioidomicosis pulmonar	♦						♦	♦	♦				♦
Edema pulmonar		♦	♦		♦	♦	♦			♦	♦		
Embolia pulmonar	♦	♦	♦		♦		♦			♦	♦		♦
Tuberculosis pulmonar	♦	♦			♦	♦	♦	♦				♦	
Silicosis		♦			♦	♦					♦	♦	
Traqueobronquitis	♦	♦					♦	♦	♦				♦

T

broncógeno es tos crónica que produce pequeñas cantidades de esputo teñido de sangre purulento (o mucopurulento). Sin embargo, en un paciente con cáncer broncoalveolar, la tos produce grandes cantidades de esputo espumoso. Otros signos y síntomas son disnea, anorexia, fatiga, pérdida de peso, dolor torácico, fiebre, diaforesis, sibilancia e hipocratismo digital.

■ ***Nocardiosis.*** La nocardiosis causa tos productiva (con esputo purulento, espeso, tenaz y posiblemente teñido de sangre) y fiebre que puede durar varios meses. Otros datos son sudoración nocturna, dolor pleurítico, anorexia, malestar general, fatiga, pérdida de peso y disminución o ausencia de ruidos respiratorios. Hay matidez a la percusión del tórax.

■ ***Blastomicosis.*** La blastomicosis (por *Blastomyces dermatitidis*) es un trastorno crónico que causa tos seca superficial o productora de esputo sanguinolento o purulento. Otros datos son dolor torácico pleurítico, fiebre, escalofríos, anorexia, pérdida de peso, malestar general, fatiga, sudoración nocturna, lesiones cutáneas (pequeñas máculas o pápulas no pruríticas indoloras) y postración.

■ ***Peste* (Yersinia pestis).** La peste es una de las infecciones bacterianas agudas más virulentas y, si no se trata, una de las enfermedades más potencialmente letales conocidas. La mayoría de los casos son esporádicos, pero aún existe el potencial para la propagación epidémica. Entre las formas clínicas están las pestes bubónica (la más común), septicémica y neumónica. La forma bubónica se transmite a un ser humano cuando es mordido por una pulga infectada. Los signos y síntomas se presentan en 2 a 8 días y entre ellos se incluyen fiebre, escalofríos y tumefacción, inflamación y sensibilidad de los nódulos linfáticos cerca del sitio de la mordedura de la pulga. La peste septicémica se desarrolla como una enfermedad fulminante, por lo general con la forma bubónica. La forma neumónica puede contraerse de persona a persona al inhalar gotitas infectadas llevadas por el aire o por ataque biológico mediante aerosolización e inhalación del microorganismo. El inicio suele ser súbito con escalofríos, fiebre, cefalea y mialgia. Entre los signos y síntomas pulmonares se incluyen tos productiva, dolor torácico, taquipnea, disnea, hemoptisis, dificultad respiratoria creciente e insuficiencia cardiopulmonar.

■ ***Neumonía.*** La neumonía bacteriana inicialmente produce tos seca que se hace productiva. Se presentan de manera repentina signos y síntomas asociados como escalofríos agitantes, fiebre alta, mialgia, cefalea, dolor torácico pleurítico que aumenta con el movimiento del tórax, taquipnea, taquicardia, disnea, cianosis, diaforesis, disminución de los ruidos respiratorios, estertores finos y roncus.

La neumonía por micoplasma puede causar tos que produce esputo escaso teñido de sangre. Sin embargo, la tos seca comienza 2 a 3 días después del inicio de malestar general, cefalea, fiebre e irritación laríngea. La tos paroxística causa dolor torácico subesternal. El paciente puede experimentar estertores, pero por lo general no luce gravemente enfermo.

■ ***Bronquiolitis obliterante.*** Bronquiolitis obliterante es el nombre que se da al tipo de infección informada entre los trabajadores que experimentan síntomas respiratorios después de inhalar sustancias químicas con sabor a mantequilla, como el diacetilo, en la manufactura de palomitas de maíz para horno de microondas. Los pacientes suelen informar inicio gradual de tos productiva que empeora con el tiempo, disnea progresiva, y fatiga inusual. Son datos clínicos sibilancia, dolor torácico, fiebre, sudoración nocturna y pérdida de peso. La bronquiolitis fibrosa obliterante, una neumopatía obstructiva fija irreversible, es el trastorno más grave informado. Antes de establecer un diagóstico concluyente, deben descartarse otras causas.

■ ***Psitacosis.*** La psitacosis es una infección bacteriana que se transmite de aves a personas. Al avanzar el trastorno, la tos superficial característica, seca al principio, puede producir después una pequeña cantidad de esputo mucoide manchado de sangre. La infección puede comenzar de manera abrupta, con escalofríos, fiebre, cefalea, mialgia y postración. Otros signos y síntomas son taquipnea, estertores finos, dolor torácico (raro), epistaxis, fotofobia, distensión y sensibilidad abdominales, y sensibilidad, náusea, vómito y exantema macular tenue. La infección grave puede causar estupor, delirio y coma.

■ ***Coccidioidomicosis pulmonar.*** La coccidioidomicosis pulmonar causa tos seca o ligeramente productiva con fiebre, escalofríos ocasionales, dolor torácico pleurítico, irritación laríngea, cefalea, dorsalgia, malestar general, debilidad notable, anorexia, hemoptisis y exantema macular prurítico. Pueden escucharse roncus y sibilancia. La enfermedad puede propagarse a otras zonas, y causar artralgia, tumefacción de rodillas y tobillos, y eritema nudoso o multiforme.

■ ***Edema pulmonar.*** Cuando es grave, el edema pulmonar —un trastorno potencialmente letal— causa tos que produce esputo espumoso sanguinolento. Son signos y síntomas tempranos disnea de esfuerzo; disnea paroxística nocturna, seguida de ortopnea; y tos, que suele ser seca al principio. Otros son fiebre, fatiga, taquicardia, taquipnea, estertores posturales y galope ventricular. Conforme las respiraciones se hacen cada vez más rápidas y laboriosas, se presentan estertores más difusos y tos productiva, taquicardia que empeora y, quizá, arritmias. La piel se torna húmeda, fría y cianótica; la presión arterial desciende; y el pulso se hace filiforme.

■ ***Embolia pulmonar.*** La embolia pulmonar es un trastorno potencialmente letal que causa tos, la cual puede ser seca o producir esputo teñido de sangre. El primer síntoma de embolia pulmonar suele ser disnea grave, la cual puede acompañarse de angina o dolor torácico pleurítico. El paciente experimenta ansiedad intensa, febrícula, taquicardia, taquipnea y diaforesis. Son signos menos comunes hemoptisis masiva, rigidez muscular antiálgica del tórax, edema de piernas y, en caso de un émbolo grande, cianosis, síncope e ingurgitación yugular. También puede haber roce pleural, sibilancia difusa, estertores, matidez a la percusión torácica, disminución de los ruidos respiratorios y signos de colapso circulatorio.

■ ***Tuberculosis (TB) pulmonar.*** La TB pulmonar causa tos productiva leve a grave junto con alguna combinación de hemoptisis, malestar general, disnea, y dolor torácico pleurítico. El esputo puede ser escaso y mucoide o copioso y purulento. Por lo común, el paciente experimenta sudoración nocturna, fatiga y pérdida de peso. Los ruidos respiratorios son anfóricos. Puede haber matidez a la percusión torácica y, después de toser, aumento del frémito táctil con estertores.

■ ***Silicosis.*** El primer signo de silicosis es tos productiva con esputo mucopurulento. También hay disnea de esfuerzo, taquipnea, pérdida de peso, fatiga, debilidad general e infecciones respiratorias recurrentes. La auscultación revela estertores finos al final de la inspiración en las bases pulmonares.

■ ***Traqueobronquitis.*** La inflamación causa inicialmente tos seca que más tarde —después del inicio de escalofríos, irritación laríngea, febrícula, dolor muscular y de espalda y opresión subesternal— se hace productiva, y las secreciones aumentan. El esputo es mucoide, mucopurulento o purulento. Suele haber roncus y sibilancias. La traqueobronquitis grave puede causar fiebre de 38.3 a 38.9 °C y broncoespasmo.

Otras causas

■ ***Pruebas diagnósticas.*** Broncoscopia y pruebas del funcionamiento pulmonar (PFP) pueden incrementar la tos productiva.

■ ***Fármacos.*** Los expectorantes incrementan la tos productiva. Entre ellos se incluyen cloruro de amonio, yoduro de calcio, guaifenesina, glicerol yodado, yoduro de potasio e hidrato de terpina.

■ ***Terapia respiratoria.*** Respiración a presión positiva intermitente, terapia con nebulizados y espirometría de incentivo pueden ayudar a aflojar secreciones e incrementar la tos productiva.

Consideraciones especiales

Se evitan medidas para suprimir la tos productiva, porque la retención de esputo puede interferir en la aereación alveolar o alterar la resistencia pulmonar a la infección. Es de esperar que sea necesario administrar un mucolítico y un expectorante, y aumentar el ingreso de líquidos orales para adelgazar las secreciones y aumentar su flujo. Además, puede darse un broncodilatador para aliviar broncoespasmos y abrir las vías respiratorias. Tal vez se ordene un antibiótico para tratar una infección subyacente.

Se humecta el aire alrededor del paciente; esto aliviará la inflamación de las membranas mucosas y también ayudará a aflojar secreciones secas. Se aplica fisioterapia pulmonar, como drenaje postural con vibración y percusión, para aflojar secreciones. Tal vez se requiera terapia con aerosol.

Se permiten al paciente periodos ininterrumpidos de reposo. Se evitan los irritantes respiratorios. Si está postrado en cama, se le cambia de posición con frecuencia para promover el drenaje de secreciones.

Se prepara al paciente para pruebas diagnósticas como radiografías torácicas, broncoscopia, gammagrafía pulmonar y PFP. Se toman muestras de esputo para cultivo y pruebas de sensibilidad a antibióticos.

Orientación al paciente

Se remite al paciente a recursos para dejar de fumar. Se enseña a paciente y cuidadores a usar la percusión torácica para aflojar secreciones, y se enseñan al paciente técnicas para toser y respirar profundamente. Se explican técnicas de control de infecciones y cómo evitar irritantes respiratorios.

CONSIDERACIONES PEDIÁTRICAS

Dado que las vías respiratorias de los niños son estrechas, la tos productiva rápidamente puede causar oclusión y dificultad respiratoria a causa de secreciones espesas o excesivas. Entre las causas de tos productiva en niños están asma, bronquiectasia, bronquitis, bronquiolitis aguda, fibrosis quística y tos ferina.

Cuando se atiende a un niño con tos productiva, se administran expectorantes, pero por lo general no se usan supresores de la tos. Para desinflamar las membranas mucosas y prevenir que las secreciones se sequen, se administran aire u oxígeno humectados. Recuérdese que la humedad alta puede inducir broncoespasmo en un niño hiperactivo o causar hidratación excesiva en un lactante, y beber leche puede incrementar la viscosidad de las secreciones.

CONSIDERACIONES GERIÁTRICAS

Siempre se interroga a los adultos mayores sobre tos productiva, porque este signo puede indicar una enfermedad aguda o crónica grave.

BIBLIOGRAFÍA

Kumar, K., Guirgis, M., Zieroth, S., Lom, E., Menkis, A. H., Arora, R. C., & Freed, D. H. (2011). Influenza myocarditis and myositis: Case presentation and review of the literature. *Canadian Journal of Cardiology*, *27*, 514–522.

Ukimura, A., Satomi, H., Ooi, Y., & Kanzaki, Y. (2012). Myocarditis associated with influenza A H1N1. *Influenza Res Treatment*, *2012*, 351979.

TOS SECA (NO PRODUCTIVA)

(Véase también Tos perruna y Tos productiva)

Una tos seca es la expulsión forzada y ruidosa de aire desde los pulmones; es seca porque no contiene moco y a lo mucho expulsa una cantidad escasa de esputo. Es una de las molestias más comunes en pacientes con trastornos respiratorios.

La tos es un mecanismo protector que despeja las vías respiratorias. Sin embargo, una tos seca es ineficaz y puede causar daño, como colapso de vías respiratorias o ruptura de alveolos o ampollas. Una tos seca que más tarde se hace productiva es un signo clásico de enfermedad respiratoria progresiva, como neumonía.

El reflejo de la tos suele ocurrir cuando los estímulos mecánicos, químicos, térmicos, inflamatorios o psicógenos activan receptores de tos. (Véase *Repaso del mecanismo de la tos* en la pág. 707.) Sin embargo, la presión externa —por ejemplo, por irritación subdiafragmática o un tumor mediastínico— también puede inducirlo, así como la espiración voluntaria de aire, que en ocasiones se realiza como un hábito nervioso. Determinados fármacos, como los inhibidores de la enzima convertidora de angiotensina, también pueden causar tos seca.

La tos seca puede ocurrir en paroxismos, y empeorar hasta hacerse más frecuente. La tos aguda es de inicio súbito y puede ser autolimitada; una tos que persiste más de 1 mes se considera crónica y suele deberse a tabaquismo.

Alguien con tos seca crónica puede minimizarla o pasarla por alto, o aceptarla como algo normal. De hecho, por lo general no buscará atención médica a menos que tenga otros síntomas. Un cuerpo extraño en el conducto auditivo externo de un niño podría dar por resultado tos. Siempre deben examinarse los oídos de los niños.

Anamnesis y exploración física

Se pregunta al paciente cuándo comenzó la tos y si es influida por posición corporal, hora del día o una actividad específica. ¿Cómo suena la tos? ¿Áspera, metálica, seca o cortante? Se trata de determinar si la tos se relaciona con tabaquismo o un irritante químico. Si el paciente fuma o ha fumado, se toma nota del número de paquetes fumados al día multiplicado por los años que ha fumado ("paquetes-años"). A continuación, se interroga sobre la frecuencia e intensidad de la tos. Si hay dolor asociado con tos, respiración o actividad, ¿cuándo comenzó? ¿Dónde se localiza?

T

Se pregunta al paciente sobre enfermedad reciente (en especial un trastorno cardiovascular o pulmonar), cirugía o traumatismo. Se pregunta también sobre hipersensibilidad a fármacos, alimentos, mascotas, polvo o polen. Se determina cuáles medicamentos recibe el paciente, en su caso, y se le pregunta sobre cambios recientes en horario o dosis. También se interroga sobre cambios recientes en hambre, peso, tolerancia al esfuerzo o nivel de energía y exposición reciente a humos irritantes, agentes químicos, o humo.

Mientras se realiza la anamnesis, se observa el aspecto general y humor del paciente: ¿está agitado, inquieto o letárgico? ¿Pálido, diaforético o ruborizado? ¿Ansioso, confundido o nervioso? También se toma nota de si está cianótico o tiene hipocratismo digital o edema periférico.

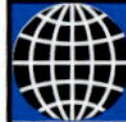

CONSIDERACIONES CULTURALES *Debido al temor de ser estigmatizado como tuberculoso, el paciente puede estar renuente a dar información sobre signos y síntomas como tos. Al paciente en riesgo de tuberculosis (TB) —nacido en otro país, en contacto con TB aguda, o con conductas de alto riesgo— se le interroga sobre posible exposición a TB.*

Acto seguido se realiza una exploración física. Se comienza por tomar los signos vitales. Se verifican profundidad y ritmo de las respiraciones, y se toma nota de sibilancia o estridor laríngeo con la respiración. Se palpa la piel del paciente: ¿es fría o caliente, tiene humedad fría, está seca? Se revisan nariz y boca en busca de congestión, inflamación, drenaje o signos de infección. Se inspecciona el cuello en cuanto a ingurgitación yugular y desviación traqueal, y se palpa para detectar masas o nódulos linfáticos crecidos.

Se examina el pecho observando su configuración y buscando movimiento anómalo de la pared torácica. ¿Se notan retracciones o uso de músculos accesorios? Se percute en busca de matidez o timpanismo. Se ausculta para detectar sibilancia, estertores, roncus, roces pleurales y disminución o ausencia de ruidos

Repaso del mecanismo de la tos

Se piensa que los receptores de la tos se localizan en nariz, senos nasales, conductos auditivos, nasofaringe, laringe, tráquea, bronquios, pleuras, diafragma y, quizá, pericardio y tubo digestivo. Cuando un receptor de la tos es estimulado, los nervios neumogástrico ("vago") y glosofaríngeo transmiten el impulso al "centro de la tos" en la médula. De aquí, el impulso se transmite a la laringe y a los músculos intercostales y abdominales. La inspiración profunda (1) es seguida por cierre de la glotis (2), relajación del diafragma y contracción de los músculos abdominales e intercostales. El aumento de presión resultante en los pulmones abre la glotis para liberar la espiración forzada ruidosa conocida como tos (3).

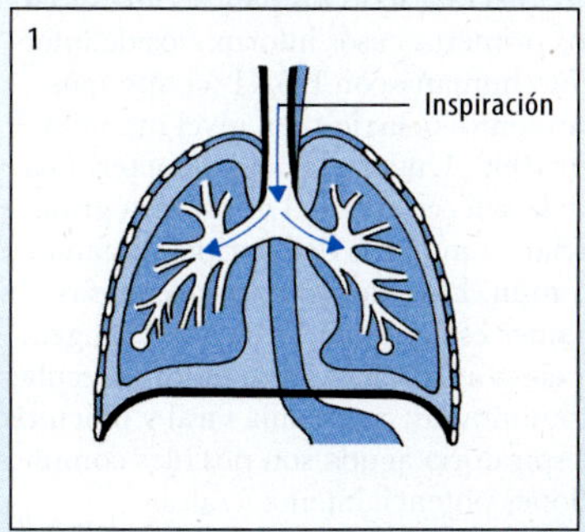

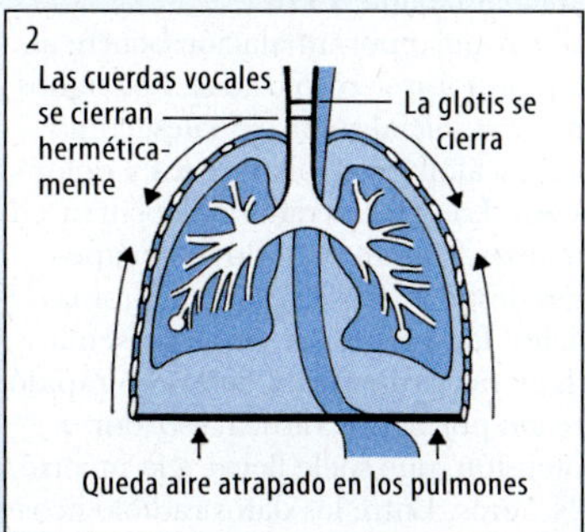

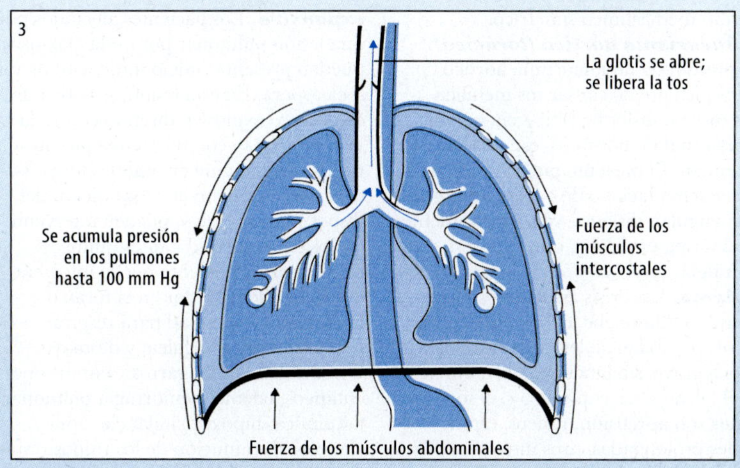

respiratorios. Por último, se examina el abdomen en busca de distención, sensibilidad, masas o borborigmos anómalos.

Causas médicas

■ ***Oclusión de vías respiratorias.*** La oclusión parcial de las vías respiratorias superiores causa el inicio súbito de tos seca paroxística. El paciente tiene sensación de ahogamiento, sibilancia y disfonía, así como estridor, taquicardia y disminución de los ruidos respiratorios.

■ ***Carbunco (por inhalación).*** El carbunco es una enfermedad infecciosa

T

aguda causada por la bacteria esporógena grampositiva *Bacillus anthracis*. Aunque la enfermedad ocurre con mayor frecuencia en herbívoros silvestres y domésticos como bovinos, ovinos y caprinos, las esporas pueden vivir en el suelo por muchos años. La enfermedad ocurre en personas expuestas a animales infectados, sus tejidos, o armas biológicas. La mayoría de los casos naturales ocurren en regiones agrícolas de todo el mundo. El carbunco existe en las formas cutánea, inhalada, y GI.

El carbunco por inhalación ocurre al inhalar esporas aerosolizadas. Los signos y síntomas iniciales son gripales, como fiebre, escalofríos, debilidad, tos y dolor torácico. La enfermedad suele ocurrir en dos etapas, con un periodo de recuperación después de los signos y síntomas iniciales. La segunda etapa se presenta de manera abrupta, con deterioro rápido marcado por fiebre, disnea, estridor e hipotensión, que suele llevar a la muerte en 24 horas. Entre los datos radiológicos se incluyen mediastinitis y ensanchamiento mediastínico simétrico.

■ ***Aneurisma aórtico (torácico).*** La presión de un aneurisma aórtico en la tráquea puede causar tos metálica con disnea, disfonía, sibilancia y dolor subesternal en hombros, espalda baja o abdomen. El paciente puede tener también edema facial o de cuello, ingurgitación yugular, disfagia, venas prominentes en el tórax, estridor y, quizá, parestesia o neuralgia.

■ ***Asma.*** Las crisis asmáticas suelen ocurrir por la noche, comenzando con tos seca y sibilancia leve; esto avanza a disnea grave, sibilancia audible, opresión en el pecho y tos con moco espeso. Otros signos son aprensión, roncus, espiraciones prolongadas, tiros intercostales y supraclaviculares a la inspiración, uso de músculos accesorios, aleteo nasal, taquipnea, taquicardia, diaforesis y rubor o cianosis.

■ ***Atelectasia.*** A medida que el tejido pulmonar se desinfla, estimula receptores de la tos, causando tos seca. También puede haber dolor torácico pleurítico, ansiedad, disnea, taquipnea y taquicardia. La piel puede estar cianótica y diaforética, los ruidos respiratorios pueden estar disminuidos, puede haber matidez a la percusión del tórax, y son posibles retraso inspiratorio, tiros subesternal o intercostales, disminución del frémito vocal, y desviación traqueal hacia el lado afectado.

■ ***Influenza aviar.*** La influenza aviar o gripe aviar (H5N1) es causada por un virus que suele hallarse en aves silvestres y domésticas enfermas y normalmente no infecta a seres humanos. Sin embargo, los primeros casos informados de infección humana con H5N1 (el tipo más virulento) ocurrieron a nivel mundial en 1996. Una tos seca es característica de la infección por el virus de la gripe aviar, como lo es de la gripe humana común. Entre los síntomas acompañantes están fiebre, irritación laríngea, secreción nasal, cefalea, dolor muscular y conjuntivitis; neumonía viral y dificultad respiratoria aguda son posibles complicaciones potencialmente letales.

■ ***Lesión pulmonar por onda expansiva.*** Los pacientes afectados por una lesión pulmonar por onda expansiva pueden presentar inicio inmediato de tos seca áspera. En esta lesión, se activa un dispositivo explosivo dirigido contra la víctima, por lo común en una guerra o más recientemente en ataques terroristas globales. Según la composición del dispositivo explosivo, pueden intervenir trozos de metal o irritantes químicos en aerosol. El paciente puede informar dolor torácico o ardor en el tórax o la garganta; dificultad para respirar o hablar; disnea; cefalea; y desmayo. Otros datos son desgarros y contusiones cutáneos, edema, hemorragia pulmonar, taquipnea, hipoxia, sibilancia, apnea, cianosis, disminución de los ruidos respiratorios e inestabilidad hemodinámica. Entre las pruebas diagnósticas se incluye radiografía, que revela un patrón en mariposa característico.

■ ***Bronquitis (crónica).*** La bronquitis comienza con tos seca superficial que más tarde se hace productiva. Otros datos son espiración prolongada, sibilancia, disnea, uso de músculos accesorios, tórax en tonel, cianosis, taquipnea, estertores y roncus dispersos. En etapas tardías es posible hipocratismo digital.

■ ***Carcinoma broncógeno.*** Los indicadores más tempranos de carcinoma broncógeno pueden ser tos seca crónica; disnea; y dolor torácico vago. También puede haber sibilancia.

■ ***Resfriado común.*** El resfriado común suele comenzar con tos seca superficial y avanzar a alguna combinación de estornudos, cefaleas, malestar general, fatiga, rinorrea, mialgia, artralgia, congestión nasal e irritación laríngea.

■ ***Acalasia esofágica.*** En la acalasia esofágica, regurgitación y aspiración producen tos seca. También puede haber infecciones pulmonares recurrentes y disfagia.

■ ***Divertículos esofágicos.*** El paciente con divertículos esofágicos tiene tos seca nocturna, regurgitación y aspiración, dispepsia y disfagia. El cuello puede estar inflamado y tener un sonido gorgoteante. También son posibles halitosis y pérdida de peso.

■ ***Oclusión esofágica.*** La oclusión esofágica es marcada por tos seca inmediata y sensación de ahogamiento por un objeto atorado en la garganta. Otros datos son dolor de cuello o torácico, disfagia, e incapacidad de deglutir.

■ ***Reflujo gastroesofágico (RGE).*** Una tos seca relacionada con RGE se debe a irritación de la laringe. Esto ocurre cuando el alimento o líquido viajan en sentido retrógrado desde el estómago hacia el esófago y después se vierten en la hipofaringe. Otros síntomas son dolor quemante en el tórax (agruras), irritación laríngea, ronquera, agruras, disfagia y a veces sibilancia.

■ ***Síndrome pulmonar por* Hantavirus.** Es común una tos seca en pacientes con síndrome pulmonar por *Hantavirus*, el cual es marcado por edema pulmonar no cardiógeno. Otros datos son cefalea, mialgia, fiebre, náusea y vómito.

■ ***Alveolitis alérgica.*** En la alveolitis alérgica suelen ocurrir tos seca aguda, fiebre, disnea y malestar general 5 a 6 horas después de la exposición a un antígeno.

■ ***Neumopatía intersticial.*** Un paciente con neumopatía intersticial tiene tos seca y disnea progresiva. También puede estar cianótico y tener hipocratismo digital, estertores finos, fatiga, dolor torácico variable y pérdida de peso.

■ ***Tumor laríngeo.*** Tos seca leve es un signo temprano de tumor laríngeo, además de irritación laríngea menor y disfonía. Más tarde son posibles disfagia, disnea, linfadenopatía cervical, estridor y otalgia.

■ ***Laringitis.*** En su forma aguda, la laringitis causa tos seca con dolor localizado (en especial cuando el paciente deglute o habla), así como fiebre y malestar general. La disfonía puede variar de leve a pérdida completa de la voz.

■ ***Absceso pulmonar.*** El absceso pulmonar suele comenzar con tos seca, debilidad, disnea y dolor torácico pleurítico. También suele haber diaforesis, fiebre, cefalea, malestar general, fatiga, estertores, disminución de los ruidos respiratorios, anorexia y pérdida de peso. Más tarde, la tos produce grandes cantidades de esputo purulento, maloliente y tal vez sanguinolento.

■ ***Derrame pleural.*** Tos seca junto con disnea, dolor torácico pleurítico y disminución del movimiento torácico son característicos del derrame pleural. Otros datos son roce pleural, taquicardia, taquipnea, egofonia, matidez a la percusión, disminución o ausencia de ruidos respiratorios y disminución del frémito táctil.

■ ***Neumonía.*** La neumonía bacteriana suele comenzar con tos seca dolorosa superficial que rápidamente se hace productiva. Otros datos son escalofríos agitantes, cefalea, fiebre alta, disnea, dolor torácico pleurítico, taquipnea, taquicardia, gruñidos respiratorios, aleteo nasal, disminución de los ruidos respiratorios, estertores finos, roncus y cianosis. Puede haber matidez a la percusión torácica.

En la neumonía por micoplasma, ocurre tos seca 2 a 3 días después del inicio de malestar general, cefalea e irritación laríngea. La tos puede ser paroxística, y causar dolor torácico subesternal. Es común la fiebre, pero el paciente no luce gravemente enfermo.

La neumonía por virus causa tos seca superficial y el inicio paulatino de malestar general, cefalea, anorexia y febrícula.

■ ***Neumotórax.*** El neumotórax es un trastorno potencialmente letal que causa tos seca y signos de dificultad respiratoria, como disnea grave, taquicardia, taquipnea y cianosis. El paciente experimenta dolor torácico penetrante súbito que empeora con el movimiento del pecho así como crepitación subcutánea, hiperresonancia o timpanismo, disminución del frémito vocal y disminución o ausencia de ruidos respiratorios en el lado afectado.

■ ***Edema pulmonar.*** El edema pulmonar causa al principio tos seca que avanza a tos productiva de esputo espumoso o teñido de sangre, disnea de esfuerzo, disnea paroxística nocturna, ortopnea, taquicardia, taquipnea, estertores posturales, y galope ventricular. Si el edema pulmonar es grave, las respiraciones del paciente se hacen más rápidas y laboriosas, con estertores gruesos difusos y tos productiva de esputo espumoso sanguinolento.

■ ***Embolia pulmonar.*** Una embolia pulmonar potencialmente letal puede causar de manera repentina tos seca junto con disnea y dolor torácico pleurítico o anginoso. Sin embargo, la tos suele ser productiva de esputo teñido de sangre. Tambien son comunes taquicardia y febrícula; son signos y síntomas menos comunes hemoptisis masiva, rigidez muscular antiálgica del tórax, edema de piernas y, en caso de un émbolo grande, cianosis, síncope e ingurgitación yugular. También puede haber roce pleural, sibilancia difusa, matidez a la percusión y disminución de los ruidos respiratorios.

■ ***Sarcoidosis.*** En la sarcoidosis hay tos seca acompañada de disnea, dolor subesternal y malestar general. Pueden presentarse además fatiga, artralgia, mialgia, pérdida de peso, taquipnea, estertores, linfadenopatía, hepatoesplenomegalia, lesiones cutáneas, deterioro visual, dificultad para deglutir y arritmias.

■ ***Síndrome respiratorio agudo grave (SARS).*** El SARS (por sus siglas en inglés) es una enfermedad infecciosa aguda de etiología desconocida; sin embargo, un nuevo coronavirus se ha implicado como posible causa. Aunque la mayoría de los casos se han informado en Asia (China, Vietnam, Singapur, Tailandia), algunos casos se han incubado en Europa y Norteamérica. El periodo de incubación es de 2 a 7 días; la enfermedad suele comenzar con fiebre (por lo común de más de 38 °C). Otros síntomas son cefalea; malestar general; tos seca; y disnea. La gravedad de la enfermedad es muy variable, y va de enfermedad leve a neumonía y, en algunos casos, insuficiencia respiratoria y muerte.

■ ***Traqueobronquitis (aguda).*** Al principio, la traqueobronquitis produce una tos seca que más tarde se hace productiva a medida que aumentan las secreciones. Escalofríos, irritación laríngea, febrícula, dolor muscular y de espalda y opresión subesternal suelen preceder al inicio de la tos. Por lo común se escuchan roncus y estertores secos. La enfermedad grave causa fiebre de 38.3 a 38.9 °C y quizá broncoespasmo, con sibilancia intensa y aumento de la tos.

■ ***Tularemia.*** La tularemia o fiebre de los conejos es causada por la bacteria gramnegativa no esporógena *Francisella tularensis.* Es típicamente una enfermedad rural presente en animales silvestres, agua y suelos húmedos. Se transmite al ser humano por la mordedura de un insecto o garrapata infectados, la manipulación de cuerpos de animales infectados, beber agua contaminada, o inhalar la bacteria. Se le considera un posible agente aéreo de ataque biológico. Entre los signos y síntomas después de la inhalación del microorganismo se incluyen inicio abrupto de fiebre, escalofríos, cefalea, mialgia generalizada, tos seca, disnea, dolor torácico pleurítico y empiema.

Otras causas

■ ***Pruebas diagnósticas.*** Pruebas del funcionamiento pulmonar (PFP) y broncoscopia pueden estimular receptores de la tos e inducir ésta.

■ ***Tratamientos.*** La irritación de la carina traqueal durante aspiración o colocación profunda de sonda endotraqueal o traqueal puede inducir tos paroxística o superficial. La respiración a presión positiva intermitente o la espirometría también pueden causar tos seca. Algunos fármacos inhalables, como la pentamidina, pueden estimular la tos.

Consideraciones especiales

Una tos seca paroxística puede inducir broncoespasmo potencialmente letal. Es posible que el paciente requiera un broncodilatador para aliviar el broncoespasmo y abrir las vías respiratorias. A menos que haya enfermedad pulmonar obstructiva crónica, tal vez tenga que administrarse un antitusígeno y un sedante para suprimir la tos, y un agente mucolítico para ayudar a aflojar el esputo espeso.

Para aliviar la inflamación y la sequedad de las mucosas, se humecta el aire en la habitación del paciente, o se le indica usar un humectador en casa. Se le indica evitar el uso de aerosoles, polvos u otros irritantes respiratorios, en especial tabaco. Es necesario asegurarse de que el paciente reciba líquidos y nutrición adecuados.

Según esté indicado, se prepara al paciente para pruebas diagnósticas, como radiografía, gammagrafía pulmonar, broncoscopia y PFP.

Orientación al paciente

Se explica cómo usar respirador y humectador y cómo tratar la tos seca y la productiva. Se enseña al paciente a evitar los irritantes respiratorios. Se explica la importancia de líquidos y nutrición adecuados. Si el paciente fuma, se pone de relieve la importancia de dejar de hacerlo, y se le remite a recursos y grupos de apoyo apropiados para que lo ayuden a dejar el hábito.

CONSIDERACIONES PEDIÁTRICAS

La tos seca puede ser difícil de evaluar en lactantes y niños pequeños, porque en ellos no es posible inducirla de manera voluntaria y debe observarse.

Un inicio súbito de tos seca paroxística puede indicar aspiración de cuerpo extraño, un peligro común en niños, en especial a los de 6 meses a 4 años. La tos seca también puede deberse a varios trastornos que afectan a lactantes y niños. En el asma, una tos seca "apretada" característica puede presentarse de manera repentina o insidiosa al comenzar una crisis. La tos suele hacerse productiva hacia el final de la crisis. En la neumonía bacteriana, una tos seca superficial surge de repente y se hace productiva en 2 a 3 días. La bronquiolitis aguda tiene incidencia máxima a los 6 años de edad, con paroxismos de tos seca que se hacen más frecuentes a medida que avanza la enfermedad. La otitis media aguda, común en lactantes y niños pequeños debido a sus trompas de Eustaquio cortas, también provoca tos seca.

De manera, característica, un niño con sarampión tiene tos seca superficial leve que aumenta en gravedad. El signo más temprano de fibrosis quística puede ser una tos seca paroxística debida a secreciones retenidas. La tos ferina, potencialmente letal, produce una tos que se hace paroxística, con un "graznido" o estridor inspiratorio. La hiperactividad de las vías respiratorias causa tos seca crónica que aumenta con el esfuerzo o la exposición a aire frío. Puede ocurrir tos psicógena cuando el niño se encuentra bajo estrés, es estimulado emocionalmente o busca atención.

CONSIDERACIONES GERIÁTRICAS

Siempre se interroga a los adultos mayores acerca de tos seca, porque puede ser una indicación de enfermedad aguda o crónica grave.

Bibliografía

Baddley, J. W., Winthrop, K. L., Patkar, N. M., et al. (2011). Geographic distribution of endemic fungal infections among older persons, United States. *Emergency Infectious Disease*, *17*, 1664–1669.

McKinsey, D. S., & McKinsey, J. P. (2011). Pulmonary histoplasmosis. *Seminar in Respiratory Critical Care Medicine*, *32*, 735–744.

T

Tumefacción escrotal

La tumefacción escrotal ocurre cuando un trastorno que afecta testículos, epidídimo o piel escrotal produce edema o una masa; el pene puede verse implicado. La tumefacción escrotal afecta a hombres de todas las edades. Puede ser unilateral o bilateral y dolorosa o indolora.

El inicio repentino de tumefacción escrotal dolorosa sugiere torsión de un testículo o de apéndices testiculares, en especial en un paciente prepúber. Esta urgencia requiere cirugía inmediata para destorcer y estabilizar el cordón espermático o para extirpar el apéndice testicular.

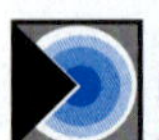

INTERVENCIONES EN CASO DE URGENCIA

Si la tumefacción escrotal se acompaña de dolor intenso, se pregunta al paciente cuándo comenzó la tumefacción. Con un estetoscopio Doppler se evalúa el flujo sanguíneo al testículo. Si está disminuido o ausente, se sospecha torsión testicular y se prepara al paciente para cirugía. Se suspenden alimento y líquidos, se inserta una línea IV, y se aplica una compresa de hielo al escroto para reducir dolor y tumefacción. Puede hacerse un intento de destorcer el cordón con la mano, pero aun si esto tiene éxito es posible que se requiera cirugía para estabilización.

Anamnesis y exploración física

Si el paciente no tiene molestias, se procede a la anamnesis. Se pregunta sobre lesión del escroto, secreción uretral, turbidez urinaria aumento de la frecuencia urinaria y disuria. ¿Es el paciente sexualmente activo? ¿Cuándo tuvo su último contacto sexual? ¿Tiene antecedentes de infección de transmisión sexual? Se determinan enfermedades recientes, en particular paperas. ¿Tiene antecedentes de cirugía de próstata o caracterización prolongada? ¿Influyen en la tumefacción el cambio de posición o el nivel de actividad?

Se toman los signos vitales, buscando en especial fiebre, y se palpa el abdomen en busca de sensibilidad. Después se examina la totalidad de la zona genital. Se valora el escroto con el paciente en decúbito supino y de pie. Se observan su tamaño y color. ¿Es la tumefacción unilateral o bilateral? ¿Se ven signos de traumatismo o equimosis? ¿Hay exantemas o lesiones? Se palpa con suavidad el escroto en busca de un quiste o masa. Se toma nota en especial de sensibilidad o aumento de la firmeza. Se revisa la posición de los testículos en el escroto. Por último, se transilumina el escroto para distinguir un quiste lleno de líquido de una masa sólida. (Una masa sólida no puede transiluminarse.)

Causas médicas

- ***Quistes epididimarios.*** Localizados en la cabeza del epidídimo, los quistes epididimarios causan tumefacción escrotal indolora.
- ***Epididimitis.*** Las manifestaciones clave de inflamación son dolor, sensibilidad extrema y tumefacción de ingle y escroto. El paciente evita la presión en ingles y escroto al caminar. Puede tener fiebre alta, malestar general, secreción uretral, turbidez urinaria y dolor en la parte baja del abdomen en el lado afectado. La piel del escroto puede estar caliente, roja, seca, escamosa y delgada.
- ***Hidrocele.*** La acumulación de líquido causa tumefacción escrotal gradual que suele ser indolora. El escroto puede estar blando y quístico o firme y tenso. La palpación revela una masa escrotal redondeada no sensible.
- ***Edema escrotal idiopático.*** En el edema escrotal idiopático ocurre tumefacción con rapidez, y suele desaparecer en 24 horas. El testículo afectado tiene color rosa.
- ***Orquitis (aguda).*** Paperas, sífilis o tuberculosis pueden precipitar orquitis, que causa tumefacción dolorosa súbita de uno y a veces ambos testículos. Son datos relacionados calor y enrojecimiento del escroto; fiebre hasta de 40 °C; escalofríos; dolor abdominal bajo; náusea, vómito; y debilidad extrema. No suele haber signos urinarios.

- ***Traumatismo escrotal.*** El traumatismo contuso causa tumefacción escrotal con equimosis y dolor intenso. Es posible que el escroto se vea oscuro o azulado.
- ***Espermatocele.*** El espermatocele es una masa quística por lo común indolora que se encuentra arriba y atrás del testículo y contiene líquido opaco y semen. Su inicio puede ser agudo o gradual. De menos de 1 cm de diámetro, es movible y puede transiluminarse.
- ***Torsión testicular.*** Más común antes de la pubertad, la torsión testicular es una urgencia urológica que causa tumefacción escrotal; dolor intenso repentino; y, quizá, elevación del testículo afectado dentro del escroto. También puede causar náusea y vómito.
- ***Tumor testicular.*** Típicamente indoloro, liso y firme, un tumor testicular produce tumefacción y la sensación de peso excesivo en el escroto.
- ***Torsión de una hidátide de Morgagni.*** La torsión de este pequeño quiste (del tamaño de un chícharo) corta su flujo sanguíneo, causando una tumefacción dolorosa dura del polo superior del testículo.

Otras causas

- ***Cirugía.*** Un derrame de sangre por cirugía puede causar un hematocele, con el resultado de tumefacción escrotal.

Consideraciones especiales

Se mantiene al paciente en reposo en cama y se administra un antibiótico. Se dan líquidos adecuados, fibra y ablandadores de heces. Se coloca una toalla enrollada entre las piernas del paciente y bajo el escroto para ayudar a reducir la tumefacción intensa. O, si la tumefacción es leve o moderada, se recomienda al paciente que use un suspensorio de ajuste holgado forrado con algodón. Durante varios días se administra un analgésico. Se alientan los baños de asiento, y se aplican calor o compresas de hielo para reducir la inflamación.

Se prepara al paciente para aspiración con aguja de quistes llenos de líquido y para otras pruebas diagnósticas, como tomografía pulmonar y tomografía computarizada del abdomen, a fin de descartar tumores malignos.

Orientación al paciente

Se explica al paciente la importancia de realizarse autoexámenes testiculares, y se le instruye en la técnica apropiada, de ser necesario.

CONSIDERACIONES PEDIÁTRICAS

Una valoración física exhaustiva reviste especial importancia en el caso de niños con tumefacción escrotal, quienes pueden ser incapaces de colaborar en la anamnesis. En niños hasta de 1 año, una hernia o hidrocele del cordón espermático puede deberse a desarrollo fetal anómalo. En lactantes, la tumefacción escrotal puede ser resultado de dermatitis por amoniaco si el pañal no se cambia con suficiente frecuencia. En pacientes prepúberes suele deberse a torsión del cordón espermático.

Otros trastornos que pueden causar tumefacción escrotal en niños son epididimitis (rara antes de los 10 años de edad), orquitis traumática por deportes de contacto y paperas, que suelen ocurrir antes de la pubertad.

Bibliografía

Berkowitz, C. D. (2012). *Berkowitz's pediatrics: A primary care approach* (4th ed.). USA: American Academy of Pediatrics.

Buttaro, T. M., Tybulski, J., Bailey, P. P., & Sandberg-Cook, J. (2008). *Primary care: A collaborative practice* (pp. 444–447). St. Louis, MO: Mosby Elsevier.

Colyar, M. R. (2003). *Well-child assessment for primary care providers*. Philadelphia, PA: F.A. Davis.

Sommers, M. S., & Brunner, L. S. (2012). *Pocket diseases*. Philadelphia, PA: F.A. Davis.

Turbiedad urinaria

La orina turbia u oscura refleja la presencia de bacterias, moco, leucocitos o eritrocitos, células epiteliales, grasa o fosfatos (en orina alcalina). Es característica de infección de vías urinarias (IVU) pero también puede deberse a almacenamiento prolongado de una muestra de orina a temperatura ambiente.

Anamnesis y exploración física

Se pregunta sobre síntomas of IVU, como disuria, urgencia, polaquiuria o dolor de flanco, espalda baja o zona suprapúbica. También se interroga acerca de infecciones recurrentes de vías urinarias o cirugía o tratamiento recientes que pudieran haber afectado las vías urinarias.

Se obtiene una muestra de orina para buscar pus o moco. (Véase *Realización de la prueba de orina de los tres vasos* en la entrada *Secreción uretral,* en la pág. 645.) Usando una tira reactiva, se investigan sangre, glucosa y pH. Se palpan zona suprapúbica y flancos en busca de sensibilidad.

Si se nota turbiedad urinaria en un paciente con una sonda urinaria a permanencia, en especial con fiebre concurrente, se retira la sonda de inmediato (o se cambia si el paciente debe tener una colocada).

Causas médicas

- ***Infección de vías urinarias (IVU).*** La turbiedad urinaria es común en las IVU. Otros cambios urinarios son urgencia, polaquiuria, hematuria, disuria, nicturia y, en hombres, secreción uretral. También pueden ocurrir disuria inicial, espasmos vesicales, sensibilidad del ángulo costovertebral y dolor suprapúbico, de espalda baja o de flanco. Otros efectos son fiebre, escalofríos, malestar general, náusea y vómito.

Consideraciones especiales

Se colectan muestras de orina para análisis, cultivo y antibiograma. Se incrementa el consumo de líquidos y se administra un antibiótico y un anestésico urinario (como fenazopiridina). Se continúa vigilando el aspecto de la orina como una manera de determinar la eficacia del tratamiento.

Orientación al paciente

Se recomienda al paciente incrementar su consumo de líquido, y se discute la importancia de terminar el tratamiento antibiótico. Se explica la higiene genital adecuada.

CONSIDERACIONES PEDIÁTRICAS

La turbiedad urinaria en niños también indica IVU.

Bibliografía

Buttaro, T. M., Tybulski, J., Bailey, P. P., & Sandberg-Cook, J. (2008). *Primary care: A collaborative practice* (pp. 444–447). St. Louis, MO: Mosby Elsevier.

Sommers, M. S., & Brunner, L. S. (2012). *Pocket diseases*. Philadelphia, PA: F.A. Davis.

Turgencia cutánea, disminución

La turgencia cutánea —la elasticidad de la piel— se determina observando el tiempo requerido para que la piel vuelva a su posición normal después de ser estirada o pellizcada. Si la turgencia está disminuida, la piel que se ha pellizcado permanece contraída hasta por 30 segundos y después vuelve lentamente a su contorno normal. La turgencia cutánea suele valorarse en mano, brazo o esternón, zonas normalmente libres de arrugas y con amplias variaciones en espesor. (Véase *Evaluación de la turgencia cutánea,* en la pág. 715.)

La turgencia cutánea disminuye por deshidratación, o disminución de volumen, que desplaza líquido intersticial hacia el lecho vascular para mantener el volumen sanguíneo circulante, lo que ocasiona flojedad de la capa dérmica. Es un dato normal en adultos mayores y en personas que han perdido peso con rapidez; también ocurre en trastornos que afectan los aparatos y sistemas digestivo, renal, endocrino y otros.

Anamnesis y exploración física

Si la exploración revela disminución de la turgencia cutánea, se interroga al paciente sobre ingreso de alimento y líquidos y pérdida de líquido. ¿Ha experimentado

T

PARA FACILITAR LA EXPLORACIÓN

Evaluación de la turgencia cutánea

Para evaluar la turgencia cutánea en un adulto, se toma un pliegue de piel sobre el esternón o el brazo, como se muestra a la izquierda. (En un lactante, se rueda entre el pulgar y el índice un pliegue de piel poco adherida del abdomen.) Después se le libera. La piel normal volverá de inmediato a su entorno previo. En caso de disminución de la turgencia cutánea, el pliegue cutáneo permanecerá elevado, como se muestra a la derecha, hasta por 30 segundos.

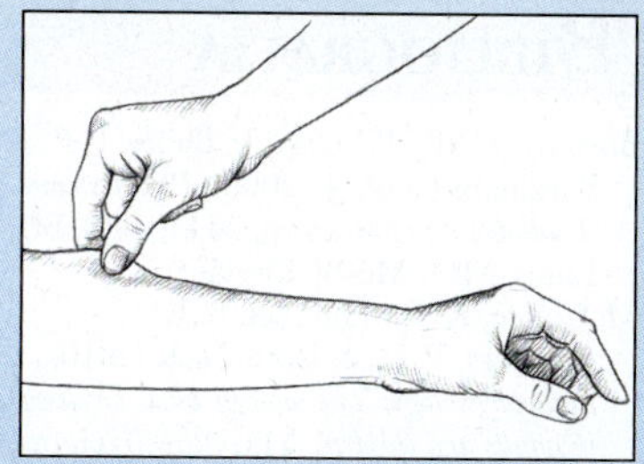

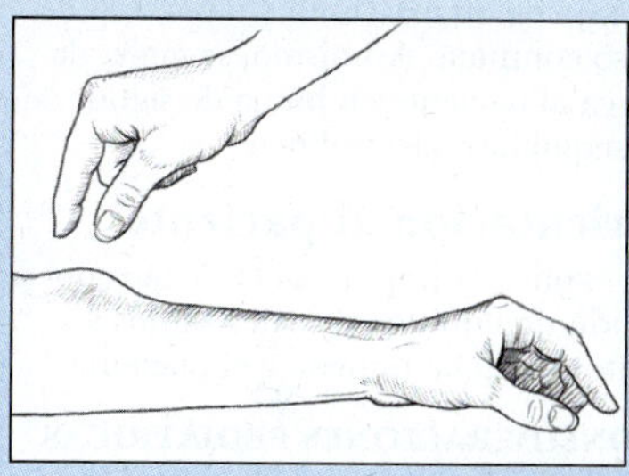

recientemente pérdida hídrica prolongada por vómito, diarrea, drenaje de heridas o aumento de la micción? ¿Ha tenido hace poco fiebre con sudoración? ¿Está tomando un diurético? En tal caso, ¿con cuánta frecuencia? ¿Consume alcohol a menudo?

A continuación se toman los signos vitales. Se observa si la presión sistólica es anormalmente baja (90 mm Hg o menos) cuando el paciente está en decúbito supino, si desciende 15 a 20 mm Hg o más cuando se pone de pie, o si el pulso aumenta en 10 latidos/minuto cuando se sienta o se incorpora. Si se detectan estos signos de hipertensión ortostática o taquicardia en reposo, se coloca una línea IV para administrar líquidos.

Se evalúa el nivel de conciencia (NDC) en busca de confusión, desorientación y signos de deshidratación profunda. Se inspeccionan la mucosa bucal, los surcos de la lengua (en especial en la superficie inferior) y las axilas en busca de sequedad. También se revisa si las venas yugulares están aplanadas, y se vigila la diuresis.

Causas médicas

- ***Cólera.*** El cólera se caracteriza por diarrea acuosa abrupta y vómito, que ocasionan pérdida grave de agua y electrolitos. Estos desequilibrios causan los siguientes síntomas: disminución de la turgencia cutánea, sed, debilidad, calambres musculares, oliguria, taquicardia e hipotensión. Sin tratamiento, la muerte puede ocurrir en horas.
- ***Deshidratación.*** Suele ocurrir disminución de la turgencia cutánea con deshidratación moderada a grave. Son datos asociados sequedad de la mucosa bucal, disminución de la sudoración, taquicardia en reposo, hipotensión ortostática, lengua seca y con surcos, aumento de la sed, pérdida de peso, oliguria, fiebre y fatiga. A medida que aumenta la deshidratación, otros datos posibles son enoftalmía, letargo, debilidad, confusión, delirio u obnubilación, anuria y choque. La hipotensión persiste aunque el paciente se acueste.

Consideraciones especiales

Incluso un ligero déficit de líquido corporal puede ser crítico en pacientes con disminución del líquido corporal total (niños pequeños, adultos mayores, personas obesas y quienes han perdido con rapidez mucho peso).

Para prevenir daños a la piel en un paciente deshidratado con escasa turgencia cutánea, disminución del NDC y deterioro de la circulación periférica, se le cambia de posición cada 2 horas, y se le da masaje frecuente en espalda y puntos de presión. Se vigilan ingreso y egreso, se administran líquidos IV, y se ofrecen líquidos orales con frecuencia. Se pesa al paciente a diario a la misma hora y en la misma báscula. Se está alerta a descensos de la diuresis por debajo de 30 mL/hora y a pérdida de peso continua. Asimismo, se vigila de cerca al paciente en busca de signos de desequilibrio electrolítico.

Orientación al paciente

Se explica la importancia de la reposición de líquidos y cuáles signos y síntomas debe informar el paciente.

CONSIDERACIONES PEDIÁTRICAS

La diarrea por gastroenteritis es la causa más común de deshidratación en niños, en especial hasta los 2 años de edad.

CONSIDERACIONES GERIÁTRICAS

Dado que es parte natural del proceso de envejecimiento, la disminución de la turgencia cutánea suele ser un dato físico poco confiable en adultos mayores. Otros signos de hipovolemia —como sequedad de la mucosa bucal y de axilas, disminución de la diuresis o hipotensión— también deben evaluarse con cuidado.

Bibliografía

Buttaro, T. M., Tybulski, J., Bailey, P. P., & Sandberg-Cook, J. (2008). *Primary care: A collaborative practice* (pp. 444–447). St. Louis, MO: Mosby Elsevier.

McCance, K. L., Huether, S. E., Brashers, V. L., & Rote, N. S. (2010). *Pathophysiology: The biologic basis for disease in adults and children*. Maryland Heights, MO: Mosby Elsevier.

Sommers, M. S., & Brunner, L. S. (2012). *Pocket diseases*. Philadelphia, PA: F.A. Davis.

T

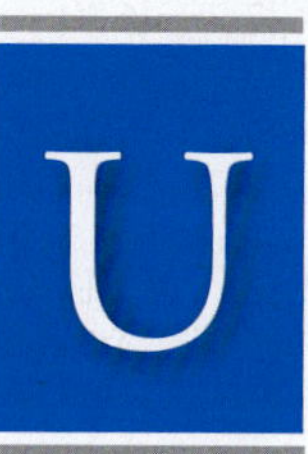

ÚLCERA MAMARIA
(Véase también Hoyuelos mamarios, Nódulo mamario, Dolor mamario)

Las úlceras mamarias (que aparecen en pezón, areola o la mama en sí) indican destrucción de la piel y el tejido subcutáneo. Una úlcera mamaria suele ser un signo tardío de cáncer, que aparece bastante después de que se confirma el diagnóstico. También puede ser resultado de traumatismo, infección o radiación.

Anamnesis y exploración física

Se comienza la anamnesis preguntando cuándo notó la paciente por primera vez la úlcera y si ésta fue precedida por otros cambios mamarios, como nódulos, edema o secreción, desviación o retracción del pezón. ¿Parece mejorar o empeorar la úlcera? ¿Causa dolor o produce drenaje? ¿Ha notado algún cambio en la forma de la mama? ¿Ha tenido algún exantema? Si se ha estado tratando la úlcera en casa, se le pregunta cómo.

Se revisan los antecedentes personales y familiares de la paciente en cuanto a factores que elevan el riesgo de cáncer de mama. Por ejemplo, se pregunta sobre cáncer previo, en especial de mama, mastectomía. Se determina si la madre o una hermana de la paciente tuvieron cáncer de mama. Se pregunta la edad de la menarca y la menopausia de la paciente, porque una cifra de más de 30 años de actividad menstrual eleva el riesgo de cáncer de mama. También se pregunta sobre paridad, porque la nuliparidad o el nacimiento de un primer hijo después de los 30 años de edad también elevan el riesgo de cáncer de mama.

Si la paciente dio a luz poco tiempo antes, se le pregunta si amamanta al bebé o si lo destetó en fecha reciente, y si está tomando un antibiótico y si es diabética. Todos estos factores predisponen a la paciente a infecciones por *Candida*.

Se inspeccionan las mamas de la paciente, tomando nota de cualquier asimetría o aplanamiento. Se buscan exantema, escamosidad, grietas o excoriación roja en pezones, areola y pliegue inframamario. Se buscan en especial cambios cutáneos, como calor, eritema o "piel de naranja". Se palpan las mamas en busca de masas, tomando nota de cualquier induración abajo de la úlcera. Después se palpa con cuidado en busca de sensibilidad o nódulos alrededor de la areola y en los nódulos linfáticos axilares.

Causas médicas

- ***Cáncer de mama.*** Una úlcera mamaria que no cicatriza en 1 mes suele indicar cáncer. La ulceración a lo largo de una cicatriz de mastectomía puede indicar metástasis; un nódulo bajo la úlcera puede ser un signo tardío de tumor fulminante. Otros signos son un nódulo mamario palpable, hoyuelo cutáneo, retracción del pezón, secreción sanguinolenta o serosa del pezón, eritema, "piel de naranja" y crecimiento de nódulos linfáticos axilares.

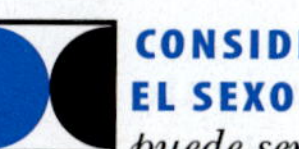

CONSIDERACIONES SEGÚN EL SEXO *Una úlcera mamaria puede ser el signo de presentación de cáncer de mama en hombres, quienes tienden más a pasar por alto o minimizar cambios mamarios previos.*

- ***Traumatismo mamario.*** La destrucción tisular con cicatrización inadecuada puede producir úlceras mamarias. Los signos asociados dependen del tipo de traumatismo, pero entre ellos pueden incluirse equimosis, laceraciones, abrasiones, tumefacción y hematoma.
- ***Infección por* Candida albicans.** La infección grave por *Candida* puede causar maceración del tejido mamario seguida de ulceración. Placas papulares de color rojo brillante bien definidas —por lo común con bordes escamosos— caracterizan la infección, que puede ocurrir en los pliegues mamarios. En mujeres en lactación, las grietas en los pezones las predisponen a infección. Las mujeres describen el dolor percibido cuando el lactante succiona como dolor quemante que penetra en la pared torácica.
- ***Enfermedad de Paget.*** La excoriación color rojo brillante del pezón puede extenderse hasta la areola y ulcerarse. La ulceración puede acompañarse de secreción serosa o sanguinolenta del pezón y prurito extenso de éste. Los síntomas suelen ser unilaterales.

Otras causas

- ***Radioterapia.*** Después del tratamiento, las mamas tienen el aspecto de haber sufrido quemadura solar. Más tarde, la piel se ulcera y la zona circundante se torna roja y sensible.

Consideraciones especiales

Si se sospecha cáncer de mama, se da apoyo emocional y se alienta a la paciente a expresar sus sentimientos. Se le prepara para pruebas diagnósticas como ecografía, termografía, mamografía, citología de la secreción del pezón y biopsia de tejido mamario. Si se sospecha infección por *Candida*, se prepara a la paciente para cultivos de piel o de sangre.

Orientación al paciente

Se enseña a la paciente a aplicarse ungüento o crema antimicótica. Se le indica que mantenga la úlcera seca para reducir el desollamiento, y que use ropa interior de ajuste laxo. Se explica la importancia de la exploración mamaria en clínica y la mamografía conforme a las guías de la American Cancer Society. Se enseña a la paciente sobre la causa de la úlcera mamaria y sobre el plan de tratamiento una vez que se establece el diagnóstico.

CONSIDERACIONES GERIÁTRICAS

Debido al aumento del riesgo de cáncer de mama en esta población, las úlceras mamarias deben considerarse cancerosas mientras no se demuestre lo contrario. Sin embargo, las úlceras también pueden ser resultado de cambios cutáneos normales en la edad adulta, como adelgazamiento, menor vascularidad y pérdida de elasticidad, así como higiene deficiente de la piel. Las úlceras por presión pueden ser resultado de medios de sujeción y sostén apretado; las úlceras traumáticas pueden deberse a caídas o abuso.

Bibliografía

Levine, S. M., Lester, M. E., Fontenot, B., & Allen, R. J. (2011). Perforator flap breast reconstruction after unsatisfactory implant reconstruction. *Annals of Plastic Surgery*, *66*(5), 513–517.

Visser, N. J., Damen, T. H., Timman, R., Hofer, S. O., & Mureau, M. A. (2010). Surgical results, aesthetic outcome, and patient satisfaction after microsurgical autologous breast reconstruction following failed implant reconstruction. *Plastic and Reconstructive Surgery*, *126*(1), 26–36.

Urticaria

La urticaria es una reacción cutánea vascular caracterizada por la erupción de ronchas pruríticas transitorias, placas lisas ligeramente elevadas con márgenes eritematosos bien definidos y centro pálido de diversas formas y tamaños. Es causada por la liberación local de histamina u otras sustancias vasoactivas como parte de una reacción de hipersensibilidad. (Véase *Reconociendo las lesiones cutáneas comunes* en la entrada *Exantema papular,* en la pág. 292.)

U

La urticaria aguda surge con rapidez y suele tener una causa detectable, por lo común hipersensibilidad a determinados fármacos, alimentos, veneno de insectos, inhalantes o contactantes, estrés emocional o factores ambientales. Aunque las lesiones individuales suelen ceder en 12 a 24 horas, es posible que hagan erupción continuamente nuevos brotes de lesiones, prolongando de este modo el ataque.

La urticaria que dura más de 6 semanas se clasifica como crónica. Las lesiones pueden recurrir durante meses o años, y la causa subyacente suele ser desconocida. En ocasiones se establece el diagnóstico de urticaria psicógena. El angiedema, o urticaria gigante, se caracteriza por la erupción aguda de ronchas que afectan las mucosas y, en ocasiones, brazos, piernas o genitales.

INTERVENCIONES EN CASO DE URGENCIA

En un caso agudo de urticaria, se evalúa con rapidez el estado respiratorio, y se toman los signos vitales. Se asegura un acceso IV si se nota cualquier dificultad respiratoria o signos de choque anafiláctico inminente. También, si es apropiado, se administra epinefrina local o se aplica hielo en el sitio afectado para reducir la absorción mediante vasoconstricción. Se despeja y mantiene la vía aérea, se administra oxígeno según se requiera, y se instituye monitorización cardiaca. Se tiene a la mano equipo de reanimación, y se está preparado para iniciar la reanimación cardiopulmonar. Tal vez se requiera intubación o traqueostomía.

Anamnesis

Si el paciente no tiene malestar, se realiza una anamnesis completa. ¿Tiene alguna alergia conocida? ¿Sigue la urticaria un patrón estacional? ¿Parecen agravarla determinados alimentos o fármacos? ¿Existe relación con el esfuerzo físico? ¿Se expone el paciente de manera rutinaria a agentes químicos en el trabajo o el hogar? ¿Ha cambiado hace poco el paciente de productos para la piel o detergentes o ha comenzado a usar algunos nuevos? Se obtienen los antecedentes medicamentosos detallados, incluidos fármacos de prescripción y de venta libre. Se toma nota de cualquier antecedente de infección crónica o parasítica, enfermedad cutánea, o trastorno GI.

Causas médicas

- ***Anafilaxia.*** La anafilaxia —una reacción aguda— es marcada por la erupción rápida de urticaria y angiedema difusas, con ronchas que van de puntiformes al tamaño de la palma o más grandes. Las lesiones suelen ser pruríticas y urticantes; su erupción suele ser precedida por parestesia. Otros datos agudos son ansiedad intensa, debilidad, diaforesis, estornudos, disnea, rinorrea profusa, congestión nasal, disfagia y humedad caliente de la piel.
- ***Angiedema hereditario.*** En el angiedema hereditario —un trastorno autosómico dominante— la afección cutánea se manifiesta por edema no depresible no prurítico de una extremidad o la cara. La afección de la mucosa respiratoria puede causar edema laríngeo agudo potencialmente letal.
- ***Enfermedad de Lyme.*** Aunque no es diagnóstica de la enfermedad de Lyme —una afeccción transmitida por garrapatas—, la urticaria puede deberse a la lesión cutánea característica (eritema crónico migratorio). Son efectos posteriores malestar general y fatiga constantes, cefalea intermitente, fiebre, escalofríos, linfadenopatía, anomalías neurológicas y cardiacas y artritis.

Otras causas

- ***Fármacos.*** Son fármacos capaces de causar urticaria ácido acetilsalicílico, codeína, dextranos, sueros hiperinmunizantes, insulina, morfina, penicilina, quinina, sulfonamidas y vacunas.
- ***Medio de contraste radiográfico.*** El medio de contraste radiográfico, en especial cuando se administra por vía IV, suele causar urticaria.

Consideraciones especiales

Para ayudar a aliviar el malestar del paciente, se aplica un emoliente suave para piel o uno que contenga mentol y fenol. Se espera que sea necesario administrar un antihistamínico, un corticoesteroide sistémico, o si se sospecha que el estrés es un factor contribuyente, un tranquilizante. Baños con agua tibia y compresas de agua fría también pueden favorecer la vasoconstricción y reducen el prurito.

Se enseña al paciente a evitar el estímulo causal, si se identifica.

Orientación al paciente

Se insiste en la importancia de portar una identificación médica con la indicación de alergias. Se ponen de relieve maneras de prevenir la anafilaxia; se explican los riesgos de síntomas tardíos y cuáles signos y síntomas deben informarse. También se enseña al paciente el uso correcto de un estuche para anafilaxia.

CONSIDERACIONES PEDIÁTRICAS

Entre las formas pediátricas de urticaria se incluyen urticaria papular aguda (por lo común después de picaduras de insectos) y urticaria pigmentaria (rara). Una causa puede ser angiedema hereditario.

Bibliografía

Buttaro, T. M., Tybulski, J., Bailey, P. P., & Sandberg-Cook, J. (2008). *Primary care: A collaborative practice* (pp. 444–447). St. Louis, MO: Mosby Elsevier.

Colyar, M. R. (2003). *Well-child assessment for primary care providers*. Philadelphia, PA: F.A. Davis.

Lehne, R. A. (2010). *Pharmacology for nursing care* (7th ed.). St. Louis, MO: Saunders Elsevier.

McCance, K. L., Huether, S. E., Brashers, V. L., & Rote, N. S. (2010). *Pathophysiology: The biologic basis for disease in adults and children*. Maryland Heights, MO: Mosby Elsevier.

Sommers, M. S., & Brunner, L. S. (2012). *Pocket diseases*. Philadelphia, PA: F.A. Davis.

Wolff, K., & Johnson, R. A. (2009). *Fitzpatrick's color atlas & synopsis of clinical dermatology* (6th ed.). New York, NY: McGraw Hill Medical.

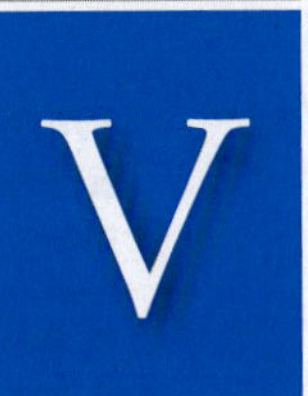

VÉRTIGO

El vértigo es una ilusión de movimiento en la cual el paciente siente que gira en el espacio (vértigo subjetivo) o que los alrededores se mueven en torno a él (vértigo objetivo). Tal vez informe sentir que tiran de él hacia los lados, como atraído por un imán.

Un síntoma común, el vértigo suele comenzar de manera abrupta y puede ser temporal o permanente y leve o intenso. Puede empeorar cuando el paciente se mueve y cede cuando se acuesta. A menudo se confunde con mareo, una sensación de desequilibrio que es inespecífica. Sin embargo, a diferencia del mareo, el vértigo suele acompañarse de náusea, vómito, nistagmo y acúfenos o sordera. Aunque la coordinación de las extremidades no resulta afectada, la marcha es característica del vértigo.

El vértigo puede deberse a un trastorno neurológico u otológico que afecta el aparato del equilibrio (vestíbulo, conductos semicirculares, nervio craneal VIII, núcleos vestibulares del tallo encefálico y sus conexiones con el lóbulo temporal y ojos). Sin embargo, este síntoma también puede deberse a intoxicación alcohólica, hiperventilación y cambios posturales (vértigo postural benigno). También puede ser un efecto adverso de determinados fármacos, pruebas o intervenciones.

Anamnesis y exploración física

Se pide al paciente que describa inicio y duración del vértigo, teniendo cuidado de distinguir este síntoma del mareo. ¿Siente que se mueve o que su entorno se mueve a su alrededor? ¿Con qué frecuencia ocurren los ataques? ¿Siguen a cambios de posición, o son impredecibles? Se determina si el paciente puede caminar durante un ataque, si se inclina hacia un lado, y si alguna vez ha caído. Se pregunta si experimenta mareo y si prefiere asumir una posición durante un ataque. Se obtienen los antecedentes medicamentosos recientes, y se toma nota de cualquier indicio de abuso de alcohol.

Se realiza una valoración neurológica, enfocándose en particular en el funcionamiento del nervio craneal VIII. Se observan la marcha y la postura del paciente en busca de anomalías.

Causas médicas

- ***Neuroma acústico.*** El neuroma acústico es un tumor del nervio craneal VIII que causa vértigo leve intermitente y sordera neurosensitiva unilateral. Otros datos son acúfenos, dolor posauricular o suboccipital, y —en caso de compresión de nervios craneales— parálisis facial.
- ***Vértigo posicional benigno.*** En el vértigo posicional benigno, desechos presentes en un conducto semicircular producen vértigo al cambiar la cabeza de posición, que dura pocos minutos. Suele ser temporal, y resulta eficaz el tratamiento con maniobras posturales.
- ***Isquemia del tallo encefálico.*** La isquemia del tallo encefálico causa vértigo intenso repentino que puede hacerse episódico y más tarde persistente. Son datos asociados ataxia, náusea, vómito, aumento de la presión arterial, taquicardia, nistagmo y desviación lateral de los ojos hacia el lado de la lesión. También son posibles hemiparesia y parestesia.

■ ***Traumatismo craneoencefálico.*** El vértigo persistente, que ocurre poco después de la lesión, acompaña a nistagmo espontáneo o posicional y, si está fracturado el hueso temporal, sordera. Son datos asociados cefalea, náusea, vómito y disminución del NDC. También pueden ocurrir cambios conductuales, diplopía o visión borrosa, convulsiones, déficit motores o sensitivos, y signos de aumento de la presión intracraneal.

■ ***Herpes zóster.*** La infección del nervio craneal VIII causa el inicio súbito de vértigo acompañado de parálisis facial, pérdida auditiva en el oído afectado, y lesiones herpéticas vesiculares en el conducto auditivo.

■ ***Laberintitis.*** En la laberintitis, una infección del oído interno, ocurre inicio abrupto de vértigo intenso. El vértigo puede ocurrir en un solo episodio o recurrir durante meses o años. Son datos asociados náusea, vómito, sordera neurosensitiva progresiva y nistagmo.

■ ***Enfermedad de Ménière.*** En la enfermedad de Ménière, la disfunción del laberinto causa el inicio abrupto de vértigo, que dura minutos, horas o días. Episodios impredecibles de vértigo intenso, sordera y marcha inestable pueden hacer que el paciente caiga. Durante un ataque, cualquier movimiento repentino de la cabeza o los ojos pueden precipitar náusea y vómito.

■ ***Esclerosis múltiple (EM).*** El vértigo episódico puede ocurrir en una fase temprana y hacerse persistente. Otros datos tempranos son diplopía, visión borrosa y parestesia. La EM también puede causar nistagmo, estreñimiento, debilidad muscular, parálisis, espasticidad, hiperreflexia, temblor de intención y ataxia.

■ ***Convulsiones.*** Las convulsiones del lóbulo temporal pueden causar vértigo, por lo común asociado con otros síntomas de convulsiones complejas parciales.

■ ***Neuritis vestibular.*** En la neuritis vestibular, suele iniciarse abruptamente vértigo intenso que dura varios días, sin acúfenos o pérdida auditiva. Otros datos son náusea, vómito y nistagmo.

Otras causas

■ ***Pruebas diagnósticas.*** La prueba calórica (irrigación de los oídos con agua caliente o fría) puede inducir vértigo.

■ ***Fármacos y alcohol.*** Las dosis altas o tóxicas de determinados fármacos o alcohol pueden causar vértigo. Entre estos fármacos se incluyen salicilatos, aminoglucósidos, antibióticos, quinina y anticonceptivos hormonales.

■ ***Cirugía y otras intervenciones.*** La cirugía ótica puede causar vértigo que dura varios días. Asimismo, la administración de gotas óticas o soluciones de irrigación muy calientes o frías puede causar vértigo.

Consideraciones especiales

Se coloca al paciente en una posición confortable, y se vigilan signos vitales y NDC. Se mantienen los barandales de la cama colocados mientras el paciente esté en cama, o se le ayuda a sentarse en una silla si está de pie cuando el vértigo ocurre. Se oscurece la habitación y se mantiene al paciente tranquilo. Se administran fármacos para controlar náusea y vómito, y meclizina o dimenhidrinato para reducir la irritabilidad del laberinto.

Se prepara al paciente para pruebas diagnósticas, como electronistagmografía, EEG y radiografía de oído medio e interno.

Orientación al paciente

Se explica la necesidad de desplazarse con ayuda y de evitar cambios de posición súbitos y la realización de tareas peligrosas.

CONSIDERACIONES PEDIÁTRICAS

La infección ótica es una causa común de vértigo en niños. La neuritis vestibular también puede causar este síntoma.

Bibliografía

Buttaro, T. M., Tybulski, J., Bailey, P. P., & Sandberg-Cook, J. (2008). *Primary care: A collaborative practice* (pp. 444–447). St. Louis, MO: Mosby Elsevier.

Lehne, R. A. (2010). *Pharmacology for nursing care* (7th ed.). St. Louis, MO: Saunders Elsevier.

Sommers, M. S., & Brunner, L. S. (2012). *Pocket diseases*. Philadelphia, PA: F.A. Davis.

Visión borrosa

La visión borrosa es un síntoma común que consiste en la pérdida de la agudeza visual con detalles visuales indistintos. Puede deberse a lesión ocular, un trastorno neurológico u ocular, o un trastorno con complicaciones vasculares, como diabetes mellitus. También puede ser resultado del paso de moco sobre la córnea, un error de refracción, lentes de contacto de ajuste incorrecto o determinados fármacos.

Anamnesis y exploración física

Si el paciente tiene visión borrosa acompañada de dolor ocular intenso súbito, antecedente de traumatismo, o ceguera repentina, se ordena un examen oftalmológico. (Véase *Manejo de la ceguera repentina* en la entrada *Ceguera,* en la pág. 87.) Si el paciente tiene una lesión ocular penetrante o perforante, no debe tocarse el ojo.

Si no tiene molestias, se le pregunta desde cuándo sufre la visión borrosa. ¿Ocurre sólo en determinados momentos? Se pregunta sobre signos y síntomas asociados, como dolor o secreción. Si la visión borrosa siguió a una lesión, se obtienen detalles del accidente, y se pregunta si la visión se deterioró de inmediato tras la lesión. Se obtienen los antecedentes médicos y farmacológicos.

Se inspecciona el ojo, tomando nota de edema palpebral, secreción o enrojecimiento de conjuntivas o escleróticas. También se toma nota de un iris de forma irregular, que puede indicar traumatismo previo, y de parpadeo excesivo, que puede indicar daño corneal. Se valora en busca de cambios pupilares, y se examina la agudeza visual en ambos ojos. (Véase *Examen de agudeza visual* en la entrada *Ceguera,* en la pág. 89.)

Causas médicas

■ ***Tumor cerebral.*** Puede haber visión borrosa en caso de tumor cerebral. Son datos asociados disminución del nivel de conciencia (NDC), cefalea, apatía, cambios conductuales, pérdida de memoria, disminución del lapso de atención, mareo y confusión. Un tumor también puede causar afasia, convulsiones, ataxia y signos de desequilibrio hormonal. Sus efectos tardíos son papiledema, vómito, hipertensión sistólica, aumento de la presión diferencial y postura de decorticación.

■ ***Cataratas.*** Las cataratas son un trastorno indoloro que causa visión borrosa gradual. Otros efectos son halo visual (un signo temprano), resplandor visual con luz intensa, ceguera progresiva, y pupila gris que más tarde se vuelve blanca lechosa.

■ ***Conmoción.*** Inmediatamente o poco después de un traumatismo craneoencefálico contuso, la visión puede hacerse borrosa o doble, o perderse temporalmente. Otros datos son cambios en NDC y conducta.

■ ***Abrasiones corneales.*** Puede haber visión borrosa con dolor ocular intenso, fotofobia, enrojecimiento y lagrimeo excesivo.

■ ***Cuerpos extraños corneales.*** La visión borrosa puede acompañar a sensación de cuerpo extraño, lagrimeo excesivo, fotofobia, dolor ocular intenso, miosis, inyección conjuntival y un punto corneal oscuro.

■ ***Retinopatía diabética.*** Edema y hemorragia retinianos producen visión borrosa gradual, que puede avanzar a ceguera.

■ ***Luxación de cristalino.*** La luxación del cristalino, en especial más allá de la línea de visión, causa visión borrosa y (en caso de traumatismo) enrojecimiento.

■ ***Tumor ocular.*** Si el tumor afecta la mácula, visión borrosa puede ser el síntoma de presentación. Son datos relacionados pérdidas variables de campo visual.

■ ***Glaucoma.*** En el glaucoma agudo de ángulo cerrado, una urgencia ocular, visión borrosa unilateral y dolor intenso comienzan de forma repentina. Otros datos son halo visual; pupila arreactiva moderadamente dilatada; inyección conjuntival; turbiedad corneal; y disminución de la agudeza visual. El aumento grave de la PIO puede causar náusea y vómito.

En el glaucoma crónico de ángulo cerrado, visión borrosa y halo visual transitorios pueden preceder a dolor y ceguera.

- ***Distrofias corneales hereditarias.*** La visión borrosa puede permanecer estable o empeorar progresivamente en el transcurso de la vida. Algunas distrofias causan dolor, ceguera, fotofobia, desgarro y opacidades corneales asociados.
- ***Hipertensión.*** La hipertensión puede causar visión borrosa y una cefalea matutina constante que disminuye en intensidad durante el día. Si la presión diastólica excede de 120 mm Hg, es posible que el paciente informe una cefalea palpitante intensa. Son datos asociados inquietud, confusión, náusea, vómito, convulsiones y disminución del NDC.
- ***Hifema.*** El traumatismo ocular contuso con hemorragia hacia la cámara anterior causa visión borrosa. Otros efectos son dolor moderado, inyección conjuntival difusa, sangre visible en la cámara anterior, equimosis, edema palpebral y dureza del ojo.
- ***Iritis.*** La iritis aguda causa visión borrosa súbita, dolor ocular moderado a intenso, fotofobia, inyección conjuntival y constricción pupilar.
- ***Neuritis óptica.*** Inflamación, degeneración o desmielinización del nervio óptico suelen causar un ataque agudo de visión borrosa y ceguera. Son datos relacionados escotomas y dolor ocular. El examen oftalmoscópico revela hiperemia de la papila óptica, ingurgitación de venas grandes, márgenes papilares difuminados y llenado de la excavación de la papila.
- ***Desprendimiento de retina.*** Visión borrosa repentina puede ser el síntoma inicial de desprendimiento de retina. Dicho síntoma empeora, acompañado de manchas flotantes y destellos de luz recurrentes. El desprendimiento progresivo incrementa la ceguera.
- ***Oclusión de vena retiniana (central).*** La oclusión de vena retiniana causa visión borrosa unilateral gradual y grados variables de ceguera.
- ***Degeneración macular senil.*** La degeneración macular senil puede causar visión borrosa (al principio empeora en la noche) y ceguera lenta o rápidamente progresiva.
- ***Evento vascular cerebral (EVC).*** Episodios breves de visión borrosa bilateral pueden preceder o acompañar a un EVC. Son datos asociados disminución del NDC, hemiplejia contralateral, disartria, disfagia, ataxia, pérdida sensitiva unilateral y apraxia. También puede haber agnosia, afasia, hemianopsia equilateral, diplopía, desorientación, pérdida de memoria y deterioro del juicio. Otras manifestaciones son retención o incontinencia urinarias, estreñimiento, cambios de personalidad, labilidad emocional, cefalea, vómito y convulsiones.
- ***Arteritis de células gigantes.*** Con más frecuencia en mujeres de más de 60 años de edad, este trastorno causa visión borrosa repentina acompañada de ceguera y cefalea palpitante unilateral en la región temporal o frontotemporal. Son signos y síntomas prodrómicos malestar general, anorexia, pérdida de peso, debilidad, febrícula y dolor muscular generalizado. Otros datos son confusión; desorientación; arterias temporales tumefactas, nodulares y sensibles; y eritema de la piel suprayacente.
- ***Hemorragia en el humor vítreo.*** En este trastorno ocurren visión borrosa unilateral repentina y ceguera variable. También son posibles manchas flotantes o estrías oscuras.

Otras causas

- ***Fármacos.*** La visión borrosa puede deberse a los efectos de ciclopléjicos, reserpina, clomifeno, fenilbutazona, diuréticos tiazídicos, antihistamínicos, anticolinérgicos o fenotiazinas.

Consideraciones especiales

Se prepara al paciente para pruebas diagnósticas, como tonometría, examen con lámpara de hendidura, radiografía de cráneo y órbita y, si se sospecha una lesión neurológica, tomografía computarizada. Según sea necesario, se le enseña a instilarse medicación oftálmica. Si la visión borrosa desemboca en ceguera permanente, se le da apoyo emocional, se le orienta en los alrededores y se toman medidas de seguridad. Si es necesario, se le prepara para cirugía.

Orientación al paciente

Se enseña al paciente la manera correcta de instilarse gotas oftálmicas. Se le instruye en medidas de seguridad, y se subraya la importancia de permanecer orientado en el ambiente.

CONSIDERACIONES PEDIÁTRICAS

La visión borrosa en niños puede deberse a sífilis congénita, cataratas congénitas, errores de refracción, lesiones o infecciones oculares, y aumento de la presión intracraneal. Se remite al niño a un oftalmólogo si es apropiado.

En niños de edad escolar la visión se examina igual que en adultos; en niños de 3 a 6 años se usa el cartel de Snellen de símbolos. (Véase *Examen de agudeza visual* en la entrada *Ceguera,* en la pág. 89.) Los preescolares se examinan con tarjetas de Allen, cada una con un objeto familiar, como un animal. Se pide al niño que se cubra un ojo e identifique los objetos a medida que se le muestran. Después el examinador se aleja y pide al niño que los identifique a distancias crecientes. Se registra la distancia máxima a la que el niño puede identificar al menos tres imágenes.

CONSIDERACIONES GERIÁTRICAS

Los adultos mayores pueden experimentar mayor miopía causada por cambio de lentes. Además, la distancia más corta a la que una persona puede ver claramente disminuye con lentitud a medida que se envejece.

BIBLIOGRAFÍA

Gerstenblith, A. T., & Rabinowitz, M. P. (2012). *The wills eye manual.* Philadelphia, PA: Lippincott Williams & Wilkins.

Holland, E. J., Mannis, M. J., & Lee, W. B. (2013). *Ocular surface disease: Cornea, conjunctiva, and tear film.* London, UK: Elsevier Saunders.

Roy, F. H. (2012). *Ocular differential diagnosis.* Clayton, Panama: Jaypee — Highlights Medical Publishers, Inc.

VISIÓN EN TÚNEL

[Visión tubular]

La visión en túnel, que resulta de constricción grave del campo visual que deja sólo una pequeña zona central de vista, suele describirse como la sensación de ver por un túnel o el cañón de un arma. Puede ser unilateral o bilateral y suele producirse gradualmente. (Véase *Comparación de la visión nocturna y la visión normal,* en la pág. 726.) Esta anomalía puede deberse a glaucoma crónico de ángulo abierto o degeneración retiniana avanzada. La visión en túnel también puede deberse a tratamiento de fotocoagulación con láser, encaminada a corregir el desprendimiento de retina. También una patología que se simula con frecuencia, la visión en túnel puede verificarse o descartarse mediante un examen de campos visuales realizado por un oftalmólogo.

Anamnesis y exploración física

Se pregunta al paciente cuándo notó por primera vez la pérdida de visión periférica, y se le pide que describa el avance de la pérdida de visión. Se le pide también que describa en detalle exactamente qué puede ver periféricamente y a qué distancia. Se exploran los antecedentes personales y familiares del paciente en cuanto a problemas oculares, en especial ceguera progresiva que comenzó a edad temprana.

Para descartar fingimiento, se observa al paciente caminar. Una persona con limitación grave de la visión periférica suele chocar contra los objetos (e incluso puede tener equimosis), mientras que el simulador los evita.

Comparación de la visión nocturna y la visión normal

El paciente con visión en túnel experimenta una limitación drástica de su campo visual periférico. Se ilustra la magnitud de esta constricción, comparando datos de prueba para visión normal y en túnel.

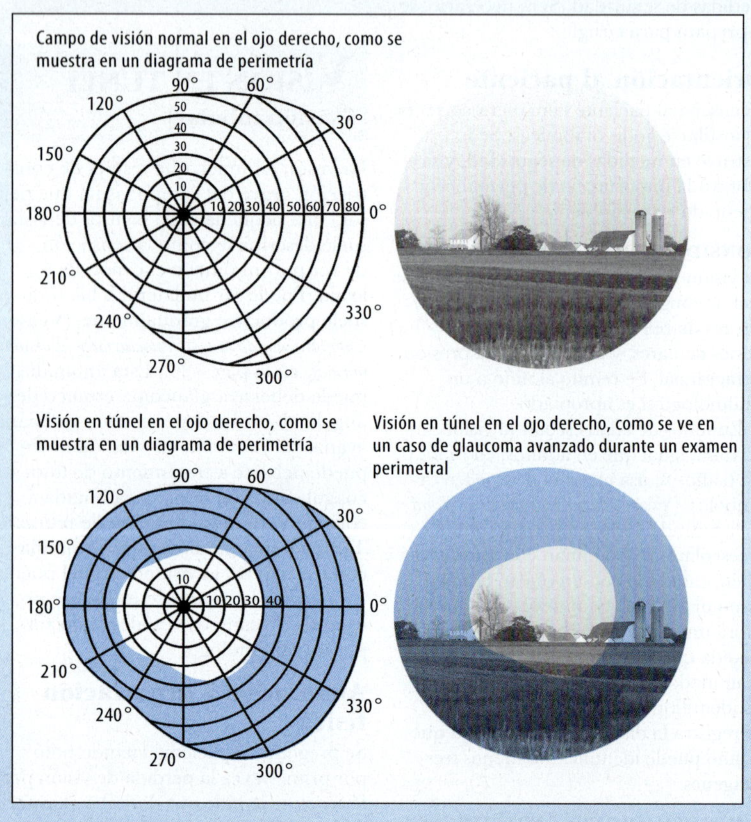

Campo de visión normal en el ojo derecho, como se muestra en un diagrama de perimetría

Visión en túnel en el ojo derecho, como se muestra en un diagrama de perimetría

Visión en túnel en el ojo derecho, como se ve en un caso de glaucoma avanzado durante un examen perimetral

Si los datos de la exploración sugieren visión en túnel, se remite al paciente a un oftalmólogo para ulterior evaluación.

Causas médicas

■ ***Glaucoma crónico de ángulo abierto.*** En el glaucoma crónico de ángulo abierto ocurre visión en túnel bilateral en fase tardía y avanza con lentitud a ceguera completa. Otros datos tardíos son dolor ocular leve, visión en halo y disminución de la agudeza visual (en particular de noche) que no es susceptible de corrección con lentes.

■ ***Degeneración pigmentaria de la retina.*** Los trastornos con degeneración pigmentaria de la retina, un grupo de afecciones hereditarias como la retinitis pigmentaria, producen un escotoma anular que avanza de manera concéntrica, causando visión en túnel y con el tiempo ceguera completa, por lo común hacia los 50 años de edad.

El deterioro de la visión nocturna, el síntoma más temprano, suele ocurrir durante la primera o segunda décadas de vida. Un examen oftalmoscópico suele revelar estenosis de vasos sanguíneos retinianos y palidez de la papila óptica.

Consideraciones especiales

Para proteger al paciente de lesiones, se retiran todos los objetos potencialmente lesivos y se le orienta en sus alrededores. Dado que el deterioro de la visión es atemorizante, se tranquiliza al paciente, y se explican con claridad las intervenciones diagnósticas, como tonometría, examen perimetral y prueba de campos visuales.

Orientación al paciente

Se enseña al paciente cómo compensar la visión en túnel y evitar chocar contra los objetos.

CONSIDERACIONES PEDIÁTRICAS

En niños con retinitis pigmentaria, la ceguera nocturna anuncia visión en túnel, que no suele aparecer sino hasta más tarde en el proceso patológico.

Bibliografía

Biswas, J., Krishnakumar, S., & Ahuja, S. (2010). *Manual of ocular pathology*. New Delhi, India: Jaypee—Highlights Medical Publishers.

Buttaro, T. M., Tybulski, J., Bailey, P. P., & Sandberg-Cook, J. (2008). *Primary care: A collaborative practice* (pp. 444–447). St. Louis, MO: Mosby Elsevier.

Gerstenblith, A. T., & Rabinowitz, M. P. (2012). *The wills eye manual*. Philadelphia, PA: Lippincott Williams & Wilkins.

McCance, K. L., Huether, S. E., Brashers, V. L., & Rote, N. S. (2010). *Pathophysiology: The biologic basis for disease in adults and children*. Maryland Heights, MO: Mosby Elsevier.

Sommers, M. S., & Brunner, L. S. (2012). *Pocket diseases*. Philadelphia, PA: F.A. Davis.

Vómito

El vómito es la expulsión vigorosa del contenido gástrico por la boca. De manera característica es precedido por náuseas y se debe a una secuencia coordinada de contracciones de músculos abdominales y peristaltismo esofágico inverso.

Un signo común de trastornos GI, el vómito también ocurre en caso de desequilibrios hidroelectrolíticos; infecciones; y trastornos metabólicos, endocrinos, del laberinto, del sistema nervioso central (SNC) y cardiacos. También puede ser resultado de farmacoterapia, cirugía o radiación.

El vómito es normal en el primer trimestre del embarazo, pero su ocurrencia posterior puede indicar complicaciones. También puede deberse a estrés, ansiedad, dolor, intoxicación por alcohol, ingestión excesiva de alimento o consumo de alimentos o líquidos que al paciente le resultan desagradables.

Anamnesis y exploración física

Se pide al paciente que describa inicio, duración e intensidad del vómito. ¿Qué lo inicia? ¿Que lo hace disminuir? De ser posible, se toma una muestra, y se mide e inspecciona el carácter del vómito. (Véase *Vomito: características y causas* en la pág. 728.) Se explora cualquier síntoma asociado, en particular náusea, dolor abdominal, anorexia y pérdida de peso, cambios en los hábitos de defecación o en las heces, eructos o flatos excesivos, y timpanismo o llenura.

Se obtienen los antecedentes médicos, tomando nota de trastornos GI, endocrinos y metabólicos, infecciones recientes y cáncer, incluidos quimioterapia o radioterapia. Se pregunta sobre uso actual de fármacos y consumo de alcohol. En el caso de una mujer de edad reproductiva, se le pregunta si podría estar embarazada. Se indaga el método anticonceptivo que usa.

Vómito: características y causas

Cuando se toma una muestra de vómito, se le observa con cuidado en busca de indicios del trastorno subyacente. He aquí lo que el vómito puede indicar:

Vómito teñido de bilis (verdoso)
Obstrucción abajo del píloro, como en caso de lesión duodenal.

Vómito sanguinolento
Sangrado de parte alta del tubo digestivo (si es de color rojo brillante puede deberse a gastritis o úlcera péptica; si es rojo oscuro, a várices esofágicas o gástricas).

Vómito pardo con olor fecaloide
Obstrucción o infarto intestinales.

Vómito de sabor amargo que produce ardor
Exceso de ácido clorhídrico en el contenido gástrico.

Vómito en posos de café
Sangre digerida por sangrado lento de lesión gástrica o duodenal.

Alimento no digerido
Obstrucción de la salida gástrica, como en tumor o úlcera gástricos.

Se inspecciona el abdomen en busca de distensión, y se ausculta en busca de borborigmos y soplos. Se palpa para determinar la presencia de rigidez y sensibilidad, y se busca sensibilidad de rebote. A continuación, se palpa y percute el hígado para detectar hipertrofia. Se valoran otros aparatos y sistemas según sea apropiado.

Durante el examen, debe tenerse presente que el vómito en proyectil *no acompañado* de náuseas puede indicar aumento de la presión intracraneal, una urgencia potencialmente letal. Si éste ocurre en un paciente con lesión del SNC, deben revisarse con rapidez los signos vitales. Se está alerta a aumento de la presión diferencial o bradicardia.

Causas médicas

- ***Insuficiencia suprarrenal.*** En este trastorno son datos GI comunes vómito, náusea, anorexia y diarrea. Otros datos son debilidad; fatiga; pérdida de peso; piel bronceada; hipotensión ortostática; y pulso irregular débil.
- ***Carbunco (GI).*** Entre los signos y síntomas iniciales después de ingerir carne de un animal infectado se incluyen vómito, anorexia, náusea y fiebre. Los signos y síntomas pueden avanzar a dolor abdominal, diarrea sanguinolenta intensa y hematemesis.
- ***Apendicitis.*** Vómito y náusea pueden seguir o acompañar a dolor abdominal. El dolor suele comenzar como molestia epigástrica o periumbilical vaga y avanza con rapidez a dolor punzante intenso en el cuadrante inferior derecho. El paciente suele tener signo de McBurney positivo: dolor intenso y sensibilidad a la palpación alrededor de 5 cm de la espina superior anterior derecha del hueso iliaco, en una línea entre la espina y el ombligo. Entre los datos asociados suelen incluirse rigidez abdominal y sensibilidad, anorexia, estreñimiento o diarrea, hiperalgesia cutánea, fiebre, taquicardia, y malestar general.
- ***Colecistitis (aguda).*** En la colecistitis, náuseas y vómito leve suelen seguir a dolor intenso del cuadrante superior derecho que puede radiar a espalda u hombros. Son datos asociados sensibilidad abdominal y, quizá, rigidez y distensión, fiebre y diaforesis.
- ***Colelitiasis.*** Náusea y vómito acompañan a dolor intenso no localizado de cuadrante superior derecho o dolor epigástrico después de la ingestión de alimentos grasosos. Otros datos son sensibilidad y defensa abdominales, flatulencia, eructos, ardor epigástrico, pirosis, taquicardia e inquietud.
- ***Cólera.*** Entre los signos y síntomas están vómito y diarrea acuosa abrupta. La pérdida grave de agua y electroli-

tos ocasiona sed, debilidad, calambres musculares, disminución de la turgencia cutánea, oliguria, taquicardia e hipotensión. Sin tratamiento, la muerte puede ocurrir en horas.

■ ***Cirrosis.*** Entre los signos y síntomas tempranos insidiosos de cirrosis suelen incluirse náusea, vómito, anorexia, dolor abdominal insidioso y estreñimiento o diarrea. Son datos posteriores ictericia, hepatomegalia y distensión abdominal.

■ ***Desequilibrios electrolíticos.*** Alteraciones como hiponatremia, hipernatremia, hipopotasemia e hipercalcemia a menudo causan náusea y vómito. Otros efectos son arritmias, temblor, convulsiones, anorexia, malestar general y debilidad.

■ **Escherichia coli (E. coli) *O157:H7.*** Son signos y síntomas de esta infección vómito, diarrea acuosa o sanguinolenta, náusea, fiebre y cólicos abdominales. En niños menores de 5 años y en adultos mayores puede ocurrir el síndrome hemolítico urémico, en el cual se destruyen los eritrocitos, y en última instancia esto puede ocasionar insuficiencia renal aguda.

■ ***Intoxicación alimentaria.*** El vómito es un dato común en la intoxicación alimentaria, causada por toxinas preformadas producidas por bacterias que suelen encontrarse en los alimentos, como *Bacillus cereus*, *Clostridium* y *Staphylococcus*. También suelen ocurrir diarrea y fiebre.

■ ***Cáncer gástrico.*** Este raro cáncer puede ocasionar náusea leve, vómito (quizá de moco o sangre), anorexia, malestar de la parte alta del abdomen y dispepsia crónica. También son comunes fatiga, pérdida de peso, melena y alteración de los hábitos intestinales.

■ ***Gastritis.*** En la gastritis son comunes náusea y vómito de moco o sangre, en especial después de la ingestión de alcohol, ácido acetilsalicílico, alimentos especiados o cafeína. Pueden ocurrir dolor epigástrico, eructos y fiebre.

■ ***Gastroenteritis.*** La gastroenteritis causa náusea, vómito (a menudo de alimento no digerido), diarrea y cólicos abdominales. También pueden ocurrir fiebre, malestar general, borborigmos hiperactivos y dolor y sensibilidad abdominales.

■ ***Insuficiencia cardiaca.*** Son posibles náusea y vómito, en especial en la insuficiencia cardiaca derecha. Son datos asociados taquicardia, galope ventricular, fatiga, disnea, crepitaciones, edema periférico e ingurgitación yugular.

■ ***Hepatitis.*** Suele ocurrir vómito después de náusea como un signo temprano de hepatitis viral. Otros datos tempranos son fatiga, mialgia, artralgia, cefalea, fotofobia, anorexia, faringitis, tos y fiebre.

■ ***Hiperemesis gravídica.*** Náusea refractaria y vómito que duran más allá del primer trimestre caracterizan este trastorno del embarazo. El vómito contiene alimento no digerido, moco y pequeñas cantidades de bilis al principio del trastorno; más tarde tiene aspecto de posos de café. Son datos asociados pérdida de peso, cefalea y delirio. Otro posible dato asociado es disfunción tiroidea.

■ ***Aumento de la presión intracraneal.*** El vómito en proyectil no precedido por náusea es un signo de aumento de la presión intracraneal. Puede haber disminución del NDC y la tríada de Cushing (bradicardia, hipertensión y cambios en el patrón respiratorio). También son posibles cefalea, aumento de la presión diferencial, deterioro de la actividad motora, alteraciones visuales, cambios pupilares y papiledema.

■ ***Obstrucción intestinal.*** Náusea y vómito (bilioso o fecaloide) son comunes en la obstrucción intestinal, en particular de la parte alta del intestino delgado. El dolor abdominal suele ser episódico y colicoso pero puede hacerse intenso y estable. Ocurre estreñimiento en una fase temprana de la obstrucción del intestino grueso y en una fase tardía de la obstrucción del intestino delgado. Sin embargo, el estreñimiento refractario puede indicar obstrucción completa. En la obstrucción parcial, los borborigmos suelen ser de tono alto e hiperactivos; en la obstrucción completa, suelen ser hipoactivos o estar ausentes. También ocurren distensión y sensibilidad abdominales, quizá con ondas peristálticas visibles y una masa abdominal palpable.

■ ***Laberintitis***. En esta inflamación aguda del oído interno son comunes náusea y vómito. Otros datos son vértigo intenso, sordera progresiva, nistagmo y quizá otorrea.

■ ***Listeriosis.*** Después de la ingestión de alimento contaminado con la bacteria *Listeria monocytogenes*, ocurren vómito, fiebre, mialgias, dolor abdominal, náusea y diarrea. Si la infección se propaga al sistema nervioso, puede ocurrir meningitis. Son posibles signos y síntomas fiebre, cefalea, rigidez de nuca y cambio del NDC. La enfermedad transmitida por alimentos afecta en mayor medida a mujeres embarazadas, neonatos y personas con el sistema inmunitario debilitado.

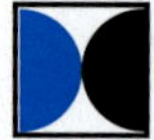

CONSIDERACIONES SEGÚN EL SEXO *Las infecciones que ocurren durante el embarazo pueden ocasionar parto prematuro, infección neonatal o aborto.*

■ ***Trombosis venosa mesentérica.*** En este trastorno ocurre el inicio insidioso o agudo de náusea, vómito y dolor abdominal, con diarrea o estreñimiento, distensión abdominal, hematemesis y melena.

■ ***Migraña***. Náusea y vómito son signos y síntomas prodrómicos, con fatiga, fotofobia, destellos de luz, aumento de la sensibilidad al ruido y quizá ceguera parcial y parestesia.

■ ***Cinetosis.*** Náusea y vómito pueden acompañarse de cefalea, vértigo, mareo, fatiga, diaforesis y disnea.

■ ***Norovirus.*** En las 24 a 60 horas que siguen a la exposición a *Norovirus*, el paciente suele experimentar vómito junto con otros síntomas de gastroenteritis aguda, como diarrea acuosa no sanguinolenta, cólicos abdominales, náusea y febrícula. Los signos y síntomas suelen durar 1 a 5 días, y la mayoría de las personas se recuperan sin tratamiento. En niños muy pequeños y adultos mayores suele ocurrir deshidratación, una complicación más grave.

■ ***Pancreatitis (aguda).*** El vómito, por lo común precedido por náusea, es un signo temprano de pancreatitis. Son datos asociados dolor intenso constante epigástrico o del cuadrante superior izquierdo que puede radiar a la espalda, sensibilidad y rigidez abdominales, borborigmos hipoactivos, anorexia, vómito y fiebre. En casos graves ocurren taquicardia, inquietud, hipotensión, moteado cutáneo y humedad fría de las extremidades.

■ ***Peritonitis.*** Náusea y vómito suelen acompañar a dolor abdominal agudo en la zona de la inflamación. Otros datos son fiebre alta con escalofríos; taquicardia; borborigmos hipoactivos o ausentes; distensión, rigidez y sensibilidad abdominales; debilidad; palidez y frialdad de la piel; diaforesis; hipotensión; signos de deshidratación; y respiraciones superficiales.

■ ***Pre-eclampsia.*** Náusea y vómito son comunes en la pre-eclampsia, un trastorno del embarazo. También ocurren aumento rápido de peso, dolor epigástrico, edema generalizado, hipertensión, oliguria, cefalea frontal intensa y visión borrosa o doble.

■ ***Fiebre Q.*** Entre los signos y síntomas de fiebre Q, una rickettsiosis, se incluyen vómito, fiebre, escalofríos, cefalea intensa, malestar general, dolor torácico, náusea y diarrea. La fiebre puede durar hasta 2 semanas. En casos graves, se presentan hepatitis o neumonía.

■ ***Trastornos renales y urológicos.*** Cistitis, pielonefritis, cálculos y otros trastornos del aparato urinario pueden causar vómito. Los datos acompañantes reflejan el trastorno específico. Náusea y vómito persistentes son típicos en pacientes con insuficiencia renal aguda o crónica que empeora.

■ ***Rabdomiólisis.*** Entre los signos y síntomas de este trastorno se incluyen vómito, debilidad o dolor musculares, fiebre, náusea, malestar general y coluria. La insuficiencia renal aguda es la complicación del trastorno que más se informa.

Se debe a obstrucción de estructuras renales y lesión durante el intento del riñón de filtrar la mioglobina del torrente sanguíneo.

- ***Tifus.*** El tifus es una rickettsiosis transmitida al ser humano por pulgas, ácaros o el piojo corporal. Entre los síntomas iniciales se incluyen cefalea, mialgia, artralgia y malestar general, seguidos por inicio abrupto de vómito, náusea, escalofríos y fiebre. En algunos casos hay un exantema maculopapular.

Otras causas

- ***Fármacos.*** Entre los fármacos que suelen causar vómito están antineoplásicos, opiáceos, sulfato ferroso, levodopa, potasio oral, reposición de cloruro, estrógenos, sulfasalazina, antibióticos, quinidina, anestésicos y sobredosis de glucósidos cardiacos y teofilina.
- ***Radiación y cirugía.*** La radioterapia puede causar náusea y vómito si altera la mucosa gástrica. Son comunes náusea y vómito posoperatorios, en especial después de cirugía abdominal.

Consideraciones especiales

Se extrae sangre para determinar el equilibrio hidroelectrolítico y acidobásico. (El vómito prolongado puede causar deshidratación, desequilibrios electrolíticos y alcalosis metabólica.) Se indica al paciente que respire profundamente para disipar la náusea y ayudarlo a prevenir el vómito subsecuente. Se mantiene en su habitación un olor fresco y limpio retirando cómodos y recipientes con vómito inmediatamente después de su uso. Se eleva la cabecera de la cama, o se coloca al paciente de costado para prevenir la aspiración de vómito. Se vigilan continuamente signos vitales, ingreso y egreso (incluidos vómito y heces líquidas). Si es necesario, se administran líquidos IV, o se indica al paciente que beba líquidos claros para mantener la hidratación.

Dado que el dolor puede precipitar o intensificar náuseas y vómito, se administran de manera expedita analgésicos. Si es posible, se les da por inyección o supositorio para prevenir la exacerbación de náusea asociada. Si se usa un opioide para tratar el dolor, se vigilan de cerca borborigmos, flatos y defecaciones porque puede reducir la motilidad GI y exacerbar el vómito. Si se administra un antiemético, se está alerta a distensión abdominal e hipoactividad de borborigmos, que pueden indicar retención gástrica. Si ésta ocurre, se inserta una sonda nasogástrica.

Orientación al paciente

Se enseña al paciente a ajustar su alimentación comenzando con líquidos claros y pasando después a dieta blanda. Se explica cómo reponer las pérdidas de líquido y realizar ejercicios de respiración profunda.

CONSIDERACIONES PEDIÁTRICAS

En un neonato, la obstrucción pilórica puede causar vómito en proyectil, mientras que la enfermedad de Hirschsprung puede causar vómito fecaloide. La invaginación puede provocar vómito de bilis y materia fecal en un lactante o niño pequeño. Dado que un lactante puede aspirar vómito como resultado de sus reflejos de la tos y nauseoso inmaduros, se le coloca de costado o abdomen y se despeja cualquier vómito de inmediato.

CONSIDERACIONES GERIÁTRICAS

Aunque los adultos mayores pueden presentar varios de los trastornos mencionados antes, siempre debe descartarse primero isquemia intestinal, pues es especialmente común en pacientes de este grupo de edad y tiene elevada mortalidad.

Bibliografía

Buttaro, T. M., Tybulski, J., Bailey, P. P., & Sandberg-Cook, J. (2008). *Primary care: A collaborative practice* (pp. 444–447). St. Louis, MO: Mosby Elsevier.

McCance, K. L., Huether, S. E., Brashers, V. L., & Rote, N. S. (2010). *Pathophysiology: The biologic basis for disease in adults and children*. Maryland Heights, MO: Mosby Elsevier.

Schuiling, K. D. (2013). *Women's gynecologic health*. Burlington, MA: Jones & Bartlett Learning.

Sommers, M. S., & Brunner, L. S. (2012). *Pocket diseases*. Philadelphia, PA: F.A. Davis.

SIGNOS Y SÍNTOMAS MENOS COMUNES

AGENTES DE BIOTERRORISMO POTENCIALES

SIGNOS Y SÍNTOMAS COMUNES RELACIONADOS CON HERBOLARIA

ANAMNESIS

BIBLIOGRAFÍA SELECTA

ÍNDICE

SIGNOS Y SÍNTOMAS MENOS COMUNES

Este apéndice complementa el texto principal de *Manual básico de signos y síntomas*, 5.ª edición, que proporciona cobertura detallada de más de 250 signos y síntomas comunes, importantes para el diagnóstico o indicativos de urgencia. En contraste, en esta sección se presentan la definición y las causas comunes de cerca de 250 signos y síntomas menos conocidos, accesorios o inespecíficos. En el caso de los signos inducidos, como el signo de Chaddock, también se incluye la técnica para evocar la respuesta del paciente.

Además, esta sección cubre signos pediátricos selectos, como la implantación baja de las orejas y el signo de Allis; síntomas psiquiátricos, como ideas delirantes y alucinaciones; y signos de uñas y lengua, como la hipertrofia de la placa ungueal y el cambio de color de la lengua.

Aaron, signo Dolor en tórax o abdomen (precordial o epigástrico) que se induce al aplicar presión suave, pero en aumento continuo sobre el punto de McBurney. Un signo positivo indica apendicitis.

Abadie, signo Espasmo del músculo elevador del párpado superior. Este signo puede ser leve o pronunciado y afectar uno o ambos ojos. Indica bocio exoftálmico en la enfermedad de Graves.

abanico, signo Un componente del reflejo de Babinski. Se refiere a la extensión de los dedos después del frotamiento firme del pie.

adipsia Ausencia anómala de sed. Este síntoma suele ocurrir en caso de lesión o tumor hipotalámicos, lesión craneoencefálica, tumor bronquial y cirrosis.

aflicción Angustia o pesar intensos que suelen sentirse en caso de separación, duelo o pérdida. En pacientes con enfermedad terminal, la aflicción puede preceder a la aceptación de la muerte. A diferencia de la depresión, la aflicción ocurre en etapas y a menudo se resuelve con el paso del tiempo.

afonía Incapacidad de producir sonidos del habla. Este signo puede deberse a uso excesivo de las cuerdas vocales, trastornos de la laringe o los nervios laríngeos, trastornos psicológicos o espasmo muscular.

agnosia Incapacidad de reconocer e interpretar estímulos sensitivos, aunque se conozca la sensación principal del estímulo. La *agnosia auditiva* es la incapacidad de reconocer sonidos familiares. La *astereognosia*, o *agnosia táctil*, es la incapacidad de reconocer objetos al tocarlos o palparlos. La *anosmia* es la incapacidad de reconocer olores familiares; la *agnosia gustativa*, la incapacidad de reconocer sabores conocidos. El término *agnosia visual* se refiere a la incapacidad de reconocer objetos familiares por la vista. La *autotopagnosia* es la incapacidad de reconocer partes corporales. La *anosognosia* es la negación o falta de percepción de una enfermedad o un defecto (en especial parálisis).

Las agnosias se originan de lesiones que afectan las zonas de asociación de la corteza sensitiva parietal. Son una secuela común del evento vascular cerebral.

agrafia Incapacidad de expresar pensamientos por escrito. La *agrafia afásica* se relaciona con errores de deletreo y gramaticales, mientras que la *agrafia constructiva* es la inversión o el ordenamiento incorrecto de palabras que se deletrean correctamente. La *agrafia apráxica* es la incapacidad de formar letras y palabras en ausencia de deterioro motor significativo.

La agrafia suele ser resultado de evento vascular cerebral.

Allis, signo *En un adulto:* relajación de la aponeurosis femoral entre la cresta iliaca y el trocánter mayor debido a fractura del cuello del fémur. Para detectar este signo, se coloca un dedo sobre la zona entre la cresta iliaca y el trocánter mayor y se aplica presión firme. Si el dedo se hunde profundamente en esta zona, se ha detectado el signo de Allis.

En un lactante: longitud desigual de las piernas debido a luxación de cadera. Para detectar este signo, se coloca al lactante de espalda con la pelvis plana. Después se flexionan ambas piernas en rodilla y cadera con los pies a la misma distancia. A continuación se compara la altura de las rodillas. Si difiere, se sospecha luxación de cadera en la pierna más corta.

SIGNO DE ALLIS

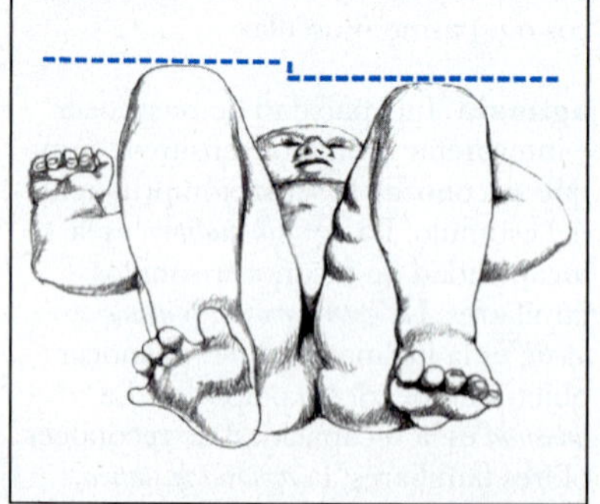

Alucinación Percepción sensorial sin los estímulos externos correspondientes que ocurre en la persona despierta. Las alucinaciones pueden presentarse en depresión, esquizofrenia, trastorno bipolar, trastornos orgánicos cerebrales y afecciones inducidas por drogas y tóxicas.

Una *alucinación auditiva* es la percepción de sonidos inexistentes, por lo común voces, pero en ocasiones música u otros sonidos. En la esquizofrenia, éste es el tipo más común de alucinación.

Una *alucinación olfativa* —la percepción de olores inexistentes del propio cuerpo del paciente o de alguna otra persona u objeto— suele relacionarse con delirios somáticos. Es más común en lesiones del lóbulo temporal, y también puede ocurrir en la esquizofrenia.

Una *alucinación táctil* es la percepción de estímulos táctiles inexistentes, que por lo general se describen como algo que camina sobre o bajo la piel. Ocurre principalmente en intoxicaciones y en la adicción a determinadas drogas. La formicación —sensación de insectos que se arrastran en la piel— es más frecuente en el síndrome de abstiencia de alcohol y en el abuso de cocaína.

Una *alucinación visual* es la percepción de imágenes de personas inexistentes, destellos de luz, u otras escenas. Es más frecuente en trastornos orgánicos cerebrales reversibles agudos, pero también puede ocurrir en intoxicaciones por drogas y alcohol, esquizofrenia, enfermedad febril y encefalopatía.

Una *alucinación gustativa* es la percepción de sabores inexistentes, por lo común desagradables.

ambivalencia Existencia simultánea de sentimientos en conflicto acerca de una persona, una idea o un objeto (por ejemplo, amarlos y odiarlos). Provoca incertidumbre o indecisión sobre el curso por seguir. Puede ocurrir ambivalencia debilitante intensa en la esquizofrenia.

Amoss, signo Maniobra para evitar el dolor al flexionar la columna. A fin de detectar este signo, se pide al paciente que se levante desde una posición de decúbito supino o sedente. El signo se observa cuando el paciente coloca ambas manos en la mesa de exploración atrás de la espalda para apoyarse.

anestesia Ausencia de percepción cutánea de contacto, temperatura y dolor. Esta pérdida sensitiva puede ser parcial o total, unilateral o bilateral. Para detectar anestesia, se pide al paciente que cierre los ojos. Después se le toca y se le pide que especifique el sitio. Si las habilidades verbales del paciente son inmaduras o deficientes, se observa en busca de movimiento o cambios en la expresión facial en respuesta al contacto.

anisocoria Una diferencia de 0.5 a 2 mm en el tamaño de las pupilas. La anisocoria es normal en alrededor de 2% de las personas; en este caso la desigualdad pupilar permanece constante en el tiempo y a pesar de los cambios en la iluminación. Pero si la anisocoria se debe a dilatación o constricción fijas de una pupila o a constricción lenta o dañada de una pupila en respuesta a la luz, puede indicar enfermedad neurológica. Determinar si la pupila anormal está dilatada o constreñida ayuda al diagnóstico.

apatía Ausencia o supresión de emoción o interés por el ambiente externo y los asuntos personales. Esta indiferencia puede deberse a muchos trastornos, principalmente neurológicos, psicológicos, respiratorios y renales, o a uso y abuso de alcohol y drogas. Se relaciona con muchos trastornos crónicos que causan cambios de personalidad y depresión. De hecho, la apatía puede ser un indicador temprano de un trastorno grave, como tumor encefálico o esquizofrenia.

Argyll Robertson, pupila Pupila pequeña e irregular que se constriñe normalmente en la acomodación para la visión cercana, pero de manera deficiente o nula en respuesta a la luz. La reacción a los midriáticos también es deficiente o nula. Este trastorno puede ser unilateral, bilateral o asimétrico y con frecuencia se debe a meningitis sifilítica crónica u otras formas de sífilis tardía.

arlequín, signo Cambio de color eritematoso benigno que ocurre especialmente en lactantes de bajo peso al nacer. Este enrojecimiento de una mitad longitudinal del cuerpo aparece cuando el lactante se coloca de lado por algunos minutos. Cuando el lactante se pone de espalda, el signo suele desaparecer de inmediato, pero puede persistir hasta por 20 minutos.

artralgia Dolor articular. Este síntoma puede carecer de importancia patológica o indicar trastornos como artritis o lupus eritematoso sistémico.

asinergia Coordinación defectuosa de músculos u órganos que normalmente funcionan de manera armoniosa. Este síntoma extrapiramidal se debe a trastornos de los ganglios basales y el cerebelo.

asociación laxa Alteración cognitiva marcada por ausencia de relación lógica entre enunciados verbales. Ocurre en esquizofrenia, trastorno bipolar y otros trastornos psicóticos.

astenocoria Dilatación o constricción lentas de las pupilas en respuesta a los cambios de luz. Puede haber fotofobia si la constricción ocurre con lentitud. Se presenta astenocoria en la insuficiencia suprarrenal. También se conoce como *signo de Arroyo*.

atrofia Encogimiento o desgaste de un tejido u órgano a causa de reducción del tamaño o el número de sus células. La etiología puede ser fisiológica, como se observa en la atrofia de ovario, encéfalo y piel, o patológica, como en la atrofia que suele relacionarse con trastornos neurológicos o anomalías de bazo, hígado y tiroides. Este síntoma suele observarse usando técnicas de inspección y palpación.

B

Ballance, signo Masa o zona de matidez fijas que se detectan por palpación y percusión en el cuadrante superior izquierdo del abdomen. Puede indicar hematoma subcapsular o extracapsular después de ruptura esplénica.

Ballet, signo Oftalmoplejia o parálisis de los músculos oculares. El paciente exhibe falta de control del movimiento ocular voluntario pero tiene movimiento reflejo y reflejos pupilares a la luz normales. Este signo es un indicador de tirotoxicosis.

Bárány, signo En la irrigación del oído con agua tibia, nistagmo rotatorio hacia el lado irrigado; en la irrigación con agua fría, nistagmo rotatorio hacia el lado opuesto al irrigado. La ausencia de este síntoma indica disfunción del laberinto. También se llama *prueba calórica*.

Barlow, signo Indicador de luxación congénita de cadera, que se detecta durante las 6 primeras semanas de vida. Para inducir este signo, se coloca al lactante en decúbito supino con las caderas flexionadas a 90° y las rodillas en flexión completa. El observador coloca su palma sobre la rodilla del lactante con el pulgar en el triángulo femoral opuesto al trocánter menor, y el dedo índice sobre el trocánter mayor. Se coloca la cadera en abducción media al tiempo que se ejerce presión posterior y lateral suave con el pulgar, y presión posterior y medial con la palma. Si se detecta un chasquido de la cabeza femoral al luxarse a través del labio posterior del cotilo, se ha inducido el signo.

Barré, signo Contracción tardía del iris, que se observa en caso de deterioro mental.

Barré, signo piramidal Incapacidad de mantener quietos los muslos con las rodillas flexionadas. Para detectar este signo, se ayuda al paciente a colocarse en decúbito prono, y se le flexionan las rodillas a 90°. Después se le pide que mantenga los muslos quietos. Si no puede mantener esta posición, se ha observado este signo de enfermedad del haz piramidal o de la parte prefrontal del cerebro.

Beau, líneas Depresiones lineales blancas transversales de las uñas de

LÍNEAS DE BEAU

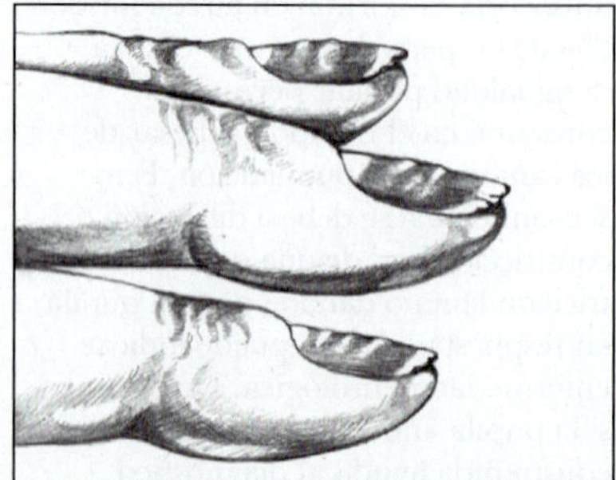

las manos. Pueden formarse después de cualquier enfermedad o reacción tóxica graves. Otras causas comunes son desnutrición, traumatismo del lecho ungueal y oclusión de arteria coronaria.

Beevor, signo Movimiento ascendente del ombligo con la contracción de los músculos abdominales. Para detectar este signo, se ayuda al paciente a colocarse en decúbito supino, y después se le pide que se siente. Si el ombligo se mueve hacia arriba, se ha observado este signo, un indicador de parálisis de los músculos rectos inferiores del abdomen relacionada con lesiones en T10.

Bell, signo Desviación ocular refleja hacia arriba y afuera que ocurre cuando el paciente intenta cerrar el párpado. Se produce en el lado afectado en la parálisis de Bell e indica que el defecto es supranuclear. También se llama *fenómeno de Bell.*

Bezold, signo Tumefacción y sensibilidad de la zona mastoidea. Resulta de la formación de un absceso abajo del músculo esternocleidomastoideo e indica mastoiditis.

Bitot, manchas Manchas blancas triangulares o grises espumosas, que van de unas pocas burbujas a una capa blanca espumosa. Se forman en la conjuntiva en el margen lateral de la córnea y se relacionan con deficiencia de vitamina A.

SIGNO DE BEZOLD

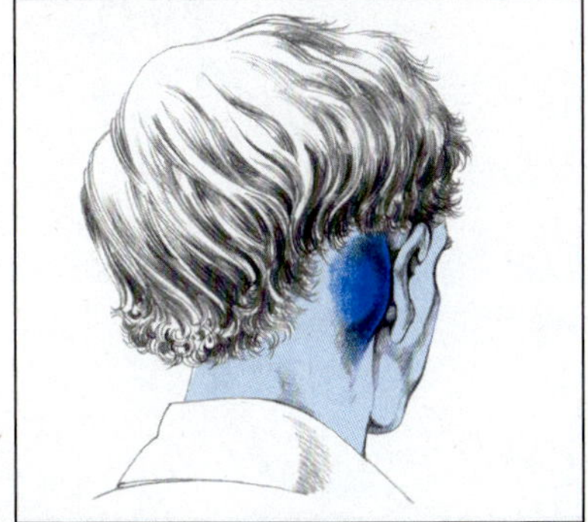

blefaroclono Parpadeo excesivo. Este signo extrapiramidal ocurre en trastornos de ganglios basales y cerebelo.

bloqueo Alteración cognitiva que causa interrupción de un flujo de habla o pensamiento. Suele ocurrir a la mitad de una frase o antes de completar un pensamiento. Por lo general, el paciente es incapaz de explicar la interrupción. El bloqueo puede ocurrir en individuos normales, pero es más común en esquizofrénicos.

Bonnet, signo Dolor a la aducción del muslo, que se observa en la ciática.

bostezo excesivo Apertura involuntaria persistente de la boca, acompañada de intento de inspirar profundamente. En ausencia de sueño, el bostezo excesivo puede indicar hipoxia cerebral.

Bozzolo, signo Pulsación de arterias en la mucosa nasal, que se observa a veces en caso de aneurismas de la aorta torácica. Para detectar este signo, se examinan ambas narinas con un espéculo y luz.

bradicinesia Lentitud de todos los movimientos voluntarios y el habla, que se piensa se debe a disminución de la concentración de dopamina para las neuronas de la región del tallo encefálico. El funcionamiento normal en el sistema nervioso central está inhibido. La bradicinesia se relaciona con mayor frecuencia con parkinsonismo o trastornos extrapiramidales o cerebelosos. También puede deberse a determinados fármacos. Los pacientes con bradicinesia suelen ser mayores de

50 años de edad, pero este signo también puede presentarse en niños que han sufrido accidentes hipóxicos. Son datos asociados temblor y rigidez muscular.

Braunwald, signo Ocurrencia de un pulso débil en vez de uno fuerte después de una contracción ventricular prematura (CVP). Para detectar este signo, se busca una CVP durante la monitorización cardiaca, y se verifica la calidad del pulso después de ella. El signo de Braunwald puede indicar estenosis subaórtica hipertrófica idiopática.

Broadbent, signo Retracción visible de la parte posterior izquierda (dorso) cerca de las costillas 11 y 12, que ocurre durante la sístole. Para detectar este signo, el observador se para al lado derecho del paciente e inspecciona la pared torácica. Coloca una luz intensa de modo que los rayos sean tangenciales a la piel. Mientras ausculta el corazón, busca retracción de la piel y los músculos y determina el momento del ciclo cardiaco en que ocurre. El signo de Broadbent puede presentarse en la pericarditis adhesiva extensa.

Broadbent, signo invertido Pulsaciones en la parte posterolateral izquierda de la pared torácica durante la sístole ventricular. Para detectar este signo, se palpa el tórax con los dedos y la palma sobre zonas de pulsación visible mientras se ausculta en busca de la sístole ventricular. Cuando se sienten pulsaciones, se toma nota de su frecuencia, ritmo e intensidad. Este signo puede indicar gran dilatación del atrio izquierdo.

C

cambio de color dental El color amarillo azulado o gris de los dientes puede deberse a hipoplasia de dentina y pulpa, daño del nervio o caries. El color amarillo puede indicar caries. Moteado y manchado sugieren exceso de flúor y también pueden relacionarse con los efectos de determinados fármacos, como tetraciclina. En la osteogénesis imperfecta puede haber cambio de color dental (y tamaño reducido de los dientes).

catatonia Considerable inhibición o excitación en la conducta motora, que ocurre en trastornos psicóticos. El *estupor catatónico* es la inhibición extrema de la actividad o el movimiento espontáneos. La *excitación catatónica* es la agitación psicomotora extrema.

Chaddock, signo *Signo de Chaddock del dedo gordo del pie:* extensión (dorsiflexión) del dedo gordo y extensión en abanico de los otros dedos del pie. Para inducir este signo, se frota con firmeza el lado del pie en un sitio apenas distal al maléolo lateral. Un signo positivo indica trastornos del tracto piramidal.

Signo de Chaddock de la muñeca: flexión de la muñeca y extensión de los dedos. Para inducir este signo, se frota la superficie ulnar del antebrazo cerca de la muñeca. Ocurre un signo positivo en el lado afectado en caso de hemiplejia. Aunque el signo de Chaddock

SIGNO DE CHADDOCK DEL DEDO GORDO DEL PIE

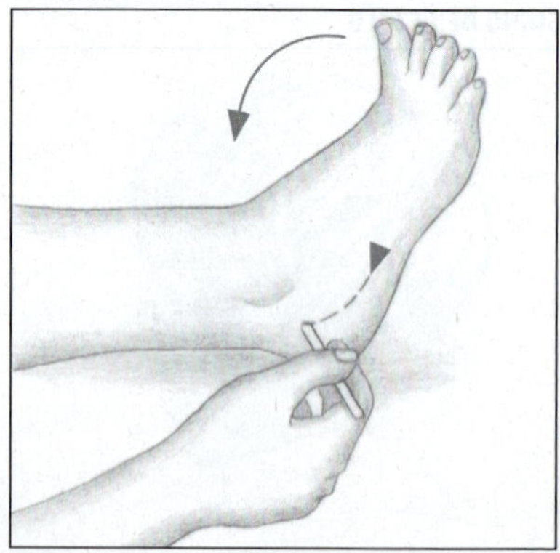

indica patología en niños y adultos, es un dato normal en lactantes hasta de 7 meses.

chapoteo a la sucusión Sonido de chapoteo que se escucha sobre un órgano hueco o una cavidad corporal, como el estómago o el tórax, después de mecer o agitar al paciente. Indica la presencia de líquido o aire y gas, y puede auscultarse en obstrucción pilórica o intestinal, hernia hiatal grande, o hidroneumotórax. Sin embargo, también puede auscultarse sobre un estómago vacío normal.

chasquidos Ruidos cardiacos adicionales breves de alta frecuencia que se auscultan durante la sístole o la diástole. Los *chasquidos de expulsión* ocurren poco después del primer ruido cardiaco. Resultan de la distensión repentina de una arteria pulmonar dilatada o la aorta, o de la apertura con fuerza de las válvulas pulmonar o aórtica. Se relacionan con aumento de la resistencia pulmonar e hipertensión, y suelen ocurrir en caso de defectos del tabique o conducto arterial persistente. Para detectarlos mejor, se pide al paciente que se siente erguido o se acueste, y después se ausculta el corazón con el diafragma del estetoscopio.

Los *chasquidos sistólicos* ocurren con mayor frecuencia a la mitad o el final de la sístole. Son característicos del prolapso de la válvula mitral. Se escucha un chasquido más claramente en el ápex del corazón o en un sitio medial a éste, pero también puede oírse en la parte inferior izquierda del borde esternal. Los chasquidos se auscultan mejor con el diafragma del estetoscopio.

clavicular, signo Tumefacción o edema en el tercio medial de la clavícula derecha, que se observa con mayor frecuencia en la sífilis congénita.

Cleeman, signo Ligera depresión lineal o arrugamiento de la piel arriba de la patela. Suele indicar fractura femoral con desplazamiento de fragmentos óseos.

clono Reacción anómala de un músculo al estiramiento. Es un signo de daño de fibras nerviosas que llevan impulsos a un músculo dado desde la corteza motora. Por lo común, un músculo que se estira reacciona contrayéndose una vez y después relajándose. En el clono, el estiramiento inicia una serie de contracciones del músculo o los músculos en rápida sucesión. Las contracciones musculares tipo clono, o clónicas, también son una característica de las convulsiones en la epilepsia mayor (convulsiones tonicoclónicas generalizadas).

Codman, signo Dolor causado por ruptura del tendón supraespinoso. Para inducir este signo, se pide al paciente que relaje el brazo en el lado afectado mientras se le coloca en abducción. Si el paciente no informa dolor sino hasta que se retira el apoyo y el músculo deltoides se contrae, se ha detectado el signo de Codman.

coiloniquia Deformidad de las uñas caracterizada por una superficie externa cóncava en vez de la convexa normal. La uña también es anormalmente delgada. Suele ocurrir en la anemia hipocrómica grave pero en ocasiones es hereditaria.

columna, signo Resistencia a la flexión anterior de la columna como resultado de dolor en la poliomielitis.

Comolli, signo Tumefacción triangular sobre el omóplato que se apega a su forma. Indica fractura escapular.

compulsión conducta repetitiva estereotipada en la cual el individuo reconoce la irracionalidad de sus acciones, pero es incapaz de suspenderlas. Un ejemplo es el lavado de manos constante. La compulsión ocurre en trastornos obsesivo-compulsivos y a veces en la esquizofrenia.

conducta autista Conducta egoísta exagerada marcada por falta de reactividad a otras personas. Se caracteriza por habla muy personalizada y acciones no significativas para un observador. Por ejemplo, el paciente puede balancearse o golpear la cabeza repetidamente contra el piso o la pared. La conducta autista puede ocurrir en niños y adultos con esquizofrenia.

confabulación Elaboración para llenar huecos en la memoria. Los relatos en general son plausibles y detallados. La confabulación se observa con mayor frecuencia en alcoholismo y síndrome de Korsakoff así como en demencia, intoxicación por plomo o lesiones encefálicas.

contracción unitaria Contracción intermitente inespecífica de un músculo. (Véanse las entradas "Fasciculaciones", en la pág. 310 y "Tics", en la pág. 693.)

conversión Alteración de la actividad física o el funcionamiento que semeja un trastorno orgánico, pero carece de causa orgánica. Ocurre sin control voluntario; en general se considera indicativa de conflicto psicológico y suele ocurrir en trastornos de conversión.

Coopernail, signo Equimosis de perineo, escroto o labios vaginales. Este signo indica fractura pélvica.

Corrigan, pulso Pulso saltón en el cual una oleada intensa precede a un colapso abrupto. A fin de detectar este signo, se coloca la mano del paciente arriba de la cabeza, y se palpa la arteria carótida. El pulso de Corrigan ocurre en la insuficiencia aórtica; también puede presentarse en anemia grave, conducto arterial persistente, coartación de la aorta y arterioesclerosis sistémica.

Cowen, signo Reflejo pupilar a la luz consensual vigoroso. Para detectar este signo, se observa en busca de constricción y dilatación de una pupila mientras la otra se estimula con luz creciente y decreciente. Este signo ocurre en la enfermedad de Graves.

Cruveilhier, signo Tumefacción de la ingle en la hernia inguinal. Para detectar este signo, se pide al paciente que flexione una rodilla ligeramente mientras el observador inserta el dedo índice en el conducto inguinal del mismo lado. Cuando el dedo se ha insertado lo más profundamente posible, se pide al paciente que tosa. Si hay una hernia, se sentirá una masa de tejido que toca el dedo y después se retrae.

cruzado del ciático de Fajersztajn, signo En la ciática, dolor del lado afectado por levantar la pierna opuesta extendida. Para inducir este signo se coloca al paciente en decúbito supino y se le pide que flexione la cadera no afectada, manteniendo la rodilla extendida. La flexión de la cadera causará dolor en el lado afectado por estiramiento del nervio ciático irritado.

Cullen, signo Placas hemorrágicas azuladas irregulares en la piel alrededor del ombligo y en ocasiones cerca de cicatrices abdominales. Este signo indica hemorragia masiva después de traumatismo o ruptura en trastornos como úlcera duodenal, embarazo ectópico, aneurisma abdominal, obstrucción de vesícula biliar o conducto colédoco, o pancreatitis hemorrágica aguda. El signo de Cullen suele aparecer de manera gradual; la sangre viaja desde un órgano o estructura retroperitoneales a la zona periumbilical, donde se difunde a través de tejidos subcutáneos. Puede ser difícil de detectar en un paciente de tez oscura. La magnitud del cambio de color depende de la magnitud del sangrado. Con el tiempo, el tono azulado cambia a amarillo verdoso y después a amarillo antes de desaparecer.

D

Dalrymple, signo Fisuras palpebrales anormalmente amplias relacionadas con retracción de los párpados superiores. Para detectar este signo de tirotoxicosis, se observan los ojos mientras el paciente enfoca la vista en un punto fijo, o se le pide que cierre los ojos. Puede haber parpadeo poco frecuente y restricción notable del movimiento palpebral. Es posible que el paciente no pueda cerrar los ojos por completo.

Darier, signo Formación de ronchas y prurito de la piel al rascar las lesiones maculares de la urticaria pigmentada (mastocitosis). Para inducir este signo, se frotan vigorosamente las máculas pigmentadas con el extremo romo de un bolígrafo o un objeto romo similar. La aparición de ronchas rojas palpables pruríticas alrededor de las máculas —un signo de Darier positivo— sigue a la liberación de histamina cuando se irritan los mastocitos.

Dawbarn, signo Dolor a la palpación del proceso acromial en la bursitis subacromial aguda. Para inducir este signo, se palpa el hombro del paciente mientras el brazo pende al costado y mientras el paciente lo coloca en abducción. Si la palpación causa dolor que desaparece a la abducción, se ha detectado el signo de Dawbarn.

Delbet, signo Circulación colateral adecuada a la porción distal de una extremidad asociada con oclusión aneurismática de la arteria principal. Para detectar este signo, se revisan pulsos, color y temperatura en la extremidad afectada. Si se observa ausencia de pulsos, pero color y temperatura normales, se ha detectado el signo de Delbet.

delirio Confusión aguda caracterizada por inquietud, agitación, incoherencia y, a menudo, alucinaciones. El delirio suele ocurrir de manera repentina y dura poco tiempo. Es un efecto común de abuso de drogas y alcohol, trastornos metabólicos y fiebre alta. También puede presentarse después de traumatismo craneoencefálico o convulsiones.

Demianoff, signo Dolor lumbar causado por estiramiento del músculo sacrolumbar. Para inducir este signo, se ayuda al paciente a colocarse en decúbito supino en la mesa de exploración y se eleva la pierna extendida. Un signo de Demianoff es positivo si ocurre dolor lumbar que impide levantar la pierna lo suficiente para formar un ángulo de 10° con la mesa.

Desault, signo Alteración del arco formado por el trocánter mayor al rotar el fémur; se observa en caso de fractura de la región intracapsular del fémur. En esta fractura, el trocánter mayor rota sólo sobre el eje del fémur, formando un arco mucho menor que

SIGNO DE DORENDORF

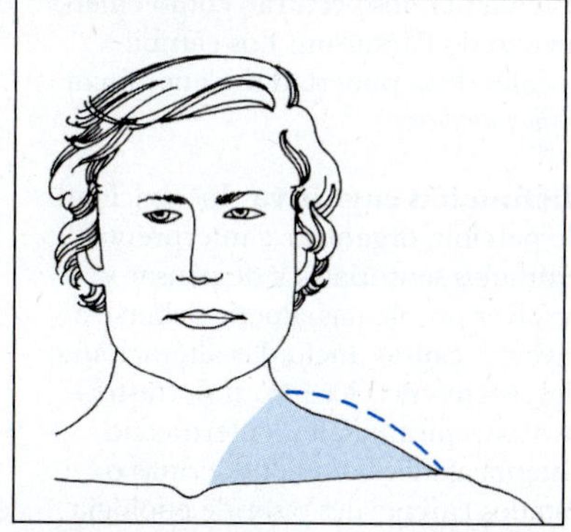

en la rotación normal del fémur en la cápsula de la articulación de la cadera, que normalmente describe un arco de un círculo.

desorientación Percepción inexacta de tiempo, lugar o identidad. La desorientación puede ocurrir en trastornos cerebrales orgánicos, anoxia cerebral e intoxicación por drogas y alcohol. En ocasiones se presenta después de estrés intenso prolongado.

despersonalización Percepción de uno mismo como extraño o irreal. Por ejemplo, una persona puede informar sentirse como si se observara a sí misma desde cierta distancia. Este síntoma ocurre en pacientes con esquizofrenia y trastornos de despersonalización, y en personas saludables durante periodos de gran estrés, fatiga o ansiedad.

disdiadococinesia Dificultad para suspender un movimiento e iniciar otro y realizar movimientos alternados rápidos. Este signo extrapiramidal ocurre en trastornos de los ganglios basales y el cerebelo.

disfonía Ronquera o dificultad para producir sonidos vocales. Este signo puede reflejar trastornos de laringe o nervios laríngeos, abuso o espasmo de las cuerdas vocales, o trastornos del sistema nervioso central, como enfermedad de Parkinson. Los cambios vocales de la pubertad se denominan *disfonía puberal.*

disfunción cognitiva Incapacidad de percibir, organizar e interpretar estímulos sensoriales y de pensar y resolver problemas. Puede deberse a diversas causas, incluidas alteraciones del sistema nervioso central, trastornos extrapiramidales, enfermedad sistémica, afecciones endocrinas o estados carenciales o ser de etiología desconocida, como en el síndrome de fatiga crónica.

distrofia ungueal Cambios en la placa ungueal, como fosetas, surcos, astillamiento o raedura. Suele ser resultado de lesión, infección ungueal crónica, trastornos neurovasculares que afectan las extremidades, o trastornos del colágeno. También puede deberse a mojar y secar de manera repetitiva las uñas por inmersión frecuente en agua.

dolor testicular Dolor unilateral o bilateral localizado en el testículo o a su alrededor, que quizá radie a lo largo del cordón espermático y hacia la parte baja del abdomen. Suele deberse a traumatismo, infección o torsión. Por lo común su inicio es súbito e intenso; sin embargo, su intensidad puede variar de dolor penetrante acompañado de náusea y vómito a dolor sordo crónico. En un niño, el inicio súbito de dolor testicular intenso es una urgencia urológica. Se supone que la causa es torsión mientras no se demuestre lo contrario. Si un niño informa dolor abdominal, siempre debe examinarse con cuidado el escroto, porque el dolor abdominal a menudo precede al dolor testicular en la torsión testicular.

Dorendorf, signo Llenura del surco supraclavicular. Este signo suele ocurrir en caso de aneurisma del arco aórtico.

Duchenne, signo Movimiento entrante del epigastrio durante la inspiración. Esto puede indicar parálisis diafragmática o acumulación de líquido en el pericardio.

Dugas, signo Indicador de luxación de hombro. Para detectar este signo, se pide al paciente que coloque la mano del lado afectado en el hombro opuesto y mueva el codo hacia el pecho. La incapacidad de realizar esta maniobra —un signo de Dugas positivo— indica luxación.

Duroziez, signo Es un soplo doble que se escucha sobre una arteria periférica grande. Para detectar este signo, se ausculta sobre la arteria femoral, comprimiendo el vaso proximalmente y después distalmente de manera alternada. Si se escucha un soplo sistólico con la compresión proximal y uno diastólico con la compresión distal, se ha detectado el signo de Duroziez, un indicador de insuficiencia aórtica. También se le llama *soplo de Duroziez*.

E

ecolalia *En un adulto*: repetición de las palabras o frases de otro sin comprender su significado. Este signo ocurre en esquizofrenia y trastornos del lóbulo frontal.

En un niño: imitación de sonidos o palabras producidos por otros.

ecopraxia Repetición de los movimientos de otros sin comprender su significado. Este signo puede ocurrir en esquizofrenia catatónica y determinados trastornos neurológicos.

ectropión Eversión del párpado. Puede afectar el párpado inferior o ambos, exponiendo la conjuntiva palpebral. Si están evertidos los puntos lagrimales, el ojo no puede drenar correctamente y ocurre lagrimeo. El ectropión puede ocurrir de manera gradual como parte del envejecimiento, o en caso de lesión o parálisis del nervio facial.

empuje extensor, reflejo Extensión de la pierna al estimular la planta; un reflejo normal en neonatos. Es mediado al nivel de la médula espinal y debe desaparecer después de los 6 meses de edad.

Para inducirlo, se coloca al neonato en decúbito supino con la pierna flexionada.

Después se estimula la planta. Si está presente el reflejo de empuje extensor, la pierna se extenderá con lentitud. En lactantes prematuros este reflejo puede ser débil. Su persistencia más allá de los 6 meses de edad indica daño cerebral anóxico. Su recurrencia en niños revela lesión del sistema nervioso central.

entropión Inversión del párpado. Suele afectar el párpado inferior, pero también puede afectar el superior. Es posible que las pestañas toquen e irriten la córnea. Con frecuencia relacionado con envejecimiento, el entropión también puede deberse a quemaduras químicas, lesiones mecánicas, espasmo del músculo orbicular, penfigoide, síndrome de Stevens-Johnson y tracoma.

Erb, signo En la tetania, aumento de la irritabilidad de los nervios motores, detectado por electromiografía.

ECTROPIÓN

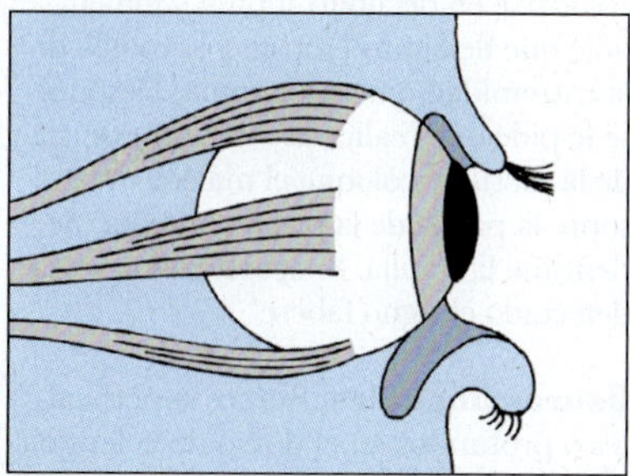

ENTROPIÓN

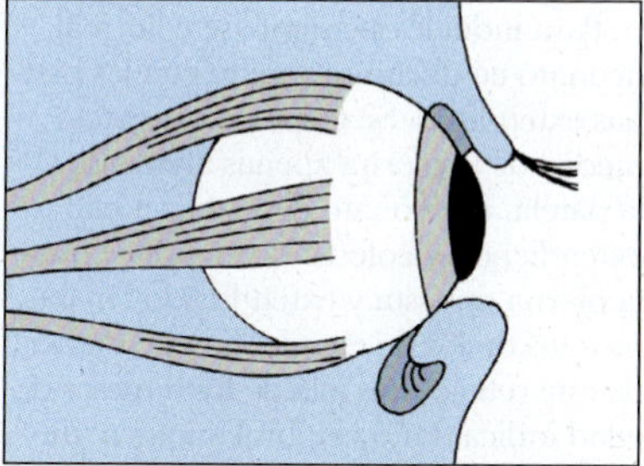

Este término también alude a la matidez a la percusión sobre el manubrio del esternón en la acromegalia.

Erben, reflejo Lentitud del pulso cuando la cabeza y el tronco se flexionan con fuerza hacia delante. Puede indicar excitabilidad vagal.

Escherich, signo Contracción de labios, lengua y maseteros que ocurre en la tetania. Para inducir el signo de Escherich, se percute la superficie interna de los labios o la lengua.

euforia Sentimiento de gran felicidad o bienestar. Cuando la euforia no se acompaña de experiencias reveladoras o grandes logros, puede indicar trastorno bipolar, enfermedad orgánica cerebral, o uso de drogas como heroína, cocaína y anfetaminas.

Ewart, signo Respiración bronquial que se escucha a la auscultación de los pulmones y matidez a la percusión abajo del ángulo del omóplato izquierdo. Estos signos de compresión suelen ocurrir en caso de derrame pericárdico. También ocurren abajo de la prominencia del extremo esternal de la primera costilla en algunos casos de derrame pericárdico.

extensor cruzado, reflejo Extensión de una pierna en respuesta a la estimulación de la pierna opuesta; es un reflejo normal en neonatos. Es mediado al nivel de la médula espinal y debe desaparecer después de los 6 meses de edad.

Para inducir este signo, se coloca al neonato en decúbito supino con las piernas extendidas. Se golpetea el aspecto medial de la pierna apenas arriba de la patela. El neonato debe reaccionar extendiendo y colocando en aducción la pierna opuesta y extendiendo en abanico los dedos de ese pie. La persistencia de este reflejo más allá de los 6 meses de edad indica daño cerebral anóxico. Su aparición en un niño indica lesión del sistema nervioso central.

extinción *En neurología:* incapacidad de percibir uno o dos estímulos que se presentan de manera simultánea. Para detectar este signo, se estimula al mismo tiempo dos zonas correspondientes en lados opuestos del cuerpo. Hay extinción si el paciente no percibe uno de los estímulos.

En neurofisiología: pérdida de excitabilidad de un nervio, sinapsis o tejido nervioso en respuesta a estímulos que antes eran suficientes.

En psicología: desaparición de un reflejo condicionado por falta de reforzamiento.

extrapiramidales, signos y síntomas Alteraciones de movimiento y postura que de manera característica resultan de trastornos de ganglios basales y cerebelo. Entre estas alteraciones se incluyen asinergia, ataxia, atetosis, blefaroclono, corea, disartria, disdiadococinesia, distonía, rigidez muscular y espasticidad, mioclono, tortícolis espasmódica y temblor.

F

Fabere, signo Dolor producido por maniobras usadas en la prueba de Patrick. Indica artritis de cadera. El nombre es un acrónimo de las maniobras usadas para inducir el signo: flexión, abducción, rotación externa, y extensión. Se comienza ayudando al paciente a colocarse en decúbito supino y pidiéndole que flexione el muslo y la rodilla de la extremidad que se examina. Después se le pide que realice la rotación externa de la pierna y coloque el maléolo lateral sobre la patela de la pierna opuesta. Se deprime la rodilla. Si ocurre dolor, se ha detectado el signo fabere.

fisuras linguales Surcos superficiales o profundos en el dorso de la lengua.

FISURAS LINGUALES

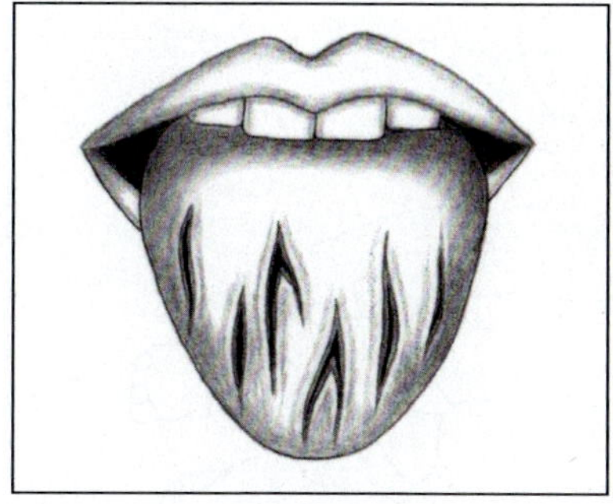

Suelen ser un defecto congénito, pero son normales en alrededor de 10% de la población. Sin embargo, las fisuras profundas pueden promover la acumulación de partículas, causando inflamación y sensibilidad crónicas.

flexor de retirada, reflejo Flexión de la rodilla al estimular la planta del pie; es un reflejo normal en neonatos. Este reflejo es mediado al nivel de la médula espinal y debe desaparecer después de los 6 meses de edad.

Para inducir este reflejo, se coloca al neonato en decúbito supino, se extienden las piernas y se pellizca la planta. Normalmente, un lactante menor de 6 meses reaccionará con flexión descontrolada lenta de la rodilla. Este reflejo puede ser débil en neonatos prematuros. Su persistencia después de los 6 meses puede indicar daño cerebral anóxico. Su recurrencia revela una lesión del sistema nervioso central.

fobia Temor irracional y persistente a un objeto, situación o actividad. Ocurre en trastornos fóbicos, y puede interferir en el furncionamiento normal. Son manifestaciones típicas desmayo, fatiga, palpitaciones, diaforesis, náusea, temblor y pánico.

Fränkel, signo En la tabes dorsal, arco de movimiento pasivo excesivo en la articulación de la cadera. Este movimiento excesivo se debe a disminución del tono en los músculos circundantes.

frémito Sensación palpable que resulta de la vibración de un soplo intenso o del flujo sanguíneo turbulento en un aneurisma. Los frémitos se relacionan con soplos cardiacos de grados IV a VI y pueden palparse sobre las grandes arterias. (Véanse las entradas “Soplos”, en la pág. 665, y “Soplos vasculares”, en la pág. 671.)

fuga de ideas Habla continua, suele parecer apresurada con cambios abruptos de tema. En contraste con lo que ocurre en las asociaciones laxas, un escucha puede discernir la conexión entre temas con base en las semejanzas de palabras o sonidos. De manera característica este signo ocurre en la fase maniaca de un trastorno bipolar.

G

Galant, reflejo Movimiento de la pelvis hacia el lado estimulado cuando la espalda se estimula de manera lateral a la columna vertebral. Suele estar presente al nacer, este reflejo desaparece en el 2° mes de edad. Para inducirlo, se coloca al neonato en decúbito prono en la mesa de exploración o en la mano. Después, usando un alfiler o el dedo, se estimula el costado lateralmente a la línea media. Lo normal es que el neonato reaccione moviendo la pelvis hacia el lado estimulado, lo cual indica integridad de la médula espinal desde T1 hasta S1. La ausencia, irregularidad o asimetría de este reflejo puede indicar una lesión de la médula espinal (veáse figura en la siguiente página).

Galeazzi, signo Longitud desigual de las piernas en un lactante, que se observa en la luxación congénita de la cadera. Para detectar este signo, se coloca al lactante en decúbito supino

REFLEJO DE GALANT

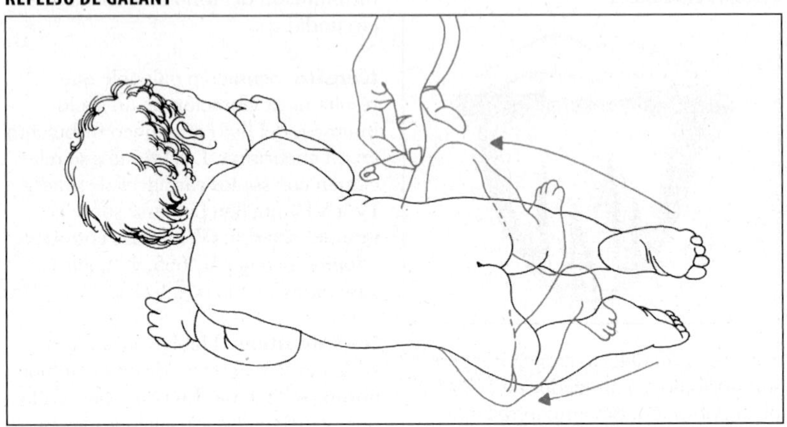

sobre una superficie dura plana. Se flexionan las rodillas y la cadera a 90°, y se compara la altura de las rodillas. En caso de luxación de una cadera, en el lado afectado la rodilla y el fémur serán más cortos.

Gifford, signo Resistencia a la eversión del párpado superior, que se observa en la tirotoxicosis. Para detectar este signo, se intenta elevar el párpado y evertirlo sobre un objeto romo.

glabelar, reflejo Parpadeo persistente en respuesta al golpeteo ligero repetitivo en la zona entre las cejas. Este reflejo ocurre en enfermedad de Parkinson, demencia presenil y tumores difusos de los lóbulos frontales.

glosotriquia Hipertrofia y elongación de las papilas filiformes de la lengua. Normalmente blancas, las papilas pueden tornarse amarillas, pardas o negras a causa de bacterias, alimento, tabaco, café o colorantes de fármacos y alimentos. La glosotriquia también puede deberse a tratamiento con antibióticos, radiación de cabeza y cuello, trastornos debilitantes crónicos, y uso habitual de enjuagues bucales que contienen agentes oxidantes o astringentes.

Goldthwait, signo Dolor inducido por maniobras en pierna, pelvis y espalda baja para diferenciar irritación de la articulación sacroiliaca y la lumbosacra. Para inducir este signo, se ayuda al paciente a colocarse en decúbito supino, y se pone una mano bajo el espacio dorsal del paciente. Con la otra mano se eleva la pierna. En caso de dolor, se sospecha irritación de la articulación sacroiliaca. En caso contrario, se coloca la mano bajo la espalda baja del paciente y se aplica presión. Si hay dolor, se sospecha irritación de la articulación lumbosacra.

Gowers, signo *En un adulto:* contracción irregular del iris, que ocurre

GLOSOTRIQUIA

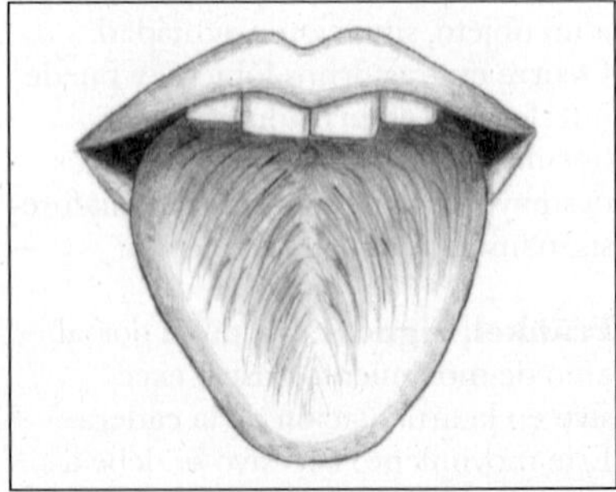

cuando se ilumina el ojo. Este signo puede detectarse en determinadas etapas de la tabes dorsal.

En un niño: la maniobra característica usada para levantarse del piso o de una posición baja para compensar la debilidad de los músculos proximales en la distrofia muscular de Duchenne o de Becker. (Véase la entrada "Marcha distrófica [de ánade]", en la pág. 435.)

grande para la edad de gestación Peso neonatal mayor del percentil 90 para la edad de gestación. El neonato de alto peso al nacer está en mayor riesgo de traumatismo, dificultad respiratoria, hipocalcemia, hipoglucemia y policitemia congénitos.

Grasset, fenómeno Incapacidad de elevar ambas piernas al mismo tiempo, aunque cada una pueda elevarse por separado.

En un adulto: este fenómeno ocurre en la hemiplejia orgánica completa. Para inducirlo, se ayuda al paciente a colocarse en decúbito supino y se levanta y sostiene la pierna afectada; después se intenta levantar la pierna opuesta. En el fenómeno de Grasset, la pierna no afectada caerá: el resultado de una lesión de motoneurona superior.

En un lactante: este signo es normal hasta los 5 a 7 meses de edad.

Griffith, signo Retraimiento del párpado inferior durante la rotación ascendente del ojo que se observa en la tirotoxicosis. Para detectar este signo, se pide al paciente que enfoque la mirada en un punto que asciende de manera estable, como el dedo del examinador. Si el párpado inferior no sigue el movimiento del ojo de manera suave, se ha observado este signo.

Guilland, signo Flexión fuerte y rápida de cadera y rodilla cuando se pellizca el músculo cuadríceps contralateral. Este signo indica irritación meníngea.

H

habla apresurada Expresión verbal acelerada, difícil de interrumpir y, a veces, ininteligible. Puede acompañar a la fuga de ideas en la fase maniaca de un trastorno bipolar.

Hamman, signo Un ruido intenso de aplastamiento o trituración sincrónico con el latido cardiaco. Se ausculta sobre el precordio y refleja enfisema mediastínico, que ocurre en trastornos potencialmente letales como neumotórax o ruptura de tráquea o bronquios. Para detectar este signo, se ayuda al paciente a colocarse en decúbito lateral y se ausculta con suavidad sobre el precordio.

hemorragia subungueal Sangrado bajo la placa ungueal. Líneas hemorrágicas, llamadas *hemorragias en astillas*, corren proximalmente desde el borde distal y constituyen un indicador de endocarditis bacteriana subaguda y triquinosis. Las grandes zonas hemorrágicas por lo general reflejan lesión del lecho ungueal.

Hill, signo Una presión sistólica femoral de 60 a 100 mm Hg, mayor

HEMORRAGIA SUBUNGUEAL

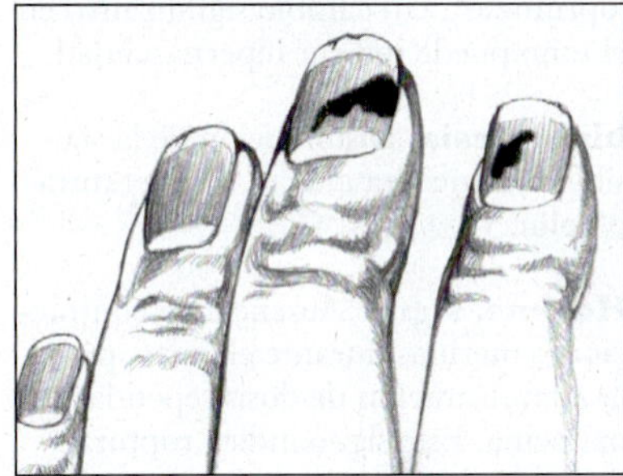

en la pierna derecha que en el brazo derecho. El signo de Hill puede indicar insuficiencia aórtica grave. Para detectar este signo, se ayuda al paciente a colocarse en decúbito supino y se toman lecturas de presión arterial, primero en el brazo derecho y después en la pierna derecha; se anota la diferencia.

hiperacusia Agudeza excepcional del oído por aumento de la irritabilidad del mecanismo neural auditivo. Da por resultado un umbral auditivo inusualmente bajo.

hipercinesia de Claude, signo Aumento de la actividad refleja de los músculos paréticos, inducido por estímulos dolorosos.

hiperestesia Aumento o alteración de la sensibilidad cutánea a tacto, temperatura o dolor.

hipernasalidad Calidad de la voz que refleja espiración excesiva de aire por la nariz durante el habla. A menudo se relaciona con síntomas de disartria y quizá con defectos de la deglución. El inicio súbito de hipernasalidad puede indicar un trastorno neuromuscular. Este signo también puede presentarse en paladar hendido, paladar blando y duro cortos, tamaño anormal de la nasofaringe, y parálisis velar parcial o completa. Para detectar este signo, se pide al paciente que emita sonidos vocales primero con las narinas abiertas y después cerradas (oprimidas). Un cambio significativo en el tono puede indicar hipernasalidad.

hipoestesia Disminución de la sensibilidad cutánea a tacto, temperatura o dolor.

Hoehne, signo Ausencia de contracciones uterinas durante el parto, pese a la administración de dosis repetidas de oxitocina. Este signo indica ruptura de útero.

Hoffmann, signo Flexión de la falange terminal del pulgar y la segunda y tercera falanges de otro dedo cuando la uña del dedo índice, medio o anular se golpea. Una respuesta bilateral o fuertemente unilateral sugiere afectación de vía piramidal, como hemiparesia espástica. Para inducir este signo, se realiza dorsiflexión de la muñeca, se pide al paciente que flexione los dedos, y después se golpea la uña del dedo índice, medio o anular.

También se llama signo de Hoffmann al aumento de la sensibilidad de nervios sensitivos a la estimulación eléctrica, como en la tetania.

Hoover, signo Movimiento hacia dentro de uno o ambos márgenes costales con la inspiración. Ocurre movimiento bilateral en el enfisema en caso de dificultad respiratoria aguda. Ocurre movimiento unilateral en trastornos intratorácicos que causan aplanamiento de una mitad del diafragma. Se eleva la pierna contralateral cuando se indica al paciente que empuje con una pierna contra la mesa de exploración. Este movimiento no se produce en histeria y simulación.

I

idea de referencia Idea delirante de que determinadas personas, enunciados, acciones o sucesos tienen un significado específico para uno. Esta idea delirante ocurre en esquizofrenia y estados paranoides. También se denomina *idea delirante de referencia.*

ideas delirantes Creencia falsa persistente que se mantiene pese a pruebas en su contra. El *delirio de grandeza*, que puede ocurrir en esquizofrenia y trastornos bipolares, es la creencia exagerada en la importancia, la riqueza o el talento propios. El paciente puede asumir la identidad de una figura de poder, como Napoleón.

En el *delirio paranoide*, que puede ocurrir en esquizofrenia y trastornos paranoides, el paciente cree que él o alguien cercano es víctima de ataque, acoso o conspiración. En un *delirio somático*, que puede ocurrir en trastornos psicóticos, el paciente cree que tiene una enfermedad o distorsión corporal.

ilusión Percepción errónea de estímulos externos —por lo común visuales o auditivos. Un ejemplo es el sonido del viento que se percibe como una voz. Las ilusiones ocurren de manera normal así como en esquizofrenia y estados de intoxicación.

J

Jellinek, signo También llamado *signo de Rasin*. Pigmentación parduzca de los párpados, por lo común más prominente en el párpado superior que en el inferior. Se observa en la enfermedad de Graves.

Joffroy, signo Inmovilidad de los músculos faciales en la rotación ascendente de los ojos, relacionada con exoftalmía en la enfermedad de Graves. Para detectar este signo, se observa la frente del paciente al rotar con rapidez los párpados hacia arriba.

También se conoce como signo de Joffroy a la incapacidad de realizar operaciones matemáticas simples, un posible signo temprano de trastorno orgánico cerebral.

K

Kanavel, signo Zona de sensibilidad en la palma, causada por inflamación de la vaina tendinosa del dedo meñique. Para detectar este signo, se aplica presión a la palma en sentido proximal a la articulación metacarpofalángica del dedo meñique.

Keen, signo Aumento de la circunferencia del tobillo en la fractura de Pott de la tibia. Para detectar este signo, se miden los tobillos en los maléolos, y se comparan sus circunferencias.

Kleist, signo Flexión o encorvamiento de los dedos de las manos cuando se elevan pasivamente, relacionada con lesiones del lóbulo frontal y talámicas. Para inducir este signo, se pide al paciente que coloque las palmas hacia abajo, y después eleve sus dedos con suavidad. Si los dedos se curvan sobre los del examinador, se ha detectado el signo.

Koplik, manchas También llamadas *signo de Koplik*. Pequeñas manchas rojas con centro blanco azulado en las mucosas lingual y bucal características del sarampión. Después de que este signo aparece, el exantema del sarampión suele hacer erupción en 1 o 2 días.

Kussmaul, respiraciones Patrón respiratorio anómalo caracterizado por respiraciones suspirosas rápidas y profundas, en general asociado con cetoacidosis diabética.

Kussmaul, signo Ingurgitación yugular a la inspiración, que ocurre en pericarditis constrictiva y tumor mediastínico. También se llama signo de Kussmaul a un pulso paradójico y a convulsiones y coma por absorción de toxinas.

MANCHAS DE KOPLIK

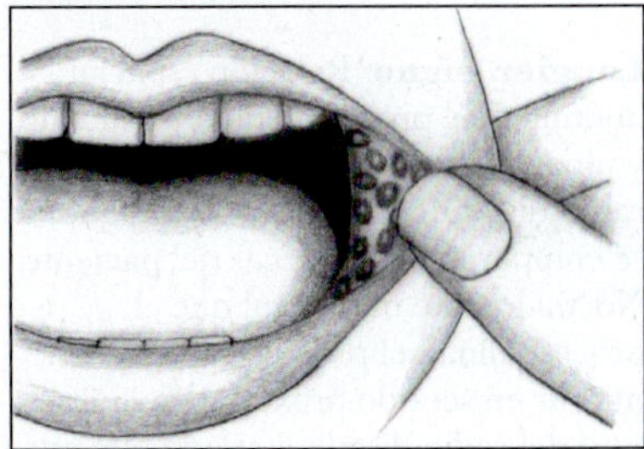

L

Langoria, signo Relajación de los músculos extensores del muslo y la articulación de la cadera, por fractura intracapsular del fémur. Para inducir este signo, se ayuda al paciente a colocarse en decúbito prono, y se oprimen firmemente los músculos glúteo mayor y de la corva de ambos lados, tomando nota de la relajación del músculo mayor del lado afectado. (Los músculos son blandos y esponjosos.)

lapso de atención, disminución Incapacidad de concentrarse de manera selectiva en una tarea sin atender a estímulos externos. Ansiedad, malestar emocional y cualquier disfunción del sistema nervioso central pueden reducir el lapso de atención.

Lasègue, signo Dolor con el movimiento pasivo de la pierna que distingue la enfermedad articular de la cadera y la ciática. Para inducir este signo, se ayuda al paciente a colocarse en decúbito supino, se eleva una de sus piernas, y se dobla la rodilla para flexionar la articulación de la cadera. El dolor con este movimiento indica enfermedad de dicha articulación. Con la cadera aún flexionada, se extiende lentamente la rodilla. El dolor con este movimiento se debe a estiramiento de un nervio ciático irritado, e indica ciática.

Laugier, signo Relación espacial anómala del proceso estiloideo radial y ulnar, como resultado de fractura del radio distal. Para detectar este signo, se comparan las muñecas del paciente. Normalmente más distal que el proceso ulnar, el proceso radial puede migrar en sentido proximal en la fractura del radio distal, de modo que está a nivel con el proceso ulnar.

Leichtenstern, signo Dolor al golpear suavemente los huesos de una extremidad. Este signo ocurre en la meningitis cerebroespinal. El paciente puede hacer muecas de dolor, retroceder intempestivamente o gritar con fuerza.

lengua blanca Capa blanca uniforme o placas blancas en la lengua. Las lesiones relacionadas con la lengua blanca pueden ser premalignas o malignas y requerir biopsia. *Lesiones blancas necróticas:* acumulación de células, bacterias y detritos; son dolorosas y pueden desprenderse si se raspa la lengua. Son comunes en niños como resultado de candidosis y quemaduras térmicas. *Lesiones blancas queratósicas:* placas queratinizadas gruesas; suelen ser asintomáticas y no pueden desprenderse por raspado. Estas lesiones comúnmente resultan de uso de alcohol e irritación local por humo de tabaco u otras sustancias.

lengua lisa Ausencia o atrofia de las papilas filiformes, lo cual causa que la lengua sea lisa (en placas o uniforme), de aspecto vidrioso y roja. Este signo primario de desnutrición se debe a anemia y falta de vitamina B.

lengua magenta o en empedrado Tumefacción e hiperemia de la lengua, que forman filas de papilas fungiformes y filiformes elevadas las cuales dan a la lengua un color magenta (fucsia) o aspecto empedrado. Más a menudo es un signo de carencia de vitamina B_2 (riboflavina).

lengua roja Enrojecimiento en placas o uniforme (de rosado a magenta) de la lengua, que puede estar tumefacta y lisa, áspera o fisurada. Suele indicar glositis, resultante de estrés emocional o trastornos nutricionales como anemia perniciosa, síndrome de Plummer-Vinson, pelagra, enfermedad celiaca y carencia de ácido fólico y vitamina B.

Lhermitte, signo Sensaciones de descargas eléctricas transitorias repentinas que se propagan por la espalda y hasta las extremidades, precipitadas por la flexión de la cabeza al frente. Este signo ocurre en esclerosis múltiple, degeneración de la médula espinal y lesión de la médula espinal cervical.

Lichtheim, signo Incapacidad de hablar relacionada con afasia subcortical. Sin embargo, el paciente puede indicar con los dedos el número de sílabas en la palabra que quiere decir.

Linder, signo Dolor al flexionar el cuello, indicativo de ciática. Para inducir este signo, se ayuda al paciente a colocarse en decúbito supino o sentado con las piernas completamente extendidas. Después se flexiona pasivamente el cuello, tomando nota de si el paciente experimenta dolor en la espalda baja o la pierna afectada, por estirar el nervio ciático irritado.

Lloyd, signo Dolor de espalda inducido por percusión profunda sobre el riñón. Este signo se relaciona con cálculos renales.

Ludloff, signo Incapacidad de elevar el muslo mientras se está sentado, junto con edema y equimosis en la base del triángulo de Scarpa (la zona deprimida apenas abajo del pliegue de la ingle). Este signo, que ocurre en niños, indica separación traumática de la placa de crecimiento epifisaria del trocánter mayor.

M

Macewen, signo Sonido de "olla rota" que se escucha a la percusión ligera con un dedo sobre la fontanela anterior de un lactante o niño pequeño. Un indicador temprano de hidrocefalia, este signo también puede presentarse en caso de absceso cerebral.

macroglosia (hipertrofia de la lengua) Aumento de tamaño de la lengua, lo cual hace que ésta salga de la boca. Entre sus causas están síndrome de Down, acromegalia, linfangioma, síndrome de Beckwith y micrognatismo congénito. La macroglosia también puede deberse a cáncer de lengua, amiloidosis y neurofibromatosis.

Maisonneuve, signo Hiperextensión de la muñeca en la fractura de Colles. Ocurre hiperextensión cuando una fractura de la parte inferior del radio causa desplazamiento posterior del fragmento distal.

malestar general Indiferencia, hastío o ausencia del sentido de bienestar. Este síntoma inespecífico puede comenzar de manera repentina o gradual y preceder a signos característicos de una enfermedad en varios días o semanas. El malestar general puede reflejar las alteraciones metabólicas que preceden o acompañan a trastornos infecciosos, endocrinos o neurológicos.

mancha rojo cereza Aspecto de la coroides como una zona circular roja rodeada por retina gris-blanca anómala. Se observa a través de la fóvea central del ojo con un oftalmoscopio. En la esfingolipidosis cerebral infantil aparece una mancha rojo cereza; por ejemplo, esta mancha se detecta en más de 90% de los pacientes con enfermedad de Tay-Sachs.

manía Alteración del estado de ánimo caracterizada por aumento de actividad psicomotora, euforia, fuga de ideas y habla apresurada. Ocurre con frecuencia en la fase maniaca del trastorno bipolar.

Mannkopf, signo Aceleración del pulso al aplicar presión sobre una zona dolorosa. Puede ayudar a distinguir dolor real de dolor simulado, pues no se presenta en este último.

marcha automática, reflejo En el neonato, movimientos espontáneos que simulan la marcha. Estas flexión y extensión recíprocas de las piernas desaparecen a las 4 semanas de edad. Para inducir este signo, se sostiene al neonato erguido con las plantas contra una superficie dura. Sin embargo, los movimientos de tijeras con extensión persistente y cruce de las piernas o marcha asimétrica son anómalos, y quizá indican daño del sistema nervioso central.

Marcus Gunn, fenómeno Elevación refleja unilateral de un párpado superior con ptosis, al mover la mandíbula. Ocurre en el síndrome de dirección errónea, que afecta los nervios motor ocular común y trigémino (nervios craneales III y V). Para inducir este signo, se pide al paciente que abra la boca y mueva la mandíbula de un lado a otro.

Marcus Gunn, signo pupilar Dilatación paradójica de una pupila en respuesta a estímulos visuales aferentes. Este signo se debe a lesión del nervio óptico o disfunción retiniana grave. Sin embargo, la pérdida visual en el ojo afectado es mínima. Para detectar este signo pupilar, se oscurece la habitación y se indica al paciente que enfoque la vista en un objeto distante. Se dirige la luz de una linterna hacia el ojo no afectado, y se observa en busca de constricción pupilar bilateral. Después se dirige la luz al ojo afectado; se observará una breve dilatación bilateral. Se vuelve a dirigir la luz al ojo no afectado; se observará una rápida y persistente constricción pupilar bilateral.

REFLEJO DE MARCHA AUTOMÁTICA

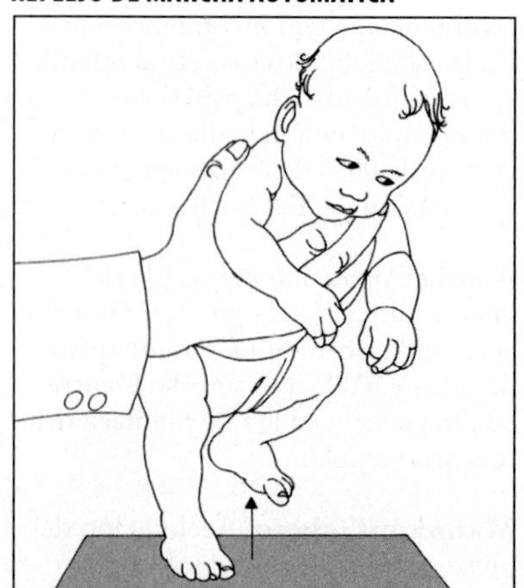

Mean, signo Retraso del movimiento ocular cuando el paciente mira hacia arriba. En este signo de enfermedad de Graves, el globo se mueve más lentamente que el párpado superior.

mechón de pelo lumbosacro Crecimiento anómalo de pelo en la parte baja de la columna vertebral, acompañado quizá de depresión o cambio de color de la piel. Puede marcar el sitio de espina bífida oculta o espina bífida quística.

meconio en el líquido amniótico Presencia de meconio pardo verdoso o amarillo en el líquido amniótico durante el trabajo de parto. Aunque no necesariamente indica sufrimiento fetal, este signo señala la necesidad de vigilancia fetal estrecha para detec-

MECHÓN DE PELO LUMBOSACRO

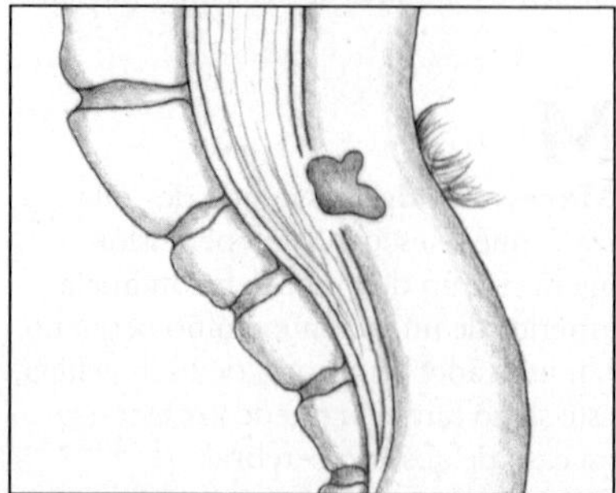

tar disminución de la variabilidad, o desaceleración, de la frecuencia cardiaca. También puede apuntar a la necesidad de intubación y reanimación del neonato al nacer, para prevenir la aspiración de meconio a los pulmones.

mialgia Dolor muscular difuso, por lo común acompañado de malestar general, que ocurre en muchas enfermedades infecciosas como brucelosis, dengue, influenza, leptospirosis, sarampión y poliomielitis. También ocurre mialgia en arterioesclerosis obliterante, fibrositis, fibromiositis, síndrome de Guillain-Barré, hiperparatiroidismo, hipoglucemia, hipotiroidismo, tumor muscular, mioglobinuria, miositis y acidosis tubular renal. Además, diversos fármacos pueden causar mialgia, como anfotericina B, cloroquina, clofibrato y corticoesteroides.

Möbius, signo Incapacidad de mantener la convergencia de los ojos. Para detectar este signo de enfermedad de Graves, se observa el intento del paciente de enfocar la vista en cualquier objeto pequeño, como un lápiz, mientras en examinador lo mueve hacia él en línea con la nariz.

Moro, reflejo Reacción generalizada de un lactante a un ruido intenso o el movimiento repentino. Este reflejo suele desaparecer a los 3 meses de edad. Su persistencia después de los 6 meses puede indicar daño cerebral. Para inducir este reflejo, se hace un ruido intenso repentino cerca del lactante, o se sostiene su cuerpo cuidadosamente con una mano, mientras se permite que su cabeza caiga cerca de pocos centímetros con la otra. En una reacción completa, los brazos del lactante experimentarán extensión y abducción, y los dedos se abrirán, y después aducción y flexión sobre el pecho en un movimiento de sujeción. También es posible que el lactante extienda las caderas y piernas y llore un poco. Una respuesta igualmente intensa en ambos lados es normal; una respuesta asimétrica puede indicar fractura de clavícula o daño del nervio braquial. La ausencia de respuesta puede indicar sordera o depresión grave del sistema nervioso central. También se denomina *reflejo de sobresalto*.

Murphy, signo Detención del esfuerzo inspiratorio cuando la presión suave con el dedo bajo el arco subesternal derecho y abajo del margen del hígado causa dolor durante la inspiración profunda. Este signo clásico (pero no siempre presente) de colecistitis aguda también puede presentarse en la hepatitis.

N

negación Mecanismo de defensa inconsciente usado para mantener alejados sentimientos, pensamientos, deseos o necesidades que resultan perturbadores. La negación ocurre en estados mentales normales y patológicos. En caso de enfermedad terminal, representa la primera etapa de la reacción a la muerte.

neologismo Una nueva palabra o condensación de varias palabras con significado especial para el paciente, pero difícilmente comprensibles para otros. Ocurre en esquizofrenia y trastornos orgánicos cerebrales.

nervio peroneo, signo Dorsiflexión y abducción del pie al golpetear sobre el nervio peroneo común. Para inducir este signo de tetania latente, se golpea sobre la parte lateral del cuello del peroné con la rodilla del paciente relajada y ligeramente flexionada.

nervio tibial, signo Dorsiflexión e inversión involuntarias del pie con la flexión voluntaria vigorosa de rodilla y cadera, que ocurre en la parálisis espástica de la extremidad inferior. También llamado *signo de Strümpell.*

Para detectar este signo, se ayuda al paciente a colocarse en decúbito supino, y se le pide que flexione la extremidad inferior en cadera y rodilla de modo que la pierna toque el abdomen. O también puede ayudarse al paciente a colocarse en decúbito prono y pedirle que flexione la extremidad en la rodilla de modo que la pantorrilla toque la pierna. Si este signo está presente, se observará dorsiflexión del dedo gordo o de todos los dedos del pie con la dorsiflexión e inversión del pie. Normalmente, con esta acción ocurre la flexión plantar del pie.

neumaturia Paso de gas en la orina durante la micción. Entre sus causas se incluyen una fistula entre intestino y vejiga, diverticulitis del colon sigmoides, cáncer rectosigmoideo y, en raras ocasiones, infecciones formadoras de gas de vías urinarias.

neuralgia Dolor paroxístico intenso sobre una zona inervada por fibras nerviosas específicas. A menudo se desconoce la causa, pero puede ser precipitado por presión, frío, movimiento o estimulación de una zona gatillo. La neuralgia suele ser breve y puede acompañarse de síntomas vasomotores, como sudoración o lagrimeo.

Nicoladoni, signo También llamado *signo de Branham.* Consiste en bradicardia que resulta de la aplicación de presión con un dedo en una arteria proximal a una fistula arteriovenosa.

nódulos Pequeñas masas sólidas circunscritas de tejido diferenciado, que se detectan por palpación.

O

obsesión Pensamiento o imagen persistentes, por lo común perturbadores, que no pueden eliminarse por razonamiento o lógica. Se relacionan con un trastorno obsesivo-compulsivo y, en ocasiones, esquizofrenia.

obturador, signo Dolor en la región hipogástrica derecha, que ocurre a la flexión de la pierna derecha a la altura de la cadera con la rodilla doblada y en rotación interna. Indica irritación del músculo obturador.

En niños, puede indicar apendicitis aguda porque el apéndice yace retrocecalmente sobre el músculo obturador.

oculocardiaco, reflejo También llamado *fenómeno de Aschner.* Consiste en bradicardia en respuesta a estimulación vagal, causada por presión en el globo ocular o el seno carotídeo. Este reflejo puede ayudar a diagnosticar angina o aliviarla. *Precaución:* la aplicación repetida de presión en el ojo para inducir esta respuesta puede precipitar desprendimiento de retina.

oposición complementaria, signo Aumento del esfuerzo para levantar una pierna parética, que se demuestra en la pierna opuesta. Para inducir este signo, se ayuda al paciente a colocarse en decúbito supino, y el observador pone su mano sobre el talón del lado no afectado. Después pide al paciente que eleve la pierna parética. Si el esfuerzo produce notable presión descendente en la mano, se ha detectado el signo. También se conoce como *signo de Grasset-Gaussel-Hoover.*

orbicular, signo Incapacidad de cerrar un ojo a la vez, que ocurre en la hemiplejia.

orejas de implantación baja Posición de las orejas en la cual la hélice superior es más baja que los ojos. Este signo se presenta en varios síndromes genéticos, incluidos los de Down, Apert, Turner, Noonan y

Potter, y también puede ocurrir en otras anomalías congénitas.

orgásmicos, trastornos Inhibición transitoria o persistente de la fase orgásmica de la excitación sexual.

En la mujer: orgasmo tardío o ausente después de una fase de excitación sexual. Suele deberse a problemas psicológicos o interpersonales. También puede ser resultado de trastornos crónicos, anomalías congénitas e infecciones vaginales o pélvicas crónicas.

En el hombre: eyaculación tardía o ausente después de una fase de excitación sexual. Entre sus causas están problemas psicológicos, trastornos neurológicos y los efectos de fármacos antihipertensivos. (Véase la entrada "Disfunción eréctil", en la pág. 154.)

ortótonos Una forma de espasmo tetánico que forma una línea recta rígida en cuello, extremidades y cuerpo.

ostalgia Dolor óseo relacionado con trastornos como osteomielitis.

otorragia Sangrado del oído en caso de tumor, infección grave o lesión que afecta oreja, conducto externo, membrana timpánica o hueso temporal.

P

palidez conjuntival Ausencia de color en los tejidos de la parte interna del párpado. Aunque la conjuntiva es una membrana mucosa transparente, la porción que cubre los párpados suele ser rosada o roja debido a que cubre la vasculatura del interior del párpado. La palidez de conjuntivas indica anemia. Para detectar este signo, se separan los párpados ampliamente aplicando presión suave contra la órbita del ojo. Se pide al paciente que mire arriba, abajo y a cada lado.

paranoia Suspicacia extrema relacionada con delirios de persecución por una o más personas, grupos o instituciones. Puede ocurrir en esquizofrenia, estados de intoxicación por drogas o trastornos paranoides.

Pastia, signo Petequias o líneas hemorrágicas que aparecen a lo largo de los pliegues cutáneos en zonas como fosa antecubital, ingles y muñecas. Acompañan al exantema de la fiebre escarlatina en respuesta a la toxina eritrógena producida por cepas escarlatínicas de estreptococos del grupo A.

Pel-Ebstein, fiebre Patrón recurrente caracterizado por varios días de fiebre alta alternados con periodos afebriles que duran días o semanas. Por lo común la fiebre se vuelve progresivamente más alta y continua. La fiebre de Pel-Ebstein ocurre en ocasiones en la enfermedad de Hodgkin o el linfoma maligno. También se conoce como *síntoma de Pel-Ebstein* o *pirexia de Pel-Ebstein*.

Pérez, signo Roce que se ausculta sobre los pulmones cuando el paciente, sentado, se levanta y baja los brazos. Este signo suele ocurrir en la mediastinitis fibrosa, y también se presenta a veces en el aneurisma del arco aórtico.

Piotrowski, signo Dorsiflexión y supinación del pie a la percusión del músculo tibial anterior. La flexión excesiva puede indicar un trastorno del sistema nervioso central.

Pitres, signo En la tabes dorsal, hiperestesia de escroto y testículos. También se llama así a la desviación anterior del esternón en el derrame pleural.

placa ungueal, cambio de color Cambio en el color de la placa ungueal por infección o fármacos. El tono azul-verdoso puede deberse a infección por *Pseudomonas*; el pardo o negro, a infección micótica o fluorosis; y el verde azulado, a uso excesivo de sales de plata.

placa ungueal, hipertrofia Engrosamiento de la placa ungueal por acumulación de capas irregulares de queratina. Este trastorno se relaciona a menudo con infección micótica de las uñas, aunque puede ser hereditario.

pliegues epicánticos Pliegues cutáneos verticales que de manera parcial o completa oscurecen el canto interno del ojo. Estos pliegues pueden causar estrabismo aparente porque la pupila está más cerca del canto interno que del externo. Los pliegues epicánticos son una característica normal en muchos niños pequeños y en asiáticos. También se presentan como un rasgo familiar en otros grupos étnicos y como un rasgo adquirido en el envejecimiento. Sin embargo, la presencia de pliegues epicánticos junto con fisuras palpebrales oblicuas en niños no asiáticos indica síndrome de Down.

Plummer, signo Incapacidad de subir escaleras o pararse sobre una silla. Este signo puede manifestarse en la enfermedad de Graves.

Pool-Schlesinger, signo En la tetania, espasmos musculares de antebrazo, mano y dedos o de pierna y pie. Para detectar este signo, se coloca en abducción y se eleva con fuerza el brazo del paciente con el antebrazo extendido. O bien se flexiona con fuerza la pierna en la cadera. Ocurre espasmo por tensión en el plexo braquial o el nervio ciático. También se llama *fenómeno de Pool* y *signo de Schlesinger*.

posición anómala congénita del pie Posición anómala del pie, está presente al nacer en alrededor de 0.4% de los neonatos. Puede reflejar la posición fetal de confort, enfermedad neuromuscular, o deformidad de una articulación o del tejido conectivo. Para valorar este signo, se observa el pie del neonato en reposo para determinar la posición de confort. Después se observa el pie durante la actividad espontánea. Mediante maniobras pasivas suaves, se determina el arco de movimiento completo del pie y el tobillo.

Potain, signo Matidez a la percusión del arco aórtico, que se extiende del manubrio esternal al tercer espacio intercostal derecho, sobre la línea paraesternal.

Prehn, signo Alivio del dolor al elevar y apoyar el escroto en la epididimitis. Este signo diferencia la epididimitis de la torsión testicular. Ambos trastornos causan dolor intenso, sensibilidad y tumefacción escrotal.

prensión, reflejo Flexión de los dedos de las manos cuando se toca la superficie palmar, y de los dedos de los pies; es un reflejo normal en los lactantes.

En un lactante: este reflejo aparece en las semanas 26 a 28 de la gestación pero puede ser débil hasta el término. Su ausencia, debilidad o asimetría durante el periodo neonatal puede indicar parálisis, depresión del sistema nervioso central o lesión. Para inducir este reflejo, se coloca un dedo en cada palma del lactante. La sujeción refleja debe ser simétrica y lo suficientemente fuerte al término para permitir levantar al lactante. Se induce la flexión de los dedos de los pies tocando suavemente la bola del pie.

En un adulto: el reflejo de prensión es un dato *anómalo*, que indica un trastorno de la corteza premotora.

Prévost, signo Desviación conjugada de cabeza y ojos en la hemiplejia. Los ojos suelen mirar hacia el hemisferio afectado.

prognatismo Mandíbula grande y protuberante con cóndilos mandibulares y articulaciones temporomandibulares normales. Este signo suele ocurrir en la acromegalia.

prolijidad Habla en la que el punto principal es oscurecido por minuciosidad. Aunque el hablante puede reconocer su punto principal y volver a él después de muchas digresiones, es posible que el escucha no lo reconozca. La prolijidad es común en trastornos compulsivos, trastornos orgánicos cerebrales y esquizofrenia.

puño cerrado, signo El paciente coloca el puño cerrado contra el pecho. Es común en pacientes con angina de pecho cuando se les pide que indiquen el sitio de su dolor. De este modo expresan la calidad opresiva y constrictiva del dolor subesternal.

R

regresión Retorno a un nivel conductual apropiado para una edad del desarrollo previa. Este mecanismo de defensa puede presentarse en diversos trastornos psiquiátricos y orgánicos. También puede deberse a empeoramiento de síntomas o de un proceso patológico.

represión Retroceso o alejamiento inconscientes respecto a la conciencia de ideas o impulsos inaceptables. Este mecanismo de defensa puede ser normal o acompañar a trastornos psiquiátricos.

respiraciones estridulosas Inspiraciones lentas profundas acompañadas de un sonido de graznido de tono alto, el "ladrido" característico de la etapa paroxística de la tos ferina.

respiraciones paradójicas Patrón respiratorio anómalo marcado por movimiento paradójico de una porción lesionada de la pared torácica: se contrae en la inspiración y se comba en la espiración. Este signo ominoso es característico del tórax inestable, una lesión torácica que afecta múltiples costillas flotantes fracturadas.

rigidez en tubo de plomo Rigidez muscular difusa que ocurre, por ejemplo, en la enfermedad de Parkinson.

rigidez muscular Tensión, rigidez y resistencia musculares al movimiento pasivo. Este síntoma extrapiramidal ocurre en trastornos que afectan los ganglios basales y el cerebelo, como enfermedad de Parkinson, enfermedad de Wilson, enfermedad de Hallervorden-Spatz en adultos, e ictericia central en lactantes.

Rosenbach, signo Ausencia del reflejo cutáneo abdominal, se relaciona con inflamación intestinal y hemiplejia. También se llama así al temblor fino rápido de los párpados cerrados suavemente en la enfermedad de Graves, y a la incapacidad de cerrar los ojos en cuanto se indica, como en la neurastenia.

Rotch, signo Matidez a la percusión sobre el pulmón derecho en el quinto espacio intercostal. Este signo ocurre en el derrame pericárdico.

Rovsing, signo Dolor en el cuadrante inferior derecho a la palpación, y retiro rápido de los dedos en el cuadrante inferior izquierdo. Esta sensibilidad de rebote referida sugiere apendicitis.

ruidos respiratorios, ausentes o disminuidos Ruidos respiratorios ausentes o disminuidos en intensidad a la auscultación. Pueden reflejar disminución del flujo de aire hacia un segmento pulmonar a causa de un tumor, cuerpo extraño, tapón de moco o edema de mucosa. También pueden indicar hiperinflación de los pulmones en enfisema o crisis asmática. O bien tal vez revelen la presencia de aire o líquido en la cavidad pleural a causa de un neumotórax, hemotórax, derrame pleural, atelectasia o empiema. En un paciente con obesidad o extremadamente musculoso, los ruidos respiratorios pueden estar disminuidos o ser inaudibles por aumento del espesor de la pared torácica.

Rumpel-Leede, signo Extensas petequias distales a un torniquete colocado alrededor del brazo, que indican fragilidad capilar en la fiebre escarlatina y en la trombocitopenia grave. Para inducir este signo, se coloca un torniquete alrededor del brazo por 5 a 10 minutos, y se observa en busca de petequias distales. También llamado *fenómeno de Rumpel-Leede*.

S

sangrado vaginal, anomalías Paso de sangre desde la vagina en ocasiones distintas a la menstruación. Pueden indicar anomalías de útero, cuello uterino, ovarios, trompas de Falopio o vagina. También puede señalar un problema del embarazo. (Véanse también las entradas "Menorragia", en la pág. 459, "Metrorragia", en la pág. 461 y "Sangrado vaginal posmenopáusico", en la pág. 636.)

Seeligmüller, signo Dilatación pupilar del lado afectado en la neuralgia facial.

separación ungueal Separación de la placa ungueal respecto del lecho ungueal. Ocurre principalmente en caso de lesión o infección de la uña y en la tirotoxicosis.

Siegert, signo Dedos meñiques cortos curvados hacia dentro, comunes en el síndrome de Down.

Simon, signo Falta de coordinación de los movimientos de diafragma y tórax, que ocurre en una fase temprana de la meningitis. También se llama así a la retracción o fijación del ombligo durante la inspiración.

simulación Exageración o fingimiento de síntomas para evitar una situación desagradable o para obtener atención o algún otro beneficio.

Soto-Hall, signo Dolor en la zona de una lesión, que ocurre con la flexión pasiva de la columna. Para inducir este signo, se ayuda al paciente a colocarse en decúbito supino y se flexiona de manera progresiva la columna desde el cuello hacia abajo. El paciente informará dolor en la zona de la lesión.

Stellwag, signo Parpadeo incompleto e infrecuente, por lo común relacionado con exoftalmía en la enfermedad de Graves.

SIGNO DE SIEGERT

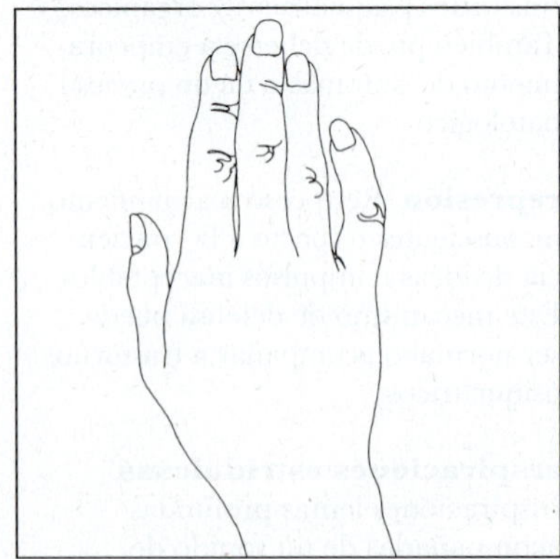

Strunsky, signo Dolor a la flexión plantar de los dedos y la parte anterior del pie, causado por trastornos inflamatorios del arco anterior. Para detectar este signo, se pide al paciente que asuma una posición relajada con el pie expuesto, y después se sujetan los dedos y con rapidez se realiza flexión plantar de los dedos y la parte anterior del pie.

succión, reflejo Movimientos circumbucales de succión involuntarios en respuesta a estimulación. Presente hacia la semana 26 de gestación, este reflejo es débil al principio y no sincronizado con la deglución. Persiste durante toda la lactancia, se hace más discriminante en los primeros meses y desaparece al primer año de edad. Para inducir esta respuesta, se coloca un dedo en la boca del lactante. Los movimientos de succión rítmicos son normales. La debilidad o ausencia de estos movimientos puede indicar hipertensión intracraneal.

surco palmar, defectos Patrón anómalo de líneas en las palmas, como resultado de desarrollo embrionario defectuoso durante los meses 2 y 4 de gestación. Este patrón puede ser normal, pero suele presentarse en el síndrome de Down (surco *simiesco*) como un solo surco transversal formado por la fusión de los surcos palmares proximal y distal. También se observa en el síndrome de Turner y el síndrome de rubéola congénita.

T

tangencialidad Habla caracterizada por detalles tediosos que impiden llegar al tema central. Ocurre en esquizofrenia y trastornos orgánicos cerebrales.

tenesmo rectal Contracción espasmódica del esfínter anal con urgencia persistente de defecar y pujo involuntario ineficaz. Ocurre en trastornos intestinales inflamatorios como colitis ulcerosa y enfermedad de Crohn, y en tumores rectales. A menudo doloroso, el tenesmo rectal suele acompañar al paso de pequeñas cantidades de sangre, pus o moco.

tenesmo urinario Esfuerzo doloroso, ineficaz y persistente para vaciar la vejiga. Se debe a irritación de terminaciones nerviosas en la mucosa vesical, causada por infección o sonda urinaria a permanencia.

Terry, uñas Una superficie blanca opaca sobre más de 80% de la uña y un borde distal rosado normal. Este signo se asocia a menudo con cirrosis.

Thornton, signo Dolor de flanco intenso por nefrolitiasis.

Tinel, signo Parestesia distal a la percusión sobre un nervio lesionado en una extremidad, como en el síndrome del túnel del carpo. Para inducir este signo en la muñeca del paciente, se golpetea sobre el nervio mediano de la superficie flexora de la muñeca. Este signo indica lesión parcial o regeneración temprana del nervio.

tofos Depósitos de cristales de urato de sodio en cartílago, tejidos blandos, membranas sinoviales y vainas tendinosas, que producen tumefacción nodular indolora, un signo clásico de gota. Los tofos son comunes en orejas, manos y pies. Pueden erosionar la piel y causar lesiones abiertas y grave deformidad, que limitan la movilidad articular. Son posibles exacerbaciones inflamatorias.

tónico del cuello, reflejo Extensión de las extremidades en el lado hacia el cual se gira la cabeza y flexión de las extremidades opuestas.

En el neonato, este reflejo normal aparece entre las 28 y 32 semanas de gestación, disminuye al aumentar el control muscular voluntario, y desaparece a los 3 a 4 meses de edad. La ausencia o persistencia de este reflejo puede indicar daño del sistema nervioso central. Para inducir esta respuesta se coloca al neonato en decúbito supino y enseguida se vuelve su cabeza a un lado.

tortícolis espasmódica Espasmos intermitentes o continuos de los músculos de hombro y cuello que hacen volver la cabeza a un lado. A menudo transitorio e idiopático, este signo puede ocurrir en pacientes con trastornos extrapiramidales o acortamiento de los músculos del cuello. (Véase la entrada "Distonía", en la pág. 181.)

transferencia Proceso inconsciente de transferir a otro sentimientos y actitudes originalmente relacionadas con figuras importantes, como los padres. Usada con fines terapéuticos en el psicoanálisis, la transferencia también puede ocurrir en otras situaciones y relaciones.

Trendelenburg, prueba Demostración de la incompetencia valvular de la vena safena y la ineficiencia de las venas comunicantes a distintos niveles. Para realizar esta prueba, se elevan las piernas del paciente por arriba del nivel del corazón hasta que las venas se vacíen; enseguida se bajan las piernas con rapidez. Si las válvulas son incompetentes, las venas se distienden de inmediato.

Si el paciente tiene poliomielitis, fractura no limitada del cuello femoral, cuello femoral varo o luxación congénita, se le pide que se desvista dando la espalda al examinador. Se le indica que levante un pie y después el otro. Se toma nota de la posición y los movimientos del pliegue glúteo: cuando el paciente se para sobre el pie afectado, el pliegue de la extremidad sana desciende en vez de subir.

Troisier, signo Equivalente al signo del ganglio de Virchow. Crecimiento de un solo nódulo linfático, por lo común en el grupo supraclavicular izquierdo. Indica metástasis desde un carcinoma primario en la parte superior del abdomen, a menudo el estómago. Para detectar este signo, se pide al paciente que se siente erguido de frente al examinador. Se palpa la región atrás del músculo esternocleidomastoideo mientras el paciente realiza la maniobra de Valsalva. Aunque el nódulo crecido a menudo yace tan profundamente que escapa a la detección, puede ascender y hacerse palpable con esta maniobra.

Trousseau, signo Equivalente al signo del ganglio de Virchow. Cn la tetania, espasmo carpal con la compresión isquémica del brazo. Para inducir este signo, se aplica un manguito de esfigmomanómetro al brazo del paciente; después se infla el manguito a una presión entre la diastólica y la sistólica del paciente, manteniéndolo así por 4 minutos. La mano y los dedos asumen la "postura obstétrica", con la muñeca y las articulaciones metacarpofalángicas flexionadas, las articulaciones interfalángicas extendidas, y los dedos en aducción. También se le llama *fenómeno de Trousseau*. (Véase la entrada "Espasmo carpopedal", en la pág. 267.)

tumefacción lingual Edema de la lengua, comúnmente asociado con anemia perniciosa, pelagra, hipotiroidismo y edema angioneurótico alérgico.

Turner, signo Color parecido al de la equimosos en los flancos abdominales. Este signo aparece 6 a 24 horas después del inicio de una hemorragia retroperitoneal en la pancreatitis aguda.

U

úlceras linguales Lesiones necróticas circunscritas de dorso, margen, punta y superficie inferior de la lengua. Las úlceras suelen deberse a mordedura, masticación o quemadura de la lengua. También pueden ser resultado de infección por el virus del herpes simple tipo I, tuberculosis, histoplasmosis y cáncer de lengua.

V

venoso, signo Tumefacción azulada palpable parecida a un cordón a lo largo de la línea formada en la axila por la unión de las venas torácica y epigástrica superficial. Este signo aparece en tuberculosis y obstrucción de la vena cava superior.

W

Weill, signo En la neumonía infantil, ausencia de expansión en la zona subclavicular del lado afectado a la inspiración.

Westphal, signo Ausencia del reflejo patelar en la tabes dorsal.

Wilder, signo Ligera fasciculación del globo ocular en la mirada medial o lateral. Este signo temprano de enfermedad de Graves es discernible como una leve sacudida del ojo cuando el paciente cambia la dirección de la mirada.

Bibliografía

Berkowitz, C. D. (2012) *Berkowitz's pediatrics: A primary care approach* (4th ed.). Washington, DC: American Academy of Pediatrics.

Buttaro, T. M., Tybulski, J., Bailey, P. P., & Sandberg-Cook, J. (2008). *Primary care: A collaborative practice* (pp. 444–447). St. Louis, MO: Mosby Elsevier.

Colyar, M. R. (2003). *Well-child assessment for primary care providers*. Philadelphia, PA: F.A. Davis.

McCance, K. L., Huether, S. E., Brashers, V. L., & Rote, N. S. (2010) *Pathophysiology: The biologic basis for disease in adults and children*. Maryland Heights, MO: Mosby Elsevier.

Sarwark, J. F. (2010). *Essentials of musculoskeletal care*. Rosemont, IL: American Academy of Orthopaedic Surgeons.

Schuiling, K. D. (2013). *Women's gynecologic health*. Burlington, MA: Jones & Bartlett Learning.

Sommers, M. S. & Brunner, L. S. (2012) *Pocket diseases*. Philadelphia, PA: F.A. Davis.

Wolff, K. & Johnson, R. A. (2009) *Fitzpatrick's color atlas & synopsis of clinical dermatology* (6th ed.). New York, NY: McGraw Hill Medical.

AGENTES DE BIOTERRORISMO POTENCIALES

Se presentan ejemplos de agentes biológicos que podrían usarse como armas biológicas, y los principales signos y síntomas de cada uno.

	PRINCIPALES SIGNOS Y SÍNTOMAS ASOCIADOS												
AGENTES POTENCIALES	***Dolor abdominal***	***Dorsalgia***	***Hipotensión***	***Dolor torácico***	***Escalofríos***	***Tos***	***Diarrea sanguinolenta***	***Diarrea acuosa***	***Diplopía***	***Disartria***	***Disfagia***	***Disnea***	***Fiebre***
Carbunco (cutáneo)													♦
Carbunco (GI)	♦						♦						♦
Carbunco (inhalación)			♦	♦	♦	♦						♦	♦
Botulismo									♦	♦	♦	♦	
Cólera			♦					♦					
Peste (bubónica y septicémica)					♦								♦
Peste (neumónica)				♦	♦	♦						♦	♦
Viruela	♦	♦											♦
Tularemia				♦	♦	♦						♦	♦

Bibliografía

Bork, C. E., & Rega, P. P. (2012). An assessment of nurses' knowledge of botulism. *Public Health Nursing, 29*(2), 168–174. doi:10.1111/j.1525-1446.2011.00988.x.

Buttaro, T. M., Tybulski, J., Bailey, P. P, & Sandberg-Cook, J. (2008). *Primary care: A collaborative practice* (pp. 444–447). St. Louis, MO: Mosby Elsevier. doi:10.1038/478444a.

Callaway, E. (2011). Plague genome: The Black Death decoded. *Nature, 478*(7370), 444–446.

	Cefalea	Hematemesis	Hemoptisis	Linfadenopatía	Malestar general	Espasmos musculares (calambres musculares)	Mialgias	Náusea	Oliguria	Exantema papular (lesiones cutáneas)	Ptosis	Disminución de la turgencia cutánea	Estridor	Taquicardia	Taquipnea	Vómito	Debilidad
	♦			♦	♦					♦							
		♦						♦								♦	
													♦				♦
											♦						♦
						♦			♦			♦		♦		♦	♦
				♦													
	♦		♦				♦								♦		
	♦				♦					♦							
	♦						♦										

Handley, A. (2010). Being alert to anthrax. *Nursing Standard*, *24*(27), 21.

Karabay, O., Karadenizli, A., Durmaz, Y., & Ozturk, G. (2011). Tularemia: A rare cause of cervical lymphadenopathy. *Indian Journal of Pathology & Microbiology*, *54*(3), 642–643. doi:10.4103/0377-4929.85130.

Richard, J. L., & Grimes, D. E. (2008). Bioterrorism: Class A agents and their potential presentations in immunocompromised patients. *Clinical Journal of Oncology Nursing*, *12*(2), 295–302. doi:10.1188/08.CJON.295-302.

SIGNOS Y SÍNTOMAS COMUNES RELACIONADOS CON HERBOLARIA

Se presentan plantas de uso común y los signos y síntomas que pueden ocurrir como resultado de una reacción adversa a ellas.

	PRINCIPALES SIGNOS Y SÍNTOMAS ASOCI						
AGENTES POTENCIALES	*Sangrado*	*Hipotensión*	*Hipertensión*	*Confusión*	*Diarrea*	*Mareo*	*Disnea*
Sábila					♦		
Pimenta	♦				♦		♦
Manzanilla							
Equinácea							
Onagra, aceite					♦		
Hinojo							♦
Matricaria	♦					♦	
Ajo	♦				♦		♦
Gengibre	♦						
Ginkgo	♦				♦	♦	
Ginseng (asiático, siberiano)		♦	♦		♦	♦	
Sello de oro		♦	♦		♦		
Kava	♦						
Cardo mariano					♦		
Pasiflora		♦		♦			♦
Hierba de San Juan					♦		
S-Adenosilmetionina vegetal					♦		
Palmito			♦		♦		
Valeriana					♦		

	Edema generalizado	*Eritema*	*Fatiga*	*Flatulencia*	*Cefalea*	*Insomnio*	*Disminución del nivel de conciencia*	*Náusea*	*Palpitaciones*	*Anomalías del pulso*	*Convulsiones*	*Taquicardia*	*Vómito*
	♦									♦			
		♦											
		♦						♦					♦
								♦					♦
				♦	♦			♦					♦
		♦						♦			♦		♦
		♦						♦				♦	
		♦	♦	♦	♦	♦		♦				♦	♦
							♦			♦			
				♦	♦			♦	♦				♦
	♦				♦	♦						♦	♦
		♦					♦	♦		♦			♦
			♦				♦						
								♦					♦
					♦			♦		♦		♦	♦
			♦		♦			♦					
					♦			♦					
					♦			♦					
		♦	♦		♦	♦		♦		♦			♦

BIBLIOGRAFÍA

Braun, L. & Cohen, M. (2010). *Herbs & natural supplement: An evidence-based guide* (3rd ed.). New York, NY: Elsevier.

Tisserand, R. & Young, R. (2014). *Essential oil safety* (2nd ed.). Philadelphia, PA: Elsevier.

ANAMNESIS

La anamnesis proporciona datos subjetivos del paciente y permite explorar problemas de salud previos y actuales. La información que se obtiene, combinada con los resultados de la exploración física y las pruebas diagnósticas, ayudará a establecer el diagnóstico preciso.

Se comienza la anamnesis interrogando al paciente sobre su salud física y emocional general, y después haciendo preguntas sobre aparatos y sistemas específicos.

Hacer que el paciente se sienta cómodo

Antes de formular la primera pregunta, es necesario asegurarse de establecer una buena comunicación con el paciente. Son útiles los siguientes consejos:

- Se elige un lugar de entrevista tranquilo, privado y bien iluminado, lejos de distracciones.
- El entrevistador debe presentarse y después pedir al paciente que se siente. Es necesario asegurarse de que el paciente se siente cómodamente.
- Se explica al paciente que el objetivo del interrogatorio y la valoración es identificar su problema de salud y obtener información para planear los cuidados médicos.
- Se habla con lentitud y claridad. Se evita usar términos y jerga médicos.
- Se escucha con atención y se usan gestos tranquilizadores para alentar al paciente a hablar.
- Se observa en busca de indicios no verbales que indican que el paciente está incómodo o inseguro acerca de cómo contestar una pregunta. Es necesario asegurarse de que comprenda cada pregunta.

Hacer preguntas específicas

Hacer la pregunta correcta es una parte crítica de cualquier entrevista. Para que una anamnesis sea completa, se reúne información de cada una de las siguientes categorías, en secuencia:

- Datos biográficos: nombre, dirección, número telefónico, fecha de nacimiento, lugar de nacimiento, sexo, estado civil, origen étnico, ocupación.
- Fuente de los datos: paciente, familiar, amigo.
- Molestia principal: breve enunciado del paciente que describa la razón para buscar atención médica.
- Historia de la afección actual: una descripción cronológica de la enfermedad actual desde el momento del inicio de los síntomas.
- Medicación actual: fármacos prescritos y de venta libre, remedios herbales y complementos.

- Antecedentes médicos: enfermedades de la niñez, accidentes, lesiones, hospitalizaciones, cirugías, transfusiones sanguíneas, enfermedades graves o crónicas, antecedentes obstétricos en mujeres, inmunizaciones y alergias (fármacos, alimentos, ambientales, a látex).
- Antecedentes familiares: estado de salud o causa de muerte de familiares inmediatos.
- Antecedentes psicosociales: cómo se siente el paciente consigo mismo, su lugar en la sociedad, y las relaciones con otros; estrategias de afrontamiento; sensación de seguridad, que puede referir a temas de abuso físico, psicológico, emocional o sexual.
- Actividades de la vida diaria: patrones de alimentación y excreción; patrones de ejercicio y sueño; trabajo y ocio; uso de alcohol, tabaco o drogas; afinidad religiosa; uso de medidas de seguridad, como cinturón de seguridad en automóvil, casco en bicicleta, y filtros solares.
- Mantenimiento de la salud: fecha de la última valoración o visita al médico familiar, dentista y optometrista; procedimientos de detección e inmunizaciones.

Revisión de aparatos y sistemas

La última parte de la valoración de salud es una revisión sistemática de cada aparato y sistema para asegurarse de no omitir síntomas importantes. Los aparatos y sistemas se revisan de cabeza a pies.

- Salud general.
- Piel y cabello.
- Cabeza.
- Ojos, oídos y nariz.
- Boca y garganta.
- Cuello.
- Aparato respiratorio.
- Aparato cardiovascular.
- Mamas.
- Aparato digestivo.
- Aparato urinario.
- Aparato reproductor.
- Aparato musculoesquelético.
- Sistema nervioso.
- Sistema endocrino.
- Sistema sanguíneo.
- Estado emocional.

BIBLIOGRAFÍA SELECTA

American Heart Association. (2005). Guidelines 2005 for cardiopulmonary resuscitation and emergency cardiovascular care. *Circulation, 112*(Suppl 24), 1825–1852.

Baronski, S., & Ayello, E. A. (2012). *Wound care essentials: Practice principles* (3rd ed.). Philadelphia, PA: Lippincott Williams & Wilkins.

Bickley, L. S. (2013). *Bates' guide to physical examination and history taking* (11th ed.). Philadelphia, PA: Wolters Kluwer Health.

Colyar, M. R. (2003). *Well-child assessment for primary care providers*. Philadelphia, PA: F.A. Davis.

Hockenberry, M. J., & Wilson, D. (2011). *Wong's nursing care of infants and children* (9th ed.). St. Louis, MO: Mosby-Year Book, Inc.

Kanwal, R., Kullman, G., Piacitelli, C., Boylstein, R., Sahakian, N., Martin, S., …, Kreiss, K. (2006). Evaluation of flavorings-related lung disease risk at six microwave popcorn plants. *Journal of Occupational and Environmental Medicine, 48*(2), 149–157.

Karasz, A. (2007). Cultural differences in the experience of everyday symptoms: A comparative study of South Asian and European American women. *Culture, Medicine, and Psychiatry, 31*(4):473–497.

Kovach, P. ed. (2013). *Professional guide to diseases*. (10th ed.). Philadelphia, PA: Lippincott Williams & Wilkins.

Longo, D., Fauci, A., Kasper, D., & Hauser, S. eds. (2011). *Harrison's principles of internal medicine*. (18th ed.). New York, NY: McGraw-Hill Book Co.

Pillitteri, A. (2014). *Maternal and child health nursing: Care of the childbearing and childrearing family* (7th ed.). Philadelphia, PA: Lippincott Williams & Wilkins.

Porth, C. M., & Matfin, G. (2009). *Pathophysiology: Concepts of altered health states* (8th ed.). Philadelphia, PA: Lippincott Williams & Wilkins.

Relman, D. A. (2006). Bioterrorism—preparing to fight the next war. *The New England Journal of Medicine, 354*(2), 113–115.

Schulmeister, L., & Holmes, G. B. (2008). Symptom management issues in oncology nursing. *Nursing Clinics of North America, 43*(2), 205–220.

Selwyn, A. P. (2007). Weight reduction and cardiovascular and metabolic disease prevention: Clinical trial update. *American Journal of Cardiology, 100*(12A), 33–37.

Spector, N., Connolly, M. A., & Carlson, K. K. (2007). Dyspnea: applying research to bedside practice. *AACN Advanced Critical Care, 18*(1), 45–58.

ÍNDICE ALFABÉTICO DE MATERIAS

Nota: los números de página seguidos por una letra *f* indican figura; los seguidos por una letra *c* indican cuadro.

B

D

I

N

O

Q

S

X

Y